Patrick McKeown

ATME

UND HEILE DICH SELBST

Patrick McKeown

ATME

UND HEILE DICH SELBST

Wissenschaftlich belegte Atemtechniken
für ein gesünderes, glücklicheres und längeres Leben

riva

Bibliografische Information der Deutschen Nationalbibliothek
Die Deutsche Nationalbibliothek verzeichnet diese Publikation in der Deutschen Nationalbibliografie.
Detaillierte bibliografische Daten sind im Internet über http://d-nb.de abrufbar.

Für Fragen und Anregungen
info@m-vg.de

Wichtige Hinweise
Dieses Buch ist für Lernzwecke gedacht. Es stellt keinen Ersatz für eine individuelle medizinische Beratung dar und sollte auch nicht als solcher benutzt werden. Wenn Sie medizinischen Rat einholen wollen, konsultieren Sie bitte einen qualifizierten Arzt. Der Verlag und der Autor haften für keine nachteiligen Auswirkungen, die in einem direkten oder indirekten Zusammenhang mit den Informationen stehen, die in diesem Buch enthalten sind.

Ausschließlich zum Zweck der besseren Lesbarkeit wurde auf eine genderspezifische Schreibweise sowie eine Mehrfachbezeichnung verzichtet. Alle personenbezogenen Bezeichnungen sind somit geschlechtsneutral zu verstehen.Wir behalten uns die Nutzung unserer Inhalte für Text und Data Mining im Sinne von § 44b UrhG ausdrücklich vor.

3. Auflage 2025

Türkenstraße 89
80799 München
Tel.: 089 651285-0

Übersetzung: Carmen Achter
Redaktion: Susanne Meinrenken
Umschlaggestaltung: Marc-Torben Fischer
Umschlagabbildung: Shutterstock/manuri_creative
Illustrationen: Bex Burgess
Satz: abavo GmbH, Buchloe
Druck: Florjancic Tisk d.o.o., Slowenien
Printed in the EU

ISBN Print 978-3-7423-1921-0
ISBN E-Book (EPUB, Mobi) 978-3-7453-1650-

»Eine neue wissenschaftliche Wahrheit setzt sich nicht durch, indem sie ihre Gegner überzeugt und ihnen zu Erkenntnis verhilft, sondern vielmehr dadurch, dass ihre Gegner irgendwann aussterben und eine neue Generation heranwächst, die mit ihr vertraut ist.«

Max Karl Ernst Ludwig Planck

»Aus eigener Erfahrung weiß ich, dass richtiges Atmen ein großes transformatives Potenzial besitzt. Daher ist es mein Ziel, Sie dazu zu befähigen, die Verantwortung für Ihre Gesundheit in Ihre eigenen Hände zu nehmen, vielen verbreiteten Beschwerden vorzubeugen oder diese wesentlich zu lindern, Ihnen zu helfen, Ihre Ziele zu erreichen und Ihnen einfache, wissenschaftlich begründete Methoden zu zeigen, wie Sie Ihre Atemgewohnheiten für den Rest Ihres Lebens verändern können.«

Patrick McKeown

Inhalt

Vorwort

Ich kann nicht mit Sicherheit sagen, was genau mein Interesse für das Thema Atmen geweckt hat – ob es das Surfen war und die Erfahrung, unter Wasser ohne Luft auskommen zu müssen, oder die Erkundung meiner täglichen Atempraxis als Teil meines Weges zur Maximierung meiner Effizienz und Leistungsfähigkeit. Auf jeden Fall hat mich mein Streben nach der richtigen Atmung zu Patrick McKeown geführt und seiner Arbeit mit mehr als 8000 Klienten, unter denen sich Menschen mit Erkrankungen ebenso finden wie Spitzensportler. Ich weiß, wie hilfreich es ist, Dinge fühlen und aus Erfahrung lernen zu können, aber Patrick McKeowns wissenschaftliche Erklärungen für die Körpervorgänge bei der Nasenatmung im Vergleich zur Mundatmung haben mir wirklich geholfen zu verstehen, wie ich meinen Atem als Werkzeug zur Förderung meiner Gesundheit und zur Leistungssteigerung nutzen kann.

Patricks Leidenschaft für die Atemschulung entspringt seiner persönlichen Erfahrung. Obwohl er früher extrem dysfunktional geatmet hat, Asthmatiker war und die Ärzte ihm sagten, er wäre sein Leben lang auf Medikamente angewiesen und in seinen Aktivitäten eingeschränkt, heilte er sich durch Atemübungen selbst.

Ich muss zugeben, dass ich überrascht war, als ich erfuhr, was für ein riesiger Prozentsatz an Menschen mit unerkannten Atemstörungen leben, die sich verheerend auf ihre Gesundheit, ihren Schlaf und ihre Leistungsfähigkeit auswirken. Ich bin wirklich dankbar dafür, dass Patrick mit seinem Wissen Menschen dazu befähigt, sich proaktiv für den Erhalt ihrer Gesundheit einzusetzen, einfach, indem er erklärt, wie wichtig die Nasenatmung und der Ausgleich der Atemgase für die Verbesserung des Befindens und die Linderung von (chronischen) Krankheiten und Verletzungen sind.

Der Vorgängertitel von Patrick McKeown, *Erfolgsfaktor Sauerstoff*, war ein wegweisendes Buch, das wir bei XPT Extreme Performance Training™ nicht nur Fachkräften im Bereich Gesundheit und Fitness empfehlen, sondern allen, die den wichtigsten unserer Körperprozesse optimieren möchten.

Wenn die Atmung die Essenz unseres Lebens ist und intuitiv sein sollte – wie finden wir dann zurück zu diesen Ursprüngen? Patrick weist uns den Weg zu einer ganzheitlichen Reise, den jeder für sich oder gemeinsam mit Freunden und Angehörigen antreten kann.

Laird Hamilton, Surfer und Fitnessunternehmer, August 2020

EINLEITUNG

Können Sie frei atmen?

Stellen Sie sich vor, es gäbe eine Atemtechnik, die die Sauerstoffaufnahme und den Sauerstofftransport zu den Zellen erhöht, die Durchblutung verbessert und die Nase frei macht. Vielleicht trägt sie auch noch dazu bei, die Atemwege zu öffnen, den Blutfluss und den Sauerstofftransport zum Gehirn zu optimieren, die Schlafqualität zu verbessern und den Geist zur Ruhe zu bringen. Sie könnte auch noch Körperfunktionen wiederherstellen, die durch Stress aus dem Gleichgewicht geraten sind, uns zu mehr Resilienz verhelfen und zu einem längeren Leben. Klingt das für Sie weit hergeholt? – Das ist es nicht.

Dieses Buch führt Sie in Schlüsseltechniken zum gesunden Atmen und ein gesundes Leben ein. Ich möchte Ihnen ermöglichen, die Verantwortung für Ihre Gesundheit in Ihre eigenen Hände zu nehmen, vielen verbreiteten Beschwerden vorzubeugen oder diese wesentlich zu lindern, Ihnen helfen, Ihr Potenzial zu verwirklichen und Ihnen einfache, wissenschaftlich begründete Methoden zur Veränderung Ihrer Atemgewohnheiten zeigen. Sie werden spüren, dass Ihre Energie von Tag zu Tag zunimmt, Ihre Konzentrationsfähigkeit sich verbessert, Sie leichter mit Stress zurechtkommen und Ihre Lebensqualität insgesamt steigt.

Anknüpfend an mein Buch *Erfolgsfaktor Sauerstoff* erkunde ich die Atmung in drei Dimensionen – aus biochemischer und biomechanischer Sicht und in Hinblick auf die Rhythmik beziehungsweise Frequenz – mit Übungen und Forschungsergebnissen, um die gesunde Bewegung von Muskeln und Gelenken zu unterstützen, beeinträchtigende gesundheitliche Beschwerden wie Diabetes, Epilepsie, Rückenschmerzen, Prämenstruelles Syndrom (PMS) und hohen Blutdruck zu lindern, und Ihnen zu tieferem Schlaf und besserem Sex zu verhelfen. Die Übungen zur Regulation des Nervensystems unterstreichen, wie machtvoll der Atem Körperzustände beeinflussen kann. Ein Kapitel widmet sich der Bedeutung des richtigen Atmens für die kindliche Entwicklung. Ich übertreibe nicht, wenn ich sage, dass kein Kind das in ihm angelegte Potenzial ohne Wiederherstellung einer funktionalen Atmung durch die Nase ausschöpfen kann.

Wir treten mit einem Atemzug in die Welt ein, und der Atemprozess setzt sich automatisch über unser weiteres Leben fort. Obwohl Atmen eine unwillkürliche Handlung ist und wir normalerweise nicht groß darüber nachdenken, hat die Art, wie wir atmen, einen enormen Einfluss auf unsere Gesundheit. Weil Atmen eine angeborene Körperfunktion ist, die die meisten von uns für selbstverständlich halten, zieht es nur dann unsere Aufmerksamkeit auf sich, wenn etwas schiefläuft. Trotzdem erfüllt die Atmung in jeder Minute unseres Daseins ihre lebenswichtige Funktion: Sie versorgt unseren Körper mit Sauerstoff, reguliert körperliche Prozesse in den Lungen, im Herzen und in den Blutgefäßen und beeinflusst sogar unsere Stressreaktionen.

Wenn die Atmung unterhalb bestimmter Werte bleibt, führt das über alle Körpersysteme hinweg zu Problemen. Forscher haben dreißig verbreitete Symptome und Erkrankungen zusammengetragen, die mit ungesunden Atemmustern in Verbindung stehen.[1][2] Weil allerdings viele Betroffene zumindest gelegentlich normal atmen, kann es schwierig sein herauszufinden, ob Ihr Atemverhalten ungesund ist.[3]

Ich vermittle meinen Kursteilnehmern folgende Daumenregel: Im Ruhezustand oder bei leichter Bewegung wie Gehen oder Yoga sollte die Atmung nicht wahrnehmbar sein. Gesunde Atmung im Ruhezustand sollte vom Zwerchfell ausgehen und durch die Nase stattfinden. Sie sollte regelmäßig, leise, langsam und kaum erkennbar sein. Ungesunde oder dysfunktionale Atmung geschieht durch den Mund, unter Beteiligung der oberen Brustregion, oder sie ist unregelmäßig und auch im Ruhezustand vernehmbar.

Es gibt viele Formen von dysfunktionaler Atmung beziehungsweise Atemstörungen unterschiedlicher Schweregrade. Am weitesten verbreitet ist die chronische Hyperventilation beziehungsweise Überatmung, bei der zu schnell geatmet und zu viel Luft aufgenommen wird (Anmerkung: Als Hyperventilation wird eine recht schnelle, flache Atmung bezeichnet, die keine akuten Beschwerden verursacht und von den Betroffenen auch meist gar nicht bewusst wahrgenommen wird. Beim akuten Hyperventilationssyndrom hingegen treten akute deutliche Beschwerden auf; dies ist jedoch nicht Gegenstand des Buchs). Anzeichen für Atemstörungen sind die Unfähigkeit, richtig durchzuatmen, unverhältnismäßige Kurzatmigkeit im Ruhezustand oder bei körperlicher Aktivität, regelmäßiges Gähnen oder Seufzen und das Gefühl, einfach nicht ausreichend Luft zu bekommen. Andere Störungen, auf die falsche Atemmuster erheblichen Einfluss haben, sind Asthma, Heuschnupfen, Schnarchen, Schlafapnoe und psychische Beschwerden wie Ängste, Schlaflosigkeit oder Panikstörungen. Allgemein schlägt sich falsche Atmung in einer schlechten körperlichen und mentalen Verfassung nieder.

Wenn Sie eine beliebige Gruppe von Menschen, die zusammen in einem Raum sitzen, beobachten und untersuchen würden, würden Ihnen recht schnell Unterschiede in deren Atmung auffallen. Manche Menschen atmen durch die Nase, während andere durch den Mund atmen. Manche atmen in sanften, langsamen, ruhigen Zügen, während andere schnellere, größere und hörbarere Atemzüge nehmen. Manche Leute haben die Gewohnheit, alle paar Minuten zu seufzen. Andere atmen in einem wunderbar regelmäßigen Muster. Manche nutzen ihr Zwerchfell für die Bauchatmung, während andere vor allem im oberen Brustbereich atmen.

Angesichts der Tatsache, dass Atmen ein natürlicher, lebensnotwendiger Prozess ist, stellt sich die Frage, warum wir alle so unterschiedlich atmen.

Die Antwort ist, dass unsere Atemgewohnheiten stark von unserem Lebensstil, unserer Umwelt und unserer genetischen Prädisposition beeinflusst werden. Alltagsgewohnheiten, die wir uns ausgesucht haben oder die aus einer Notwendigkeit heraus entstanden sind (etwa sitzendes Arbeiten am Schreibtisch, Fernsehen, der Konsum industriell verarbeiteter Nahrungsmittel und viel zu häufiges Reden), die auf unserer psychischen Verfassung basieren (etwa Stress und Angstgefühle) oder auf im Rahmen des weiblichen Zyklus auftretende Hormonschwankungen zurückzuführen sind, können zu dauerhaft falscher Atmung führen, mit all ihren negativen Folgeerscheinungen. Stellen Sie sich, um dafür ein besseres Verständnis zu entwickeln, eine Person vor, die gewohnheitsmäßig zu viel isst. In Stressphasen könnte diese Person zum emotionalen Essen neigen, also dazu, Essen als Krücke zu benutzen, um sich zu entspannen. Ernährt sich diese Person über Wochen oder Monate auf diese Weise, wird sich ihr Körper bald an das gewohnheitsmäßige übermäßige Essen anpassen und nach mehr Nahrung verlangen, als er braucht. Auf die gleiche Art kann sich unser Atemverhalten im Laufe der Zeit in eine ungesunde Richtung verändern. Schädliche Atemmuster können sich bereits in der Kindheit entwickeln und sehr grundlegend in die Funktion unserer Atemwege eingreifen. Drei wesentliche Faktoren haben einen Einfluss darauf, wie unsere Atmung funktioniert:

1. Biochemische Faktoren: Der Austausch und die Verstoffwechslung von Sauerstoff (O_2) und Kohlendioxid (Kohlenstoffdioxid, CO_2)

2. Biomechanische Faktoren: Die physischen Aspekte der Atmung, also die Arbeitsweise der Atemmuskulatur, zu denen die Interkostalmuskulatur (die Zwischenrippenmuskeln, die daran beteiligt sind, der Brustwand ihre Form zu geben und sie zu bewegen) sowie das Zwerchfell (der unterhalb der Lungenflügel gelegene Hauptatemmuskel) gehören.
3. Psychologische Faktoren: Mentale und emotionale Aspekte, die sich zum Beispiel in Form von Stress äußern können – unzulängliche Atmung verursacht Stress, und Stress führt seinerseits zu unzulänglicher Atmung.

Diese Faktoren sind der Ursprung von Atemstörungen, und genau hier setzt dieses Buch an. Da die Ursachen von Atemstörungen biochemisch, biomechanisch und psychologisch sind, lassen sich auch die Lösungsansätze diesen drei Kategorien zuordnen:

1. Ansatzpunkt Biochemie: an der CO_2-Sensitivität des Blutes
2. Ansatzpunkt Biomechanik: Zwerchfellatmung
3. Ansatzpunkt Atemrhythmik beziehungsweise Atemfrequenz: Reduktion der Atemfrequenz auf einen Wert zwischen 4,5 und 6,5 Atemzüge pro Minute, um die über das vegetative Nervensystem gesteuerten Körperfunktionen zu beeinflussen.

Auf der Atemmethode, die ich Ihnen in diesem Buch vorstelle, basiert eine so simple wie einzigartige Reihe von Übungen, die sich sowohl im Ruhezustand als auch bei körperlichen Aktivitäten unkompliziert anwenden lassen. Es handelt sich nicht um eine gewöhnliche Atemtechnik: Im Folgenden möchte ich Sie mit dem Oxygen Advantage® bekannt machen, dem »Erfolgsfaktor Sauerstoff«.

Oxygen Advantage® – Was ist der »Erfolgsfaktor Sauerstoff«?

Oxygen Advantage® (»Erfolgsfaktor Sauerstoff«) ist ein Programm aus einfachen Übungen zum Wiedererlernen des Atmens. Der Fokus liegt auf einer leichten, langsamen, tiefen Atmung (LLT), die auf die biochemischen und biomechanischen Körperprozesse abzielt und sich das vegetative Nervensystem (auch: autonomes Nervensystem, ANS) zunutze macht.

Nur allzu oft werden die biomechanischen Aspekte des Atmens zu stark betont – also die Art und Weise, wie Atmung in muskulärer und mechanischer Hinsicht abläuft. Kursteilnehmer werden dazu ermuntert, in volumenreichen, vollen Atemzügen Luft tief in ihre Lungen einzusaugen. Bei diesem Vorgehen ist zwar das Zwerchfell einbezogen, die Biochemie jedoch wird vernachlässigt. Bei zu großen Atemzügen ziehen sich die Blutgefäße zusammen, was den Sauerstofftransport zu den Zellen faktisch reduziert. Bei der Durchführung von Atemübungen sind die biomechanischen und biochemischen Abläufe sowie die Atemfrequenz untrennbar miteinander verbunden – daher müssen sie auch im Zusammenhang betrachtet werden. Stellen Sie sich die drei Dimensionen des Atems als die drei Beine eines Stuhls vor: Wenn eines der Beine fehlt, fällt der Stuhl um.

In diesem Buch finden Sie alles, was Sie wissen müssen, um zu verstehen, wie die Atmung Ihre Gesundheit beeinflusst. Es umfasst 26 Atemübungen, jede davon mit einer anderen Zielsetzung – von Übungen zum Wiedererlernen der richtigen Atmung über solche, um Panikattacken in den Griff zu bekommen, Übungen für besseren Schlaf im Vorfeld einer Präsentation oder eines Wettbewerbs, solche, die den Körper gutem Stress aussetzen und Übungen zur Bekämpfung von schlechtem Stress. Aber kein Grund zur Sorge – Sie brauchen sich nicht alle diese Übungen anzueignen. Am besten wählen Sie eine oder zwei aus, arbeiten damit und widmen sich erst dann weiteren Übungen. Sie werden lernen, wie Sie Ihren BOLT-Wert messen, um Ihre Atemgesundheit zu beurteilen, und in die Lage versetzt, das beste Übungsprogramm für sich auszuwählen.

Der BOLT (Body-Oxygen-Level-Test; Sauerstoffkonzentration-im-Körper-Test, Test zur Ermittlung der CO_2-Toleranz) ist ein einfacher Test, der Ihnen eine Rückmeldung über die Qualität Ihrer Atmung gibt. Bei diesem Test atmen Sie ganz normal durch die Nase aus, halten sich die Nase dann zu, um die Luft anzuhalten, und messen, nach wie vielen Sekunden Sie das eindeutige körperliche Verlangen spüren, einzuatmen. Ziel ist, einen BOLT-Wert von 40 Sekunden zu erreichen. Werte unter 25 Sekunden weisen deutlich auf eine Störung des Atemmusters hin. Als Maßstab für Ihren Fortschritt ist der BOLT, über den Sie in diesem Buch noch mehr erfahren werden, gleichwertig mit den drei Dimensionen des Atems.

Wenn sich Ihr BOLT-Wert verbessert, werden Sie sehr wahrscheinlich feststellen, dass Sie in einer niedrigeren Frequenz atmen und dabei den Zwerchfellmuskel nutzen. Die Atemübungen, die ich Ihnen vorstellen werde, fokussieren sich auf folgende Aspekte:

1. Nutzung des Bedürfnisses, Luft zu holen, zur Verbesserung der Biochemie
2. Nutzung der seitlichen (lateralen) Ausdehnung der unteren beiden Rippen zur Verbesserung der Biomechanik
3. Erreichen der nach wissenschaftlicher Auffassung optimalen Atemfrequenz

Höhere (also bessere) BOLT-Werte erreichen Sie durch ausschließliche Nasenatmung und indem Sie die in diesem Buch aufgeführten Übungen ausführen. Meinen Patienten sage ich immer, dass sie so lange an Asthma, verstopfter Nase, Erschöpfung, Ängsten und Panikattacken leiden werden, bis ihr gleich als Erstes am Morgen gemessener BOLT-Wert mindestens 25 Sekunden beträgt. Wenn Ihr BOLT-Wert niedrig ist, kann die Veränderung Ihrer Atemgewohnheiten Ihr Leben von Grund auf umgestalten.

Eines der Dinge, die ich an der Arbeit mit Kursteilnehmern – und sei es über Distanz – als so bereichernd empfinde, ist es zu sehen, wie stark sich gesunde Atemgewohnheiten auf deren Leben auswirken. Ich habe das Glück, das beim Coaching persönlich erleben zu dürfen und zudem über die Bücher, Videos und Podcasts, die ich produziert habe oder an denen ich beteiligt war, Menschen zu erreichen. Zum Beispiel habe ich vor Kurzem eine E-Mail von Ariella bekommen, in der sie mir dafür dankt, dass ich mein Buch *Erfolgsfaktor Sauerstoff* geschrieben habe. Sie hatte meinen Online-Newsletter abonniert und die Atemübungen mit so großem Erfolg angewandt, dass sie sich schließlich das Buch gekauft hat. Sie schreibt: »Was Sie lehren, hat mein Leben binnen weniger Tage verändert.«

Ariella leidet an mehreren seltenen chronischen Krankheiten, von denen alle ihre Organe betroffen sind, darunter Dysautonomie (eine Erkrankung, die die Funktion des autonomen Nervensystems beeinträchtigt), das Ehlers-Danlos-Syndrom Typ III (eine Störung des Bindegewebes, die sich auf dessen Stabilität und Funktion auswirkt) und eine Mastzellenaktivierungserkrankung (eine immunologische Erkrankung, die ihren Körper dazu veranlasst, auf alles Mögliche allergisch zu reagieren). Sie hatte fast ihr ganzes Leben lang Mühe mit der Atmung, aber ihre Ärzte sagten übereinstimmend, sie litte nicht an Asthma, und es gelang ihr nie, herauszufinden, warum ihr das Atmen so schwerfiel. Die Tatsache, dass von jeder ihrer Grunderkrankungen bekannt ist, dass sie die Atmung beeinflussen, verkomplizierte die Sachlage noch weiter.

Bis Ariella auf *Erfolgsfaktor Sauerstoff* stieß, hatte sie Tag für Tag fürchterlich zu kämpfen. Oft war sie atemlos und hatte ständig das Gefühl, nicht ausreichend Luft zu bekommen. Ihr BOLT-Wert lag bei nur acht Sekunden. Diese Atembeschwerden raubten ihr häufig den Schlaf, und wenn es ihr gelang einzuschlafen, schlief sie schlecht. Durch die Atemprobleme verlor sie regelmäßig ihre Stimme, und oft konnte sie das Haus nicht verlassen, weil sich dann ihre Allergiesymptome innerhalb kürzester Zeit verschlechterten. Keiner von den HNO-Ärzten, Lungenfachärzten, Immunologen und den vielen anderen Spezialisten, die sie aufsuchte, war in der Lage, die Ursache ihrer Atemprobleme zu finden oder ihr bei der Lösung ihrer Probleme zu helfen.

Ariella schilderte mir einen Vorfall, der sich etwa ein Jahr, bevor sie mir schrieb, ereignete, und der verdeutlicht, wie schlecht es ihr ging:

»Eines Tages, nachdem ich mich trotz meiner Stimmprobleme und der Schmerzen beim Atmen zu einer kurzen Unterhaltung gezwungen hatte, schoss mein Puls in die Höhe, mein Blutdruck sank in den Keller, und ich fühlte mich, als könnte ich überhaupt keine Luft in meine Lungen bekommen. Das ging mindestens 20 Minuten lang so. Ich schickte meinem Mann eine Nachricht, und er kam nach Hause und fand mich dort weinend auf dem Boden, vollkommen erschöpft, wie ich immer noch versuchte, wieder Luft zu bekommen.«

Das war Ariellas schwärzester Tag, aber ähnliche Erfahrungen waren für sie Alltag.

Zu dem Zeitpunkt, als sie mir schrieb, rang sie nicht mehr täglich nach Luft, obwohl ihre Grunderkrankungen immer noch sehr schwerwiegend waren. Sie erklärt das folgendermaßen: »Dass ich gelernt habe, effizient und effektiv zu atmen und mir Übungen angeeignet habe, die mir helfen, zu einem ruhigen Atemfluss zurückzukehren, hat mein Leben verändert.« Ariella muss immer noch mit Symptomen wie Erschöpfung, Benommenheit beziehungsweise Konzentrationsstörungen und Durstgefühlen fertigwerden, aber die Verbesserung ihrer Atmung hat diese Symptome erheblich gelindert. Auch die mit ihrer Mastzellenaktivierungserkrankung einhergehenden allergischen Symptome, die dazu geführt haben, dass Allergene wie Polen, Staub und Schimmelpilze immer ein riesiges Problem für sie waren, haben sich verbessert. Sie schildert, dass sie damit begonnen hat, ihren Mund nachts mit einem speziellen Mundpflaster zu verschließen, um sicherzustellen, dass sie im Schlaf durch die Nase atmet:

»Ich spüre beim Aufwachen einen deutlichen Unterschied, wenn ich mit verschlossenem Mund geschlafen habe (das Tape ist sehr hilfreich!). Wenn ich mit geschlossenem Mund schlafe, habe ich mehr Energie, bin weniger erschöpft, leide weniger unter Durst, und meine Lippen sind weniger aufgesprungen.«

Sie ist außerdem davon überzeugt, dass die Atemübungen ihrem Kampf gegen die Dysautonomie dienlich sind, insbesondere, weil sie ihren niedrigen Blutdruck stabilisieren.

Einfach dadurch, dass Ariella die Atemtechniken in ihren Alltag integriert hat, fällt ihr nicht nur das Atmen leichter, sondern auch ihre Erschöpfungssymptome und die Funktionsfähigkeit ihres autonomen Nervensystems haben sich verbessert. Sie beschreibt die Atemarbeit als »unglaublich einfach, tiefgehend und wesentlich für Gesundheit und Wohlbefinden«. Sie freut sich darüber, ihre Erkenntnisse mit ihren Ärzten und Therapeuten sowie mit anderen von chronischen Krankheiten Betroffenen teilen zu können – genauso, wie ich mich darüber freue, sie mit Ihnen teilen zu dürfen.

1

EIN NEUER ANSATZ

Meine Geschichte

1998 änderte sich mein Leben grundlegend, als ich entdeckte, auf welche Weise die schlechten Atemgewohnheiten, die ich in meiner frühen Kindheit entwickelt hatte, meinen Körper angriffen und meine Lebensqualität beeinträchtigten. Ich war permanent müde, litt an Schlafstörungen und Atemproblemen und steigerte beim Versuch, mein Asthma in den Griff zu bekommen, beständig meine Medikamentendosis. Dann stolperte ich über die Arbeit eines russischen Arztes, Konstantin Buteyko, und nachdem ich einige Veränderungen an meiner Atmung vorgenommen hatte, verbesserten sich meine Symptome binnen weniger Wochen deutlich. Ich erfuhr am eigenen Leib, wie effektiv Atemtraining sein kann. Im Laufe der letzten 18 Jahre, nach meiner Zertifizierung durch Doktor Buteyko und nachdem ich mein eigenes Trainingsprogramm entwickelt hatte, durfte ich miterleben, wie sich die Gesundheit von Tausenden von Frauen, Männern und Kindern lebensverändernd verbesserte.

Meine eigene Geschichte begann, als ich ein kleiner Junge war, der in der kleinen Stadt Dunboyne an der Ostküste von Irland aufwuchs. Von klein auf litt ich an Asthma, stets begleitet von den typischen Atemgeräuschen (dem »Giemen«) und den Engegefühlen in der Brust. Meine Nase war immer zu, daher entwickelte ich die Gewohnheit, durch den Mund zu atmen, was den Nebeneffekt hatte, dass ich nachts zu schnarchen begann. Manchmal setzte mein Atem im Schlaf ganz aus – ein klassisches Anzeichen einer als obstruktive Schlafapnoe bekannten Erkrankung, die sehr gefährliche Folgen haben kann. Von meinem 14. Lebensjahr an bis in die frühen 20er war ich ständig erschöpft und konnte nur wenig Energie für Schule und Universität aufbringen.

1994 wurde ich an der Nase operiert, um meine mittlerweile 15 Jahre andauernden Nasenprobleme zu lindern. Allerdings erhielt ich keine postoperative Beratung zu den Vorteilen der nasalen Atmung oder dazu, wie mir der Umstieg gelingen könnte. Und so hatte ich weiter dieselben Probleme wie vor dem Eingriff: mittelschweres bis schweres Asthma, schlafbezogene Atemstörungen, Atemlosigkeit, eine schlechte Konzentrationsfähigkeit und eine hohe Stressbelastung. Meine dysfunktionalen[4] Atemmuster machten mich innerlich unruhig, was sich in exzessivem Grübeln, Anspannung und Erschöpfung niederschlug. Trotz der zahllosen Stunden, die ich mit Lernen verbrachte, blieben meine Noten mittelmäßig. Als meine Erkrankung sich verschlimmerte, wurde die Dosis meiner Asthmamedikamente so weit gesteigert, dass ich schließlich stationär behandelt werden musste. In meinen 20ern hoffte ich verzweifelt auf Hilfe.

Wie der Zufall es wollte, wartete die Lösung meiner Probleme gleich um die Ecke. Ich las in einer irischen Zeitung einen Artikel über die Arbeit von Doktor Buteyko. Zu dieser Zeit war seine Entdeckung, die später als Buteyko-Methode bekannt wurde, im Westen relativ neu. Ich probierte eine Übung zum Freimachen der Nase durch schlichtes Luftanhalten aus. Ich war so von den Socken darüber, dass diese einfache Methode funktionierte, dass ich ganz zur Nasenatmung wechselte. Ich arbeitete außerdem daran, meine Atmung zu verlangsamen, um das Luftvolumen, das ich in meine Lungen aufnahm, zu normalisieren. Innerhalb von ein bis zwei Tagen, an denen ich lediglich ein wenig mehr Aufmerksamkeit darauf verwendete, wie ich atme, stieg meine Energie, die Spannung in meinem Kopf ließ nach und meine Atmung wurde zum ersten Mal in meinem Leben leichter. Während dieser ersten Woche erlebte ich, wie es war, nachts gut zu schlafen und energiegeladen aufzuwachen. Zum ersten Mal seit Jahren musste ich mich morgens nicht aus dem Bett quälen und Stunden darauf verwenden, einen klaren Kopf zu bekommen.

Diese enormen Verbesserungen, die ich in derart kurzer Zeit im Hinblick auf meine Gesundheit, meinen Energiehaushalt und mein Wohlbefinden erfahren durfte, trieben mich dazu an, mehr über die Methode herauszufinden, mich beruflich zu verändern und zu lernen, wie ich die Buteyko-Methode anderen weitervermitteln kann. 2002 wurde ich von Dr. Konstantin Buteyko zertifiziert. Seither hat sich mein Leben in vielerlei Hinsicht zum Besseren gewendet.

Mittlerweile bin ich 48. Mein Wohlbefinden, mein Fokus und meine Lebensqualität sind unvorstellbar viel höher als mit 16 – einfach, in dem ich gelernt habe, wie sich die schlechten Atemgewohnheiten, die ich in meiner Kindheit unwissentlich entwickelt habe, rückgängig machen lassen, habe ich gravierende positive Veränderungen in meinem Leben bewirkt. Genau dieses Wissen hoffe ich jetzt mit Ihnen teilen zu dürfen.

Die zwei Säulen des Programms

Die Praxis der Atemkontrolle mit dem Ziel der gesundheitlichen und spirituellen Weiterentwicklung existiert in den östlichen Kulturen seit Jahrtausenden. Die Praxis des *Pranayama* im Yoga ist zum Beispiel eine uralte Methode zum Atemtraining, mit der man vor allem die Atemgeschwindigkeit variiert. Es umfasst Übungen wie die nasale Wechselatmung, die Bauchatmung, die stoßweise Atmung (Feueratmung) und das Chanten oder Tönen. Allerdings betrachten es selbst erfahrene Praktizierende in einigen Ausprägungen als eine Technik für Fortgeschrittene.

Die in diesem Buch vorgestellten Methoden haben einige Dinge mit der Yogaatmung gemein; sie werden durch jahrzehntelange wissenschaftliche Forschung gestützt. Diese Forschungsbefunde werden Ihnen helfen zu verstehen, wie diese Methoden funktionieren und wie man sie am besten anwendet. Jede von ihnen können Sie sofort durchführen; es dauert nicht lange, sie zu erlernen, und sie lassen sich unabhängig von Ihrem aktuellen Trainingszustand einfach in den Alltag integrieren. Damit bekommen Sie die notwendigen Werkzeuge an die Hand, um Ihre Gesundheit für den Rest Ihres Lebens kontinuierlich zu verbessern.

Das Programm Oxygen Advantage® beruht auf zwei Säulen: dem Training funktionaler[5] Atemmuster zur Verbesserung der Atmung im Alltag und wirkungsvollen Atemanhalteübungen, die ein Höhentraining simulieren.

Training funktionale Atemmuster

Eine funktionale Atmung hilft Ihnen, Ihre Fokussierung und Konzentrationsfähigkeit, außerdem Ihre Haltung und die Aufrichtung der Wirbelsäule und Ihren Schlaf zu verbessern; sie lindert zudem Ängste und nimmt der Atmung die Anstrengung. Diese Art der Atmung kann sich vorteilhaft auf Ihre Bewegungsabläufe auswirken, sodass die

Verletzungsgefahr beim Sport und bei Alltagstätigkeiten wie Heben und Tragen (zum Beispiel von Kindern) sinkt. Darüber hinaus kann diese Atmung das Auftreten und die Dauer von Atemnot reduzieren; dies gilt auch für anstrengungsinduziertes Asthma (Belastungsasthma), bei dem es zu einer Bronchokonstriktion, also einem Zusammenziehen der Bronchialmuskulatur bei körperlicher Anstrengung, kommt. Auf physiologischer Ebene wirkt diese Atmung langfristig positiv auf die Durchblutung, erweitert die oberen Atemwege (Nase) und die Lungen und verbessert den Sauerstofftransport zu den Zellen, was das Zusammenspiel zwischen Atmungssystem, Herz und Blutdruck optimiert.

Ich beschreibe hier das Wiedereinüben gesunder, funktionaler Atemgewohnheiten für das tägliche Leben. Womöglich haben Sie bereits Atemübungen in einem Yogakurs, bei einem Personal Trainier oder auf YouTube gelernt und gute Erfahrungen damit gemacht, aber ab dem Moment, ab dem Sie das Studio verlassen hatten, keinen Gedanken mehr an die Atmung verschwendet. Manchmal fehlt uns der Kontext, um solche Übungen in unseren Tagesablauf zu übernehmen. In diesem Buch nehmen wir diesen Gesamtzusammenhang in den Blick: Wir sehen uns an, wie Ihre Atmung Ihre Gesundheit beeinflusst und wie Sie dieses Wissen nutzen können, um sich besser zu fühlen – an jedem einzelnen Tag.

Atemanhalteübungen

Das Höhentraining bringt es mit sich, dass die Luft weniger Sauerstoff enthält. Das führt zu körperlichen Adaptionen (Anpassungsprozessen), die dann beim Trainieren auf geringeren Höhen einen natürlichen Vorteil darstellen. Atemanhalteübungen ermöglichen es, den geringeren Sauerstoffpartialdruck (die Sauerstoffkonzentration im Blut) auch bei Aufenthalten auf Meereshöhe nachzuahmen.

Diese Art von Training verbessert bei den meisten Sportlern die aerobe und anaerobe Kapazität. Es ermöglicht dem Körper eine Stimulation der anaeroben Glykolyse (das ist der Stoffwechselprozess, durch den Blutzucker zerlegt wird, um Laktat zu bilden, das als Energiequelle dient), und zwar ohne Verletzungsrisiko. Es kräftigt die Atemmuskeln, erhöht die Toleranz gegenüber Kurzatmigkeit und reduziert (zu) starke Veränderungen der Atmung, die im Körper als Reaktion auf eine Hyperkapnie oder Hypoxie ausgelöst werden (Hyperkapnie ist ein erhöhter Kohlendioxidgehalt, Hypoxie ein verminderter Sauerstoffgehalt im Blut). Es erhöht den VO_2max (die maximale Sauerstoffmenge, die der Körper unter Belastung transportieren und nutzen kann), verbessert die Ökonomie beim Laufen (das Verhältnis zwischen Laufleistung und Sauerstoffverbrauch), die sogenannte Repeated Sprint Ability (die für Teamsportarten wichtige Fähigkeit zum wiederholten Abruf der maximalen Sprintleistung) und den Fitnesserhalt während Trainingspausen oder Verletzungen.

Das Nachahmen eines niedrigen Sauerstoffpartialdrucks entsprechend dem Höhentraining kann außerdem möglicherweise die Widerstandskraft gegen Krankheiten erhöhen und den allgemeinen Gesundheitszustand verbessern. In einer Studie, die von 1965 bis 1972 lief, untersuchten Wissenschaftler an 20 000 Soldaten, die auf Höhen zwischen 3692 und 5538 Metern stationiert waren, die Effekte von Höhenlagen auf häufige Krankheiten. Die Männer hatten nur begrenzten Zugang zu grundlegender Körperhygiene wie Bädern oder Wechselwäsche, und die Forscher gingen davon aus, dass ein längerer Aufenthalt in großer Höhe sich negativ auf die psychische und körperliche Gesundheit und die Leistungsfähigkeit auswirken würde.[6]

Entgegen dieser Erwartungen stellten die Forscher fest, dass es während eines zwei- bis dreijährigen Aufenthalts in Höhenlagen deutlich seltener als sonst zu vielen körperlichen Krankheiten wie Atemwegsinfektionen, hohem Blutdruck, Diabetes, Asthma und Hautkrankheiten kam. Psychische Krankheiten traten in großer Höhe weniger als halb so oft auf, trotz der Einförmigkeit der Umgebung und der Sorgen der Männer in Zusammenhang mit der Trennung von ihren Familien.[7]

Warum ist suboptimale Atmung ein Problem?

Weil unsere Atmung eine so wesentliche körperliche Grundfunktion ist, fällt es uns unter Umständen schwer, zu begreifen, dass wir sie verbessern können – zumindest so lange, bis ein offensichtliches Problem auftritt, das regelmäßige Beschwerden nach sich zieht. Und selbst dann kann es sein, dass wir nicht realisieren, dass wir das Problem einfach lösen könnten, indem wir unsere Atemmuster verbessern. Um die Bedeutung von Atemtraining zu erfassen, müssen wir erst einmal das Problem verstehen.

Eine Atemstörung beziehungsweise dysfunktionales Atmen ist eine Erkrankung, bei der das Atmen problematisch ist und Symptome wie Atemnot hervorbringt. Eine Atemstörung ist psychisch oder körperlich bedingt und zeigt sich zum Beispiel durch zu tiefes Atmen, zu schnelles Atmen (beides sind Symptome der sogenannten Hyperventilation) oder dadurch, im Ruhezustand in den oberen Brustraum zu atmen, oder durch unregelmäßige Atmung mit regelmäßigem Luftanhalten oder Seufzen.[8] 9,5 Prozent der untersuchten Erwachsenen insgesamt leiden an Atemstörungen; bei Asthmatikern sind es 29 Prozent und bei Menschen mit Angstzuständen 75 Prozent.[9,10] Angesichts der Tatsache, dass Asthma, Angstzustände, Panikattacken und Stress sich allesamt negativ auf das Atemverhalten auswirken und damit in einen Teufelskreis der ineffizienten Atmung führen, überraschen diese Zahlen nicht.

Chronische Hyperventilation, also die Tendenz, zu viel Luft einzuatmen, ist das häufigste und am besten untersuchte Merkmal von Atemstörungen.[11] Ein charakteristisches Merkmal ist schnelles Atmen, häufig durch den geöffneten Mund. Dazu kann es im Wachzustand ebenso kommen wie im Schlaf. Weitere Anzeichen sind das Atmen über die obere Brustregion und deutlich wahrnehmbare Atmung. In biomechanischer Hinsicht bedeutet das schlicht, dass mehr Luft ein- und wieder ausgeatmet wird, als der Körper benötigt, was zur Folge hat, dass der Kohlendioxidgehalt im Blut sinkt.[12] Obgleich der Begriff chronische Hyperventilation häufig synonym mit dysfunktionaler Atmung verwendet wird, ist Ersteres nur eine Art der Atemstörung.

Tatsächlich ist dysfunktionales Atmen kein Problem, das sich auf das Atmungssystem beschränkt. Es hat erhebliche Auswirkungen auf den gesamten Gesundheitszustand. Zum Beispiel besteht ein enger Zusammenhang zwischen zu intensiver Atmung und Herz-Kreislauf-Erkrankungen. Im Rahmen einer Forschungsstudie einer kardiologischen Intensivstation in Minneapolis fand man heraus, dass von 153 Herzinfarktpatienten alle überwiegend eine Brustatmung aufwiesen (also nicht die eigentlich effektivere Bauchatmung über das Zwerchfell nutzten), 75 Prozent ständig durch den Mund und 70 Prozent im Schlaf mit offenem Mund atmeten.[13]

Mit Blick auf die weiterreichenden gesundheitlichen Auswirkungen wurde in einer Studie von 1998 berichtet, dass in den USA fast die Hälfte aller ambulanten, zum Beispiel hausärztlichen, Untersuchungen auf das Konto von Patienten mit lediglich 14 häufigen Symptomen geht. Von diesen Beschwerden, darunter Bauch-, Brust-, Kopf- und Rückenschmerzen, lassen sich nur 10 bis 15 Prozent auf eine organische Krankheit zurückführen.[14] Gleichzeitig kann sich jede dieser Beschwerden durch Atemstörungen verschlimmern. Vereinfacht gesagt, hat die Qualität unserer Atmung erhebliche Auswirkungen auf unsere Gesundheit und unsere Lebenserwartung.

Eine umfassende Aufstellung der Symptome und Anzeichen für Hyperventilation findet sich in dem Buch *Behavioral and Psychological Approaches to Breathing Pattern Disorders* von Beverly Timmons und Robert Ley.[15] Die folgende Liste mit Symptomen hat mir Dr. L. C. Lum, emeritierter Lungenspezialist des Papworth and Addenbrooke's Hospital in Cambridge, 1991 zur Verfügung gestellt. Falsches Atmen kann sich auf alle Organe und Körpersysteme auswirken und ruft unter anderem folgende Symptome hervor:

- Allgemeine Symptome: Erschöpfung, mangelnde Konzentrationsfähigkeit, mangelnde Leistungsfähigkeit, Gedächtnisstörungen, Kraftlosigkeit, Schlafstörungen, Allergien
- Respiratorische Symptome (die Atmung betreffend): Atemnot nach Anstrengungen, Engegefühl in der Brust, regelmäßiges Seufzen, Gähnen und Schniefen, Reizhusten, Unvermögen zum Durchatmen
- Kardiovaskuläre Symptome (Herz und Blutgefäße betreffend): unregelmäßiger oder schneller Herzschlag/Herzklopfen, Raynaud-Syndrom, Brustschmerzen, kalte Hände und Füße
- Muskuläre Symptome: Muskelschmerzen, Krämpfe, Zittern, Kraftlosigkeit, Steifigkeit und Tetanie (Zuckungen und sich verkrampfende Muskeln)
- Gastrointestinale Symptome (die Verdauungsorgane betreffend): Sodbrennen, saures Aufstoßen oder Hiatushernie (Zwerchfellbruch), Flatulenzen oder Aufstoßen, Blähungen, Schluckschwierigkeiten/Kloß im Hals, Bauchbeschwerden
- Neurologische Symptome (das Nervensystem betreffend): Schwindel, Kopfschmerzen und Migräne, Parästhesien (Empfindungsstörungen wie Kribbeln und Taubheitsgefühle) in Händen, Füßen oder Gesicht, Hitzewallungen
- Psychische Symptome: Angstgefühle, Anspannung, Depersonalisation (Störung des Ich-Erlebens), Panikattacken, Phobien (Quelle: L. C. Lum, 1991)

Dysfunktionale Atmung kann gleichzeitig mit anderen Erkrankungen auftreten. Zum Beispiel können bei Patienten mit chronisch-obstruktiver Lungenerkrankung (chronic obstructive lung disease: COPD) gleichzeitig Atemstörungen auftreten. Kurzatmigkeit bei körperlicher Belastung ist bei Menschen mit COPD oder Asthma nicht immer auf ihre Krankheit zurückzuführen; in der Mehrzahl der Fälle tragen auch falsche Atemmuster dazu bei.

Ursachen von ungesunden Atemmustern

Rufen Sie sich noch einmal die drei Hauptfaktoren für die Entstehung von Atemstörungen in Erinnerung:

1. Biochemische Faktoren
2. Biomechanische Faktoren
3. Psychologische Faktoren[16]

Die zugrunde liegenden Ursachen von Atemproblemen variieren zwar, jedoch sind Umweltfaktoren, Lebensgewohnheiten und genetische Vorbelastung häufige Auslöser. Oft sind Atemstörungen einfach die Folge von mangelnder Wahrnehmung der eigenen Atmung und der lebenslangen Gewohnheit, mit geöffnetem Mund zu atmen.

Biochemische Auslöser

Die biochemischen Aspekte dysfunktionaler Atmung haben mit dem Gleichgewicht zwischen Sauerstoff und Kohlendioxid zu tun. Häufiger Auslöser beziehungsweise verschlimmernder Faktor ist ein verbreitetes Missverständnis in Bezug auf tiefes Atmen, das das Ungleichgewicht paradoxerweise auslöst: Stressberater, Fitnesstrainer, Sportcoaches, Yogalehrer, Pilatesanleiter, Physiotherapeuten und Medienstars ermuntern ihre Klienten dazu, tief einzuatmen, um mehr Sauerstoff in den Körper zu befördern. Allerdings wird der tiefe oft mit dem volumenreichen Atemzug verwechselt. Ein tiefer Atemzug ist ein Atemzug, wie ihn Babys von Natur aus nehmen: Sie atmen sanft und ruhig in den Bauch hinein und nutzen dabei das Zwerchfell. Im Unterschied dazu wird der volumenreiche oder große Atemzug häufig hörbar durch den Mund eingesogen und geht grundsätzlich mit Bewegungen im oberen Brustbereich einher. Das führt zu einem zu intensiven Atmen (Hyperventilation) und löst ein biochemisches Ungleichgewicht zwischen Kohlendioxid- und Sauerstoffgehalt im Blut aus.

Ein sitzender Lebensstil kann ebenfalls einen enormen Einfluss darauf haben, wie der Körper Sauerstoff verarbeitet. Wenn wir unsere Muskeln bewegen, erzeugen wir Kohlendioxid, ein wichtiges Gas, das hilft, die gesunde Sauerstoffversorgung des Körpers aufrechtzuerhalten. Bei Bewegungsmangel wird weniger CO_2 produziert, was zu einer zu intensiven Atmung beitragen kann. Das ist im Grunde genommen eine Krankheit unserer modernen Zeit. Vor 50 Jahren verbrachten die Menschen schätzungsweise vier Stunden täglich mit irgendeiner Art von körperlicher Bewegung. Heute, wo eine sitzende Arbeitsweise verbreiteter ist,[17] kommen weniger als fünf Prozent der Erwachsenen gerade mal auf eine halbe Stunde Bewegung täglich.[18] Das heißt, dass bei vielen Menschen die Atmung vermutlich mit einem biochemischen Ungleichgewicht einhergeht.

Selbst der einfache Vorgang des Sprechens kann eine zu intensive Atmung verursachen. Es ist normal, dass beim Sprechen sowohl die Atemfrequenz als auch das Atemzugsvolumen steigen. Wenn wir sehr lange sprechen, atmen wir meist zu stark. Menschen, die im Handel, im Telefonmarketing oder in der Lehre tätig sind, wo sie den ganzen Tag lang sprechen müssen, wissen nur allzu gut, wie müde und erschöpft einen das bis zum Feierabend machen kann. Neben der biochemischen Wirkung verursacht sehr langes und intensives Sprechen auch einen trockenen Hals und kann die Herzfrequenz erhöhen.

Biomechanische Auslöser

Dysfunktionale Atmung ist oft mit mangelnder Koordination des Zwerchfells, der Bauchmuskeln und der Muskulatur des Brustkorbs verbunden.[19] Hier besteht ein enger Zusammenhang mit der Körperhaltung. Der wichtigste Atemmuskel ist das Zwerchfell. Diese dünne Muskel-Sehnen-Platte befindet sich unterhalb der Rippen und trennt Brust- und Bauchraum. Bei jedem Atemzug, der im Ruhezustand in die Lungen gesogen wird, bewegt sich das Zwerchfell ein bis zwei Zentimeter nach unten. Wenn Sie bei der Arbeit regelmäßig über Ihrem Schreibtisch einen krummen Rücken machen, können Sie nicht effektiv atmen – einfach, weil das Zwerchfell nicht genug Platz hat, um sich frei zu bewegen.

Effektive Zwerchfellatmung hilft, die Stabilität der Wirbelsäule zu erhalten. Das heißt, dass ein enger Zusammenhang zwischen Körperhaltung und funktionalen Atemmustern besteht.

Wenn Sie gesund atmen, werden Sie sich auch gesund bewegen können. Falsche Atmung kann zu Schmerzen im unteren Rücken führen. Umgekehrt können Schmerzen im unteren Rücken und Nacken die Arbeit der Atemmuskulatur beeinflussen; Spannungen in diesen Bereichen haben oft automatisch eine Brustatmung zur Folge.[20] Wenn Sie in Ihrer Beweglichkeit eingeschränkt sind, sei es durch eine Verletzung, eine Krankheit oder Ihre Lebensgewohnheiten, wird Ihre Atmung darunter leiden. Abgesehen von solchen chronischen Beschwerden ist eine schlechte Körperhaltung der Hauptfaktor für eine biomechanisch verursachte dysfunktionale Atmung. Es ist einfach so: Wenn Ihre Atmung gestört ist, dann ist auch Ihre Bewegungsfähigkeit gestört – und umgekehrt.

Psychische Auslöser

Forschungen haben belegt, dass Symptome im Zusammenhang mit Atemstörungen stark von Ängsten und anderen emotionalen Zuständen beeinflusst werden.[21] In einigen Fällen stellen die psychischen Einflüsse sogar die Ursache für die physischen (körperlichen) Symptome dar. Manche Menschen haben auch eine genetische Prädisposition dafür, schlecht Luft zu bekommen. Menschen, die zu Angstzuständen, Asthma oder Panikstörungen neigen, haben ein höheres Risiko für eine dysfunktionale Atmung, weil zwischen den Gefühlen von Atemnot und Panik ein sich selbst verstärkender Kreislauf entsteht. Eine Verschlechterung der Atemmuster kann eine Stressantwort auslösen, Angstgefühle hervorrufen oder Angstzustände und Asthmasymptome verschlimmern. Persönlichkeitsmerkmale wie Perfektionismus und Zwanghaftigkeit können sich ebenfalls auf das Atemverhalten auswirken.

Stress ist ein häufiger Auslöser mit ernsten Langzeitfolgen. Wenn die Kampf-oder-Flucht-Reaktion aktiviert wird, beschleunigt sich die Atmung, um uns bereit für körperliche Aktivität zu machen. So war es schon bei unseren Vorfahren, wenn diese mit einer Bedrohung konfrontiert waren. Allerdings haben wir in unserer modernen Gesellschaft kaum einmal die Gelegenheit zu der intensiven körperlichen Aktivität, die nötig wäre, um das durch den Stress freigesetzte überschüssige Adrenalin wieder abzubauen. Angesichts einer wichtigen Deadline oder eines nervenaufreibenden Telefonats ums Büro zu sprinten, würden wir als unpassend empfinden. Hinzu kommt, dass die Art von Stress, mit der wir es heute zu tun haben, mit höherer Wahrscheinlichkeit chronisch wird, während Stress für unsere Vorfahren in der Regel etwas Kurzzeitiges und Vorübergehendes war.

Die Atmung aus biochemischer Sicht

Die Biochemie der Atmung umfasst den Austausch und die Verstoffwechslung von Gasen, darunter den Verbrauch von Sauerstoff und die Produktion von Kohlendioxid (CO_2). Wie der Autor eines 2017 erschienenen Reviews über die Biochemie von Atemübungen im Yoga erläutert, »wird uns in der medizinischen Ausbildung beigebracht, Sauerstoff sei gut und Kohlendioxid schlecht«. Tatsächlich brauchen wir aber, um gesund zu bleiben, einen gewissen Anteil von CO_2 im Blut. Vor allem »bedingt CO_2 die biologische Verfügbarkeit von Sauerstoff für Zellen und Gewebe«. Sauerstoff ist der

Hauptnährstoff, den jede Zelle in unserem Körper braucht. Ohne CO_2 würden die Gewebe selbst dann an Sauerstoffmangel leiden, wenn Sauerstoff im Blut vorhanden ist. Anders gesagt: CO_2 ist nicht immer ein Abfallstoff.[22]

CO_2: Mehr als ein Abfallprodukt

Historisch betrachtet hat Kohlendioxid immer ein eher gemischtes Ansehen genossen. Die alten Griechen und Römer nutzten es in ihren natürlichen Thermalbädern als therapeutisches Hilfsmittel. Das Wasser enthielt einen hohen Anteil an CO_2 in Form von Kohlensäure. Der griechische Arzt Hippokrates empfahl die Bäder in seinen Schriften aus dem 4. Jahrhundert vor Christus bei Kopfschmerzen, Gicht, Asthma und zur Wundheilung.

Im 16. Jahrhundert kamen die Bäder wieder in Mode und blieben über mehrere Jahrhunderte hinweg populär. Man glaubte, die Wässer aus bestimmten Gebieten hätten einen geheimen, lebensspendenden Inhaltsstoff; heute wissen wir, dass es sich um Kohlensäure (H_2CO_3) handelt. Je mehr H_2CO_3 das Wasser enthielt, so die Annahme, desto stärker war die revitalisierende Wirkung. In dem Buch *History of Industrial Gases* (auf Deutsch »Geschichte der industriellen Gase«) heißt es, in einem 20-minütigen Kohlensäurebad nehme der Körper etwa sechs Liter des Gases auf.[23] In Wasser gelöstes CO_2 erzeugt ein Kribbeln auf der Haut, weil die oberflächlichen Blutgefäße sich weiten. Wenn Sie mit Kohlensäure versetztes Wasser trinken, bekommen Sie einen Eindruck von diesem Gefühl. Darüber hinaus setzen solche Bäder Mineralsalze frei.

Um 1800 zogen die Thermalbäder im französischen Royat Tausende Besucher an, die bei Fettleibigkeit, Angsterkrankungen, Asthma, Ekzemen und anderen Erkrankungen auf Linderung hofften. In einer E-Mail schrieb mir James Nestor, Autor des Bestsellers *Breath*[24], im Juli 2020: »Nach einem kurzen Bad im Thermalwasser ist die Haut rosig [...]. Asthmatiker berichten, dass sie auf einmal frei atmen konnten. Übergewichtige Badegäste stellen fest, dass Fettansammlungen an Bauch oder Beinen sich straffen und verschwinden.« Auch heute noch besuchen die Menschen, zum Beispiel im Osten von Ungarn, Mofetten; das sind Heilbäder, die kohlendioxidreiche vulkanische Gasausströmungen zur unterstützenden Behandlung verschiedener Probleme, von Herz-Kreislauf-Erkrankungen über gynäkologische Leiden und Hauterkrankungen bis zu Stress und Erschöpfung, nutzbar machen. Bei der Behandlung sitzt man in dem Heilgas und inhaliert es unter therapeutischer Aufsicht.[25]

Der Begriff Mofette stammt aus dem Italienischen und ist laut Oxford Dictionary ein altes Wort für Fumarole; das ist eine Öffnung in der Erdkruste, aus der Wasserdampf und Gase austreten.[26] Diese vulkanischen Öffnungen treten häufig auf dem Gebiet Frankreichs, Rumäniens und Italiens auf und finden sich auch im Death Gulch im Yellowstone-Nationalpark. Als Behandlung bei Verletzungen wurden Mofetten erstmalig im 16. Jahrhundert in den Werken des Schweizer Arztes und Alchemisten Paracelsus erwähnt.

Seit den 1930er-Jahren hatten Ärzte in Royat begonnen, CO_2 direkt über die Lunge zu verabreichen. Nestor führt dazu aus, dass »man herausgefunden hatte, dass sich dadurch Atem- und Hauterkrankungen doppelt zu schnell heilen ließen wie durch Bäder«.

Etwa um dieselbe Zeit fand die Kohlendioxid-Therapie ihren Weg über den Atlantik in die USA. Die Harvard Medical School und das Boston City Hospital führten mehrere innovative Studien mit dem Gas durch, um seine klinischen Anwendungsmöglichkeiten bei der Behandlung körperlicher und psychischer Krankheiten zu erforschen. Man ging davon aus, dass Erkrankungen im Bereich des Gehirns von zu geringer Durchblutung und verengten Blutgefäßen verursacht wurden. Im Rahmen von Versuchen mit der CO_2-Therapie an Epilepsiepatienten stellte man fest, dass sich das Auftreten von Anfällen bereits nach wenigen Behandlungssitzungen reduzierte. Der an der Yale University tätige Physiologe Yandell Henderson fand heraus, dass sich mit einer Mischung aus Sauerstoff und fünf Prozent CO_2 bei Patienten mit Asthma, Schlaganfällen, Lungenentzündungen, Herzinfarkten, bei Asphyxie (Sauerstoffmangel durch unzureichende Atmung) bei Neugeborenen[27] und bei verschiedenen Atemwegserkrankungen aufgrund der raschen Oxygenierung der Gewebe (das heißt der Versorgung mit Sauerstoff) erstaunliche Resultate erzielen ließen.[28] In hoher Dosierung wirkt CO_2 zudem als (tödliches) Betäubungsmittel.[29]

In den 1940ern und 50ern nahm die Verbreitung der Therapie Fahrt auf und ihr Nutzen wurde weiter erforscht. Sie war unglaublich kostengünstig und einfach zu verabreichen – eine Tatsache, die möglicherweise gleichzeitig zu ihrem Niedergang betrug. Das Gas wurde so populär, dass in manchen zusätzlichen Shows beim Zirkus seine narkotische Wirkung bei hohen Konzentrationen öffentlich demonstriert wurde, und schließlich begann eine Kampagne das Gas für gefährlich zu erklären. Dr. Ralph M. Waters, ein in Ohio tätiger Arzt, der für die Professionalisierung der Anästhesie bekannt wurde,[30] warnte in seinen Äußerungen über Kohlendioxid zum Beispiel, es handle sich um ein »toxisches Abfallprodukt, wie Urin«.[31] Ob er nun potenziell gefährliche Therapien mit 30 Prozent CO_2 mit sehr wirksamen Therapien mit fünf Prozent CO_2 verwechselte, unregulierte Heilbehandlungen befürchtete oder durch sein Eigeninteresse motiviert war – die Behandlungen, auf die sich Waters spezialisiert hatte, waren sowohl fachkundig als auch teuer.

Allerdings entbehrten seine Behauptungen nicht der wissenschaftlichen Grundlage. Wenn es nicht fachgerecht verabreicht wird, kann Kohlendioxid tödlich sein. Ein Beispiel ist der Fall der Tochter des berühmten Chemikers James Watt, des Erfinders der Watt'schen Dampfmaschine. Jessie Watt starb nach einer mehrstündigen CO_2-Therapie an ihrer Tuberkulose. Allerdings war ihre Krankheit laut ihres Arztes, Thomas Beddoes, der viele andere Patienten erfolgreich behandelte, bei Beginn der Behandlung bereits in einem zu fortgeschrittenen Stadium. Ihr Vater arbeitete gemeinsam mit Beddoes weiter an der Entwicklung von Apparaturen und Techniken zur medizinischen Verabreichung verschiedener Gase.

Was auch immer Watsons Absicht gewesen sein mag: Es gelang ihm, die medizinische Nutzung von Kohlendioxid in Verruf zu bringen. Die Behandlung wurde verdrängt und ihr eigentlicher Zweck wurde durch falsche Behauptungen, Rechtsstreitigkeiten und selektive Studien verzerrt dargestellt. 100 Jahre Erfahrung aus medizinischer Forschung, die bewiesen hatte, dass CO_2 zur Therapie vieler Krankheiten eingesetzt werden kann, waren so gut wie vergessen.

1904 entdeckte der dänische Physiologe Christian Bohr, dass Kohlendioxid die Abgabe von Sauerstoff an die Zellen erleichtert. Sauerstoff wird, gebunden an den Blutfarbstoff Hämoglobin, in roten Blutkörperchen durch den Körper transportiert. Bohr entdeckte, dass Kohlendioxid als Katalysator für das Hämoglobin fungiert, seine Sauerstoffladung freizugeben, damit der Körper es nutzen kann. Wenn die CO_2-Konzentration im Blut niedrig ist, wird O_2 (Sauerstoff) fester an Hämoglobin gebunden. Das bedeutet, dass der Körper nicht so gut auf den Sauerstoff im Blut zugreifen kann, und es führt zu einer mangelnden Sauerstoffversorgung des Körpers.

2017 verfasste ein Arzt am Subharti Medical College in Indien eine detaillierte Überblicksarbeit über den Nutzen von Kohlendioxid. Der Autor, Dr. Singh, ist Yogapraktizierender und hat viel Zeit auf die Erforschung der Funktionsweise von Yoga verwendet.[32] Dr. Singh entdeckte, dass CO_2 den Vagusnerv stimuliert – das ist ein wichtiger Hirnnerv, über den Sie in Kapitel 4 mehr erfahren werden. Er fand heraus, dass ein höherer CO_2-Gehalt im Blut den Vagusnerv aktivieren und die Herzfrequenz senken kann.[33] Er beschreibt Kohlendioxid als »natürliches Beruhigungsmittel«. Es senkt die Erregbarkeit der Bewusstseinszentren im Gehirn und fördert unsere Fähigkeit zur

Nutzung der Logik, der Vernunft und des gesunden Menschenverstandes. Ohne CO_2 können wir ängstlich, depressiv und wütend werden.[34]

Kohlendioxid steuert außerdem Aspekte der Homöostase des Blutes. Über die Homöostase erfahren Sie ebenfalls mehr in Kapitel 4; für den Moment genügt es, zu wissen, dass es dabei um die Regulierung der Blutgase und des pH-Werts des Bluts geht, damit alle Funktionen innerhalb gesunder Rahmenbedingungen ablaufen. Singh erklärt, dass wir, wenn CO_2 so gut für uns ist, daran arbeiten sollten, den Anteil des Gases in unserem Körper zu erhöhen. Wenn Sie die Luft anhalten, reichert sich sukzessive CO_2 im Blut an. Durch Übung können Sie Ihre CO_2-Sensitivität verringern. CO_2-Sensitivität bedeutet Empfindlichkeit gegenüber (steigenden) CO_2-Konzentrationen im Blut: In den Blutgefäßen befinden sich Messtellen (Chemorezeptoren) für CO_2, die bei steigenden Werten sozusagen den Befehl geben, schnell wieder einzuatmen. Dies versetzt Sie in die Lage, höhere Konzentrationen des Gases in Ihrem Blut zu tolerieren, was Ihnen, wie Dr. Singh es ausdrückt, eine umfassende Schnellladung ihrer Gesundheit ermöglicht. Im Widerspruch zu den alarmierenden Aussagen von Dr. Waters zitiert Singh Forschungsergebnisse, die belegen, dass eine Erhöhung des CO_2-Gehalts im Blut innerhalb gesunder Grenzen keine schädlichen Auswirkungen hat.[35] Singh geht noch weiter und sagt: »Kohlendioxid ist wahrlich der Atem des Lebens.«

Die Biochemie der Rückkehr zur gesunden Atmung

Die Erkenntnisse der modernen Wissenschaft deuten darauf hin, dass bei dysfunktionaler Atmung die körperliche Sensitivität für Kohlendioxid eine wesentliche Rolle spielt. Wenn die für die Steuerung der Atmung zuständigen Chemorezeptoren übermäßig sensibel für CO_2 sind, reagieren die Atemmuster stärker auf das Steigen und Fallen des CO_2-Gehalts im Blut. Diese verstärkte Reaktion der Atmung auf die Blutgase erschwert die Atemkontrolle. Menschen mit einer hohen Sensibilität gegenüber CO_2 neigen dazu, schneller zu atmen als der Durchschnitt und nutzen dazu oft vor allem die Brustatmung.

Umgekehrt atmen Menschen, die eine höhere Toleranzschwelle entwickelt haben und weniger CO_2-empfindlich sind, generell ruhiger und gesünder. Ihre Atmung bleibt sowohl während Ruhephasen und im Schlaf als auch bei intensiveren und längeren Phasen in Bewegung vergleichsweise leicht. Eine niedrigere Empfindlichkeit gegenüber CO_2 ist vorteilhaft für die sportliche Leistungsfähigkeit und das allgemeine

Wohlbefinden. Studien haben sogar gezeigt, dass das ein Aspekt ist, der Menschen mit herausragender Ausdauerleistung von der Masse unterscheidet.[36]

Während anstrengender körperlicher Beanspruchung steigt der Sauerstoffverbrauch des Körpers. Dadurch sinkt der Sauerstoffgehalt im Blut leicht. Gleichzeitig wird durch die gesteigerte Muskelaktivität und Stoffwechselrate mehr CO_2 produziert. Normalerweise beschleunigt sich die Atemfrequenz proportional, wenn der CO_2-Gehalt steigt. Dadurch wird sichergestellt, dass ausreichend CO_2 ausgeatmet wird, um den Gehalt im Normalbereich zu halten.

Eine 1979 in dem Fachmagazin *Medicine & Science in Sports & Exercise* veröffentlichte Studie kommt zu dem Schluss, dass die für Ausdauersportler typische leichte, mühelose Atmung den Zusammenhang zwischen der Sensitivität der Chemorezeptoren für CO_2 und außergewöhnlicher Leistungsfähigkeit erklären könnte.[37] 2007 zeigte ein Versuch des französischen Biologen und Experten für Leibeserziehung Xavier Woorons, dass niedrigere Atemfrequenzen bei trainierten Männern sowohl auf Meereshöhe als auch in Höhenlagen mit geringerem Luftsauerstoff mit einer reduzierten Sensitivität der Sensoren in den Blutgefäßen für Kohlendioxid in Zusammenhang stehen.[38] Ausdauersportler zeigen im Vergleich zu Nicht-Sportlern in der Regel eine geringere Atemantwort auf Veränderungen des Sauerstoff- und CO_2-Gehalts im Blut.[39] Allerdings stellt diese Studie die verbreitete Auffassung infrage, dass der Atemimpuls (und damit das Gefühl der Atemlosigkeit) nur durch intensives körperliches Training verringert werden kann.[40]

Letztendlich ist eine Trainingsintensität, die nötig wäre, um dieses Ziel allein durch Training zu erreichen, für die meisten Menschen unrealistisch. Um diese Herausforderung auf andere, machbare Weise anzugehen, eignen sich die einfachen, in diesem Buch vorgestellten Techniken zur Herabsetzung der Atemantwort des Körpers auf den Anstieg von CO_2 im Blut. Wenn eine Person ihren BOLT-Wert erhöht, sinkt ihre Empfindlichkeit gegenüber CO_2.

Einen weiteren biochemischen Vorteil bietet die Nasenatmung, wie sie in diesem Buch gelehrt wird. Nasenatmung ermöglicht dem Körper die Nutzung von nasalem Stickstoffmonoxid (NO) – Erläuterungen folgen in Kapitel 3 – und des Kohlendioxids im Blut. Beide chemische Stoffe sind Vasodilatatoren, das heißt, dass sie die Blutgefäße entspannen und dadurch erweitern. Während die Bedeutung von CO_2 für den Blutfluss und den Sauerstoffmetabolismus seit Langem bekannt ist,[41] wissen wir erst seit Kurzem, welche Rolle nasales Stickstoffmonoxid bei der Erweiterung der Blutgefäße in der Lunge spielt.

Die Biomechanik gesunder Atmung

Das Hinein- und Herausströmen von Luft in unseren Atemwegen geschieht über zyklische Veränderungen des Lungenvolumens. Wenn sich Zwerchfell und Brustwand bewegen, ändert sich der Druck in der Brust und initiiert das Ein- und Ausatmen von Luft. Im Idealfall spannen wir bei einem tiefen Atemzug das Zwerchfell an, um die Luft tief in unsere Lungen zu ziehen. Wenn wir allerdings einen großen Atemzug durch den Mund einsaugen, gelangt die Luft in der Regel nur bis in den oberen Brustbereich. Effektive, dauerhafte Zwerchfellatmung lässt sich wirklich nur durch Nasenatmung erreichen.

Neben ihrer zentralen Bedeutung für die Atmung spielt das Zwerchfell eine wichtige Rolle bei der Haltungskontrolle. Bei der Einatmung bewegt sich das Zwerchfell nach unten. Dieses Absenken erhöht den Druck im Bauchraum, der zur Haltungskontrolle und Stabilität beiträgt. Der Druck wirkt wie ein Luftballon, der aufgeblasen wird, und unterstützt die Vorderseite der Wirbelsäule und das Becken.[42] Umgekehrt verbessert eine gute Haltung die Atmung. Durch Zwerchfellatmung lassen sich mehrere wichtige Dinge erreichen:

- Verlangsamung der Atmung
- Beruhigung des Geists
- Beförderung der Luft tiefer in die Lungen
- Verbesserung des Gasaustauschs
- Unterstützung der funktionalen Atmung und damit der funktionalen, gesunden Bewegungen
- Erzeugung von intraabdominellem Druck (IAP) zur Haltungskontrolle und Wirbelsäulenstabilität

Die Psychologie des Atmens

In unserer modernen Welt scheint es kaum möglich, in einem Umfeld zu leben, das frei ist von Stress. Doch wir können die Sorgen und den Druck des täglichen Lebens handhabbar machen – einfach, indem wir korrekt atmen. Wissenschaftler haben kontemplative Atempraktiken untersucht, den Zusammenhang zwischen der Atmung und der Kampf-oder-Flucht-Reaktion, die Art und Weise, wie unsere Atmung unsere Kognition beeinflusst, und sogar die Wechselwirkungen verschiedener sozialer Interaktionen mit unserem Atemsystem und wie sich diese auf unser psychisches und körperliches Wohlbefinden auswirken. Wir werden uns all diese Themenbereiche später im Detail ansehen. Für den Moment genügt der Hinweis, dass unsere Atmung einen wesentlichen Einfluss auf unseren psychischen Zustand hat, ebenso wie sich unser psychischer Zustand positiv oder negativ auf unsere Fähigkeit auswirken kann, frei zu atmen.

Ein Lösungsansatz für funktionale Atemstörungen

Die Ursachen für Atemstörungen lassen sich in die drei bereits beschriebenen Kategorien einteilen: biochemische, biomechanische und psychische Ursachen. Im Rahmen meiner Trainings biete ich Lösungen für dysfunktionale Atmung, die an der Biochemie, der Biomechanik und an der Atemkadenz ansetzen. Der Begriff Atemkadenz bezieht sich auf die Praxis der Reduktion der Atemfrequenz auf einen Wert zwischen 4,6 und 6 Atemzüge pro Minute.

Die Atemkadenz

Der Begriff Kadenzatmung fällt oft bei Sportarten wie dem Laufen und beschreibt eine Methode der kontrollierten Atmung, bei der der Sportler die Atmung mit seinen Körperbewegungen abstimmt. Zum Beispiel könnte ein Läufer immer beim Aufsetzen der Ferse des dominanten Beins einatmen. Das ist aber nicht das, was ich mit Kadenz meine. Ich nutze den Begriff in Bezug auf die Kontrolle der Atemfrequenz durch die Verlangsamung der Atmung, sodass die Ein- und Ausatmung mit einer Frequenz von sechs Atemzügen in der Minute (AZ/min) geschieht.

Übungen, die darauf abzielen, die Atmung auf lange Sicht zu verlangsamen, können Atemlosigkeit reduzieren und die Leistung bei intensivem körperlichem Training verbessern.[43] Sie fördern zudem die allgemeine körperliche und psychische Gesundheit. Unzählige Studien haben gezeigt, dass eine Absenkung der Atemkadenz auf 6 AZ/min die Sauerstoffversorgung optimiert, die Blutdruckrezeptoren stimuliert und den sogenannten Totraum in der Lunge reduziert, das Auftreten von Entzündungen eindämmt und die Herzfrequenzvariabilität und den Vagotonus erhöht (diesen beiden letztgenannten Aspekten widmen wir uns in Kapitel 4).

Totraum ist das Atemvolumen, das eingeatmet wird, aber nicht am Gasaustausch (also der Abgabe von Sauerstoff an das Blut) beteiligt ist. Am Ende jeder Einatmung füllt sich der Raum in den oberen und unteren Atemwegen mit Luft. Dieser Raum umfasst die Nasenhöhle, den Rachenraum und die Luftröhre (Trachea). Etwa 150 Milliliter dieser eingeatmeten Luft verlassen den Körper unverändert, da diese Menge nie zu den Alveolen gelangt ist, den kleinen Luftbläschen in den Lungen, in denen der Gasaustausch stattfindet. Die Verlangsamung der Atemfrequenz reduziert den im Totraum verlorenen Luftanteil und verlängert die Zeit, in der (mehr) Sauerstoff aus den Lungen ins Blut diffundieren kann. In Formeln gegossen sieht das folgendermaßen aus:

- **Inspiratorisches Tidalvolumen (VTi):** Atemzugvolumen; das normale Luftvolumen, das bei einer Einatmung im Ruhezustand in die Lungen gelangt.
- **Atemfrequenz (AF):** die Zahl der Atemzüge pro Minute (AZ/min).
- **Atemminutenvolumen (AMV):** Das Volumen an Atemluft, das in einer Minute in die Lunge gelangt (Atemfrequenz mal inspiratorisches Tidalvolumen): **AF x VTi = AMV** [44]

Die unten stehenden Berechnungen zeigen deutlich, was geschieht, wenn die Atemfrequenz von zwölf Atemzügen pro Minute auf sechs reduziert wird.

Die erste Rechnung geht von einem inspiratorischen Tidalvolumen (das heißt von einem Luftvolumen bei der Einatmung) von 500 Millilitern aus, dem Durchschnittswert eines gesunden jungen Erwachsenen im Ruhezustand.[45] Die zweite Rechnung beruht auf einem inspiratorischen Tidalvolumen von 1000 Millilitern; dieser Wert bildet das verdoppelte Atemvolumen bei einer um die Hälfte verlangsamten Atmung ab. Beide Szenarien nutzen die Gleichung AF x V_{Ti} = AMV, um das durch die Nase eingeatmete Luftvolumen zu berechnen. Zur Berechnung der Luftmenge, die die Alveolen erreicht, werden 150 Milliliter Totraumvolumen berücksichtigt.

Atmung mit zwölf Atemzügen pro Minute
In die Nase eintretende Luft: 12 AZ/min x 500 ml = 6 Liter
In die Alveolen gelangende Luft: 12 AZ/min x (500 ml – 150 ml) = 4,2 Liter
Atmung mit sechs Atemzügen pro Minute
In die Nase eintretende Luft: 6 AZ/min x 1000 ml = 6 Liter
In die Alveolen gelangende Luft: 12 AZ/min x (1000 ml – 150 ml) = 5,1 Liter

Bei zwölf Atemzügen pro Minute erreicht ein Luftvolumen von 4,2 Litern die Alveolen. Bei sechs Atemzügen erhöht es sich auf 5,1 Liter. Das bedeutet eine Zunahme der Atemeffizienz um 20 Prozent.

Diese Zahlen werden durch Forschungsbefunde gestützt, die bestätigen, dass die Steigerung der Blutoxygenierung bei langsamem Atmen auf ein proportional größeres Luftvolumen, das die Alveolen erreicht, statt im Totraum zu verbleiben, zurückgeführt werden kann.[46]

Das hat Auswirkungen für den Sport, den Aufenthalt in Höhenlagen, die Ausdauer und die Leistung; und es steht in Zusammenhang mit Atemwegs- und Herzerkrankungen.

Laut einem wissenschaftlichen Beitrag von 2008 ist die Atemfrequenz ein wesentliches Vitalzeichen beim Erkennen ernster Erkrankungen.[47] Vitalzeichen sind Messwerte, die Ärzte bei Patienten auf Akutstationen mindestens einmal täglich abnehmen. Dazu gehören Puls, Temperatur, Blutdruck und Atemfrequenz. Leider wurde in multizentrischen Studien festgestellt, dass die Dokumentation in vielen Krankenhäusern mangelhaft ist. Die Atemfrequenz wird oft nicht protokolliert, selbst in Fällen, in denen die Grunderkrankung des Patienten eine Atemwegserkrankung ist, obwohl gerade beschleunigte Atmung nachweislich ein Merkmal ist, mit dem sich Herzinfarkte und eine erforderliche intensivmedizinische Behandlung vorzeitig erkennen lassen.[48]

Von entscheidender Bedeutung ist, dass die Forschung zeigt, dass eine Atemfrequenz von mehr als 27 AZ/min auf Krankenhausstationen der wichtigste Prädiktor für Herzinfarkte ist und dass bei medizinisch instabilen Patienten Schwankungen der Atemgeschwindigkeit viel höher ausfallen als Veränderungen beim systolischen Blutdruck oder bei der Herzfrequenz. Das lässt darauf schließen, dass die Atemfrequenz genauere Messwerte für Risikopatienten erbrächte als andere Vitalzeichen. In einer Studie von 2005 heißt es, dass 21 Prozent aller stationären Patienten mit einer Atemfrequenz zwischen 25 und 29 AZ/min im Krankenhaus starben.[49] In einem weiteren Beitrag von 2007 wurde dargestellt, dass mehr als die Hälfte der Patienten auf Allgemeinstationen, die einen Herzstillstand erlitten oder auf die Intensivstation verlegt werden mussten, eine Atemfrequenz von über 24 AZ/min aufwiesen.[50] In 95 Prozent der Fälle hätten diese Menschen nicht weniger als 24 Stunden, bevor ihr Zustand ernst wurde, als Hochrisikopatienten identifiziert werden können.

Auch wenn die meisten von uns nicht zu dieser Hochrisikokategorie gehören, können wir alle erheblichen Nutzen aus der Verlangsamung der Atmung ziehen; in diesem Buch werden wir diese Effekte gemeinsam erkunden.

Wann ist Atmung gesunde Atmung?

Angesichts der enormen Bedeutung der Atmung und ihrer Rolle bei der Regulierung und der Sauerstoffversorgung jeder einzelnen Zelle unseres Körpers überrascht es, dass so wenige Menschen die grundlegenden Regeln der Atmung verstehen. Der häufig gegebene Rat, tief durchzuatmen, führt unweigerlich dazu, dass zwar mehr Luft in die Lungen gelangt, jedoch weniger Sauerstoff in den lebenswichtigen Organsystemen ankommt. Warum sind also die Vorteile der leichten, nicht wahrnehmbaren Atmung so wenig bekannt? Ein tatsächlicher Grund dafür ist schwer auszumachen, doch ein Punkt könnte sein, dass der westliche Mensch in der Regel zu der Auffassung neigt, lauter und größer sei besser. Zweitens könnte die verbreitete Praxis, hörbar und vollständig einzuatmen, wie sie im Yoga häufig verfochten wird – eine Technik, die im Widerspruch zur ursprünglichen Intention der Yogameister steht – zu der falschen Annahme beigetragen haben, in Bezug auf die Atmung sei größer gleichbeutend mit besser.

Es gibt zwei Möglichkeiten, um die Atmung sinnvoll zu messen. Die erste ist, die Zahl der Atemzüge pro Minute zu zählen. Die zweite ist, das Volumen der Atemzüge zu bestimmen. Die normale Atemfrequenz eines Erwachsenen liegt im Ruhezustand irgendwo zwischen 9 und 16 Atemzügen pro Minute,[51] aber die meisten Menschen kommen auf 10 bis 12 Atemzüge und atmen bei jedem davon rund einen halben Liter (500 Milliliter) Luft ein. Das durchschnittlich aufgenommene Luftvolumen beträgt also etwa sechs Liter pro Minute.

Wenn Sie wissen möchten, ob Sie zu intensiv atmen, werden Sie die Antwort nicht finden, indem Sie einfach die Atemzüge zählen, die Sie in einer Minute machen. Sie müssen außerdem das Volumen jedes Atemzugs berücksichtigen. Wenn ich mir die Atmung einer Person ansehe, beobachte ich sie von dem Moment an, an dem sie den Raum betritt; ich überprüfe, ob sie durch die Nase oder durch den Mund atmet, schaue mir das Volumen jedes Atemzugs an, achte darauf, ob die Atembewegungen aus der Brust oder aus dem Bauch kommen, schätze die Anzahl der Atemzüge pro Minute und sehe mir an, ob eine natürliche Pause zwischen den Atemzügen liegt. Gesunde atmen sanft, unhörbar, ruhig und anstrengungslos mit einer natürlichen Pause bei der Ausatmung. Jeder Atemzug wird durch die Nase ein- und ausgeatmet, selbst bei leichter körperlicher Anstrengung wie beim Gehen. Im Ruhezustand sollte kein Gefühl der Atemlosigkeit auftreten. Wenn Sie auf gesunde Weise atmen, sollten Sie sich ihres Atems nicht einmal bewusst sein.

Es ist eine lohnenswerte Übung, die eigenen Atemgewohnheiten zu beobachten. Suchen Sie sich einen ungestörten Platz, an dem Sie für einige Minuten ruhig sitzen können, und folgen Sie Ihren Atembewegungen:

- Atmen Sie durch Ihre Nase oder durch Ihren Mund?
- Atmen Sie mithilfe des Bauchs oder des Brustkorbs?
- Wie groß ist die Welle bei jedem Atemzug?
- Müssen Sie nach der Ausatmung sofort wieder einatmen oder liegt zwischen Ihren Atemzügen eine natürliche Pause?
- Können Sie Ihre Bewegungen, die durch Ihre Atmung an Brustkorb und Bauch entstehen, mühelos erkennen?

Wenn Sie deutlich wahrnehmbar atmen und schon das Atmen im Ruhezustand mit etwas Anstrengung verbunden ist, ist bei Ihrer Atmung vermutlich Spielraum für Verbesserungen.

In den folgenden Kapiteln dieses Buchs werde ich Sie bei der Beobachtung Ihrer Atemgewohnheiten im Alltag unterstützen und Ihnen helfen zu verstehen, wie Ihre Atemmuster die Art beeinflussen, wie Sie im Schlaf, im Ruhezustand, in Bewegung und sogar beim Sex atmen. Beim Praktizieren jeder Übung werden Sie erleben, wie diese jeweils auf die Biochemie, auf die Biomechanik oder die Kadenz Ihrer Atmung wirkt. Sie werden entdecken, wie leichtes, langsames, tiefes (LLT) Atmen alle drei Dimensionen der funktionalen Atmung verbessert – sowohl jede für sich wie auch alle zusammen. Und schließlich wird die Nasenatmung Ihnen die nötige Basis geben, um gesunde Atemmuster zu entwickeln, die Kontrolle über Ihr autonomes Nervensystem zurückzugewinnen und eine innigere Beziehung zu Ihrem Zwerchfell aufzubauen.

2

ÜBUNGEN FÜR ERWACHSENE UND KINDER

In diesem Kapitel finden Sie alle nötigen Atemübungen, um ein auf Ihre persönlichen Bedürfnisse und Ihr Fitnessniveau zugeschnittenes Programm zu entwickeln. Angefangen bei Ihrem BOLT-Wert sind die Übungen so unterteilt, dass Sie problemlos erkennen, welche Übung Sie in Abhängigkeit von Ihrem Gesundheitszustand und Ihren spezifischen Zielen durchführen können und sollten.

Im zweiten Teil des Buchs erkunden wir im Detail die Wissenschaft der Atmung im Hinblick auf verschiedene gesundheitliche Probleme. Einige Fallstudien beschreiben, wie reale Menschen wie Sie und ich von diesen Übungen profitiert haben. Wenn Sie auch nur annähernd ähnlich gestrickt sind wie ich, werden Sie sich aber womöglich auf der Stelle kopfüber in das Thema stürzen wollen und die wissenschaftlichen Hintergründe später nachlesen. Das ist der Grund dafür, dass ich beschlossen habe, die Übungen an den Anfang dieses Buchs zu stellen. Zudem schien es mir angesichts der Tatsache, dass unser Leben mit einem Atemzug beginnt, angemessen, mit den praktischen Aspekten der Atmung zu beginnen, wenn ich Ihnen die Oxygen-Advantage®-Methode näher bringen möchte.

Die folgenden Übungen können eine sehr starke Wirkung haben. Bitte absolvieren Sie keine dieser Atemübungen, wenn Sie im ersten Trimester schwanger sind. Im zweiten Trimester können Sie die sanfte Nasenatmung und das leichte, langsame Atmen in Entspannung praktizieren. Bei ernsten Erkrankungen holen Sie sich bitte von Ihrem Arzt ein »Okay«, bevor Sie Übungen aus diesem Buch durchführen. Machen Sie keine

Übungen, bei denen Sie den Atem so lange anhalten, dass ein starker Lufthunger beziehungsweise Luftnot entsteht.

Ich hoffe, die neuen Erfahrungen mit der Atmung inspirieren Sie, und ich bitte Sie nachdrücklich, sich selbst zum täglichen Üben zu verpflichten. Es ist ein geringer Aufwand, dem bemerkenswerte positive Effekte in Bezug auf Ihre Gesundheit, Ihre Fitness und Ihr mentales Wohlbefinden gegenüberstehen.

Teil 1: Funktionale Atmung

Der Body-Oxygen-Level-Test (BOLT)

Bevor wir anfangen, ist es an der Zeit, Ihre Atmung zu testen. Ich nutze dazu eine Methode, die sich Body-Oxygen-Level-Test (BOLT) nennt. Es handelt sich um eine einfache, nützliche Übung zur Beurteilung von Atemmustern. Sie hilft Ihnen, Ihren aktuellen Stand festzustellen und Ihre Fortschritte zu verfolgen – nicht nur, während Sie dieses Buch durcharbeiten, sondern Ihr ganzes restliches Leben lang.

Wenn uns jemand dazu auffordert, den Atem anzuhalten, nehmen wir von Kindheit an instinktiv einen großen Atemzug und halten die Luft an, bis wir das Gefühl haben, gleich zu bersten. Das aber ist nicht gemeint, wenn in diesem Buch von »Atem anhalten« die Rede ist. Tatsächlich sind Atemanhaltetests, bei denen es darum geht, die eingeatmete Luft möglichst lang im Körper zu behalten, nicht zuverlässig, weil sie von Unterschieden in Bezug auf das Lungenvolumen und von Persönlichkeitsmerkmalen wie Konkurrenzdenken abhängig sind. Hingegen ist beim Luftanhalten nach der Ausatmung ein einheitliches Lungenvolumen gewährleistet, sowohl im Hinblick auf den Einzelnen als auch bei der gruppenübergreifenden Messung.

Beim BOLT halten Sie die Luft nach der Ausatmung an, bis Sie die ersten unwillkürlichen Bewegungen der Atemmuskulatur spüren oder das deutliche Verlangen einsetzt zu atmen. Wissenschaftler konnten beweisen, dass diese Art des Atemanhaltens sich nicht durch Training oder Willenskraft beeinflussen lässt.[52] Das bedeutet, dass der Messwert weniger subjektiv und damit genauer ist.

Ihr BOLT-Wert gibt Ihnen eine effektive Rückmeldung sowohl in Bezug auf die funktionale Atmung als auch auf Ihre Belastungstoleranz und ist von daher ein guter Indikator für Ihre Fitness. Darüber hinaus ist er ein hervorragendes, objektives Maß für Kurzatmigkeit und Atemnot. Der BOLT-Wert wird von mehreren Faktoren beeinflusst:

- Chemosensitivität (Empfindlichkeit der Chemorezeptoren) gegenüber Kohlendioxid
- Bronchienverengungen in der Lunge und den Atemwegen (Verengungen der Atemwege beeinträchtigen die Atemanhaltezeit)
- Grad des unangenehmen Gefühls im Zwerchfell beim Luftanhalten
- Angstgefühle und andere psychische oder emotionale Einflüsse

Seit 1975 ist wissenschaftlich erwiesen, dass die Atemanhaltezeit aufgrund des Zusammenhangs zwischen dem Atemimpuls und dem CO_2-Partialdruck im Blut ein nützlicher Index für die Kohlendioxidsensitivität ist. Wenn wir den Atem anhalten, können unsere Lungen kein CO_2 loswerden, daher sammelt es sich im Blut an. Die Zeitspanne, die unser Gehirn benötigt, um auf diese Zunahme an CO_2 im Blut zu reagieren, hängt unmittelbar mit der CO_2-Sensitivität unseres Körpers (respiratorische Chemosensitivität) zusammen. Weil CO_2 den wichtigsten Impuls zum Einatmen gibt, ist Luftanhalten eine wirkungsvolle Methode, um das Gefühl von Atemlosigkeit herbeizuführen. Es ist wissenschaftlich belegt, dass Atemanhaltetests viele Informationen über das Auftreten und die Dauer von Dyspnoe (Atemnot/Atemlosigkeit) liefern.[53] Die Zeitspanne, über die Sie in der Lage sind, während des BOLT den Atem anzuhalten, ist ein indirekter Indikator für die Sensitivität gegenüber im Blut angesammeltem CO_2.

In seinem 2010 erschienen Buch *Exercise Physiology* behauptet der Autor William D. McArdle, dass die Atemanhaltezeit nach dem Ausatmen, also die Zeit, bis das Verlangen zu Atmen die Einatmung auslöst, bei einer Person mit normalen Atemmustern bei etwa 40 Sekunden liegt.[54] Meiner Erfahrung nach erreichen zwar viele Athleten, die das Oxygen-Advantage®-Programm durchlaufen, eines Tages einen BOLT-Wert von 40 Sekunden; jedoch haben die wenigsten Menschen vom ersten Tag an einen BOLT-Wert von 40 Sekunden. Der normale Wert, der bei einem Sportler zu erwarten ist, liegt bei etwa 20 Sekunden. Menschen mit Asthma, Asthma im Kindesalter, Rhinitis, Ängsten oder Panikstörungen haben häufig nur einen BOLT-Wert zwischen 10 und 15 Sekunden.

Die Atemanhaltezeit bei Personen mit Atemstörungen – dazu zählt auch chronische Hyperventilation – liegt in der Regel darunter.[55] Sobald der BOLT-Wert ansteigt, sinkt die Atemfrequenz und die natürliche Pause nach dem Ausatmen wird länger. Bei einem BOLT-Wert von 40 Sekunden liegt die Atemfrequenz typischerweise bei 8 bis 10 AZ/min. Die Verlangsamung der Atemfrequenz hat zahlreiche Vorteile, darunter eine höhere Atemeffizienz.

Kontrollieren Sie Ihren BOLT-Wert

Um den BOLT-Wert zu messen, benötigen Sie ein Zeitmessgerät, das in der Lage ist, Sekunden zu zählen. Die Stoppuhrfunktion auf dem Smartphone oder Tablet ist ideal.

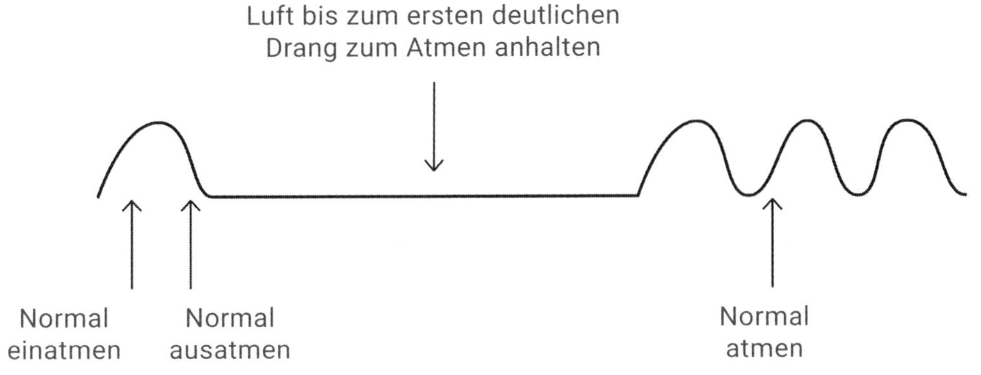

Anleitung

- Atmen Sie normal und geräuschlos durch die Nase ein.
- Atmen Sie normal und geräuschlos durch die Nase aus.
- Halten Sie die Nase mit den Fingern zu, um zu verhindern, dass Luft in die Lungen gelangt.
- Stoppen Sie die Sekunden bis zu dem Moment, in dem Sie den ersten deutlichen Drang zum Einatmen spüren.

Eine Atemanhaltezeit von nur wenigen Sekunden weist auf eine größere Tendenz zu einer beschleunigten Brustatmung ohne natürliche Pause zwischen den Atemzügen hin.

Seien Sie sich dessen bewusst, dass die Atemanhaltezeiten bei Menschen mit Asthma und COPD deutlich niedriger sind als bei Menschen mit normaler Atmung. Das liegt am Zusammenhang zwischen Atemanhaltezeit und Lungenfunktionswerten.

Die beste Methode, um die Qualität der Atmung zutreffend abzubilden, ist, den BOLT-Wert gleich morgens nach dem Aufwachen zu messen. Wenn Sie tief schlafen, läuft die Atmung unbewusst und unbeeinflusst weiter. Aus diesem Grund liefert der morgendliche BOLT-Wert ein zutreffenderes Bild, denn er gibt an, wie Sie atmen, wenn Sie definitiv nicht in der Lage sind, darüber nachzudenken.

Während der ersten Wochen mit den Atemübungen sollte sich Ihr BOLT-Wert jede Woche um drei bis vier Sekunden verbessern. Danach wird sich der Fortschritt verlangsamen. Um den BOLT-Wert auf über 20 Sekunden zu steigern, können Sie schrittweise körperliche Bewegung einbeziehen.

Indem Sie die Atemübungen korrekt ausführen, können Sie sich wieder gesunde Atemmuster antrainieren. Sollte Ihr BOLT-Wert eingangs bei 10 Sekunden liegen, wird es mindestens drei Wochen dauern, bis Sie einen Wert von 20 Sekunden erreichen, und sechs Monate bis zu einem Wert von 40 Sekunden. Die Steigerung hängt davon ab, wie schwerwiegend Ihre Symptome sind und wie viel Aufmerksamkeit Sie darauf verwenden, Ihre Atmung auf ein gesundes Maß zu vermindern. Je stärker Sie sich Tag für Tag auf Ihren Atem fokussieren, desto besser.

Dabei gibt es keinen Grund dafür, sich unablässig mit der eigenen Atmung zu befassen. Die Veränderungen erfolgen ganz allmählich – lassen Sie es zu. Es ist nicht möglich, eine Atmung nach bestimmten Regeln zu erzwingen. Bei vielen Übungen reduzieren Sie den Tag über für bestimmte Zeitabschnitte Ihre Atmung. Geben Sie der Atmung die Möglichkeit, sich sukzessive zu verringern, indem Sie Ihre Aufmerksamkeit auf den Luftstrom richten, der in Ihre Nasenlöcher ein- und aus ihnen austritt; verlangsamen Sie ihn, ohne die Atemmuskulatur anzuspannen.

Absolvieren Sie Ihre Atemübungen in den ersten Wochen in einem festen Rahmen und binden Sie sie danach in Ihren Alltag ein. Ihr Fortschritt wird sich in einem höheren BOLT-Wert niederschlagen. Sie werden leichter atmen und es wird Ihnen besser gehen.

Der BOLT misst die Zahl an Sekunden, über die Sie den Atem nach der Ausatmung mühelos anzuhalten in der Lage sind. Sie sollten sich keinesfalls über den Punkt, an dem Sie den ersten deutlichen Drang zum Atmen verspüren, hinaus zum Weitermachen zwingen. Es ist weder ein Wettbewerb noch eine Prüfung Ihrer Willenskraft. Auch wenn Sie unablässig den BOLT-Test machen, wird sich dadurch das Ergebnis nicht ändern. Sie können Ihren BOLT-Wert nur steigern, indem Sie die Übungen machen und sich daran machen, Ihr Atemvolumen auf ein normales Maß zu reduzieren.

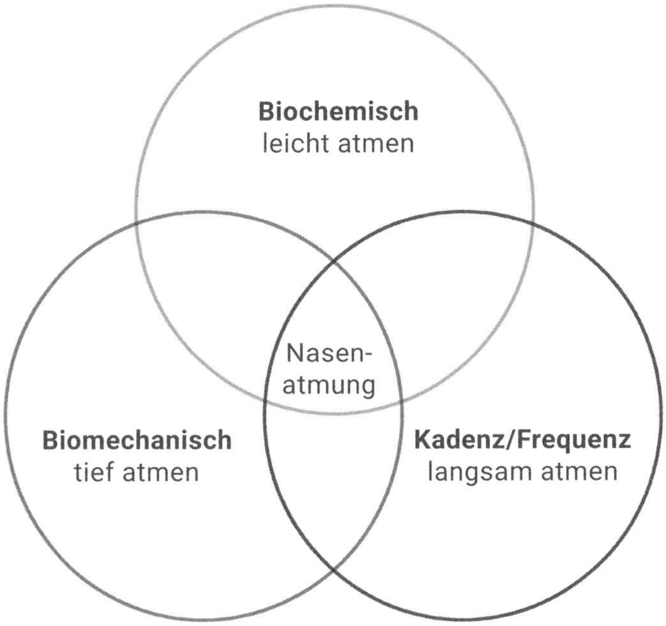

Die drei Dimensionen des funktionalen Atemtrainings

Leicht, langsam und tief atmen

In diesem Buch erfahren Sie, wie Sie Atemstörungen auf drei Arten angehen. Diese drei Ansätze sind die Biochemie und die Biomechanik der Atmung sowie die Atemkadenz. Einfach ausgedrückt zielen sie auf die relative Konzentration von Kohlendioxid im Blut, die Zwerchfellfunktion und das Atemtempo. In den folgenden Übungen widmen wir uns der Reihe nach jedem dieser Aspekte. Der Fokus liegt auf einer leichten, langsamen und tiefen Atmung (LLT).

Leicht, langsam und tief atmen im Vergleich

Leicht atmen (Biochemie)	**Langsam atmen (Kadenz)**	**Tief atmen (Biomechanik)**
• Reduziert Atemnot • Reguliert das Atemverhalten • Normalisiert die Lungenventilation (Lungenbelüftung) • Ermöglicht langsames Atmen • Reduziert Unterdruck in den oberen Atemwegen während des Schlafs • Verbessert die Blutzirkulation • Verbessert die Sauerstoffabgabe an die Zellen (Bohr-Effekt) • Macht höhere Konzentration von Stickstoffmonoxid nutzbar • Wirkt beruhigend	• Stimuliert den Vagusnerv • Verbessert die Alveolarventilation (Belüftung der Lungenbläschen) • Stimuliert die Barorezeptoren • Verbessert die Herzfrequenzvariabilität • Verbessert respiratorische Sinusarrhythmie (atemsynchrone Schwankungen der Herzfrequenz) • Optimiert das Gleichgewicht zwischen parasympathischem und sympathischem Nervensystem • Hilft die Funktionsfähigkeit des autonomen Nervensystems wiederherzustellen • Reduziert Unterdruck in den oberen Atemwegen während des Schlafs • Wirkt beruhigend	• Ermöglicht langsames Atmen • Verbessert das Lungenvolumen • Steigert die Sauerstoffaufnahme im Blut • Steigert die Lungenbelüftung und -durchblutung • Stärkt die Stabilisierung der Wirbelsäule • Verbessert die funktionale/gesunde Beweglichkeit • Verbessert den Lymphabfluss • Erweitert den Rachenraum im Schlaf (reduziert das Schlafapnoe-Risiko) • Wirkt beruhigend

Übung 1: Leicht atmen (biochemische Ebene)

Diese Übung hilft, die biochemischen Prozesse der Atmung zu normalisieren. Das führt zu einer verbesserten Sauerstoffzufuhr und -aufnahme, zu einer reduzierten CO_2-Sensitivität und trägt zur Normalisierung des Atemvolumens bei. Diese Übung ist nicht geeignet für Menschen mit ernsthaften gesundheitlichen Problemen und Schwangere im ersten Trimester.

Durch das leichte Atmen reduzieren Sie das Volumen an Luft, das Sie in Ihren Körper aufnehmen, um einen tolerierbaren Lufthunger zu erzeugen. Lufthunger ist das Gefühl, gern einen etwas größeren Atemzug nehmen zu wollen oder etwas zu wenig Luft zu bekommen.

Ein leichter beziehungsweise erträglicher Lufthunger zeigt an, dass sich im Blut CO_2 angesammelt hat. CO_2 hat unter anderem die Funktion eines Katalysators für die Freisetzung von Sauerstoff aus den roten Blutkörperchen. Durch sachtes, leichtes, behutsames Atmen erweitern sich die Blutgefäße und die roten Blutkörperchen geben mehr Sauerstoff ab, um die Gewebe und Organe zu versorgen.

Leichtes und langsames Atmen ermöglicht zudem, dass sich Stickstoffmonoxid in den Nasenhöhlen sammelt und zur Lunge wandert, wo es dazu beiträgt, die Luft zu reinigen und die Blutgefäße zu erweitern. Dadurch wird die Sauerstoffabgabe ans Blut verbessert.

Konzentrieren Sie sich während der Übung darauf, das Gefühl des Lufthungers herbeizuführen und aufrechtzuerhalten. Es sollte sowohl bei der Ein- als auch bei der Ausatmung spürbar sein. Befassen Sie sich nicht zu sehr mit dem Einsatz des Zwerchfells bei der Atmung – das spielt im Moment keine Rolle. Wenn es Ihnen bereits gelingt, ist das wunderbar; wenn nicht, macht das nichts. Der Fokus liegt darauf, die Atmung zu verlangsamen und zu dämpfen und geräuschlos zu atmen. Wenn der Lufthunger zu stark wird, machen Sie eine 20 Sekunden lange Pause und kehren dann zur Übung zurück.

Da Sie das Atemluftvolumen verringern, ist es normal, dass Sie im Zwerchfell als Ihrem Atemmuskel eine leichte Spannung spüren. Wenn Sie unwillkürliche Kontraktionen des Zwerchfells bemerken, ist der Lufthunger zu stark. Das Ziel ist, durch regelmäßiges Üben schließlich über vier bis fünf Minuten hinweg einen tolerierbaren Lufthunger aufrechtzuerhalten. Sollte sich Ihre Atmung während dieser Übung flach anfühlen, ist das für die Dauer der Übung in Ordnung. Konzentrieren Sie sich auf den Lufthunger, nicht auf die biomechanischen Aspekte.

Die Übung zielt darauf ab, dass Sie einen wirklichen »Hunger« nach Luft spüren: Sie sollen spüren, dass Sie gern einen etwas größeren Atemzug nehmen würden. Der Drang, mehr Luft aufzunehmen, wird dadurch ausgelöst, dass sich bei der Übung nach kurzer Zeit CO_2 in Ihrem Blut ansammelt. Er ist eine wertvolle Rückmeldung, die Ihnen zeigt, dass Sie die Übung korrekt ausführen und dabei sind, Ihr Atemvolumen auf ein normales Maß zu reduzieren.

Der Lufthunger, den Sie bei dieser Übung spüren, sollte aber auf jeden Fall erträglich sein. Wenn Sie bemerken, dass Ihr Atemrhythmus sich beschleunigt oder durcheinandergerät, ist der Atemdrang zu stark. In diesem Fall sollten Sie die Übung abbrechen und eine halbe Minute lang normal atmen. Danach kehren Sie wieder zur sanften, leichten Atmung zurück, um noch einmal einen tolerierbaren Lufthunger zu erzeugen.

Greifen Sie nicht bewusst in die Arbeit Ihrer Atemmuskulatur ein, hören Sie nicht auf zu atmen und halten Sie nicht die Luft an. Entspannen Sie sich stattdessen, um

Ihre Atmung schwächer werden zu lassen – atmen Sie langsam ein und langsam und sanft aus, Atemzug für Atemzug.

Setzen Sie die Übung etwa vier Minuten lang fort.

Leicht atmen Variante 1

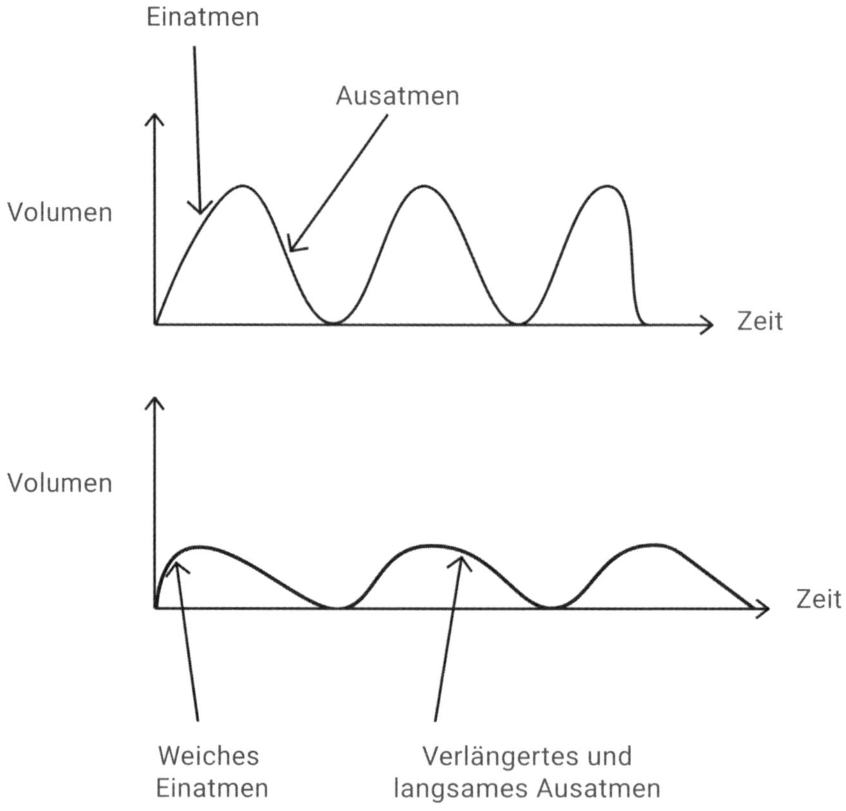

Anleitung

- Setzen Sie sich aufrecht auf einen Stuhl oder im Schneidersitz auf den Boden oder legen Sie sich auf den Rücken.
- Wenn Sie sitzen, stellen Sie sich vor, Sie würden an einem Stück Schnur von Ihrem Scheitelpunkt aus sanft nach oben zur Decke gezogen.
- Legen Sie die Hände auf Ihrer Brust und Ihrem Bauch oder in Ihrem Schoß ab.
- Beobachten Sie, wie der Atem in Ihre Nase ein- und aus ihr austritt. Spüren Sie, wie die etwas kältere Luft in Ihre Nase eintritt und die etwas wärmere Luft aus ihr herausströmt.
- Verlangsamen Sie bei jedem Atemzug, der in Ihre Nase hinein- oder aus ihr herausströmt, die Geschwindigkeit ein wenig mehr. Ihre Atmung sollte leicht, geräuschlos und ruhig sein.
- Verlangsamen Sie Ihre Atmung weiter, bis Sie kaum mehr spüren, dass die Luft in Ihre Nasenlöcher hinein- und aus ihnen herausströmt. Ihre Atmung sollte so dezent sein, dass sie die feinen Härchen in den Nasenlöchern nicht bewegt.
- Ziel ist, das Gefühl zu erzeugen, dass Sie gern mehr Luft aufnehmen würden. Um Lufthunger zu erzeugen, sollte Ihre Atmung im Vergleich zum Anfang verringert sein.
- Wenn Sie in Stress geraten oder die Kontrolle über Ihre Atmung verlieren, ist der Lufthunger zu stark. Sollte das passieren, machen Sie eine Pause von 20 bis 30 Sekunden und beginnen Sie dann von Neuem. Zu Beginn ist es vollkommen normal, während der Übung einige Male zu pausieren.
- Fahren Sie etwa vier Minuten lang mit der Übung fort.

Leicht atmen Variante 2

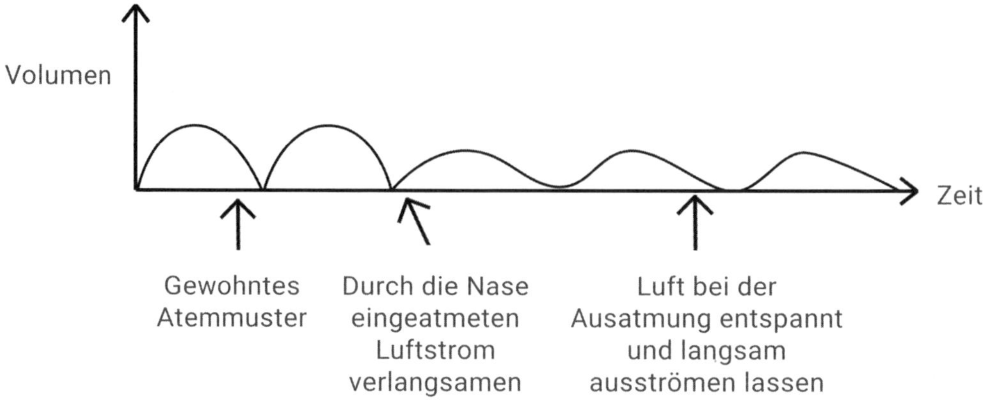

Anleitung

- Setzen Sie sich aufrecht auf einen Stuhl oder im Schneidersitz auf den Boden oder legen Sie sich auf den Rücken.
- Wenn Sie sitzen, stellen Sie sich vor, Sie würden an einem Stück Schnur von Ihrem Scheitelpunkt aus sanft nach oben zur Decke gezogen.
- Legen Sie einen Finger unter die Nase, um den Luftstrom zu kontrollieren.
- Richten Sie Ihre Aufmerksamkeit auf den Luftstrom an Ihrem Finger.
- Verlangsamen Sie sanft Ihre Atmung, sobald Sie die warme Luft an Ihrem Finger spüren.
- Atmen Sie sacht durch die Nase ein und lassen Sie die Luft mit einer verlängerten Ausatmung sanft ausströmen.
- Atmen Sie so sacht, dass Sie kaum einen Luftzug am Finger spüren. Stellen Sie sich vor, Ihr Finger wäre eine Feder und Ihr Atem so sacht, dass die Feder nicht einmal flattert.
- Es ist nicht nötig, die Luft anzuhalten oder die Atmung zu drosseln. Je mehr warme Luft Sie spüren, desto heftiger atmen Sie. Gelingt es Ihnen, Ihren Atem zu weit zur Ruhe zu bringen, dass Sie kaum mehr Luft an Ihrem Finger spüren?
- Sie führen die Übung richtig aus, wenn Sie einen tolerierbaren Lufthunger verspüren. Sie sollten das Gefühl haben, gern etwas mehr Luft einzuatmen.
- Setzen Sie die Übung etwa vier Minuten lang fort.

Leicht atmen Variante 3

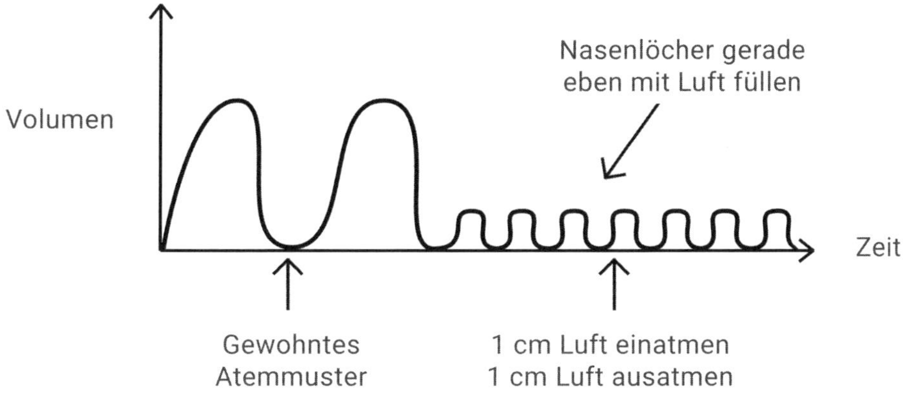

Anleitung

- Setzen Sie sich aufrecht auf einen Stuhl oder im Schneidersitz auf den Boden oder legen Sie sich auf den Rücken.
- Wenn Sie sitzen, stellen Sie sich vor, Sie würden an einem Stück Schnur von Ihrem Scheitelpunkt aus sanft nach oben zur Decke gezogen.
- Formen Sie mit den Händen eine Schale und legen Sie sie über Mund und Nase. Lassen Sie möglichst wenige Lücken zwischen den Fingern. Das dient einem zweifachen Zweck: Erstens erhalten Sie über Ihre Hände ein gutes Feedback zu Ihrem Atemvolumen. Zweitens sammelt sich die ausgeatmete Luft in den Händen, sodass Sie eine höhere Konzentration von Kohlendioxid wieder einatmen. Nutzen Sie die Hände als Barometer Ihrer Atmung.

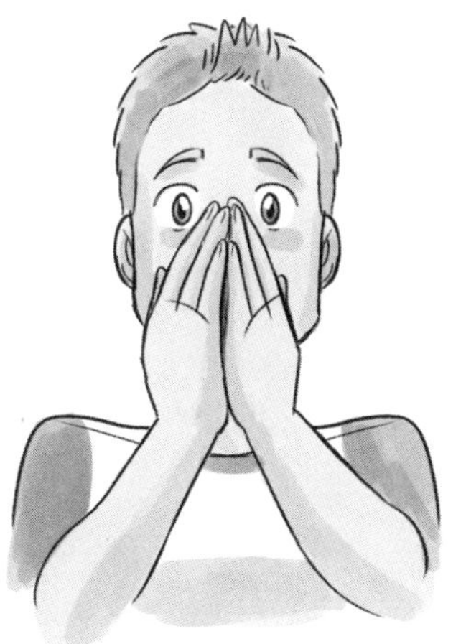

- Atmen Sie mit einem kurzen Atemzug durch die Nase ein. Atmen Sie mit vor dem Gesicht gelegten Händen nur einen Zentimeter Luft durch die Nase ein. Dann atmen Sie einen Zentimeter aus.
- Atmen Sie gerade eben genug Luft ein, dass Ihre Nasenlöcher gefüllt sind, nicht mehr – es ist nicht mehr als eine Spur von Luft in

Ihren Nasenlöchern. Atmen Sie ruhig durch Ihre Nase aus. Es ist, als ob Sie fast gar nicht atmen würden.

- Ziel ist, Lufthunger zu erzeugen – das Gefühl, dass Sie gern mit einem tieferen Atemzug mehr Luft aufnehmen würden.
- Wenn Sie in Stress geraten oder die Kontrolle über Ihre Atmung verlieren, ist der Lufthunger zu stark. Sollte das passieren, machen Sie eine Pause von 20 bis 30 Sekunden und beginnen Sie dann von Neuem. Zu Beginn ist es vollkommen normal, während der Übung einige Male zu pausieren.
- Fahren Sie etwa vier Minuten lang mit der Übung fort.

Übung 2: Tief atmen (biomechanische Ebene)

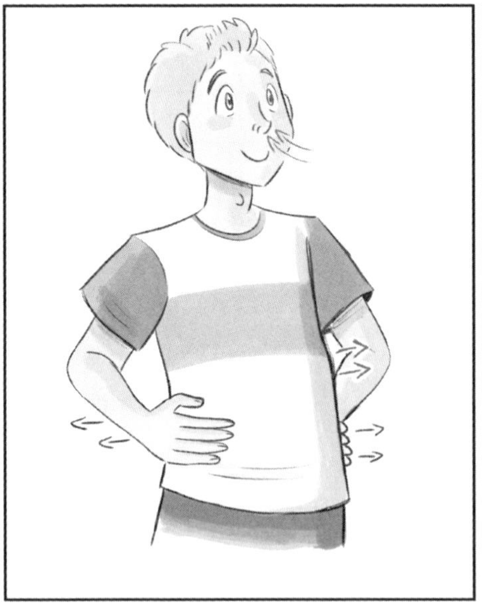

Einatmen: Die unteren Rippen bewegen sich nach außen.

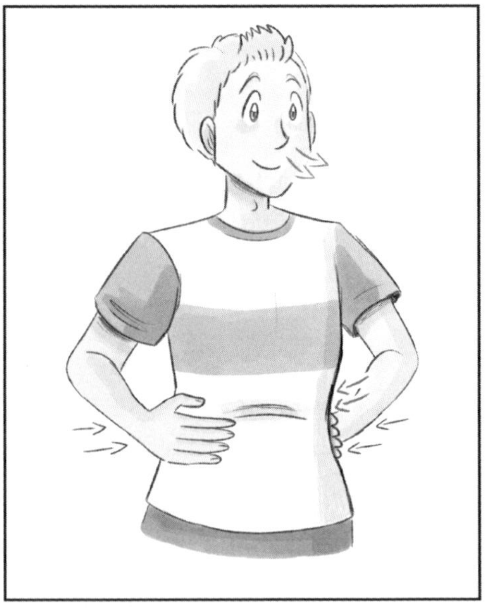

Ausatmen: Die unteren Rippen bewegen sich nach innen.

Diese Übung hilft beim Üben der Zwerchfellatmung. Diese wiederum ermöglicht langsames Atmen, wirkt beruhigend, verbessert die Sauerstoffversorgung des Körpers und hat viele positive Effekte auf die Haltung und die Atemmechanik generell. Das Zwerchfell ist der Hauptatemmuskel und ist wichtig für die Haltungskontrolle und hilfreich, um eine funktionale Atmung zu unterstützen.

Der Akzent liegt hier auf der Verbesserung der Biomechanik der Atmung. Vermeiden Sie es zu überatmen.

Anleitung

- Setzen Sie sich aufrecht auf einen Stuhl oder im Schneidersitz auf den Boden.
- Stellen Sie sich vor, Sie würden an einem Stück Schnur von Ihrem Scheitelpunkt aus sanft nach oben zur Decke gezogen.
- Legen Sie die Hände beidseitig auf die unteren Rippen.
- Atmen Sie lautlos ein und ziehen Sie die Luft tief in die Lunge. Spüren Sie, wie Ihre Rippen sich bei der Einatmung nach außen bewegen und bei der Ausatmung nach innen.
- Nehmen Sie vollere, aber seltenere Atemzüge. Spüren Sie, wie Ihre Rippen sich bei der Einatmung nach außen bewegen und bei der Ausatmung nach innen.
- Die Atmung sollte während dieser Übung nicht zu hören sein.
- Fahren Sie ungefähr vier Minuten lang mit der Übung fort.
- Wenn sich das Zwerchfell bei der Einatmung nach unten bewegt, dehnt sich der Rumpf nach vorn, zu den Seiten und nach hinten aus. Ihr Zwerchfell generiert Druck im Bauchraum, durch den sich die Rippen nach außen bewegen.

Übung 3: Langsam atmen (Kadenz)

Im Rahmen dieser Übung verändern Sie die Kadenz Ihrer Atmung (das heißt das Atemtempo) auf eine Frequenz von sechs Atemzügen pro Minute.

Wie in diesem Buch noch ausgeführt werden wird, hat diese Art der reduzierten Atmung zahlreiche Vorteile, darunter eine gesteigerte Atemeffizienz und verbesserte Sauerstoffversorgung, die Reduktion der Chemosensitivität gegenüber CO_2, eine Erhöhung des Vagotonus und des BOLT-Werts.

Mit dem Anstieg Ihres BOLT-Werts wird Ihre Atemfrequenz sinken und die auf die Ausatmung folgende natürliche Pause wird sich verlängern. Wenn die Atmung langsamer ist, wird mit jedem Atemzug ein höheres Luftvolumen zu den Alveolen (die kleinen Lungenbläschen, in denen der Gasaustausch stattfindet) transportiert. Das liegt daran, dass weniger Luftvolumen pro Minute im sogenannten Totraum verloren geht. In Kapitel 1 finden Sie zum besseren Verständnis eine Gleichung, die den Zusammenhang illustriert (Seite 38).

Die Übung »Langsam atmen« kann sehr hilfreich sein, wenn Sie mit Erstickungsangst zu kämpfen haben, da der Körper mit dem durch diese Technik verursachten CO_2-Anstieg leichter zurechtkommt. Das kann Ihnen sogar helfen, die Angstreaktion zu regulieren. Langsam atmen hilft außerdem dabei, das Gleichgewicht zwischen parasympathischem und sympathischem Nervensystem aufrechtzuerhalten, was sowohl die psychische als auch die körperliche Widerstandsfähigkeit stärkt.

Der Akzent liegt hier darauf, eine Atemfrequenz von 6 AZ/min zu erreichen. Die Biomechanik besteht darin, dass die unteren Rippen sich abwechselnd nach außen und wieder nach innen bewegen. Es ist nicht nötig, die Atmung bewusst zu verstärken, um tief zu atmen. Wenn die Atemfrequenz niedriger wird, dann nehmen die einzelnen Atemzüge (das Atemzugsvolumen) zu; das ist ganz normal. Versuchen Sie dennoch, die Atemzüge nicht überproportional groß werden zu lassen. Das ist ein verbreiteter Fehler.

Das leichte und langsame Atmen mit dem Aufmerksamkeitsfokus auf der Verlangsamung zielt darauf ab, einen ganz leichten Lufthunger zu erzeugen. Das zeigt, dass Sie bei der Übung nicht überatmen.

Wenn Ihr BOLT-Wert unter 15 Sekunden liegt, kann es herausfordernd sein, die Atemfrequenz auf 6 AZ/min zu senken. In diesem Fall beginnen Sie damit, die Atmung auf 10 AZ/min zu verlangsamen, indem Sie drei Sekunden lang leicht und langsam einatmen und drei Sekunden lang leicht und langsam ausatmen. Sobald sich Ihr BOLT-Wert verbessert, senken Sie die Atemfrequenz wie in der folgenden Anleitung beschrieben weiter auf 6 AZ/min.

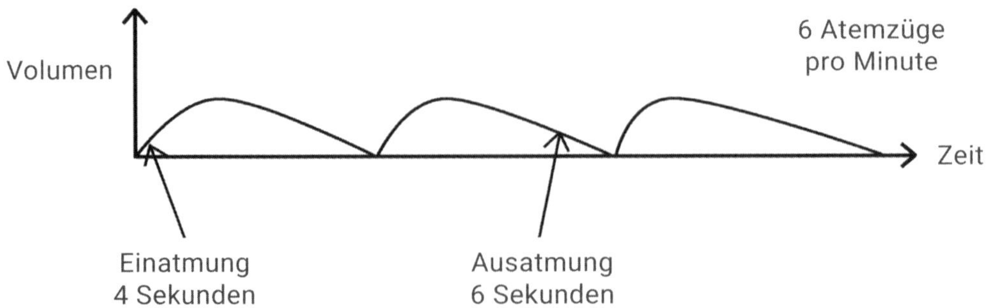

Anleitung

Um eine Kadenz (Atemfrequenz) von ungefähr 6 AZ/min zu erreichen, unterstützt Sie diese Übung dabei, Ihre Atmung so zu reduzieren, dass jede Einatmung vier Sekunden und jede Ausatmung sechs Sekunden dauert.

- Setzen Sie sich aufrecht auf einen Stuhl oder im Schneidersitz auf den Boden. Legen Sie Ihre Hände beidseitig auf die beiden unteren Rippen.
- Spüren Sie beim Einatmen, wie sich Ihre Rippen nach außen bewegen, und beim Ausatmen, wie sie sich nach innen bewegen.
- Um Ihre Atmung zu rhythmisieren, atmen Sie vier Sekunden lang ein und über sechs Sekunden lang aus.
- Einatmen, 1 – 2 – 3 – 4, ausatmen, 1 – 2 – 3 – 4 – 5 - 6.
- (Wenn Ihr BOLT-Wert unter 15 Sekunden liegt: Einatmen, 1 – 2 – 3, ausatmen, 1 – 2 – 3.)
- Spüren Sie, wie Ihre Rippen sich beim Einatmen nach außen bewegen und beim Ausatmen nach innen.
- Atmen Sie vier Sekunden lang ein und über sechs Sekunden lang aus.
- Führen Sie die Übung ungefähr vier Minuten lang durch.
- Alternativ können Sie je fünf Sekunden lang ein- und ausatmen. Einatmen, 1 – 2 – 3 – 4 – 5, ausatmen, 1 – 2 – 3 – 4 – 5.

Beide Optionen führen zu einer Atemfrequenz von 6 AZ/min und eignen sich gut zur Verbesserung automatisierter körperlicher Prozesse das heißt von Prozessen, die in jeder wachen Minute ablaufen, ohne dass wir darüber nachdenken müssen oder sie bewusst steuern müssen.

Eine Frage des Lufthungers

Ein Kursteilnehmer stellte mir folgende Frage:

> *»Geht es bei den Übungen zum Erzeugen von Lufthunger und zum Erreichen der Kadenzatmung einzig und allein darum, das Luftvolumen währenddessen zu minimieren? Der Grund für meine Frage ist, dass Sie sagen, man solle leicht, langsam und tief atmen – LLT, aber wenn ich während der vier Sekunden Einatmung und sechs Sekunden Ausatmung versuche, leicht und langsam zu atmen, kommt es mir vor, als könne ich nicht so tief atmen. Ich spüre nicht besonders viel Bewegung an den unteren zwei Rippen.*
>
> *Ich habe mich gefragt, ob es vielleicht eine gute Idee wäre, zu einer Zählung mit sechs bis sieben Sekunden beim Einatmen und acht oder neun Sekunden beim Ausatmen zu wechseln, bei der ich immer noch wirklich leicht und langsam atmen und Lufthunger erzeugen kann, aber einen viel tieferen Atemzug nehmen kann (und die Ausdehnung der beiden unteren Rippen spüren)? Wie denken Sie darüber?«*

Die Antwort ist, dass das drei unterschiedliche Übungen sind. Sie sollten sich zunächst auf jede einzeln fokussieren. Dann können Sie alle drei zusammenbringen.

- Leicht atmen (biochemische Ebene) – der Fokus liegt auf dem Lufthunger.
- Langsam atmen (Kadenz) – der Fokus liegt auf den 6 AZ/min.
- Tief atmen (biomechanische Ebene) – der Fokus liegt auf der Atmung mit größerem Einsatz des Zwerchfells.
- Leicht, langsam und tief atmen (LLT) – bringt alle drei Aspekte zusammen: die biochemische und die biomechanische Ebene sowie die Kadenz.

Die Hauptsache ist, dass Sie daran denken, nicht zu überatmen, wenn Sie die Biomechanik und die Kadenz trainieren. Das ist ein verbreitetes Problem: Wenn man in den Bauch atmet, aber dabei volle, große Atemzüge nimmt, bringt das die Biochemie durcheinander. Sie müssen nicht zwingend Lufthunger spüren, um die Biomechanik und die Kadenz zu trainieren, aber ein leichter Lufthunger stellt sicher, dass Sie nicht überatmen. Beim Trainieren der Kadenzatmung liegt die Priorität auf einer Atemfrequenz zwischen 4,5 und 6,5 AZ/min. Das sekundäre Ziel ist, Überatmung zu vermeiden.

Übung 4: Leicht, langsam und tief atmen (LLT)

Diese Übung bringt alle drei Dimensionen der funktionalen Atmung zusammen, um Sie dazu anzuregen, leicht, langsam und tief zu atmen.

Leicht: Erzeugen Sie einen leichten Lufthunger, indem Sie mit jedem Atemzug geringfügig weniger Luft aufnehmen.

Langsam: Reduzieren Sie Ihre Atemkadenz, um weniger Atemzüge zu nehmen. Atmen Sie mit 6 AZ/min.

Tief: Praktizieren Sie Zwerchfellatmung, sodass Sie spüren können, wie sich die unteren Rippen mit jedem Atemzug ausdehnen und zusammenziehen.

Anleitung

- Setzen Sie sich aufrecht auf einen Stuhl oder im Schneidersitz auf den Boden. Legen Sie Ihre Hände beidseitig auf die beiden unteren Rippen.
- Verlangsamen Sie die Geschwindigkeit der Luft, wenn diese in die Nase hinein- und wieder hinausströmt. Ihre Atmung sollte leicht, geräuschlos und ruhig sein.

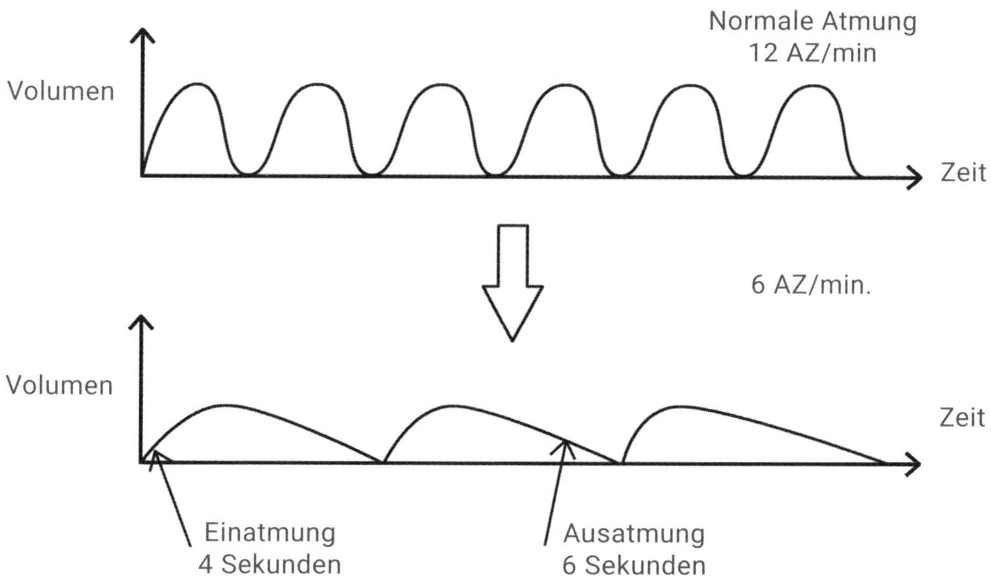

Leicht, langsam und tief atmen

- Versuchen Sie sich am Ende jeder Einatmung komplett zu entspannen und lassen Sie den Atem langsam, weich und entspannt ausströmen. Die Luft sollte Ihren Körper langsam und ohne jede Anstrengung verlassen.
- Dämpfen Sie die Atmung sanft, um das Gefühl zu erzeugen, dass Sie gern einen größeren Atemzug nehmen würden.
- Nehmen Sie die Luft bei jeder Einatmung tief in Ihre Lungen auf.
- Spüren Sie beim Einatmen, wie sich Ihre Rippen nach außen ausdehnen, und beim Ausatmen, wie sie sich nach innen bewegen.
- Reduzieren Sie Ihren Atemrhythmus schrittweise, bis Sie vier Sekunden ein- und sechs Sekunden ausatmen.
- Einatmen, 1 – 2 – 3 – 4, ausatmen, 1 – 2 – 3 – 4 – 5 – 6.
- Atmen Sie leicht, langsam und tief.
- Setzen Sie diese Übung ungefähr vier Minuten lang fort.

Wenn es Ihnen schwerfällt, bei gleichzeitiger Bewegung der unteren Rippen nach außen Ihr Atemvolumen zu reduzieren, können Sie einen sogenannten Buteyko-Gürtel benutzen, um die bewusste Wahrnehmung zu verbessern und die Ausführung der leichten, langsamen und tiefen Atmung sowohl im Ruhezustand als auch in Bewegung zu unterstützen. In Übung 8 in diesem Kapitel (Seite 65) finden Sie unter dem Stichpunkt Zwerchfellaktivierung weitere Informationen zum Einsatz des Buteyko-Gürtels.

Übung 5: Leicht, langsam und tief atmen im Gehen

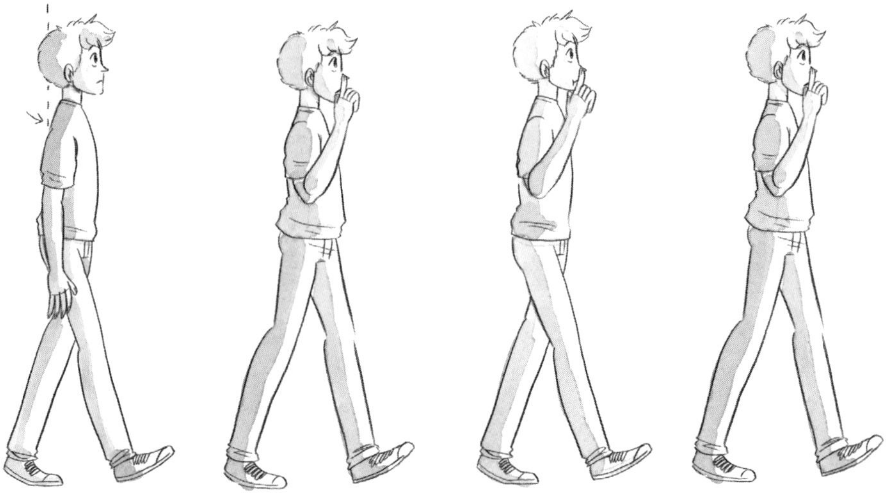

Beginnen Sie im Gehen. Stellen Sie sich vor, Sie würden an einer Schnur nach oben gezogen.

Halten Sie mit dem Finger ein Nasenloch zu.

Erzeugen Sie einen tolerierbaren Lufthunger.

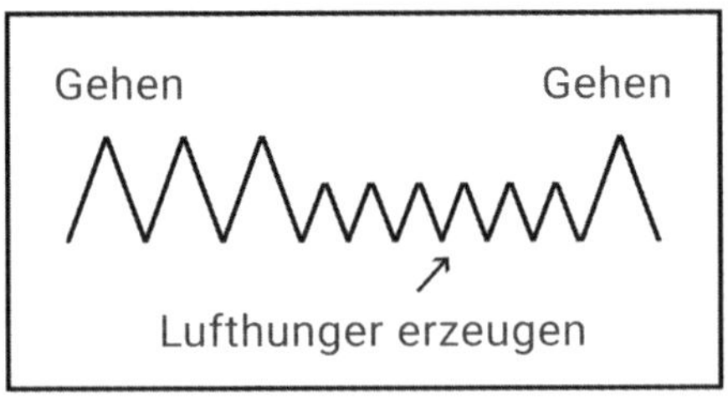

Diese Übung kombiniert die Technik des leicht, langsam und tief Atmens (LLT) mit körperlicher Bewegung. Es handelt sich um eine Art Gehmeditation. Die Zielsetzung ist, leicht zu atmen, indem Sie einen tolerierbaren Lufthunger erzeugen, langsam zu atmen, indem Sie weniger Atemzüge pro Minute nehmen, und tief zu atmen, indem Sie der Bewegung der untersten zwei Rippen nach außen und nach innen nachspüren.

Leichtes Atmen ermöglicht die Anreicherung von Kohlendioxid im Körper, wodurch mehr Sauerstoff an die Zellen abgegeben werden kann. Allerdings wird auch durch eine erhöhte Stoffwechselaktivität CO_2 erzeugt. Die Übung »Leicht, langsam und tief atmen« mit dem Gehen zu kombinieren ist eine effiziente Methode, um Ihren BOLT-Wert zu verbessern und das Atemvolumen zu reduzieren.

Wenn Sie möchten, können Sie bei dieser Übung eine Trainingsmaske tragen, um die Reduktion des Atemvolumens zu unterstützen und durch den zusätzlichen Atemwiderstand das Gefühl von Lufthunger zu erzeugen. Um dem Gefühl des Lufthungers entgegenzuwirken, atmen Sie beim Tragen der Maske langsam und tief durch die Nase.

Anleitung

Ziel dieser Übung ist, beim Gehen nur leicht zu atmen, weniger Luft aufzunehmen als gewöhnlich und Lufthunger zu spüren. Denken Sie daran, die Aufmerksamkeit ganz auf den Atem zu richten. Führen Sie die Übung beim langsamen Gehen aus.

Wenn Sie eine Trainingsmaske verwenden, fahren Sie mit Übung 6 fort.

- Blockieren Sie eines Ihrer Nasenlöcher (es spielt keine Rolle, welches) mit dem Finger, um den Luftstrom in die und aus der Nase zu bündeln.
- Drosseln Sie die Atmung, während Sie durch ein Nasenloch atmen. Ziel ist, einen tolerierbaren Lufthunger zu erzeugen, geringfügig außer Atem zu kommen, also eigentlich etwas mehr Luft aufnehmen zu wollen.
- Den Luftstrom in einem Nasenloch zu bündeln reduziert das Atemvolumen und erzeugt Lufthunger.
- Wird der Lufthunger zu stark, atmen Sie langsam und tief in den Bauch. Indem Sie weniger, aber vollere Atemzüge nehmen, verbessern Sie die Atemeffizienz und mildern den Lufthunger.
- Führen Sie die Übung fünf Minuten lang durch.

Übung 6: Langsam und tief atmen im Gehen

Diese Variante wird ebenso in gleichmäßigem, komfortablem Gehtempo durchgeführt. Nehmen Sie die Hand von der Nase. Achten Sie außerdem darauf, beim Gehen leicht zu atmen.

Anleitung

- Legen Sie die Hände an die Seiten, um die unteren zwei Rippen spüren zu können.
- Spüren Sie beim Einatmen, wie sich Ihre Rippen nach außen bewegen.

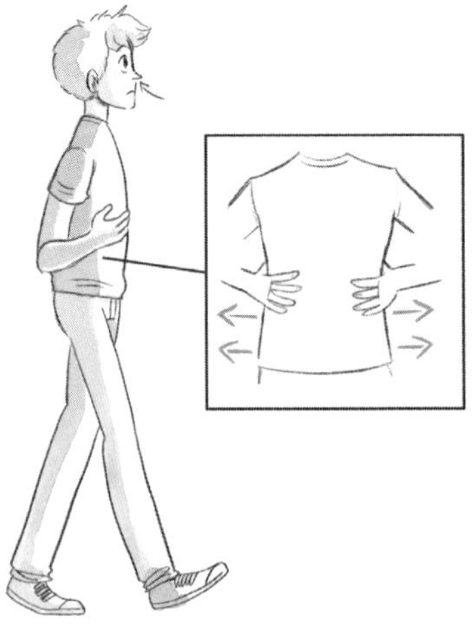

Atmen Sie ein und spüren Sie, wie sich die Rippen nach außen bewegen.

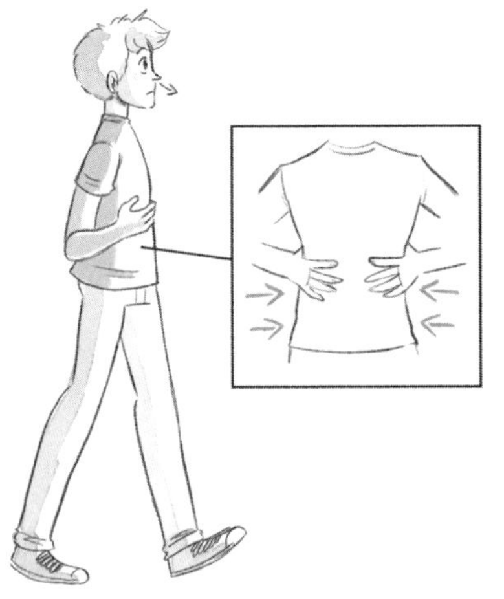

Atmen Sie aus und spüren Sie, wie sich die Rippen nach innen bewegen.

- Spüren Sie beim Ausatmen, wie sich Ihre Rippen nach innen bewegen.
- Atmen Sie leicht, langsam und tief.
- Reduzieren Sie die Zahl der Atemzüge pro Minute. Die Atemzüge dürfen sich vertiefen: Nehmen Sie vollere Atemzüge, aber weniger. Achten Sie darauf, trotzdem nicht zu viel Luft einzuatmen.
- Spüren Sie beim Einatmen, wie sich Ihre unteren Rippen nach außen bewegen, und beim Ausatmen, wie sie sich nach innen bewegen.
- Setzen Sie die Übung fünf Minuten lang fort.

Hier ist das Ziel, beim Gehen leicht, langsam und tief (LTT) zu atmen, weniger zu atmen, als Sie das sonst tun würden, und Lufthunger zu spüren.

Übung 7: Leicht, langsam und tief atmen beim Joggen

Bei dieser Übung joggen oder walken Sie eine Minute lang mit geschlossenem Mund. Im Anschluss gehen Sie eine Minute lang in normalem Tempo. Die Kombination der Stoffwechselaktivität mit reduzierter Nasenatmung hat vielfältige positive Auswirkungen, darunter eine geringere CO_2-Sensitivität, verbesserte Atemeffizienz bei körperlicher Aktivität, weniger Atemlosigkeit und eine kräftigere Atemmuskulatur.

Diese Übung ist auf jeden Fall herausfordernd, sollte aber keinen Stress erzeugen. Ziel ist, dass Sie sich fordern, aber nicht die Kontrolle über Ihre Atmung verlieren.

Wenn Sie nicht joggen können, genügt es, schnell zu walken. Sie können diese Übung im unmittelbaren Anschluss an die vorhergehende Übung »Leicht, langsam und tief atmen beim Gehen« durchführen. Steigern Sie einfach das Tempo zum schnellen Walken oder Joggen.

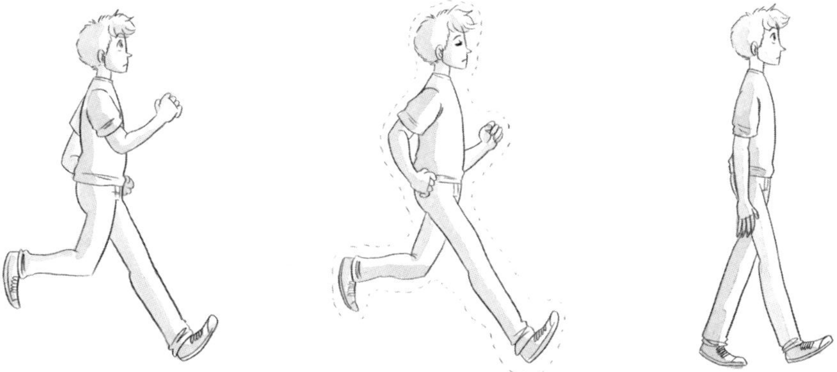

Steigern Sie die Geschwindigkeit zu schnellem Walken oder Joggen ...

... bis zu einem Tempo, in dem Sie noch durch die Nase atmen können.

Entspannen Sie den gesamten Körper.

Wechseln Sie nach einer Minute in normales Gehtempo.

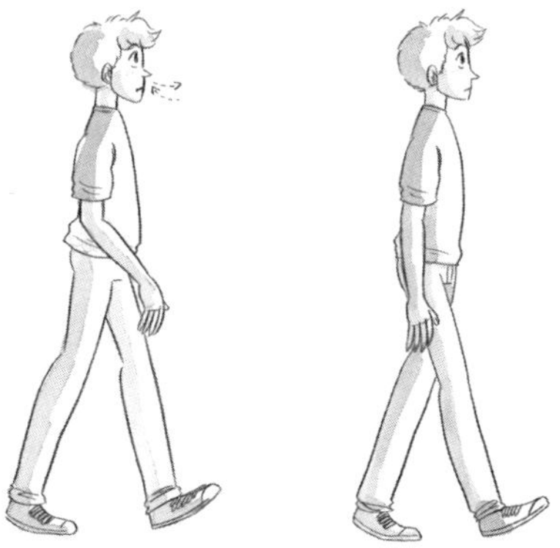

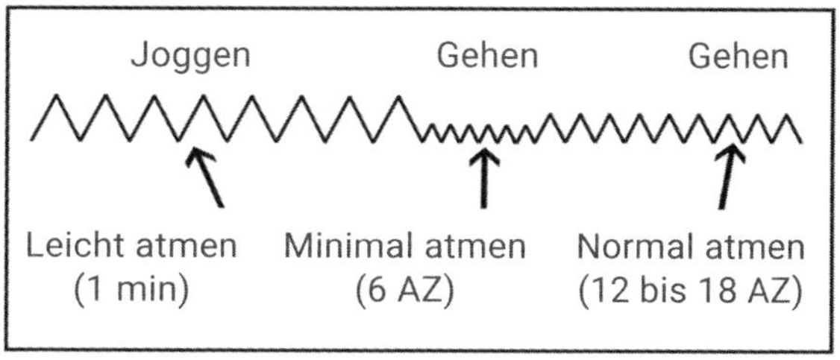

Verringern Sie die Atmung 6 Atemzüge lang auf ein Minimum.

Nehmen Sie 12 bis 18 normale Atemzüge.

Dreimal wiederholen:
1 Minute joggen,
6 Atemzüge minimal atmen,
12 bis 18 Atemzüge normal atmen.

Anleitung

- Steigern Sie das Tempo zum schnellen Walken oder Joggen. Laufen Sie eine Minute in einer Geschwindigkeit, in der Sie noch in der Lage sind, die Nasenatmung beizubehalten.

- Denken Sie daran, dass die Übung leicht fordernd, aber nicht anstrengend oder stressig sein sollte.
- Atmen Sie weiter sanft durch die Nase ein und aus und spüren Ihren Rippen nach. Hören Sie nicht auf zu atmen und halten Sie nicht die Luft an.
- Leicht atmen: Dämpfen Sie Ihre Atmung und nehmen Sie nur die Menge an Luft auf, die Sie brauchen.
- Langsam atmen: Verlangsamen Sie Ihr Atemtempo.
- Tief atmen: Befördern Sie die Luft in die unteren Lungenregionen und lassen Sie die Luft mit einer normalen Ausatmung vollständig ausströmen.
- Verringern Sie Ihre Geschwindigkeit nach einer Minute Joggen oder schnellem Walken auf normales Gehtempo. Gehen Sie eine Minute und atmen Sie sechs Atemzüge lang nur minimal. Wenn Sie eine Trainingsmaske tragen, ist es nicht nötig, die Atmung auf ein Minimum zu reduzieren.
- Atmen Sie in sehr kleinen Atemzügen durch die Nase ein und aus. Atmen Sie nur eine Spur Luft ein und aus – so viel, um die Nasenlöcher zu füllen, nicht mehr. Das erfordert, dass Sie weniger atmen als gewöhnlich.
- Jetzt kehren Sie 12 bis 18 Atemzüge lang zu Ihrer normalen Atmung zurück.
- Spüren Sie dann beim Einatmen, wie sich Ihre unteren Rippen nach außen bewegen, und beim Ausatmen, wie sie sich nach innen bewegen.
- Wenden Sie Ihre Aufmerksamkeit beim Gehen, Walken oder Joggen von Ihren Gedanken ab und richten Sie sie auf Ihre Atmung.
- Konzentrieren Sie sich auf Ihre Atmung. Fokussieren Sie sich auf Ihre Atmung. Machen Sie aus Ihrem Spaziergang oder Ihrer Joggingrunde eine Atemmeditation.
- Spüren Sie, wie die Luft in Ihre Nase hinein- und aus ihr herausströmt.
- Es ist ganz normal, dass unsere Gedanken abschweifen. Wenn Sie merken, dass Sie abgelenkt sind, bringen Sie Ihre Aufmerksamkeit sanft zurück zur Atmung.
- Verfolgen Sie Ihre Atmung. Spüren Sie ihr nach. Denken Sie nicht nach, sondern konzentrieren Sie sich auf Ihre Atmung. Spüren Sie, wie die Luft in Ihre Nase hinein- und aus ihr herausströmt.

Ziel ist, während der körperlichen Bewegung »Leicht, langsam und tief zu atmen« (LLT) weniger zu atmen, als Sie das normalerweise tun würden, und Lufthunger zu verspüren.

- **Leicht:** Atmen Sie sacht, um Lufthunger zu erzeugen, dies sollte aber keinen Stress erzeugen. (Das Tragen einer Trainingsmaske erzeugt automatisch einen Atemwiderstand und verursacht Lufthunger.)
- **Langsam:** Nehmen Sie weniger, aber vollere Atemzüge. Ziehen Sie die Luft tief in die Lunge hinein.
- **Tief:** Spüren Sie beim Einatmen, wie sich Ihre unteren Rippen nach außen bewegen, und beim Ausatmen, wie sie sich nach innen bewegen.

Sollte beim Tragen der Trainingsmaske ein zu starkes Gefühl von Lufthunger entstehen, passen Sie die Einstellungen der Maske an, um die Luftdurchlässigkeit zu erhöhen.

Zusammenfassung der Übung

Diese Übung umfasst die Techniken des leicht, langsam und tief Atmens und fordert durch gleichzeitiges Joggen oder schnelles Walken zusätzlich den Stoffwechsel.

- Joggen Sie eine Minute lang bei LLT-Atmung.
- Gehen Sie eine Minute lang. Dabei minimieren Sie sechs Atemzüge lang die Atmung, dann kehren Sie 12 bis 18 Atemzüge lang zur normalen Atmung zurück.
- Wiederholen Sie die Übung dreimal.

Übungen zur Zwerchfellaktivierung

Übung 8: Der Buteyko-Gürtel

Der Buteyko-Gürtel wurde speziell als Hilfsmittel entwickelt, um das Training der funktionalen Atmung zu unterstützen und zu verbessern. Er hilft Ihnen dabei, das Zwerchfell zu aktivieren und im Alltag leicht, also mit minimalem Kraftaufwand, zu atmen. Der leichte Druck, den der Gürtel gegen Ihren Körper ausübt, hilft Ihnen, die Wahrnehmung auf die Bewegung der unteren Rippen und des Bauchraums zu richten. Der sanfte Widerstand unterstützt das Training und die Kräftigung der Atemmuskulatur und verlangsamt die Atmung, indem er Ihnen hilft, leicht zu atmen.

Der Gürtel kann auf Bauchhöhe getragen werden, um die Aufmerksamkeit dorthin zu lenken, oder um die Brust, um dort zur Reduktion der Atembewegungen beizutragen.

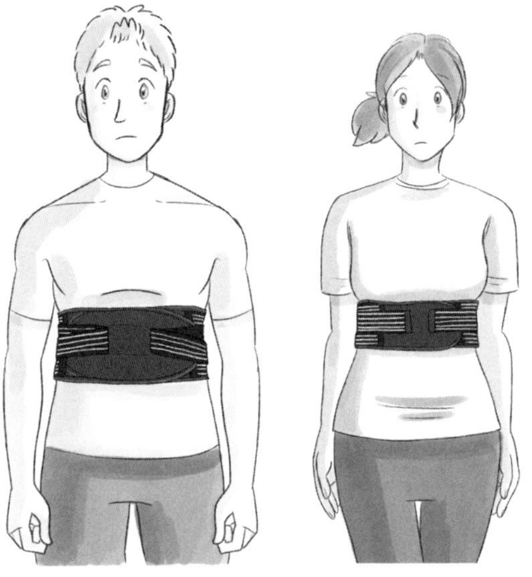

Legen Sie den Gürtel auf Zwerchfellhöhe an; er sollte zwischen Ihrem Bauchnabel und Ihrer Brust sitzen. Zurren Sie die seitlichen Gurte fester oder lockern Sie sie, um einen optimalen Atemwiderstand zu erzeugen. Wenn Sie keinen Lufthunger spüren, straffen Sie den Gürtel, bis ein tolerierbarer Lufthunger entsteht. Wenn der Lufthunger unangenehm stark ist, lockern Sie den Gürtel.

Anleitung

- Atmen Sie langsam ein und spüren Sie, wie Ihre unteren Rippen und Ihr Bauch dabei gegen den Gürtel drücken.
- Atmen Sie langsam aus und spüren Sie, wie der Gürtel dabei gegen Ihre unteren Rippen und Ihren Bauch drückt.
- Atmen Sie leicht, langsam und tief (LLT).

Außer bei Ihren Atemübungen können Sie den Buteyko-Gürtel auch bei der Arbeit am Computer, im Auto, beim Fernsehen oder bei anderen überwiegend im Sitzen ausgeführten Tätigkeiten tragen. Legen Sie ihn jeweils für eine Dauer von bis zu 20 Minuten an, zwei- bis dreimal täglich.

Übung 9: Zwerchfellaktivierung in Rückenlage

In leicht erhöhter Rückenlage oder in Bauchlage ist es leichter, in die Bauchatmung zu kommen.

Anleitung

- Legen Sie sich mit aufgestellten Knien und einem kleinen Kissen unter dem Kopf rücklings auf eine Trainingsmatte (siehe Abbildung Seite 67).
- Platzieren Sie auf Nabelhöhe ein Buch auf Ihrem Bauch.
- Konzentrieren Sie sich darauf, in den Bauch zu atmen.

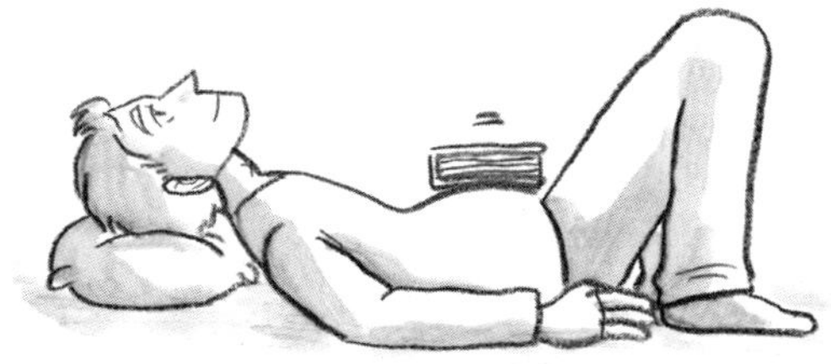

Beim sanften Einatmen hebt sich das Buch leicht.

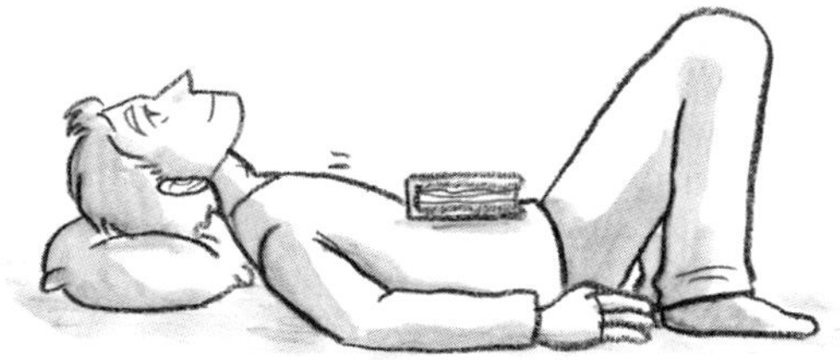

Beim Ausatmen senkt sich das Buch leicht.

- Atmen Sie ein – das Buch wird sich sanft nach oben heben.
- Atmen Sie aus – das Buch wird sich sanft nach unten senken.
- Stellen Sie sich beim Einatmen vor, Sie würden Ihren Bauch mit einer geringen Menge Luft aufblasen, und beobachten Sie, wie sich das Buch hebt. Beim Ausatmen stellen Sie sich einen Ballon vor, aus dem ganz von selbst langsam die Luft entweicht.
- Setzen Sie die Übung fünf Minuten lang fort.

Übung 10: Zwerchfellaktivierung in Bauchlage

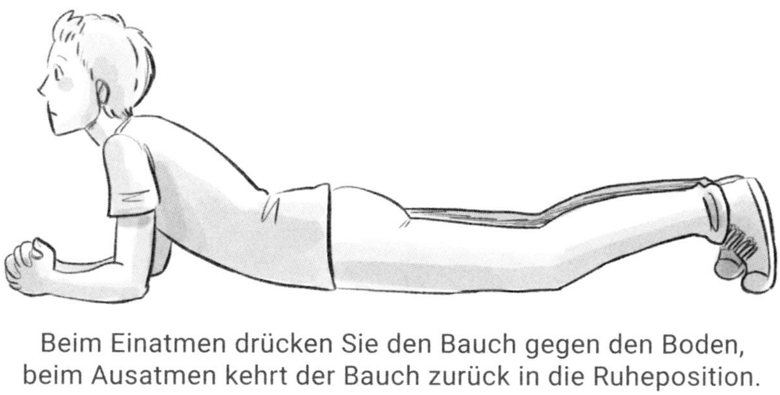

Beim Einatmen drücken Sie den Bauch gegen den Boden, beim Ausatmen kehrt der Bauch zurück in die Ruheposition.

Anleitung

- Begeben Sie sich in Bauchlage und stützen Sie sich auf den Unterarmen ab.
- Drücken Sie sich über die Unterarme etwas von Boden ab, sodass Ihr Bauch nicht den Boden berührt.
- Beim Einatmen drücken Sie den Bauch gegen den Boden.
- Bei der Ausatmung ziehen Sie den Bauch sanft nach innen.
- Boden und Schwerkraft helfen dabei, die Zwerchfellbewegung zu aktivieren. Setzen Sie die Übung drei bis fünf Minuten lang fort.

Übung 11: Atemanhalteaktivierung

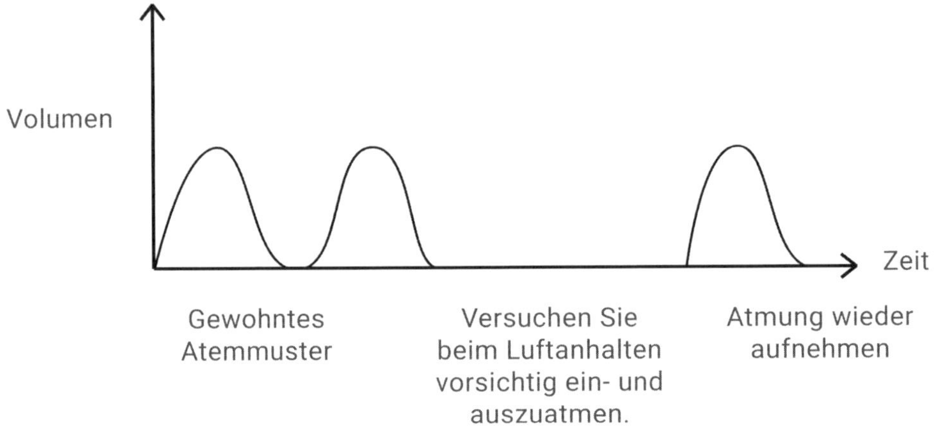

Anleitung

- Atmen Sie sacht und geräuschlos durch die Nase ein.
- Lassen Sie die Luft sacht und geräuschlos durch die Nase ausströmen.
- Halten Sie sich die Nase zu, um den Atem etwa zehn Sekunden lang anzuhalten.
- Versuchen Sie, während Sie sich die Nase zu und die Luft anhalten, sanft ein- und auszuatmen.
- Spüren Sie, wie Ihr Bauch sich dabei nach innen und außen bewegt.
- Lassen Sie Ihre Nase nach etwa zehn Sekunden los und nehmen Sie die Atmung durch die Nase wieder auf.
- Atmen Sie auf diese Weise eine Minute lang normal weiter.
- Wiederholen Sie die Übung drei- bis fünfmal.

Teil 2: Übungen gegen Asthma, Ängste, Stress, Gedankenkreisen und Panik

Übung 12: Atemregeneration im Sitzen

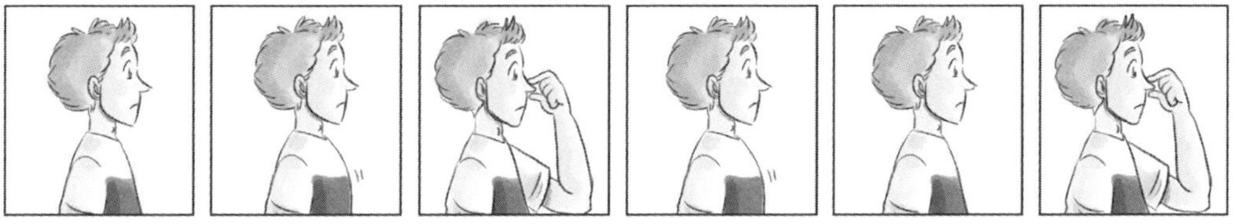

Geräuschlos einatmen | Geräuschlos ausatmen | Atem 2 bis 5 Sekunden anhalten | 10 bis 15 Sekunden normal atmen | Fortsetzen, bis Sie sich ruhiger fühlen.

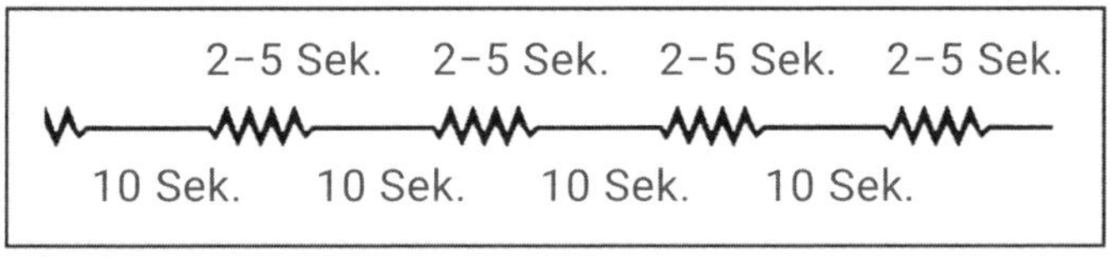

Diese Übung eignet sich für jeden und kann im Lauf des Tages mehrmals durchgeführt werden. Viele kurze dieser Atemanhalteeinheiten durchzuführen hilft dabei, die Atmung zu beruhigen. Über die Jahre habe ich mit dieser Übung bei meinen Klienten sehr gute Resultate erzielt, unter anderem bei der Bekämpfung von Asthmasymptomen wie Keuchen und Husten, bei der Stressreduktion und bei der Atemkontrolle bei Hyperventilation oder Angstattacken. Auch Menschen, die in ihrem Leben schwerwiegend traumatisiert wurden, tut es sehr gut, diese Übung im Tagesverlauf mehrmals durchzuführen.

Ich betrachte diese Übung als Notfallübung. Es ist extrem schwierig, die Atmung zu verlangsamen, wenn sie außer Kontrolle geraten ist, weil der Lufthunger oder das Gefühl zu ersticken bei einem Asthmaanfall oder einer Panikattacke sehr ausgeprägt sein können. Statt zu versuchen, Ihre Atmung zu verlangsamen, können Sie sie in solchen Fällen mithilfe dieser Übung beruhigen.

Beim Wiederholen der kurzen Atemanhalteeinheiten ist es wichtig, die Luft nicht länger als zwei bis fünf Sekunden anzuhalten. Bei längeren Atemanhalteetappen bestünde die Gefahr, dass dies Ihre Atmung unter diesen Umständen noch weiter destabilisiert. Für die Zielsetzung, die wir mit dieser Übung verfolgen, sollte die längste Atemanhaltespanne nicht länger als **die Hälfte Ihres BOLT-Werts** sein.

Versuchen Sie zu vermeiden, dass Sie zwischen den Atemanhalteeinheiten in flaches, schnelles Atmen verfallen, denn das würde das Gefühl des Lufthungers und der Atemnot nur intensivieren. Viel effizienter ist es, langsam in den Bauch zu atmen, um die Luftmenge, die in die kleinen Lungenbläschen gelangt, zu optimieren. Auf diese Weise gelangt mehr Sauerstoff ins Blut.

Nehmen Sie zunächst eine bequeme Sitzhaltung ein. Im Rahmen dieser Notfallübung beginnen wir mit bis zu fünf Sekunden langem Luftanhalten, gefolgt von etwa zehn Sekunden normaler Atmung.

Diese Übung hilft, die Atmung sanft zu beruhigen; sie erweitert die Blutgefäße und steigert die Menge des an die Gewebe und Organe abgegebenen Sauerstoffs – darunter auch das Gehirn.

Anleitung

- Setzen Sie sich aufrecht hin und atmen Sie einmal normal durch die Nase ein und aus.
- Verschließen Sie die Nase mit den Fingern und halten Sie bis zu fünf Sekunden lang die Luft an. Zählen Sie: 5 – 4 – 3 – 2 – 1.
- Geben Sie Ihre Nase frei und atmen Sie zehn Sekunden lang normal durch Ihre Nase.
- Wiederholen Sie diesen Ablauf so lange, wie die Symptome bestehen.

Wenn Sie an Asthma leiden und Ihre Symptome bis zu fünf Minuten anhalten, nehmen Sie Ihre Medikamente. Wenn Sie einen schweren Anfall haben, nehmen Sie sofort Ihr Notfallmedikament. Sollten die Medikamente nicht binnen einiger Minuten anschlagen, begeben Sie sich umgehend in medizinische Behandlung.

Weitere Übungen und Hinweise zur Unterstützung bei Asthma und Panikstörungen finden Sie in diesem Kapitel in Übung 16 (Seite 76) sowie im 10. Kapitel (Seite 300).

Übung 13: Atemregeneration im Gehen

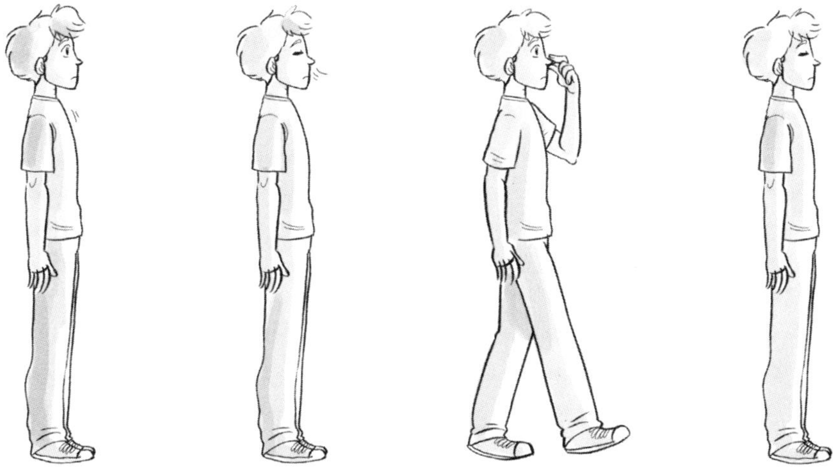

Geräuschlos einatmen

Geräuschlos ausatmen

Atem anhalten und 5 bis 10 Schritte gehen

Zur Erholung 30 Sekunden pausieren

Atem anhalten und 5 bis 10 Schritte gehen

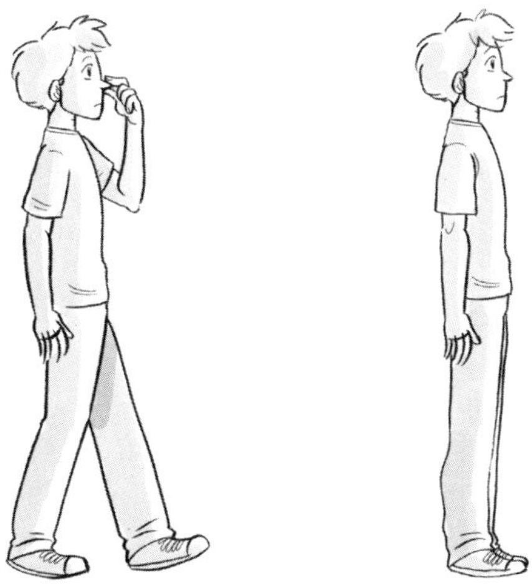

Zur Erholung 30 Sekunden pausieren

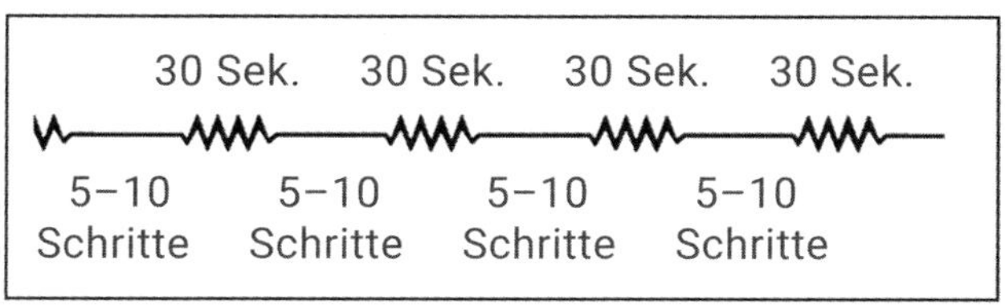

Anleitung

- Atmen Sie durch die Nase aus.
- Verschließen Sie die Nase mit den Fingern, um die Luft anzuhalten. Gehen Sie fünf bis zehn Schritte, während Sie den Atem anhalten.
- Bleiben Sie stehen.
- Atmen Sie durch die Nase ein und machen Sie eine 30 Minuten lange Pause, in der Sie einfach ruhig stehen bleiben.
- Wiederholen Sie den Ablauf bis zu zehnmal.

Wenn Sie die Übung zu Hause durchführen, können Sie fünfmal am Tag sechs Wiederholungen durchführen. Atemanhalteeinheiten über bis zu zehn Schritte eignen sich gut für Menschen mit schwerem Asthma, COPD oder Panikstörungen. Sie sind außerdem ideal bei übermäßiger Kurzatmigkeit, Ängsten, Gedankenkreisen oder einem niedrigen BOLT-Wert.

Übung 14: Freimachen der Nase

Wenn es Ihnen schwerfällt, durch die Nase zu atmen, weil diese verstopft oder blockiert ist, ist diese Übung extrem wirksam. Bitte beachten Sie, dass Atemanhalteübungen, bei denen ein starker Lufthunger erzeugt wird, nicht in der Schwangerschaft oder bei schwerwiegenden Erkrankungen angewandt werden dürfen.

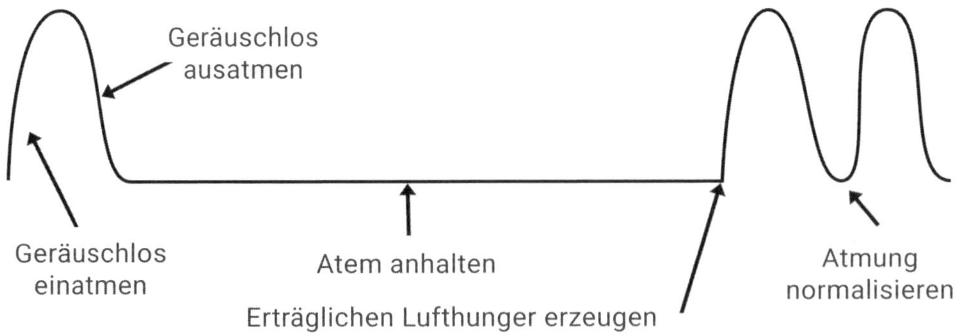

Anleitung

- Setzen Sie sich aufrecht auf einen Stuhl mit gerader Rückenlehne.
- Nehmen Sie einen kleinen, leichten Atemzug durch die Nase, wenn das möglich ist, und atmen Sie dann mit einem kleinen Atemzug durch die Nase aus.

Sollten Sie nicht durch die Nase einatmen können, nehmen Sie einen winzigen Atemzug durch den Mundwinkel.
- Nach der Ausatmung verschließen Sie die Nase mit den Fingern und halten den Atem an. Die Lippen bleiben geschlossen.
- Nicken Sie sanft mit dem Kopf oder wiegen Sie Ihren Körper, bis Sie spüren, dass Sie den Atem nicht weiter anhalten können. Sie sollten einen relativ starken Atemdrang spüren.
- Lassen Sie jetzt die Nase los und atmen Sie mit geschlossenem Mund sanft durch die Nase ein und aus. Versuchen Sie bei der ersten Einatmung zu vermeiden, einen tiefen Atemzug zu nehmen. Achten Sie stattdessen auf eine ruhige Atmung und richten Sie Ihr Augenmerk darauf, sich zu entspannen. Wenn es Ihnen hilft, verwenden Sie das Mantra: »Entspannen und weniger atmen.«
- Wiederholen Sie die Übung, bis Sie in der Lage sind, frei durch die Nase zu atmen. Wenn es Ihnen nicht gelingt, die Blockade ganz aufzulösen, warten Sie etwa eine Minute und führen Sie die beschriebenen Schritte noch einmal durch. Es kann sein, dass Sie die Übung bis zu fünfmal machen müssen.

Nachdem Sie diese Übung ausgeführt haben, wird Ihre Nase frei sein. Allerdings wird Sie weiterhin immer mal wieder verstopfen, bis es Ihnen gelungen ist, Ihre Atmung mit einem BOLT-Wert von mindestens 20 Sekunden zu normalisieren. Wenn Sie die Atemübungen aus diesem Buch jedoch regelmäßig praktizieren, wird Ihre Nase eines Tages frei bleiben.

Aus meiner Erfahrung mit Tausenden von Kursteilnehmern weiß ich, dass die Nasenatmung umso besser funktioniert, je mehr sie praktiziert wird. Ist die Nase verstopft, ist die normale Reaktion, mit offenem Mund zu atmen. Das führt jedoch in einen Teufelskreis, indem die Verstopfung der Nase sich immer weiter verschlimmert. Wenn Sie bei Ihrem erstmaligen Wechsel zur Nasenatmung Lufthunger verspüren, ist es wichtig, dass Sie weiter durch die Nase atmen.

Führen Sie die Übung zum Freimachen der Nase durch, so oft es nötig ist. Tragen Sie in Ruhezeiten, wenn Sie sich bewegen und während des Schlafs einen Nasendilatator (Nasenspreizer), um Erstickungsgefühle abzumildern. Wenn Sie die Atemübungen regelmäßig durchführen und einen besseren BOLT-Wert erreichen, wird sich das Problem mit der verstopften Nase mit der Zeit erheblich verbessern. Bis dahin können Sie die Übung zum Freimachen der Nase machen, so oft es nötig ist, selbst bei verstopfter Nase aufgrund einer üblen Erkältung.

Nicht weniger als 90 Prozent der Menschen haben eine Nasenscheidewandverkrümmung.[56] Bei ihnen sind die Trennwand aus Knochen und Knorpeln zwischen den beiden Nasenhöhlen schief oder verkrümmt. Das ist ein gängiges Beschwerdebild bei Sportlern, bei Mundatmung in der Kindheit und bei Menschen, die eine Nasenverletzung erlitten haben; selbst bei Neugeborenen tritt es auf.[57] Die große Mehrheit der Betroffenen kann dennoch von der Mund- zur Nasenatmung wechseln.

So finden Sie heraus, ob Sie rein körperlich dazu in der Lage sind, durch die Nase zu atmen:

- Wiederholen Sie Übung 14 zum Freimachen der Nase (Seite 72) fünfmal.
- Können Sie jetzt durch die Nase atmen?

Der Erfahrung nach kann jeder, der fähig ist, eine Minute lang durch die Nase zu atmen, es auch lebenslang.

Erwachsene und Kinder können die Übung auf dieselbe Art durchführen. Wenn Sie Unterstützung dabei benötigen, Ihr Kind an Atemübungen heranzuführen, können Sie auf meine kostenlosen Trainingsvideos zurückgreifen. Sie finden diese auf YouTube, wenn Sie eingeben: »Patrick McKeown, exercises for children«.

Übung 15: Ausatmen zur Verbesserung der Zwerchfellfunktion

Das Zwerchfell ist unser Hauptatemmuskel. Es befindet sich an der Unterseite unseres Brustkorbs und übernimmt im menschlichen Körper eine Reihe wichtiger Aufgaben:

- Es unterstützt die aufrechte Körperhaltung und die Stabilität der Wirbelsäule.
- Es reguliert unsere Stimmung und sorgt für emotionalen Ausgleich.
- Eine gesunde Zwerchfellfunktion ermöglicht einen optimalen Gasaustausch.
- Zwerchfellatmung verlangsamt die Atmung.

Wichtig ist, dass sich der Zwerchfellmuskel bei der Atmung ungehindert bewegen kann. Bei der Einatmung bewegt sich Ihr Zwerchfell nach unten. Bei der vollständigen Ausatmung kehrt es zurück in seine Ruheposition. Diese freie Beweglichkeit des Zwerchfells ist entscheidend für unsere gesunde Beweglichkeit, weil eine größere Zwerchfellamplitude Druck im Bauchraum erzeugt, was die Wirbelsäule und das Becken stützt. Außerdem ist dies wichtig für die Kraft des Atemmuskels, da die aktive Nutzung wie bei jedem anderen Muskel seine Spannkraft und Funktionsfähigkeit erhält.

Kann das Zwerchfell nicht frei in seine kuppelförmige Ruheposition zurückkehren, führt das zu einem steifen, immobilen Brustkorb, der den Atem in den oberen Brustraum lenkt. Bei ausreichender Beweglichkeit des Zwerchfells und gesunder Zwerchfellatmung treten nur minimale Bewegungen im oberen Brustbereich auf.

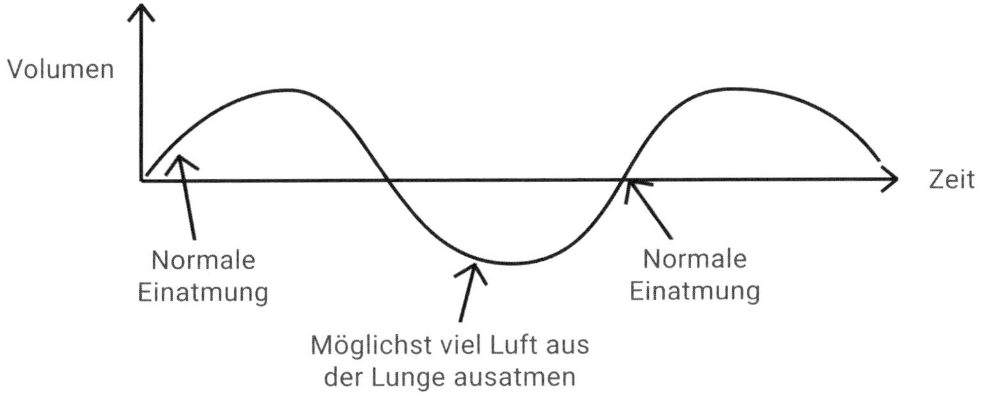

Anleitung

Diese Übung erleichtert dem Zwerchfell die Rückkehr in die Ruheposition.

- Atmen Sie langsam durch die Nase aus. Versuchen Sie in keiner Weise, die Ausatmung zu forcieren.
- Saugen Sie beim Ausatmen leicht die Bauchdecke nach innen, als würden Sie die Luft aus dem Bauch drücken wollen.
- Atmen Sie weiter langsam aus, bis Sie die in den Lungen verbliebene Luft vollständig ausgeatmet haben.
- Stellen Sie sich während der Ausatmung vor, wie Ihr Zwerchfell in seine Ruheposition zurückkehrt.
- Lassen Sie die Einatmung ganz natürlich geschehen.
- Wiederholen Sie den Vorgang im Verlauf von zehn Minuten mehrere Male.

Diese Übung können Sie jederzeit absolvieren und damit die Funktion des Zwerchfells als Atemmuskel verbessern – unabhängig davon, ob Sie von Atemproblemen geplagt werden oder nicht.

Übung 16: Panikattacken beenden

Variante 1: In die Handflächen atmen

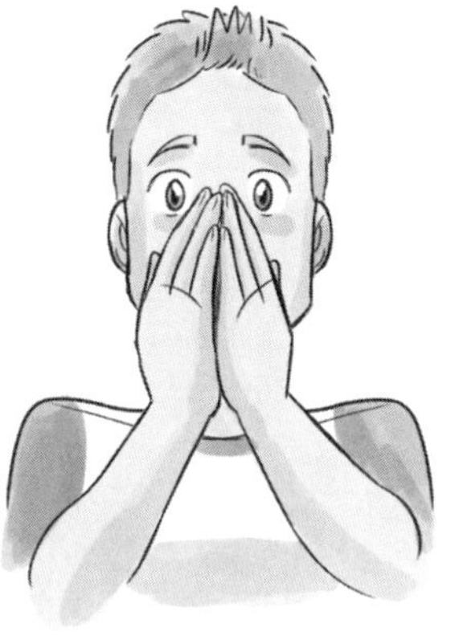

Legen Sie bei ersten Anzeichen einer Panikattacke die Hände schalenförmig über Mund und Nase und verlangsamen Sie sanft Ihre Atmung. Wenn Sie es schaffen, langsam und unter Ausdehnung und Kontraktion der unteren Rippen tief in den Bauch zu atmen, ist das großartig. Anderenfalls konzentrieren Sie sich einfach darauf, langsam zu atmen. In den schalenförmig aneinandergelegten Handflächen sammelt sich CO_2 aus Ihrer Ausatmung, sodass Sie es mit der Einatmung wieder in Ihre Lungen aufnehmen. Das steigert den CO_2-Gehalt im Blut, was wiederum den zerebralen Blutfluss verbessert und den Sauerstofftransport zum Gehirn. Das Vorgehen ähnelt der Technik, in eine Papiertüte zu atmen, es ist jedoch sicherer, weil zeitgleich mit der Steigerung des CO_2-Gehalts reichlich Sauerstoff zugeführt werden kann.

Variante 2: Langsam und tief atmen

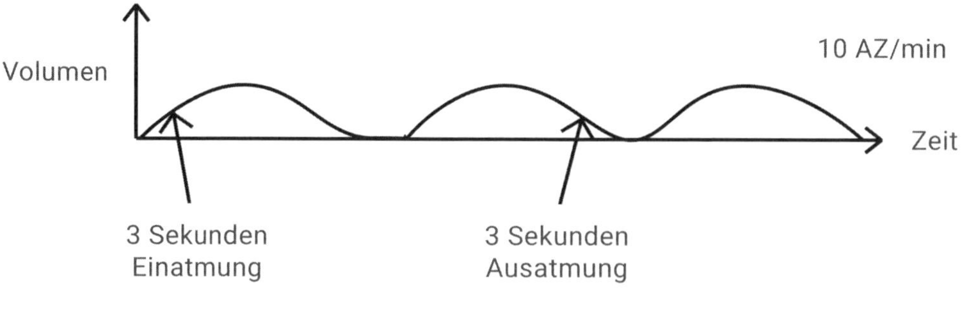

Schnelles, flaches Atmen hat oft Erstickungsgefühle und Lufthunger zur Folge. Verlangsamen Sie Ihre Atmung bei seitlicher Ausdehnung und Kontraktion der unteren Rippen, um den Lufthunger zu mildern. Wenn der Lufthunger eher stark ist, atmen Sie zwei bis drei Sekunden lang langsam ein und dann drei bis vier Sekunden lang langsam aus. Wenn sich das für Sie in Ordnung anfühlt, können Sie die Atmung noch ein wenig stärker verlangsamen, sodass sich Ein- und Ausatmung jeweils über fünf Sekunden erstrecken. Legen Sie die Hände an die Rumpfseiten, um zu spüren, wie sich die Rippen bei der Atmung sanft dehnen und kontrahieren.

Variante 3: Atemregeneration im Sitzen

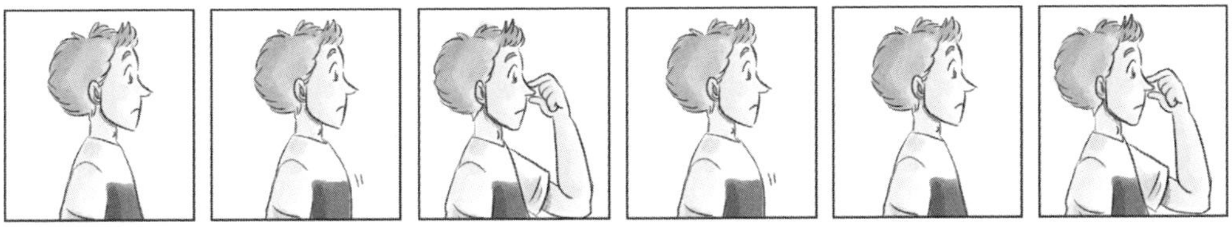

Geräuschlos einatmen	Geräuschlos ausatmen	Atem bis zu 3 Sekunden lang anhalten	10 bis 15 Sekunden lang normal atmen	Fortfahren, bis sich der Zustand beruhigt

Anleitung

- Setzen Sie sich aufrecht hin und atmen sie einmal normal durch die Nase ein und aus.
- Halten Sie die Nase mit den Fingern zu und halten Sie bis zu drei Sekunden lang den Atem an. Zählen Sie: 3 – 2 – 1.
- Geben Sie Ihre Nase frei und atmen Sie 10 bis 15 Sekunden lang durch die Nase.
- Wiederholen Sie den Ablauf so lange, wie die Symptome bestehen.

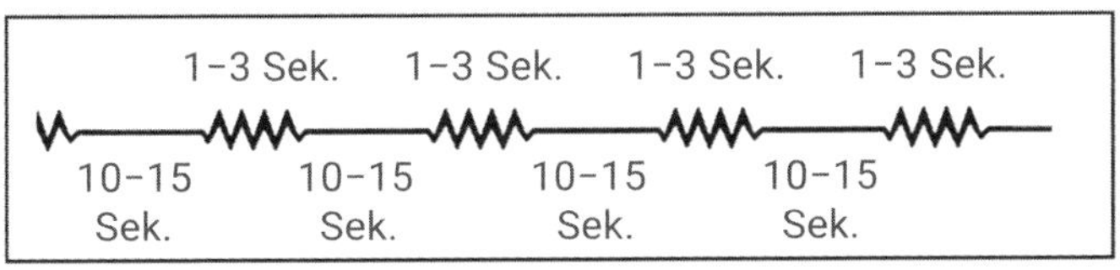

Übung 17: Für tieferen Schlaf

Diese Übung können Sie vor dem Zubettgehen durchführen. (Details zu wissenschaftlichen Belegen für die Nasenatmung während des Schlafs und Tipps zum Vorgehen finden Sie in Kapitel 7 auf Seite 227 und bei den Übungen für Kinder in diesem Kapitel auf Seite 121.)

Die im Folgenden beschriebene Übung eignet sich hervorragend zur Behandlung schlafbezogener Atemstörungen. Sie fördert zudem die Entspannung und hilft Ihnen, leichter einzuschlafen.

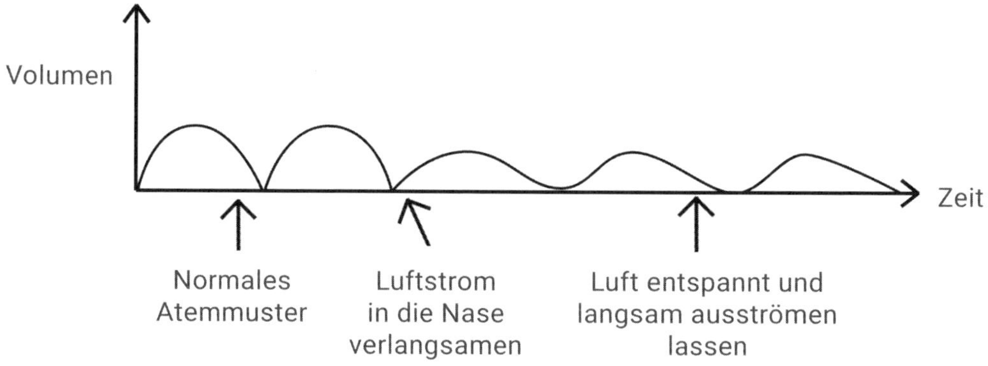

Anleitung

- Legen Sie eine Hand auf den Brustkorb und die andere auf den Bauch.
- Dämpfen und verlangsamen Sie Ihre Atmung sanft, um einen geringfügigen Lufthunger zu erzeugen.
- Verlangsamen Sie den Luftstrom, der in Ihre Nase eintritt.
- Lassen Sie den Atem langsam und entspannt ausströmen.
- Das Ziel ist, so sacht zu atmen, dass etwa 30 Prozent weniger Luft in Ihre Lungen gelangt.
- Wenn Sie einen tolerierbaren Lufthunger spüren, machen Sie es richtig.
- Wenn der Lufthunger zu stark ausfällt, pausieren Sie 15 Sekunden lang bei normaler Atmung und beginnen dann von Neuem.
- Setzen Sie die Übung ungefähr 15 Minuten lang fort.

Übung 18: Erstickungsgefühle und Lufthunger mildern

Die normale Reaktion auf Lufthunger oder Erstickungsgefühle ist, beschleunigt durch den geöffneten Mund zu atmen. Diese Art der flachen Atmung führt aber nur dazu, dass Sie sich unwohl fühlen und Angst bekommen. Das liegt daran, dass dabei ein erheblicher Anteil der eingeatmeten Luft in den oberen Atemwegen und der oberen Brustregion verbleibt, statt zu den kleinen Lungenbläschen zu gelangen, wo der Sauerstoff ans Blut abgegeben wird.

Wenn Sie einen niedrigen BOLT-Wer von weniger als 15 Sekunden haben, tritt bei Ihnen im Alltag wahrscheinlich regelmäßig Lufthunger auf. Eines der Symptome, von denen Personen mit einem so niedrigen Wert am häufigsten berichten, ist das Gefühl, nicht in der Lage zu sein, tief Luft zu holen. Langfristig gesehen ist ein BOLT-Wert von über 20 Sekunden notwendig, um dieses Gefühl zu entschärfen.

Manche Menschen erleben Lufthunger im Rahmen Ihrer Asthma-, Angst- oder Panikstörungssymptomatik. Für andere ist das Gefühl der Atemlosigkeit Alltag. Damit das alltägliche Gefühl von Lufthunger zurückgeht, sollten Sie ein speziell auf Ihre Erkrankung oder Ihren BOLT-Wert abgestimmtes Atemtrainingsprogramm absolvieren, wie es auf den nächsten Seiten beschrieben wird.

Teil 3: Maßgeschneiderte Atemprogramme für spezifische Beschwerden

Auf dem BOLT-Wert basierende Übungen

Jede der an dieser Stelle aufgeführten Krankheiten und Beschwerden wird noch einmal ausführlich ab Seite 300 behandelt. Die folgenden Ausführungen sollen Ihnen als Praxisleitfaden zur Entwicklung Ihres persönlichen Atemprogramms dienen. Unter den Vorschlägen zu jeder Erkrankung finden Sie die nummerierten Übungen aus den vorhergehenden Kapiteln.

Wenn Sie an den aufgeführten Krankheiten und Beschwerden leiden, empfiehlt es sich, dass Sie die entsprechenden Kapitel in diesem Buch lesen, um mehr darüber zu erfahren, wie sich dysfunktionale Atemmuster und Atemübungen auf Ihre Symptome auswirken. (Darüber hinaus sollten Sie mit Ihrem Arzt Rücksprache halten.) Zu den im Folgenden behandelten Themen gehören:

- Asthma und Atemwegserkrankungen, darunter auch die COVID-19-Nachsorge
- Auf den BOLT-Wert abgestimmte Aktivitäten
- Hormonschwankungen bei Frauen (prämenstruelles Syndom [PMS], Schwangerschaft und Menopause)
- Diabetes
- Epilepsie
- Herzfrequenzvariabilität
- Schlafstörungen (Schlafapnoe, Schnarchen und Schlaflosigkeit)
- Panikstörungen, Ängste und Gedankenkreisen
- Entgiftung

Programm für Asthma und Atemwegserkrankungen (inklusive COVID-19-Nachsorge)

Im Laufe der letzten 18 Jahre habe ich viele Menschen mit Asthma getroffen, die in meine Kurse kamen und die Atemübungen absolvierten und binnen zwei Wochen einen 50-prozentigen Rückgang ihrer Symptome erlebten. In jüngerer Zeit haben Betroffene von deutlichen Verbesserungen bei der Atemkontrolle nach einer COVID-Infektion berichtet. Zu den Vorteilen funktionaler Atmung bei Asthma und Post-Covid gehört ein signifikanter Rückgang von Symptomen:

- Verstopfte Nase
- Husten
- Keuchende/pfeifende Atmung
- Atemlosigkeit
- Erkältungen

Die Symptome lassen mit jeder Steigerung des BOLT-Werts um fünf Sekunden merklich nach.

Tägliches Trainingsprogramm

Nasenatmung im Wachzustand verlangsamt und vertieft die Atmung. Sie unterstützt die Aufrechterhaltung der Kraft und Funktionsfähigkeit der Atemmuskulatur und reduziert Atemlosigkeit. Durch Nasenatmung wird außerdem ein Gas namens Stickstoffmonoxid genutzt, das in den Nasenhöhlen produziert wird. Stickstoffmonoxid hat antivirale und antibakterielle Wirkungen, schützt also vor Infektionen.

Unabhängig von Ihrem aktuellen BOLT-Wert sollten Sie sowohl im Ruhezustand als auch bei körperlicher Aktivität und im Schlaf ausschließlich durch die Nase atmen. Parallel zur in Vollzeit praktizierten Nasenatmung befolgen Sie das auf Ihren BOLT-Wert abgestimmte Programm. Sobald Ihr BOLT-Wert sich verbessert, wechseln Sie zum nächsten Level.

BOLT-Wert unter zehn Sekunden

- Nasenatmung in Ruhe, in Bewegung und während des Schlafs.
- Jede Stunde zehn Minuten lang Übung 12: Atemregeneration im Sitzen (Seite 69)

- **ODER** tagsüber zweimal in der Stunde Übung 13: Atemregeneration im Gehen entsprechend der folgenden Anleitung

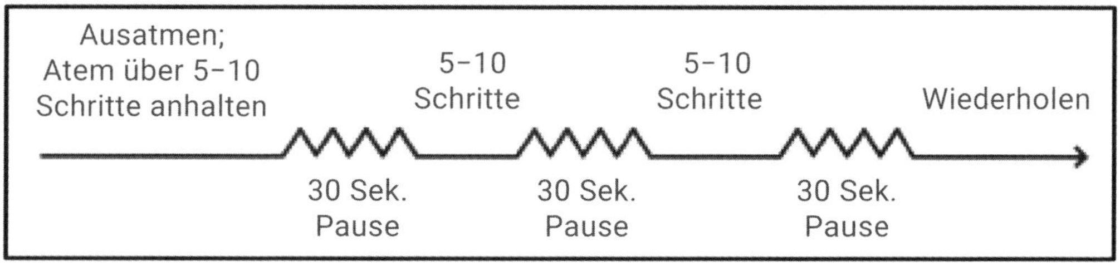

Anleitung

- Sorgen Sie dafür, dass Sie ausreichend Raum zum Gehen haben, und stellen Sie sich aufrecht hin.
- Atmen Sie sanft durch die Nase aus.
- Verschließen Sie die Nase mit den Fingern, um die Luft anzuhalten.
- Gehen Sie fünf bis zehn Schritte, während Sie den Atem anhalten. Machen Sie kleine Schritte, keine ausgreifenden Schreitbewegungen. Es geht nicht darum festzustellen, wie weit Sie gehen können.
- Geben Sie die Nase frei und atmen Sie durch die Nase ein.
- Pausieren Sie 30 bis 60 Sekunden lang.
- Wenn Sie wieder komfortabel atmen können, wiederholen Sie den Ablauf fünf- bis zehnmal.

BOLT-Wert von 10 und 15 Sekunden

- Nasenatmung in Ruhe, in Bewegung und während des Schlafs.
- Zweimal täglich zehn Minuten lang Übung 12: Atemregeneration im Sitzen (Seite 69). Üben Sie zusätzlich, wenn Symptome wie Keuchen, Husten oder ein Engegefühl im Brustraum auftreten.
- **ODER** dreimal täglich fünf Wiederholungen von Übung 13: Atemregeneration im Gehen wie beschrieben (diese Seite).
- Dreimal täglich zehn Minuten lang Übung 1: Leicht atmen (Seite 48)
- Täglich zehn Minuten Übung 6: Langsam und tief atmen beim Gehen (Seite 61)

BOLT-Wert über 15 Sekunden

- Nasenatmung in Ruhe, in Bewegung und während des Schlafs.
- Führen Sie beim Aufwärmen vor dem Sport 10 bis 15 Minuten lang Atemanhalteübungen durch. (Wenn Sie schwanger sind oder eine schwerwiegende Krankheit haben, sollten Sie keine Atemanhalteübungen machen. Um die Nase frei zu bekommen, die Atemwege zu öffnen und die Sauerstoffversorgung des Gehirns zu verbessern, atmen Sie aus und halten dann die Luft an, um einen mittelstarken Lufthunger zu erzeugen (das heißt ein erträgliches Gefühl, dass Sie gern mehr Luft einatmen würden). Dann kehren Sie zum Ein- und Ausatmen durch die Nase zurück. Bleiben Sie dabei durchgängig in Bewegung. Wiederholen Sie dies während des Aufwärmens fünfmal.
- Dreimal täglich zehn Minuten lang Übung 1: Leicht atmen (Seite 48)
- Täglich zehn Minuten Übung 6: Langsam und tief atmen beim Gehen (Seite 61)

Bei Symptomen wie keuchendem oder pfeifendem Atem, Husten oder Enge in der Brust kehren Sie zu den beiden ersten Übungen (für die niedrigeren BOLT-Werte) zurück und führen jede Stunde zehn Minuten lang die kurzen Atemanhaltesequenzen aus Übung 12 (Seite 69) durch. Oder Sie führen tagsüber zweimal pro Stunde fünf bis zehn Wiederholungen von Übung 13 (Seite 71) aus.

Programm für Frauen

Es besteht ein enger Zusammenhang zwischen den mit der Atmung verbundenen chemischen Vorgängen und den zyklusbedingten Schwankungen der Geschlechtshormone. Das bedeutet, dass bei Frauen die Atmung stark von den hormonellen Veränderungen während des Monatszyklus beeinflusst ist.

Nach der Menopause treten diese Schwankungen nicht mehr auf, allerdings kann es sein, dass Frauen in der Postmenopause anfälliger werden für Atemwegsinfektionen und -erkrankungen. Auch bei der dann häufiger auftretenden Osteoporose besteht ein Zusammenhang zur Biochemie der Atmung. Atemübungen sind hilfreich, um diese Schwankungen abzumildern, und haben folgende positiven Effekte:

- Schmerzreduktion, insbesondere bei zyklusbedingter Verschlimmerung chronischer Schmerzerkrankungen wie Fibromyalgie
- Linderung bei PMS-Symptomen
- Verbesserung des vegetativen Gleichgewichts
- Rückgang von Hitzewallungen
- Bessere Stimmungsregulation
- Verbesserte Sexualfunktion
- Rückgang von Kopfschmerzen und menstruationsbedingter Migräne
- Förderung der Knochendichte

Sobald Ihr BOLT-Wert steigt, werden Sie seltener zyklusbedingt hyperventilieren, was zu einem Rückgang der damit verbundenen Symptome führt. Sie können die Übungen auch nutzen, um besser durch die körperlichen Veränderungen der Menopause zu kommen, in der sich auch das Zusammenspiel zwischen Geschlechtshormonen und Atmung verändert.

Tägliches Trainingsprogramm

- Atmen Sie in Ruhe, in Bewegung und während des Schlafs ausschließlich durch die Nase.
- Messen Sie Ihren BOLT-Wert während des monatlichen Zyklus regelmäßig, um Hinweise darauf zu erhalten, inwiefern (und warum) sich Ihre Atmung verändert.
- Ist Ihr BOLT-Wert zwischen dem 10. und 22. Zyklustag (also zwischen dem Eisprung und der Menstruation) niedriger? Das kann auf Veränderungen des Atemverhaltens hindeuten, insbesondere auf einen Anstieg des Progesteronspiegels; dieses Hormon ist ein Atemstimulans (das heißt es regt die Atmung an).
- Arbeiten Sie daran, Ihren BOLT-Wert auf über 25 Sekunden zu steigern.

BOLT-Wert unter 15 Sekunden oder Angstreaktionen bei Lufthunger

- Viermal täglich zehn Minuten lang Übung 12 oder 16: Atemregeneration im Sitzen/Panikattacken beenden (Seite 69 und 76)
- Dreimal täglich zehn Minuten lang: 15 bis 30 Sekunden Übung 1: Leicht atmen (Seite 48) im Wechsel mit einer Minute Pause

BOLT-Wert über 15 Sekunden

- Viermal täglich zehn Minuten lang Übung 1: Leicht atmen (Seite 48), um Lufthunger zu erzeugen
- Täglich zehn Minuten Übung 6: Langsam und tief atmen beim Gehen (Seite 61)

Nach der Menopause

Frauen nach der Menopause haben ein höheres Risiko für Schlafstörungen, darunter obstruktive Schlafapnoe. Achten Sie darauf, sowohl in Ruhe als auch bei körperlicher Anstrengung und im Schlaf ausschließlich durch die Nase zu atmen; das trägt zur Gesunderhaltung der Lunge, Unterstützung der wichtigen biochemischen Veränderungen im Rahmen der Atmung (was auch für eine gesunde Knochendichte grundlegend ist) bei und verringert das Risiko für Atemwegsinfektionen und Schlafstörungen.

Absolvieren Sie die aufgeführten Übungen jeden Tag, um Ihren BOLT-Wert zu verbessern und Ihr Allgemeinbefinden und Ihre Widerstandskraft zu fördern:

- Zweimal täglich zehn Minuten lang Übung 1: Leicht atmen (Seite 48)
- Zweimal täglich zehn Minuten lang Übung 3: Langsam atmen (Seite 55)
- Zweimal täglich zehn Minuten lang Übung 2: Tief atmen (Seite 54)
- Körperliches Training mit geschlossenem Mund

In der Schwangerschaft

Funktional zu atmen kräftigt die Bauch- und Unterleibsmuskulatur, hilft bei Hyperventilation und Ängsten und wirkt unterstützend bei der Geburt. Sie werden feststellen, dass Ihnen das Atmen nicht immer leichtfällt, während das Baby in Ihrem Bauch heranwächst. Bereits in einem frühen Stadium der Schwangerschaft kommt es zu hormonbedingten Veränderungen der Atmung, von daher ist es normal, dass schwangere Frauen zum Hyperventilieren neigen.

Atemübungen sind sehr wohltuend während der Schwangerschaft. Mit Fortschreiten der Schwangerschaft benötigt Ihr Körper mehr Sauerstoff, um gesund zu funktionieren, und Ihr Baby braucht ebenfalls Sauerstoff. Indem Sie der Hyperventilation vorbeugen, verringern Sie Schmerzen in Muskeln und Gelenken. Schwangerschaften können Ängste hervorrufen und langsames Atmen ist eine hervorragende Methode, um

Stress entgegenzuwirken. Schlafapnoe ist ein Risikofaktor für werdende Mütter, daher lohnt es sich auch, darauf zu achten, wie Sie im Schlaf atmen.

Die meisten Schwangeren machen sich bezüglich der Geburt Sorgen; wenn Sie jedoch regelmäßig Atemübungen machen, wird die Geburt Sie und Ihr Baby weniger stark belasten, und zwar sowohl im Hinblick auf die Schmerzen als auch auf das Risiko einer zu geringen Sauerstoffversorgung. Atemübungen helfen Ihnen, im gegenwärtigen Moment zu bleiben; das stärkt das Gefühl der Kontrolle während der Schwangerschaft und bei der Geburt. Darüber hinaus werden Sie sich auch besser von der Geburt erholen können.

Das erste Trimester

Im ersten Trimester sollten Sie keine Übungen zur Atemreduktion durchführen. Beugen Sie stattdessen der Hyperventilation vor, indem Sie die folgenden Tipps beherzigen:

- Vermeiden Sie es, übermäßig zu essen.
- Vermeiden Sie eine überhitzte Umgebung.
- Reduzieren Sie mithilfe von Achtsamkeitsmeditationen oder ähnlichen Praktiken Stress.

Während dieser ersten drei Monate sollten Sie sanft vorankommen: Steigern Sie Ihren BOLT-Wert nicht mehr als zwei Sekunden pro Woche.

Das zweite Trimester

Im zweiten Trimester können Sie eine Reihe von Atemübungen praktizieren. Übung 2: Tief atmen (Seite 54) kräftigt die Beckenbodenmuskulatur, mit Übung 3: Langsam atmen (Seite 55) entspannen Sie Körper und Geist. Es wird Ihnen guttun, wenn Sie Ihre Übungen in Rückenlage, mit einem Kissen unter dem Kopf und aufgestellten Unterschenkeln ausführen. Mit Fortschreiten der Schwangerschaft wird meist die Seitenlage bevorzugt.

Seien Sie in dieser Zeit vorsichtig mit Atemreduktionsübungen; legen Sie den Schwerpunkt besser auf Entspannung und langsames Atmen. Steigen Sie mit einer sanften Übung wieder ein, nachdem Ihr Baby zur Welt gekommen ist. Zwerchfellatmung unterstützt die Regeneration des Beckenbodens.

Programm bei Diabetes

Funktionale Atmung ist bei beiden Diabetes-Typen hilfreich, weil dadurch die Blutzuckerregulation verbessert wird. Es besteht ein Zusammenhang zwischen Diabetes und Asthma und eine maßgebliche Wechselwirkung zwischen Schlafqualität und dem Diabetes-Management. Schlaf wird stark von der Atmung beeinflusst, ebenso die Herzgesundheit, auf die Diabetiker ebenfalls besonders achten müssen.

- Wenn Sie an Typ-I- oder Typ-II-Diabetes leiden, ist es unerlässlich, dass Sie sowohl im Ruhezustand also auch bei körperlicher Anstrengung und im Schlaf ausschließlich durch die Nase atmen.
- Sprechen Sie mit Ihrem Arzt, bevor Sie die in diesem Buch vorgestellten Atemübungen machen.
- Atemübungen können den Blutzuckerspiegel abfallen lassen. Daher ist es wichtig, dass Sie Ihre Blutzuckerwerte bei Atemübungen stets kontrollieren.

Tägliches Trainingsprogramm

- Zweimal täglich zehn Minuten lang Übung 1: Leicht atmen (Seite 48)
- Dreimal täglich zehn Minuten lang Übung 3: Langsam atmen (Seite 55)
- Einmal täglich zehn Minuten lang Übung 2: Tief atmen (Seite 54)
- Bei Gedankenkreisen absolvieren Sie die Übungen mit den kurzen Atemanhalteeinheiten, Übung 12: Atemregeneration im Sitzen (Seite 69) oder Übung 13: Atemregeneration im Gehen (Seite 71)
- In Ruhe, bei Anstrengung und im Schlaf durch die Nase atmen.
- Bei körperlichem Training Mund schließen.

Denken Sie daran, Ihre Blutzuckerwerte häufiger zu messen. Übung 1: Leicht atmen zum Erzeugen von Lufthunger kann den Blutzuckerspiegel sinken lassen. Falls Sie Anzeichen einer Unterzuckerung (Hypoglykämie) bemerken, dann brechen Sie die Übung unverzüglich ab und essen Sie eine Kleinigkeit.

Sobald Ihr BOLT-Wert die 20-Sekunden-Marke übersteigt oder sich um mehr als fünf Sekunden über Ihren Ausgangswert erhöht, konsultieren Sie bitte Ihren Arzt, um die Dosierung Ihrer Medikamente gegebenenfalls anzupassen. Setzen Sie Ihre Medikamente aber auf keinen Fall schlagartig oder ohne ärztliche Empfehlung ab.

Programm bei Epilepsie

Es ist bekannt, dass Hyperventilation Anfälle auslösen kann. Es besteht eine enge Verbindung zwischen dem Kohlendioxidgehalt im Blut und der Anfälligkeit für bestimmte Formen epileptischer Anfälle.

Im Hinblick auf die allgemeine Gesundheit geht Epilepsie häufig mit Begleiterkrankungen einher, insbesondere mit Depressionen, die ebenfalls durch Atemstörungen geprägt sein können. Menschen mit Epilepsie haben ein höheres Risiko für Atemwegsprobleme und kardiovaskuläre Probleme, Übergewicht und Adipositas und andere Erkrankungen, darunter auch Diabetes.

Wenn Sie an Epilepsie leiden, ist es wichtig, vollständig zur Nasenatmung zurückzukehren. Achten Sie darauf, in Ruhe, bei körperlicher Anstrengung sowie im Schlaf ausschließlich durch die Nase zu atmen, um einer chronischen Hyperventilation entgegenzuwirken und ihr vorzubeugen.

Tägliches Trainingsprogramm

- Dreimal täglich zehn Minuten lang Übung 1: Leicht atmen (Seite 48)
- Zweimal täglich zehn Minuten lang Übung 3: Langsam atmen (Seite 55)
- Einmal täglich zehn Minuten lang Übung 2: Tief atmen (Seite 54)
- Bei Gedankenkreisen Übung 12: Atemregeneration im Sitzen (Seite 69) oder Übung 13: Atemregeneration im Gehen (Seite 71)
- In Ruhe, bei Anstrengung und im Schlaf durch die Nase atmen
- Bei körperlichem Training Mund schließen
- Wenn Sie ein Lippentape verwenden, um die Nasenatmung im Schlaf sicherzustellen, kleben Sie es nicht direkt auf Ihre Lippen. Benutzen Sie spezielle Mundpflaster, die um die Lippen herum aufgebracht werden und sie sanft zusammenhalten, um Sie daran zu erinnern, den Mund zu schließen. Das ist eine sichere Methode, um nachts, wenn Sie die Atmung nicht bewusst kontrollieren können, durch die Nase zu atmen. Ein von mir entwickeltes solches Mundpflaster ist unter dem Namen Myotape erhältlich, es gibt aber auch andere Hersteller.

Programm zur Verbesserung der Herzfrequenzvariabilität

Die Herzfrequenzvariabilität (HRV) ist ein nützlicher Index für das Wohlbefinden und die Widerstandskraft. Eine gute HRV deutet auf eine gesunde Balance des autonomen Nervensystems und einen guten Gesundheitszustand hin.

Die Vorteile einer optimalen Herzfrequenzvariabilität lassen sich über die Atmung erreichen. Zahlreiche Untersuchungen haben belegt, dass eine Atemfrequenz von 6 AZ/min die HRV optimiert und dauerhafte positive Auswirkungen hat.

Die erste Korrektur, die Sie vornehmen müssen, um Ihre HRV zu verbessern, ist der Wechsel zur ausschließlichen Nasenatmung. In Ruhe, bei körperlicher Anstrengung und im Schlaf nur durch die Nase zu atmen aktiviert das Zwerchfell und stimuliert den Vagusnerv. In Kapitel 4 (Seite 149) können Sie das im Detail nachlesen.

Tägliches Trainingsprogramm

- Langsam atmen, mit durchschnittlich 6 AZ/min
- Zweimal täglich zehn Minuten lang Übung 1: Leicht atmen (Seite 48), um Lufthunger zu erzeugen
- Viermal täglich zehn Minuten oder zweimal täglich 20 Minuten lang Übungen 1–3: Leicht atmen, Tief atmen, Langsam atmen (Seiten 48, 54 und 55)

Programm zur Verbesserung der Schlafqualität, bei Schlaflosigkeit und Schnarchen

Ist Ihre Atmung tagsüber suboptimal, dann ist sie auch während des Schlafs dysfunktional. Wenn Sie schnarchen, an Schlaflosigkeit oder Schlafapnoe leiden, können Sie Ihre Symptome mit Atemübungen deutlich reduzieren. Vor allen Dingen kommt es darauf an, zur Nasenatmung im Schlaf zurückzukehren, weil durch den offenen Mund zu atmen eine Stressreaktion auslöst und die oberen Atemwege sich dadurch eher verengen. Das kann Schnarchen auslösen und sogar dazu führen, dass die Atmung regelmäßig ganz aussetzt.

Tipps für bessere Schlafhygiene

Voraussetzung für eine erholsame Nachtruhe ist eine gute Schlafhygiene. Die meisten Menschen wissen, dass dazu gehört, die Bildschirmzeit und den Alkoholgenuss vor dem Schlafengehen zu beschränken, aber viele von uns sträuben sich gegen dieses Wissen, weil Sie gern mit einem Glas Wein vor dem Fernseher abspannen. Leider hilft uns diese Gewohnheit nicht wirklich dabei, uns zu entspannen. Stattdessen wirkt es anregend auf das Nervensystem und hält uns davon ab, gut zu schlafen.

- Meiden Sie blaues Licht. Wenn Sie Ihr Smartphone, den Fernseher oder den Laptop vor dem Zubettgehen nutzen, tragen Sie mindestens zwei Stunden vor dem Einschlafen eine Brille mit Blaulichtfilter.
- Wenn Sie den ganzen Tag über vor einem Computerbildschirm sitzen, kann es im Hinblick auf Ihren Schlaf, zur Entlastung der Augen und zur Linderung von Kopfschmerzen hilfreich sein, tagsüber eine Brille mit Blaulichtfilter zu tragen.
- Wenn Sie Ihr Smartphone als Wecker benutzen, stellen Sie es vor dem Einschlafen auf Flugmodus.
- Ihr Schlafzimmer sollte kühl, gut belüftet, ruhig und dunkel sein.
- Essen Sie spätabends nichts mehr und verzichten Sie auf Alkohol. Genehmigen Sie sich ein Gläschen zum Abendessen, wenn Sie möchten, aber geben Sie Ihrem Körper danach Zeit zum Verdauen. Wenn Sie regelmäßig bis in die Nacht hinein trinken, werden Sie sich morgens merklich weniger erschöpft fühlen, sobald Sie diese Gewohnheit aufgeben.

Schlaflosigkeit

Gedankenkreisen und eine unregelmäßige Atmung tragen zu Schlaflosigkeit bei. Wenn Sie mitten in der Nacht wachliegen, kann das zum Teil an dysfunktionaler Atmung während des Schlafs liegen. Einen Anteil daran hat allerdings auch eine gewisse innere Unruhe, die aufgrund eines ungesunden Atemmusters während des Tags entsteht. Um gegen Schlaflosigkeit anzugehen, muss die Entspannungsreaktion des Körpers aktiviert werden. Ebenfalls grundlegend ist es, das Atemverhalten während des Schlafs zu verbessern, damit die Atemwege gut funktionieren und die Atmung weder unterbrochen wird noch ein Atemwiderstand besteht. So gehen Sie gegen Einschlafschwierigkeiten vor:

- In Ruhe, bei Anstrengung und im Schlaf durch die Nase atmen
- Vor dem Einschlafen 15 Minuten lang Übung 1: Leicht atmen (Seite 48), um Lufthunger zu erzeugen
- Dreimal täglich zehn Minuten lang Übung 1: Leicht atmen (Seite 48)

- Zweimal täglich zehn Minuten lang Übung 3: Langsam atmen (Seite 55)
- Einmal täglich zehn Minuten lang Übung 2: Tief atmen (Seite 54)

Bei regelmäßigem Erwachen nach vier oder fünf Stunden Schlaf:

- Bereits nach wenigen Stunden Schlaf wieder aufzuwachen kann belastend sein: Man ist noch nicht wach genug, um aufzustehen und in den Tag zu starten, und auf der anderen Seite nicht mehr müde genug, um einfach wieder einzuschlafen. Auslöser für das Erwachen können Atmungsstörungen sein, etwa ein teilweiser oder vollständiger Verschluss des Rachenraums.
- Richten Sie Ihre Aufmerksamkeit auf Ihre Atmung, um Ihre kreisenden Gedanken zur Ruhe zu bringen.
- Atmen Sie leicht und langsam, um die Entspannungsreaktion Ihres Körpers zu aktivieren (Übung 1 und 2, Seite 48 und 54).
- Sobald Ihr BOLT-Wert über 20 Sekunden liegt, werden die Luftverwirbelungen in Ihrer Nase und Ihrem Rachen zurückgehen. Sie werden tiefer schlafen und nachts seltener erwachen.

Schnarchen

Zum Schnarchen durch den Mund kommt es, wenn ein großes Luftvolumen durch Atemwege strömt, die sich verschließen können, und diese Luft dann den weichen Gaumen in Vibration versetzt. Es hört auf, wenn der Mund beim Schlafen geschlossen ist.

Schnarchen durch die Nase wird durch Luftverwirbelungen im Nasen-Rachen-Raum verursacht. Blockaden durch eine Nasenverengung, eine Nasenscheidewandverkrümmung oder eine anatomisch kleine Nase erhöhen den Atmungswiderstand. Auch heftiges, schnelles Atmen trägt zum Nasenschnarchen bei.

Um die Auswirkungen einer schnelleren und heftigeren Atmung beim Schnarchen durch die Nase zu verdeutlichen, bitte ich meine Kursteilnehmer häufig, das Geräusch nachzuahmen. Dazu verengt man in der Regel den Rachenraum kurz hinter der Nase und beschleunigt die Atmung. Wenn Sie die Atemgeschwindigkeit jetzt verringern und durch die Nase ein- und ausatmen und dann die Atmung so weit verlangsamen, dass Sie kaum mehr wahrnehmbar ist und nur geringste Luftmengen durch die Nase ein- und ausströmen, werden Sie merken, dass es schwierig wird, ein Schnarchgeräusch zu erzeugen.

Schnarchen ist nicht nur auf eine Beeinträchtigung der oberen Atemwege zurückzuführen. Das Atemverhalten kann dabei ebenfalls eine Rolle spielen. Ein niedriger BOLT-Wert mit einer hohen Atemfrequenz und einem erhöhten Luftvolumen pro Minute trägt zur Entstehung von Luftverwirbelungen in den oberen Atemwegen bei. Während die meisten Gegenmaßnahmen bei den Atemwegen ansetzen, ist das fehlende Puzzleteil dann in Wirklichkeit der Luftstrom. Ein Ingenieur, der den Fließwiderstand in einer Röhre untersucht, wird nicht nur den Röhrendurchmesser berücksichtigen, sondern auch die Fließgeschwindigkeit und das Volumen.

Nutzen Sie, um das Schnarchen durch den Mund zu beenden, ein spezielles Mundpflaster, um den Mund beim Schlafen geschlossen zu halten. Denn wenn Sie dadurch durch die Nase atmen, können Sie schlichtweg nicht durch den Mund schnarchen. So reduzieren Sie Nasenschnarchen:

- Absolvieren Sie Übung 14 zum Freimachen der Nase (Seite 72).
- Wechseln Sie tagsüber und im Schlaf zur Nasenatmung.
- Verringern Sie den Atemfluss, indem Sie viermal täglich zehn Minuten lang Übung 1: Leicht atmen (Seite 48) absolvieren.
- Steigern Sie Ihren BOLT-Wert auf über 20 Sekunden.

Bei vielen Menschen ist es möglich, das Nasenschnarchen vollständig zu beheben. Bei Verengung der oberen Atemwege bleibt es in einigen Fällen bestehen, allerdings in geringerer Intensität – das heißt, weniger laut und mit weniger problematischen Auswirkungen.

Obstruktive Schlafapnoe

Wenn Sie an obstruktiver Schlafapnoe leiden, empfehle ich Ihnen, den Teil über schlafbezogene Atmungsstörungen in Kapitel 7 (Seite 227) zu lesen sowie Anhang A (Seite 487), wo die Erscheinungsformen und physiologischen Ursachen von obstruktiver Schlafapnoe sowie die Wirkung von Atemübungen beschrieben werden.

Obstruktive Schlafapnoe hat schwerwiegende langfristige Auswirkungen auf die Gesundheit und das Wohlbefinden. Es steht im Zusammenhang mit Herz-Kreislauf-Erkrankungen, gesteigerter Mortalität bei Schwangeren, sexuellen Funktionsstörungen, Despressionen und plötzlichem Herztod. Wenn Sie an obstruktiver Schlafapnoe leiden, lohnt es sich auf jeden Fall, sich damit zu befassen, wie Sie die Symptome und den Schweregrad der Erkrankung verringern können.

Der erste Schritt im Kampf gegen obstruktive Schlafapnoe ist der Wechsel zur nasalen Atmung im Schlaf. Das ist auch sehr wichtig, wenn Sie zur Behandlung Ihrer Schlafapnoe ein CPAP-Gerät (CPAP = auf Englisch Continuous Positive Airway Pressure, Deutsch: kontinuierlich positiver Atemwegsdruck, nächtliche Überdruckatmung) nutzen. Mundatmung ist eine verbreitete Ursache dafür, dass die CPAP-Behandlung nicht richtig durchgeführt werden kann, weil die Luft, die durch den etwas erhöhten Druck eigentlich die Atemwege offen halten soll, stattdessen durch den geöffneten Mund entweicht.

Die gute Nachricht ist, dass Atemübungen sowohl die Symptome der Schlafapnoe lindern als auch dem allgemeinen Gesundheitszustand zugutekommen. Befolgen Sie den unten stehenden Übungsplan, um Ihre Symptome zu reduzieren und eine erholsamere Nachtruhe zu genießen.

Tägliches Trainingsprogramm

- Atmen Sie in Ruhe, bei Anstrengung und im Schlaf ausschließlich durch die Nase.
- Achten Sie auf die korrekte Lage der Zunge: Drei Viertel der Zunge sollten in der Mundhöhle ruhen, wobei die Zungenspitze hinter den oberen Vorderzähnen positioniert ist, diese aber nicht berührt.
- Steigern Sie Ihren BOLT-Wert auf mindestens 25 Sekunden.
- Praktizieren Sie zweimal täglich 15 Minuten lang Übung 1: Leicht atmen (Seite 48) – einmal direkt nach dem Aufwachen, das andere Mal vor dem Einschlafen.
- Führen Sie einmal am Tag 20 Minuten lang Übung 6: Langsam und tief atmen beim Gehen (Seite 61) aus.
- Verschließen Sie Ihren Mund vor dem Schlafengehen mit einem speziellen Mundpflaster. Wenn dieser Gedanke Ihnen Unwohlsein bereitet, tragen Sie das Tape vor dem Einschlafen 20 Minuten lang, um sich daran zu gewöhnen.
- Wenn Ihr Mundraum morgens natürlich feucht ist, benötigen Sie kein Tape. Ein trockener Mund zeigt, dass Sie im Schlaf mit geöffnetem Mund atmen.

Programm bei Panikstörungen, Ängsten und Gedankenkreisen

Panikstörungen gehen oft einher mit Gefühlen der Luftnot und Erstickungsangst. Aus diesem Grund ist der wahrscheinlichste Auslöser für eine Panikattacke die Furcht vor einer Panikattacke. Obwohl Ängste, Gedankenkreisen und Panik als psychische Probleme eingeordnet werden, haben Wissenschaftler einen starken biochemischen Zusammenhang festgestellt: Menschen mit Panikstörungen haben oft eine ausgeprägte Sensitivität gegenüber einer Anreicherung von Kohlendioxid im Blut, und das Erstickungsgefühl kann durch Normalisierung des Atemverhaltens abgeschwächt werden.

Wenn Sie Ihren Körper regemäßig über kurze Zeiträume unter kontrollierten Bedingungen einem leichten Lufthunger aussetzen, wie es das Ziel der Leicht-atmen-Übungen ist, reagiert Ihr Körper nach und nach weniger sensibel auf die Erstickungsgefühle und die chemischen Veränderungen, die diese Gefühle auslösen. Aufgrund des Zusammenhangs zwischen der Biochemie der Atmung und der Funktionsweise unseres Nervensystems kann langsames Atmen genutzt werden, um sich zu beruhigen. Eine funktionale Atmung verbessert den zerebralen Blutfluss und die Sauerstoffversorgung des Gehirns, was es Ihnen ermöglicht, klarer und ruhiger zu denken.

Das Zwerchfell hat eine Verbindung zum sogenannten Vagusnerv. Dieser wiederum schüttet einen beruhigenden Neurotransmitter (Nervenbotenstoff) aus, der die Herzfrequenz senkt. Das ist der Grund dafür, dass tiefes Atmen beruhigend wirkt. Eine Atemfrequenz von 4,5 bis 6,5 AZ/min aktiviert die Entspannungsreaktion Ihres Körpers, wirkt ausgleichend auf das Nervensystem, optimiert die Herzfrequenzvariabilität und den Blutdruck.

Notfallübung

Wenn Sie spüren, dass eine Panikattacke naht, gibt es drei Übungen, mit der Sie ihr Einhalt gebieten können. Diese Übungen sind außerdem wirksam bei Gedankenkreisen:

1. Übung 12 oder 16: Atemregeneration im Sitzen bzw. Panikattacken beenden (Seite 69 und 76).
2. Legen Sie die Hände schalenförmig über Ihr Gesicht, um das ausgeatmete Kohlendioxid wieder einzuatmen. Diese Methode ist sicherer, als in eine Papier-

tüte zu atmen, weil dabei auch der eingeatmete Sauerstoffanteil noch ausreichend hoch ist.

3. Wechseln Sie von der schnellen, flachen zur langsamen, tiefen Atmung, indem Sie Ihre Hände auf beiden Seiten Ihres Rumpfs auf die unteren Rippen legen, damit Sie beim Ein- und Ausatmen durch die Nase die Ausdehnung und das Zusammenziehen Ihrer Rippen spüren können:
   - Drei Sekunden einatmen
   - Drei Sekunden ausatmen
   - Wiederholen, bis die Paniksymptome abgeklungen sind

Tägliches Trainingsprogramm

Wenn das Gefühl des Lufthungers bei Ihnen große Furcht hervorruft, hilft Ihnen das regelmäßige Ausführen folgender kurzer Übungen dabei, Ihren Körper daran zu gewöhnen, einen leichten Lufthunger gut tolerieren zu können:

Sechsmal täglich zehn Minuten lang Übung 12: Atemregeneration im Sitzen (Seite 69) oder

Sechsmal täglich fünf bis zehn Minuten lang Übung 1: Leicht atmen (Seite 48), um für 15 bis 30 Sekunden einen Lufthunger zu erzeugen, im Wechsel mit einer einminütigen Pause. Oder:

Sechsmal täglich fünf Wiederholungen von Übung 13: Atemregeneration im Gehen (Seite 71) über fünf bis zehn Schritte.

Wenn Sie mit dem Gefühl des Lufthungers zurechtkommen:

- Dreimal täglich zehn Minuten lang Übung 1: Leicht atmen (Seite 48)
- Zweimal täglich zehn Minuten lang Übung 3: Langsam atmen (Seite 55). Wenn Ihr BOLT-Wert unter 15 Sekunden liegt, atmen Sie drei Sekunden lang ein und drei Sekunden lang aus. Liegt Ihr BOLT-Wert über 15 Sekunden, atmen Sie je fünf Sekunden ein und aus.
- Einmal am Tag zehn Minuten lang Übung 2: Tief atmen (Seite 54)

COVID-19-Nachsorge

Kürzlich erhielt ich eine E-Mail von einer Kollegin, die mich im Hinblick auf die COVID-19-Nachsorge um Rat fragte. Sie schrieb:

»Ich habe eine Patientin, bei der im April 2020 COVID-19 diagnostiziert worden war. Bei unserem ersten Termin konnte sie keinen ganzen Satz sprechen, ohne außer Atem zu kommen. Zu Beginn unserer Zusammenarbeit im Oktober 2020 lag Ihr BOLT-Wert bei nur drei Sekunden. Jetzt, zwei Monate später, liegt ihr BOLT-Wert etwa bei zehn oder elf. Sie kann kaum sportlich aktiv sein, weil es ihr schon schwer genug fällt, durch den Mund zu atmen. Sie trägt tagsüber ein spezielles Mundpflaster, und sie kann kurze Atemanhalteeinheiten und das Leichte atmen durchführen; die anderen Übungen sind zu schwer für sie. Wir haben die Übung zum Freimachen der Nase ausprobiert und sie bekam sofort starke Kopfschmerzen. Auch bei den anderen Übungen hat sie Kopfschmerzen. Nach den Atemübungen steigt ihr BOLT-Wert auf um die 20 Sekunden, aber ihr morgendlicher Wert bewegt sich immer noch bei zehn.

Was kann ich sonst noch tun? Was verursacht die starken Kopfschmerzen während der Übungen?«

Viele Menschen mit COVID-19 leiden an schwerer Atemnot. Mehrfach wurde von BOLT-Werten von drei Sekunden berichtet. Bei so niedrigen BOLT-Werten ist es schwer, ohne Atemnot einen ganzen Satz zu sprechen.

Um die Atmung zu verbessern, muss zunächst der BOLT-Wert sanft und konsequent gesteigert werden. Bei derart niedrigen Werten besteht bei jeder Atemübung das Risiko, dass sie die Atmung zusätzlich destabilisiert.

Übungsplan

1. Jede Stunde zehn Minuten Übung 12: Atemregeneration im Sitzen (Seite 69). Führen Sie diese Übung auch durch, wenn die Nase verstopft ist. Es ist wichtig, dass Sie den Atem nicht für eine längere Zeitspanne als Ihren halben BOLT-Wert anhalten – wenn also Ihr BOLT-Wert bei nur drei Sekunden liegt, dann halten Sie die Luft maximal 1,5 Sekunden lang an.
2. Üben Sie das langsame Atmen mit seitlicher Ausdehnung und Zusammenführen der unteren Rippen, um die Ventilation der Alveolen (Belüftung der Lungenbläschen) zu verbessern:
   - Drei Sekunden langsam durch die Nase einatmen.
   - Drei Sekunden langsam durch die Nase ausatmen.
   - Wenn Ihnen das beschwerdefrei gelingt, fünf Sekunden langsam durch die Nase einatmen.
   - Fünf Sekunden langsam durch die Nase ausatmen.

- Spüren Sie, wie sich beim Einatmen die unteren Rippen sanft nach außen bewegen.
- Spüren Sie, wie sich beim Ausatmen die unteren Rippen sanft nach innen bewegen.
- Führen Sie die Übung fünfmal am Tag fünf Minuten lang aus.

3. Atmen Sie Tag und Nacht ausschließlich durch die Nase. Tragen Sie ein spezielles Mundpflaster, um den Mund im Schlaf geschlossen zu halten. Es ist in diesem Fall besonders geeignet, da es die Lippen nicht bedeckt.
4. Beim Durchführen der Übungen starke Kopfschmerzen zu entwickeln ist ungewöhnlich. Wenn Sie intensive Atemanhalteübungen machen, kann es aufgrund des Anstiegs von CO_2 im Blut zu Kopfschmerzen kommen. Im Allgemeinen gehen die Kopfschmerzen relativ schnell zurück.

Treten bei Ihnen Kopfschmerzen auf, dann senken Sie die Intensität der Übungen. Gehen Sie auch beim leichten Atmen und bei der Atemregeneration im Sitzen sanfter vor.

Andere Erkrankungen

Menschen mit bestimmten Erkrankungen sollten sicherstellen, dass sie tagsüber, bei Belastung und nachts ausschließlich durch die Nase atmen. Sie können Übung 3: Langsam atmen (Seite 55) oder die Nasenatmung im Gehen praktizieren. Zu diesen Erkrankungen zählen:

- Schizophrenie
- Schilddrüsenüberfunktion
- Brustschmerzen
- Herzproblemen in den vergangenen sechs Monaten
- Sichelzellenanämie
- Krebs
- Aneurysma
- Nierenkrankheiten

Ältere Personen, Schwangere im zweiten oder dritten Trimester sowie Menschen mit Bluthochdruck, Diabetes, Epilepsie, Angststörungen, Schlafapnoe, Herz-Kreislauf-Problemen und anderen schwerwiegenden Erkrankungen sollten nur Atemregenerationsübungen und leichtes, langsames und tiefes Atmen durch die Nase in Ruhe und bei körperlicher Anstrengung praktizieren. Verzichten Sie darauf, Atemübungen auszuführen, bei denen es den Atem anzuhalten gilt, um stärkeren Lufthunger zu erzeugen.

Exkurs: Entgiftung

Mit dem Anstieg Ihres BOLT-Werts wird eine Entgiftungswirkung spürbar werden. Die in diesem Kapitel aufgeführten Übungen dienen dazu, die Stoffwechselaktivität zu normalisieren, sie verbessern die Fähigkeit des Körpers, Abfallstoffe loszuwerden und reinigen das System von Giftstoffen.

Während der Entgiftungsphase ist es wichtig, die Atemübungen fortzusetzen. Wenn Sie aufhören, kann es sein, dass die Entgiftung noch nicht abgeschlossen ist. Unterstützend können Sie täglich ein Glas warmes Wasser trinken, in dem Sie einen Viertel Teelöffel qualitativ hochwertiges Meersalz auflösen.

Es kann vorkommen, dass zu den Symptomen während dieser Reinigungsperiode eine leichte Verschlechterung Ihrer Erkrankung kommt. Wenn Sie zum Beispiel Asthma haben, könnte eine vermehrte Schleimproduktion in der Nase und den Atemwegen auftreten, besonders bei mit Nasenatmung verbundener körperlicher Aktivität. Auch andere leicht ausgeprägte Nebenwirkungen wie leichte Kopfschmerzen, Durchfall, verstärktes Gähnen, Schnupfen, Schlaflosigkeit, schlechter Geschmack im Mund oder verringerter Appetit sind möglich. Das sind Anzeichen dafür, dass Ihr Körper sich auf einen gesünderen Lebensstil umstellt. Grundsätzlich sollten sich die Symptome nicht störend auf Ihren normalen Alltag auswirken und nach einem oder zwei Tagen vorübergehen. Wie bei jedem Entgiftungsprozess gibt es auch in diesem Fall eine kurze Phase der Anpassung.

Falls die Vorstellung einer Entgiftung über die Atmung neu für Sie ist, könnte es Sie interessieren, dass Giftstoffe wie Alkohol über die Lunge aus dem Körper abgegeben werden.[58] Lassen Sie mich das mit einer kurzen Geschichte verdeutlichen: In meiner Heimatstadt Galway lebte eine Frau, die einiges über Atmung wusste. Sie wurde wegen Verdachts auf Alkohol am Steuer festgenommen. Sie war bei einer Atemalkoholkontrolle aufgefallen und zum Bluttest auf die Polizeistation mitgenommen worden. Auf dem Rücksitz des Polizeiautos hyperventilierte sie bewusst einige Minuten lang. Ich kann mir vorstellen, was die Polizisten gedacht haben müssen. Im Gegensatz zum Ergebnis des Atemtests hatte sie nur sehr wenig Alkohol im Blut und durfte gehen. Ich bin sicher kein Befürworter von Alkohol am Steuer – was mich jedoch fasziniert, ist, dass es möglich ist, über die Atmung Blutalkohol loszuwerden. Aktuelle Forschungsbefunde aus Kanada lassen sogar vermuten, dass Hyperventilieren als lebensrettendes therapeutisches Verfahren bei Alkoholvergiftung eingesetzt werden könnte.[59]

Teil 4: Übungen zur Steigerung des Fokus und der Konzentration

Eine Frage, die mir meine Kursteilnehmer häufig stellen, ist die folgende: »Was ist der Unterschied zwischen Atemtechniken, die darauf ausgelegt sind, eine Belastung auszulösen, und solchen, die zur Entspannung gedacht sind?«

Die Antwort darauf ist, dass Atemübungen, deren Schwerpunkt darauf liegt, die Geschwindigkeit oder Dauer der Einatmung zu steigern, Stressoren sind. Dazu gehören Oxygen-Advantage®-Übungen, die Atemanhalten nutzen, um einen starken Lufthunger zu erzeugen, ebenso wie einige der Techniken, die Wim Hof nutzt.

Atemübungen, die darauf ausgelegt sind, die Ausatmung zu verlangsamen oder zu verlängern, wirken entspannend. Dazu gehören Atemanhalteübungen, die leichten Lufthunger nach sich ziehen, etwa Übung 1: Leicht atmen (Seite 48) mit ihrem Fokus auf Entspannung und leichtem Lufthunger. Dasselbe gilt für das langsame Atmen, weil der Vagusnerv, der den Parasympathikus steuert (den Part des autonomen Nervensystems, der für Ruhe und Verdauung zuständig ist), nur bei der Ausatmung aktiviert wird. Das bedeutet, dass eine längere Ausatemphase die Entspannung fördert. In Kapitel 4 (Seite 149) erfahren Sie mehr darüber.

Wichtiger Hinweis: Kontrolliertes Hyperventilieren und Atemanhalten sind sehr wirkmächtige Übungen, die darauf ausgelegt sind, das körperliche Gleichgewicht vorübergehend zu stören, um Anpassungsprozesse auszulösen. Sie sind nicht für Schwangere geeignet und auch nicht für Menschen mit schwerwiegenden gesundheitlichen Einschränkungen wie Diabetes, Schlafapnoe, Epilepsie, Angsterkrankungen, Panikstörungen oder Herz-Kreislauf-Problemen.

Übung 19: Box-Breathing

Diese Übung kann als Alternative zu Übung 12: Atemregeneration im Sitzen (Seite 69) genutzt werden. Box-Breathing wird traditionell von Militärangehörigen genutzt, um das autonome Nervensystem auszugleichen. Es dient dazu, einen Zustand der entspannten Aufmerksamkeit zu erzeugen, um ganz da zu sein. Es existieren verschiedene, vom BOLT-Wert abhängige Varianten.

BOLT-Wert unter 15 Sekunden

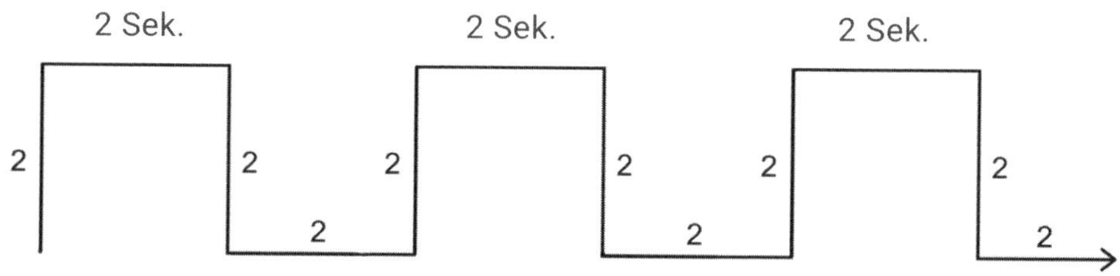

Atmen Sie zwei Sekunden lang ein, dann halten Sie den Atem zwei Sekunden an, atmen dann zwei Sekunden aus und halten den Atmen zwei Sekunden lang an. Wiederholen Sie die Übung fünf Minuten lang.

BOLT-Wert über 15 Sekunden

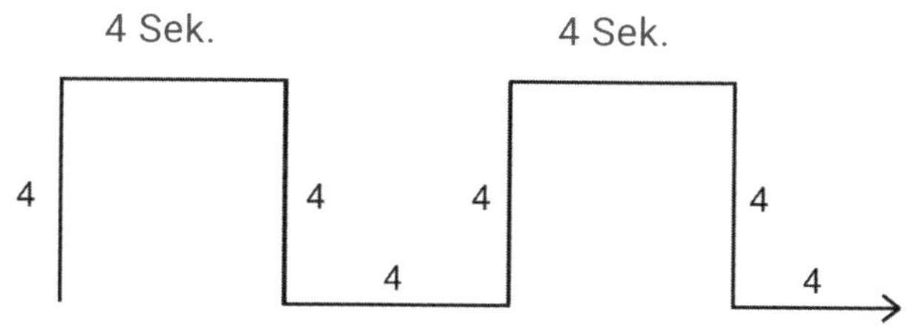

Atmen Sie vier Sekunden lang ein, dann halten Sie den Atem vier Sekunden an, atmen dann vier Sekunden aus und halten den Atmen vier Sekunden lang an. Wiederholen Sie die Übung fünf Minuten lang.

Übung 20: Zur Vorbereitung auf Reden oder Auftritte

Sie können Atemübungen nutzen, um einen Flow-Zustand zu erreichen, in dem Ihr Geist zugleich entspannt und aufmerksam ist. Ich persönlich nutze den folgenden Übungsablauf, um vor Vorträgen in einen Flow-Zustand zu gelangen, meine Aufmerksamkeit zu fokussieren und präsent zu bleiben. Die Übungen eignen sich auch im Vorfeld von Interviews, Präsentationen, Auftritten und Sportveranstaltungen.

Guter Schlaf ist unerlässlich. Ihre Fähigkeit, sich auch unter Druck konzentrieren zu können, beginnt zu einem großen Teil in der Nacht davor.

Übung am Vorabend

- Vor dem Zu-Bett-Gehen Übung 1: Leicht atmen (Seite 48) absolvieren, um einen 15 Minuten dauernden Lufthunger zu erzeugen
- Während des Schlafs ausschließlich durch die Nase atmen (Mundpflaster)

In den 30 Minuten vor dem Auftritt/der Rede

1. Den Geist entspannen

- Setzen Sie sich und legen Sie die Hände auf die unteren Rippen.
- Schließen Sie die Augen und richten Sie Ihre Aufmerksamkeit nach innen. Das hilft Ihnen auch, Energie zu mobilisieren.
- Führen Sie fünf bis zehn Minuten lang (zehn Minuten sind ideal) Übung 4: Leicht, langsam und tief atmen (Seite 58) durch.

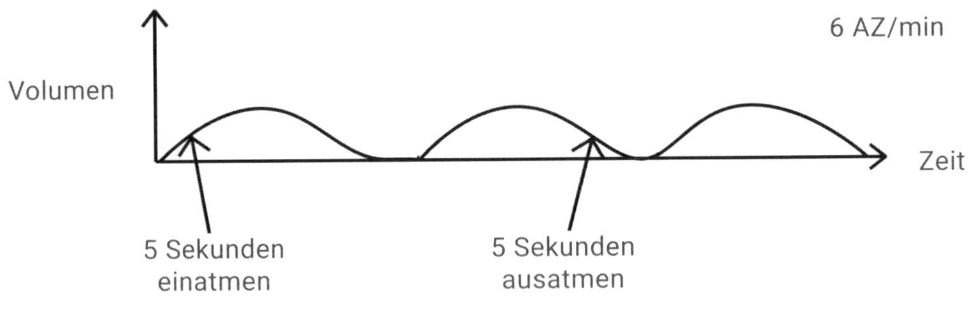

2. Die Aufmerksamkeit erhöhen

- Atmen Sie durch die Nase aus.
- Halten Sie die Nase mit den Fingern zu und gehen Sie 10 bis 50 Schritte mit angehaltenem Atem, um einen moderaten bis starken Lufthunger zu erzeugen.
- Bleiben Sie stehen.
- Atmen Sie durch die Nase ein und machen Sie eine 30 Sekunden lange Pause, ohne sich zu bewegen.
- Fünfmal wiederholen.

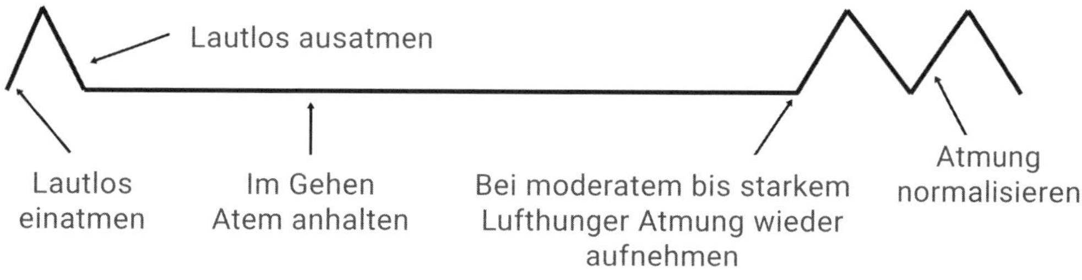

Dieses Vorgehen hilft Ihnen, Ihre Aufmerksamkeit weg von dem zu lenken, was in Ihrem Kopf vorgeht, also auch weg von kreisenden Gedanken.

Wenn Sie den Raum betreten, um Ihre Präsentation zu beginnen, verteilen Sie Ihre Aufmerksamkeit auf Ihren gesamten Körper. Kommen Sie mit der Aufmerksamkeit bewusst aus dem Kopf heraus. Seien Sie beim Betreten des Raums mit jeder Zelle Ihres Körpers präsent.

Lenken Sie auch während der Veranstaltung einen Teil Ihrer Aufmerksamkeit auf Ihren Körper, statt ganz in Ihrem Kopf zu verharren.

Machen Sie sich bewusst, dass es sich bei Gefühlen der Atemlosigkeit, Selbstentfremdung und des »Außerhalb des Körpers«-Seins, die manchmal im Zusammenhang mit Leistungsangst auftreten, schlicht um Symptome chronischer Hyperventilation handelt und keineswegs um ein Zeichen dafür, dass Sie der Aufgabe nicht gewachsen sind. Performen Sie mit jeder Zelle Ihres Seins!

Übung 21: Warm-up vor körperlicher Anstrengung

Diese Aufwärmübung ist nicht auf Walking oder Joggen beschränkt. Sie kann bei jeder Sportart genutzt und während gleichmäßiger Bewegungsabläufe ausgeführt werden. Das Luftanhalten nach dem Ausatmen, bis ein moderater Lufthunger entsteht, eignet sich für die meisten Aufwärmroutinen. Bauen Sie fünf Atemanhalteeinheiten im Abstand von ein oder zwei Minuten in Ihr Warm-up ein. Es ist sinnvoll, um die Atemwege und Blutgefäße zu erweitern, das nasale Stickstoffmonoxid zu nutzen und den Sauerstofftransport zu den Zellen vor körperlichem Training zu steigern.

Anleitung

- Bewegen Sie sich 10 bis 15 Minuten lang in moderatem Tempo.
- Atmen Sie während des Warm-ups nur durch die Nase.
- Atmen Sie leicht, langsam und tief.

- Nehmen Sie vollere, aber weniger Atemzüge bei seitlicher Ein- und Auswärtsbewegung der unteren Rippen.
- Atmen Sie durch die Nase aus und halten Sie sich die Nase mit den Fingern zu, um die Luft anzuhalten.
- Setzen Sie Ihre Bewegung während des Atemanhaltens fort.
- Sobald Sie einen moderaten Lufthunger erzeugt haben, lassen Sie die Nase los und atmen durch die Nase weiter.
- Verringern Sie Ihre Atmung, indem Sie sechs Atemzüge lang nur die Hälfte Ihres üblichen Atemzugvolumens ein- und ausatmen.
- Atmen Sie nach einer oder zwei Minuten wieder ganz normal weiter.
- Wiederholen Sie das Atemanhalten während Ihres Aufwärmprogramms fünfmal.

Teil 5: Körper und Geist beanspruchen und entspannen

Bewusstes Hyperventilieren

Einige der Dinge, die Sie in diesem Buch lesen, widersprechen möglicherweise Informationen, die Sie in Bezug auf andere populäre Atemmethoden gehört haben. Aktuell gibt es einen regelrechten Boom von Atemtechniken und einige Ansätze haben eine erhebliche Verbreitung erfahren. Diese globale Atemrevolution ist erst einmal eine positive Entwicklung. Die Atmung ist ein wesentliches Werkzeug für unsere Gesundheit, Leistungsfähigkeit und Selbstbeherrschung.

Das Interesse für verschiedene Atemtechniken ist ebenfalls positiv, denn es herrscht immer noch auf breiter Front Unwissenheit im Hinblick auf die Grundprinzipien der Atmung. Das spiegelt sich auch in der Tatsache wider, dass 60 bis 80 Prozent der Erwachsenen dysfunktionale Atemmuster aufweisen.[60] Insofern ist es lohnenswert, sich die Ideen hinter verschiedenen Arten von Atemtechniken anzusehen, um zu verstehen, wie sie sich auf den Körper auswirken und warum sie sich für manche Menschen hervorragend eignen und für andere nicht.

Ich greife dieses Thema nicht auf, um eine Auseinandersetzung darüber anzuzetteln, welche Atemmethode die beste ist. Mir geht es darum, die Bedeutung einer guten Balance zu erörtern und Ihnen zu helfen, ein Verständnis für Ihre Optionen zu entwickeln.

Manche Atemtechniken arbeiten mit bewusstem, kontrolliertem Hyperventilieren, und da ja in diesem Buch der Fokus darauf liegt, die schädlichen Auswirkungen chronischer Hyperventilation zu bekämpfen, möchte ich Ihnen Erklärungen dafür bieten, warum diese Art von Übungen hilfreich sein kann. Wenn man bewusstes Hyperventilieren praktiziert, ist es meiner Ansicht nach wichtig, dessen Wirkung durch Übungen mit reduziertem Atemvolumen auszugleichen. Anders ausgedrückt: Wenn Sie den Körper hochregeln, ist es wichtig, ihn auch wieder herunterzuregeln. Auf diese Weise lassen sich im Hinblick auf die biochemischen Prozesse der Atmung und die Funktion des autonomen Nervensystems die besten Langzeitergebnisse erzielen.

Übung 22: Vorbereitung auf das simulierte Höhentraining

Führen Sie diese Übung nur so lange durch, bis sich ein noch erträglicher Lufthunger einstellt. Ziel ist, einen leichten bis mittleren Lufthunger zu spüren (in Abhängigkeit von Ihrem BOLT-Wert) und sich auf intensivere Atemanhalteeinheiten vorzubereiten.

Anleitung

- Atmen Sie einmal normal durch die Nase ein und aus.
- Halten Sie sich die Nase zu, um die Luft anzuhalten, und gehen Sie 10 bis 15 Schritte.
- Bleiben Sie stehen und geben Sie Ihre Nase frei. Atmen Sie durch die Nase ein und nehmen Sie die sanfte Ein- und Ausatmung durch die Nase wieder auf.
- Warten Sie 30 bis 60 Sekunden, dann wiederholen Sie den Vorgang.
- Atmen Sie wieder normal durch die Nase ein und aus. Halten Sie sich die Nase zu und gehen Sie 10 bis 15 Schritte mit angehaltenem Atem.
- Bleiben Sie stehen und geben Sie Ihre Nase frei. Atmen Sie durch die Nase ein und nehmen Sie die sanfte Ein- und Ausatmung durch die Nase wieder auf.
- Warten Sie 30 bis 60 Sekunden, dann wiederholen Sie den Vorgang.
- Wiederholen Sie die Übung fünfmal.

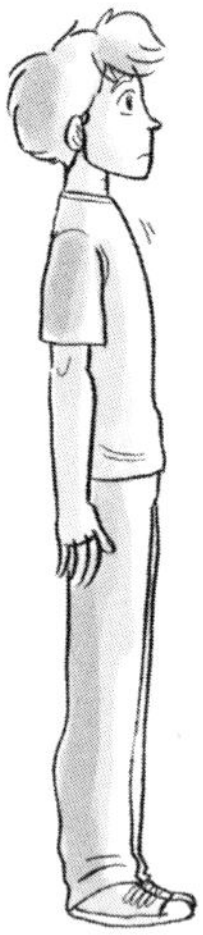

Lautlos einatmen

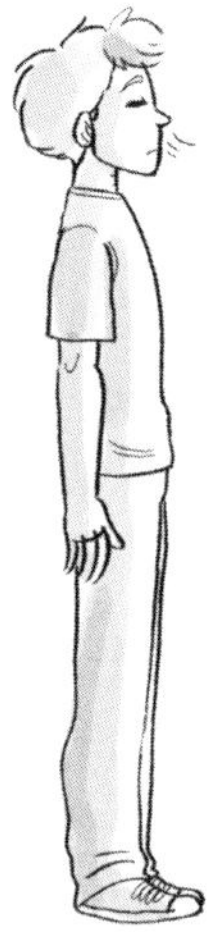

Lautlos ausatmen

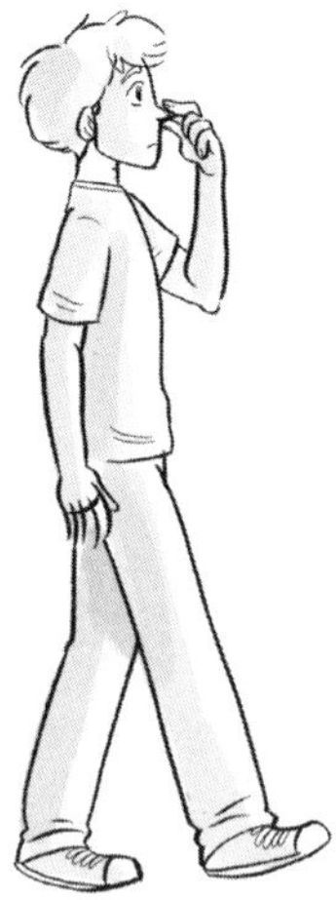

Atem anhalten und 10 bis 15 Schritte gehen

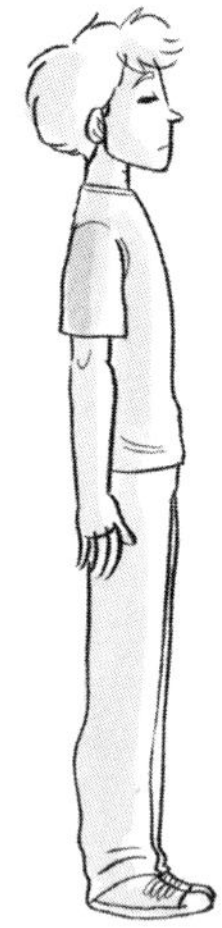

Zur Erholung 30 bis 60 Sekunden pausieren

Atem anhalten und 10 bis 15 Schritte gehen

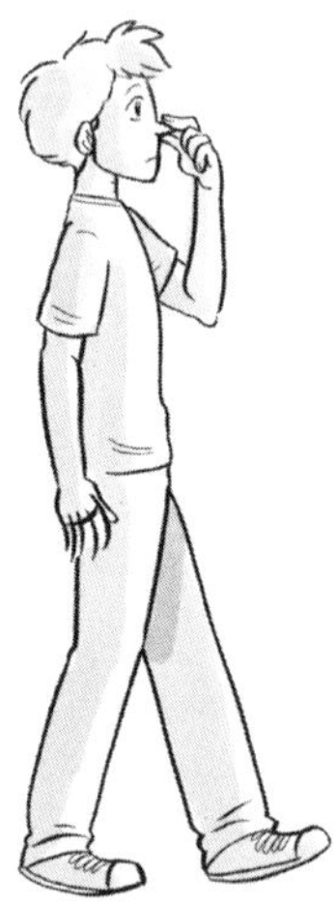

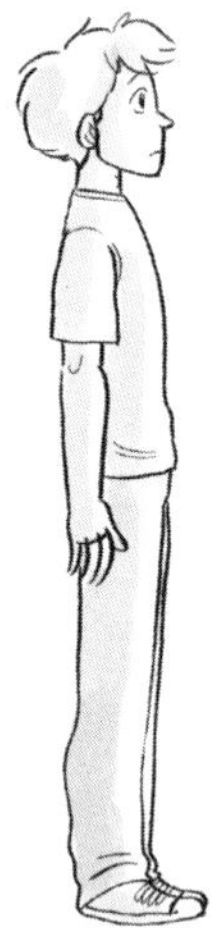

Zur Erholung 30 bis 60 Sekunden pausieren

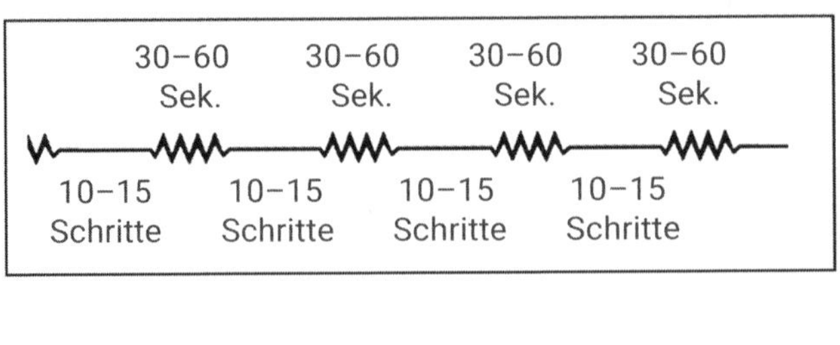

Die Übungen im Vergleich

Übung 23: Simuliertes Höhentraining	**Übung 24: Raus aus dem Kopf!**	**Übung 25: Schnelle »feurige« Atmung**
Normale Atmung, Atemanhalten, Minimalatmung	Starkes kontrolliertes Hyperventilieren, Atemanhalten, Leicht atmen	Leichtes kontrolliertes Hyperventilieren, Atemanhalten, Leicht atmen
Sauerstoff niedrig, CO_2 hoch	Sauerstoff niedrig, CO_2 niedrig	Sauerstoff niedrig, CO_2 normal bis hoch
• Blut-CO_2 steigt • Verbesserter Blutfluss zum Gehirn • Erhöhte Sauerstoffversorgung des Gehirns • Die Übungen beanspruchen den Körper und reduzieren den pH-Wert des Bluts • stimulieren den Vagusnerv und steigern den Vagotonus • Minimalatmung ist notwendig, damit die Atmung sich nach dem Luftanhalten erholen kann	• Blut-CO_2 sinkt • Weil CO_2 die Atmung steuert, kann bei einer Senkung des CO_2-Gehalts im Blut der Atem viel länger angehalten werden. • Wenn der Atem über eine längere Dauer angehalten wird, kann die Sauerstoffsättigung des Bluts stark abfallen. • Die Übungen erhöhen den pH-Wert des Bluts und setzen den Körper dadurch unter Stress • trainieren die Atemmuskulatur • stimulieren den Vagusnerv und steigern den Vagotonus • Leicht atmen ist notwendig, damit der pH-Wert des Bluts sich nach dem kontrollierten Hyperventilieren und Luftanhalten normalisieren kann	• Blut-CO_2 kann sinken, wenn die Atmung schnell und heftig mit gesteigertem Atemminutenvolumen erfolgt. • Beim Atemanhalten steigt das Blut-CO_2, was den zerebralen Blutfluss und die Sauerstoffversorgung des Gehirns erhöht. • Die Übungen stimulieren den Vagusnerv und steigern den Vagotonus. • Leicht atmen ist notwendig zur Regeneration nach dem schnellen Atmen und dem Luftanhalten

Übung 23: Simuliertes Höhentraining

Wenn Sie die Luft anhalten, um einen starken Lufthunger zu erzeugen, und danach die Luft passiv ausströmen lassen, passieren verschiedene Dinge:

1. Das Luftanhalten stört das Säure-Basen-Gleichgewicht des Bluts
   Beim Luftanhalten entziehen die Zellen dem Blut weiterhin Sauerstoff. Gleichzeitig kann überschüssiges CO_2 das Blut nicht über die Lungen verlassen. Regelmäßiges Luftanhalten setzt den Körper einem gesteigerten Blutsäuregehalt (Azidose) aus. Das bringt ihn dazu, sich anzupassen. Das Resultat ist ein geringerer Blutsäuregehalt bei intensiver körperlicher Beanspruchung und ein späteres Einsetzen von Ermüdung.
2. Das Luftanhalten kräftigt die Atemmuskulatur
   Die Kombination von erhöhtem CO_2 (Hyperkapnie) und niedriger Sauerstoffsättigung im Blut (Hypoxie) mit einem unangenehmen Gefühl im Zwerchfell veranlasst das Atemzentrum im Gehirn dazu, Impulse an die Atemmuskeln zu senden, die Atmung fortzusetzen, um die Blutgaswerte wieder auf ein normales Niveau zu bringen. Wird das Luftanhalten fortgesetzt, nimmt die Intensität dieser Impulse zu, was das Zwerchfell zu wiederholten Kontraktionen veranlasst. Im Grunde erfährt das Zwerchfell bei der wiederholten Kontraktion während des Luftanhaltens ein Workout.
3. Der Körper wird gutem Stress ausgesetzt
   Wenn Sie die Luft anhalten, bis Sie einen starken Lufthunger spüren, setzen Sie Ihren Körper kurzzeitig unter Stress. Das ist förderlich, weil es den Körper zu Anpassungen veranlasst, die die Funktion des Immunsystems verbessern. Luftanhalten steigert zudem die mentale Stärke und die Willenskraft. Sportlern hilft es, das deutliche Gefühl einer Kurzatmigkeit tolerieren zu lernen, und es trägt zur erheblichen Verringerung von anstrengungsinduziertem Asthma bei.

Beim Ausführen dieser Übung kann es motivierend sein, ein Pulsoximeter zu tragen, um zu beobachten, wie die Blutsauerstoffsättigung auf einen Wert zwischen 80 und 87 Prozent sinkt. Dieser niedrige Sauerstoffgehalt stimuliert ein Höhentraining auf 4000 bis 5000 Metern über Meereshöhe, wo der Sauerstoffpartialdruck wesentlich niedriger ist.

Meiner Erfahrung nach gelingt den meisten Kursteilnehmern das simulierte Höhentraining nach drei bis vier Tagen Übung. Wie schnell Sie Fortschritte machen, hängt von Ihrem BOLT-Wert, Ihrer Fitness und Ihrer genetischen Prädisposition ab. Viele Kursteilnehmer meistern das simulierte Höhentraining bereits am ersten Tag. Die Übung zeitigt folgende Effekte:

- Mittlerer bis starker Lufthunger
- Aktivierung des Zwerchfells
- Kräftigung der Atemmuskulatur
- Verbesserung der Immunfunktion
- Verminderte Wahrnehmung von Atemlosigkeit
- Ungleichgewicht der Blutgase (hypoxische/hyperkapnische Atemantwort), Verbesserung der aeroben und anaeroben Kapazität
- Ermöglichung der anaeroben Glykolyse ohne intensives körperliches Training
- Verminderung der Empfindlichkeit gegenüber CO_2
- Beruhigende Wirkung (bei intensiven Atemanhalteeinheiten hört man auf zu denken) und
- Maßstab für das obere Limit für Atemnot

Achtung: Diese Übung eignet sich nur für Personen in guter gesundheitlicher Verfassung.

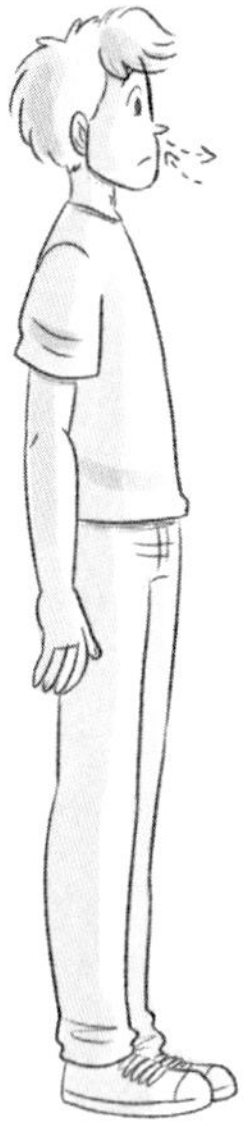

Durch die Nase
ein- und ausatmen.

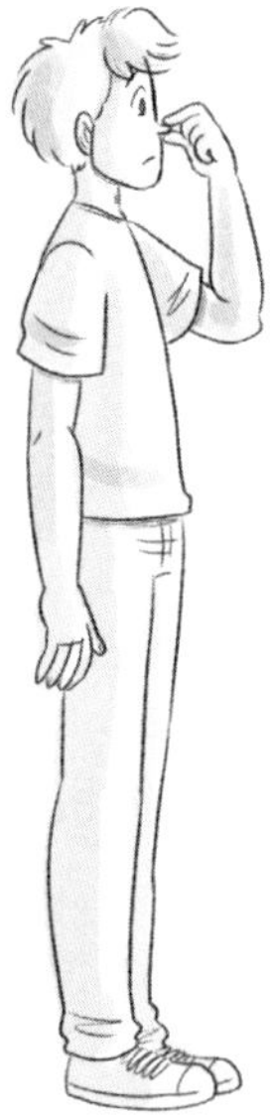

Nase zuhalten
und Luft anhalten.

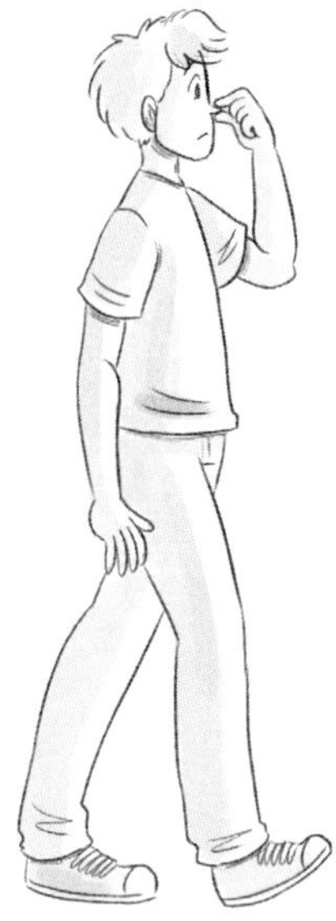

Mit angehaltenem
Atem gehen.

Sobald sich ein mittlerer Lufthunger entwickelt hat, steigern Sie das Tempo zu schnellerem Gehen oder Joggen.

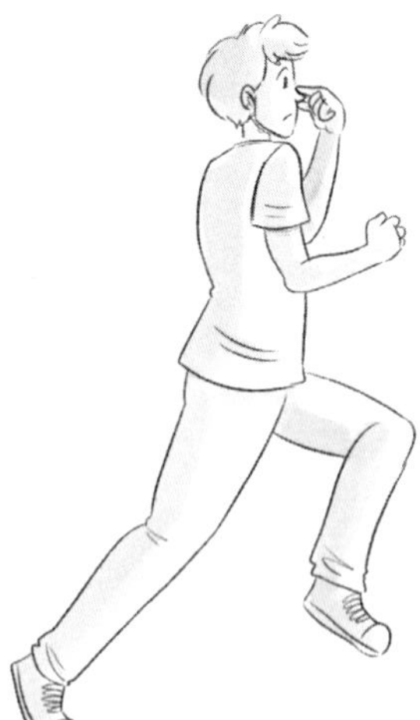

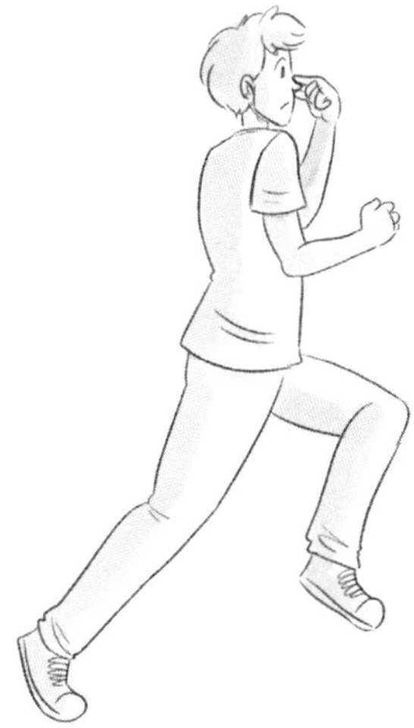

Fortsetzen, bis ein stärkerer Lufthunger entsteht.

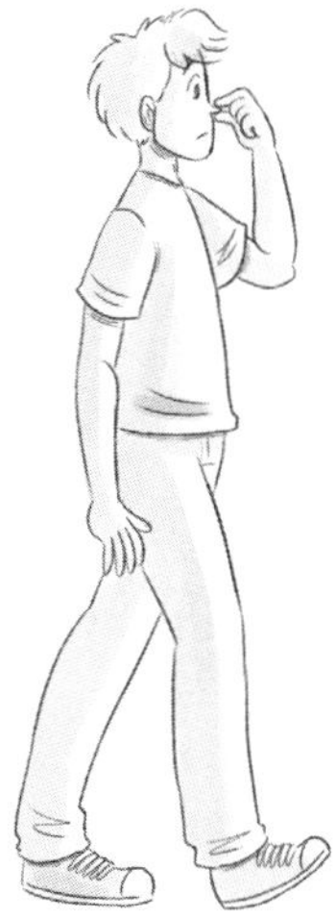

Nase freigeben und durch die Nase einatmen.

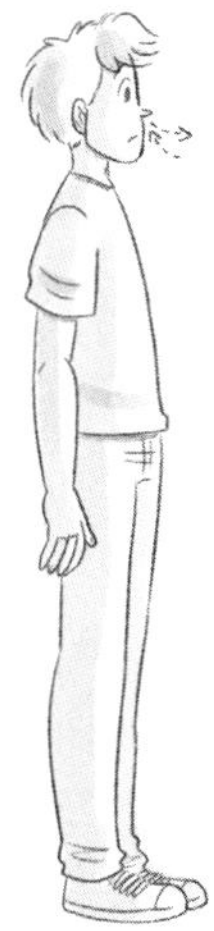

Einige Schritte gehen. Anhalten und Atem über sechs Atemzüge minimieren.

12 bis 18 Atemzüge lang normal atmen.

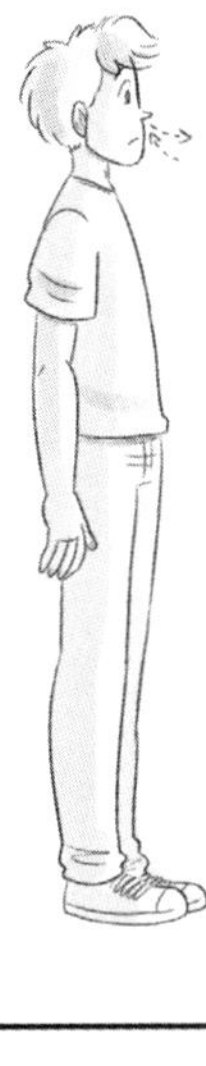

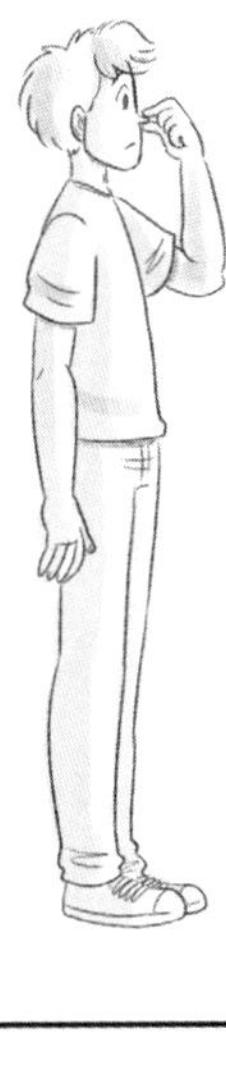

Wiederholen.

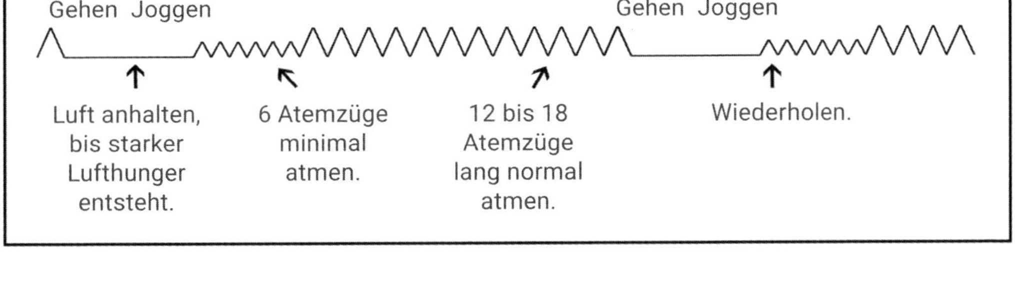

Anleitung

- Atmen Sie einmal normal durch die Nase ein und aus.
- Halten Sie sich die Nase zu, um die Luft anzuhalten.
- Beginnen Sie mit angehaltenem Atem zu gehen.
- Beschleunigen Sie.
- Joggen Sie.
- Joggen Sie schneller.
- Entspannen Sie in die Muskelkontraktionen hinein.
- Bei moderatem bis starkem Lufthunger geben Sie die Nase frei und atmen Sie durch die Nase.
- Gehen Sie einige Schritte und halten Sie dann an.
- Atmen Sie sechs Atemzüge lang nur minimal in sehr kurzen Atemzügen durch die Nase. Atmen Sie gerade eben so viel Luft ein, dass es genügt, die Nasenlöcher zu füllen. Nehmen Sie bei diesen sechs Atemzügen fast keine Luft in die Lunge auf.
- Dann nehmen Sie 12 bis 18 normale Atemzüge. Geben Sie Ihrem Atem die Möglichkeit, sich zu erholen.
- Wiederholen Sie die Übung nach 18 Atemzügen.
- Fünfmal wiederholen.

Übung 24: Raus aus dem Kopf

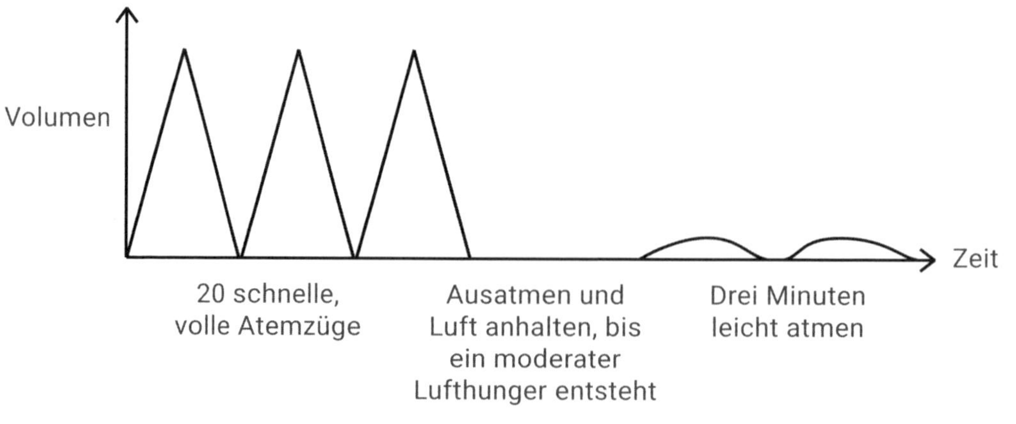

Diese Übung aktiviert das sympathische und parasympathische Nervensystem und damit die dem Stressausgleich dienende Entspannungsreaktion des Körpers. Darüber hinaus trainiert sie die Atemmuskulatur. Sie kann im Sitzen oder Liegen ausgeführt werden. Jeder Übungsdurchgang besteht aus drei Schritten. Diese Übung eignet sich nur für gesunde Personen. Machen Sie sie nicht, wenn Sie schwanger sind.

Anleitung

- Schritt 1: Atmen Sie schnell und vollständig durch die Nase ein; füllen Sie dabei die Lungen mit Luft und atmen Sie dann schnell aus. Machen Sie 20 solcher schnellen, vollen Atemzüge.
- Schritt 2: Atmen Sie aus und halten Sie die Luft an, bis Sie mittleren bis starken Lufthunger spüren. Wenn Sie möchten, halten Sie sich dabei die Nase zu.
- Schritt 3: Drei Minuten mit Lufthunger leicht atmen. Verlangsamen Sie das Atemtempo. Bei der Einatmung sollten Sie kaum einen Luftzug in Ihre Nase eintreten spüren. Lassen Sie den Atem langsam, lange und entspannt ausströmen. Wiederholen Sie die Übung beginnend bei Schritt 1, zwei- bis dreimal.

Übung 25: Schnelle, »feurige« Atmung

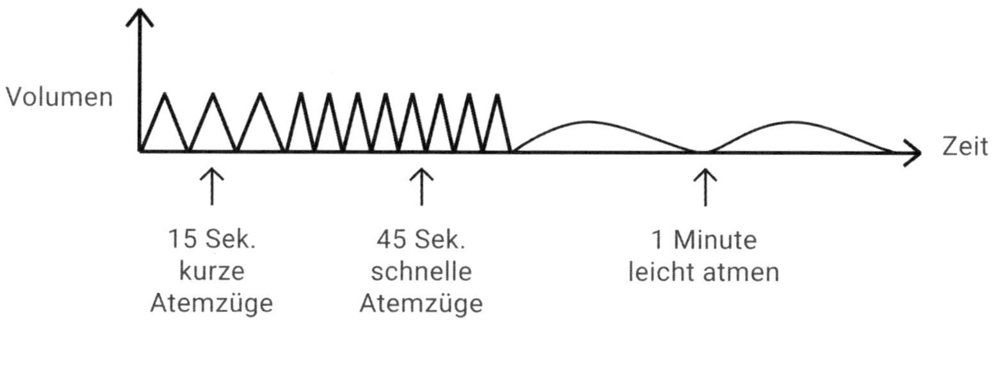

Während ich heute Morgen an diesem Kapitel arbeitete, führte ich ein Telefongespräch mit Yasin Seiwasser. Yasin praktiziert seit über 35 Jahren Kampfkunst und Meditation und war deutscher Meister in MMA (Mixed Martial Arts). Mit drei Sekunden hält er den Weltrekord für den schnellsten Knockout in einem MMA-Titelkampf, er hat US-Spezialeinheiten und Marines trainiert und war Bodyguard des Königs von Saudi-Arabien. Ich brauche wohl nicht zu sagen, dass er einiges über Selbstbeherrschung weiß.

Wir sprachen über eine Übung, die die Homöostase (den Zustand des gesunden körperlichen Gleichgewichts) stört, um das autonome Nervensystem durchzuschütteln. Diese Übung verändert über die CO_2-Konzentration den pH-Wert des

Bluts. Der CO_2-Gehalt schwankt von normal auf niedrig oder hoch (normokapnisch/hypokapnisch/hyperkapnisch). Die Übung aktiviert die zwei Anteile des autonomen Nervensystems wiederholt und im Wechsel, indem sie den Sympathikus simuliert, dann den Parasympathikus, wieder den Sympathikus (Stress, Entspannung, Stress ...) und so weiter. Zudem lenkt sie die Aufmerksamkeit auf die Atmung und bietet der Atemmuskulatur ein Workout. Diese Übung eignet sich nur für gesunde Personen. Machen Sie sie nicht, wenn Sie schwanger sind.

Anleitung

- Platzieren Sie eine Hand auf Ihrem Bauch. Beginnen Sie langsam, indem Sie durch die Nase kurze Ein- und Ausatemzüge nehmen. Bei jedem kurzen Einatmen drücken Sie den Bauch nach außen, bei jedem kurzen Ausatemzug ziehen Sie ihn nach innen. Machen Sie das 15 Sekunden lang.
- Erhöhen Sie das Tempo auf eine Atemfrequenz von bis zu drei Atemzügen pro Sekunde. Atmen Sie dabei weiterhin mit Baucheinsatz. Atmen Sie 45 Sekunden lang so schnell, wie es Ihnen beschwerdefrei möglich ist.
- Praktizieren Sie eine Minute lang Übung 1: Leicht atmen (Seite 48) mit verlängerter Ausatmung, um das Gefühl von Lufthunger zu erzeugen.
- Absolvieren Sie drei Runden dieses Ablaufs: eine Minute schnelles Atmen, gefolgt von einer Minute leichtem Atmen.
- Bleiben Sie dann drei Minuten lang still sitzen und lassen die Energie fließen. Beobachten Sie Ihren Atem und Ihre Gedanken, ohne einzugreifen. Das unterstützt die Aktivierung Ihres parasympathischen Nervensystems.
- Fassen wir zusammen: Eine Minute schnell atmen, eine Minute leicht atmen, eine Minute schnell atmen, eine Minute leicht atmen, eine Minute schnell atmen, eine Minute leicht atmen. Drei Minuten still dasitzen.

Der gesundheitliche Nutzen von hormetischem Stress

Praktiken zur Reduktion von Stress und von Stresshormonen und zur körperlichen und geistigen Entspannung nehmen in diesem Buch großen Raum ein. Das Gleiche gilt für Beschreibungen der potenziell negativen Auswirkungen, die Stress in Bezug auf die Gesundheit, auf Entzündungen, Herz-Kreislauf-Erkrankungen und sogar darauf hat, wie lange wir leben.

Hingegen zielen einige Atemübungen darauf ab, die Stressreaktion des Körpers zu aktivieren, um einen gesundheitlichen Nutzen zu erzielen. Um das verständlich zu machen, ist es nötig, die Vorteile dieser Methoden zu betrachten und zwischen den unterschiedlichen Arten von Stress zu unterscheiden.

Lassen Sie uns zunächst klären, was Stress ist: Stress ist eine Störung des körperlichen Gleichgewichts (Homöostase), also etwas, das Ihr System aus der Balance bringt. Die Art von Stress, die wir in den folgenden Atemübungen nutzen, wird als hormetischer Stress bezeichnet. *Hormesis* kommt aus dem Griechischen und bedeutet Anstoß oder Anregung; dahinter steht die auf Paracelsus zurückgehende Idee, dass etwas Schädliches in geringer Dosis eine positive Wirkung haben kann. Hormesis ist also eine Möglichkeit, Stress zu Ihrem Vorteil einzusetzen, da Stress Adaptionen (Anpassungsvorgänge) im Körper auslöst, was wir für positive Zwecke nutzen können. Bei einem Workout müssen Sie Ihren Muskel zum Beispiel schädigen, damit Ihr Körper ihn wieder aufbaut. Das führt im Laufe der Zeit dazu, dass Ihre Muskeln stärker werden.

Hormetischer Stress kann über Atemtechniken eingesetzt werden. Obwohl Techniken, die auf diesem Konzept beruhen, in letzter Zeit an Popularität gewonnen haben, ist die Idee nicht neu: Wenn es darum geht, durch die Störung der Homöostase Anpassungsprozesse im Körper auszulösen, können wir viel von alten Atempraktiken lernen.

Das Gleichgewicht der Gegensätze

Ein Prinzip, das sich in der traditionellen Yogaatmung durchgängig findet (Pranayama und tibetanische Yogaatmung), ist das Gleichgewicht der Gegensätze.

Dieses überlieferte Prinzip ist auch heute noch relevant. Diese Atemtechniken nutzen große, langsame, volle Atemzüge, beziehen sehr schnelle Mundatmung mit ein, fokussieren darauf, die Atmung auf ein Minimum zu beschränken, oder darauf, über eine gewisse Dauer überhaupt nicht zu atmen.

Wie bei den verschiedenen Arten des Yoga vertreten manche Anhänger dieser Methoden ihren Ansatz mit fast religiösem Eifer. Das kann es schwierig machen herauszufinden, welche Methode die richtige ist. Korrekt angewandt, haben sie alle ihre Berechtigung.

Dies ist kein Buch über Yogaatmung, aber die Yogaatmung ist relevant für unser Thema. Das traditionelle Pranayama, die yogische Praxis der Atemkontrolle, lehrt, dass wir enorme Flexibilität und Anpassungsfähigkeit entwickeln müssen, um unsere Atmung zu meistern. Das bedeutet, dass wir fähig sein müssen, von kleinen zu großen Atemzügen zu wechseln, sehr schnell oder sehr langsam zu atmen und ebenso über den Mund wie über die Nase. Zum Beispiel beschränken manche Atemtechniken die Luftmenge sehr stark, indem sie das normal eingeatmete Volumen auf ein Zehntel absenken. Andere Techniken verlangen ein fast 20-fach größeres Luftvolumen als gewohnt einzuatmen.

Um diese Unterschiede zu veranschaulichen, sehen wir uns zwei alte Atemtechniken genauer an. Die eine stammt aus dem traditionellen Pranayama, die andere aus Tibet. Die Übungen nutzen das kontrollierte Hyperventilieren und gleichen es mit Atempausen und langsamem Atmen aus. Das vermindert die Auswirkungen auf die CO_2-Konzentration im Blut und maximiert die Sauerstoffversorgung der Zellen und Organe.

1. Bhastrika (indische Yogaatmung)

Bhastrika gehört zu den klassischen Pranayama-Techniken und ist auch unter dem Namen Blasebalgatmung bekannt. Sie besteht aus vollständigen Atemzügen in schneller Folge (60 Atemzüge pro Minute über eine Spanne von insgesamt 100 Atemzügen)[61], was sie zu einer Hyperventilationstechnik macht. Nach einer Minute kontrollierter Hyperventilation hält der Übende nach einer vollständigen Einatmung die Luft so lange wie möglich an, um den CO_2-Abfluss durch das schnelle Atmen auszugleichen. Auf dieses ausgedehnte Luftanhalten folgt eine lange, langsame Ausatmung. Dieser Vorgang wird mehrere Male wiederholt, bevor man wieder zur schnellen Atmung vom Anfang der Übung zurückkehrt. Während des gesamten Übungsablaufs wird ausschließlich durch die Nase geatmet.

Die Hyperventilationsphase dieser Atemtechnik wirkt auf der biochemischen Ebene, indem sie das CO_2 reduziert und das Blut alkalisch (basisch) werden lässt. Auf biomechanischer Ebene massiert sie mithilfe des Zwerchfells die inneren Organe im Bauchraum. Vielleicht noch wichtiger ist, dass sie das autonome Nervensystem beeinflusst, indem sie sowohl den Sympathikus als auch den Parasympathikus aktiviert und einen Ausgleich zwischen Anspannung und Entspannung herbeiführt. Auf diese Weise löst die Übung Anpassungsvorgänge im Körper aus, die es ihm ermöglichen, seine Systeme bei Stress besser im Gleichgewicht zu halten.[62]

2. Tummo-Atmung (tibetisches Pranayama)

Die Tummo-Atmung beruht auf langsamem Atmen und Atemanhalten. Auch das kontrollierte Hyperventilieren, gefolgt von verringertem, langsamem Atmen, wird genutzt. Die Übung ist geprägt durch eine Technik namens Vasenatmung, die von einer statischen Kontraktion der Bauch- und Beckenmuskulatur beim Luftanhalten nach einer Einatmung begleitet wird. Durch den »Iceman« Wim Hof und seine Wim-Hof-Methode hat eine Variante dieser Technik mittlerweile Popularität erlangt.

Es gibt mindestens zwei Arten der Tummo-Atmung, die kraftvolle und die sanfte Atmung. Diese zwei Formen unterscheiden sich in Bezug auf die beteiligten Atemtechniken und auf ihre Ziele. Beide beruhen auf der Vasenatmung, jedoch ist die eine kraftvoll und energetisch und die andere sanft und anstrengungslos.

Es ist wissenschaftlich belegt, dass die Tummo-Atmung durch einen als Thermogenese bekannten Prozess im Körper Wärme produziert[63 64 65] – ein Nebeneffekt, der in kälteren Klimazonen wie in Tibet ausgesprochen nützlich ist. Das Ziel des kraftvollen Atmens ist es, die »psychische Wärme« zu erhöhen, während es beim sanften Atmen darum geht, sie aufrechtzuerhalten. Es ist körperlich herausfordernd, die komplexe Technik der kraftvollen Atmung über längere Zeiträume oder beim Gehen einzusetzen. In tibetischen Klöstern wird das sanfte Atmen im Rahmen einer Zeremonie genutzt, bei der feuchte Tücher getrocknet werden. Die Tücher werden Mönchen umgelegt, die Tummo praktizieren, um ihre Körpertemperatur zu erhöhen, manchmal um bis zu 8,3° C, und dadurch die Tücher trocknen zu lassen.[66 67] Wie bei Bhastrika wird auch bei der Tummo-Atmung ausschließlich durch die Nase geatmet.

Zeitgemäße hormetische Atempraxis

Leonardo Pelagotti ist Oxygen-Advantage®-Master-Instructor in Paris. Er war 15 Jahre lang Turner auf Nationalebene und machte nach nur fünf Jahren Praxis seinen schwarzen Gürtel in Shaolin Kung Fu. Seit 2017 unterrichtet er die Wim-Hof-Methode, die Meditation mit Atemübungen und Kälteexposition kombiniert, um die Stressregulation zu verbessern. Er arbeitet eng mit Wim Hof zusammen, der die Methode entwickelt hat, und hat Hunderten von Leuten dabei geholfen, ihre Ängste und psychischen Beschwerden zu überwinden. Sein wissenschaftlicher Hintergrund ermöglicht es ihm, die Prozesse hinter den hormetischen Atemtechniken zu verstehen, zu lehren und auf unser modernes Leben anzuwenden.

Eines der Grundprinzipien dieses Buchs ist es, die eigene Empfindlichkeit gegenüber CO_2 im Blut zu verringern. Dies kann durch Übungen erreicht werden, die die Atmung herunterfahren, um einer Hyperventilation entgegenzuwirken. Wenn Sie nun Techniken nutzen, die kontrolliertes Hyperventilieren beinhalten, liegt das Geheimnis darin, Ihre Atempraxis in der Balance zu halten. Leo erklärt das folgendermaßen:

»Übungen zum Anheben des Kohlendioxidgehalts und zum Ausgleich der Atmung sind besonders wichtig, wenn Sie Techniken zur kontrollierten Hyperventilation praktizieren. Ohne sie steigt die CO_2-Sensitivität, es passiert also genau das Gegenteil von dem, was wir erreichen wollen.«

Wenn Sie bei Übungen, die mit heftigem und schnellem Atmen verbunden sind, wie zum Beispiel der Wim-Hof-Atmung, keine Übung zur Anhebung des Kohlendioxidgehalts (Atemreduktion und Atemanhalten) absolvieren, nimmt die CO_2-Sensitivität zu; das führt zur Erhöhung der Atemfrequenz und einer gesteigerten CO_2-Responsivität, was sich in Form von Atemnot äußert.

Um ein physiologisches Gleichgewicht herzustellen und aufrechtzuerhalten, müssen unterschiedliche Atemtechniken genutzt werden, die sich im gesamten Spektrum der Atmung bewegen. Das heißt, dass Sie in die Lage versetzt werden, den Sauerstoff- und Kohlendioxidgehalt in Ihrem Blut so zu beeinflussen, dass sie hoch, niedrig oder normal sind.

Pranayama umfasst viele Übungen, und jede davon hat andere Zielsetzungen und Effekte.[68] In gleicher Weise können die Atemreduktionstechniken aus dem Oxygen-Advantage®-Programm in bekannte hyperkapnische bzw. Hyperventilationstechniken wie Sudarshan Kriya, die holotrope Atemarbeit, die Tummo-Atmung und die Wim-Hof-Methode eingebunden werden.

Die Oxygen-Advantage®-Methode gibt uns die Möglichkeit, die Aktivierung der Stress- und Entspannungsantwort korrekt zu dosieren, um von beiden zu profitieren, ohne zu riskieren, dass die CO_2-Toleranz leidet. Das ermöglicht die perfekte Balance in Ihrer Atempraxis, in deren Rahmen Sie Ihr autonomes Nervensystem und die biochemischen Prozesse Ihrer Atmung nach Belieben hinauf- und hinunterregulieren können.

Die Übungen

Was Leo empfiehlt, ist ein mit der Idee des hormetischen Stresses verbundenes Konzept, das Atemübungen umfasst, die entlang der drei Dimensionen des Atemverhaltens wirken:[69]

- Biochemische Dimension: die Kohlendioxidkonzentration im Blut verändert sich von normal über niedrig zu hoch (von normokapnisch über hypokapnisch zu hyperkapnisch)
- Psychologische Dimension: sowohl das sympathische als auch das parasympathische Nervensystem werden aktiviert
- Biomechanische Dimension: sowohl tiefe als auch flache Atmung werden praktiziert

Übung 26: KATANA-Atmung

Diese Atemübung hat ihren Namen von ihrer zweifachen Wirkung auf den Stoffwechsel: katabolisch (KAT) und anabolisch (ANA). Es ist nicht notwendig, dass Sie die Bedeutung dieser Fachbegriffe kennen; wichtig ist, zu wissen, dass es sich um eine Form der hormetischen Atmung handelt. Die Übung zielt darauf ab, die Homöostase zu stören, um Anpassungsvorgänge im Körper zu fördern, die wiederum die physiologische Balance verbessern. KATANA ist ein Atemtraining, das auf dem Hypo-/Hyperventilationsäquilibrium basiert – einem Ausgleichen zwischen unzureichender Atmung und Überatmen. Diese Technik fördert die körperliche Regeneration und die geistige Ruhe.

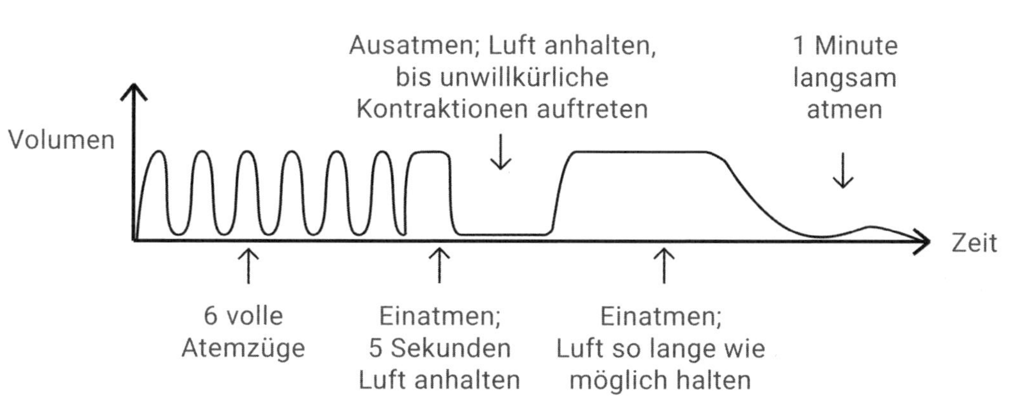

Anleitung

- Nehmen Sie zunächst sechs Atemzüge, bei denen Sie langsam und tief aus dem Zwerchfell heraus einatmen, dann nach oben in die Rippen und schließlich in die Brust. Atmen Sie ausschließlich durch die Nase, ohne Anspannung und ohne Zwang. Atmen Sie nach jeder Einatmung durch die Nase aus. Initiieren Sie jede Ausatmung, indem sie einfach zuerst den Bauch entspannen und dann die Brust.
- Atmen Sie nach diesen sechs Atemzügen ein und halten Sie fünf Sekunden lang mit gefüllter Lunge die Luft an. Lassen Sie beim Ausatmen los, sodass die Luft natürlich ausströmen kann.
- Halten Sie nach der Ausatmung die Luft an. Wenn die ersten Zwerchfellkontraktionen auftreten, nehmen Sie die Atmung, wie im Folgenden beschrieben, wieder auf:
- Atmen Sie tief und langsam ein. Am Höhepunkt der Einatmung halten Sie noch einmal die Luft so lange wie möglich an. In dieser Übungsphase spannen Sie Ihre Beckenbodenmuskulatur an und ziehen den Bauchnabel in Richtung der Wirbelsäule nach innen.
- Wenn Sie die Luft nicht mehr anhalten können, atmen Sie so langsam wie möglich aus und fahren etwa eine Minute lang damit fort, so langsam zu atmen, wie Sie können.
- Wiederholen Sie den gesamten Übungsablauf bis zu fünfmal.
- Wenn Sie sich mit der Übung wohlfühlen, können Sie zum Abschluss ein letztes Element hinzufügen. Dieses Element integriert die Übung auf psychophysiologischer Ebene. Stellen Sie sich, während Sie natürlich und ohne einzugreifen ein- und ausatmen, vor, dass mit jeder Einatmung Energie in Ihren Körper strömt und ihn neu auflädt und mit jeder Ausatmung Schutt aus Ihrem Körper abtransportiert wird.

Finden Sie Ihr Tempo

Es gibt für jeden Atemübungen. Einige Menschen fühlen sich deutlich besser, wenn sie die Wim-Hof-Methode praktizieren. Andere empfinden ein Programm mit Hyperventilations-, Atemanhalte- und Regenerationsübungen als extrem hilfreich. Wieder andere profitieren von Langsam-atmen-Übungen oder kurzen Atemanhalteeinheiten im Sitzen oder Gehen.

Letzten Endes ist die Wiederherstellung funktionaler Atemmuster mit normalen biochemischen und biomechanischen Prozessen die Grundlage der Atemarbeit. Ohne dieses Fundament fehlt ein zentrales Teil im Puzzle. Denken Sie vor allem immer daran – ungeachtet dessen, welche Atemmethode Sie persönlich bevorzugen –, dass gesunde Atmung bei Menschen jeden Alters und Gesundheitszustandes immer Atmung durch die Nase ist. Leicht, langsam und tief.

Folgende Geschichte meines irischen Landsmanns Niall Donnerly, der in Kalifornien lebt, macht deutlich, dass manchmal gerade diejenigen, die am stärksten leistungs- und erfolgsorientiert sind, die größte Entlastung darin finden, die Atmung zu verlangsamen und zu reduzieren.

Niall hat ein so erfülltes wie forderndes Leben. Er ist CEO eines Technologieunternehmens und hat Kinder, die ihn auf Trab halten. Vor vier oder fünf Jahren begann er zu meditieren, um den Stress zu lindern, aber er stellte fest, dass es ihm sein unablässiger Gedankenstrom schwer machte. Also verdoppelte er stattdessen sein tägliches körperliches Trainingsprogramm, und das hielt ihn, mit ein wenig Meditation hin und wieder, einige Jahre lang auf dem Damm. Aber das Leben ging weiter, die Belastung nahm zu, und schließlich verstärkten sich seine Angstzustände so sehr, dass er Panikattacken bekam. Er war fest entschlossen, sich nicht für Medikamente zu entscheiden, und beschloss daher, so viele Methoden wie möglich zu erkunden und auszuprobieren, um herauszufinden, was bei ihm funktionierte. Er probierte zahlreiche Atemtechniken aus, von Pranayama bis Wim Hof über Kundalini, Tummo und viele andere. Das sagt er darüber:

> *»Ich für meinen Teil hatte, als ich jünger war, mehr für die glamouröseren Techniken übrig. Es ist wie bei der weltweiten Yoga-Community: Alle folgen ihren Gurus und hinterfragen nicht, ob die Atemtechniken gut für sie sind. Das hat keinen Sinn. Ich fand sie alle sehr interessant und alle ermöglichten die Erfahrung ziemlich tiefer emotionaler Befreiung – besonders die Übungen, die stärker auf Hyperventilation mit Mundatmung setzten und mit denen ich anfangs die meiste Zeit verbrachte. Aber irgendwas tief in mir drin sagte mir, dass da etwas nicht in Ordnung ist. Ich hatte das Gefühl, die Techniken wären nicht gut für mein Herz oder meinen Kopf, und die Tatsache, dass meine Finger und Zehen kalt wurden, zeigt, dass sie genau das Gegenteil von dem bewirkten, was ich dachte, über tiefes Atmen zur verbesserten Sauerstoffzufuhr zu wissen. Zu diesem Zeitpunkt nahmen meine Panikattacken wieder zu. Deshalb ließ ich das mit dem heftigeren Atmen irgendwann sein. Ich hörte auf mein Bauchgefühl und legte*

mich dann einfach in meinen Meditationsraum und machte 40 Minuten lang nur sechs Atemzüge in der Minute. Als ich fertig war, sagte ich zu meiner Frau: »Das fühlt sich gut an. Etwas sagt mir, ich sollte mein Leben entschleunigen und meine Atmung verlangsamen – und ich denke, ich sollte darauf hören.« Ich begann dann, im Alltag so oft wie möglich mit sechs Atemzügen in der Minute zu atmen. Schon nach wenigen Tagen spürte ich, dass sich etwas veränderte. Ich bin ein zupackender Typ und ziemlich stark beansprucht, trotzdem begann jetzt alles, langsamer zu werden. Ich bin davon überzeugt, dass leichtes Atmen und Training zur Erhöhung der CO_2-Toleranz das Potenzial haben, die Menschheit zu verändern – denn das Überatmen macht uns alle körperlich und psychisch krank.«

Aus dieser Geschichte lässt sich eine ganz einfache Lehre ziehen: Es kann sein, dass Hyperventilationstechniken bei Ihnen wirken, insbesondere, wenn Sie mit leichtem Atmen einen Ausgleich schaffen. Für den Fall, dass sie nicht wirken, sollten Sie sich auf keinen Fall dazu zwingen, sie zu praktizieren. Legen Sie den Fokus stattdessen auf Übungen, die Ihr Wohlbefinden verbessern, egal, ob diese Übungen weniger glamourös oder aufregend wirken. Hören Sie auf Ihren Körper – er wird es Ihnen danken.

Kürzlich habe ich mich noch einmal mit Niall unterhalten. Er erzählte mir, dass er eine Summtechnik praktiziert und positive Auswirkungen auf seinen Schlaf und seine Herzfrequenzvariabilität bemerkt hatte:

»Ich habe ein paar Monate lang in Zusammenhang mit dem Schlafen alles Mögliche ausprobiert; das Beste, was ich gefunden habe, ist, vor dem Einschlafen leicht zu atmen und das mit Summen zu kombinieren. Wenn ich vor dem Einschlafen im Bett liege, nehme ich einen kleinen Atemzug durch die Nase (ungefähr 60 bis 70 Prozent meines normalen Atemvolumens) und mache bei der Ausatmung einen Summton. Diesen Ablauf wiederhole ich zehn Minuten lang. Bei jedem dritten oder vierten Atemzug halte ich am Ende der Ausatmung drei Sekunden lang die Luft an. Ich trage nachts ein Gerät, mit dem sich das Schlafverhalten analysieren lässt (siehe Kapitel 4, Seite 149), und letzte Woche hat es ganz klar angezeigt, dass meine Herzfrequenzvariabilität gestiegen, meine Ruheherzfrequenz niedriger und meine nächtliche Atemfrequenz gesunken ist. Meine Tiefschlafphasen sind länger, meine REM-Phasen besser und ich schlafe 15 Prozent länger. Ich schlafe schneller ein und kann besser durchschlafen.

Summen war einige Jahre lang Teil meiner Meditationspraxis, aber vor dem Einschlafen habe ich es erst vor etwa einer Woche ausprobiert. Es hat mich ziemlich um-

gehauen, wie gut es hilft. Ich träume auch weniger verrücktes Zeug, wenn ich summe – normalerweise neige ich dazu, hochzuschrecken und habe oft Alpträume.

Das andere Gute am Summen ist, dass es mir hilft, die Ausatmung durch die Nase zu verlängern. Sonst habe ich immer damit zu kämpfen, das nach einer kurzen Einatmung hinzubekommen. Vielleicht hat das zusätzliche Stickstoffmonoxid etwas mit dem besseren Schlaf zu tun? Es könnte interessant sein, darüber mal nachzudenken.«

Niall liegt völlig richtig. Es gilt mittlerweile als weitgehend anerkannt, dass Stickstoffmonoxid den Schlaf verbessert[70], insbesondere den Nicht-REM-Schlaf, und eng mit der Schlafhomöostase verknüpft ist.

Teil 6: Übungen für Kinder

Diese Atemübungen für Kinder sind hervorragende Werkzeuge zur Wiederherstellung gesunder Atemmuster selbst bei sehr kleinen Kindern. In Kapitel 8 über die Atmung bei Kindern (Seite 255) finden Sie Informationen dazu, wie Sie feststellen können, dass Ihr Kind dysfunktional atmet, und Ideen, um Kinder und Jugendliche zum Üben zu motivieren.

Mäuseatmung

Manchmal fällt es Kindern schwer, das Konzept von Übungen zur Atemreduktion zu verstehen, daher erfordert die Atemerziehung von Kindern einen kreativen, spielerischen Ansatz. Das Letzte, was Sie wollen, ist, dass die Atemübungen zu einer lästigen Pflicht werden. Das Lernen über Geschichten ist grundsätzlich ein sehr guter Weg, um sicherzustellen, dass Kinder sich mit den Techniken befassen und sie sich merken. Meiner Erfahrung nach funktioniert die folgende Geschichte mit der Katze und der Maus gut, besonders wenn es darum geht, Ihr Kind daran zu erinnern, die Atmung über den Tag zu verringern.

Setzen Sie sich mit Ihrem Kind irgendwo hin, wo Sie ungestört sind. Fordern Sie Ihr Kind auf, sich zu entspannen und seine Schultern sinken zu lassen. Dann bitten Sie es, sich vorzustellen, es sei eine kleine Maus. Ihre Rolle ist die der großen, hungrigen Katze. Diese hungrige Katze hat sehr feine Ohren und horcht sehr aufmerksam nach der Atmung der Maus. Ihr Kind (die Maus) muss ausprobieren, wie leise es atmen kann, damit die Katze es nicht hört. Das ist keine Atemanhalteübung. Die kleine Maus muss schlau sein und weiteratmen. Wenn die Katze den Atem der Maus nicht hören kann, lässt sie sie in Ruhe, aber wenn die Katze auch nur den leisesten Atemzug hört, wird sie die Maus jagen. Gehen Sie bei der Katz-und-Maus-Geschichte entsprechend folgender Anleitung vor:

- Bitten Sie Ihr Kind, sich aufrecht hinzusetzen.
- Fordern Sie es auf, sich zu entspannen und so weich wie Wackelpudding zu werden.
- Legen Sie einen Finger unter die Nase des Kindes, um den Luftstrom zu fühlen.
- Als Nächstes soll das Kind so sanft atmen, dass man nichts hört und sich an der Brust und am Bauch nichts bewegt.
- Dies ruft Lufthunger hervor. Ihr Kind wird den Drang verspüren, große Atemzüge zu nehmen. Ermutigen Sie es dazu, weiter sanft zu atmen, um den Luftmangel für die Dauer der Übung aufrechtzuerhalten.
- Führen Sie die Übung mehrere Male durch, jeweils ein bis zwei Minuten lang.

Schritteübung für Kinder

Kinder und Jugendliche können enorm von der Schritteübung profitieren. Sie kann auch zur Messung der Fortschritte genutzt werden. Die Schritteübung ist einfach: Das Kind muss beim Gehen, Joggen oder Rennen die Luft anhalten.

Sicherheitshinweis

Kinder, Jugendliche und Erwachsene mit pulmonaler Hypertonie (Lungenhochdruck), Epilepsie oder anderen schweren Erkrankungen dürfen die Schritteübung **nicht ausführen**. Menschen mit pulmonaler Hypertonie sollten diese Übung nicht praktizieren, weil das Luftanhalten mit dem Ziel, einen starken Lufthunger zu erzeugen, den Blutdruck vorübergehend steigen lässt.

Wenn Ihr Kind Diabetes hat, beachten Sie, dass Atemanhalteübungen den Blutzuckerspiegel senken können. Lassen Sie Ihr Kind vor der Übung eine Kleinigkeit essen und kontrollieren Sie während der Schritteübung den Blutzuckerspiegel.

Bei Husten oder pfeifendem Atem (Giemen) beschränken Sie die Schritteübung auf 10 bis 20 Schritte. Die Schritteübung lindert Asthma, aber es ist wichtig, dass die Atmung am Ende der Übung kontrolliert bleibt. Heftiges Atmen nach einer Luftanhalteeinheit kann die Symptome verschlimmern.

Schritteübung für Anfänger

Kleinere Kinder zwischen vier und sechs Jahren werden an die Schritteübung herangeführt, indem sie nur eine kurze Distanz von fünf Schritten mit angehaltenem Atem gehen. Es kann hilfreich sein, einen weiteren Erwachsenen oder ein älteres Geschwisterkind als Unterstützung hinzuzuziehen. Dann können Sie sich an beiden Enden der Strecke aufstellen und das Kind läuft zwischen Ihnen hin und her.

Erwachsener 1 → Distanz von fünf Schritten → Erwachsener 2

Kleben Sie vor der Übung ein Klebeband auf die Lippen Ihres Kindes, um sicherzustellen, dass es durch die Nase atmet. Alternativ können Sie ein spezielles Mundpflaster benutzen, das hervorragend zum Erlernen der Nasenatmung genutzt werden kann und das auch in Kindergrößen erhältlich ist. Das Pflaster lässt den Mund selbst frei; das Kind kann seine Lippen also noch gut öffnen, was dafür sorgt, dass es keine Angst wegen des Pflasters bekommt und auch durch das Pflaster sprechen und etwas trinken kann.

Anleitung

- Die Übung beginnt damit, dass du sanft durch die Nase ein- und ausatmest.
- Nach einer Ausatmung hältst du dir mit den Fingern die Nase zu und hältst die Luft an.
- Gehe mit angehaltenem Atem die fünf Schritte zwischen deinen zwei Helfern.
- Lass die Nase los und atme wieder sanft durch die Nase.
- Warte kurz (30 bis 60 Sekunden) und wiederhole dann die Übung.

Schritteübung für Fortgeschrittene

Wenn Sie die Übung erfolgreich eingeführt haben und das Kind in der Lage ist, die Luft über eine kurze Strecke anzuhalten, steigern Sie nach und nach die Anzahl der Schritte. Dazu vergrößern Sie die Distanz zwischen den beiden Helfern oder Sie behalten sie bei und lassen das Kind mehrere Male hin- und hergehen, bevor es weiteratmet – ungefähr so, als würde es unter Wasser Schwimmzüge machen. Wichtig ist, dass Sie wissen, wie viele Schritte das Kind schafft. Das erfahren Sie, indem Sie das Kind bitten, sukzessive mehr Schritte mit angehaltenem Atem zu gehen, bis es einen starken Lufthunger spürt.

Nach dem Luftanhalten wird durch die Nase Luft geholt. Die Atmung muss außerdem sofort ruhig werden. In der Regel ist der erste Atemzug nach der Übung größer als normal. Achten Sie darauf, dass Ihr Kind den zweiten und dritten Atemzug verkleinert oder unterdrückt, um bei einer sanften Atmung zu bleiben. Wenn Sie möchten, verbinden Sie die Übung mit der Katz-und-Maus-Geschichte, um das Kind daran zu erinnern, dass es wie eine kleine Maus atmen soll, damit die große Katze es nicht hört, wenn es aufhört, die Luft anzuhalten.

Die Schritteübung sollte pro Durchgang sechsmal durchgeführt werden, mit einer Pause zwischen 30 Sekunden und einer Minute zwischen den einzelnen Durchläufen. Machen Sie die Übung zwei- bis dreimal pro Tag. Zählen Sie die Schritte dabei laut mit und notieren Sie den Wert, um Woche für Woche die Fortschritte zu verfolgen. Vergleichen Sie die Anzahl der Schritte jede Woche mit den Werten der Vorwoche, um den Erfolg zu bewerten, und ermutigen Sie Ihr Kind dazu, die Anzahl der Schritte zu steigern. Motivieren Sie Ihr Kind mit Motivationsstickern oder anderen Belohnungen. Die Schritteübung kann auch in andere Aktivitäten wie Seilspringen oder Rennen eingebunden werden.

Wichtiger Hinweis

Kleinere Kinder reagieren relativ stark auf den Anstieg von Kohlendioxid im Blut; wenn sie älter werden, lässt das nach. Vor diesem Hintergrund sollten Sie die Schritteübung immer dem Alter der Kinder anpassen. Fünf- bis Siebenjährige sollten anstreben, 50 bis 60 Schritte zu schaffen. Bei Kindern zwischen acht und neun Jahren liegt das Ziel bei 60 bis 70 Schritten, und ab zehn Jahren sind 80 Schritte optimal.

Achten Sie darauf, wie Ihr Kind den Tag über atmet. Wenn Sie den Atem Ihres Kindes hören können oder beobachten, dass es mit offenem Mund atmet, erinnern Sie es daran, sanft durch die Nase zu atmen und die Zunge in der Mundhöhle zu lassen. Gehen Sie sicher, dass Ihr Kind nicht heimlich doch Luft durch den Mund eindringen lässt.

Kinder haben eine kurze Aufmerksamkeitsspanne, daher sind Spiele enorm hilfreich. Wenn Ihr Kind sich beim Ausführen der Übungen langweilt, ersetzen Sie die Schritteübung durch Atemanhalten beim Spielen, Joggen, Rennen, Kästchenhüpfen, Hampelmann-Machen oder beim Trampolinspringen.

Atemanhalteübungen wie die Schritteübung sind sehr effektiv bei verstopfter Nase. Wenn Ihr Kind allerdings nach sechs Wiederholungen der Schritteübung immer noch Lufthunger spürt, könnte das an einer Blockade aufgrund von Nasenpolypen liegen.

Mit dem Mundpflaster zurück zur Nasenatmung

Es kann hilfreich sein, bei der Schritteübung ein Mundpflaster auf die Lippen des Kindes zu kleben. Damit können Sie ermitteln, ob Ihr Kind nach dem Ausführen der Übung in der Lage ist, beschwerdefrei durch die Nase zu atmen. Es sind keine Risiken bekannt, mit denen das Erzeugen eines starken Lufthungers durch Atemanhalten bei gesunden Kindern verbunden ist, und im Rahmen meiner Lehrtätigkeit habe ich festgestellt, dass Mundpflaster ein unschätzbares Hilfsmittel beim Wiedererlernen einer gesunden Atmung sind.

Bei meiner Arbeit mit Kindern und ihren Eltern stoße ich gelegentlich auf Kinder, die permanent durch den offenen Mund atmen, ganz gleich, wie viele Male wir betonen, wie wichtig Nasenatmung ist. In den meisten Fällen waren diese Kinder in der Lage, die Nase durch die Schritteübung frei zu machen, wodurch deutlich wurde, dass sie gewohnheitsmäßig durch den Mund atmeten und nicht aufgrund einer nasalen Obstruktion. Den Eltern kam es vor, als würden sie ständig vergeblich herummeckern, die Kinder waren aufgrund des ständigen Drucks, durch die Nase zu atmen, frustriert und sauer, und mir gelang es nicht, herauszufinden, warum die Gewohnheit der Mundatmung trotz aller gemeinsamen Bemühungen so hartnäckig weiter bestand.

Dann begann ich vermehrt mit Mundpflastern zu arbeiten; ich sorgte dafür, dass die Kinder über festgelegte Zeitspannen ein Klebeband über den Lippen trugen. Dieser einfache, aber hochgradig wirkungsvolle Kniff brachte den Durchbruch und hatte bei diesen Kindern eine sofortige Verbesserung der Atemgewohnheiten zur Folge.

Wenn die Vorstellung, Ihrem Kind Klebeband auf den Mund zu kleben, extrem befremdlich für sie ist, lohnt es sich, einen Blick auf die Forschungsbefunde zu diesem Zusammenhang zu werfen. Eine neue, 2020 veröffentlichte Studie untersuchte die Wirksamkeit von Lippentape als neutrales Hilfsmittel zur Förderung der Nasenatmung.[71] Die Studie widmete sich der Frage, ob sich durch die Beobachtung, wie gut eine Person ein Lippentape ertragen konnte, erkennen ließ, wer zur Mundatmung neigte. Im Rahmen des Tests mussten die Teilnehmer drei Minuten lang mit versiegeltem Mund durch die Nase atmen. Die Forscher wollten herausfinden, ob die Mundatmung eine anatomische Ursache oder auf Gewohnheit zurückzuführen war. Das lässt sich mit herkömmlichen Verfahren nicht herausfinden, insbesondere, wenn dem Betreffenden die mit der Nasenatmung verbundenen Probleme nicht bewusst sind. Besonders herausfordernd ist es bei Kindern, die unter Umständen nicht artikulieren können, dass sie Mühe damit haben, durch die Nase zu atmen.

Wie die Autoren der Studie feststellen, wird das Etablieren einer kontinuierlichen Nasenatmung inzwischen als »das wichtigste Einzelziel zur Gewährleistung einer angemessenen kraniofaszialen und Atemwegsentwicklung bei Kindern« gewürdigt.

Die Studie umfasste 633 Teilnehmer, darunter 315 Kinder im Alter von drei bis elf Jahren. Die Wissenschaftler machten eine interessante Entdeckung: Die meisten Teilnehmer, die nach eigenen Angaben durch den Mund atmeten oder moderate bis große Schwierigkeiten mit der Nasenatmung hatten, waren immerhin in der Lage, mindestens drei Minuten lang beschwerdefrei durch die Nase zu atmen. Mehr als 80 Prozent der Teilnehmer, die fast ihre ganze wache Zeit über durch den Mund atmeten, bestand den Lippentape-Test.[72] Das deckt sich mit den Ergebnissen früherer Studien, die darauf hinweisen, dass eine Mundatmung trotz Beseitigung einer vorhandenen nasalen Obstruktion noch persistieren kann. Das unterstreicht, wie wichtig es ist, das Atmen neu zu erlernen und die Nasenatmung wieder zu etablieren.

Eine einfache Methode, um für eine kontinuierliche, dauerhafte Nasenatmung zu sorgen, ist, Ihr Kind zu bitten, jeden Tag mindestens eine halbe Stunde lang ein Klebeband oder ein spezielles Mundpflaster um die Lippen zu tragen. Es ist hilfreich, dieses Vorgehen mit einer Aktivität zu kombinieren, die das Kind ablenkt, etwa Lesen, Fernsehen oder Computerspielen. Möglicherweise müssen Sie auch den einen oder anderen Handel eingehen – zum Beispiel, indem Sie Bildschirmzeit unter der Bedingung gewähren, dass Ihr Kind das Mundpflaster trägt.

Sollten Sie immer noch Vorbehalte haben, können Sie sich selbst davon überzeugen, wie ein solches Mundpflaster funktioniert; es ermöglicht Ihrem Kind weiterhin, ungehindert zu sprechen. Sehen Sie sich einfach auf YouTube mein Atemprogramm für Kinder an (auf Englisch) – dort führt meine Tochter Lauren das Myotape-Pflaster vor.

Mit Konsequenz und Geduld kommen Sie am weitesten, wenn Sie Kinder dabei unterstützen wollen, Ihre Atemgewohnheiten zu verbessern. Die Vorstellung, dass es nur 21 Tage dauert, eine neue Gewohnheit zu entwickeln oder eine bestehende zu verändern, ist unrealistisch und gilt als überholt. Forscher haben herausgefunden, dass es im Schnitt 66 Tage dauert, eine neue Gewohnheit herauszubilden, und dass es sogar bis zu 254 Tagen dauern kann.[73] Diese Zeit ist nötig, um neue neuronale Verknüpfungen zu etablieren und die Atemgewohnheiten zu verändern. Wenn Sie versuchen, Ihre eigenen Atemgewohnheiten zu verändern, müssen Sie ähnlich viel Geduld aufbringen.

Wenn Sie auf der Suche nach weiteren Möglichkeiten sind, um Ihrem Kind das Konzept des leicht Atmens und die Schritteübung näherzubringen, beherzigen Sie folgende Punkte:

- Bitten Sie Ihr Kind, täglich mindestens eine halbe Stunde lang ein Lippenpflaster um den Mund zu tragen. Am besten funktioniert es, wenn das Kind währenddessen abgelenkt ist.
- Nutzen Sie Spiele, um kleine Kinder in die Technik einzuführen. Seien Sie kreativ!
- Beginnen Sie mit der Schritteübung für Anfänger.
- Praktizieren Sie die Schritteübung zwei- bis dreimal am Tag mit jeweils sechs Wiederholungen beim Gehen, Joggen oder Rennen.

Wie Sie in Kapitel 8 über die Atmung von Kindern (ab Seite 255) nachlesen können, profitieren Kinder enorm von Atemübungen zur Förderung der Nasenatmung und zur Vorbeugung von schlafbezogenen Atmungsstörungen. Ich bin fest davon überzeugt, dass beides unerlässlich ist, damit jedes Kind sein volles Potenzial ausschöpfen kann. Das ist der Grund dafür, dass mein Atemprogramm für Kinder kostenlos ist. Wenn Sie auf YouTube nach »Patrick McKeown Children« suchen, finden Sie eine Auswahl von (englischsprachigen) Video-Tutorials.

3

RICHTIG ATMEN

In medizinischen Prüfungen über die Anatomie und Physiologie wird der Respirationstrakt als die Bahn beschrieben, auf der die Luft von der Nase zu den Lungen befördert wird.[14] Vom Mund ist dabei keine Rede – aus einem einfachen Grund: Ungeachtet der verbreiteten Gewohnheiten und Vorurteile ist unser Körper für die Nasenatmung gemacht. Jemand hat einmal gesagt, durch den Mund zu atmen sei wie durch die Nase zu essen.

Ich habe meine ganze Kindheit hindurch und bis in meine frühen 20er aus Gewohnheit durch den Mund geatmet. Während dieser ganzen Zeit habe ich meine Nase komplett umgangen. Ich hatte keine Ahnung davon, dass die Entwicklung der unteren Gesichtshälfte und des Kiefers stark davon beeinflusst ist, ob der Mund in den Jahren der kindlichen Entwicklung offen oder geschlossen ist. Die fortgesetzte Mundatmung hat also sogar die Struktur meines Gesichts verändert und führte zu kleineren oberen Atemwegen, einem höheren Gaumen, einem unterentwickelten Kiefer und schiefen Zähnen.

Obwohl es sich bei der Mundatmung um die Verfälschung einer natürlich angelegten Körperfunktion handelt, ist sie unglaublich weit verbreitet. In einer 2008 durchgeführten Studie mit 379 zufällig ausgewählten Kindern im Alter von drei bis neun aus dem brasilianischen Abaeté stellten Forscher fest, dass 55 Prozent von ihnen Mundatmer waren.[74] 2010 wurde in einer portugiesischen Studie die Verbreitung von Mundatmung bei Kindern zwischen sechs und neun Jahren untersucht. Die Auswertung von 496 Elternfragebogen ergab, dass fast 57 Prozent der Kinder durch den Mund atmeten.[75] Der Häufigkeit von Mundatmung bei Erwachsenen erfährt weniger

Aufmerksamkeit, laut einem 2016 erschienenen wissenschaftlichen Beitrag über mehr als 9000 Bewohner einer japanischen Stadt atmen 17 Prozent von ihnen durch den Mund.[76]

Wie wir sehen werden, stört Mundatmung nicht nur das Wachstum des Gesichts und der Zähne. Es ist darüber hinaus ein wesentlicher Faktor für zahlreiche verschiedene gesundheitliche Probleme, von obstruktiver Schlafapnoe über Bluthochdruck und Erschöpfung bis hin zur allgemeinen Einschränkung der Lebensqualität.[77] [78] [79] [80] [81] [82]

Was Nasenatmung so interessant macht

Nasenatmung übernimmt für den Körper mindestens 30 Funktionen.[83] Zu den wichtigsten gehört die Oxygenierung (Anreicherung mit Sauerstoff) des Bluts, der Organe und der Zellen. Weil die Nasenöffnungen wesentlich kleiner sind als der Mund, ist der Atemwiderstand bei der Nasenatmung im Wachzustand ungefähr um 50 Prozent höher als bei der Mundatmung. Das hat eine um 10 bis 20 Prozent höhere Sauerstoffaufnahme im Blut zur Folge.[84] Beim Atmen durch die Nase wird die Luft gefiltert und erwärmt, bevor sie in die Lunge gelangt, und der durch die Nasenatmung generierte Atemwiderstand sorgt für eine langsamere und tiefere Atmung, bei der das Zwerchfell angespannt wird und die beruhigend wirkt.[85] [86]

Entgegen den Ratschlägen vieler Trainer im Sport ist es nicht sinnvoll, durch die Nase ein- und durch den Mund auszuatmen. In einer Studie, bei der die Teilnehmer angewiesen wurden, auf diese Weise zu atmen, zeigte sich eine 200-prozentige Zunahme von Nasenverstopfung. Darüber hinaus hielt die Nasenverstopfung nach dem Beenden der Aufgabe noch zehn Minuten lang an.[87] Selbst wenn man durch den Mund nur ausatmet, führt das zu einem Verlust von Wärme und Wasser. Um genau zu sein, geht beim Ausatmen durch den Mund 42 Prozent mehr Wasser verloren als beim Ausatmen durch die Nase.[88] Der Feuchtigkeits- und Wärmeverlust verursacht Entzündungen, Nasenverstopfung und trockene Schleimhäute, was das Atmen noch schwieriger macht. Ist die Nase erst einmal zu, muss man durch den Mund atmen, und somit wird Mundatmung irgendwann zur Gewohnheit.

Am besten ist es, durch die Nase sowohl ein- als auch auszuatmen. Das fördert nicht nur die Oxygenierung, sondern beugt auch einer Nasenverstopfung vor. Wenn Ihre Nase frei ist, fällt Ihnen das Atmen in Ruhe wie bei Anstrengung leichter. Es mag widersprüchlich klingen, dass Nasenatmung hilft, die Nase frei zu machen. Schließlich atmen die meisten Menschen durch den Mund, weil ihre Nase blockiert ist. Auch wenn es der Intuition widerspricht, hilft aber gegen eine verstopfte Nase das Atmen durch die Nase, um die Atemwege frei zu bekommen; es vermeidet ein Austrocknen und verbessert das Atemvolumen.

Wenn Sie durch die Nase ein- oder ausatmen, ist die Atmung aufgrund des durch die kleineren Luftkanäle zusätzlichen Widerstands langsamer. Dieser Ausatemwiderstand bei der nasalen Atmung trägt zur Aufrechterhaltung des Lungenvolumens bei.[89] Selbst nach einer maximalen Ausatmung verbleibt etwas Luft in der Lunge. Diese Luftmenge nennt man Residualvolumen. Wenn die Nase blockiert ist und das zur Mundatmung zwingt, sinken die totale Lungenkapazität und das Residualvolumen deutlich ab.

Um zu verstehen, warum das Residualvolumen wichtig ist, stellen Sie sich vor, Sie würden einen Luftballon aufblasen.[90] Der schwerste Teil daran ist, ganz zu Beginn Luft in den leeren Ballon hineinzubekommen. Wenn Sie allerdings einen Teil der Luft aus einem aufgeblasenen Ballon entweichen lassen, wird es viel einfacher, diesen dann wieder aufzublasen, als wenn Sie die gesamte Luft ausströmen lassen.

- Ähnlich funktioniert das bei der Atmung: Wären Ihre Lungen nach jeder Ausatmung komplett entleert, würde die Atmung mehr Mühe erfordern, die Lungen würden kollabieren und anstrengende Aktivitäten wären unmöglich durchzuführen. Jedes Mal, wenn Sie durch den Mund ausatmen, atmen Sie möglicherweise mehr Luft als nötig aus. Das bedeutet, dass jede Einatmung einen zusätzlichen Kraftaufwand erfordert. Das Atmen wird viel mühevoller, als es sein müsste. Während der Nasenatmung gehen mehrere Dinge anders vor sich als während der Mundatmung:
- Bei der Nasenatmung können die Lungen sowohl während der Einatmung als auch während der Ausatmung Sauerstoff aus der Luft aufnehmen.[91] Obwohl in den Lungenbläschen nur während der Einatmung frischer Sauerstoff ankommt, diffundiert ununterbrochen Sauerstoff ins Blut, weil durch die geringe Größe der Nasenlöcher auch während der nasalen Ausatmung etwas Luft zurück in die Lungen strömt.[92]
- Das geringere Tempo der Ausatmung durch die Nase gibt den Lungen mehr Zeit, den Sauerstoff aus der Atemluft zu extrahieren. Bei optimalem Blutgasaustausch wird das Kohlendioxid sachgerecht weiterverarbeitet und der Blut-pH-Wert bleibt im Gleichgewicht.

- Durch die Nase eingeatmete Luft strömt an der Nasenschleimhaut vorbei. Dadurch werden Nervenzellen stimuliert, die die regelmäßige Atmung steuern.[93 94] (Ein Grund dafür, dass Mundatmung zu Schnarchen, Schlafapnoe und unregelmäßigen Atemmustern führen kann, ist, dass dabei die Nasenschleimhaut umgangen wird.)
- Die Luft durchströmt die Nase, wo die Riechzellen des Riechkolbens enden. Der Riechkolben ist mit dem Hypothalamus verbunden, dem Teil des Gehirns, der an vielen automatisch ablaufenden Körpervorgängen beteiligt ist, darunter Herzschlag, Blutdruck, Appetit, Durst und die Aufrechterhaltung der Homöostase.
- Bei der Nasenatmung produzieren die Nasennebenhöhlen Stickstoffmonoxid (NO), das der Körper zur Entzündungsregulation in den Atemwegen und zur Abwehr von durch die Luft übertragenen Krankheitserregern, Viren und Bakterien benötigt.

Stickstoffmonoxid (NO) in der Nase: Die Formel für den Erfolg

Während der dänische Physiologe Christian Bohr im Rahmen seiner Forschungsarbeit bereits 1904 den Zusammenhang zwischen CO_2 und Sauerstoffsättigung im Blut dargelegt hat, hat man die Rolle von Stickstoffmonoxid erst wesentlich später ganz verstanden. Man hielt es sogar für ein giftiges Gas. Das kleine, einfach aufgebaute Molekül[95 96] wurde, zusammen mit Stickstoffdioxid, mit Umweltverschmutzung und saurem Regen in Verbindung gebracht, mit Autoabgasen und dem Smog in überbevölkerten Industriestädten. In der Ausatemluft des Menschen wurde NO[97] erst 1991 nachgewiesen. Im Jahr 1992 wurde es vom US-Wissenschaftsmagazin *Science* zum Molekül des Jahres[98] gekürt, und 1995 entdeckte man, dass das NO in den Nasenhöhlen und Nasennebenhöhlen produziert wird, den um die Nase herumgelegenen luftgefüllten Hohlräumen im Bereich der Wangen und Stirn. Die Konzentration des in der Nase entstehenden NO ist 100-mal höher als in den unteren Atemwegen.[99]

Die Nasennebenhöhlen haben eine Reihe wichtiger Funktionen: Sie befeuchten und wärmen die eingeatmete Luft und dienen als Resonanzraum für unsere Stimme. Sie verringern außerdem das Gewicht unseres Schädels und schützen im Fall von Gesichtsverletzungen lebenswichtige Strukturen. Die Nasennebenhöhlen sind um die

Nase herum angeordnet und geben, wenn wir einatmen, Stickstoffmonoxid in unsere Atemwege ab.[100] [101] Jon Lundberg zufolge, Professor für Pharmakologie am schwedischen Karolinska Institutet in Stockholm, werden, wenn wir atmen, beständig große Mengen von Stickstoffmonoxid in den oberen Atemwegen freigesetzt. Bei jedem Atemzug, den wir durch die Nase einatmen, folgt Stickstoffmonoxid dem Luftstrom in die Lungen hinunter, wo es die Atemwege erweitert[102] und die Sauerstoffaufnahme des Bluts verbessert.

Wenn wir atmen, wandert Luft in die Lunge hinab und gelangt zu den Alveolen – den kleinen Lungenbläschen, in denen der Gasaustausch stattfindet und Sauerstoff aus der Luft ins Blut diffundiert. Das Verhältnis von Luftvolumen zu Blutstrom, das die Alveolen pro Minute erreicht, lässt sich mit dem sogenannten Ventilations-Perfusions-Verhältnis beschreiben. Der Begriff Ventilation bezieht sich auf die geatmete Luft, Perfusion auf den Blutfluss zu den Lungenbläschen. Im Idealfall gelangt ausreichend Sauerstoff aus der Luft in die Blutbahn, um für eine optimale Sauerstoffsättigung zu sorgen. Jedoch können zwei Faktoren ein Ungleichgewicht verursachen, wodurch die oberen Anteile der Lunge mehr Luft (hohe Ventilation), die unteren Anteile hingegen mehr Blut (hohe Perfusion) erhalten: die Mundatmung und die Schwerkraft. Tritt ein solches Ungleichgewicht zwischen Ventilation und Perfusion auf, kann der Körper den Sauerstoff in den Lungen schlechter nutzen, was eine mangelnde Versorgung mit Sauerstoff zur Folge hat.

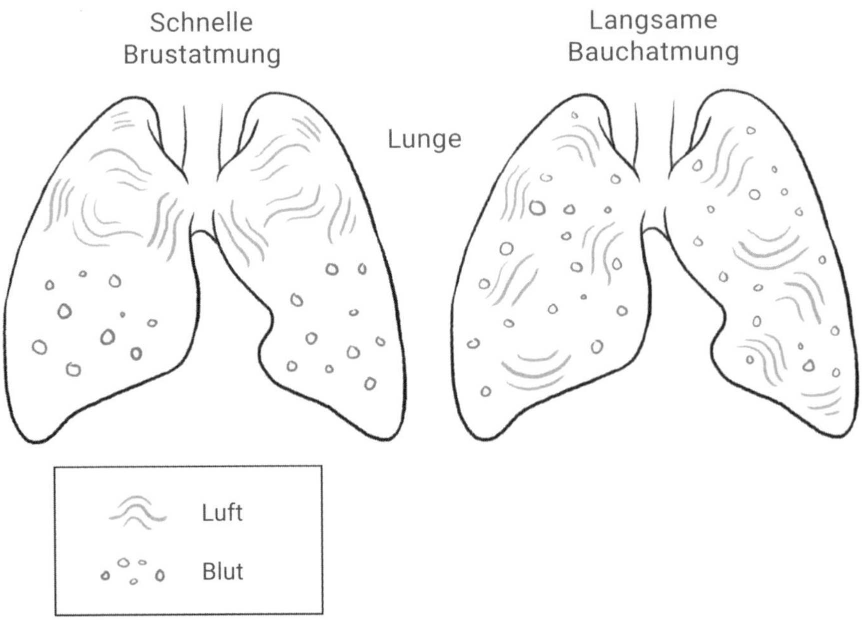

NO ermöglicht ein deutlich effizienteres Gleichgewicht zwischen Perfusion und Ventilation. Auf welche Weise geschieht das? Stickstoffmonoxid (NO) hat vasodilatatorische (gefäßerweiternde) Eigenschaften, das heißt, es regt die Blutgefäße in den Lungen (und in anderen Bereichen) dazu an, sich zu entspannen – durch derart erweiterte Gefäße kann dann also mehr Blut fließen. Wenn Sie durch die Nase einatmen, wird NO in die Lunge hinuntertransportiert, wo es dazu beiträgt, den Blutstrom gleichmäßiger zu verteilen. Das wirkt dem negativen Effekt entgegen, den die Schwerkraft auf den Blutfluss in der Lunge haben kann.[103] Mundatmung führt nicht nur zu einer flachen, schnellen Atmung (siehe Abbildung links), sie lässt darüber hinaus das Stickstoffmonoxid aus der Nase nicht zur Wirkung kommen.

In einem Beitrag von 2017 kamen Forscher zu dem Schluss, dass Stickstoffmonoxid im Hinblick auf viele zusätzliche Aspekte der Atmungsfunktion förderlich ist; dazu gehören der Tonus (Grad der Anspannung) der glatten Bronchialmuskulatur, die Lungendurchblutung, die Schleimproduktion und andere Prozesse wie die antioxidative Homöostase, die Entwicklung der Lunge[104] und die lokale Abwehr.

Insbesondere ist NO wesentlich für die Produktion einer lebenswichtigen Substanz namens Surfactant. Bei in den Lungen erzeugtem Lungensurfactant handelt es sich um ein komplexes Gemisch spezifischer Lipide, Proteine und Kohlenhydrate. Es verringert die Oberflächenspannung der Alveolen, erleichtert die Sauerstoffaufnahme im Blut, verhindert, dass die Lunge kollabiert, beugt einem Ödem (Flüssigkeitsansammlung im Lungengewebe) vor und ist essenziell für die Elastizität der Lunge. Veranschaulicht wird seine Funktion häufig durch einen Vergleich mit zwischen zwei Glasscheiben aufgetragenem Flüssigspülmittel. Die Seife ermöglicht es den zwei Scheiben, sich frei gegeneinander zu bewegen. In den Lungen ermöglicht Surfactant ein leichteres Atmen mit weniger Reibung; es ist elementar für unsere Fähigkeit zu atmen.[105] [106] Stickstoffmonoxid steuert die Produktion von Surfactant und sorgt dafür, dass es seine Funktion erfüllt. Aus diesem Grund wird das Gas oft bei der Behandlung von Frühgeborenen eingesetzt.[107]

Die erste Verteidigungslinie

1999 berichteten Lundberg und Weitzberg, dass Stickstoffmonoxid die Vermehrung verschiedener Krankheitserreger hemmt, darunter Bakterien und Viren. Das weist darauf hin, dass Stickstoffmonoxid in den oberen Atemwegen dazu dienen könnte, den Körper vor Infektionen zu schützen.[108] Während die Welt gegen die neuartige, durch das Coronavirus Sars-CoV-2 verursachte globale Pandemie kämpft, gewinnt der Zusammenhang zwischen Stickstoffmonoxid und Atemwegsinfektionen an Relevanz. Forschungen zum ersten SARS-Virus haben ergeben, dass NO die Nebenhöhlen frei von Keimen hält.[109] Man nimmt außerdem an, dass die extrem niedrigen Konzentrationen von nasalem Stickstoffmonoxid bei Personen mit Mukoviszidose und dem sogenannten Kartagener-Syndrom zu deren erhöhter Anfälligkeit für Atemwegsinfekte beitragen könnten.

In einem Forschungspapier von 2012 mit dem Titel *Evidence for the Cure of Flu through Nose Breathing* (auf Deutsch »Belege für die Heilung grippaler Infekte durch Nasenatmung«) heißt es, dass Grippepatienten von Nasenatmung profitieren[110]. Das deckt sich mit früheren Studien, die zeigten, dass NO gegenläufige Wirkungen bei Infektionen wie Lungenentzündungen und Grippe hat.[111] Bei einem 2009 durchgeführten Laborexperiment stellte man fest, dass NO die Replikation (also den Vermehrungsvorgang) von SARS-Viren auf zwei Arten hemmt. Tatsächlich hemmt NO sogar die Replikation ganz verschiedener Viren.[112] Während die Untersuchung von 2009 sich nicht speziell dem Einsatz von nasalem Stickstoffmonoxid widmete, fand man im Rahmen früherer Forschungen zu Erkältungskrankheiten heraus, dass wir mehr NO in der Nase und den Atemwegen produzieren, wenn Rhinoviren vorhanden sind, was darauf hindeutet, dass der Körper NO zur Virenabwehr nutzt.[113]

Im Zuge der Pandemie wurde 2020 eine Vielzahl klinischer Studien durchgeführt, um die antiviralen Eigenschaften von Stickstoffmonoxid zu untersuchen. Forscherteams auf der ganzen Welt haben die inhalative Gabe von NO (also per Einatmung) im Rahmen der COVID-19-Behandlung untersucht.[114] [115] [116] Wissenschaftler vermuteten, dass die Gabe hoher Konzentrationen von inhalativem NO in frühen Krankheitsstadien eine viruzide (virusabtötende) Wirkung haben und das Fortschreiten der Erkrankung hin zu einer schwereren Form verhindern könnte. Zudem stellten sie die Hypothese auf, dass NO den Krankheitsverlauf mildern und die Regeneration der Patienten beschleunigen könnte.

Im Juni 2020 begann ein Unternehmen in Kanada mit der Durchführung von klinischen Phase-II-Studien zum Einsatz eines NO-Nasensprays gegen COVID-19.[117] Gegenüber der Zeitung *Globe and Mail* sagte Dr. Chris Miller, wissenschaftlicher Leiter der SaNOtize Research and Development Corp., das Produkt gleiche einem »Handdesinfektionsmittel für die Nase«. Vor der Pandemie hatten Dr. Miller und seine Kollegen das Spray zur Behandlung von chronischer Sinusitis entwickelt, aber Hinweise darauf, dass NO das neue Coronavirus daran hindert, sich zu vermehren, veranlassten sie zu einer Neuausrichtung ihrer Forschungsanstrengungen.[118] Das Spray soll dazu eingesetzt werden, die Ausbreitung des Virus einzudämmen, insbesondere bei Personen im Gesundheitssystem, die COVID-19-Patienten behandeln.

Einem wissenschaftlichen Fachartikel ist zu entnehmen, dass Therapien zur Steigerung der NO-Werte, etwa durch Inhalation von NO als Gas, die Oxygenierung bei COVID-19-Patienten erhöhen und ihren allgemeinen Gesundheitszustand verbessern könnten. Bezeichnenderweise wird in dem Beitrag auch auf Lebensstilfaktoren hingewiesen, die eine Reduktion des NO in den Atemwegen zur Folge haben, insbesondere Mundatmung und Rauchen. Die Forscher argumentieren, dass die Kombination von Nasenatmung und gutem Schlaf mit einem gesunden Lebensstil zu einer Senkung der Viruslast beitragen könnte.[119]

Im selben Beitrag werden Fallberichte erwähnt, nach denen das Verschließen des Mundes während des Schlafs mit einem Klebeband das Erkältungsrisiko senkt. Das könnte auf die Befeuchtungs- und Filterwirkung der Nase zurückzuführen sein. Es wird außerdem angenommen, dass eine Zunahme von NO in den Atemwegen die Viruslast im Schlaf senken und das Immunsystem ankurbeln könnte. Der Beitrag berichtet, dass sowohl stetige als auch zeitweilige Mundatmung die Wirkung von NO einschränken könnte, was eine »ungehinderte Virenreplikation« ermöglicht. Die Autoren kommen zu dem Schluss, dass »Mundatmung während des Schlafs daher die Symptome von COVID-19 verschlimmern könnte«.[120]

COVID-19 stellt uns vor ernste Herausforderungen. Abgesehen von der Tatsache, dass Menschen keine natürliche Immunität gegen dieses Virus besitzen, verhält es sich ganz anders als ein Grippevirus; es geht mit einer hohen Virenlast einher und ist noch unzureichend verstanden. Was wir wissen, ist, dass es einen bestimmten Typ von Zellen im Lungengewebe angreift, die Pneumozyten Typ 2.[121] Diese Zellen sind für die Produktion und die Freisetzung von Surfactant zuständig. (Sie erinnern sich: NO spielt eine wichtige Rolle bei der Bildung von Surfactant.) Das ist ein Grund dafür, warum das Virus auch bei jungen, gesunden Patienten tödlich sein kann.

Es ist wichtig, dass wir uns verdeutlichen, dass nasales Stickstoffmonoxid seiner Aufgabe nicht nachkommen (und uns nicht vor Krankheiten schützen) kann, solange wir nicht durch die Nase atmen. Nur durch Nasenatmung können wir die NO-Konzentration in unseren Atemwegen steigern; jedoch haben Forscher herausgefunden, dass sich noch höhere Stickstoffmonoxidkonzentrationen erzeugen lassen, wenn man summt.[122] Laut einer 2015 veröffentlichten Studie wird beim Summen siebenmal mehr NO produziert als durch normales Ausatmen.[123] Man nimmt an, dass Schwingungen im Luftstrom den Gasaustausch zwischen der Nasenhöhle und den Nasennebenhöhlen beschleunigen.[124] In einem weiteren Beitrag heißt es, dass kräftiges Summen sich als wirksam bei der Behandlung chronischer Rhinosinusitis erwiesen hat, einer durch Pilze verursachten Erkrankung, die zu Entzündungen und Infektionen in den Nasenhöhlen und Nasennebenhöhlen führt. Wieder stieß man auf das Stickstoffmonoxid, diesmal als antimykotischen (gegen Pilze wirksamen) Wirkstoff.[125] Andere Forschungen haben ergeben, dass die Konzentration von nasalem Stickstoffmonoxid auch beim Atemanhalten steigt: Eine Studie, in deren Rahmen Gerätetaucher mit Freitauchern verglichen wurden, berichtet von höheren Konzentrationen von zirkulierendem NO in der Gruppe der Freitaucher.[126]

Atmen mit Maske

Als 2020 das Coronavirus ausbrach, wütete eine Debatte über das Tragen von Schutzmasken – es ging darum, ob Masken die Ausbreitung des Virus verringern, den Träger schützen oder eine Weitergabe des Virus an andere verhindern. Viele Menschen behaupten, die Maßnahme sei ineffektiv. Andere klagen darüber, dass es Ihnen schwerfällt, mit Maske zu atmen. Welche Gegenargumente auch vorgebracht werden: Wissenschaftliche Studien haben eindeutig beweisen, dass Masken verhindern, dass Infizierte andere krank machen.[127]

In einem 2020 in dem Management-Magazin *The Harvard Business Review* erschienenen Beitrag wird darauf hingewiesen, dass wohl bessere Masken nötig sind, um einen vollständigen Schutz gegen virenhaltige Teilchen zu gewährleisten.[128] Eine Studie aus dem Jahr 2003 untersuchte den Einsatz von Nasenstöpseln anstelle von Mund-Nasen-Schutzmasken, zeigte aber auf, dass es notwendig ist, »ausschließlich durch die Nasenlöcher zu atmen, da durch den Mund zu atmen die Schutzwirkung der Nasenstöpsel komplett aufhebt«.[129] Leider thematisiert niemand die Tatsache, dass viele Menschen unter ihren Schutzmasken durch den Mund atmen, obgleich die Forschung deutlich zeigt, dass Mundatmung mit hohen Viruslasten, mangelnder Immunabwehr und schwereren Erkrankungen bei Infektionen mit dem neuartigen Coronavirus einhergeht.[130]

Im Juli 2020, als die britische Regierung die Maskenpflicht in Geschäften einführte, erhielt ich eine Mail von einem befreundeten Arzt. Er fragte sich, wie viele Menschen sich dessen bewusst waren, wie sie beim Tragen einer Maske atmeten. Er brachte folgendes Beispiel: »Am Sonntag war ich beim Friseur. Er trug eine Maske. Ich hörte die ganze Zeit über, wie er unter der Maske schnell durch den Mund atmete.« Er erläuterte seine Bedenken folgendermaßen:

»Seit April versuche ich jeden, dem ich begegne, davon zu überzeugen, ausschließlich durch die Nase zu atmen – mit und ohne Maske. Ältere Personen reagieren häufig überrascht, wenn ich sie anhalte und danach frage, wie sie atmen, wenn sie die Maske tragen. Manche antworten, dass sie es nicht wissen oder nicht darauf achten, und über 90 Prozent sagen, sie müssen durch den Mund atmen, weil sie mit der Maske nicht durch die Nase atmen können!«

Mein Freund ist davon überzeugt, dass Nasenatmung dazu beitragen kann, die Ausbreitung von Viren und die damit verbundenen Todesfälle einzudämmen. Er sagt: »Wenn wir durch den Mund atmen, steht jedem Virus der direkte Weg in unsere Lunge offen. Das Tragen einer Maske, verbunden mit Nasenatmung, trägt wirksam dazu bei, dass das Virus nicht in unsere Atemwege eindringt.«

Ein Zeitungsartikel, der unter dem Titel »Learning how to breathe again in the new normal« (auf Deutsch »In der neuen Normalität wieder atmen lernen«) im *Independent* erschienen ist, befasst sich mit dem Atmen mit und ohne Schutzmaske nach der COVID-19-Pandemie.[131] Der Autor beschreibt die große Verbreitung von ungesunden Atemgewohnheiten und zieht Experten hinzu, um die mit dem Atmen mit Schutzmaske verbundenen Probleme zu analysieren. Der Beitrag zitiert den Atemexperten Paul DiTuro, der in dem Zusammenhang ein Atemtraining empfiehlt. DiTuro beschreibt eine einfache Übung, die helfen soll, das Tragen der Maske angenehmer zu machen:

> *»Nehmen Sie, bevor Sie die Maske aufsetzen, fünf ›hochwertige‹ Atemzüge. Atmen Sie bei jedem Atemzug vier Sekunden lang durch die Nase ein, dann sechs Sekunden lang durch den Mund aus, und pausieren Sie im Anschluss zwei Sekunden lang. Machen Sie das jedes Mal kurz vor dem Aufsetzen und noch einmal nach dem Abnehmen der Maske.«*[132]

Der Ansatz ist gut. Vier Sekunden lang ein- und sechs Sekunden auszuatmen, entspricht einer Atemfrequenz von sechs Atemzügen pro Minute. Dadurch werden zahlreiche wichtige physiologische Funktionen optimiert und obendrein aktiviert es das Entspannungszentrum des Nervensystems.

Allerdings ist es, wie wir bereits festgestellt haben, keine gute Idee, durch die Nase ein- und durch den Mund auszuatmen. Es führt zu einer verstopften Nase und hemmt den Gasaustausch in der Lunge. Es kann gar nicht stark genug betont werden, wie wichtig es ist, ausschließlich durch die Nase zu atmen, im Wachzustand ebenso wie im Schlaf, mit Schutzmaske ebenso wie ohne.

Hilfe bei verstopfter Nase

Mit oder ohne Maske – wenn Ihre Nase ständig zu ist, scheint die Vorstellung, durch die Nase zu atmen, unmöglich oder sogar beängstigend. Durch Atemanhalten und körperliches Training können Sie die oberen Atemwege frei bekommen.[133] Auf Seite 140 finden Sie eine Atemanhalteübung zum Freimachen der Nase. Was genau dabei im Körper geschieht, wird noch diskutiert; auf jeden Fall steigt durch das Luftanhalten die CO_2-Konzentration im Blut, Stickstoffmonoxid sammelt sich in der Nase an, und über den Sympathikus wird eine Stressreaktion ausgelöst. Während eine Daueraktivierung des Sympathikus schädlich für die Gesundheit ist, spielt diese Art der Stressreaktion eine notwendige und nützliche Rolle in Bezug auf das Immunsystem und die Entzündungsregulation.[134] [135] [136]

Bereits im Jahr 1923 erschien im *American Journal of Physiology* ein Beitrag, in dem es darum ging, dass Atemanhalten bei verstopfter Nase lindernd wirkt.[137] Wenn diese Information seinerzeit ausreichend Verbreitung gefunden hätte, hätten Millionen von Kindern und Erwachsenen mit lang anhaltendem Schnupfen schlicht dadurch Linderung gefunden, dass sie die Luft angehalten hätten, sobald ihre Nase verstopft war. Jahrzehnte später, 1977, zeigten Forscher, dass sich eine Nasenverstopfung bessern ließ, wenn man bereits ausgeatmete Luft wieder einatmete. Bereits die Luft 30 Sekunden lang anzuhalten, machte bei den meisten der untersuchten Personen das Atmen leichter.[138] Und was ist der Hauptauslöser für diesen Effekt? Kohlendioxid![139]

Laut dem HNO-Chirurgen Dr. James Bartley verhält sich der nasale Atemwiderstand umgekehrt proportional zum sogenannten endtidalen CO_2 ($etCO_2$).[140] Endtidales CO_2 ist die CO_2-Konzentration in der Atemluft am Ende der Ausatmung. Es ist ein direktes Maß dafür, wie viel CO_2 in den Lungen vorhanden ist, und, unter normalen Umständen, ein indirektes Maß für den CO_2-Partialdruck im Blut. Bartleys Befund bedeutet, dass die Nase stärker verstopft ist, wenn sich die CO_2-Konzentration in den Lungen und im Blut verringert. Studien haben gezeigt, dass ein CO_2-Rückgang in den Lungen (vom normalen Partialdruck von 40 mmHg auf 35 mmHg) mit einer Zunahme der Nasenverstopfung von zehn Prozent einhergeht. Auch Angstzustände sind mit niedrigeren endtidalen CO_2-Werten assoziiert[141].

Dieser Zusammenhang ist auch relevant bei einem als Empty Nose Syndrome (ENS, Syndrom der leeren Nase) bekannten Beschwerdebild, bei dem Patienten, deren Nase ganz frei ist, trotzdem eine Reihe von Symptomen zeigen, darunter das Gefühl nasaler Obstruktion, Trockenheit und Verkrustung der Schleimhäute sowie Atemnot.[142] ENS kann auf größere oder kleinere chirurgische Eingriffe zurückgehen, etwa Nasenmuschelverkleinerungen, Lasertherapien oder submuköse Resektionen (Entfernung eines Teils der Nasenscheidewand), selbst wenn die Operation oder die Behandlung erfolgreich waren. Zum gegenwärtigen Zeitpunkt sind die Existenz, Diagnose und der Umgang mit dieser Krankheit umstritten; die Diskussion kreist vor allem darum, inwieweit neurologische oder psychosomatische Faktoren dabei eine Rolle spielen.[143]

ENS kann unter anderem von der Entfernung der Nasenmuscheln verursacht werden. Bei den Nasenmuscheln oder Nasenschwellkörpern handelt es sich um kleine Strukturen in unserer Nase, die die Luft auf ihrem Weg durch die Nasenöffnungen in die Atemwege und Lungen filtern und befeuchten. Sie bestehen aus einer knöchernen Struktur, die von vaskulärem Gewebe und einer Schleimhaut umgeben ist. Durch Allergien, Infektionen oder Reizungen können sich die Nasenmuscheln entzünden und anschwellen und dabei übermäßig viel Schleim produzieren, was zum Verstopfen der Nase führt.

HNO-Spezialist Jim Bartley erforschte auch die Empfindung von Nasenverstopfung bei Hyperventilation.[144] 2005 untersuchte Bartley 14 Patienten, die nach operativen Eingriffen über eine verstopfte Nase klagten und darüber, nicht mehr durch die Nase atmen zu können, obwohl die Nase offensichtlich ausreichend frei war und kein verengendes Gewebe in der Nase vorlag, und zudem die Erfolgsrate der Behandlung bei 63 bis 85 Prozent lag. Einige Patienten hatten gegen die Beschwerden nasal verabreichtes Kortisonspray oder Antihistaminika als Tabletten eingenommen, ohne dass dies geholfen hätte. Bartley stellte fest, dass einige der Betroffenen schnell atmeten, und das hauptsächlich in die obere Brustregion. Er untersuchte alle auf das Hyperventilationssyndrom und stellte fest, dass jeder von ihnen eine erhöhte Atemfrequenz von etwa 18 AZ/min bei Brustatmung aufwies. Eine Umfrage bezüglich ihrer Atmung ergab bei 12 der 14 Teilnehmer Hinweise auf eine Hyperventilation. Drei Patienten wiesen einen endtidalen CO_2-Wert von 35 mmHg auf, was auf einen niedrigen CO_2-Gehalt im Blut schließen lässt. Fünf hatten ein Atemtraining absolviert; dieses hatte die Nasenverstopfung bei zwei von ihnen erfolgreich gelindert.[145]

Bartley folgerte aus dieser Untersuchung, dass Patienten, die insbesondere nach einer misslungenen Nasenoperation dauerhaft unter Nasenverstopfung litten, auf das Hyperventilationssyndrom untersucht werden sollten. Das Hauptproblem dieser Patienten könnten ungesunde Atemmuster sein. Selbst geringfügig beschleunigtes oder schweres Atmen erzeugt eine Empfindung von Lufthunger, die Patienten häufig als Nasenverstopfung interpretieren.

Neben der Funktionsfähigkeit der Luftwege gilt es auch den Luftstrom zu berücksichtigen. Wenn jemand mit chronischer Hyperventilation ohne erkennbare anatomische Ursache über Nasenverstopfung klagt, könnte ein chirurgischer Eingriff der falsche Weg sein.[146] Stattdessen könnte ein Wiedererlernen der Atmung die Lösung sein. Wenn Sie sich einer Nasenoperation unterzogen haben und dennoch das Gefühl haben, Ihre Nase sei permanent blockiert, ist sehr wahrscheinlich Ihr Atemverhalten die Ursache des Problems. Wenn Sie an Nasenverstopfung, (chronischem) Schnupfen oder Asthma leiden, probieren Sie als Erstes die Übungen aus diesem Buch aus. Machen Sie Ihre Nase durch die unten aufgeführte Atemanhalteübung frei, wechseln Sie zur Nasenatmung und verbessern Sie Ihren BOLT-Wert. Ich habe diese Techniken über die Jahre bei Tausenden von Workshop-Teilnehmern angewandt und dabei festgestellt, dass viele Menschen, bei denen eine Nasenoperation angesetzt war, diese gar nicht brauchten.

Weil die Nase so gestaltet ist, dass sie die Luftaufnahme reguliert[147], verringert der Wechsel zur Nasenatmung die Symptome langfristig deutlich.

Übung zum Freimachen der Nase

Probieren Sie, bevor Sie weiterlesen, diese Übung aus, damit Sie sehen, wie effektiv sie Ihre Nase frei macht. Die Ausführung ist bei Erwachsenen und Kindern identisch. Machen Sie die Übung nicht, wenn Sie schwanger sind.

Anleitung

- Setzen Sie sich auf einem Stuhl mit gerader Rückenlehne aufrecht hin.
- Normalisieren Sie Ihre Atmung und atmen Sie ganz ruhig. Nehmen Sie, wenn das geht, einen kleinen, leichten Einatemzug durch die Nase und atmen Sie mit einem ebenso kleinen Atemzug durch die Nase aus. Wenn es Ihnen nicht möglich ist, durch die Nase einzuatmen, nehmen Sie einen winzigen Atemzug durch den Mundwinkel.

- Verschließen Sie nach der Ausatmung Ihre Nase mit den Fingern und halten Sie die Luft an. Die Lippen bleiben geschlossen.
- Wippen Sie sanft mit dem Kopf oder wiegen Sie den Körper etwas, bis Sie spüren, dass Sie den Atem nicht mehr länger anhalten können. Sie sollten einen relativ starken Lufthunger spüren.
- Lassen Sie jetzt die Nase los und atmen Sie mit geschlossenem Mund sanft durch die Nase ein und aus. Vermeiden Sie es, bei der ersten Einatmung tief Luft zu holen. Achten Sie stattdessen auf eine ruhige Atmung und richten Sie Ihr Augenmerk darauf, sich zu entspannen. Wenn es Ihnen hilft, verwenden Sie das Mantra »Entspannen und weniger atmen.«
- Wiederholen Sie die Übung, bis Sie problemlos durch die Nase atmen können. Wenn Ihre Nase nicht vollständig frei wird, warten Sie etwa eine Minute und wiederholen Sie den Ablauf. Möglicherweise sind mehrere Durchgänge nötig.

Nachdem Sie die Übung durchgeführt haben, wird Ihre Nase frei sein. Allerdings ist die Wirkung, bis Sie einen BOLT-Wert von mehr als 25 Sekunden erreicht haben, nur vorübergehend. Bei einem BOLT-Wert von 25 oder darüber wird Ihre Nase dann über eine viel längere Zeitspanne frei bleiben. Meinen Kursteilnehmern – insbesondere den Jugendlichen – erkläre ich meist, dass sie zwei Möglichkeiten haben: Entweder steigern sie ihren BOLT-Wert auf über 25 oder sie leiden für den Rest Ihres Lebens an verstopfter Nase. Angesichts der negativen Auswirkungen der Mundatmung auf Schlaf, Stress und andere gesundheitliche Belange liegt es auf der Hand, welche die bessere Option ist.

Denken Sie daran: Bis Sie das Atemverhalten verändert haben, das zu einer verstopften Nase führt, ist es vollkommen normal, dass die Nase immer mal wieder verstopft. Wenn Sie die Übungen aus diesem Buch regelmäßig absolvieren, wird Ihr Körper sich anpassen und Ihre Nase frei bleiben. Führen Sie die Übung jedes Mal aus, wenn Ihre Nase verstopft ist. Selbst wenn Sie stark erkältet sind, kann diese Übung Sie dabei unterstützen, die Nasenatmung beizubehalten.

Die Umstellung vornehmen

Der erste Schritt, um ungesunde Atemmuster zu verändern und Ihren BOLT-Wert zu erhöhen, ist, von der Mund- zur Nasenatmung zu wechseln. Obwohl die Atmung die primäre Funktion der Nase ist, wird sie zu wenig für diese grundlegende Aufgabe genutzt. Reine Mundatmung kommt zwar selten vor, aber da die meisten Menschen dazu neigen, von der Mund- zur Nasenatmung zu wechseln und umgekehrt, kommt es bei Kindern wie bei Erwachsenen unglaublich häufig vor, dass sie zumindest teilweise über den Mund atmen, entweder aus Gewohnheit oder aufgrund von behinderter Nasenatmung.

Wenn Sie zum ersten Mal von der Mund- zur Nasenatmung wechseln, kann es sein, dass das Luftvolumen, das Sie mit jedem Atemzug einatmen, unmittelbar zurückgeht. Das kann sich zunächst ein wenig eigenartig anfühlen. Sie werden möglicherweise einen leichten Luftmangel verspüren, weil das durch die Nase eingeatmete Luftvolumen kleiner ist, als sie es von der Mundatmung gewohnt sind. Das ist kein Grund zur Beunruhigung. Lufthunger ist ein Zeichen für Fortschritt. Das Unbehagen wird binnen weniger Tage nachlassen. Es kann passieren, dass Ihr Körper versucht, Sie dazu zu verleiten, mehr zu atmen, indem Sie plötzlich das Bedürfnis haben, zu gähnen, zu seufzen oder, ohne es zu merken, wieder in die Mundatmung hineinrutschen. Versuchen Sie, Ihr Atemvolumen nicht auf eine dieser Arten zu erhöhen. Wenn Sie das Bedürfnis haben, einen großen Atemzug zu nehmen – zum Beispiel, wenn Sie der Impuls überkommt, zu seufzen – halten Sie nach dem Seufzen fünf bis zehn Sekunden lang die Luft an.

Eine Sache, derer Sie sich bewusst sein sollten, wenn Sie von der Mund- zur Nasenatmung wechseln, und die Ihnen merkwürdig oder sogar unfair erscheinen mag, ist, dass die Größe der Nase ein wichtiger Faktor für die Atemgewohnheiten ist. Bei Menschen mit kleineren nasalen Atemwegen ist es viel wahrscheinlicher, dass sie durch den geöffneten Mund atmen, als bei Menschen mit ausreichend großer Nase. Mundatmung ist eine vollkommen normale Reaktion auf kleine nasale Atemwege. Je kleiner die Nase ist, desto größer ist der Atemwiderstand und desto stärker ist der Lufthunger bei der Nasenatmung.

Atmung beim Sport

Geräumige Nasenhöhlen und große Nasenlöcher sind definitiv hilfreich, um bei körperlicher Aktivität durch die Nase zu atmen. Wenn Ihre nasalen Atemwege klein sind, ist der Atemwiderstand womöglich zu groß und der daraus resultierende Lufthunger unter Belastung womöglich zu stark. Der von mir speziell für den Einsatz beim Sport entwickelte Nasendilatator (NasalDilator) kann in solchen Fällen helfen, die Nasengänge zu öffnen.

An früherer Stelle haben wir darüber gesprochen, dass CO_2 der stärkste Atemstimulus und maßgeblich für die Sauerstoffversorgung ist. Nasenatmung bei körperlicher Aktivität verlangsamt die Atmung und verringert das Atemvolumen, was sich auf den CO_2-Gehalt im Blut auswirkt. Allerdings werden die wenigsten von uns sich spontan dazu entscheiden, bei einem anstrengenden Training durch die Nase zu atmen.[148] Ohne ein angemessenes Training über mindestens sechs bis acht Wochen kann der durch Nasenatmung verursachte Lufthunger bei intensiverer körperlicher Betätigung sehr stark werden.

Durch die Nase zu atmen ist in der Regel nur bei wenig intensiver Bewegung angenehm, wenn das Gesamtvolumen an Luft, das pro Minute in die Lungen gelangt (das sogenannte Atemminutenvolumen), unter 35 Litern liegt. Sobald das Atemminutenvolumen auf 35 bis 41 Liter steigt, neigt man zur Mundatmung.[149] Der genaue Umschaltpunkt von der Nasen- zur Mundatmung ist individuell sehr verschieden und hängt von der CO_2-Sensitivität, dem Stoffwechsel und der Nasengröße ab.

Über den Mund atmen wir schneller als über die Nase. Unter bestimmten Umständen ziehen wir die Mundatmung vor, weil die flachen, schellen Atemzüge ein größeres Luftvolumen in die Lungen befördern. Das führt dazu, dass die CO_2-Konzentration sinkt und das Gefühl von Lufthunger nachlässt.[150] Allerdings ist es in Wirklichkeit effizienter, durch die Nase zu atmen, weil die Lungen dabei mehr Sauerstoff aus der Luft gewinnen können. Der Sauerstoffanteil in der Ausatemluft sinkt bei der Nasenatmung bei körperlicher Betätigung, was darauf hinweist, dass eine größere Sauerstoffmenge vom Körper genutzt wird.[151] Wenn Sie über einen Zeitraum von sechs bis acht Wochen konsequent durch die Nase atmen, passt sich Ihr Körper an, was wiederum dazu führt, dass Kurzatmigkeit erst später einsetzt. Das gilt ganz unabhängig davon, ob Sport auf Ihrem Wochenplan steht oder nicht. Jeder von uns hat eine Schwelle, an der wir das Gefühl haben, wir müssten zur Mundatmung wechseln. Unabhängig von Ihrem Ausgangspunkt – ob Sie nun beim Workout ins Schnaufen kommen oder schon beim Aufstehen vom Sofa – können Sie durch die Rückkehr zur Nasenatmung zur Verbesserung Ihrer Fitness beitragen.

Der Stellenwert der Nasenatmung gegenüber der Mundatmung sollte nicht unterschätzt werden. Nasenatmung begünstigt eine funktionale Atmung und eine größere Bewegungsamplitude des Zwerchfells, was wiederum funktionale Bewegungsmuster unterstützt und Verletzungen vorbeugt. Nasenatmung ist ein wesentliches Element, um sich vollkommen zu fokussieren und in einen Zustand höchster Aufmerksamkeit zu gelangen, in dem alles fließt und Sie in der Lage sind, Ihr Bestes zu geben. (In Kapitel 5, ab Seite 185, befassen wir uns eingehender mit dem Zusammenhang von Atmung und Bewegung.)

Außerdem ist es wichtig, daran zu denken, dass Nasenatmung dazu beiträgt, Wärme und Feuchtigkeit im Körper zu speichern. Beim Training macht es einen Unterschied im Hinblick darauf, ob Sie einen trockenen Mund haben. Nasenatmung schützt Sie vor Atemwegsverletzungen und Anstrengungsasthma.

Durch Nasenatmung begrenzte Atmung kann beim Training eingesetzt werden, um die Leistung zu steigern.[152] Das hat auch für Nicht-Sportler Konsequenzen. In einem 2018 erschienenen wissenschaftlichen Beitrag befasst sich Dr. George Dallam, Professor für Sportwissenschaft und Triathlon-Coach bei Olympischen Spielen, detailliert mit der Atmung von Sportlern.[153] Je fünf weibliche und männliche Freizeitläufer trainierten und liefen sechs Monate unter ausschließlicher Nutzung der Nasenatmung. Dallam protokollierte die Ergebnisse von den Teilnehmern, die ausschließlich durch die Nase, und solchen, die durch den Mund atmeten und dabei einen Schwimmclip auf der Nase trugen. Bei dem Versuch kam ein Stufentest mit den Testvariablen Leistung, Atemfrequenz, Sauerstoffaufnahme und Atemeffizienz bei VO_2max zum Einsatz. VO_2max ist die maximale Sauerstoffmenge, die der Körper unter intensiver Belastung aufnehmen kann und ein Gradmesser für die Fitness des Herz-Kreislauf-Systems und die Ausdauerleistungsfähigkeit von Sportlern. Dallam kam in seiner Studie zu folgenden Ergebnissen:

- Die Atemfrequenz war bei Nasenatmung viel niedriger als bei Mundatmung (39,2 versus 49,4 AZ/min).
- Der endtidale CO_2-Wert lag bei Nasenatmung deutlich höher als bei Mundatmung (44,7 versus 40,2 mmHg).
- Die Ventilation bzw. das Atemvolumen war bei Nasenatmung um 22 Prozent reduziert.
- Nasenatmung resultierte in einem niedrigeren endtidalen Sauerstoffpartialdruck und einem niedrigeren Sauerstoffanteil in der Ausatemluft, was darauf hinweist, dass die Lungen der Luft bei der Nasenatmung mehr Sauerstoff entzogen.

Eine zentrale Erkenntnis aus Dallams Studie war, dass die Sportler nach sechs Monaten Training bei ausschließlicher Nasenatmung beim Atmen durch die Nase dieselbe Spitzenleistung und denselben Sauerstoffverbrauch aufweisen wie beim Atmen durch den Mund. Während sie an ihre Grenzen gingen, gelang es ihnen dennoch, effektiv zu atmen. Auch die Atemökonomie hatte sich verbessert. Der 22-prozentige Rückgang bei der Ventilation bedeutet, dass das Atmen weniger Anstrengung erforderte und die Muskeln des Atemsystems weniger hart arbeiten mussten. Mit 22 Prozent weniger Aufwand für die Atmung dieselbe Intensität zu erreichen, zeugt von einer deutlich erhöhten Ökonomie. Dallam kommt zu dem Schluss, dass es möglich ist, die maximale Sauerstoffaufnahmekapazität und die Spitzenleistung nach einer Trainingsphase mit ausschließlicher Nasenatmung beizubehalten. Der Körper passt sich auf ganz natürliche Weise an die Nasenatmung an, indem er seine Toleranz gegenüber Veränderungen des CO_2-Gehalts erhöht; daher nimmt der Lufthunger ab.

Diese Befunde sind für jeden von uns relevant, unabhängig vom Fitnesslevel. Auch wenn Sie nach einem Gang zum Laden an der Ecke nach Luft schnappen, profitieren Sie von der Nasenatmung. Um den Lufthunger bei körperlicher Belastung zu begrenzen, arbeiten Sie daran, Ihren BOLT-Wert zu steigern, und atmen Sie leicht, langsam und tief (LLT).

- **Leicht:** Atmen Sie kein größeres Luftvolumen, als sie brauchen (überatmen Sie nicht).
- **Langsam:** Senken Sie Ihre Atemfrequenz.
- **Tief:** Atmen Sie so, dass Ihr Zwerchfell sich deutlich bewegt, dass es also eine größere Bewegungsamplitude aufweist.

Wenn Sie gesund sind und mit der richtigen Intensität trainieren, um Ihre aerobe Fitness zu verbessern, sollten Sie in der Lage sein, ausschließlich durch die Nase zu atmen, ohne dass Anpassungen nötig wären.[154] Wenn der Lufthunger so ausgeprägt ist, dass Sie den Mund öffnen müssen, verlangsamen Sie einfach Ihr Trainingstempo und warten Sie, bis sich Ihr Atem wieder beruhigt. Wenn Sie durchgängig über die Nase atmen, sollten Sie sich am Ende Ihres Workouts entspannt fühlen und voller Energie, statt erschöpft und dehydriert.

Freizeitsportler: Wer gesund ist und auf den niedrigeren Niveaus trainiert, die notwendig sind, um die aerobe Fitness zu verbessern, kann uneingeschränkt durch die Nase atmen, ohne spezifische Anpassungen. Freizeitsportler sollten darauf achten, immer bei der Nasenatmung zu bleiben. Wenn der Lufthunger so ausgeprägt ist, dass Sie den Mund öffnen müssen, verlangsamen Sie einfach das Tempo und warten Sie, bis sich Ihr Atem wieder beruhigt.

Leistungssportler: Für Leistungssportler ist es das Beste, zwischen Nasenatmung und Mundatmung zu wechseln. Hochintensitätstraining hilft muskulärer Dekonditionierung (dem Verlust der muskulären Leistungsfähigkeit) vorzubeugen; der Sportler wird dabei zeitweise durch den Mund atmen müssen. Bei jedem Training unterhalb der maximalen Intensität – und auch außerhalb des Trainings – sollten Sie durch die Nase atmen. Viele Leistungssportler können 50 Prozent ihrer Trainingszeit mit geschlossenem Mund trainieren.

Wie Untersuchungen gezeigt haben, sind gesunde Erwachsene in der Lage, die Nasenatmung bis zu einem Wert von 85 Prozent Ihrer VO_{2max} beizubehalten[155]; das deutet darauf hin, dass es bei weit höheren Trainingsintensitäten möglich ist, durch die Nase zu atmen, als wir gemeinhin annehmen.

- Nutzen Sie die Mundatmung, um unter Maximalbelastung die Muskelkondition aufrechtzuerhalten.
- Bei Wettkämpfen besteht keine Veranlassung, absichtlich größere Atemzüge zu nehmen. Arbeiten Sie stattdessen an der Steigerung Ihres BOLT-Werts und absolvieren Sie Übung 20 zur Vorbereitung auf Veranstaltungen (Kapitel 2, Seite 99).
- Es kann sehr von Vorteil sein, beim Aufwärmen Nasenatmung mit Atemanhaltesequenzen zu kombinieren. Dasselbe gilt für leicht, langsam und tief atmen beim Abkühlen (Eine Anleitung für das Warm-up finden Sie in Kapitel 2, Seite 42).

Der Nase nach zum Erfolg

Eine Funktion der Nase, mit der wir uns bislang noch nicht befasst haben, ist der Geruchssinn. In alten Yogaschriften wird vom Geruchsnerv auf den allgemeinen Gesundheitszustand geschlossen, während die Atemkontrolle dort mit einem reinen Geisteszustand in Verbindung gebracht wird. Ist das im Zusammenhang mit der Nasenatmung von Bedeutung? Wissenschaftler sagen, dass das durchaus sein könnte.

2019 äußerten Wissenschaftler am Weizmann Institute in Israel die Annahme, dass das Einatmen über die Nase als Teil eines evolutionären Überlebensmechanismus mit der Kognition verknüpft sein könnte.[156] [157] Bei der Wahrnehmung von Gerüchen geht es immer auch um Aufspüren von Gefahren. Unsere fernen Vorfahren mussten ihre Umgebung sehr genau einschätzen, um Entscheidungen auf Leben und

Tod zu treffen. Das Weizmann-Team stellte die These auf, dass dieses uralte sensorische System von der Einatmung durch die Nase profitieren könnte und dass diese Atmung in unserer modernen Welt und bei Wettkampfsportarten einen Zustand in unserem Gehirn auslösen könnte, der unseren visuell-räumlichen Fokus optimiert. Es gelang ihnen zu zeigen, dass Nasenatmung die elektrische Hirnaktivität auf einer bestimmten Wellenlänge so synchronisiert, dass die visuell-räumliche Wahrnehmung maximiert wird.

Die visuell-räumliche Wahrnehmung ist die Art und Weise, wie wir visuelle Informationen zum uns umgebenden Raum in Beziehung setzen. Sie hilft uns, Alltagstätigkeiten auszuführen und zum Beispiel durch die Tür zu gehen statt gegen den Türrahmen zu prallen, ein Glas Wasser aufzunehmen, einen Ball zu fangen, eine Karte zu lesen, ein Auto zu fahren und sogar in eine Parklücke einzuparken.

Visuell-räumliche Fähigkeiten können folgendermaßen definiert werden:

> *»Die Fähigkeit, die sichtbare Welt wahrzunehmen, mentale Repräsentationen sichtbarer Objekte zu bilden, diese Repräsentationen mental zu bearbeiten und daraufhin Aspekte unserer visuellen Erfahrung nachzubilden.«*[158] [159] [160]

Visuell-räumliche Fähigkeiten bestehen aus mehreren kognitiven Prozessen, darunter fallen die Wahrnehmung und das Verstehen der räumlichen Ausrichtung, das Nachvollziehen von Handlungen durch feinmotorische Bewegungen und die Integration der Teile in ein Ganzes.[161] [162] [163] [164] Jeder dieser Teilprozesse stellt andere Anforderungen an unser Arbeitsgedächtnis.[165] Die visuell-räumliche Wahrnehmung ist komplex, umfasst verschiedene räumliche Verarbeitungsprozesse und bindet zahlreiche Gehirnregionen ein.[166]

Die Tatsache, dass nasale Atmung dabei hilft, die komplexen, für die visuell-räumliche Wahrnehmung erforderlichen kognitiven Prozesse zu synchronisieren, lässt sich im Sport praktisch anwenden – etwa beim Tennis, wo eine scharfe Wahrnehmung der Umgebung und ihrer Dimensionen wesentlich ist. In Teamsportarten wie Football, Fußball, Basketball und Eishockey muss der Spieler in der Lage sein, den Ball zu fangen, weiterzubefördern, zu treten oder zu schlagen und gleichzeitig das Spielfeld nach Teamkollegen zu scannen, denen er den Ball zuspielen kann – und das alles, während er in vollem Tempo rennt.[167] Bei jeder Art von sportlicher Aktivität (und bei Tätigkeiten wie musikalischen Auftritten ebenso) gilt es in kurzer Zeit eine große Menge an Informationen aufzunehmen und zu verarbeiten. Athleten müssen eine hohe Kompetenz darin entwickeln, Veränderungen im Spiel wahrzunehmen, die von Gegnern oder Teammitgliedern herbeigeführt wurden.[168]

Sportler und Musiker zeigen bessere visuell-räumliche Leistungen als körperlich inaktive Menschen.[169] [170] [171] Auch ältere Menschen können ihre visuell-räumlichen Fähigkeiten verbessern, indem sie ihre körperliche Fitness verbessern.[172] In zahlreichen Studien wurde der Einfluss einer gesteigerten körperlichen Aktivität auf die Fähigkeit der visuell-räumlichen Wahrnehmung untersucht.[173] [174] [175]

Der Einfluss der Atmung auf die visuell-räumlichen Fähigkeiten ist auch bei der intellektuellen Entwicklung von Kindern von Bedeutung. Eine Studie von 2015 zeigte, dass die visuell-räumliche Wahrnehmung beim Lesenlernen beteiligt ist und dass die Beurteilung der visuell-räumlichen Fähigkeiten bei der Früherkennung von »Problematiken im Zusammenhang mit Entwicklungsstörungen des Nervensystems, die mit schlechten schulischen Leistungen einhergehen«, helfen könnte.[176] Laut einer weiteren Forschungsarbeit aus dem Jahr 2016 sind visuell-räumliche Fähigkeiten auch für das Lernen von Mathematik von Bedeutung, insbesondere beim Problemlösen.[177]

4

DER VAGUSNERV UND DIE VERBINDUNG ZWISCHEN HERZ, ATEM UND GEHIRN

Um die machtvollen wechselseitigen Verbindungen zwischen Atmung, Herz und Gehirn wirklich zu verstehen, begeben wir uns auf eine Reise entlang des Vagusnervs und durch das autonome Nervensystem. Dieses Kapitel deckt ein breites Themenspektrum ab. Falls es aussieht, als würden wir uns von unserem zentralen Thema, der Atmung, wegbewegen: Sie werden sehen, dass der Vagusnerv auf eine mächtige, unser Leben beeinflussende Art und Weise mit der Atmung verbunden ist.

Der Vagusnerv (auch zehnter Hirnnerv oder N. X) verfügt über zahlreiche Verzweigungen, die von zwei dicken Stämmen im Cerebellum oder Kleinhirn (der Bereich im hinteren unteren Teil des Gehirns) und dem Hirnstamm ausgehen.[178] [179] [180] Er verläuft hinter der Halsschlagader an der Stelle, an der Sie Ihren Puls spüren können. *Vagus* geht auf das lateinische Wort *vagari* zurück und bedeutet »umherschweifen«, hat also dieselbe sprachliche Wurzel wie die Wörter Vagabund oder vage. Der Name weist darauf hin, dass Ausläufer dieses Nervs weit verzweigt sind, also viele Regionen im Körper erreichen. Auf seiner Reise durch den Körper versorgt er das Herz, das Atemsystem und den Verdauungstrakt und erstreckt sich bis in die untersten Eingeweide. Er gehört zu den größten Hirnnerven des Menschen und ist unter anderem für viele Funktionen des Mundes zuständig, zum Beispiel für das Sprechen, die Steuerung des Appetits und, ja, auch das Erbrechen. Letztendlich leitet er Nervenimpulse an jedes wichtige Körperorgan.[181]

Der Vagusnerv besteht zu 80 bis 90 Prozent aus afferenten Nervenfasern (afferent bedeutet die Signalleitung vom Körper in Richtung Gehirn).[182] Das bedeutet, dass der Großteil der Informationen, die er übermittelt, vom Körper zum Gehirn wandert. Anstelle von Befehlen des Gehirns, die die diversen Systeme und Organe des Körpers betreffen, transportieren afferente Nervenfasern Informationen aus dem Körper zurück zum Gehirn.[183] Das Herz ist allerdings mit efferenten Fasern des Vagusnervs innerviert (efferent bedeutet die Signalleitung vom Gehirn in Richtung Körper) – hier verläuft der Kommunikationsweg von oben nach unten.[184] Der sich daraus ergebende wechselseitige Datenfluss bildet die Grundlage für Feedbackschleifen, in denen Informationen aus dem Gehirn auf die Körpersysteme einwirken und umgekehrt.

In zahlreichen Studien wurde das positive Potenzial des Vagusnervs zur Beeinflussung der körperlichen und psychischen Gesundheit sowie der Kognition belegt. Dieser Nerv kann stimuliert werden, um Angstzustände zu reduzieren, Depressionen zu lindern und auch, um Entzündungen und damit Krankheiten zu bekämpfen. Das geschieht dadurch, dass ein aktivierter Vagusnerv die von der Cortisolproduktion getragene Stressreaktion (Kampf-oder-Flucht-Reaktion) dämpft.

Um die Bedeutung des Vagusnervs für die Verbindung zwischen Herz, Atmung und Gehirn zu verstehen, müssen wir unsere Reise mit einem Blick auf die zwei Seiten des autonomen Nervensystems beginnen. Wir fangen an mit der Kampf-oder-Flucht-Reaktion.

Der Vagusnerv und das autonome Gleichgewicht

Die Kampf-oder-Flucht-Reaktion ist der instinktive Überlebensmechanismus des Körpers. Aus einer einfachen evolutionären Perspektive heraus betrachtet, ermöglicht sie es Säugetieren, und damit auch dem Menschen, auf potenziell lebensbedrohliche Situationen zu reagieren. Als Menschen noch in von ständiger Unsicherheit geprägten Umgebungen lebten, war diese Reaktion sehr nützlich, um Feinde abzuwehren und Nahrung zu jagen. Sie spielt zwar in unserer modernen Welt immer noch eine wichtige Rolle dabei, unsere Sicherheit zu gewährleisten; problematisch wird es jedoch, wenn wir damit auf Dinge reagieren, die womöglich gar nicht lebensbedrohlich sind. Wir werden möglicherweise nervös und ängstlich, wenn wir einen Vortrag halten sollen, vor einem Interview, wenn wir eine Rechnung erhalten, die wir nicht erwartet haben, oder auch, wenn uns jemand auf den sozialen Medien blockiert. Wenn wir aber ständig im Kampf-oder-Flucht-Modus sind, führt das zu chronischem Stress, dem nur allzu verbreiteten Übel der heutigen Zeit.

Die Kampf-oder-Flucht-Reaktion wird vom sympathischen Nervensystem gesteuert, einem Teil des übergeordneten autonomen Nervensystems. Der Vagusnerv stimuliert den anderen Bereich des autonomen Nervensystems, das parasympathische Nervensystem.[185] Während der Sympathikus die Kampf-oder-Flucht-Reaktion auslöst, ist der Parasympathikus mit dem Vagusnerv für Ruhe und Verdauung zuständig, also für einen Zustand, in dem der Körper keiner Gefahr ausgesetzt ist, der Geist entspannt ist und die Verdauung aktiv. Wie wir sehen werden, sind das Atemsystem, die Lungenventilation und der Gasaustausch mit dem Blut maßgeblich über das autonome Nervensystem mit der Herzfrequenz und dem Funktionieren der Blutgefäße verbunden. Im Idealfall befinden sich die zwei Zustände des autonomen Nervensystems – Kampf und Flucht, Ruhe und Verdauung – im Gleichgewicht.[186] Die wichtigste Aufgabe des autonomen Nervensystems ist die Kontrolle der zentralen Körperfunktionen.

Der Sympathikus macht den Körper bereit für von außen kommende Herausforderungen: Er steigert die Stoffwechselleistung, stimuliert und aktiviert die Muskeln und mobilisiert die vorhandenen Energiereserven. Außerdem verengt er die Blutgefäße und erhöht die Herzfrequenz und den Blutdruck. Demgegenüber verlegt der Parasympathikus den Fokus nach innen, unterstützt Aufbau, Regeneration, Fortpflanzung, Entspannung und den Energieerhalt. Er reguliert die Herzfrequenz und reagiert bemerkenswerterweise viel schneller auf externe und interne Veränderungen als der Sympathikus – der Parasympathikus reagiert binnen einer Sekunde, während der Sympathikus fünf Sekunden oder länger braucht, um anzuspringen.[187]

Diese zwei entgegengesetzten Kräfte im autonomen Nervensystem befinden sich nie in einem statischen Zustand. Das System befindet sich beständig im Fluss, um das innere Gleichgewicht zu erhalten und dafür zu sorgen, dass alle Prozesse im Körper innerhalb gesunder Grenzen ablaufen. Dieser ständige Balanceakt zur Aufrechterhaltung der Homöostase ist wesentlich für eine gesunde Funktion der Organe. Ist zum Beispiel Ihre Körpertemperatur erhöht, justiert sich das autonome Nervensystem so, dass sie auf die normale Temperatur von 37° Celsius zurückgefahren wird. Es ist jedoch kein rein reaktives System, das passiv die nächste externe Krise abwartet; es arbeitet fortwährend daran, innerhalb des Körpers einen Zustand der Stabilität herzustellen.

Auch wenn es wirkt, als arbeiteten die zwei Teile des autonomen Nervensystems permanent gegeneinander, agieren sie oft synergistisch, um die metabolischen Anforderungen zu erfüllen. Zum Beispiel nimmt der parasympathische Tonus während körperlicher Anstrengung ab, während die Aktivität des Sympathikus zunimmt. In bestimmten Situationen sind Parasympathikus und Sympathikus gleichzeitig gehemmt oder aktiviert[188]; zum Beispiel sind bei sexueller Erregung beide aktiv.

Die Homöostase (Gleichgewicht) ist ein elementares Ziel aller biologischen Systeme.[189] Beim Menschen gilt das für alle Ebenen des Körpers – innerhalb der Gewebe ebenso wie in einzelnen Zellen. Homöostase lässt sich als gesundes, dynamisches Feedback- und Regulierungssystem beschreiben. Stress hingegen ist sozusagen jeder Zustand des autonomen Nervensystems, der eine Störung dieses Gleichgewichts widerspiegelt. Stress besteht, wenn psychische, körperliche oder umweltbedingte Faktoren – egal, ob diese einmalig auftreten oder ob es sich um langfristige Einflüsse handelt – die Selbstregulationsfähigkeit des Körpers beeinträchtigen. Unser heutiges Leben konfrontiert uns mit einer Welt, in der es mitunter schwierig ist, dieses Gleichgewicht aufrechtzuerhalten. Das zeigt sich schon in der Art, wie wir unseren Zustand beschreiben, wenn wir emotional aufgewühlt sind: Wir sagen dann, wir sind »komplett daneben«, »durcheinander« oder buchstäblich »aus dem Gleichgewicht«.

Stress kann sich in allen drei Dimensionen dysfunktionaler Atmung äußern: Auf biomechanischer Ebene kann er sich in Form von Dysbalancen in der Atemmuskulatur zeigen. Die Folgen sind Nacken- oder Rückenschmerzen, Brustatmung und eine verminderte Zwerchfellkontrolle. Auf biochemischer Ebene wirkt sich chronisches Hyperventilieren negativ auf das empfindliche pH-Gleichgewicht aus. Auf der psychologischen Ebene stören Ängste, Depressionen und Wut die Balance.

Sich permanent im Kampf-oder-Flucht-Modus zu befinden, birgt die Gefahr eines dauerhaften Überschusses an Cortisol. Cortisol ist das wichtigste Stresshormon.[190] Wird es ins Blut abgegeben, steigert es den Glukosebedarf des Gehirns und erhöht den Blutzuckerspiegel sowie die Verfügbarkeit von Substanzen, die der Gewebereparatur dienen. Im Wesentlichen macht es den Körper bereit für die Flucht vor dem Säbelzahntiger – und für den Fall, dass das nicht klappt, sorgt es dafür, dass Sie nicht zu viel Blut verlieren. Parallel dazu drosselt es eine Reihe von Körperfunktionen, die in der Kampf-oder-Flucht-Situation nicht unmittelbar erforderlich sind. Es modifiziert die Immunantwort und hemmt alle Prozesse, die mit der Verdauung, der Fortpflanzung oder dem Wachstum in Zusammenhang stehen. Wie Sie sich denken können, kommuniziert Cortisol auch mit den Teilen des Gehirns, die unsere Stimmung, unsere Motivation und unser Angsterleben steuern.

Im Idealfall reguliert sich die Stressreaktion des Körpers selbst. Nachdem die wahrgenommene Bedrohung vorüber ist, normalisiert sich der Hormonspiegel wieder und der Körper kehrt zurück zur Homöostase. Sind die Stressoren (Stressauslöser) jedoch ständig vorhanden oder wird der Stress chronisch (als hätten Sie sich auf einen langen Kampf eingelassen oder wären dauerhaft auf der Flucht), kommt es zu einer Störung des Cortisolhaushalts. Wenn man bedenkt, wie viele Körperprozesse Cortisol zu hemmen vermag, überrascht es kaum, dass Menschen, die hohen Stressbelastungen ausgesetzt sind, zahlreiche körperliche und psychische Beschwerden entwickeln; dazu gehören Angstzustände, Herzkrankheiten, Gewichtszunahme, Verdauungsprobleme, Depressionen, Kopfschmerzen, Schlafstörungen, Gedächtnisprobleme und eine verminderte Konzentrationsfähigkeit.

Auf der anderen (der ausgleichenden) Seite des autonomen Nervensystems steht die gut erforschte Verbindung zwischen dem Vagusnerv und dem Parasympathikus, also dem für Ruhe und Verdauung zuständigen Part des autonomen Nervensystems. Der Vagusnerv, der Impulse an alle wichtigen Organe aussendet und vor allem mit dem Herzen und dem Atemsystem verbunden ist, setzt eine außerordentlich nützliche Substanz namens Acetylcholin oder ACh frei.

Acetylcholin (ACh) war der erste uns bekannte Neurotransmitter (Nervenbotenstoff) und wurde 1913 von dem englischen Chemiker Arthur Ewins entdeckt.[191] 1921 wies der Physiologe und spätere Nobelpreisträger Otto Loewi die Bedeutung dieser Substanz für die Funktion unseres Körpers nach. Loewi stellte fest, dass die Aktivierung des Vagusnervs die Herzfrequenz verlangsamt.[192] In seinem Experiment dazu isolierte er ein Froschherz, stimulierte jeweils den Vagusnerv und stieß dabei auf eine chemische Substanz, die er »Vagusstoff« nannte. Diese Substanz, die später als Acetylcholin identifiziert wurde, verlangsamte den Schlag des Froschherzes und stellte damit einen Zustand der Entspannung her, also die Reaktion auf eine nicht bedrohliche Umgebung – den Ruhe-und-Verdauungs-Zustand. Das hatte weitreichende Implikationen: Es bedeutet, dass sich durch Stimulieren des Vagusnervs der Parasympathikus aktivieren lässt, was die Kampf-oder-Flucht-Reaktion des Sympathikus hemmt oder ausgleicht.

Bei dem Vagusstoff (ACh), den der Vagusnerv freisetzt, handelt es sich um einen Neurotransmitter – also um einen chemischen Botenstoff, den die Nervenzellen abgeben, um anderen Zellen Botschaften zu senden. Der Neurotransmitter findet sich in allen sogenannten Motoneuronen; er regt die Kontraktion der glatten Muskeln an, verlangsamt den Herzschlag und erweitert die Blutgefäße. Auch in vielen Gehirnnervenzellen ist ACh vorhanden; es ist an wesentlichen mentalen Prozessen im Bereich der Kognition und des Gedächtnisses beteiligt. Ein schwerwiegender Acetylcholin-Mangel tritt bei Krankheiten wie Alzheimer auf.[193]

Stress, Entzündungen und Krankheiten

Aus gesundheitlicher Sicht, wenn wir Stress als eine Störung der Homöostase definieren, entstehen Entzündungen als natürliche Reaktion des Körpers auf Stress. Dazu kommt, dass leichte chronische Entzündungen nachweislich auf eine überaktive Kampf-oder-Flucht-Reaktion hindeuten.[194] Daraus lässt sich schließen, dass eine Hemmung der Kampf-oder-Flucht-Reaktion (wie es das vom Vagusnerv freigesetzte ACh bewirkt) Entzündungen vermindern könnte.

Entzündungen sind ein von Verletzungen oder Infektionen ausgelöster Abwehrmechanismus. Er ist ein Extrem des Spektrums, das von der Homöostase über die Stressreaktion zur Entzündungsreaktion reicht.[195] Die Entzündungsreaktion umfasst verschiedene Immunmechanismen, die die Aufgabe haben, eindringende Krankheitserreger wie Bakterien oder Viren auszuschalten, verletztes Gewebe zu reparieren und Wunden zu heilen. Wenn diese Entzündungsmechanismen jedoch aus dem Gleichgewicht geraten, spielen sie eine Schlüsselrolle in der Entstehung und dem Fortbestehen diverser Krankheiten. Dies kann durch extreme innere Dysbalancen geschehen oder durch Herausforderungen von außen, die die Homöostase stören. Tritt ein Stressor auf, dann läuft die Entzündungsreaktion an.

Das moderne Leben hat unbezweifelbar seine angenehmen Seiten – dazu gehören zum Beispiel eine höhere Lebenserwartung,[196] hoch entwickelte Technologie und Lebensmittel-Lieferservices –, aber der Charakter von Stress hat sich grundlegend verändert. Hoher, dauerhafter Stress zwingt den Körper zu einem Ausgleich, und zwar in Bezug auf Organfunktionen und auf das Verhalten, um die Homöostase aufrechtzuerhalten. Langfristig kann das die körperlichen Systeme über Gebühr belasten.

Es gibt immer mehr Belege dafür, dass chronischer Stress das Risiko gesundheitlicher Störungen auf körperlicher wie psychischer Ebene erhöht. Er spielt eine ausschlaggebende Rolle beim Auftreten und Fortschreiten stressbedingter Erkrankungen; dazu gehören Herzkrankheiten, Erkrankungen des Verdauungssystems oder des Gehirns und viele Formen von Krebs. Von chronischen Stressoren weiß man, dass sie die gesunde Immunfunktion unterdrücken. Tatsächlich zeigen Studien, wenn auch der Zusammenhang noch nicht vollständig geklärt ist, dass Stress ein Risikofaktor für 75 bis 90 Prozent aller beim Menschen auftretenden Krankheiten ist – das sind also fast alle.[197]

Wissenschaftler an der Carnegie Mellon University haben einen direkten Zusammenhang zwischen chronischem mentalem Stress, dem Unvermögen des Körpers zur Entzündungsregulation und dem Verlauf von Krankheiten entdeckt.[198] In ihrer Studie nutzten sie eine übliche Erkältungskrankheit als Beispiel und fanden heraus, dass anhaltender Stress die Sensitivität des Körpers gegenüber Cortisol so stark senkt, dass die Immunzellen komplett unempfindlich dagegen werden. Das wirkt sich negativ auf die Fähigkeit von Cortisol aus, Entzündungsreaktionen zu regulieren. Die Entzündung gerät außer Kontrolle und damit setzt die eigentliche Erkrankung ein. Die Untersuchung zeigte, dass die Erkältungssymptome nicht wirklich vom Virus verursacht werden. Sie sind ein Nebeneffekt der Entzündungsreaktion, die darauf ausgelegt ist, die Infektion zu bekämpfen. Personen, denen es bei einer Erkältung sehr schlecht geht, haben keinen Männerschnupfen, sondern eine heftigere Entzündungsreaktion.

Die Studie bestätigte außerdem, dass Stress dazu führt, dass Immunzellen nicht mehr so gut auf Signale reagieren können, die Entzündungen normalerweise regulieren. Diejenigen Studienteilnehmer, die sich als gestresst beschrieben, entwickelten mit weit höherer Wahrscheinlichkeit eine Erkältung, nachdem Sie dem Virus ausgesetzt waren, als die nicht gestressten. Zudem produzierten die Ersteren mehr Zytokine – das sind chemische Botenstoffe, die Entzündungsprozesse auslösen. Weil Entzündungen eine entscheidende Rolle bei so vielen Krankheiten spielen, gibt uns das einen wertvollen Einblick in die gesundheitlichen Auswirkungen von psychischem Stress.

Vagale Stimulation und das Immunsystem

Dem Neurochirurg Kevin Tracey gelang es 1998, eine eindeutige Verbindung zwischen dem Nerven- und dem Immunsystem nachzuweisen. In einem Rattenexperiment untersuchte er die Idee, dass die Stimulation des Vagusnervs entzündungslindernd wirken könnte.[199] Er stellte fest, dass das Nervensystem fast wie ein Computer genutzt werden kann, um Befehle zu veranlassen, die einem aufkommenden Problem sofort Einhalt gebieten. Sein Experiment dazu war so überraschend, dass angeblich auf dem Flur vor Traceys Labor unter seinen Kollegen noch während seiner Tests Wetten gegen seine Theorie liefen.[200] Weitere Versuche bestätigten Traceys Ergebnisse. Mit elektronischen Implantaten zur Stimulation des Vagusnervs bei Menschen gelang es ihm, eine deutliche Linderung und sogar einen Rückgang bei rheumatoider Arthritis herbeizuführen, einer Erkrankung, für die es bislang keine wirklich heilende Therapie gibt.[201] Das trug dazu bei, die enge wechselseitige Beziehung zwischen dem vagalen System und dem Entzündungssystem zu erklären.

Im ersten Schritt werden bei einer Entzündungsreaktion entzündungsfördernde chemische Substanzen – die Zytokine – ausgeschüttet.[202] Wenn der Körper zu viele Zytokine produziert, kann es passieren, dass diese einen größeren Schaden anrichten als die eindringenden Krankheitserreger. Bei einer Sepsis kann zum Beispiel die körpereigene Immunreaktion Gewebeschäden verursachen, den Blutdruck gefährlich senken und sogar zum Tod führen. Chronische Entzündungen treten auch bei Krankheiten auf, die nicht mit einer Infektion oder Verletzung verbunden sind. Bei Adipositas zum Beispiel verursacht die übermäßige Speicherung von Fett in den Fettzellen eine Stressreaktion, die zur Ausschüttung von entzündungsfördernden Zytokinen führt.[203]

Die Zwiesprache zwischen dem Immunsystem und dem Gehirn, das diese Entzündungsantwort moderiert, stützt sich zum Teil auf den Vagusnerv, was wiederum aufgrund der antientzündlichen Wirkung des Vagusstoffs ACh wichtig ist. Das Entscheidende daran ist, dass ACh, der Neurotransmitter, den der Vagusnerv absondert, die Freisetzung eines Großteils der entzündungsfördernden Zytokine blockiert. In Studien zu Krankheiten, die durch eine überschießende Immunreaktion gekennzeichnet sind – dazu gehören Sepsis und Pankreatitis (Bauchspeicheldrüsenentzündung) –, stellte man fest, dass die Stimulation des Vagusnervs ausreichte, um die Zytokinaktivität zu hemmen. Wenn der Vagusnerv elektrisch stimuliert wird, sinkt der Spiegel an entzündungsfördernden Zytokinen im Körper.[204]

Wie sich zeigt, können der Vagusnerv und das autonome Nervensystem auch ganz natürlich über die Atmung beeinflusst werden, nämlich über die Rolle, die die CO_2-Konzentration bei der Aufrechterhaltung des Säure-Basen-Haushalts des Körpers spielt.[205] Eine der Funktionen der Atmung ist die Regulation des CO_2-Gehalts im Blut, um dessen pH-Wert aufrechtzuerhalten. Ist der CO_2-Gehalt im Blut zu hoch, dann diffundiert mit der Zeit CO_2 in Form von Kohlensäure in die roten Blutkörperchen, was ein Absinken des pH-Werts im Blut bewirkt. Diesen Zustand nennt man Azidose. Ist der CO_2-Gehalt zu niedrig, dann kommt es zur Alkalose. Beides sind ernstzunehmende Zustände, die in ihrer akuten Form potenziell lebensbedrohlich sind und, wenn sie lange anhalten, die Gesundheit schädigen. Daher ist ein angemessenes CO_2-Management über die Atmung unerlässlich.

Selbst bei geringfügigen Veränderungen des Blut-pH-Werts verstärkt oder vermindert sich die Atmung automatisch, um diese zu kompensieren. Ein Beispiel dafür ist die Ketoazidose, ein Nebeneffekt einer populären Diät, die eine hohe Protein- und eine niedrige Kohlenhydrataufnahme empfiehlt. Bei der Ketoazidose erhöht sich der Säuregehalt im Blut (Azidose), was der Körper durch Überatmen zu korrigieren versucht. Diese schnelle Brustatmung tritt auch bei einer Azidose nach länger andauerndem Durchfall und als Reaktion auf einen erhöhten Progesteronspiegel bei Frauen auf. Umgekehrt kann eine Alkalose durch Erbrechen oder die Gabe von Kortison oder Diuretika verursacht werden. Der Atemantrieb ist dann vermindert, da der Körper versucht, die Homöostase wiederherzustellen.[206] Er sendet Informationen über den CO_2-Gehalt im Blut an das Atemzentrum, damit die Atmung sich über verschiedene Prozesse anpassen kann, an denen der Vagusnerv beteiligt ist.

Daher haben Atemübungen zur Erhöhung des CO_2 eine »vagotrope Wirkung« (also eine den Vagus stimulierende Wirkung).[207] Kohlendioxid beeinflusst die Sensitivität der Ursprungsgebiete (der Nervenkerne) des Vagusnervs unmittelbar. Dadurch verlangsamt sich der Puls und die Füllung des Herzens mit Blut verbessert sich.[208] Ein erhöhter Gehalt an CO_2 im Blut ist der wahrscheinlichste Mechanismus, um den verlangsamenden Effekt des Vagusnervs auf das Herz bei der Ausatmung zu verstärken. Ein erhöhter CO_2-Gehalt im Blut (Hyperkapnie) und die Ausatmung sind maßgeblich, um den Vagusnerv zu stimulieren.[209]

Besonders spannend ist, dass die Effekte der Vagusnerv-Stimulation nach dem Ende der Maßnahme nicht aufhören, sondern weiter bestehen. Im Lauf der Zeit entwickelt das Vagussystem eine größere Widerstandskraft gegen Stressoren. Diese Langzeitkonditionierung des Vagusnervs, seiner Funktionalität und seiner Reaktionsmöglichkeiten zur Aufrechterhaltung der Homöostase bezeichnet man als Vagotonie. Die Vagotonie ist nicht nur entscheidend für die Reduktion von Entzündungsreaktionen, sondern auch für eine gesunde und stabile Herzfunktion.

Vagotonie und Herzfrequenzvariabilität

Obwohl wir Herzschläge oft mit Rhythmus assoziieren und dazu tendieren, zu glauben, dass ein absolut regelmäßiger Herzschlag auch ein gesunder Herzschlag ist, ist nicht jeder Herzschlag wie der andere.[210] In Wirklichkeit ändert sich der Herzschlag ständig, und je stimmiger die Geschwindigkeits- und Intensitätswechsel sind, desto gesünder sind Sie vermutlich, psychisch wie körperlich.[211] Das Herz ist kein Metronom. Die Herzfrequenz ist eine komplexe Angelegenheit, sie ändert sich ständig, von Schlag zu Schlag, denn das kardiovaskuläre System muss sich externen und internen Reizen anpassen, um die Homöostase aufrechtzuerhalten.

Die Herzfrequenzvariabilität (HRV, englisch: heart rate variability) misst den Abstand zwischen aufeinanderfolgenden Herzschlägen. Im Krankenhaus oder eine Praxis werden dafür auf die Millisekunde genaue Messungen mithilfe eines EKG-Signals vorgenommen. Dank der modernen Technologie können Sie mittlerweile Ihre HRV mit einer Smart Watch oder einem anderen Wearable selbst messen. Die Ergebnisse werden in Form einer Zeitdatenreihe ausgegeben; das ist eine Möglichkeit zur Aufzeichnung von Informationen, die über eine bestimmte Zeitspanne hinweg gesammelt werden mit dem Ziel, Variationen innerhalb dieser Zeitspanne sichtbar zu machen. Eine geläufige Anwendung der Zeitdatenreihen ist die Ermittlung von täglichen Ebbe- und Flutständen. Die HRV als objektiven Indikator der Fitness und der Belastbarkeit zu verwenden, hat sich mittlerweile unter Fitnessanhängern etabliert. Auch wenn viele Menschen Spaß an technischen Spielereien und Apps haben und damit ihre HRV selbst messen: Behalten Sie im Bewusstsein, dass die Technologie Ihre HRV nicht ändert – sie liefert Ihnen lediglich die nötigen Informationen, um sie zu beurteilen.

Die HRV wird in erster Linie vom autonomen Nervensystem gesteuert. Die Belege für den Zusammenhang zwischen Dysbalancen des autonomen Nervensystems und einer höheren Krankheits- und Sterberate häufen sich. Insofern ist die HRV ein nützliches Werkzeug zur Vorhersage und Beurteilung von Krankheiten. Im Kampf-und-Flucht-Modus ändert sich die HRV. Wenn das System in die Homöostase zurückkehrt, klingen diese Veränderungen ab. Steht der Körper allerdings ständig unter Stress, dann wird die Herzfrequenz weniger belastungsfähig und flexibel. Die Variabilität der Abstände zwischen den Herzschlägen nimmt ab, dem Körper fällt es schwerer, nach Bedarf einen Gang hoch- oder runterzuschalten. Das kann massive Auswirkungen haben. Da die HRV durch Stress verringert werden kann, haben emotionale Belastungen und chronischer Stress einen direkten Einfluss auf das Wohlbefinden. Studien deuten zum Beispiel darauf hin, dass Stress das Herzinfarktrisiko bei Menschen ohne Vorerkrankungen des Herzens steigen lässt und dass Emotionen wie Ärger, Feindseligkeit und Aggressivität zur koronaren Herzkrankheit beitragen können.[212]

Die HRV geht bei schlechtem gesundheitlichem Zustand deutlich zurück.[213] [214] Menschen, die psychische Probleme haben, älter sind oder körperlich weniger fit, haben häufig eine niedrigere HRV.[215] Hohe Cortisolkonzentrationen stehen in Verbindung mit einer niedrigen HRV,[216] und die HRV-Messung ist ein etablierter Test zur Diagnose von diabetischer Neuropathie, der Nervenschädigung, die bei Diabetikern häufig an Beinen und Füßen auftritt. Auch zwischen Veränderungen des HRV und zahlreichen Krankheiten mit hoher Mortalität hat man Zusammenhänge gefunden, darunter Herzkrankheiten, Krebs, Schlaganfälle, Alzheimer, Diabetes, chronische Erkrankungen der unteren Atemwege und selbstverletzendes Verhalten.

Eine niedrige HRV steht in Zusammenhang mit einer großen Bandbreite körperlicher und psychischer Erkrankungen und einer geringeren Lebenserwartung.[217] Selbst der von einem einzigen, einschneidenden Lebensereignis verursachte Stress kann Auswirkungen haben. Wissenschaftler, die sich mit der Gesundheit Geschiedener befassten, entdeckten, dass Studienteilnehmer, die das Scheitern einer Ehe erlebt haben, eine niedrigere HRV im Ruhezustand aufwiesen als Verheiratete.[218] Die mit einer Scheidung verbundene emotionale Erschütterung beeinträchtigte tatsächlich die Gesundheit der Betroffenen.

Während eine niedrige HRV mit Krankheiten in Verbindung gebracht wird, sind Personen mit einer hohen HRV sowohl körperlich als auch psychisch eher gesund. Das erklärt, warum manche Menschen widerstandsfähiger gegenüber Stress zu sein scheinen, Herausforderungen besser annehmen und Schwierigkeiten im Leben lösen können, während andere davon aus der Bahn geworfen werden. Bisher ist es der Wissenschaft nicht gelungen, zufriedenstellende Antworten zu den genetischen Faktoren der Stressantwort zu finden, jedoch hat die erbliche Veranlagung mit Sicherheit Anteil an Gesundheitsbelangen, die zu niedriger HRV führen.[219] Zum Beispiel haben Studien gezeigt, dass der Vagotonus (Anspannungs-/Aktivitätsgrad des Vagus) von Müttern an ihre Kinder weitergegeben wird.[220] Mütter, die in der Schwangerschaft an Depressionen, Angstzuständen oder häufiger Wut leiden, haben eine niedrigere Vagusaktivität. Ihre Babys zeigen nach der Geburt ebenfalls einen niedrigen Vagotonus.

Die gute Nachricht: Es ist möglich, den Vagotonus zu fördern. Aber Vorsicht: Es ist nicht immer besser, den Vagotonus zu erhöhen.[221] Zum Beispiel kann es bei übertrainierten Sportlern zu parasympatischer Hyperaktivität kommen. Zahlreiche Studien deuten darauf hin, dass Symptome von übermäßigem Training mit dem Herunterregulieren des Sympathikus und/oder Veränderungen im Gleichgewicht zwischen Vago- und Sympathotonus zusammenhängen könnten. Das kann zu Fatigue (Erschöpfungssyndrom) führen und in Phasen mit regemäßigen Wettkämpfen negative Auswirkungen auf die Leistung haben.[222] Der Schlüssel liegt darin, die HRV zu optimieren statt sie unbedacht zu erhöhen. Wie man herausgefunden hat, optimiert langsames Atmen mit 4,5 bis 6,5 AZ/min das sympathovagale Gleichgewicht und schafft eine perfekte Balance zwischen beiden Teilen des autonomen Nervensystems.[223]

Aufgrund ihrer engen Verbindung mit der Funktion des autonomen Nervensystems und besonders des Parasympathikus gilt die HRV als zuverlässiges Maß dafür, wie gut der Vagusnerv arbeitet, das heißt für den Vagotonus. Forscher sind der Ansicht, dass der auf das Herz wirkende Vagotonus eine der Verbindungen zwischen Atmung und Emotion bildet.[224] Der Vagotonus wird von der Atmung beeinflusst und ist unerlässlich für die Stimulation des Vagusnervs, was wiederum eng verknüpft ist mit Aspekten, die Einfluss auf unsere Beziehung zu anderen Menschen haben, wie Emotionsregulation, Reaktivität, Gesichtsausdruck, Empathie und Bindung. Am anderen Ende des emotionalen Spektrums finden sich Funktionsstörungen des autonomen Nervensystems häufig bei Menschen, die an Angstzuständen, Depressionen, PTBS (posttraumatische Belastungsstörung), Panikstörungen und anderen stressbedingten psychischen und physischen Erkrankungen leiden. Auch zwischen dem Vagotonus und kognitiven Funktionen, wie visuellem Wiedererkennen und Aufmerksamkeit, gibt es Parallelen. Als Maß für den Vagotonus gibt die HRV Ärzten eine Möglichkeit an die Hand, Stress und die Stressanfälligkeit zu quantifizieren. Das heißt, dass Stress über seine Auswirkungen auf die Funktionen von Systemen wie zum Beispiel dem Herzen definiert werden kann statt lediglich als ein von herausfordernden Lebensereignissen hervorgerufener Gefühlszustand.

RSA: Die Verbindung zwischen Herz und Atmung

Die Aktivität des Vagusnervs lässt sich über die HRV und das Zusammenspiel von Herz und Atmung exakt messen. Bei gesundem Vagotonus unterscheidet sich die Herzfrequenz bei der Einatmung (sie erhöht sich) ein wenig von der bei der Ausatmung (sie verlangsamt sich). Bei der Einatmung verursacht der rhythmische partielle Rückgang des vagalen Tonus einen Anstieg der Herzfrequenz. Bei der Ausatmung verlangsamt die Freisetzung von Acetylcholin den Herzschlag, genau wie bei Loewis Frosch. Dieses Phänomen bezeichnet man als respiratorische Sinusarrhythmie (RSA). Die RSA ist ein guter Indikator dafür, wie gut das Nervensystem funktioniert. Einfach ausgedrückt, beschreibt die HRV (Herzfrequenzvariabilität) die rhythmischen Veränderungen zwischen den Herzschlägen und die RSA die atemsynchronen Schwankungen der HRV.

Bei den meisten von uns liegt die Atemfrequenz zwischen 9 und 24 Atemzügen pro Minute.[225] Die Änderungen der Herzfrequenz, die eine respiratorische Sinusarrhythmie erzeugen können, spiegeln also eigentlich die Auswirkungen der Atmung auf genau die Herzregion wider, die die elektrischen Impulse für die Kontraktion des Herzmuskels initiiert. Die Schwankungen der RSA können durch Stress, verändertes Atemverhalten oder plötzliche intensive körperliche Aktivität verursacht werden. Anhand der RSA erfolgt die Kontrolle der Gasaustauschrate in den Alveolen, den kleinen Lungenbläschen;[226] Das Herz schlägt schneller, wenn die Luft in den Lungen mit Sauerstoff angereichert ist, während der Ausatemimpuls ausgelöst wird, wenn das Kohlendioxid in den Lungen am höchsten ist. Der Gasaustausch ist am effizientesten, wenn die Herzfrequenz mit der Atmung synchron ist, sodass der Herzschlag am Anfang der Einatmung etwas schneller und am Ende der Ausatmung etwas langsamer wird.

Die RSA wird vollständig vom Vagusnerv gesteuert. Die Funktion des autonomen Nervensystems widerspiegelnd[227] gibt sie Aufschluss darüber, wie gut der Parasympathikus (der Ruhe-und-Verdauungsnerv) arbeitet.[228] Weil der Vagusnerv bei der Ausatmung aktiviert wird, haben Forscher in zahlreichen Studien untersucht, ob längeres Ausatmen und langsameres Atmen größere Differenzen bei der RSA und HRV hervorrufen kann. Die HRV ist an die Atemfrequenz gekoppelt, und wenn die Atmung kontrolliert und verlangsamt wird, hat das größere Veränderungen zur Folge. Sowohl eine geringere Atemfrequenz als auch ein höheres Luftvolumen pro Atemzug sowie die Zwerchfellatmung erhöhen die RSA bewiesenermaßen deutlich.

Die besten Resultate im Hinblick auf die HRV, die RSA, die Baroreflexsensitivität (dazu später mehr) und den optimalen Gasaustausch erreicht man bei einer Atemfrequenz zwischen 5,5 und 6 AZ/min.[229] Darüber hinaus vermutet man, dass die RSA eine zentrale Rolle in Bezug auf den Ruhezustand des kardiorespiratorischen Systems spielt. Die RSA erreicht ihren Höchstwert während des Schlafs, im Entspannungszustand und bei langsamer, tiefer Atmung, hingegen ist sie bei Angstzuständen verringert.[230] Der Energieverbrauch verringert sich naturgemäß bei verbessertem Gasaustausch in der Lunge.

HR-Biofeedback

In den 1990er-Jahren begannen der Psychologe Paul Lehrer und seine Kollegen, mit HRV-Biofeedback (Herzfrequenzvariabilität-Biofeedback) zu experimentieren. Der Fokus dieser Technik liegt auf der Verlangsamung der Atmung, um Daten zur Variabilität der Herzfrequenz (Beat-to-Beat-Intervall bzw. NN-Intervall) zu gewinnen, damit die Versuchsteilnehmer die RSA maximieren und mit den Herzfrequenzmustern in Übereinstimmung bringen können. Die Teilnehmer nutzen das Feedback – die durch akustische oder visuelle Signale rückgemeldeten Messwerte – oder ein Gerät zur Steuerung des Atemtempos, um den Rhythmus des Herzschlags mit der Atmung zu koppeln. Eine solche Synchronisierung schafft die besten Voraussetzungen für den Gasaustausch in der Lunge.

Für die positiven Effekte des HRV-Biofeedbacks auf eine Vielzahl verbreiteter Beschwerden sowie auf die sportliche Leistung gibt es zahlreiche Belege.[231] Zwar sind für viele spezifische Erkrankungen noch kontrollierte Studien erforderlich, jedoch gehen die Wissenschaftler davon aus, dass das Training zur Optimierung des Atem- und Herzrhythmus bei zahlreichen Krankheiten eingesetzt werden kann, darunter Asthma, Reizdarmsyndrom, COPD, regelmäßiges Erbrechen, wiederkehrende Bauchschmerzen, Fibromyalgie, Bluthochdruck, chronische Muskelschmerzen, schwangerschaftsbedingter Bluthochdruck, Depressionen, Angstzustände, Posttraumatische Belastungsstörung und Schlaflosigkeit, sowie zur kardiologischen Rehabilitation. Der verbesserte Gasaustausch, der sich mit HRV-Biofeedbacktraining erzielen lässt, kann Menschen mit Atemwegserkrankungen und stressbedingter Hyperventilation helfen.[232] HRV-Biofeedback hat sich bei der Wiederherstellung des Gleichgewichts des Nervensystems zur Bekämpfung von Entzündungen bewährt[233] und könnte sich darüber hinaus als nützlicher diagnostischer Test für Funktionsstörungen des Herz-Kreislauf-Systems und daraus resultierenden Erkrankungen erweisen.[234]

Während sich ein Großteil der Forschung auf diesem Feld darauf fokussiert, kranken Menschen zu helfen, kann HRV-Biofeedback auch zur Stressreduktion bei Gesunden eingesetzt werden. In einer Studie an jungen Sportlern, die gerade ihr Universitätsexamen ablegten, wurde festgestellt, dass das Atemtraining eine dauerhaft verbesserte Widerstandsfähigkeit gegenüber Stresssituationen (das heißt höherer Vagotonus) zur Folge hat[235]. In einer anderen kleinen Studie an Frauen, die an Fibromyalgie leiden, kamen die Forscher zu dem Schluss, dass die aktive Teilnahme an einer HRV-Biofeedback-Behandlung den Patientinnen ein gewisses Maß an Kontrolle zurückgab, ihren Selbstwert stärkte und ihnen das Gefühl der Selbstwirksamkeit verlieh.[236]

RSA, Baroreflex und Blutdruck

Es besteht auch ein deutlicher Zusammenhang zwischen respiratorischer Sinusarrhythmie (RSA) und Blutdruck. Sie werden sich erinnern, dass die RSA die Schwankungen der Herzfrequenz während der Atmung beschreibt. Die RSA hängt in hohem Maße von der Flexibilität des Vagusnervs oder dem auf das Herz wirkenden Vagotonus ab, wie er mittels der HRV gemessen werden kann.

Einer der wichtigsten Mechanismen der RSA ist der Baroreflex (oder: Barorezeptorenreflex), ein die Homöostase fördernder Mechanismus, der daran mitwirkt, dass der Blutdruck auf einem gesunden, annähernd konstanten Niveau bleibt. Der Baroreflex wird über Blutdruckrezeptoren (Barorezeptoren) in der Aorta (Hauptschlagader, die zentrale Arterie des Körpers) und in den sogenannten Carotiden (die Arterien, Gehirn, Hals und Gesicht mit Blut versorgen) vermittelt.[237] Auch im Ruhezustand schwankt der Blutdruck konstant, da die Atmung den Druck im Brustkorb verändert. Wissenschaftler halten die Stärkung der Homöostase in den Barorezeptoren für den naheliegensten Mechanismus, der beim HRV-Biofeedback-Training wirkt.[238]

Alle großen Blutgefäße enthalten Druckrezeptoren. Diese erkennen die Dehnung der Arterien, wenn der Blutdruck steigt. Steigt der Blutdruck, dann veranlasst der Baroreflex sofort eine Erweiterung der Blutgefäße und eine Absenkung der Herzfrequenz. Sinkt der Blutdruck, sorgt der Baroreflex umgekehrt dafür, dass die Blutgefäße sich verengen und die Herzfrequenz steigt.[239] Bei Stress hemmt der Baroreflex die Sympathikusaktivität und erhöht den Vagotonus, um das Herz vor gesundheitsschädlichen Rhythmusstörungen zu schützen.[240]

Der Baroreflex ist optimiert, wenn das Verhältnis zwischen Atmung und Herzfrequenz im Hinblick auf den Gasaustausch zwischen Lunge und Blut seine höchste Effizienz erreicht. Das bedeutet, dass die Atmung eine natürliche Möglichkeit bietet, um die Herzfrequenzvariabilität (HRV) zu erhöhen. Gelichzeitig stimuliert jeder Atemzug den Baroreflex. Herzfrequenz und Blutdruck sind an das Luftvolumen gekoppelt, das wir atmen, und an den Sauerstoffaustausch zwischen Lunge und Blut. Im Rahmen des HRV-Biofeedbacks arbeitet der Baroreflex effektiver, was die psychische und körperliche Gesundheit verbessert, weil der Körper – genau wie bei höherer Variabilität von RSA und HRV – anpassungsfähiger ist.

Die Empfindlichkeit (Sensitivität) der Barorezeptoren ist zudem ein guter Indikator für die Reaktion des Körpers auf die Konzentration von CO_2.[241] Das Atemsystem reagiert auf einen Anstieg von CO_2 im Blut mit unwillkürlichen Kontraktionen der Atemmuskeln nach der Ausatmung, die eine Einatmung auslösen. Je stärker die Reaktion auf das CO_2 im Blut ausfällt, desto schwieriger wird es, nach dem Ausatmen die Luft anzuhalten, und desto früher werden Sie einatmen müssen. Die Barorezeptoren arbeiten bei einer geringeren CO_2-Sensitivität des Körpers am besten. Stellen Sie sich vor, Sie wären in der Lage, es viel länger auszuhalten, bis Sie einatmen müssen. Ein hoher BOLT-Wert, der zeigt, dass Sie gut mit einer langsameren Atmung zurechtkommen, verweist auf eine reduzierte Sensitivität gegenüber CO_2 im Blut. Und ein gesunder Baroreflex mit einer geringeren CO_2-Sensitivität führt wiederum zu häufigeren Reflexen, einer niedrigeren Atemfrequenz und einem erhöhten Vagotonus.

Das kardiovaskuläre und respiratorische System sind über das autonome Nervensystem, das zentrale Körperfunktionen steuert, ohne der bewussten Kontrolle zu unterliegen, eng miteinander verbunden.[242] [243] Blutdruckrezeptoren werden durch die Mechanismen der Respiratorischen Sinusarrhythmie (RSA) angesteuert. Gemessen werden kann der Effekt über die Herzfrequenzvariabilität (HRV), die aussagekräftige Hinweise auf die psychische und körperliche Gesundheit liefert. Die Kampf-oder-Flucht-Reaktion veranlasst die Blutgefäße dazu, sich zu verengen; dadurch steigen die Herzfrequenz und der Blutdruck, wohingegen ACh – der Neurotransmitter, den der vom Parasympathikus gesteuerte Vagusnerv freisetzt – die Herzfrequenz senkt, die Blutgefäße erweitert und die Entzündungsantwort unterdrückt.

Das Baroreflex-System ist mehr als nur ein Kontrollmechanimus, der die Herzfrequenz und den Blutdruck umfasst. Die Aktivität des Baroreflex wirkt sich auf den Gefäßtonus aus, also darauf, mit welcher Empfindlichkeit sich die Blutgefäße erweitern und zusammenziehen.[244] Die HRV ändert sich auch bei Entzündungen. Es besteht ein eindeutiger Zusammenhang zwischen verschiedenen proinflammatorischen (entzündungsfördernden) Zytokinen und einer niedrigeren HRV. Der Einfluss des Immunsystems auf die HRV und die Frage, welche Konsequenzen dies im Hinblick auf Gesundheit und Krankheit hat, wird vermutlich unterschätzt.[245]

Der gemeinsame Nenner all dieser Systeme ist die Atmung, speziell das langsame Atmen. Die Anzahl der Atemzüge pro Minute zu verringern reduziert Stress und fördert die Gesundheit und die Kognition. Verfahren, die langsames Atmen und Entspannung umfassen, haben vielfältige positive Effekte auf das Herz und das Atemsystem: Die Barorezeptoren sprechen besser auf Blutdruckveränderungen an, die Herzfrequenz wird dynamischer und geschmeidiger, der Vagusnerv reaktionsfreudiger und das autonome Nervensystem verschiebt sich aus dem Kampf-und-Flucht-Modus in Richtung weniger Stress – und das ist der sozialen Interaktion förderlich und tut dem Körper gut.

Verbesserung der Gehirnfunktion durch langsame vagale Atmung

Es mag auf der Hand liegen, dass uns das Denken leichter fällt, wenn wir weniger gestresst sind, und dass dem Gehirn, wenn wir uns auf eine Atemübung konzentrieren, weniger Raum zum Grübeln bleibt. Es gibt jedoch auch Anhaltspunkte dafür, dass sich Übungen zum langsamen Atmen unmittelbar darauf auswirken, wie das Gehirn arbeitet.

Im Rahmen einer belgischen Studie haben Wissenschaftler festgestellt, dass die Vagusnervstimulation (VNS) bei Ratten eindeutig einen gedächtnisverbessernden Effekt hat.[246] Die Ratten mussten eine spielerische Aufgabe ausführen, bei der sie lernen konnten, durch logisches Schlussfolgern ihre Belohnung in Form von Futter zu maximieren. Die mit VNS behandelten Ratten trafen bessere Entscheidungen. Bei weiteren Versuchen eines anderen belgischen Labors stellte man fest, dass eine vagale Atmung als Maßnahme gegen Stress und dessen negative Auswirkungen auf die Entscheidungsfindung bei Menschen eingesetzt werden kann.[247] Andere Versuche haben einen Zusammenhang zwischen dem Vagusnerv und einem verbesserten Arbeitsgedächtnis aufgezeigt.[248] Patienten, denen Inhalationsanästhetika verabreicht wurden, erfahren beim Wiedererlangen ihres Bewusstseins eine Steigerung des Vagotonus.[249] Zwerchfellatmung vermag den Cortisolspiegel unmittelbar zu senken; das reduziert die negativen körperlichen Reaktionen auf Stress und verbessert die kognitiven Fähigkeiten.

Im Rahmen von Untersuchungen über den Zusammenhang zwischen Nasenatmung und dem Gehirn hat man festgestellt, dass die Atmung die neuronale Aktivität im Gehirn unmittelbar beeinflusst.[250] Die Atmung fördert aktiv die sogenannte oszillatorische Synchronizität, die die Voraussetzungen für einen optimalen Gasaustausch und eine optimale Informationsverarbeitung in Hirnregionen schafft, die für das zielgerichtete Verhalten zuständig sind. Nasenatmung ermöglicht einen Zugang zu Bereichen einer bestimmten Hirnregion namens limbisches System, das kognitive Funktionen beeinflussen kann. Das limbische System ist an der Motivations- und Emotionssteuerung und an Lern- und Gedächtnisfunktionen beteiligt[251]; insofern hat die Beobachtung, dass die Nasenatmung sich direkt auf diese Hirnregion auswirken kann, interessante Implikationen in Bezug auf geistige Fähigkeiten. Zum Beispiel hat man in Experimenten nachgewiesen, dass die Atmung die Fähigkeit des Probanden zur Identifikation von Angstgefühlen bei anderen Menschen sowie seine visuelle Wiedererkennungsfähigkeit beeinflusst. Passives Einatmen durch die Nase verbesserte zudem die Reaktionsgeschwindigkeit bei angstauslösenden Reizen.

Im Hinblick auf die Anwendungsmöglichkeiten der Vagusnervstimulation, des langsamen Atmens und der Aktivierung des Parasympathikus im Zusammenhang mit der Kognition besteht noch Forschungsbedarf; teilweise wurden diese Korrelationen jedoch in anderen Bereichen untersucht. Zum Beispiel haben Untersuchungen zur Wirkung yogischer Atemübungen spannende Einblicke in die Verbindung zwischen Atmung und Gehirn geliefert. Eine Studie, die sich mit Nadi Shodhana, einer Yogaübung zur Wechselatmung durch die Nase, befasst hat, nutzte EEG-Messungen (mittels Elektroden am Kopf), um die Balance zwischen den beiden Gehirnhälften zu untersuchen. Die Studienautoren stellten fest, dass durch die Übung mehr sogenannte Beta- und Alphawellen im Gehirn erzeugt wurden.[252] Betawellen sind ein Charakteristikum für geistige Anstrengung. Eine Person, die aktiv an einem Gespräch teilnimmt oder sich auf ihre Arbeit konzentriert, produziert Betawellen. Alphawellen bilden ein niedriges Arousal-Level ab, einen Zustand, wie er mit Auszeiten und Ruhephasen verbunden ist. Das deutet darauf hin, dass die Atempraxis es den Probanden ermöglicht, bei gleichzeitiger innerer Ruhe und klarem Geist mental aktiver zu sein. Eine weitere Studie widmete sich der Art und Weise, wie eine kombinierte Praktik aus Atemübungen und Meditation das Gedächtnis verbesserte und die akademische Leistung beeinflusste.[253]

Wir werden uns mit der Wechselbeziehung dieser kontemplativen Praktiken und der Wissenschaft der langsamen Atmung noch näher befassen; bemerkenswert ist, dass selbst Meditation, die sich nicht auf die Atmung fokussiert, die Atemfrequenz reduzieren kann. Wissenschaftler sind zu dem Ergebnis gekommen, dass regemäßige Yogaübungen die kognitiven Funktionen verbessern konnten, und zwar im Wesentlichen deshalb, weil sie das Gleichgewicht im autonomen Nervensystem in Richtung Parasympathikus verschieben. In weiteren Experimenten zeigten die EEG-Messwerte bei fortgeschrittenen Meditierenden unter jeglichen Bedingungen einen Anstieg der Betawellen; sie belegten, dass eine langfristige Meditationspraxis dem allmählichen Verlust von Hirnsubstanz (Hirnatrophie) entgegenwirkt, dass sich die Aufmerksamkeit und das Arbeitsgedächtnis verbessern und dass diese Techniken in der Summe die Gehirnfunktion auf verschiedenen Wegen verbessern und selbst altersbedingten kognitiven Abbau ausgleichen können.[254]

Vielleicht noch wichtiger ist, dass ein gravierender Mangel von Acetylcholin (ACh), dem Neurotransmitter, den der Vagusnerv absondert, wenn er stimuliert wird, mit Alzheimer in Zusammenhang steht. Man hat Parallelen gefunden zwischen dem Wirken des Parasympathikus und der visuellen Wiedererkennungsfähigkeit und der Aufmerksamkeit. Zudem ließ sich beobachten, dass sowohl Stress als auch Entzündungen ein Faktor bei der Entstehung der Alzheimer-Demenz[255] und der Parkinson-Krankheit sein können. Bei Demenzpatienten können Atemstörungen mit Beeinträchtigungen der Aufmerksamkeit oder der Vigilanz verbunden sein.[256]

Vagusnervstimulation: Der Weg zu besserer Gesundheit

Viele klinische Anwendungen der Vagusstimulation, darunter auch diejenigen, die für die Behandlung von Depressionen, bipolaren Störungen und Angsterkrankungen zugelassen sind, arbeiten mit einem kleinen Implantat, das den Nerv elektrisch aktiviert.[257] Jedoch gibt es auch weniger invasive Alternativen. Zahllose Studien, unter anderem zum HRV-Biofeedback, haben gezeigt, dass auf die Kraft des Vagusnervs indirekt zugegriffen werden kann, um Dysbalancen des Nervensystems abzubauen.[258] Dieses Vorgehen ist insbesondere bei Stress hilfreich. Wenn der Vagusnerv aktiviert wird, werden die Signale ruhiger, die das Gehirn empfängt. Das setzt eine Feedbackschleife in Gang, in der das Gehirn dem Körper zurückmeldet, dass er in Sicherheit ist, wodurch sich das Gefühl der Entspannung verstetigt. Techniken zur Stimulation des Vagusnervs umfassen Summen, Lachen und alle Arten von bewusstem Atmen, darunter Atemanhalteübungen, Zwerchfellatmung, Nasenatmung und langsames, entspanntes Ausatmen.[259]

Um es kurz zusammenzufassen: Fasern des Vagusnervs innervieren unter anderem das Herz und die Lunge. Wenn Sie einatmen, sorgt der Sympathikus für eine kurzzeitige Beschleunigung der Herzfrequenz.[260] Bei der Ausatmung sondert der Vagusnerv Vagusstoff bzw. Acetylcholin (ACh) ab. ACh verlangsamt über den Parasympathikus die Herzfrequenz. In anderen Worten: Die Ausatmung unterliegt der direkten Kontrolle des Vagusnervs,[261] während die vagale Aktivität bei der Einatmung gehemmt wird.[262] [263] Indem wir die Dauer der Ausatmung verlängern, können wir vielleicht auf die Verbindung des Vagusnervs mit dem Ruhe-und-Verdauungszustand Einfluss nehmen, die bedarfsgenaue Ausschüttung von ACh stimulieren, um die Nerven zu beruhigen, und das System aus seiner anfänglichen Kampf-oder-Flucht-Reaktion herausholen, indem man ihm einen Entspannungszustand signalisiert.

Das Konzept der langsamen Atmung zur Wiederherstellung und Verbesserung der Gesundheit ist nicht neu.[264] Eine Vielzahl von Atemtechniken ist seit Langem ein zentraler Bestandteil kontemplativer Praktiken wie Yoga, Martial Arts, Tai Chi Chuan und Meditation. Die grundlegende Idee, wie sie im Yoga im *Pranayama* enthalten ist, ist, dass Körper und Geist untrennbar miteinander verbunden sind. Der Sanskrit-Begriff *Prana* bezeichnet die Lebensenergie und *Ayama* die Kontrolle oder das Meistern derselben. Auch einige Praktiken, bei denen man sich nicht bewusst auf den Atem konzentriert, können einen Effekt haben. Während der tiefen transzendentalen Meditation zum Beispiel kann die Atmung sukzessive so schwach werden, dass sie zeitweise sogar unterbleibt.[265] Den meisten dieser Praktiken ist die Nasenatmung gemein.

Zahlreiche wissenschaftliche Studien bestätigen diese jahrhundertelange Tradition und Erfahrung. Die Forschung zu den Effekten des langsamen Atmens auf den Körper belegt deutliche Auswirkungen auf das autonome Nervensystem und auf die Funktion der kardiovaskulären und respiratorischen Systeme, darunter die Baroreflex-Sensitivität, HRV, Durchblutungsdynamik, RSA und das Gleichgewicht zwischen den beiden Anteilen des autonomen Nervensystems. Kontrolliertes, langsames Atmen und Atemanhalten können eingesetzt werden, um genau diejenigen Körperfunktionen zu optimieren, die mit Gesundheit und Langlebigkeit verbunden sind und die Widerstandskraft gegen Krankheiten erhöhen können.

Studien, die sich mit den körperlichen Mechanismen der Atmung befassen, deuten auf eine Verbindung zwischen Atmung, Kognition und Emotionen hin, in die das autonome Nervensystem involviert ist.[266] Die Atmung trägt einiges zur emotionalen Ausgeglichenheit und sozialen Anpassung bei. In einem 2017 im *Journal of Yoga and Physiotherapy* erschienenen Review wird erklärt, dass das Atemanhalten nach der Ausatmung den Parasympathikus aktiviert und die Entspannung fördert, weil die Ausatmung die Entspannungsphase ist.[267] Der Beitrag weist darauf hin, dass wir, um in den Genuss der langfristigen positiven Effekte der Atemanhalteübungen zu kommen, täglich Zeit in einem Zustand verbringen sollten, in dem der Körper durch den Parasympathikus geprägt ist. Das lässt sich am besten erreichen, indem man sich angewöhnt, die Atmung die meiste Zeit über auf eine einfache, spontane Art und Weise zu kontrollieren. Laut einer weiteren Studie verändern yogische Atemübungen die autonome Reaktion auf das Atemanhalten, indem sie den Vagotonus erhöhen und die Aktivität des Sympathikus senken.[268]

Kaltwasserresistenz und ausdrucksstarke Gesichter

Während die unmittelbare Stimulation des Vagusnervs nur über ein Implantat möglich ist, kann der Vagotonus auch durch Zwerchfellatmung, Meditation und Singen gesteigert werden. Der bekannte Atemguru Wim Hof nutzt eine Kombination von Atemtechniken und Kaltwasserimmersion, um den Vagusnerv zu aktivieren.

Wissenschaftler haben nachgewiesen, dass die Aktivität des Parasympathikus erhöht wird, wenn man das Gesicht in kaltes Wasser taucht oder sich kaltes Wasser auf den Nacken sprüht.[269] [270] Tatsächlich wird in einer Studie das Vorgehen empfohlen, um die Aktivierung des Sympathikus nach dem Training zu verringern und dadurch das Herz zu entlasten.[271] Kaltwasserimmersion des ganzen Körpers kann jedoch aufgrund der gleichzeitigen Stimulation parasympathischer und sympathischer Signale an das Herz (sogenannter autonomic conflict) potenziell tödliche Herzrhythmusstörungen verursachen.[272] Das liegt daran, dass das schnelle Eintauchen in weniger als 15 Grad Celsius kaltes Wasser bei gleichzeitigem Atemanhalten zwei wirkmächtige autonome Reaktionen aktiviert: den Kaltwasserreflex und den Tauchreflex.

Gleichzeitig zeigen empirische Belege, dass ein stärkerer Vagotonus den Körper kälteresistenter machen kann. Magnus Appelberg lehrte in Helsinki fast 20 Jahre lang Ashtanga Yoga. Er ist zudem Anhänger des in Finnland populären Eisschwimmens, bei dem Badende in Eislöcher springen – die Härteren unter ihnen bleiben mehrere Minuten lang im Wasser. Vor etwa fünf Jahren traf Appelberg den renommierten Yogalehrer, Physiotherapeuten und Forscher Simon Borg-Olivier. Borg-Oliviers Botschaft lässt sich auf ein paar simple Grundsätze reduzieren: Er empfiehlt, weniger zu atmen, sich weniger zu dehnen (aber beweglicher werden), weniger zu essen und sich aus der Core-Muskulatur (die inneren Muskeln am Rumpf) heraus zu bewegen. Er brachte Appelberg den Bohr-Effekt nahe, die Erweiterung der Blutgefäße und die Körperreaktion auf Kohlendioxid. Vor allem erklärte er ihm, wie sich das autonome Nervensystem über die Atmung ins Gleichgewicht bringen lässt, indem man bei der Ausatmung den parasympathischen, vagalen Anteil stimuliert.

Appelberg entschied daraufhin, seine Atempraxis durch Einbeziehen einer einfachen verlängerten Ausatmung und des Atemanhaltens nach der Ausatmung zu verändern. Er war seit 20 Jahren Winterschwimmer, und seine Fähigkeit, sich an die Kälte anzupassen, war nie besonders ausgeprägt gewesen. Im Winter, nachdem er seine Atmung angepasst hatte, fiel ihm das Eisschwimmen etwas leichter. Im darauffolgenden Jahr versuchte er, das langsame Ausatmen im Wasser anzuwenden, und stellte fest, dass er auf diese Weise 200 Meter im eiskalten Wasser zu schwimmen vermochte – viermal weiter als im vergangenen Winter. Das war jedoch noch nichts gänzlich Ungewöhnliches. Im Februar 2019 wurde er dann mit Videos, auf denen zu sehen war, wie er sich direkt aus einer Yogahaltung in ein Eisloch fallen ließ, zu einem Social-Media-Phänomen. Die darauffolgenden Fernseh- und Radiointerviews trieben ihn dazu an, weiter in diese Richtung zu experimentieren.

Appelberg begann mit sehr langen Ausatemzügen und Atemanhaltephasen zu arbeiten; er praktizierte diese 15 Minuten lang, bevor er ins Wasser ging. Bemerkenswerterweise verlängerte diese Praxis, bei der er die Atmung nutzte, um CO_2 im Blut anzureichern, die Zeitspanne, über die er in der Lage war, ohne Schmerzen oder Hypothermie (Untertemperatur) im kalten Wasser zu verweilen, innerhalb von zwei Monaten von 5 auf 30 Minuten. Appelberg stellte fest, dass seine Kerntemperatur besser aufrechterhalten werden konnte, wenn er im Wasser Atemanhalteübungen absolvierte. Er empfand nicht die Schmerzen in den Fingern oder Zehen, die auf die übliche Verengung der Blutgefäße hingewiesen hätten, und die Atemkontrolle ermöglichte es ihm, ganz in seinem Körper zu bleiben. Im Juni 2020 schrieb er mir in einer E-Mail Folgendes:

> *»Die größte Hilfe war mir meine fast 20 Jahre lange Praxis der Vipassana-Meditation. Kälte ist im Wesentlichen nur eine Empfindung … Im Moment bin ich gerade auf der Suche nach Quellen, die erklären könnten, was genau im Körper passiert. Dass er dazu fähig ist, sich anzupassen, ist eine Tatsache, und ich habe herausgefunden, welche Rahmenbedingungen dafür erforderlich sind: die Stimulation des Parasympathikus und die erhöhte Kohlendioxidkonzentration, um der Gefäßverengung entgegenzuwirken. Die Effekte auf das Leben allgemein waren erstaunlich.«*

Nur wenige Menschen verfügen über Appelbergs Neugier, Widerstandskraft und Fähigkeit, an ihre Grenzen zu gehen.

Wichtig ist dabei zu betonen, dass die Praxis des Atemanhaltens im Wasser nur unter der Anleitung eines qualifizierten Atemtrainers durchgeführt werden sollte. Die gute Nachricht für uns Normalsterbliche ist, dass wir auch erheblich davon profitieren, wenn wir die Atemübungen an Land absolvieren.

Interessanterweise finden die Forschungsergebnisse, die zeigen, dass das Eintauchen des Gesichts in kaltes Wasser den Vagusnerv stimuliert, einen Widerhall im Werk des Neurowissenschaftlers und ehemaligen Psychiatrieprofessors Stephen Porges. Porges stellte die Theorie auf, dass der Vagusnerv drei neuronale Schaltkreise umfasst, von denen der einfachste evolutionär geprägte Verhaltensweisen wie die Erstarrungsreaktion bei extremem Stress steuert, während der evolutionsbiologisch jüngste Schaltkreis mit sozialer Interaktion und Selbstberuhigung verbunden ist. Laut Porges läuft ein Weg, auf dem Atemübungen eine vagale Stimulation bewirken, über sensorische und motorische Nervenfasern, die die Gesichtsmuskeln regulieren.[273] Das deckt sich mit Studienergebnissen, die belegen, dass Babys mit ausdrucksstärkeren Gesichtern eine höhere HRV aufweisen[274], und mit Wim Hofs Aussage, dass es durch Aktivierung der von ihm innervierten Körperbereiche möglich ist, den Vagusnerv zu stimulieren. Der Vagusnerv ist verantwortlich für die Sprache, den Würgreflex und viele Bewegungen des Mundes.[275] Genau genommen verändert laut Porges der Prozess, in dessen Rahmen wir die Gesichts- und Kopfmuskulatur nutzen, um aktiv zu interagieren, unseren physiologischen Zustand, wodurch der Einfluss des Vagus auf das Herz zunimmt und die Kampf-und-Flucht-Reaktion des Sympathikus besänftigt wird. Umgekehrt funktioniert die kosmetische Behandlung mit Botox, die genutzt wird, um Zeichen der Hautalterung zu glätten – im Grunde, indem man das Gesicht lähmt –, eigentlich über die Hemmung der Acetylcholinfreisetzung (ACh).

Das Zwerchfell

Das Zwerchfell ist der Hauptmuskel für die körperliche Aktion der Atmung. Es ist ebenfalls vom Vagusnerv innerviert.[276] Von daher sollte es nicht überraschen, dass die Zwerchfell-, tiefe oder Bauchatmung eine der am meisten verbreiteten und ältesten Methoden des Körper-Geist-Trainings und der ganzheitlichen Behandlung von Stress und psychosomatischen Erkrankungen ist.[277] Das Ein- und Ausatmen über das Zwerchfell verlangsamt die Atmung und maximiert den Blutgasaustausch.[278] In einer Studie wiesen gesunde Probanden, die die Zwerchfellatmung gelernt hatten, langsamere Atemfrequenzen auf und erreichten gegenüber der Vergleichsgruppe mit normaler Atmung mit höherer Wahrscheinlichkeit einen Zielwert von drei bis sieben Atemzügen pro Minute.[279]

Aus Untersuchungen zur Funktion und Bewegung des Zwerchfellmuskels geht hervor, dass eine optimale Atmung eine aktive Zwerchfellkontrolle erfordert. Idealerweise bleiben die unteren Rippen während der Einatmung eher unten und dehnen sich nur lateral (zu den Seiten) aus und statt der Brust wölbt sich der Bauch nach außen. Je nachdem, wie stark sich das Zwerchfell bewegt, verändert sich das Lungenvolumen. Je mehr sich das Zwerchfell zwischen Ein- und Ausatmung bewegt, desto größer wird das Atemzugsvolumen (das Luftvolumen, das bei jedem normalen Atemzug eingeatmet wird).

Die Ein- und Ausatmung werden von der sogenannten Atempumpe gesteuert; der größte Muskel dieser Gruppe ist das Zwerchfell. Während der Einatmung kontrahiert das Zwerchfell und wird flach.[280] Es erzeugt Druck auf den Bauch und die unteren Rippen bewegen sich dadurch bei der üblichen Atmung nach oben und außen. Durch die koordinierte Kontraktion mehrerer Muskeln dehnt sich der Brustkorb und der Brustraum weitet sich nach außen. Die daraus resultierenden Druckveränderungen lösen die Ventilation und den Gasaustausch in der Lunge aus. Die Ausatmung verläuft eher passiv. Das Zwerchfell kehrt in seine kuppelförmige Ruheposition zurück, die Lungen leeren sich, die Luft wird ausgestoßen.

Wichtig zu wissen ist, dass sich mit kontrollierter, langsamer Atmung ein optimaler Gasaustausch fördern lässt – solange diese mit einer Steigerung des Atemvolumens gekoppelt ist. Zwerchfellatmung mit einer Frequenz von sechs Atemzügen pro Minute reduziert die Chemoreflexantwort auf Hyperkapnie (erhöhter Kohlendioxidgehalt im Blut) und Hypoxie (Sauerstoffmangel im Blut).[281] [282] [283] Wenn man hingegen schneller als die normale Atemfrequenz atmet, wird die Atmung nicht effektiver: Wegen des größeren »Totraums« erreicht weniger Luft die Alveolen. Wie in Kapitel 3 (Seite 128) erläutert, ist es schlicht effizienter, langsamer zu atmen. Die Atemluft erreicht eine größere Anzahl der Alveolen in der Lunge, sodass mehr Sauerstoff in den Blutstrom gelangt. In einer Studie, in deren Rahmen der Sauerstoffgehalt in den Arterien bei normaler Atmung und bei 15, 6 und 3 Atemzügen pro Minute verglichen wurde, zeigte sich, dass eine Frequenz von 6 Atemzügen pro Minute am besten geeignet war, um den Totraum in den Luftwegen zu reduzieren, die Sauerstoffaufnahme zu steigern und die Versorgung mühelos aufrechtzuerhalten.

Wie in einer in dem Fachmagazin *Frontiers in Psychology* veröffentlichten Forschungsarbeit festgestellt wurde, hat die Zwerchfellatmung, die die Atemfrequenz auf ganz natürliche Weise verlangsamt, das Potenzial, bei gesunden Erwachsenen die Auswirkungen von Stress zu reduzieren und die kognitive Leistung zu verbessern.[284] Die Ergebnisse lassen darauf schließen, dass das an der mit der Zwerchfellatmung einhergehenden Steigerung der HRV liegen könnte, was wiederum auf eine bessere Balance zwischen der Aktivität des Sympathikus und des Parasympathikus hindeutet. Daraus haben Wissenschaftler gefolgert, dass tiefe Atmung sich über ihren Einfluss auf das autonome Nervensystem auf die kognitive Leistung auswirken könnte und dass die Atmung Körper und Geist miteinander verbindet, um die für die Aufrechterhaltung der Aufmerksamkeit erforderliche Informationsverarbeitung zu regulieren.

Eine Überblicksarbeit zu der möglichen schmerzlindernden Wirkung tiefer Atmung betont ebenfalls die Verbindung zwischen Geist, Körper und Atmung. Forscher hatten herausgefunden, dass sich die Schmerzwahrnehmung verringerte, wenn Probanden die Luft nach einem tiefen Atemzug anhielten, also in einer Position, in der das Zwerchfell abgesenkt ist. Bemerkenswerterweise schien das eine Beteiligung der Barorezeptoren erforderlich zu machen.[285] Diese Ergebnisse legten nahe, dass es sich bei der Schmerzreaktion nicht einfach um einen neuronalen Prozess handelt, sondern dass zwischen Atmung, Emotionen und der Arbeit der Barorezeptoren eine enge Beziehung besteht. Stress kann Angsterkrankungen und Depressionen verursachen, was wiederum die Zwerchfellfunktion beeinträchtigen kann. Ebenso können Veränderungen des emotionalen Zustandes die Schmerzwahrnehmung verstärken. Die Autoren der Studie kamen zu dem Schluss, dass das Zwerchfell die Funktion der Barorezeptoren und die Schmerzwahrnehmung beeinflusst und umgekehrt. Das könnte darauf zurückzuführen sein, dass die Bewegung des Zwerchfells den Druck innerhalb des Körpers verändert und die daraus resultierende Durchblutung im Körper die Reaktion der Barorezeptoren bedingt; bisher fehlen jedoch eindeutige wissenschaftliche Belege, die das bestätigen.[286]

Sechs Atemzüge pro Minute

Lassen Sie uns kurz rekapitulieren: Langsames Atmen veranlasst die Oszillationen (Druckschwankungen) des Blutdrucks dazu, mit dem Herzrhythmus synchron zu verlaufen, was die Voraussetzungen für einen optimalen Blutgasaustausch schafft. Sie erinnern sich: Es besteht eine eindeutige Verbindung zwischen RSA, HRV, Barorezeptoren und dem autonomen Nervensystem. Wissenschaftler haben gezeigt, dass wahrscheinlich das langsame Atmen mit einer Frequenz von sechs Atemzügen pro Minute mit einem erhöhten Atemvolumen (durch Aktivierung des Zwerchfells herbeigeführt) – und nicht die Unterdrückung der durch den Sympathikus getragenen Kampf-oder-Flucht-Reaktion – das Gleichgewicht zwischen den beiden Anteilen des autonomen Nervensystems, dem Sympathikus und dem Parasympathikus, optimiert und das Reaktionsvermögen des autonomen Nervensystems auf körperlichen und mentalen Stress verbessert.[287]

Eine Atemfrequenz von sechs Atemzügen pro Minute hat enorme Auswirkungen auf verschiedene Körpersysteme: In den Atemwegen erhöht es das Luftvolumen in den Lungen, optimiert die Zwerchfellfunktion, verbessert die Effizienz der Lungenbelüftung und führt dem Blut mehr Sauerstoff zu; man geht außerdem davon aus, dass es den Rücktransport des Bluts zum Herzen (venöser Rückstrom) fördert. Das konnte im Rahmen von Studien an Athleten in Höhenlagen gezeigt werden. Sportler, die die Gipfel des Everest und des K2 ohne Sauerstoffgeräte bestiegen, erreichten mit langsameren Atemfrequenzen eine vergleichbare Sauerstoffsättigung, nachdem sie sich zwei Wochen lang bei geringerem Sauerstoffpartialdruck akklimatisiert hatten. Daraus folgerte man, dass die Atemeffizienz wichtiger ist als die Quantität.[288]

Im Hinblick auf das kardiovaskuläre System verbessert eine Atemfrequenz von sechs Atemzügen pro Minute die Füllung der rechten Herzkammer mit Blut und das Herzminutenvolumen, also die Blutmenge, die pro Minute vom Herzen gepumpt wird.[289] Sie sorgt dafür, dass die Druckwellen des Blutdrucks sich mit dem Rhythmus des Herzschlags synchronisieren, steigert die HRV und kann den mittleren arteriellen Blutdruck senken. Im kardiorespiratorischen System erhöht eine solche Atemfrequenz die Baroreflexsensitivität und die HRV. Im autonomen Nervensystem steigert diese langsame Atmung den Vagotonus, fördert ein Überwiegen des Parasympathikus und verbessert das Reaktionsvermögen des autonomen Nervensystems auf körperliche Bewegung. Die Frequenz von sechs Atemzügen pro Minute optimiert die Freisetzung und Verstoffwechslung von Acetylcholin, was wiederum die RSA erhöht.[290] Zudem ist sie die Schwelle für das Auslösen des Baroreflex und die Atemfrequenz mit der höchsten Steigerung der HRV.

Jahrhundertelang haben Menschen wegen der positiven Wirkung im Hinblick auf die körperliche und psychische Gesundheit und die Kognition Techniken wie Meditation und Yoga praktiziert. Was alle diese Aktivitäten gemeinsam haben, ist, dass dabei die Atmung aufmerksam gelenkt und reguliert wird. Allein schon das Bewusstsein für die Atmung kann die Atemfrequenz beeinflussen. Das erklärt wiederum, warum diese Praktiken über ihren Einfluss auf das Gleichgewicht des autonomen Nervensystems positive Auswirkungen auf die Gesundheit haben. Um den Einfluss der respiratorischen Vagusnervstimulation (rVNS) auf Entzündungen, auf die Herzfunktion, die allgemeine physische und psychische Gesundheit, den Stressabbau und die Gehirnleistung – dazu gehören zum Beispiel ein besseres Arbeitsgedächtnis und eine gesteigerte Kreativität – zu erklären, hat man die physischen Funktionen untersucht, die diesen Atemtechniken zugrunde liegen.

Zudem befassten sich Forscher mit der Art und Weise, wie der Körper die Top-down- (vom Gehirn zum Körper) und Bottom-up-Signale (vom Körper zum Gehirn) interpretiert, und mit der Frage der Trainierbarkeit autonomer Reaktionen.[291] Es konnte belegt werden, dass die rVNS Stress und Entzündungen dauerhaft reduziert. Die rVNS sorgt für eine unmittelbare Veränderung der Parasympathikusaktivität während und nach den Atemübungen und verändert darüber hinaus das Gleichgewicht des autonomen Nervensystems, indem es die Dominanz des Vagusnervs im Ruhezustand und bei Aktivitäten erhöht, die verhaltensbezogene und kognitive Flexibilität erfordern.

Atemübungen mit einer niedrigen Atemfrequenz können nachweislich den Vagusnerv stimulieren. Zwar ist noch nicht belegt, wie das geschieht, jedoch nimmt man an, dass der Baroreflex-Mechanismus diese Stimulation verursacht. Der gesundheitliche Nutzen, den Menschen erfahren, die das langsame, kontrollierte Atmen praktizieren, ist auf eine anhaltende Erhöhung des Vagotonus zurückzuführen. Diese Dominanz des Parasympathikus beruht auf der kontinuierlich bestehenden Fähigkeit der Körpersysteme zur Entspannung. Dadurch wird chronischer Stress gelindert und stressbedingten Krankheiten vorgebeugt.

Langes Ausatmen

Das Praktizieren von Atemanhalteübungen gibt uns vor allem ein Werkzeug zur Kontrolle des autonomen Nervensystems an die Hand. Darüber hinaus hilft Atemanhalten dem Körper, sich an höhere CO_2-Konzentrationen im Blut (Hyperkapnie) zu gewöhnen, und ist eine Möglichkeit, um die Stressreaktion des Körpers zu hacken. Wie ein Autor es formuliert: Durch das Praktizieren von Atemanhalteübungen werde man irgendwann fähig, in den meisten belastenden Situationen die Selbstkontrolle aufrechtzuerhalten.[292] Zu den kurzfristig erzielbaren Vorteilen gehören Stressreduktion, eine verbesserte Regulation des Blutdrucks und eine fokussiertere Aufmerksamkeit. Über einen längeren Zeitraum praktiziert, verbessern Atemanhalteübungen die kognitiven Funktionen und fördern das Gleichgewicht des autonomen Nervensystems, sodass sich Ihre Fähigkeit verbessert, auf das Ausgangsniveau zurückzukehren, und es Ihnen besser gelingt, aus einer körperlich und psychisch ausgeglichenen Haltung heraus auf äußere und innere Herausforderungen zu reagieren.[293]

Untersuchungen zu den verschiedenen beteiligten Systemen – etwa zum Parasympathikus, der Ventilation und der Herzfrequenzvariabilität (HRV) – stimmen darin überein, dass die optimale Atemfrequenz bei sechs Atemzügen pro Minute liegt. Angesichts der Tatsache, dass der Vagusnerv ausschließlich während der Ausatmung aktiviert ist, stellt sich jedoch die Frage, warum die Relation von Einatmung und Ausatmung nicht stärker erforscht wird. Arbeitet der Vagusnerv noch besser, wenn die Ausatmung länger ist als die Einatmung?

Eine von Wissenschaftlern in Taiwan durchgeführte Studie hat sich eingehend mit dieser These befasst. An gesunden Collegestudenten wurde untersucht, welchen Unterschied es bezüglich der Wirkung auf das subjektive Angstempfinden und auf körperlicher Ebene auf die HRV macht, ob mit längeren Ausatemzügen oder in einem ausgeglichenen Verhältnis von Ein- und Ausatemzügen geatmet wird.[294] Im Fokus standen zwei sehr ähnliche Atemfrequenzen mit 6 und 5,5 Atemzügen pro Minute, wobei jeweils ein Atemzeitverhältnis zwischen Ein- und Ausatmung von 5:5 (ausgeglichen) und 4:6 (längere Ausatmung) betrachtet wurde.

Die Forscher gingen davon aus, dass eine langsame Atmung mit längeren Ausatemzügen ein intensiveres Gefühl der Entspannung und eine höhere HRV nach sich ziehen würde als ein ausgeglichenes Ein-/Ausatemverhältnis. In früheren Studien, in denen die positive Wirkung einer Atemfrequenz mit sechs Atemzügen pro Minute auf die Herz- und Lungenfunktionen aufgezeigt worden war, hatte sich bereits bestätigt, dass schnelles Einatmen und langsames Ausatmen (2:8) die psychische und körperliche Erregung in bedrohlichen oder belastenden Situationen effektiver zu lindern vermochten als langsames Einatmen und schnelles Ausatmen.[295] Es gibt auch zahlreiche Atemübungen, etwa im Yoga, die Techniken wie die 2:1-Atmung, bei der die Ausatmung doppelt so lang ist wie die Einatmung, als förderlich ansehen.[296] Entgegen den Erwartungen zeigte die Studie aus Taiwan jedoch, dass eine Atemfrequenz von 5,5 Atemzügen pro Minute mit gleicher Ein- und Ausatemlänge (5:5) die HRV signifikant erhöht.[297] Darüber hinaus verstärkte dieses Atemmuster die Aktivierung des Vagusnervs beziehungsweise des Parasympathikus und der Baroreflex-Funktion mehr als andere – damit hat die Atemtechnik das Potenzial, Menschen mit Erkrankungen zu helfen, zu deren Charakteristika eine niedrige HRV gehört.

Mehrere wissenschaftliche Arbeiten weisen darauf hin, dass langsames Atmen unangenehm sein kann. Das könnte die Anziehungskraft von Aktivitäten wie Yoga und Meditation erklären, bei denen der Fokus auf der Atmung liegt, die Übungen aber so angeleitet werden, dass das Atmen mühelos ist. Um bei gleicher Ein- und Ausatmungslänge entspannt mit einer Frequenz von 5,5 Atemzügen pro Minute zu atmen, ist ein BOLT-Wert von mindestens 15 Sekunden nötig. In Kapitel 2 (Seite 42) finden Sie Trainingsprogramme, mit denen Sie Ihren BOLT-Wert auf 15 Sekunden verbessern können, um das Ziel der langsamen Atmung greifbar zu machen.

Angesichts der Hinweise darauf, dass dieses Atemmuster die Funktion des Parasympathikus und des Baroreflexes verbessert und zugleich die Entspannung fördert, lohnt sich der Aufwand an Zeit und Mühe mit Sicherheit.

Synchronisation der Atmung: Mantras und Musik

Zum Einfluss der uralten Atempraktiken in der östlichen Tradition auf Körper und Geist existiert eine breite wissenschaftliche Datenbasis.[298] Aber auch andere Traditionen und Aktivitäten sind nachweislich in der Lage, durch Atemreduktion die kardiovaskulären Rhythmen auf einer optimalen Frequenz zu synchronisieren. Sowohl für das Rezitieren des Yoga-Mantras »om-mani-padme-hum« als auch für das Rosenkranzgebet, bei dem eine Person den Text des Priesters »Ave Maria, gratia plena, Dominus tecum, benedicta tui mulieribus et benedictus fructus ventris tui Jesus« rezitiert und die anderen »Sancta Maria, Mater Dei, ora pro nobis peccatoribus, nunc et in hora mortis nostrae, Amen« antworten, ist belegt, dass sie die Atemfrequenz auf – sicher haben Sie es erraten – ungefähr sechs Atemzüge pro Minute senken.[299]

Das ist kein Zufall. Mantras, die üblicherweise mehr als 100-mal aufgesagt werden, könnten sich, ähnlich wie der Rosenkranz mit seinen 150 Wiederholungen, als eine Methode zur Verlangsamung der Atmung, zur Entspannung und zur Förderung der Konzentration herausgebildet haben.[300] Es erfordert einen erheblichen Zeitaufwand, um mehr als 100 Mantras oder 150 Wiederholungen des Rosenkranzes zu rezitieren, was darauf schließen lässt, dass durchaus eines der Ziele sein könnte, Veränderungen auf körperlicher Ebene herbeizuführen und in einen anderen mentalen Zustand zu gelangen.

Da viele der hierbei beteiligten körperlichen Aspekte rhythmisch ablaufen, lohnt es sich, sich mit dem Zusammenhang zwischen Musik und dem Parasympathikus zu befassen. Menschen interagieren mit Musik auf verhaltensbezogener, emotionaler und körperlicher Ebene, und das sowohl bewusst als auch unbewusst.[301] Vor mehr als 100 Jahren stellte man sich das autonome Nervensystem als eine Art Resonanzkörper vor, der auf Bewusstseinsveränderungen reagiert.[302] Viele Jahrhunderte vorher betrachteten die Philosophen der griechischen Klassik Musik und Sport als die zwei grundlegenden Faktoren des Wohlbefindens. In aktuellen Experimenten wurde untersucht, wie musikalische Elemente wie Takt, Tempo und Tonhöhe emotionale und Verhaltensreaktionen sowie Reaktionen im Körper und im Nervensystem auslösen.

Man hat festgestellt, dass Singen Anspannung reduziert, die Energie steigert und die Stimmung verbessert. Es aktiviert unmittelbar die Stimmbänder und die Muskeln im hinteren Rachen – beide sind mit dem Vagusnerv verbunden.[303] Regelmäßiges Singen kann sogar den Vagotonus erhöhen. Allerdings hängt die Wirkung des Singens auf die HRV davon ab, ob der Sänger die Tätigkeit als Stress empfindet oder nicht. Bei professionellen Sängern wurde nach einer Gesangsstunde eine höhere HRV gemessen, bei Amateuren eine niedrigere. Die Herzfrequenz stieg nach dem Sologesang, sank jedoch nach dem Singen im Chor, was darauf hinweist, dass bei Personen, die aktiv musizieren statt sich nur Musik anzuhören, die Wahrnehmung der Tätigkeit als entweder entspannt und sicher oder beängstigend die daraus resultierende Körperreaktion beeinflusst. Man hat zudem herausgefunden, dass ausgebildete Musiker im Vergleich zu Nicht-Musikern bei der Atemfrequenz niedrigere Ruhewerte aufweisen.[304]

Im Rahmen einer Studie zu den physiologischen Reaktionen auf Musik stellte man fest, dass bereits kurzes Musikhören messbare kardiovaskuläre und respiratorische Effekte bewirkt.[305] Das Arousal-Level (der Aktivierungsgrad des Nervensystems) oder der Grad der fokussierten Aufmerksamkeit hing zum Großteil vom Tempo der Musik ab. Unabhängig vom Musikgeschmack oder davon, ob der Zuhörer das Stück kannte, verringerte langsame Musik unterschiedlicher Genres die kardiorespiratorische Reaktion. Pausen oder Perioden der Stille in der Musik erzeugten einen höheren Grad an Entspannung als die Musik selbst, was darauf hindeutet, dass der kontrollierte Wechsel zwischen Erregung und Entspannung der Grund dafür ist, dass Menschen Freude an Musik empfinden und gesundheitlich von ihr profitieren. Die Forscher kamen zu dem Schluss, dass Musik zum Herbeiführen von Entspannung und zur Reduktion der Sympathikusaktivität eingesetzt werden kann und darüber hinaus hilfreich bei der Behandlung kardiovaskulärer Krankheiten sein könnte.

Im therapeutischen Rahmen wird Musik zur Förderung der parasympathischen Aktivität und zur Linderung von Herzinsuffizienz durch Reduktion entzündungsfördernder Zytokine genutzt.[306] Patienten, die an einem 14-tägigen musiktherapeutischen Kurs teilnahmen, zeigten Veränderungen in ihrem HRV-Muster, die auf eine verstärkte Aktivität des Herz-Kreislauf-Systems hinwiesen.[307] Ein Experiment zur Wirkung von Musik auf die autonome Reaktion verglich gesunde Probanden mit Wachkomapatienten beziehungsweise Patienten mit dem sogenannten Syndrom reaktionsloser

Wachheit. Die Studienteilnehmer mit Bewusstseinsstörungen zeigten reproduzierbare Veränderungen im Gleichgewicht zwischen Sympathikus und vagalem System, nachdem ihnen sinfonische Musik vorgespielt worden war.[308]

Die HRV nutzen

Im August 2020 hatte ich das Glück, den Gesundheitsexperten Dr. Jay T. Wiles für ein Coaching-Webinar im Rahmen der Ausbildung unserer Oxygen-Advantage®-Instructors zu gewinnen. Dr. Wiles ist auf sportliche Leistung und ganzheitliche, integrative Gesundheit spezialisiert und er ist zertifizierter Experte für Biofeedback und Herzfrequenzvariabilität-Biofeedback.

Dr. Wiles kam über seine klinische Praxis, in deren Rahmen er Patienten mit Stresssymptomen, PTBS und Angsterkrankungen behandelte, zur HRV. Das Thema faszinierte ihn nicht nur aufgrund seiner Bedeutung für (sportliche) Höchstleistungen, sondern auch im Hinblick auf seine Anwendungsmöglichkeiten für Patienten. Er beschloss, sich der Vermittlung von Informationen über die HRV zu widmen – auf eine gut zugängliche Art und Weise und mit Alltagsbezug.

Wie Sie die HRV für sich nutzen, hängt von Ihrer Ausgangsbasis und Ihren Zielen ab. Das gilt ebenso für die Atemübungen in diesem Buch. Dabei ist es hilfreich, Vorurteile darüber beiseite zu lassen, was gut oder schlecht ist. Zum Beispiel wird es Sie vielleicht überraschen, dass Spitzensportler häufig einen sehr niedrigen Vagotonus aufweisen, weil sie ihr Nervensystem durch jahrelanges Übertraining und Überlastung (Overreaching) strapaziert haben. Diese Athleten nehmen oft ein HRV-Biofeedback in Anspruch, um herauszufinden, was hinter ihren Leistungseinbußen steht.

Wenn Sie wissen möchten, wie gut Ihr Nervensystem arbeitet, bietet die HRV den besten, nicht invasiven und kostengünstigen Ansatzpunkt. Die Messung der HRV hat einen breiten und vielfältigen klinischen Nutzwert, jedoch werden ihr Zweck und ihre Anwendung im Zuge ihrer wachsenden Popularität unter Fitnessenthusiasten regelmäßig missverstanden. In vielen Fällen sind die Messwerte, die Tracking-Geräte und Apps liefern, nutzlos, weil Nutzern der kontextuelle Rahmen fehlt, um sie korrekt einzuordnen oder zu verbessern.

Dr. Wiles Interesse an der HRV wurde ursprünglich durch seine Arbeit mit Traumapatienten geweckt. Er war auf der Suche nach einer Möglichkeit zur objektiven Quantifizierung der Stressreaktion, da es sich bei den im Krankenhaus vorliegenden Informationen größtenteils um subjektive, qualitative Daten handelte; in der Regel waren es Aussagen der Patienten darüber, wie sie sich fühlten. Zwar waren diese Angaben wertvoll, jedoch bot ihm die HRV die Möglichkeit, sich auf der Basis quantitativer Daten ein klareres Bild davon zu machen, was in diesen Patienten vorging, um ihnen dann besser helfen zu können. Er begann, HRV-Biofeedback bei Patienten mit chronischem Schmerz einzusetzen, die neben den Schmerzen meist an einer Vielzahl von Begleiterkrankungen litten – man spricht hier von Komorbiditäten –, darunter Depressionen, Stress und Angststörungen. Er stellte fest, dass infolge des HRV-Biofeedbacks bei all diesen Symptomen und Krankheitsbildern Besserungen auftraten.

Wie Dr. Wiles mir erklärte, laufen in jeder einzelnen Sekunde Zigtausende verschiedener Prozesse in unserem Körper ab. Während wir unserem Tagwerk nachgehen, muss sich das Herz ständig an alles anpassen, auf das wir in unserer Umwelt stoßen, sowie an alle Prozesse in unserem Körper. Aus diesem Grund ist im Normalfall eine höhere HRV wünschenswert, die auf eine bessere Anpassungsfähigkeit hinweist.

Der verbreitete Glaube, die Prozesse des autonomen Nervensystems liefen vollkommen unbewusst ab, ist ein Irrtum. Wir können die HRV sehr leicht kontrollieren, aber Stress führt dazu, dass wir diese Kontrolle verlieren. Dr. Wiles vertritt die Auffassung, dass die Messung der HRV von unschätzbarem Wert für die Atemarbeit ist, weil sie auf Daten beruht, wissenschaftlich gestützt und quantifizierbar ist. In gewissem Sinn stärkt sie durch die Eindeutigkeit und genaue Messbarkeit der Resultate die wissenschaftliche Basis für die Atemarbeit.

Wie bereits erläutert, wird die HRV in Zeitabständen gemessen – genauer gesagt misst man die Abweichungen der zeitlichen Abstände zwischen den einzelnen Herzschlägen. Zudem misst man die Frequenzbereiche – die Frequenz oder die individuelle Beschaffenheit der einzelnen Herzschläge. Diese beiden Elemente, Zeit und Frequenz, sind die beiden zentralen Aspekte der HRV. Während die zeitbasierten Parameter wichtige Ausgangswerte über unsere Ruhe-HRV liefern, geben uns die frequenzbasierten Parameter Aufschluss über unsere allgemeine Stressreaktion. Wenn Sie einen hohen Vagotonus und eine gute HRV haben, zeigt sich im Hochfrequenzbereich (HF) eine Zunahme und im Niedrigfrequenzbereich (LF) ein Rückgang. Das liegt daran, dass die hohen Frequenzen die Aktivität des parasympathischen Nervensystems widerspiegeln.

Eine andere häufige falsche Annahme über HRV-Biofeedback-Training lautet in Bezug auf die HRV-Messwerte: höher ist in der Regel besser. Wie bereits angedeutet, trifft das nicht immer zu. Aus diesem Grund ist es immer sinnvoller, seine eigenen Werte im Verlauf zu vergleichen als diese mit einer fiktiven Norm. Die HRV kann auch zu hoch werden, weil man zu sehr in einem parasympathischen Zustand ist. Das Ziel ist nicht, dass der Parasympathikus die ganze Zeit über dominiert; vielmehr geht es darum, das autonome Nervensystem zu regulieren und zu lernen, wie man die HRV steuert.

Was die kurzzeitigen Messwerte angeht, gibt es kein gut oder schlecht, und auch das normale Messwertspektrum ändert sich mit dem Alter, sodass die Vorstellung eines idealen oder Ziel-HRV-Werts nicht wirklich relevant ist. Es ist wichtig zu bedenken, dass HRV-Biofeedback-Geräte zwei verschiedene Arten von Daten erheben (Zur Erinnerung: diese Messwerte geben nicht die Zahl der Herzschläge pro Minute an): Sie messen die statistische Verteilung der zeitlichen Abstände zwischen den einzelnen Herzschlägen (SDNN: Standardabweichung der R-Zacken-Intervalle im EKG) und einen anderen statistischen Wert bezüglich der normalen aufeinanderfolgenden Herzschläge (rMSSD). Achten Sie darauf, beide Messwerte nicht zu verwechseln. Bei 24-Stunden-Messungen gilt zum Beispiel ein SDNN-Wert (zeigt die Gesamtvariabilität des Herzschlags) von 100 als gesund, zwischen 50 und 100 gilt die HRV als beeinträchtigt, und bei Werten unter 50 könnte ein erhöhtes Herzinfarktrisiko bestehen. Aber auch wenn Ihr Messwert bei 20 liegt, sollten Sie sich keine Sorgen machen. Der Fokus sollte immer auf dem Vergleich mit den eigenen Messwerten liegen, auf Ihrer Fähigkeit zur Regulation der HRV und auf der individuellen Verbesserung der Werte.

Dr. Wiles betonte, dass der Zweck des HRV-Biofeedbacks nicht unbedingt darin liegt, ihren Basiswert zu erhöhen. »Die Hauptsache«, sagt er, »ist, dass man dazu in der Lage ist, die HRV in Akutsituationen zu regulieren, um aus dem Stresszustand herauszukommen und seine persönliche Bestleistung zu erbringen.«

Ein nützlicher Nebeneffekt des HRV-Biofeedbacks ist, dass Sie sich Ihrer Stressreaktionen bewusster werden, sowohl auf körperlicher Ebene als auch mental, und dadurch Ihre Fähigkeit zur Selbstregulation verbessern. Das menschliche Gehirn unterscheidet nicht zwischen Stress, der durch eine physische Gefahr, und solchem, der durch weniger lebensbedrohliche Situationen ausgelöst wird, etwa durch Beziehungsprobleme oder Geldsorgen. Deshalb werden wir so leicht darauf konditioniert, uns in einem permanent hohen Aktivierungszustand des Sympathikus zu bewegen. Mit dem HRV-Biofeedback erhalten Sie ein Werkzeug, um die Kontrolle zurückzugewinnen und, wo nötig, in einen anderen Gang zu wechseln. Eine der Techniken, die Sie dazu nutzen können, ist die Atemarbeit.

Dr. Wiles wies darauf hin, dass die an früherer Stelle in diesem Buch beschriebenen HRV-Biofeedback-Studien zwar in vielen Punkten richtig lagen (was die Konzentration auf die tiefe, langsame Atmung angeht, die Verbindung zwischen Geist und Körper, das Erfassen der Daten und ihre Reproduzierbarkeit), jedoch einige Dinge übersehen haben. Zum Beispiel haben sie die biochemischen Prozesse nicht ausreichend berücksichtigt, die Atemtiefe, das leichte und lautlose Atmen (statt heftig und laut), die Nasenatmung (anstelle der Mundatmung) sowie die Bedeutung der Hyperkapnie (erhöhter CO_2-Gehalt im Blut) für den Vagotonus. Sie können die HRV durch verschiedene Faktoren beeinflussen:

- Nasenatmung
- Leichtes Atmen
- Langsames Atmen
- Tiefes Atmen

Tatsächlich trainieren Sie Ihre HRV bereits mit den Übungen aus diesem Buch – ganz ohne Biofeedback. Die Vorteile von Biofeedback-Tools kommen dann zum Tragen, wenn Sie genau mitverfolgen möchten, was auf physiologischer Ebene geschieht.

Nasenatmung hat aufgrund ihrer Wirkung auf das Baroreflex-System und die Erweiterung der Blutgefäße (Vasodilatation) einen signifikanten Einfluss auf die HRV. Laut Dr. Wiles setzt diese vasodilatatorische Reaktion eine Kaskade von biochemischen Botschaften über den Baroreflex frei, die den Vagusnerv stimulieren. Bereits das einfache Wechseln zur Nasenatmung beeinflusst die HRV, unabhängig davon, ob Sie die Zwerchfellatmung einsetzen oder daran arbeiten, Ihre Atemkadenz zu verlangsamen. Um das zu verdeutlichen, beschrieb Dr. Wiles Apnoetaucher (Freitaucher), die dazu in der Lage sein müssen, beide Anteile des autonomen Nervensystems zu aktivieren. Die Taucher atmen grundsätzlich durch die Nase, aber unmittelbar vor dem Tauchgang atmen sie durch den Mund ein. Das erhöht den Blutdruck, sodass dieser sich beim Tauchen wieder einpendelt, statt unter den Normalwert zu sinken.

Nasenatmung fördert infolge der Hyperkapnie (erhöhter CO_2-Gehalt im Blut) zudem die Erhöhung der HRV. Sie sollten wissen, dass beim Praktizieren von Atemanhalteübungen oder leichtem Atmen mit Lufthunger die HRV zunächst sinken kann. Das liegt daran, dass der Körper Stress empfindet und entsprechend reagiert. Im Laufe der Übung wird der Körper sich anpassen. Interessanterweise passiert es häufig, dass, selbst wenn die HRV zunächst gesunken ist, sie sich nach dem Üben deutlich erhöht.

Aus der Forschung wissen wir, dass Veränderungen des Kohlendioxidgehalts, die mit der bewussten Manipulation der Atemmuster einhergehen, als unabhängiger Faktor die Kontrolle des Herzens durch das autonome Nervensystem beeinflussen und die

HRV regulieren. Im Wachzustand verbessert der Anstieg von CO_2 die LF- und HF-Power (Niedrig- und Hochfrequenz) bei der HRV-Messung, was auf einen höheren Vagotonus hindeutet.[309] Der Zusammenhang zwischen CO_2, HRV und Vagotonie ist der Grund dafür, dass Sie sich entspannt fühlen, wenn Sie die leichte, langsame Atmung anwenden. Aus biochemischer Sicht haben leichtes, langsames Atmen und Hyperkapnie darüber hinaus enorme Auswirkungen auf den Hormonhaushalt – der Acetylcholinspiegel steigt, Dopamin wird ausgeschüttet, der Adrenalinspiegel sinkt – und führen zu einem Rückgang von Entzündungen.

Es ist wesentlich einfacher, die HRV für sich zu nutzen, als die Zusammenhänge einfach und nachvollziehbar zu erklären. Die HRV eröffnet uns einen sehr guten Weg, um nicht nur unser subjektives Wohlbefinden zu steigern, sondern eine objektive Veränderung in unserem Nervensystem herbeizuführen. Das kann enorm motivierend sein. Wenn Sie die Möglichkeit dazu haben, kann es sehr nützlich sein, mit einem professionellen Atemtrainer zu arbeiten, der Ihnen zeigt, wie die HRV sich verändert, wenn Sie die Biochemie, die Biomechanik und die Kadenz Ihrer Atmung verändern.

Natürlich können Sie sich auch eigene Geräte zur HRV-Messung zulegen. Allerdings ist HRV-Messgerät nicht gleich HRV-Messgerät, wie Dr. Wiles warnt. Zuverlässige Geräte kosten um die 300 Euro.

Tipps für das Training

Wenn Sie an einer ernsthaften Krankheit, an Angststörungen oder Paniksymptomen leiden, gelten dieselben Prinzipien wie für Atemübungen – steigen Sie sanft in das Training ein. Bei manchen Menschen löst der durch die Übung »Leicht atmen« (siehe Kapitel 2, Seite 48) erzeugte Lufthunger intensive Stressreaktionen aus. Passen Sie Ihr Training daher entsprechend an und arbeiten Sie sich, ausgehend von einer Übungsdauer von wenigen Minuten, langsam voran. Wenn Sie eine Stressreaktion spüren, ist das nicht zwingend negativ oder ein Anlass zur Sorge. Jedoch kann eine zu starke Aktivierung des Sympathikus Sie ganz davon abbringen, die Übungen auszuprobieren. Sie können sich darauf verlassen, dass sich die Reaktion Ihres Nervensystems regulieren wird, sobald Sie beim HRV-Biofeedback-Training Ihren Rhythmus gefunden haben.

Sollte Ihre HRV nach dem Training um mehr als 20 Prozent abfallen, haben Sie übertrainiert und es war ihrem Nervensystem zu viel. Im Sport ist die HRV einer der besten Vorhersagevariablen für künftige Verletzungen. Dr. Wiles nutzt bei seinen Klienten Messungen, die während der Nacht erfolgen. Die Unterschiede zwischen den

Werten geben vor, wie hart der Sportler am darauffolgenden Tag trainieren sollte. Dazu erklärt Dr. Wiles, dass die Chancen auf ein erfolgreiches Workout steigen, wenn die HRV nicht zu stark gesunken ist:

> *»Eine Sache, die ich erwähnen möchte, ist meine 20- und 40-Prozent-Regel. Wenn Ihr nächtlicher HRV-Wert 20 Prozent unter Ihrem normalen Ruhewert liegt, ist Zurückhaltung geboten. Das bedeutet nicht, dass Sie nicht trainieren sollten, aber Sie sollten sich bewusst machen, dass Ihr Nervensystem eingeschränkt ist. In diesem Fall empfehle ich Sportlern, an diesem Tag ein leichteres Training zu absolvieren. Sinkt Ihre HRV unter 40 Prozent, sollten Sie einen Tag aussetzen, denn dann ist für Sportler große Vorsicht geboten, weil sie wesentlich anfälliger für Verletzungen und Übertraining sind.«*

Laut Dr. Wiles ist es unerlässlich, diesen Sportlern beizubringen, wie sie ihre HRV so regulieren können, dass sie wieder in den Flow kommen. Der Stress muss hoch genug sein, damit sie in der Lage sind, eine Leistung zur erbringen, aber nicht so hoch, dass er die Leistungsfähigkeit beeinträchtigt. Das gilt grundsätzlich für jeden, der eine Leistung erbringen muss, sei es im Sport, in der Kunst oder im Unternehmenskontext. Und genau hier kann das HRV-Biofeedback-Training seinen Nutzen entfalten.

Im Schlaf durch den Mund zu atmen (siehe Kapitel 7, Seite 229) ist ebenfalls absolut verboten. Viele Oxygen-Advantage®-Instructors berichten, dass ihre HRV sich allein durch die Nasenatmung im Schlaf verbessert. Diesen Aspekt bezeichnet Dr. Wiles als nicht verhandelbar für die Sportler in seiner Obhut. Er beschreibt den Fall eines ATP-Weltranglisten-Tennisspielers Anfang 30, der eine sehr niedrige HRV hatte, als er zum ersten Mal zum Training in die Klinik kam. Nachdem er an der leichten, langsamen, tiefen Atmung gearbeitet und begonnen hatte, nachts ein spezielles Mundpflaster zu verwenden, stiegen die HRV-Werte des Spielers deutlich. Seine Leistung auf dem Platz verbesserte sich und er wurde weniger anfällig für Verletzungen.

Abschließend noch ein Rat: Wenn Sie öffentlich sprechen, eine große Präsentation halten oder in einem anderen Zusammenhang auftreten und gerade mittendrin sind, sollten Sie sich darauf fokussieren, was Sie tun, und nicht auf Ihren HRV. Der Trick liegt darin, Ihre Reaktion vor der Veranstaltung zu konditionieren und darauf zu vertrauen, dass Sie während der Veranstaltung eine deutliche Veränderung bemerken. Konzentrieren Sie sich auf die vor Ihnen liegende Aufgabe und verlassen Sie sich darauf, dass Ihr Körper einen Gang höher schalten wird, weil Ihr autonomes Nervensystem in einem besseren Zustand ist. Darin liegt die Stärke der HRV.

5

FUNKTIONALE ATMUNG – FUNKTIONALE BEWEGUNGEN

Von Geburt an ist unsere Atmung unser erstes und grundlegendstes Bewegungsmuster.[310] Als Kleinkinder lernen wir, entgegen der Wirkung der Schwerkraft aufzustehen und mit Unterstützung des Zwerchfells unsere Haltung zu kontrollieren. Beim Heranwachsen ist die Atmung sowohl zentral für die Haltung als auch für funktionale Bewegungen. Unser ganzes Leben lang tragen sich Atmung und Körperhaltung gegenseitig. Bestehen jedoch Atemstörungen, dann wird diese Beziehung dysfunktional. Die Folgen sind eine mangelhafte Funktion der Rumpf- und Beckenmuskulatur (Core-Muskulatur) und das Auftreten einschränkender Beschwerden, zum Beispiel von Schmerzen im unteren Rücken. Wenn Sie gern einen einfachen Grund dafür hätten, warum Sie ungünstige Atemgewohnheiten ändern sollten – hier ist er: Wenn Ihre Atmung nicht optimal ist, wird sich das negativ auf Ihre Beweglichkeit auswirken und früher oder später chronische Schmerzen verursachen.

2017 wiesen Forscher an der Evansville University in Indiana (USA) nach, dass dysfunktionales Atmen sich unmittelbar negativ auf den Bewegungsapparat auswirkt.[311] Der Bewegungsapparat umfasst unser Skelett, die Muskeln, Gelenke, Sehnen, Knorpel, Bänder und andere Bindegewebe. Ist die Funktion dieses Systems beeinträchtigt, dann wird es für die Core-Muskulatur unmöglich, die Wirbelsäule und das Becken angemessen zu unterstützen. Forscher sehen einen Zusammenhang zwischen dysfunktionaler Atmung und diversen Beschwerden, die die Beweglichkeit einschränken und Schmerzen verursachen, darunter Rücken- und Nackenprobleme, und mittlerweile ist es allgemein anerkannt, dass eine Dysfunktion der Rumpf- und Beckenmuskulatur bei einer Vielzahl von Muskel-Skelett-Erkrankungen eine Rolle spielt und mit einem insgesamt erhöhten Verletzungsrisiko verbunden ist.

Dysfunktionale Atmung kann die Ursache wiederkehrender und chronischer Symptome wie Schmerzen in Lendenwirbelsäule, Brust und Nacken, Erschöpfung, Ängste, Reizdarm-Syndrom oder Reizblase, Brain Fog (Gehirnnebel), Parästhesien (Missempfindungen) und häufig kalten Händen, Fingern, Füßen oder Zehen sein.[312] Jedoch besteht hier noch eine Lücke zwischen Forschung und Praxis. Reha-Programme umfassen oft Übungen zur Kräftigung der Core-Muskulatur – wie Beckenkippen, Übungen mit dem Gymnastikball oder die Schulterbrücke (eine Kräftigungsübung, bei der man mit aufgestellten Knien auf dem Rücken liegt und das Becken hebt, während Schulterblätter und Füße am Boden bleiben) –, aber keine Atemübungen.[313] Trotz des bekannten Zusammenhangs zwischen Atemfunktion und gesunder Haltung und dem Wissen um die Verbreitung von Atemstörungen wird der Zusammenhang im Rahmen der therapeutischen Behandlung selten hergestellt. Vielmehr wird die Atmung meistens gar nicht berücksichtigt.[314]

Dabei sind zugrunde liegende Atemstörungen so verbreitet, dass man ihnen unbedingt mehr Aufmerksamkeit schenken sollte. In den USA lautet die Hauptdiagnose bei zehn Prozent der Patienten allgemeinärztlich-internistischer Praxen Hyperventilationssyndrom.[315] Dysfunktionale Atmung ist sogar noch häufiger.[316] Alltägliche körperliche Symptome wie Kopf-, Rücken-, Brust- und Bauchschmerzen, die in den USA Anlass für die Hälfte aller Besuche in Klinikambulanzen oder beim Hausarzt sind,[317] können sich durch dysfunktionale Atmung verschlimmern.[318] Die gute Nachricht: Dysfunktionale Atemgewohnheiten lassen sich in der Regel beseitigen, wenn man einfache Übungen erlernt und ausführt, wie sie auch in diesem Buch beschrieben sind.

Dysfunktionale Atmung ist zwar oft ein Anzeichen für einen insgesamt schlechten Gesundheitszustand und geht Hand in Hand mit dysfunktionalen Bewegungen, ist jedoch nicht zwingend mit dem Fitnessgrad des Herz-Kreislauf-Systems verbunden. Es kommt überraschend häufig vor, dass Menschen unglaublich fit sind und trotzdem Symptome dysfunktionaler Atmung aufweisen. Tatsächlich sind unter den Klienten, mit denen ich an der Wiederherstellung einer funktionalen Atmung arbeite, viele Spitzenathleten. Selbst wenn es gelingt, einen hohen Fitnessgrad zu erreichen und aufrechtzuerhalten, kann dysfunktionale Atmung auf körperliche Probleme an anderer Stelle hindeuten. Letztendlich haben ungünstige Atemmuster deutliche und lang anhaltende Auswirkungen auf das psychische und körperliche Wohlbefinden. Die Atmung gehört zu den lebensnotwendigen Körperfunktionen. Wenn die elementaren Prozesse der Atmung versagen, wird der Körper versuchen, das zu kompensieren, indem er Strukturen wie die Core-Muskulatur heranzieht, um die Atmung aufrechtzuerhalten. Wenn die Atmung im normalen, wachen Ruhezustand nicht effizient ist, kann sie auch bei körperlicher Aktivität nicht optimal funktionieren. Zudem wird sie dann auch während des Schlafs dysfunktional sein, den der Körper braucht, um seine Systeme wiederherzustellen, zu reparieren und zu revitalisieren.

Atmung, Becken-Rumpf-Stabilität und Gleichgewicht

Ihre Rumpf- und Beckenmuskulatur (Core-Muskulatur) verbindet Ihren Ober- und Unterkörper und unterstützt deren Bewegungen. Ob Sie nun Ball spielen, Rudern, Rad fahren oder Staub saugen: die Bewegung geht von der Becken-Rumpf-Region aus oder durch sie hindurch. Eine schwache oder instabile Core-Muskulatur wirkt sich auf die Funktionsfähigkeit der Beine und Arme aus und beeinträchtigt Gleichgewicht und Stabilität. Das kann Stürze, Sportverletzungen oder anhaltende Schmerzen und Beschwerden zur Folge haben.

Eine stabile Core-Muskulatur ist das Fundament funktionaler Bewegungen. Sie unterstützt Basisaktivitäten wie das Beugen, wenn Sie Ihre Socken anziehen oder Ihr Kind hochheben, das Sitzen und Stehen und viele andere Alltagshandlungen, denen wir kaum jemals Beachtung schenken – es sei denn, sie sind plötzlich mit Schmerzen verbunden. Nicht nur für körperliche Arbeit brauchen Sie eine starke Mitte; auch bei sitzenden Tätigkeiten am Schreibtisch ist sie wichtig, damit die Rückenmuskulatur nicht überstrapaziert wird.

Üblicherweise hört man, dass Rückenschmerzen und einer mangelnden Becken-Rumpf-Stabilität durch Übungen, die die Core-Muskeln – insbesondere die Bauchmuskeln – ins Gleichgewicht bringen und kräftigen, vorgebeugt werden kann. Allerdings fehlt bei diesem Konzept der Becken-Rumpf-Kraft die tatsächliche Basis der Becken-Rumpf-Stabilität: die Atmung. Laut eines 2013 erschienenen Forschungsberichts der Physiotherapeutin Josephine Key ist die Atmung ein Grundmechanismus für die Becken-Rumpf-Kontrolle. Die Atmung ist wesentlich für die sogenannte posturale Stabilität – also für die Stabilität der aufrechten Körperhaltung – und umgekehrt. Funktionale Atmung unterstützt über das Zwerchfell die aufrechte Haltung und funktionale Bewegungen. Sind jedoch Wirbelsäule und Becken nicht stabil, dann hat das Zwerchfell nicht genug Platz, um sich bei der Einatmung zu senken. Key merkt dazu Folgendes an: »Wenn die Haltung in Ordnung ist, dann ist auch das Atemmuster in Ordnung, und umgekehrt: Ist das Atemmuster gesund, dann ist es auch die Haltung.«[319] Jedoch gibt sie zu bedenken, dass das Konzept der Becken-Rumpf-Kraft und -Funktion häufig missverstanden wird, und zitiert den Wirbelsäulenspezialisten Stuart McGill:

> *»Es sind viele Mythen über die Core-Muskulatur im Umlauf. Über die Trainer hat sich die Vorstellung in der Öffentlichkeit verbreitet, dass mit ›Core-Muskulatur‹ nur die Bauchmuskeln gemeint seien. Dafür gibt es aber keine wissenschaftliche Basis.«*[320]

Tatsächlich sind immer noch viele Menschen der Ansicht, mit Core-Muskulatur sei nur der quere Bauchmuskel gemeint, der *Musculus transversus abdominis*. Viele denken, dieser Bauchmuskel würde die Wirbelsäule und das Becken ganz allein tragen und stabilisieren. Das ist nicht der Fall. Anatomisch gesehen kann man sich die Core- oder Becken-Rumpf-Muskulatur wie eine Kiste vorstellen: Das Zwerchfell ist der Deckel, die Bauchmuskeln bilden die vordere Wand, die Rücken- und Gesäßmuskulatur die Rückwand und Beckenboden und Hüftmuskulatur den Boden.[321] Core-Stabilität, Atmung und Haltung sind durch den Druck, den die Zwerchfellbewegung im Bauchraum generiert, untrennbar miteinander verbunden. Man spricht hier vom intraabdominellen Druck (IAP). Dieser intraabdominelle Druck schwankt während des Atemzyklus. Wenn Sie einatmen, bewegt sich Ihr Zwerchfell nach unten und erzeugt Druck im Bauchraum. Dieser Druck funktioniert ähnlich wie ein Ballon, der aufgeblasen wird. Er hat eine stabilisierende Wirkung und stützt die Wirbelsäule und das Becken. Bei absolut funktionaler Atmung ist das Zwerchfell in der Lage, einen optimalen IAP zu erzeugen und für eine bessere Wirbelsäulenstabilität zu sorgen.

Das hat Auswirkungen auf das Gleichgewicht, die Haltung und die Bewegung. Eine kleine Studie von 2017 widmete sich dem Zusammenhang von Training zur Förderung der Bauchatmung und dem statischen und dynamischen Gleichgewicht. 13 Probanden absolvierten acht Wochen lang Atemübungen. Jede Woche wurden Ihre Gleichgewichtsfähigkeiten und ihre Atmung untersucht. Die Forscher stellten fest, dass den Teilnehmern mit jeder Woche, in der sich ihre Atemwerte verbesserten, weniger Fehler beim Balancieren auf einem Bein unterliefen.[322] Daraus lässt sich schließen, dass Zwerchfellatmung zur Verbesserung des Gleichgewichts beiträgt.

Die Rumpf- und Beckenstabilität sind wesentlich für die sportliche Leistung und die Vorbeugung von Verletzungen,[323] aber ebenso wichtig für jeden Menschen, der seine Lebensqualität erhalten und schmerzfrei leben möchte. Instabilität im Bereich des Beckens kann zur Folge haben, dass sich andere Gelenke zu stark bewegen. Daher kann es bei Sportlern, die über eine nur unzureichende muskuläre Kontrolle der Bauchmuskeln verfügen, zu Knie- und Fußschmerzen kommen. Eine Instabilität der Lendenwirbelsäule kann Versteifungen in der Brustwirbelsäule nach sich ziehen, was wiederum zu Ausgleichsbewegungen in den Schultern führt und Schmerzen oder Risse im Bereich der Rotatorenmanschette verursachen kann.[324] Ähnlich ist es bei Menschen mit Rückenschmerzen, die dazu neigen, die oberflächlichen Bauchmuskeln und das Zwerchfell anzuspannen. In Kombination mit einer mangelnden Aktivierung der Core-Muskulatur hemmt das die gesunde Zwerchfellfunktion und begünstigt die Brustatmung.[325] [326] Diese Probleme beschränken sich nicht auf den Sport. Zwischen 50 und 80 Prozent aller Erwachsenen leiden irgendwann einmal in ihrem Leben an Schmerzen im unteren Rücken; Rückenschmerzen sind weltweit die häufigste Ursache für Arbeitsunfähigkeit unter Menschen im erwerbsfähigen Alter.[327]

Eine stabile Wirbelsäule stützt den Körper bei Bewegungen. Sie haben vielleicht schon einmal beobachtet, dass Bodybuilder vor dem Heben eines Gewichts einatmen und beim Heben selbst die Luft anhalten. Das Luftanhalten nach dem Einatmen zielt darauf ab, einen hohen intraabdominellen Druck zu erzeugen und die Wirbelsäule zu versteifen. Josephine Key hingegen argumentiert dahingehend, dass das Druckniveau besser und die Gefahr einer schädlichen Kompression der Wirbelsäule geringer ausfiele, wenn die Athleten beim Gewichtheben ein regelmäßiges Atemmuster beibehalten würden. Anders gesagt: Ein Gewichtheber mit funktionaler Atmung wäre besser dazu in der Lage, beim Heben ein angemessenes Maß an intraabdominellem Druck zu generieren. Statt auf das Atemanhalten zu bauen, könnte der Gewichtheber einen größeren IAP erzeugen, wenn das Zwerchfell sich nach unten bewegt.

Es ist seit Längerem bekannt, dass der IAP bei vielen Tätigkeiten ansteigt, die die Wirbelsäule belasten. Das ist der Fall bei statischen und dynamischen Tätigkeiten wie Gehen, Heben und Springen. Allerdings hieß es, dass der bei diesen Basisbewegungen generierte Druck nicht ausreicht, um die Wirbelsäulenstabilität maßgeblich zu erhöhen. Bisher gelang es nicht, wissenschaftlich nachzuweisen, ob die mechanische Unterstützung der Wirbelsäule durch den IAP oder über die Bauchmuskulatur geschieht. Jedoch stellten Forscher in einer 2005 publizierten Untersuchung fest, dass der IAP die Steifigkeit der Lendenwirbelsäule ohne gleichzeitige Aktivität der Bauchmuskulatur und der Rückenstreckmuskulatur verbessert.[328]

Bei flacher und auf die obere Brust beschränkter Atmung ist es schwierig, intraabdominellen Druck aufzubauen. Stattdessen muss der Körper dann auf die Rücken- und Nackenmuskulatur zurückgreifen. Durch das korrekte Bewegen des Zwerchfells lässt sich Brustatmung vermeiden. Wenn sich das Zwerchfell frei bewegen kann, dehnt sich der untere Brustkorb zu den Seiten aus. Das Zwerchfell darf nicht eingeschränkt sein, weil diese Ausdehnung, bei der sich der untere Brustkorb nach vorn, hinten und zu den Seiten ausdehnt, nur stattfinden kann, wenn durch die Bewegung des Zwerchfells ausreichend Druck erzeugt wird, um die Rippen nach außen zu drücken.[329] Diese nach außen gerichtete Bewegung sorgt für den nötigen Raum zwischen dem Brustkorb und dem Becken, damit sich das Zwerchfell senken kann, und das trägt zu einer ausgewogenen Körperhaltung bei. (Eine passende Übung zur lateralen Ausdehnung der Rippen finden Sie in Kapitel 2 auf Seite 54.)

Laut einer 2018 erschienenen Studie spielt das Zwerchfell im Hinblick auf die Rumpfstabilität noch eine andere Rolle. Jede Zwerchfellkontraktion begrenzt die Verlagerung der Bauchorgane – etwa der Verdauungsorgane – in Richtung Brustraum auf ein Minimum und die Bauchmuskeln behalten ihre reifenähnliche Form bei.[330] Das steigert durch die Spannung im Bindegewebe beziehungsweise der Faszie, die die Brustwirbelsäule und die tiefen Rückenmuskeln bedeckt, die Wirbelsäulenstabilität. Die Brustwirbelsäule ist der längste Teil der Wirbelsäule; sie reicht vom Hals bis hinunter zum Bauchraum und ist mit den Rippen, also dem Brustkorb, verbunden. Laut der Studie laufen die zwei Funktionen des Zwerchfells – die Atmung und die Haltungsstabilisierung – unabhängig davon ab, ob wir ein- oder ausatmen. Aus dieser Beobachtung schlossen die Forscher, dass die Reaktion des Zwerchfells vom zentralen Nervensystem reguliert sein könnte.[331] Das ergäbe auch insofern Sinn, als dass das Zwerchfell auch für die Schmerzschwelle zuständig ist und eine Rolle bei der Schmerzwahrnehmung spielt.[332]

Der Fokus lag bei der Studie von 2018 darauf, zu untersuchen, ob ein Zusammenhang besteht zwischen der Gesundheit des Zwerchfellmuskels und der Aufrechterhaltung des statischen Gleichgewichts. Die Forscher stellten fest, dass Personen ihr Gleichgewicht sowohl mit offenen als auch mit geschlossenen Augen besser halten konnten, wenn ihr Zwerchfell dicker war und sich aufgrund einer ruhigen und tiefen Atmung freier bewegen konnte. Die Zwerchfellmuskulatur besteht aus quergestreifter Muskulatur, ebenso wie die Skelettmuskeln, die die Gelenke bewegen.[333] Ein dickeres

Zwerchfell verweist auf eine kräftigere Atemmuskulatur, die wiederum mit einer funktionalen Atmung einhergeht.[334] Durch eine Zwerchfell-Ultraschalluntersuchung (eine einfach durchführbare, reproduzierbare, nicht invasive Untersuchung) lassen sich die Dicke und der Bewegungsumfang des Zwerchfells feststellen. Ein Ultraschall ist eine gute Ergänzung zu (jedoch kein Ersatz für) Tests, die die Kraft der Atemmuskulatur erfassen.

In einer Studie von 2018 über das statische Gleichgewicht zeigten sich dieselben Ergebnisse bei Patienten, bei denen Lungenkrebs diagnostiziert wurde, solchen, die sich einer Lungenresektion unterzogen haben, und bei Gesunden. Zudem belegte die Studie, dass eine Verminderung der Zwerchfellfunktion nach einer Thoraxoperation deutlich mit einer Verschlechterung des Gleichgewichts assoziiert war. Bei Zwerchfellproblemen wie Atrophie (Gewebsschwund), Lähmung oder reduzierter Muskeldicke konnte ein eindeutiger Zusammenhang mit Störungen des statischen Gleichgewichts nachgewiesen werden. Es bestätigte sich, dass ein stabiles Gleichgewicht von der Fähigkeit des Zwerchfells abhängt, einen optimalen intraabdominellen Druck (IAP) aufzubauen. In der Studie kamen die Forscher zu dem Schluss, dass das Gleichgewicht untrennbar mit der Atmung verbunden sei.[335]

In einem 2017 im *Journal of Yoga and Physical Therapy* erschienenen Beitrag, in dem er die Themen reduzierter Kohlendioxidgehalt im Blut und Vagusnervstimulation behandelt, schreibt U. P. Singh über die Verbindung zwischen Körper und Atmung und deren Bedeutung für eine korrekte Körperhaltung und eine ausgeglichene innere Einstellung. In seiner Beschreibung des Konzepts der Erdung als einem gewissen Sinn für die Realität und des Selbst, der mit Offenheit und Empfänglichkeit für neue Ideen und Information einhergeht, argumentiert er, dass dieses »Selbst-Bewusstsein« durch das Wiederherstellen adäquater Haltungs- und Atemmuster zustande kommt.

Dieses Konzept ist weltweit ein integraler Bestandteil kontemplativer Praktiken. Auch der Sanskritbegriff Yoga, der auf die sprachliche Wurzel *yuj* (योग) zurückgeht, bedeutet verbinden, also so viel wie »Einheit« – die Einheit zwischen Körper und Atem, und, in spiritueller Beziehung, zwischen dem Selbst und dem höheren Bewusstsein oder dem Göttlichen. Im Zentrum dieser Verbindung zwischen Körper und Atem steht die Fähigkeit, eine vollständige, entspannte Ausatmung auszuführen, die es dem Zwerchfell ermöglicht, sich in seiner natürlichen Kuppelform von unten in den Brustkorb hineinzuwölben. Im Zusammenhang mit dem Thema der funktionalen Bewegungen betont Singh, dass wir immer unter dem Einfluss der Schwerkraft stehen.

Die Luft nach dem Ausatmen anzuhalten, ist eine hervorragende Übung zur Wiederherstellung und Kräftigung der Core-Muskulatur. Wenn Sie diese Fertigkeit perfektioniert haben, wird sie, so Singh, zu einer »natürlichen Selbstbehandlung« – eine unsichtbare, aber für die Gesundheit wesentliche Fähigkeit.[336]

Sportler müssen die Rolle, die die Atemmechanik für die Haltung und die Wirbelsäulenstabilität spielt, ebenso berücksichtigen. Studien haben gezeigt, dass Atemstörungen Schmerzen steigern und zu Problemen mit der Muskelkontrolle führen können und damit zu dysfunktionalen Bewegungsmustern beitragen oder diese verursachen können.[337] Zwar kommt dem Zwerchfell die Doppelfunktion der Atmung und der Aufrichtung zu, aber wenn alle körperlichen Systeme gefordert sind, hat immer die Atmung Vorrang.[338]

Atmung und Training: Funktionale Bewegungen und Verletzungen

Wenn Athleten körperlich aktiv sind, kann sich dysfunktionale Atmung in Form von vorzeitiger Atemlosigkeit oder Muskelermüdung manifestieren und führt unweigerlich zu suboptimalen Leistungen.[339] Eine Kombination von Brustatmung und Hyperventilation kann die biochemischen Prozesse bei der Atmung deutlich verändern. Vor allem kann durch dysfunktionale Atmung der Kohlendioxidgehalt im Blut sinken. Wenn das CO_2 verbraucht ist, steigt der pH-Wert des Bluts und löst eine respiratorische Alkalose aus (eine durch die Atmung bedingte Alkalose) – das Blut wird zu basisch. Eine respiratorische Alkalose kann Veränderungen im Nervensystem und auf körperlicher und psychischer Ebene hervorrufen, die sich nachteilig auf den Bewegungsapparat und auf das allgemeine gesundheitliche und Leistungsniveau auswirken.[340]

Eine respiratorische Alkalose führt zu einer Reihe von Symptomen wie Erschöpfung, Kopfschmerzen, Schwindel, Lichtempfindlichkeit, Schlafproblemen, Brustschmerzen, Krämpfen und dem Gefühl von Atemnot. Das verbreitete Motto »No pain, no gain« – dass es also wehtun muss, wenn Sie beim Training vorankommen möchten – impliziert, es sei eine sinnvolle Strategie, den Körper zu belasten, um ihn fit zu machen. In Wirklichkeit kann es die Koordination zwischen Geist und Körper beeinträchtigen und eine sehr negative Erfahrung sein, die Ihrer Gesundheit und Fitness nicht förderlich ist, wenn Sie zu sehr über Ihre Grenzen gehen.

Dr. John Douillard hat sich in seinen Untersuchungen Trainingstechniken gewidmet, die 5000 Jahre alte vedische Konzepte zur Integration von Geist, Körper und Umwelt nutzen, um einen Flow-Zustand zu erzeugen. Dabei praktizieren die Athleten eine Form der tiefen Nasenatmung namens Ujjayi (dieselbe Atemtechnik, die in Yogaformen wie dem Ashtanga-Yoga genutzt wird). Douillard fand heraus, dass Sportler, die die Technik im Rahmen von hochintensivem Training einsetzten, sich weniger angestrengt fühlten und es angenehmer fanden als normales aerobes Training.[341] Diese Atemtechnik erzeugt beim Training ein Gefühl von tiefer Ruhe und erhöht bei verringerter Anstrengung, Belastung und Ermüdung die respiratorische Sinusarrhythmie, was Fitness, Ausdauer und Kraft fördert und die Körper-Geist-Koordination verbessert.[342]

Training erhöht die Anforderungen an das Atemsystem, das Herz-Kreislauf-System und die Muskulatur und verlangt es dem Körper ab, sich über die Atmung an biomechanische, biochemische und psychologische Veränderungen anzupassen. Selbst Spitzenathleten können sich Verletzungen zuziehen, wenn Ihre Atmung dysfunktional ist. Die Quote an Verletzungen des Bewegungsapparats unter körperlich Aktiven ist vergleichsweise hoch. Laut einem Betrag im *Journal of Athletic Training* kommen auf 1000 sportliche Expositionen bei Wettkämpfen durchschnittlich 13,79 Verletzungen.[343] Jenseits des Sports kommt die Atmung in verschiedenen Berufsgruppen als Ursache des RSI-Syndroms (Repetitive-Strain-Injury-Syndrome; Verletzung infolge wiederholter Belastung) infrage.[344]

Da Atemstörungen in der Allgemeinbevölkerung sehr verbreitet sind – nach einer Studie sind »normale Atemmuster eher die Ausnahme als die Regel«[345] –, ist davon auszugehen, dass die Häufigkeit unter Sportlern ähnlich ist. Allerdings könnte sich eine dysfunktionale Atmung bei ihnen aufgrund der zusätzlichen physiologischen und biomechanischen Anforderungen, die das Training stellt, verstärkt auswirken. Wie auch immer die geplante Bewegung beschaffen ist: Wenn der Körper nicht in der Lage ist, die richtigen Muskeln zu rekrutieren, greift er auf kompensatorische Bewegungsmuster zurück.

2014 untersuchten die beiden Sportwissenschaftler Helen Bradley und Dr. Joseph Esformes den Zusammenhang zwischen Atemmusterstörungen und funktionalen Bewegungen. Sie definierten funktionale Bewegung als »die Fähigkeit, beim präzisen und effizienten Ausführen grundlegender Bewegungsmuster entlang der kinetischen Kette eine angemessene Mobilität und Stabilität zu erzeugen und aufrechtzuerhalten«. Einfacher ausgedrückt bedeutet das, dass alle Systeme harmonisch zusammenarbeiten, um die gesunde Bewegung der Gliedmaßen zu gewährleisten. An der Studie nahmen 43 gesunde Frauen und Männer Teil. Die Ergebnisse zeigten, dass die empfindlichsten Maße für Atemmusterstörungen das endtidale Kohlendioxid ($etCO_2$) im Ruhezustand und die Atemfrequenz im Ruhezustand sind. Insgesamt wurde bei 70 Prozent der Teilnehmer eine Atemstörung festgestellt.[346]

Zusätzlich zum endtidalen CO_2 nutzten die Forscher den Nijmegen-Fragebogen zur Atmung und den Functional Movement Screen™ (FMS) zur Beurteilung von Bewegungsmustern (beide wurden auch in der Studie von Kiesel angewandt, um die es an späterer Stelle gehen wird). Probanden mit gestörten Atemmustern schnitten schlechter beim FMS-Test ab; 87,5 Prozent derer, die den Test bestanden, waren als Bauchatmer klassifiziert worden. Man stellte fest, dass funktionale Atmung und funktionale Bewegungen Hand in Hand gehen. Es zeigte sich außerdem, dass der FMS-Test Verletzungen bei Menschen mit suboptimalen Bewegungsmustern exakt vorhersagte.

Teilnehmer, die höhere Werte beim Nijmegen-Fragebogen erzielten, wiesen im FMS-Test eine höhere Atemfrequenz und niedrigere Werte beim $etCO_2$ auf. In anderen Worten: Teilnehmer mit einer schnelleren Atmung hatten niedrigere $etCO_2$-Werte. Demgegenüber waren bei Zwerchfellatmern die Ruhe-$etCO_2$-Werte deutlich höher als bei Brustatmern. Die Untersuchung offenbarte auch einen eindeutigen Zusammenhang zwischen einem hohen $etCO_2$ und einem besseren Abschneiden beim FMS-Test. Diese Befunde belegten zweifelsfrei die Bedeutung funktionaler Atemmuster für funktionale Bewegungen.[347]

Zusammenhang zwischen Atemmusterstörungen und funktionalen Bewegungen

	Mittelwert	Minimaler Messwert	Maximaler Messwert
$etCO_2$ in Ruhe [mmHg]	33,70 ± 2,74	27,70	39,33
Atemfrequenz in Ruhe [AZ/min]	18,39 ± 3,41	12,25	25,2
Atemfrequenz bei Aktivität [AZ/min]	33,24,30 ± 3,06	17,65	30,65
Atemanhaltezeit [s]	19,22 ± 5,05	10,57	34,13
Punkte im Nijmegen-Fragebogen	9,24	0,00	27,00

Quelle: Bradley & Esformes, 2014

Laut einem 2016 im *International Journal of Sports Physical Therapy* veröffentlichten Beitrag ist es möglich, Atemstörungen zu korrigieren oder neu zu erlernen.[348] Neue neuronale Verbindungen können die normale motorische Kontrolle des zentralen Nervensystems wiederherstellen. Im Beitrag wird darauf hingewiesen, dass Atemmusterstörungen den Ausgangspunkt für alle Untersuchungen in der Orthopädie bilden sollten: »Wenn die Atmung sich nicht normalisiert, kann sich auch kein anderes Bewegungsmuster normalisieren.«

Ebenfalls lohnenswert ist es, die angemessene Versorgung der Muskeln mit Sauerstoff beim Training zu betrachten. Bewegung ist naturgemäß mit einer Vielzahl miteinander korrespondierender kardiovaskulärer und respiratorischer Reaktionen verbunden.[349] Diese erzeugen die für die planmäßige Rekrutierung sogenannter motorischer Einheiten notwendige Leistung, die bewirkt, dass die Muskeln kontrahieren. Eine motorische Einheit besteht aus einem Motoneuron und den Muskelfasern, die von diesem Neuron aktiviert werden. Die Muskeln der meisten Säugetiere – darunter auch die von uns Menschen – speichern nur sehr wenig Sauerstoff. Meeressäuger wie Wale, Seehunde und Otter hingegen haben ein sauerstoffbindendes Protein namens Myogobin in ihren Muskeln.[350]

In Kapitel 1 haben wir uns damit befasst, auf welche Weise der zusätzliche Atemwiderstand bei der Nasenatmung die Blutoxygenierung erhöht. Sauerstoff gelangt aus der Luft über das Herz-Kreislauf-System zu den sich bewegenden Muskeln. Im Ruhezustand verbraucht ein junger, gesunder Mensch mit einem Körpergewicht von 50 bis 100 kg zwischen 0,15 und 0,4 Liter Sauerstoff pro Minute. Etwa 80 Prozent dieses Sauerstoffs wird vom Gehirn, dem Herzen, der Leber und den Nieren genutzt.[351] Die Skelettmuskeln verbrauchen nicht grundsätzlich viel Sauerstoff, sondern nur die kontrahierenden Muskeln.

Bei körperlicher Anstrengung kann eine junge, untrainierte Person 10- bis 15-mal so viel Sauerstoff verbrauchen. Bei Spitzenausdauerathleten kann es 20-mal so viel sein, vorausgesetzt, sie trainieren mit ausreichender Dauer und Intensität. Laut einem Forschungsbericht von 2015 ist diese maximale Sauerstoffaufnahme (VO_2max) – erstmals beobachtet wurde sie in den 1930er-Jahren bei Donald Lash, dem Mann, der den damaligen Weltrekord von neun Minuten beim Zwei-Meilen-Lauf brach – vergleichbar mit den geschätzten Werten bei männlichen Jägern und Sammlern und Schaf- oder Rinderhirten in vorindustriellen Gesellschaften. Bei Frauen liegen die Werte aufgrund ihrer geringeren Muskelmasse und den niedrigeren Hämatokrit- und Hämoglobinwerten 10 bis 20 Prozent darunter.[352] Hämatokrit ist der Prozentuale Volumenanteil roter Blutkörperchen im Blut. Hämoglobin ist das Protein in den roten Blutkörperchen, das den Sauerstoff zu den Körperorganen und Geweben bringt und das Kohlendioxid zurück zu den Lungen transportiert, damit es mit der Ausatmung ausgeschieden werden kann.

Der Sauerstoffverbrauch wird durch das Herzminutenvolumen gesteuert, das wegen der schnelleren Herzfrequenz und dem größeren Herzschlagvolumen bei körperlicher Bewegung um das Vier- bis Achtfache steigt. Das Herzminutenvolumen ist die Menge an Blut, die das Herz in einer Minute durch das Kreislaufsystem pumpt. Das Herzschlagvolumen ist die Menge an Blut, die pro Herzschlag von der linken Herzkammer ausgeworfen wird. Bei Spitzenathleten ist das Herzschlagvolumen durch strukturelle Veränderungen in der linken Herzkammer erhöht.[353]

Bewegung führt zudem auf Gesamtkörperebene zu einer zwei- bis dreifachen Steigerung der Sauerstoffextraktion (Entnahme von Sauerstoff aus dem Blut in die Körperzellen). Die Ursache hierfür sind die unterschiedlichen Sauerstoffsättigungen in den Arterien und Venen und der verringerte Blutfluss zu den weniger aktiven Skelettmuskeln, den Nieren, dem Verdauungstrakt, der Leber, der Milz und der Bauchspeicheldrüse. Die Fähigkeit der aktiven Muskeln zur Sauerstoffextraktion ist durch die größere Kapillardichte verbessert – denn in den Muskeln trainierter Sportler wachsen in Reaktion auf das regelmäßige Training mehr kleinste Blutgefäße, was zum Anstieg der VO_2max durch das Training beiträgt.[354] Dass »das Blut dorthin geht, wo es gebraucht wird«, weiß man seit dem späten 18. Jahrhundert. Diese simple Feststellung des schottischen Chirurgen Hunter unterstreicht den Grundgedanken, dass der stoffwechselbedingte Bedarf (wie viel Sauerstoff die Muskeln benötigen) und der Blutfluss zu den kontrahierenden Muskeln unter den meisten Umständen gut aufeinander abgestimmt sind.[355]

Interessant ist auch die Frage, was bei Muskelverletzungen passiert. Im Fall einer Verletzung führt die Schädigung von Blutgefäßen zu einer verminderten Durchblutung (Ischämie) und Hypoxie (verminderter Sauerstoffgehalt) an der verletzten Stelle. In einer 2015 veröffentlichten Studie wurden die unterschiedlichen Auswirkungen von vorübergehendem und längerem Sauerstoffmangel auf die Regeneration von Muskelgewebe untersucht. Die Forscher fanden heraus, dass kurzzeitige Hypoxie die »produktive Proliferation und Differenzierung« der Satellitenzellen stimuliert.[356] Satellitenzellen sind Muskelstammzellen, die in der Lage sind, neue Muskelfasern zu bilden, sich zu Muskelfasern zu differenzieren und mit vorhandenen Muskeln zu fusionieren.[357] Diese Zellen sind am normalen

Muskelwachstum beteiligt und an der Muskelregeneration nach Verletzungen oder Erkrankungen.

Die Studie zeigte, dass vorübergehende Hypoxie essenziell für die Bildung von Muskelgewebe und die Stimulation von Muskelstammzellen ist und die Regeneration fördert. Länger anhaltende Hypoxie hingegen ist der Muskelreparatur abträglich, da sie die Fähigkeit der Satellitenzellen zur Differenzierung hemmt – und Differenzierung ist ein ausgesprochen wichtiger Prozess, mit dem Zellen sich verändern können, um eine bestimmte Funktion zu erfüllen.

Es ist schwierig, Muskelverletzungen wissenschaftlich zu untersuchen, weil sie zwar häufig vorkommen, aber weder hinsichtlich der Schwere noch in Bezug auf ihre Lage im Rahmen von Versuchssituationen reproduzierbar sind, insbesondere, weil sie naturgemäß immer durch Zufall entstehen. Allerdings können, wenn auch die Verletzungen von Spitzensportlern aus rehabilitativer Sicht sehr viel Aufmerksamkeit erhalten, Muskel- und Sehnenprobleme jeden treffen.

Besagte Studie lässt die Frage offen, ob intermittierende Hypoxie, die durch Atemanhalten herbeigeführt wird, bei der Muskelreparatur therapeutisch eingesetzt werden könnte. Die Forschungslage dazu ist überschaubar, jedoch gibt es eine Studie, in der die kurative Anwendung von intermittierender Hypoxie zur Reparatur von an Ratten induzierten Muskelverletzungen untersucht wird. Die Forscher kommen zu dem Schluss, dass »absolut kein Zweifel besteht«, dass Sportler von der Behandlung profitieren würden.[358]

Bei Atemanhalteeinheiten nach normalem Atemverhalten sinkt der Sauerstoffgehalt und der Gehalt an Kohlendioxid steigt. Das verursacht aufgrund des Anstiegs des CO_2 im Blut, des Absinkens des Blut-pH-Werts und einer reduzierten Sauerstoffaffinität eine Azidose, was die Sauerstoffaufnahme im Gewebe begünstigt – bekannt ist dieses Phänomen als Bohr-Effekt. Die höhere CO_2-Konzentration sorgt dafür, dass die Bindung zwischen dem Hämoglobin und dem Sauerstoff schwächer wird. Dadurch wird mehr Sauerstoff für die Gewebe verfügbar. Aus diesem Grund besteht die Möglichkeit, dass Atemanhalten die Regeneration von verletzter oder ermüdeter Skelettmuskulatur verbessern könnte.

Die gesteigerte Sauerstoffversorgung der Gewebe nach Kohlendioxidtherapien funktioniert nach demselben Prinzip. 2011 untersuchten japanische Forscher, ob sich die CO_2-Absorption und der Bohr-Effekt beim Menschen durch das direkte Aufbringen von purem CO_2 auf die Haut bewirken lassen. Sie stellten ein deutliches Absinken des pH-Werts in den Wadenmuskeln des Betreffenden zehn Minuten nach dem

Aufbringen des Gases fest. Vier Minuten, nachdem das Gas aufgebracht worden war, ließ sich ein deutlicher Rückgang der Oxyhämoglobin-Konzentration feststellen, was auf eine bessere Sauerstoffversorgung hinweist. Daraus schlossen die Forscher, dass das direkte Aufbringen von CO_2 auf die Haut beim Menschen die CO_2-Aufnahme fördert und die Sauerstoffversorgung der Gewebe verbessert. Das belegt, dass der Bohr-Effekt künstlich im Labor erzeugt werden kann. Das hat mögliche Vorteile für Menschen mit Verletzungen oder anderen Krankheitsbildern, die mit lokaler Anwendung hoher Sauerstoffkonzentrationen direkt im Gewebe behandelt werden können.[359]

Im Jahr 2017 untersuchten Forscher im Rahmen eines Experiments an 27 Ratten, ob transkutanes (direkt auf die Haut aufgebrachtes) CO_2 die Muskelreparatur beschleunigt. Dazu wurde den Ratten eine Verletzung an einem Beinmuskel zugefügt – der entsprechende Muskel beim Menschen verläuft an der Vorderseite des Schienbeins – und sie wurden in zwei Gruppen unterteilt. Eine Gruppe von Ratten wurde mit direkt auf die Haut aufgetragenem CO_2 behandelt, die andere erhielt keine Behandlung. Bei den Ratten mit der CO_2-Behandlung war die Muskelverletzung bis zur sechsten Woche komplett verheilt. Bei der unbehandelten Gruppe hatte sich der verletzte Muskel nach sechs Wochen nur teilweise regeneriert.[360]

Beim Ausdauertraining entsteht durch aerobe Stoffwechselprozesse im Körper CO_2. Es ist jedoch noch nicht vollständig geklärt, welche Rolle CO_2 im Körper spielt. Fest steht, dass die äußere Anwendung von CO_2 über die Haut Veränderungen in den Muskeln fördert und dass diese Veränderungen mit verbesserter Ausdauer und größerer Kraft in den Skelettmuskeln verbunden sind. Die Autoren der Studie von 2017 kamen zu dem Schluss, dass diese Veränderungen auch die Wundheilung beschleunigen. Die Forscher beobachteten eine Zunahme der Zahl an kleinen Blutgefäßen in den Muskeln der CO_2-Gruppe. Das ist eine weitere Bestätigung dafür, dass CO_2 den Muskelaufbau und die Leistung in Ausdauersportarten unterstützt, und weist darauf hin, dass es auch die Sauerstoffversorgung der Skelettmuskulatur und deren Regeneration bei muskulärer Ermüdung fördern könnte.

Die respiratorische Muskelkraft verbessern

Bei intensiver körperlicher Betätigung verändert sich das Atemmuster. Unter Belastung gilt die Hauptsorge des Körpers der Atmung. Wenn es hart auf hart kommt, braucht das System Sauerstoff zum Überleben, und daher wird es immer der Atmung Priorität gegenüber der Kontrolle der Haltung einräumen. Das ist der eigentliche Grund dafür, dass Athleten zwar durch Training ihre sportliche Leistung verbessern können und regelmäßiges aerobes Training die Funktion von Herz und Kreislauf sowie der Skelettmuskeln verbessert, körperliches Training jedoch nicht die Atemmuskulatur kräftigt. In Alison McConnells Buch *Breath Strong, Perform Better* (auf Deutsch »Besser atmen, mehr leisten«) heißt es, die Lungen reagieren nicht auf körperliches Training.[361] Die Forschung bestätigt, dass das Lungenvolumen und die Lungenfunktion, inklusive der Fähigkeit der Lungen, Sauerstoff ins Blut zu überführen, durch Training nicht verbessert werden.[362] [363] [364] [365]

Bei intensiver körperlicher Betätigung kann die Atemfrequenz bis auf 40 bis 50 Atemzüge pro Minute ansteigen. Da das Volumen jedes einzelnen Atemzugs bei etwa drei Litern liegt, entspricht das einem Atemminutenvolumen von 120 bis 150 Litern. Bei männlichen Ausdauerathleten auf Olympia-Niveau kann das Tidalvolumen (Atemzugsvolumen) auch bei fünf Litern liegen. Das ergibt ein Atemminutenvolumen von 200 bis 250 Litern.[366] Wenn Sie sich erinnern: Das normale Atemminutenvolumen beträgt in Ruhe zwischen fünf und acht Litern und steigt bei moderater Anstrengung auf 40 bis 50 Liter.

Wenn die Atemmuskulatur ermüdet

Weil die Atmung sich in der beschriebenen Weise bei körperlicher Betätigung maßgeblich steigert, stellt die zusätzliche Ein- und Ausatemarbeit viel höhere Anforderungen an die Atemmuskulatur. Naturgemäß führt das häufig zur Ermüdung dieser Muskeln. Wie der Trainingsphysiologe Tim Noakes in seinem Buch *Lore of Running* (»Die Lehre vom Laufen«) schreibt, deutet vieles darauf hin, dass kurzzeitige hochintensive Betätigungen wie MMA oder Boxen das Zwerchfell – unseren Hauptatemmuskel – und andere Atemmuskeln genauso ermüden wie zeitlich ausgedehnte Aktivitäten wie zum Beispiel Marathonläufe.[367]

Die Atemantwort auf CO_2 beeinflusst die Arbeit der Atemmuskulatur bei körperlicher Anstrengung. Wenn Sie einen niedrigen BOLT-Wert haben, werden Sie viel heftiger atmen. Bei einer solchen mühevollen Atmung müssen die Atemmuskeln wesentlich härter arbeiten, sowohl bei der Ein- als auch bei der Ausatmung.[368] Wenn die Atemmuskulatur ermüdet, wird der Blutfluss von den Beinen umgelenkt, um die Atmung zu unterstützen. Die Verringerung des Blutflusses zu den beanspruchten Muskeln lässt die Beine ermüden, was Sie dazu zwingt, Ihr Tempo zu drosseln oder anzuhalten.

Wenn sich die Atemmuskulatur zu stark verausgabt, sammeln sich Stoffwechselnebenprodukte wie Milchsäure im Blut an. Zu hohe Konzentrationen dieser Metaboliten (Abbauprodukte des Stoffwechsels) senken die Blutzirkulation zusätzlich und hemmen den Blutfluss zu den Gliedmaßen. Wissenschaftliche Studien zu Atemtechniken haben gezeigt, dass sich durch eine verringerte Anstrengung beim Einatmen der Blutfluss zu den Beinen um bis zu sieben Prozent erhöht. Die Anzeichen sprechen dafür, dass das Zwerchfell der wichtige Atemmuskel ist, der beim respiratorischen Muskeltraining (Training der Atemmuskulatur) angesprochen werden sollte. So zeigt etwa eine Studie aus dem Jahr 2016, dass bei über 50 Prozent der gesunden Sportler verschiedener Fitnessniveaus nach Einheiten mit hochintensiven Übungen eine Zwerchfellermüdung auftrat.[369]

Die Atemmuskulatur trainieren

Es herrscht weithin Übereinstimmung darüber, dass man einen Muskel, um ihn zur Anpassung anzuregen, stärker als gewohnt beanspruchen muss. Da jedoch aerobes Training innerhalb der Komfortzone der Atemmuskulatur absolviert wird, kann es keinen ausreichenden Stimulus bieten, um eine Anpassung der Atemmuskulatur zu veranlassen. Tatsächlich ist es den meisten Menschen nicht möglich, hochintensives Training lang genug auszuhalten, um eine Belastung zu erzeugen, die zur Kräftigung der Atemmuskulatur ausreicht. Die Übungen aus dem Oxygen-Advantage®-Programm (siehe Kapitel 2, Seite 42) jedoch bieten eine sinnvolle Strategie zur Kräftigung der Atemmuskeln, da die Atemmuskulatur dabei in einem kontrollierten, stressfreien Rahmen der zusätzlichen Trainingsbelastung ausgesetzt wird.

Grundsätzlich unterteilt man die Atemmuskulatur hinsichtlich ihrer Funktion in Einatem- und Ausatemmuskeln. Das Ausatmen fordert weniger Anstrengung als das Einatmen, da die natürliche Elastizität der Atemmuskulatur das Herausdrücken der Luft unterstützt. Daher sind die Einatemmuskeln am anfälligsten für Ermüdung. Aus diesem Grund spricht das Einatmen gegen einen Widerstand – also das inspiratorische Muskeltraining – gezielt die Einatemmuskeln an.

Dieser Widerstand kann durch eine spezielle Gesichtsmaske fürs Training erzeugt werden, eine Trainingshilfe, die dafür sorgt, dass die Atemmuskulatur härter arbeiten muss. Diese Masken verfügen über eine verstellbare Ventilöffnung, über die sich der Widerstand bei der Einatmung variieren lässt. Durch diesen Widerstand werden die Atemmuskeln auf eine ähnliche Weise trainiert wie andere Muskeln durch progressives

Training beim Gewichtheben. Die Technik, bei der der Luftstrom durch spezielle Geräte beschränkt wird, nennt man Inspiratory Flow Resistive Loading (IFRL) oder kontrollierte Stenoseatmung. Studien belegen, dass es die respiratorische Muskelkraft um 20 bis 50 Prozent zu steigern vermag.

Durch korrekt ausgeführtes Atemanhalten lässt sich Atemmuskulatur ebenfalls trainieren. Das Luftanhalten nach einer passiven Ausatmung erzeugt einen starken Lufthunger und bringt den Säure-Basen-Haushalt des Bluts durcheinander. Während des Luftanhaltens kann überschüssiges CO_2 nicht über die Lungen aus dem Blut abgegeben werden und die Zellen entziehen dem Blut weiter Sauerstoff. Das verändert die Blutgaszusammensetzung, erhöht den Kohlendioxidgehalt (Hyperkapnie) und senkt die Sauerstoffsättigung (Hypoxie) im Blut. Weil der CO_2-Gehalt der wichtigste Atemstimulus ist, veranlasst das überschüssige CO_2 die Atemmuskulatur zu einer Reaktion. Um die Blutgaszusammensetzung wieder zu normalisieren, beginnt das Atemzentrum der Atemmuskulatur zu signalisieren, dass sie die Atmung wiederaufnehmen soll. Wenn Sie das Atemanhalten fortsetzen, werden diese Impulse stärker und verursachen wiederholte, unwillkürliche Kontraktionen des Zwerchfells. Diese Phase wird teilweise als Stressphase bezeichnet. Die fortgesetzten Kontraktionen während des Atemanhaltens wirken im Prinzip wie ein Workout für das Zwerchfell. Laut einer 2013 durchgeführten Studie zur maximalen Atemanhaltezeit beim Freitauchen (Apnoetauchen) nimmt die relative Intensität der Kontraktionen des Zwerchfells und der inspiratorischen Zwischenrippenmuskulatur vom Anfang bis zum Ende der Stressphase um das 5- bis 15-Fache zu und erreicht seine potenzielle Ermüdungsschwelle, wenn die Atmung wieder aufgenommen wird.[370]

2016 haben Forscher an der Universität Zagreb in Kroatien eine Studie durchgeführt, um die Effekte von Hyperkapnie-Hypoxie-Training auf die Kraft der Atemmuskeln von Spitzenschwimmern zu untersuchen. Diejenigen Schwimmer, die einem Hyperkapnie-Hypoxie-Trainingsplan folgten, verbesserten die Kraft ihrer Einatemmuskeln im Vergleich zu Schwimmern, die normal atmeten, deutlich. Probanden, die ihre Atmung gezielt verringerten, verbesserten die Kraft ihrer Einatemmuskeln um 14,9 Prozent und die ihrer Ausatemmuskeln um 1,9 Prozent. Die Wissenschaftler stellten fest, dass bewusstes Atemanhalten zu unwillkürlichen Kontraktionen der Atemmuskulatur geführt haben könnte, wodurch das Zwerchfell dicker geworden war.[371] Die Dicke des Zwerchfells spielt eine wichtige Rolle im Hinblick auf die sportliche Leistung und Ausdauer.

Die exakten Mechanismen hinter dieser Leistungsverbesserung durch respiratorisches Muskeltraining wurden bislang noch nicht vollständig erforscht. Die positiven Auswirkungen auf die Ausdauer könnten auf den direkten Einfluss auf die Ermüdung der Atemmuskulatur zurückzuführen sein. Indirekt ist auch der verbesserte Blutfluss zu den beanspruchten Muskeln durch die effizientere Atmung und die erhöhte Sauerstoffversorgung förderlich. Vermutlich bewirkt außerdem der erhöhte Atemwiderstand beim respiratorischen Muskeltraining, dass normales körperliches Training danach schlichtweg als leichter empfunden wird.[372]

Wenn die Atemmuskeln stärker sind, sind sie besser in der Lage, mit intensiverem Training zurechtzukommen. Das bedeutet, dass intensiveres Training möglich ist, bevor der sogenannte Metaboreflex die Blutzirkulation zu den Beinen hemmt. Das verbessert letztlich sowohl die Leistung als auch die Ausdauer. Die Effekte von Atemmuskeltraining konnten für eine Vielzahl unterschiedlicher Sportarten belegt werden, darunter Rudern, lange Einheiten mit schwerem Ausdauertraining und Radfahren.[373] [374] [375]

Dysfunktionale Atmung ist messbar

Wie Sie gesehen haben, sind Atemstörungen ein vielschichtiges Problem, das sich aus mehreren biochemischen, biomechanischen und psychologischen Aspekten zusammensetzt. Daher ist es schwierig, mithilfe eines einzelnen Tests eine endgültige Diagnose zu erhalten. Zudem beruhen viele Methoden zur Feststellung dysfunktionaler Atmung zu stark auf subjektiven Informationen. Wie bei jeder Dysfunktion können sich Körper und Psyche zu einem gewissen Grad anpassen, bis sich das Problem normalisiert – insofern liefert die persönliche Erfahrung kaum jemals eindeutige Informationen. Das ist vielleicht ein Grund dafür, warum Atemstörungen in der Physiotherapie so oft übersehen werden.

2017 nahm sich ein Forschungsteam unter der Leitung von Dr. Kyle Kiesel des Mangels an effektiven Untersuchungsmethoden an. Kiesel ist Professor für Physiotherapie und hat umfassende Forschungsarbeit in Fachgebieten wie motorische Rumpfkontrolle und funktionale Bewegung geleistet.[376] Das Ergebnis war ein einfaches Screening-Verfahren, das es Dienstleistern im Fitness- und Gesundheitsbereich ermöglicht, Atemstörungen bei ihren Patienten treffsicher zu identifizieren.[377] Im Rahmen der Studie wurden 51 Personen in einem Durchschnittsalter von 27 Jahren und mit einem BMI von 23,3 untersucht, 27 davon männlich und 24 weiblich. Die Atmung wurde im Hinblick auf ihre biochemischen, biomechanischen und psychologischen Funktionen untersucht.

Die **biochemische** Dimension der Atmung wurde durch die Überwachung des endtidalen Kohlendioxids ($etCO_2$) untersucht. $etCO_2$ ist der durchschnittliche CO_2-Gehalt in der Atemluft am Ende der Ausatmung. Erfasst wird es mittels Kapnometrie, über die sich der Kohlendioxidpartialdruck im Blut bestimmen lässt, da der Kohlendioxidpartialdruck in den Lungen für gewöhnlich den Kohlendioxidpartialdruck im Blut bestimmt. Der Normbereich für das $etCO_2$ liegt zwischen 35 und 40 mmHg. Werte unter 35 mmHg lassen darauf schließen, dass eine dysfunktionale Atmung vorliegt.[378]

Die **biomechanische** Dimension wurde mit einem in dieser Studie sogenannten Hi-Lo-Test untersucht. Bei dieser Untersuchung wird beobachtet und beurteilt, wie stark sich der Bauch beim Atmen ausdehnt und der Brustkorb bewegt. Der Patient liegt dabei in der Regel mit dem Gesicht nach oben da und atmet normal, mit einer Hand auf der Brust und einer auf dem Bauch. Es wird gemessen, wie stark sich Bauchdecke und Rippen bei einem normalen Atemzyklus bewegen.

Bezüglich der psycho-physiologischen Dimension der Untersuchung beantworteten die Teilnehmer Fragen aus einem Selbstbeurteilungsfragebogen zur Atmung, dem Self-Evaluation of Breathing Symptoms Questionnaire (SEBQ), und auf dem Nijmegen-Fragebogen zur Atmung (NQ). Der NQ wird seit über 30 Jahren als Screening-Werkzeug für die Diagnose von Hyperventilation eingesetzt. Er gibt einen breiten Überblick über Symptome im Zusammenhang mit dysfunktionaler Atmung und umfasst 16 Fragen zu Atembeschwerden. Die Patienten beantworten sie mithilfe einer Punkteskala mit Angaben von »nie« (0 Punkte) bis »sehr oft« (4 Punkte). Bei Werten von insgesamt 23 oder mehr Punkten geht man davon aus, dass ein Hyperventilationssyndrom vorliegt.[379]

Ich bin kein Fan des Nijmegen-Fragebogens. Seine Fragen vernachlässigen einige der häufigsten Anzeichen für Atemmusterstörungen. So berücksichtigt er weder häufiges Seufzen oder Gähnen noch Nasenverstopfung, Erschöpfung oder pfeifende Atemgeräusche. Zwar könnte man dahingehend argumentieren, dass es sich dabei um Begleiterscheinungen organisch bedingter Krankheiten handelt und Menschen mit diesen Symptomen grundsätzlich Atemmusterstörungen aufweisen. Auf der anderen Seite führt der NQ Symptome wie Verwirrung, Kribbeln und Steifheit in den Fingern, Steifheit in den Armen und Spannungsgefühle im Mundbereich auf. In den fast 20 Jahren, in denen ich Menschen Übungen zur Behandlung chronischer Hyperventilation beibringe, habe ich nur eine Handvoll von Personen getroffen, die diese Symptome aufwiesen.

Kiesels Team konnte keine starke Korrelation zwischen den drei Messgrößen für Atemstörungen nachweisen.[380] Das erklärt in gewisser Hinsicht, warum diese verbreiteten Diagnosemethoden durchgängig so unzuverlässig sind. Bei fünf Studienteilnehmern ging man davon aus, dass ihre Atmung normal ist, 14 bestanden mindestens eine Untersuchung nicht, 20 bestanden mindestens zwei Untersuchungen nicht und zwölf fielen bei allen dreien durch. Nur zehn Prozent der Teilnehmer, die alle drei Dimensionen bestanden, wiesen tatsächlich eine normale Atmung auf.

Während das Kapnometer, der Hi-Lo-Test und die Selbstbeurteilungsfragebögen für unzulänglich befunden wurden, entdeckte Kiesel, dass sich mithilfe eines einfachen Screening-Tests sehr genau bestimmen lässt, ob eine dysfunktionale Atmung vorliegt. Die von ihm empfohlene Testmethode umfasst lediglich vier Fragen aus dem Functional Movement Screen (FMS) sowie einen Atemanhaltetest über 25 Sekunden.

Mit dem FMS lassen sich körperliche Schwachstellen und Dysbalancen identifizieren. Dabei nutzt man ein einfaches und klares Bewertungs- und Einordnungsschema, das auf sieben funktionalen Bewegungen beruht, um grundlegende Bewegungsmuster zu untersuchen: tiefe Kniebeuge, Ausfallschritt, Hürdenschritt, aktives Beinheben sowie je ein Test zur Schulterbeweglichkeit, zur Rumpfstabilität und zur Rotationsstabilität. Der FSM zeigt sehr präzise funktionale Einschränkungen und Asymmetrien auf, die die Fähigkeit zur korrekten Bewegungsausführung einschränken oder das Verletzungsrisiko erhöhen. Die vier Fragen, die Kiesel für geeignet zur Diagnose dysfunktionaler Atmung befand, lauten: Fühlt der Patient sich verspannt? Hat er kalte Hände oder Füße? Gähnt er regelmäßig? Und: Atmet er nachts über den Mund? Menschen mit Atemmusterstörungen zeigen diese Symptome häufig.

Um die Atemanhaltezeit exakt zu messen, wurde jeder Proband angewiesen, die Luft am Ende einer normalen Ausatmung anzuhalten. Es wurde gemessen, wie lange der Atem angehalten wurde, bis der Prüfer die erste unwillkürliche Kontraktion des Zwerchfells oder der Rachenmuskulatur feststellen konnte.[381] Dieses Vorgehen entspricht haargenau der Messung des BOLT-Werts, mit der wir bei unserem Oxygen-Advantage®-Programm arbeiten.

Kiesels Team kam zu dem Schluss, dass Personen, die das aus den vier Fragen und dem Atemanhaltetest bestehende Screening erfolgreich durchliefen, mit einer Wahrscheinlichkeit von 89 Prozent keine dysfunktionale Atmung aufwiesen. Damit gibt der

Test Ärzten eine einfache Methode an die Hand, um mit hoher Genauigkeit festzustellen, ob bei einem Patienten eine dysfunktionale Atmung vorliegt.[382] Auf die gleiche Weise gibt uns der BOLT-Wert genaue Auskunft über die funktionale Atmung. Indem Sie Ihren BOLT-Wert kontrollieren und beobachten, was in Ihrem Körper vorgeht, können Sie Ihre Atmung ohne den Einsatz aufwendiger Technik beurteilen. Das versetzt Sie in eine hervorragende Ausgangslage, um das Problem in Angriff zu nehmen.

Die Bewertung funktionaler Bewegungen in Bezug auf die Leistung

Dr. Paul Sly ist Oxygen-Advantage®-Master-Instructor in Kanada. Er hat mehr als 25 Jahre Erfahrung als Chiropraktiker und ist Functional-Movement-Systems-zertifizierter Akupunkteur. Er erklärt das Screening funktionaler Bewegungen und dessen Bedeutung für die funktionale Atmung und die Leistung folgendermaßen:

»Innerhalb des Functional Movement Systems gibt es den Functional Movement Screen (FMS) und das Selective Functional Movement Assessment (SMMA). Der FMS ist ein Werkzeug zur Leistungsentwicklung, während das SFMA den klinischen Bereich abdeckt und zur Diagnosestellung dient. Ich nutze beide, aber als Kliniker setze ich häufig den SFMA ein. Insbesondere über Ausbrüche in den Bewegungsmustern lässt sich erkennen, ob es sich bei einer spezifischen Dysfunktion um eine durch eine eingeschränkte Dehnfähigkeit der beteiligten Gewebe bzw. Weichteile (engl. Tissue Extensibility Dysfunction, TED) oder eine durch Störungen der Stabilität oder der motorischen Kontrolle (engl. Stabiliy or Motor Control Dysfunction, SMCD) verursachte Dysfunktion handelt.

Nehmen wir die klassische Vorbeuge im Stehen, bei der man mit gestreckten Beinen die Zehen berührt. Wenn jemand diese Bewegung nicht ausführen kann, gibt es zwei Möglichkeiten: Entweder ist eine Struktur entlang der posterioren Muskelkette (typischerweise die ischiocrurale Muskulatur) verkürzt (TED), oder der Patient ist nicht in der Lage, seinen Rumpf ausreichend zu stabilisieren, damit die Hüften sich nach hinten schieben können und die Wirbelsäule sich beugen kann (SMCD).

Kommen wir schließlich zu der Idee, dass eine funktionale Atmung, die ein starkes Zwerchfell zum richtigen Zeitpunkt rekrutiert, ein wichtiger Bestandteil der Rumpfstabilisierung ist. Ist die Atmung gestört, kann sie eine SMCD verursachen. Was also geschieht, ist, dass von Weichteilen ausgehende Dysfunktionen (TEDs) Betroffene dazu veranlassen, ihr Atemverhalten zu ändern. Zum Beispiel halten Menschen häufig die Luft an, um eine Dysfunktion zu überwinden. Eine von den Weichteilen ausgehende Dysfunktion (TED) kann also Atemmusterstörungen nach sich ziehen, die wiederum Störungen der Stabilität oder der motorischen Kontrolle (SMCD) hervorrufen oder verstärken können. Daher kann die Atmung – und das ist häufig der Fall – zentral an beiden Arten der Dysfunktion beteiligt sein. Wenn Sie in einer bestimmten Bewegung oder Haltung nicht funktional atmen können, dann können Sie sie nicht zu Ihrer Bewegung oder Haltung machen.

Das hat für Leistungssportler erhebliche Auswirkungen. Außerdem trägt es zu der enormen Zunahme des RSI-Syndroms (engl. Repetitive Strain Injury, Verletzungen durch wiederholte Belastung) in vielen Berufen bei und zu dem damit verbundenen Kostenanstieg.

Die andere interessante, aber häufig übersehene Einsatzmöglichkeit für funktionale Atmung ist die Verbesserung der kognitiven Leistungsfähigkeit im Sport, insbesondere in Teamsportarten. Den Hockeyspielern, mit denen ich arbeite, sage ich immer, dass die Fehler, die man Spieler häufig machen sieht – insbesondere zum Spielende hin – zwar meistens dem Druck zugeschrieben werden, aber zumindest teilweise auf das anhaltende Hyperventilieren bei den Erholungspausen auf der Auswechselbank zurückzuführen sind. Die Spieler sitzen da und atmen durch den geöffneten Mund, was den zerebralen Blutfluss vermindert und ihre Fähigkeit zum klaren Denken einschränkt. Es macht einen Unterschied in Bezug auf die kognitiven Fähigkeiten – und diese sind maßgeblich für die Leistung –, wenn man während der Erholung von einem intensiven anaeroben Wettkampf funktional und durch die Nase atmet. Ich kenne keine Studie, das das belegt, und ich bin nicht sicher, wie eine solche Studie aufgebaut sein müsste, aber ich habe es in der Praxis erlebt und es leuchtet mir ein.«

Paul Sly

Funktionale Atmung ist funktionale Kraft

Tim Anderson ist Mitgründer eines Fitnessunternehmens und hat mehr als zwei Jahrzehnte Erfahrung als Personal Trainer. Er ist ein bekannter Autor und gefragter Redner. Er hat mehrere Bücher zu dem Thema geschrieben, darunter *The Becoming Bulletproof Project* (auf Deutsch »Kugelfest werden«). Bei den Vorbereitungen zu diesem Buch schrieb mir Tim folgende praxisnahe Erklärung zu den wissenschaftlichen Erkenntnissen, mit denen wir uns in diesem Kapitel befasst haben:

»Kraft beginnt mit der Atmung. Richtig zu atmen kräftigt den Körper von der Mitte aus. In der Tiefenmuskulatur ist das Zwerchfell der Hauptstabilisator der Wirbelsäule. Wenn es optimal funktioniert und genutzt wird, um die Lungen von unten nach oben zu füllen, vollführt es einen rhythmischen Tanz mit dem Beckenboden. Dieser Tanz, in den auch der querverlaufende Bauchmuskel und die Musculi multifidi einbezogen sind, stabilisiert die Wirbelsäule und das Becken. Funktioniert das Zwerchfell ordnungsgemäß, dann werden der Beckenboden und die anderen Wirbelsäulenstabilisatoren genau auf die Art und Weise stimuliert, die nötig ist, damit sie gut arbeiten. Das ist das Fundament eines starken, kraftvollen und sich effizient bewegenden Körpers.

Ein Körper mit einem gut funktionierenden Zwerchfell, dessen Besitzer durch die Nase atmet, dabei die Zunge am Gaumen lässt und seine Lunge von unten nach oben mit Luft füllt, verfügt über ein Nervensystem, das sich ausreichend sicher fühlt, um sich ohne jede Einschränkung selbst auszudrücken. Das ermöglicht nicht nur bessere Leistungen, was Geschwindigkeit, Kraft, Schnellkraft und Effizienz angeht, sondern es macht den Körper auch belastbarer und widerstandfähiger und weniger anfällig für Verletzungen.

Der Versuch, bei Mundatmung Kraft und Schnellkraft zum Ausdruck zu bringen, stürzt nicht nur das Nervensystem in den Sympathikus-Modus, sondern veranlasst den Körper, primäre Bewegungsmuskeln zur Stabilisierung der Wirbelsäule heranzuziehen, weil der Hauptstabilisator der tiefen Rumpfmuskulatur (das Zwerchfell) nicht optimal arbeitet. Diese Kompensation kann zu Leistungsschwäche und Verletzungen führen.

Es hilft, sich den Körper als ein X vorzustellen: Funktionale Atmung schafft einen Körper mit einem stabilen Zentrum, einer Tiefenmuskulatureinheit voller reflektorischer Kraft. Wenn der Körper ein starkes Zentrum hat, können die Kräfte, die er erzeugt und die auf ihn einwirken, mühelos und effizient von einer Seite des Körpers auf die andere wandern – durch dieses stabile Zentrum hindurch. Das Resultat ist ein Körper, der sich mit Anmut, Leichtigkeit und Kraft bewegt.

Dysfunktionale Atmung führt zu Wirbelsäuleninstabilität, weil die Tiefenmuskulatur ihren Job nicht vernünftig erledigen kann. Das heißt, wenn der Körper Kräfte erzeugt oder ihnen ausgesetzt ist, können diese Kräfte nicht effizient durch das Körperzentrum wandern. Stattdessen landen sie in Körperregionen, wo sie nicht hingehören, und verursachen Bewegungsprobleme, Schmerzen oder Verletzungen. Typischerweise nimmt der Körper eines Menschen mit dysfunktionaler Atmung keine optimale, fließende Haltung ein und in seinen Bewegungen liegt keine Leichtigkeit. Den Bewegungen fehlt es an Poesie, weil der Körper nicht sein volles Bewegungspotenzial ausdrücken kann.

Was ich sagen will, ist, dass die richtige Atmung – also eine nasale Atmung mit der Zunge am Gaumen, die die Lungen von unten nach oben füllt – uns ein inneres Kraftzentrum gibt. Es macht Körper und Geist stark und resilient. Falsche Atmung – also Mundatmung, bei der die Lungen sich von oben füllen und kaum Luft unten in die Lunge gelangt – gibt dem Körper eine schlaffe oder leere Mitte und macht Körper und Geist schwach und anfällig. Anders gesagt: Mundatmung bringt Anfälligkeit hervor, Nasenatmung Widerstandsfähigkeit.«

Tim Anderson

6

WENN ATMEN WEHTUT – SCHMERZ ALS ZEICHEN FÜR DYSFUNKTION

Wie gesagt ist der Hauptatemmuskel – das Zwerchfell – unverzichtbar für die Stabilisierung des Rumpfs, der Wirbelsäule und der Haltung insgesamt. Dysfunktionale Atmung kann die grundlegende Körperstabilität beeinträchtigen. Falsche Atemmuster können auch Schmerzen verursachen – manchmal an unerwarteter Stelle. Im Lauf der Zeit erzeugen falsche Atemmuster fehlerhafte Bewegungsmuster, die Schmerzen und Verletzungen der Muskeln, Sehnen und Gelenke nach sich ziehen. Wenn Sie zum Beispiel nur in die Brust atmen, kommt es zu Veränderungen in der Lage Ihrer oberen Rippen, die sich nach oben bewegen müssen, damit genug Luft in die Lunge gelangt. Die Folge sind sehr wahrscheinlich Schmerzen oder Dysfunktionen in einem Teil der Wirbelsäule.

Wenn Sie die primären Muskeln, die Ihren Körper aufrecht halten – etwa die Core-Muskulatur und das Zwerchfell –, dauerhaft vernachlässigen, wird der Körper das kompensieren, indem er kleinere Muskeln überstrapaziert, die nicht wirklich für diese Aufgabe gemacht sind. Das ist der Grund, warum muskuläre Anpassungen aufgrund von Atemmusterstörungen alle Arten von Schmerzerkrankungen nach sich ziehen können, die Sie möglicherweise nicht mit der Atmung in Verbindung bringen würden. Zum Beispiel geht die paradoxe Atmung, eine Atemstörung, bei der der Bauch sich beim Einatmen nach innen und beim Ausatmen nach außen bewegt, oft mit muskulären Dysbalancen und Schmerzen in der Halswirbelsäule einher. Eine schwache Beckenbodenmuskulatur kann sich in Form von Verletzungen in so unterschiedlichen Körperbereichen wie den Knien, den Sprunggelenken, dem vorderen Kreuzband und dem unteren Rücken bemerkbar machen.[383] [384] [385] Probleme in den Händen können von Verspannungen in Schultern und Nacken herrühren, die wiederum auf dysfunktionale Atmung zurückzuführen sind.[386] Ein mangelnder Blutfluss zum Gehirn aufgrund von chronischer Hyperventilation kann sich in quälenden Kopfschmerzen niederschlagen.[387]

Dysbalancen im autonomen Nervensystem, die durch die Atmung beeinflusst werden können, können ebenfalls zu Schmerzen führen. Damit sich der Körper bewegen kann, müssen Nervensystem und Muskeln zusammenarbeiten. Bei Problemen in einem der Systeme passt sich das andere an, um sie zu kompensieren. Daher können sich durch psychischen Stress verursachte vegetative Dysfunktionen in körperlichen Symptomen ausdrücken.

Stress wurde eindeutig gleichermaßen als Einflussfaktor und Risikofaktor für Verletzungen des Bewegungsapparats und chronische Schmerzen identifiziert. In einer Studie von 2012 untersuchten Forscher Patienten mit anhaltenden Schulter- und Nackenscherzen und stellten fest, dass bei diesen der Sympathikus dominant und der Parasympathikus unterdrückt war, was auf eine Dysbalance im autonomen Nervensystem hinweist.[388] Wenn das Nervensystem in einem Zustand erhöhter Erregung ist, wird der Körper wahrscheinlich das Atemverhalten anpassen, um die Homöostase wiederherzustellen. Das verändert die Rekrutierung der Atemmuskulatur, wirkt sich auf die motorische Kontrolle aus und führt zu chronischen oder akuten Schmerzen des Muskel-Skelett-Systems.

Ein anderer nützlicher Ansatzpunkt, um herauszufinden, wie gut die Körpersysteme funktionieren, sind myofasziale Triggerpunkte. Dabei handelt es sich um empfindliche Bereiche in den Muskeln, die häufig einen sogenannten übertragenen Schmerz verursachen, ein Phänomen, bei dem die Schmerzen an einer anderen Stelle des Körpers auftreten als dort, wo ihre Ursache liegt. Triggerpunkte machen sich in Form von Muskelsteifheit, Schwäche, Schwindel, Übelkeit und Fehlhaltungen bemerkbar.[389] Wenn sie unbehandelt bleiben, können diese zu anhaltenden Störungen der Bewegungsmuster führen. Triggerpunkte können durch psychischen Stress aktiviert werden. 1994 untersuchten Wissenschaftler, wie sich Triggerpunkte unter verschiedenen Bedingungen verhalten, darunter durch eine Rechenaufgabe, die mentalen Stress auslösen sollte. Die Forschungsergebnisse zeigten, dass der Triggerpunkt durch den Stress aktiviert wurde, was darauf schließen lässt, dass körperliche Schmerzen unmittelbar von Emotionen beeinflusst werden.[390] In einem neuen Forschungsbeitrag von 2020 wird die Ansicht vertreten, dass die verstärkte Stimulation des Baroreflex bei angeleiteten Übungen zum langsamen, tiefen Atmen eine kostengünstige und einfach zugängliche Möglichkeit sei, über die Verhaltensebene die afferenten Vagusfasern zu stimulieren und Schmerzen zu verringern – jedoch ist über diese Signalwege noch zu wenig bekannt. Die Stimulation und Funktion der Barorezeptoren ist im Zusammenhang mit den Auswirkungen der langsamen Zwerchfellatmung noch nicht ausreichend untersucht, aber es ist bekannt, dass die schmerzhemmenden Effekte der Barorezeptorstimulation unter mentalem Stress herabgesetzt sind.[391]

Eine Studie von 2016 widmete sich der Untersuchung und Behandlung von Atemmusterstörungen bei drei Patienten, deren Schmerzbeschwerden des Bewegungsapparats mit Triggerpunkten, Adaptationen der motorischen Kontrolle und muskulären Dysbalancen in Zusammenhang standen.[392] Die Probanden wurden mit Atemübungen und manueller Triggerpunkttherapie behandelt. Das Atemtraining fokussierte sich auf die sogenannte Clamshell (Muschel), eine Übung, die darauf ausgerichtet ist, den intraabdominellen Druck zu verändern und den Atemreflex des Patienten anzuregen. Der Schmerz ging bei allen drei Teilnehmern zurück, wobei unklar war, ob das auf eine verbesserte Zwerchfellfunktion und Rumpfstabilität, eine Verringerung empfindlicher Triggerpunkte oder die Wiederherstellung funktionaler Bewegungsmuster zurückzuführen war.[393] Den Forschern zufolge gilt die Atemtherapie bei der Behandlung von Schmerzerkrankungen üblicherweise nicht als so effektiv wie die physikalische Therapie, jedoch gibt es klare Belege dafür, dass es mit beiden Techniken möglich ist, vergleichbare Verbesserungen in Bezug auf den Schmerz, die Funktion und körperliche und emotionale Faktoren zu erzielen.[394]

Bisher haben wir uns vor allem mit dem Zwerchfell befasst und mit dessen Bedeutung für die funktionale Atmung und die Wirbelsäulenstabilität; es gilt aber auch, die anderen Atemmuskeln zu würdigen. Das Zwerchfell übernimmt im Ruhezustand 70 bis 80 Prozent der Atemarbeit. Die übrigen 30 Prozent übernehmen die Skalenusmuskeln, die äußeren Zwischenrippenmuskeln, der Kopfwender (*Musculus sternocleidomastoideus*) und die parasternalen (neben dem Brustbein gelegenen) inneren Zwischenrippenmuskeln.[395]

Die Skalenusmuskeln sind eine Gruppe aus drei Muskeln, die seitlich am Hals gelegen sind. Sie gehören zur Atemhilfsmuskulatur (zu den sekundären Atemmuskeln), aber manche Wissenschaftler ordnen sie der primären Atemmuskulatur zu, weil sie den

Brustkorb bei der Einatmung anheben und ausdehnen und selbst bei leichter Atmung auf einem niedrigen Niveau aktiv sind.[396] Diese Muskeln lassen sich bei körperlicher Aktivität und entsprechend hohem Atembedarf leichter beobachten.[397] Triggerpunktschmerzen in den Skalenusmuskeln strahlen oft in den Arm aus, sodass sie häufig als Bandscheibenvorfall, Nackenschmerzen oder Karpaltunnelsyndrom fehldiagnostiziert werden. Solche Fehldiagnosen führen dazu, dass die Beschwerden falsch behandelt werden, wodurch sich das bestehende Problem verstetigen kann.[398]

Atmung und Schmerzwahrnehmung

Die Art, wie wir atmen, hat einen unmittelbaren Einfluss darauf, wie stark wir Schmerzen spüren. Neben Faktoren wie Haltungskontrolle und Muskelspannung könnten auch Atemmusterstörungen eine Rolle bei der Schmerzverstärkung spielen.[399] Zum Beispiel kann eine durch Überatmen verursachte respiratorische Alkalose Muskelkrämpfe auslösen und die Reaktion des Körpers auf Stresshormone wie Adrenalin erhöhen. Wenn all diese Faktoren zusammentreffen, sind eine unzureichende Durchblutung und schlechte Sauerstoffversorgung der Gewebe und Organe die Folge.

Eine 2006 veröffentlichte Studie nutzte die Technik der funktionellen Magnetresonanztomografie (fMRI), um herauszufinden, wie Hyperventilation Schmerzmechanismen beeinflusst.[400] Die Wissenschaftler stellten fest, dass ein niedriger CO_2-Gehalt im Blut die Verarbeitung von motorischen Informationen und Schmerzinformationen beeinträchtigen könnte. Sie stießen auf Veränderungen der relativen Anteile von oxygeniertem (sauerstoffbeladenem) und desoxygeniertem Blut, die ihrer Ansicht nach auf eine großflächige Verengung von Blutgefäßen in der grauen Substanz des Gehirns hinweisen, und gingen davon aus, dass das eine akute Reaktion auf das verminderte Blut-CO_2 wäre.

Bei einer Verengung der Blutgefäße aufgrund von Überatmung kann das Blut nicht ungehindert zum Gehirn fließen und die Oxygenierung der Gewebe ist eingeschränkt.[401] Das hat Auswirkungen auf die Erregbarkeit (Exzitabilität) der Nervenzellen im Gehirn und kann unter Umständen sowohl die motorische Kontrolle als auch die Schmerzwahrnehmung beeinflussen. Eine durch niedrige CO_2-Konzentrationen im Blut verursachte respiratorische Alkalose erhöht die Sensitivität der peripheren Nerven. Die peripheren Nerven übermitteln Botschaften aus dem Gehirn und

Rückenmark an den übrigen Körper und ermöglichen es uns zum Beispiel zu spüren, ob unsere Füße kalt sind, oder unsere Muskeln zu bewegen, um zu gehen.[402] Diese erhöhte Sensitivität ist die Ursache für die muskulären Spannungen, Rückenmarksreflexe, Muskelkrämpfe und eine extrem gesteigerte Wahrnehmung von Schmerzen, Licht und Geräuschen, die typisch für eine Alkalose sind. Eine Alkalose kann zudem Stimmungsschwankungen, Panikattacken, Ängste und phobische Störungen hervorrufen[403], was in eine negative Feedbackschleife aus ungünstiger Atmung und der Zunahme von psychischem Stress führt.

Den Auswirkungen von Hyperventilation auf die Erregbarkeit der Nervenzellen widmete sich ein 1991 in der medizinischen Fachzeitschrift *Brain* erschienener Beitrag. Wissenschaftler betrachteten die Effekte eines niedrigen CO_2-Gehalts im Blut auf zwei Erkrankungen, die sich auf die Bewegung auswirken, Parästhesien und Tetanie.[404] Bei Parästhesien handelt es sich um krankhafte kribbelnde oder prickelnde Empfindungen, wie Ameisenlaufen, das auf Druck auf oder Schädigung peripherer Nerven zurückgeht. Tetanie ist eine Störung, die durch Spasmen der Hände, der Füße und des Kehlkopfs, Krämpfe und überaktive neurologische Reflexe gekennzeichnet ist. Einer Tetanie liegt ein extrem niedriger Kalziumspiegel im Blut zugrunde; sie kann auch infolge einer schweren Alkalose auftreten.

Die Wissenschaftler beurteilten bei sechs gesunden Probanden die Erregbarkeit der Nervenfasern. Diese wurden gebeten, zu hyperventilieren, bis Parästhesien in den Händen, im Gesicht und am Körper auftreten. Dazu kam es, wenn der alveolare CO_2-Druck um durchschnittlich 20 mmHg abnahm. Eine Spontanaktivität – also eine elektrische Aktivität im Muskel in Reaktion auf die Stimulation durch die Nerven – zeigte sich im Elektromyogramm (EMG; der Messung der elektrischen Signale in den Muskeln), wenn das CO_2 um weitere 4 mmHG gesunken war. Die neuronale Erregbarkeit stieg bei allen Probanden progressiv mit dem Absinken der CO_2-Werte in einer »statistisch signifikanten negativen Korrelation«. Erregbar bzw. »exzitabel« bedeutet, dass Neuronen bzw. Nervenzellen elektrische Impulse erzeugen, die Informationen durch das Nervensystem übermitteln. Die Veränderungen in den Neuronen traten ein, bevor eine Parästhesie oder Tetanie spürbar war. Zwei Teilnehmer empfanden spontane Ausbrüche neuronaler Aktivität als »Ameisenlaufen«. Die Forscher kamen zu dem Schluss, dass die durch die Hyperventilation ausgelösten körperlichen Symptome von Parästhesien und Tetanie vollständig auf die Veränderungen der neuronalen Erregbarkeit zurückzuführen waren.[405] Das lässt sich am besten so erklären, dass die Hyperventilation aufgrund der Verengung von Blutgefäßen im Gehirn ein Ungleichgewicht der elektrischen Aktivität im Gehirn verursacht, was die körperlichen Symptome hervorruft.

Rückenschmerzen

Auf der Suche nach einem Zusammenhang zwischen der Gesundheit, der Schmerzanamnese und falschem Atemverhalten stießen Wissenschaftler auf eine weit größere Verbreitung von Atemstörungen, als sie erwartet hatten. An einer 2003 im *Journal of Bodywork and Movement Therapies* vorgestellten Untersuchung nahmen 111 Patienten einer chiropraktischen Schmerzklinik teil. Zur Überraschung der Forscher fanden sich bei mehr als der Hälfte der Studienteilnehmer Atemstörungen beim entspannten Einatmen und mehr als zwei Drittel atmeten bei tiefen Atemzügen dysfunktional. Fast 90 Prozent der Probanden litten an irgendeiner Form von Schmerzen im Kopf, Nacken, Rücken, Gesäß, den Beinen oder Armen. Basierend auf ihren Erkenntnissen schreibt der Autor des Beitrags, dass Ärzte davon ausgehen können, dass drei von vier ihnen bisher nicht bekannten Patienten Atemmusterstörungen aufweisen.[406]

Wie Sie bereits wissen, sorgt das Zwerchfell im gesunden Körper für die dynamische Stabilisierung der Lendenwirbelsäule, indem es sich bei der Einatmung senkt. In Kombination mit der Ausdehnung der unteren Rippen erzeugt das ausreichend intraabdominellen Druck für eine stabile Haltung. Bei Menschen mit chronischen Problemen mit der Lendenwirbelsäule bewegt sich das Zwerchfell weniger, es bleibt weiter oben und flacher. Bei der Einatmung bewegen sich bei ihnen die Rippen nicht und das Zwerchfell senkt sich nicht auf seine normale Position ab. In der Folge büßt der Körper seine Fähigkeit zur Regulation des intraabdominellen Drucks ein und der Kreuzbein-Darmbein-Bereich wird instabil.

Laut einer 2016 am Osteopatic Centre for Research and Studies in Ancona (Italien) durchgeführten Studie leiden Menschen mit Schmerzen im unteren Rücken und im Iliosakralgelenk häufig an frühzeitiger Ermüdung des Zwerchfells beziehungsweise mangelnder Zwerchfellausdauer, die durch Überanstrengung der Atemmuskeln verursacht sein kann.[407] Zu heftig zu atmen – ein Merkmal chronischen, mühevollen, ineffizienten Überatmens – kann zur Erschöpfung der Atemmuskulatur führen.

In einem 2004 erschienenen Forschungsbericht erklärt Dr. Leon Chaitow, ein angesehener Osteopath und Naturkeilkundler, der uns bereits in Kapitel 5 begegnet ist, dass es die durch das Zwerchfell und die Bauchmuskulatur erzeugte Core-Stabilität beeinträchtigen kann, wenn schlechte Atemgewohnheiten mit einer »Belastungsherausforderung« des unteren Rückens zusammentreffen.[408] Unter einer Belastungsherausforderung kann man alles verstehen, was eine zusätzliche Belastung oder ein Gewicht zu einer anstehenden Aufgabe hinzufügt, in unserem Fall zur Bewegung. Chaitow nutzt Schneeschippen als Beispiel, aber viele andere Alltagstätigkeiten wie den Garten umgraben, einen Kinderwagen schieben oder Staubsaugen haben denselben Effekt. Die Untersuchungsergebnisse zeigten, dass die Muskelfunktion der Haltemuskulatur und der Bewegungsmuskulatur bereits nach 60 Sekunden mit erhöhtem CO_2-Gehalt im Blut abnahm. Das zeigt, in welchem Ausmaß chronische Atemstörungen die Bewegungsfähigkeit des Körpers beeinträchtigen können. Obwohl auf diesem Feld weitere Forschungsarbeiten nötig sind, sind Chaitows Ergebnisse eindeutig: Erhöhter Atembedarf beeinträchtigt die posturale Kontrolle, sodass die Wahrscheinlichkeit von Wirbelsäulenverletzungen signifikant steigt. Das gilt insbesondere für anstrengende körperliche Betätigung, bei der die Belastung der Wirbelsäule höher ist.

2018 haben Wissenschaftler an der Universität Konyang in Südkorea eine Studie durchgeführt, in deren Rahmen sie die Effektivität von Atemübungen bei Patienten mit Instabilität im Bereich der Lendenwirbelsäule und dysfunktionaler Atmung beobachteten.[409] Instabilität in der unteren Wirbelsäule verursacht auch bei leichten Aktivitäten wie Gehen oder Sitzen Schmerzen und erzeugt Dysbalancen in der Motorik. Zahlreiche Studien haben ergeben, dass die Aktivierung von Muskeln im Rumpfbereich bei Menschen mit chronischen Schmerzen im unteren Rücken verändert ist. Zum Beispiel wirken sich Schmerzen und Störungen in der unteren Wirbelsäule auf den *Musculus transversus abdominis* (quer verlaufender Bauchmuskel) aus und führen dort zu unregelmäßigen Rekrutierungsmustern und übermäßiger Nutzung anderer Stützmuskeln zur Kompensation.[410]

An der Studie nahmen 27 Erwachsene in einem Alter von 20 bis 40 Jahren teil. Sie wurden jeweils einer Atemübungsgruppe oder einer Rumpfstabilisierungsgruppe zugeteilt, wo sie über fünf Wochen verteilt 15 Trainingseinheiten mit Zwerchfellatmung oder körperlichen Übungen absolvierten. Ein Schwerpunkt ihrer Atemschulung lag darin, es zu vermeiden, bei zusätzlicher Belastung die Luft anzuhalten. Am Ende der Studie ließen sich signifikante Unterschiede im Lendenwirbelbereich der Atemübungsgruppe beobachten. Die Zwerchfellatemübungen hatten die Beweglichkeit des Brustbeins und der Rippen verbessert, was die thorakale Extension ermöglichte, den intraabdominellen Druck erhöhte und die Bauchmuskeln stimulierte.[411]

Rückenschmerzen sind in der Allgemeinbevölkerung unglaublich weit verbreitet. Sie sind auch im Sport ein wesentlicher Faktor. Schmerzen im unteren Rücken sind bei Profisportlern die Hauptursache für versäumte Spielzeiten. Auch hier ist der Grund häufig eine kompensatorische Muskelaktivierung. Zum Beispiel besteht eine Wechselbeziehung zwischen dysfunktionaler Atmung und einem erhöhten Ruhetonus der oberflächlichen Bauchmuskulatur.[412] Studien belegen eine verzögerte Aktivierung des *Musculus transversus abdominis* und eine erhöhte Aktivität der oberflächlichen Muskeln im Bereich der Lendenwirbelsäule und des Beckens. Wenn diese Muskeln im Ruhezustand überaktiv sind, können sie fast wie ein Korsett wirken. Die oft mit Lungenüberblähung verbundene Versteifung des Rumpfs könnte dem Versuch des Körpers geschuldet sein, über den intraabdominellen Druck die Wirbelsäulenstabilität zu steigern. Weil jedoch die Bauchmuskeln nicht gemeinsam mit dem Zwerchfell arbeiten, nimmt die Stabilität letztlich ab.

Bei der Behandlung von Rückenschmerzen ist es wichtig, dass Ärzte und Physiotherapeuten die Rolle der Atmung und der Atemmuskulatur ebenso berücksichtigen wie die Rumpfstabilität. Während zahlreiche Übungen für die Lendenwirbelsäulen- und Beckenregion existieren, bleibt die Atmung bei den meisten außen vor. Ein ganzheitlicher, auf den gesamten Körper bezogener Ansatz, der die Atemmuster in verschiedene Körperhaltungen einbindet, ermöglicht es, Rückenschmerzen besser zu behandeln. Ebenso wichtig ist, dass die Korrektur von Atemmusterstörungen präventiv wirkt, da sie der Wirbelsäule optimale Stabilität verleiht, funktionale Bewegungen ermöglicht und die aktiven Muskeln besser mit Sauerstoff versorgt, was das Verletzungsrisiko von vornherein senkt.

Dysfunktionale Atmung erzeugt Angstgefühle, die so stark sein können, dass sie das körperliche Gleichgewicht und die motorische Kontrolle verändern.[413] Eine Veränderung der chemischen Prozesse während der Atmung aufgrund von dysfunktionaler Atmung kann tiefgreifende Auswirkungen auf die körperlichen Systeme haben. Eine Studie von 2010 an Patienten mit Rücken- oder Nackenschmerzen stellte fest, dass bei allen Probanden niedrige endtidale CO_2-Werte ($etCO_2$) vorlagen.[414] Sie erinnern sich: Niedriges $etCO_2$ wird als Maß für Atemmusterstörungen angesehen, weil es auf einen niedrigen CO_2-Gehalt im Blut hinweist, was eine typische Folge von Hyperventilation ist. Bei keinem der Patienten wurde durch manuelle Therapie und Übungen eine Verbesserung im Hinblick auf die Schmerzen und die Beweglichkeit erreicht. Durch das Praktizieren eines Atemtrainings jedoch verbesserten sich bei allen der $etCO_2$, die

Schmerzen und die Bewegungsfunktionen, und bei 93 Prozent sind klinisch signifikante Veränderungen eingetreten.[415]

Wenn die CO_2-Konzentration chronisch niedrig ist, kommt es zu einer respiratorischen Alkalose. Das verursacht Symptome wie eine verringerte Sauerstoffversorgung der Gewebe und Organe (darunter auch das Gehirn), eine gesteigerte Schmerzwahrnehmung, eine Verengung der Blutgefäße und das Auftreten myofaszialer Triggerpunkte. Jedes einzelne davon kann die normale motorische Kontrolle der Skelettmuskeln verändern.

Nackenschmerzen

Es ist leicht nachzuvollziehen, warum eine mangelhafte Zwerchfellkontrolle Rückenprobleme verursachen kann; etwas weniger offensichtlich ist, warum eine gestörte Atmung regelmäßig zu Nackenschmerzen führt.[416] Jährlich leiden zwischen 10 und 20 Prozent der Bevölkerung an Nackenschmerzen.[417] Wie könnte das mit der Art, wie Menschen atmen, zusammenhängen?

Die Antwort könnte in der Biomechanik dysfunktionaler Atmung liegen. Eine der verbreitetsten Störungen der Bewegungsmuster bei der Atmung ist es, den Thorax über kleine Muskeln wie die Skalenusmuskeln zu heben (diese Atemhilfsmuskeln verlaufen zu beiden Seiten des Halses), statt zuzulassen, dass er sich ganz natürlich durch den intraabdominellen Druck weitet. Dieses »Zu-viel-Tun« belastet die obere Wirbelsäule und die Muskeln in der Nackenregion und kann wiederkehrende Schmerzen verursachen.[418]

Wie so viele andere Beschwerden, die wir in diesem Buch behandeln, sind Nackenschmerzen gleichzeitig eine Folge und ein Auslöser dysfunktionaler Atmung. Eine Studie von 2014 beobachtete Patienten mit chronischen Nackenschmerzen vor und nach einer 30-minütigen Atemschulungsübung. Die Forscher untersuchten die Bewegung in verschiedenen Muskeln, darunter die vorderen Skalenusmuskeln, bei der normalen und einer tiefen Atmung. Sie stellten einen deutlichen Rückgang der Schmerzintensität und der Muskelaktivität nach der Atemschulung fest. Die Studie kam zu dem Schluss, dass Atemübungen Atemmuster verändern und die Ausdehnung (Expansion) der Brust steigern können, was die Beweglichkeit der Nackenmuskulatur verbessert.[419] Diese Verbesserung kann auf die verbesserte Zwerchfellfunktion oder die reduzierte kompensatorische Aktivität anderer Atemmuskeln zurückgeführt werden.

Man nimmt an, dass eine eingeschränkte Fähigkeit der Bauchmuskeln zur posturalen Kontrolle darüber hinaus den Muskeltonus des Zwerchfells und der zervikalen (zum Nacken gehörigen) Atemhilfsmuskeln erhöht. Anders ausgedrückt: Wenn die Core-Muskulatur nicht gut genug funktioniert, um den Körper zu stützen, erhöht die Zwerchfellmuskulatur und die Atemmuskulatur im Nacken ihren Einsatz, um das zu kompensieren. Ein höherer Muskeltonus ist nicht immer ein Vorteil. Statt auf einen guten gesundheitlichen Zustand kann er darauf hindeuten, dass ein bestimmter Muskel überaktiv oder verkrampft ist. Ein erhöhter Muskeltonus im Zwerchfell und den Nackenmuskeln lässt sich bei Menschen mit vorgestreckter Kopfhaltung, chronischen Nebenhöhlenproblemen und kraniomandibulärer Dysfunktion beobachten.[420] Bei Letzterer handelt es sich um eine Erkrankung, die durch Schmerzen und Dysfunktionen in den Muskeln gekennzeichnet ist, die die Kiefergelenke bewegen und den Kiefer mit dem Schädel verbinden.

Eine empirische Studie von 2002 belegt einen Zusammenhang zwischen berufsbedingten Erkrankungen des Bewegungsapparats in den oberen Extremitäten und beruflichem Stress. Zuvor war es unklar, auf welche Weise psychosozialer Stress zur Entwicklung von Muskel- und Gelenkschmerzen beiträgt.[421] Die Wissenschaftler erklären, dass die durch übermäßigen Verlust von CO_2 aufgrund von Hyperventilation verursachte respiratorische Alkalose einen ungesunden Dominoeffekt im Körper auslöst, der zu physiologischen Reaktionen wie Muskelspannungen und Krämpfen führt.[422]

Der für chronisches Überatmen typische Wechsel von der Zwerchfell- zur Brustatmung verursacht eine biomechanische Belastung des Nackens und der Schultern. Wenn wir mit großen Atemzügen in die Brust atmen, kompensieren die Muskeln im Nacken und den Schultern den mangelnden Zwerchfelleinsatz. Es gibt eine Theorie zur Hyperventilation, die einen neuen Zugang zu der Frage ermöglicht, wie beruflicher Stress zu den körperlichen Prozessen beiträgt, die zu berufsbedingten Störungen des Muskel-Skelett-Systems führen. Sie liefert zudem wichtige Einsichten zu den Möglichkeiten der Arbeitgeber, Maßnahmen zu bündeln und mit der individuellen Stressbelastung ihrer Angestellten umzugehen. Sich berufsbedingte Verletzungen in Bezug auf Hyperventilation anzusehen, eröffnet eine einzigartige Möglichkeit, mit Atemschulungen, leichter körperlicher Betätigung und Ruhepausen gegen beruflichen Stress und damit verbundene Schmerzen des Bewegungsapparats anzugehen.[423]

Eine vorgestreckte Kopfhaltung kann ganz verschiedene Ursachen haben, darunter nicht zuletzt die typischen Verspannungen aufgrund von stundenlangem Sitzen vor dem Computerbildschirm.[424] Wenn der Kopf nach vorn geschoben wird, blockiert das die tiefe Beugemuskulatur im Hals, während die Muskeln an der Schädelbasis überaktiv sind. Zu einer gewohnheitsmäßigen vorgestreckten Kopfhaltung kann es durch viel Zeit vor dem Bildschirm kommen; verstärkt wird sie durch die Augenbelastung und die Anstrengung, bei einer sitzenden Tätigkeit eine gesunde Körperposition beizubehalten.

Außerdem kann sie sich auf der Basis anhaltender Atemnot und Nasenverstopfung entwickeln. Manche Menschen gewöhnen sich in der Kindheit aufgrund von geschwollenen Adenoiden (Polypen) und Mundatmung eine vorgebeugte Kopfhaltung an.[425] [426] Das kann eine mangelnde Entwicklung der Atemwege zur Folge haben, die Atmung und Haltung bis ins Erwachsenenalter hinein beeinflussen und Schmerzen verursachen (mehr dazu in Kapitel 8 ab Seite 255). Andere beginnen als Reaktion auf chronische Atemwegserkrankungen durch den Mund zu atmen. Wenn die Mundatmung durch eine verstopfte Nase verursacht ist, schiebt sich der Kopf nach vorn, um den Luftstrom durch den Mund zu vergrößern und das Gefühl von Lufthunger abzuschwächen.

Es ist anzunehmen, dass ein direkter Zusammenhang zwischen Nackenschmerzen und chronischem Stress besteht. Nacken- und Schulterverspannungen können eine unmittelbare Stressfolge sein, selbst wenn keine körperliche Belastung vorhanden ist.[427] Auch die Schreckreaktion nach einem plötzlich auftretenden, intensiven Reiz wie zum Beispiel einem lauten Geräusch kann dazu beitragen. Bei der Schreckreaktion heben sich die Schultern und der Kopf senkt sich in einer komplexen Beugebewegung, die am Kopf beginnt und sich nach unten durch den ganzen Körper fortsetzt.[428] [429] Diese Reflexbewegungen sind ganz normal und haben die Aufgabe, uns zu schützen; wenn sie aber sozusagen so im Nervensystem verankert sind, dass der Körper unter entspannten Bedingungen auf diese Reaktion zurückgreift oder zu einem Zeitpunkt, zu dem der Auslöser gar nicht mehr vorhanden ist, werden sie zum Problem.

In einer Studie, unter deren Teilnehmern drei Viertel Atemstörungen aufwiesen, stieß man auf einen statistisch relevanten Zusammenhang zwischen chronischen Nackenschmerzen und Brustatmung.[430] Die Forscher stellten fest, dass zwar nur 38 Prozent aller Studienteilnehmer Nackenschmerzen hatten (im Vergleich zu 53 Prozent mit Kopfschmerzen und 65 Prozent mit Schmerzen im unteren Rücken), es jedoch unter denjenigen mit Atemstörungen 83 Prozent waren.[431]

Craniomandibuläre Dysfunktion (CMD)

Menschen mit chronischen Schmerzerkrankungen weisen häufig einen niedrigen CO_2-Gehalt im Blut auf.[432] Es ist bekannt, dass Stress und akute Schmerzen sowie eine Kombination dieser beiden Faktoren einen hyperventilationsbedingten Abfall des CO_2-Gehalts im Blut bewirken können.

Es mehren sich die Belege dafür, dass das Auftreten von chronischen Schmerzerkrankungen (manchmal auch idiopathische Erkrankung, also eine Krankheit unbekannter Ursache, genannt) wie craniomandibuläre Dysfunktion (CMD) oder periphere Neuropathie und Fibromyalgie sowohl mit körperlichen als auch mit psychischen Auslösern zusammenhängt. Aus einer körperlichen Perspektive können Gelenk- oder Muskelverletzungen dazu beitragen. In emotionaler Hinsicht können Stressreaktionen schmerzverstärkend wirken und eine psychische Belastung darstellen. Idiopathische Schmerzerkrankungen sind durch Schmerzen und eine Vielzahl von Problemen charakterisiert – in Bezug auf die motorischen Funktionen, das vegetative Gleichgewicht und den Schlaf.

Die Craniomandibuläre Dysfunktion (CMD) ist ein Überbegriff für verschiedene Beschwerden in Zusammenhang mit der Kaumuskulatur und dem Kiefergelenk. Sie verursacht Schmerzen und kann zu Migräne und Spannungskopfschmerzen beitragen.[433] Lange Zeit nahm man an, dass diese Symptome auf eine Fehlstellung des Kiefers zurückzuführen wären, jedoch gelang es der Forschung nicht, einen solchen Zusammenhang zu belegen. Seit Kurzem ist die Bedeutung psychosozialer Faktoren für diese Erkrankung allgemein anerkannt.[434] Der Begriff psychosozial verweist sowohl auf psychologische wie auch auf soziale oder zwischenmenschliche Aspekte und umfasst auch Probleme wie Ängste, Erschöpfungszustände und Schlafstörungen.

In der Therapie setzt man häufig auf Entspannungstechniken und Bewältigungsstrategien; die Rolle von Atemschulungen findet bei der Behandlung der Craniomandibulären Dysfunktion selten Erwähnung. Jedoch könnten Atemmusterstörungen eine biochemische Erklärung dafür bieten, warum es zu diesen körperlichen Veränderungen in den Gelenken und Muskeln kommt. In einem 2011 im *Journal of Bodywork and Movement Therapies* veröffentlichten Beitrag weisen Forscher darauf hin, dass eine vorgebeugte Kopfhaltung den Druck im Kiefergelenk erhöhen könnte. Laut den Wissenschaftlern können Ärzte wertvolle Einblicke in die Craniomandibuläre Dysfunktion und deren Behandlung erhalten, wenn sie auch auf die Atmung und die Wiederherstellung einer gesunden Körperhaltung bei den Patienten achten.[435]

Zwar bestehen hier noch Forschungslücken, aber die Zusammenhänge zwischen CMD, der Atmung und der Haltung sind in einer Studie von 1997 ausführlich dargestellt. Die Studie widmet sich den Einflüssen dysfunktionaler Atmung und beschreibt die Auswirkungen einer eingeschränkten Rumpfstärke und Zwerchfellfunktion auf craniomandibuläre Dysfunktionen. Zu stark beanspruchte oder überentwickelte Atemhilfsmuskeln, eine vorgebeugte Kopfhaltung, eine veränderte Propriozeption, erhöhter Druck auf die Halswirbel, die Kopf-und die Kiefergelenke und kraniofasziale Schmerzen sind Faktoren, die zur Entstehung einer CMD beitragen.[436]

CMD geht auch mit dem sogenannten Bruxismus einher, also Zähneknirschen oder Aufeinanderpressen der Zähne. Dieses kann im Wachzustand und im Schlaf auftreten. Die Tatsache, dass es mit der Einnahme von Antidepressiva in Verbindung gebracht wurde, könnte einen Zugang zu dem Zusammenhang zwischen psychologischen und biochemischen Dimensionen der Atmung eröffnen. In einem 2007 im *Journal of Neuropsychiatry* abgedruckten Beitrag wird der Fall eines 81 Jahre alten Mannes beschrieben, der an Depressionen litt. Er war mit Paroxetin behandelt worden, einem selektiven Serotonin-Wiederaufnahmehemmer (SSRI). Zwar gelang es dadurch, die Krankheit zu kontrollieren, jedoch begann er, nachdem die Dosis auf 30 Milligramm am Tag gesteigert worden war, Tag und Nacht die Kiefer aufeinanderzupressen und entwickelte Zahn- und Kieferschmerzen.[437] Ähnliches wird in einer wissenschaftlichen Untersuchung des Netherlands Pharmacovigilance Centre Lareb beschrieben: Es werden zehn Fälle von Bruxismus geschildert, bei denen man die Einnahme von SSRI als Ursache vermutete,[438] und erklärt, dass Bruxismus oft mit einem Ungleichgewicht des Nervenbotenstoffs Dopamin einhergeht und die Folge von Störungen des Neurotransmitterhaushalts oder der neuronalen Erregbarkeit sein kann. Es ist hervorzuheben, dass beides durch Hyperventilation und einen niedrigen CO_2-Gehalt im Blut verursacht sein kann.[439]

Von nächtlichem Bruxismus (auch unter dem Sammelbegriff »Parasomnien« für schlafbezogene Störungen zusammengefasst) sind rund acht Prozent der Erwachsenen betroffen.[440] Es ist charakterisiert durch rhythmisches Aufeinanderpressen und Mahlen der Zähne und geht mit Zahnabnutzung und Kiefergelenkproblemen einher. Wissenschaftler sind sich noch unsicher über die genauen Ursachen, aber neuere Studien legen nahe, dass es auf vorübergehende Arousals (kurzes Aufwachen) im Schlaf zurückzuführen ist. Die Daten lassen vermuten, dass Zähneknirschen bei Menschen mit obstruktiver Schlafapnoe (OSA) gleichzeitig mit Apnoen oder Hypopnoen auftritt.[441] Bei einer Apnoe setzt die Atmung komplett aus, bei einer Hypopnoe verringert sich der Atemfluss durch einen teilweisen Kollaps der Schlundmuskulatur mindestens zehn Sekunden lang.

Eine Studie von 2014 fand Korrelationen zwischen dem Auftreten von nächtlichem Zähneknirschen und sogenannten Mikroarousal-Apnoe- oder Hypopnoe-Ereignissen.[40] Mikroarousals sind kurze Weckreaktionen des Körpers, in denen die Atmung dann wieder einsetzt. Die Forscher kamen zu dem Schluss, dass Patienten mit OSA ein hohes Bruxismus-Risiko aufweisen und dass das zeitweilige Zähneknirschen unmittelbar mit den Apnoe-Ereignissen zusammenhängt. Das weist darauf hin, dass eine Verbesserung der OSA der Verschlimmerung von nächtlichem Zähneknirschen vorbeugen könnte.[442]

In einer Studie von 2016 befassten Forscher sich mit dem Zusammenhang zwischen kraniofaszialen Schmerzen und Tagesmüdigkeit und erforschten aus dieser Perspektive die Assoziation von CMD und Atmung genauer.[443] Tagesmüdigkeit ist ein Indikator für schlafbezogene Atemstörungen. Die Forscher untersuchten 1171 Patienten, die sich wegen ihrer chronischen Schmerzen, schlafbezogener Atemstörungen oder beidem in einer von elf internationalen Kliniken behandeln lassen wollten. Es zeigte sich eine hohe Rate an Komorbiditäten: Oft litten die Patienten sowohl an schlafbezogenen Atemstörungen als auch an kraniofaszialen Schmerzen einschließlich Kopfschmerzen. Es war außerdem die erste Studie, in der es gelang, einen Zusammenhang zwischen kraniofaszialen Dysfunktionen wie Kiefersperre und schlechten Werten für das Schlafverhalten nachzuweisen. (Wir befassen uns im nächsten Kapitel detaillierter mit schlafbezogenen Atemstörungen inklusive OSA.)

Wie bei anderen Erkrankungen, bei denen chronischer Schmerz ein prägendes Element ist, gibt es auch bei CMD deutliche Anhaltspunkte dafür, dass eine erhöhte Schmerzempfindlichkeit und psychische Belastungen zu ihrem Auftreten und Fortbestehen beitragen können.[444] Des Weiteren ist davon auszugehen, dass Dysbalancen im autonomen Nervensystem ein Faktor bei der Entwicklung und beim Fortbestehen der Krankheit sind. CMD geht mit einer stärkeren sympathischen Reaktion und einer geringeren Baroreflex-Sensitivität einher. In einer Studie von 2018 stellten Wissenschaftler fest, dass Patienten mit CMD im Vergleich zu einer Kontrollgruppe mit Menschen ohne CMD eine signifikant niedrigere Herzfrequenzvariabilität (HRV), eine höhere Schmerzintensität und einen erhöhten Cortisolspiegel aufwiesen.[445] Die Ergebnisse der Studie lassen erkennen, dass Menschen mit CMD von Interventionen wie einer Atemschulung zur Wiederherstellung der autonomen Funktionen und zum Stressausgleich profitieren könnten.

Atemmusterstörungen sind auch häufig bei Menschen mit Fibromyalgie.[446] Diese Tatsache ist noch nicht in der Breite anerkannt und die therapeutische Wirksamkeit von Atemschulungen wird häufig übersehen.[447] Allerdings müssen Atemübungen über mehrere Wochen oder sogar Monate hinweg täglich absolviert werden, damit sie ihre Wirkung entfalten. Laut einem 2017 erschienenen Beitrag von Leon Chaitow können die »Schichten aus Schmerz und Erschöpfung«, die sich bei chronischen Schmerzerkrankungen wie CMD infolge von Atemstörungen aufbauen, durch Verbesserung der Atemgewohnheiten aufgelöst werden.[448] Bei diesen Schmerzerkrankungen empfiehlt er zur Wiederherstellung funktionaler Bewegungen manuelle Therapie in Kombination mit Atemübungen, und zwar mit der Erklärung, es könne notwendig sein, aktive Triggerpunkte manuell zu deaktivieren. Außerdem weist er darauf hin, dass Entspannungstechniken hilfreich sein können und vermutlich Schlafstörungen vorliegen, die »Beachtung und Beratung« erfordern.[449]

Propriozeption: Atmung und Bewegung im Raum

Wissenschaftler haben einen Zusammenhang zwischen Atemmusterstörungen und einer fehlerhaften Wahrnehmung der Gelenkposition (auf Englisch Joint Position Sense Error) gefunden. In einem 2019 im *Journal* of the *Korean Society of Integrative Medicine* erschienenen Beitrag stellen Forscher fest, dass Patienten mit chronischen Schmerzen im unteren Rücken und Joint Position Error einen niedrigen CO_2-Gehalt im Blut, eine schnelle Atemfrequenz und Brustatmung aufwiesen, also die Symptome chronischer Hyperventilation.[450] Im Joint-Position-Error-Test wird die Fähigkeit geprüft, den Kopf nach einer Bewegung des Nackens wieder genau in eine zuvor definierte, natürliche Position zurückzubringen.[451] Ärzte nutzen diesen Test zur Beurteilung der Propriozeption, weil ein Joint Position Error auf eine gestörte Propriozeption zurückgehen kann.

Der Terminus Propriozeption (auch Tiefensensibilität oder Positionssinn) beschreibt unsere Bewegungswahrnehmung. Er umfasst Dinge wie das räumliche Bewusstsein und das Bewusstsein über die Positionierung des Körpers im Raum und stellt sicher, dass das Gehirn eines Menschen sozusagen weiß, wo dessen Arme und Beine gerade sind, damit der Körper seine Bewegungen koordinieren kann. Die Propriozeption wird von den sogenannten Propriozeptoren gesteuert; das sind spezielle Zellen, die die sensorischen Informationen verarbeiten, die infolge einer Bewegung des Körpers ausgelöst werden.[452] Die Propriozeption ermöglicht es Ihnen, zum Beispiel eine Tasse mit angemessener Geschwindigkeit und dosierter Kraft zum Mund zu führen, ohne den gesamten Inhalt auszuschütten oder Ihr Gesicht mit heißem Kaffee zu bespritzen.

Menschen mit eingeschränkter Propriozeption wirken häufig so, als ob ihre Muskeln schwach wären und sie Gleichgewichtsprobleme hätten.[453]

Die Muskeln im Nacken sind entscheidend an der Propriozeption beteiligt, und von daher sind sie auch besonders wichtig für die Haltungskontrolle. Die kleinen Muskeln im Kopf und Nacken enthalten eine hohe Anzahl an sogenannten Muskelspindeln. Muskelspindeln sind Dehnungsrezeptoren (Mechanorezeptoren) in den Muskelfasern. Wenn Sie Ihren Kopf bewegen, senden diese Muskelspindeln Informationen über die Muskellänge an Ihr Nervensystem.[454] Die hohe Dichte an Muskelspindeln im Weichgewebe des Nackens versorgt das Nervensystem mit Informationen über die Position des Kopfs im Verhältnis zum übrigen Körper.

Bei Menschen mit einem Joint Position Sense Error treten häufiger Kopfschmerzen auf.[455] In zahlreichen Studien wurde belegt, dass bei Menschen mit Nackenschmerzen häufig eine verminderte Haltungskontrolle vorliegt und in der Folge Ermüdung, Gefühllosigkeit oder Zittern der Nackenmuskulatur auftreten.[456] [457] Laut einer 2019 erschienenen Studie ist die Nackenregion der einzige Bereich mit unmittelbarem Zugang zum Wahrnehmungssinn des Sehens und des Gleichgewichts.[458] Zwar sind an einer gesunden Propriozeption viele verschiedene Mechanismen und Systeme beteiligt, jedoch geht man davon aus, dass Störungen der Nervensignale im Nacken eine mögliche Ursache für Symptome wie Standunsicherheit, Schwindel, chronische Schmerzen im unteren Rücken und Probleme mit einer stabilen Körperhaltung sind.[459]

Subsysteme der Haltungsstabilität

Probleme in den drei Dimensionen der Atmung können zu einer Vielzahl schmerzhafter Haltungsveränderungen führen. 1992 stellte Manohar Panjabi, emeritierter Professor der Yale University, einen neuen Weg zum Verständnis der Wirbelsäulenstabilisierung und ihrer Auswirkungen auf das körpereigene System vor.[460] Panjabi beschreibt drei Subsysteme, auf denen die Stabilität der Wirbelsäule beruht:

1. Passives Subsystem: Wirbel, Bandscheiben und Bänder
2. Aktives Subsystem: alle Muskeln und Sehnen um die Wirbelsäule, die Kräfte auf sie übertragen können
3. Neuronales Subsystem: Nerven und Zentralnervensystem, die sozusagen bewerten, welche Veränderungen des Körpers für eine stabile Wirbelsäule nötig

sind, indem sie Signale überwachen und dafür sorgen, dass das aktive Subsystem diese Stabilität wiederherstellt.[461]

Störungen in einem dieser drei Subsysteme können zu einer kurzzeitigen Kompensation durch die anderen Subsysteme führen, zu langfristigen Anpassungsvorgängen oder zu Verletzungen.[462] Wenn die Anpassung nur temporär ist, ist es dem System weiterhin möglich, seine normale Funktion aufrechtzuerhalten. Besteht das Problem jedoch fort, entwickeln sich im stabilisierenden System der Wirbelsäule Veränderungen. Beim Auftreten von Verletzungen kommt es zu Störungen im gesamten System. Diese manifestieren sich in Form von Symptomen wie Schmerzen im unteren Rücken. Funktionieren diese Subsysteme hingegen korrekt, dann ist der Körper in der Lage, sich anzupassen, um auf Zusatzbelastungen oder komplexe Haltungen zu reagieren. In diesem Fall ist das neuronale System aktiv und modifiziert die Rekrutierung von Muskeln so, dass die Wirbelsäulenstabilität für einige Zeit eine Turboaufladung erfährt.

Es gibt deutliche Belege dafür, wie veränderte Atemmuster diese neurologischen und muskulären Systeme negativ beeinflussen können, was zum Auftreten oder Fortbestehen von Störungen im Bereich der Lendenwirbelsäule und des Beckens beiträgt. Sehen wir uns diesen Zusammenhang mit Blick auf die drei Dimensionen der Behandlung von Atemmusterstörungen an:

Biochemische Ebene: Hyperventilation senkt den CO_2-Gehalt im Blut und erhöht den pH-Wert in Geweben und Körperflüssigkeiten. Das löst Veränderungen im Nervensystem aus und in der Art und Weise, wie es Informationen aus den Augen und Ohren verarbeitet, und dies hat negative Auswirkungen auf die posturale Kontrolle.[463] Atemübungen zur Normalisierung des CO_2-Gehalts im Blut helfen, diese Systeme wieder ins Gleichgewicht zu bringen.

Biomechanische Ebene: Die Ermüdung der Einatemmuskeln veranlasst das propriozeptive System der posturalen Kontrolle zu der Strategie, den Körper zu versteifen, wie sich das bei Menschen mit Schmerzen im unteren Rücken beobachten lässt. Kennen Sie das, wenn Ihr Rücken schmerzt und Sie beim Versuch, den Schmerz zu vermeiden, die Muskeln steif machen? In Wirklichkeit hemmt das die posturale Stabilisierung aber, und das könnte erklären, warum Menschen mit Schmerzen im unteren Rücken so oft Rückfälle erleiden.[464]

Wenn die Atemmuskulatur überlastet und erschöpft ist, wird zudem der propriozeptive Input weniger zuverlässig. Das bringt die Art und Weise durcheinander, wie das Gehirn Informationen empfängt und verarbeitet und kann die Haltungskontrolle beeinträchtigen. Sie erinnern sich: Die Zwerchfellfunktion ist durch die Erzeugung von intraabdominellem Druck ein Schlüsselaspekt der Wirbelsäulenstabilität. Das Zwerchfell ist der Hauptatemmuskel und zuständig für die Haltung und die Stabilität. Bei chronischer Überatmung kann das Zwerchfell die Unterstützung dieser beiden Systeme nicht aufrechterhalten. Da der Körper seinem Sauerstoffbedarf immer die höhere Priorität einräumt, beeinträchtigt das die Haltungskontrolle. Indem Sie durch die Nase atmen und Zwerchfellatmung praktizieren, verbessern Sie die Sauerstoffversorgung und die Stabilität der Wirbelsäule und des Beckens.

Ebene der Kadenz: In einer 2020 erschienenen Forschungsarbeit wird berichtet, dass Zwerchfellatmung mit einer Frequenz von sechs Atemzügen pro Minute schmerzlindernd wirken kann. Dieser Effekt verstärkt sich, wenn die Ausatmung länger ist als die Einatmung.[465] Das könnte darauf zurückzuführen sein, dass vegetative Dysbalancen unmittelbar zu Schmerzen beitragen können. Eine Atemfrequenz von sechs Atemzügen pro Minute hemmt die sympathische Stressaktivierung.

Bei Menschen mit Problemen im unteren Rücken besteht ein unmittelbarer Zusammenhang zwischen dem Grad der Dysfunktion des Zwerchfells und der Intensität der Schmerzempfindung. Eine Erklärung hierfür ist, dass das für die Kampf-oder-Flucht-Reaktion verantwortliche sympathische Nervensystem bei chronischen Rückenschmerzen überstimuliert wird. Eine überaktive Stressreaktion macht den Körper berührungsempfindlicher und steigert die Schmerzwahrnehmung.[466] Wenn zudem überwiegend in den Brustraum geatmet wird, wie es der Fall ist, wenn das Zwerchfell nicht so arbeitet, wie es sollte, geht das tendenziell mit der Aufnahme eines größeren Luftvolumens und einem Rückgang des CO_2 im Blut einher. Das erzeugt einen biochemischen Trigger für Paniksymptome, was wiederum die Stressreaktion erhöht.

Bei der Behandlung von Schmerzen des Bewegungsapparats ist es wichtig, ganzheitlich vorzugehen. Triggerpunkte können durch manuelle Therapie deaktiviert werden. Schmerzen in der Wirbelsäule und den Gelenken können als Versuch des Körpers betrachtet werden, muskuläre Dysfunktionen durch die Rekrutierung kleinerer Muskeln zu kompensieren. Daneben ist es wichtig, die Bedeutung der Lebensweise, psychologische Faktoren und die Gewohnheiten in Bezug auf Schlaf, Körperhaltung und Atmung anzuerkennen.[467] Insgesamt zeigt sich, dass die Atmung bei der Bekämpfung chronischer Schmerzen einen hervorragenden Ansatzpunkt bietet.

7

SCHLAFBEZOGENE ATEMSTÖRUNGEN

Schlaf ist ein Verhaltens- und ein neurologischer Zustand, in dem die für die Gesundheit und das Wohlbefinden grundlegenden homöostatischen Funktionen stattfinden.[468] Der Zweck des Schlafs und seine physiologische Beziehung zum autonomen Nervensystem sind noch nicht vollständig wissenschaftlich erschlossen. Es liegen jedoch umfassende Forschungsergebnisse vor, die den Zusammenhang zwischen der Schlafqualität und der Atmung belegen und deutlich machen, dass Schlafstörungen und schlafbezogene Atemstörungen immer mehr zunehmen.

Wenn Sie schlafen, ist Ihnen womöglich nicht bewusst, dass Ihre Atmung Probleme verursacht. Vielleicht beklagt sich Ihr Partner darüber, dass Sie schnarchen, aber solange Sie nicht in der Lage sind, die Anzeichen zu erkennen, haben Sie kaum eindeutige Hinweise darauf, ob Sie durch den Mund oder die Nase atmen oder darauf, wie schnell, langsam, flach oder tief Ihre Atmung ist.[469] [470] [471] Ganz unabhängig davon, ob es Ihnen bewusst ist, räumt Ihr Körper der Atmung immer eine hohe Priorität ein. Wie Sie im Schlaf atmen, ist ausgesprochen wichtig. Genau wie Ihr Atemverhalten im Wachzustand die Funktionen Ihres Gehirns und Ihres Körpers beeinflusst, beeinflusst Ihre nächtliche Atmung Ihre Schlafqualität und zu einem großen Teil auch, wie der jeweils darauffolgende Tag dann aussieht.

In der Einleitung zu diesem Buch habe ich geschildert, wie erschöpft ich mich als Teenager und in meinen frühen 20ern aufgrund meiner schlechten Atem- und Schlafgewohnheiten gefühlt habe. Das änderte sich, nachdem ich gelernt hatte, die Nase frei zu machen, durch die Nase zu atmen und meine Atmung zu verlangsamen. Zwei Tage, nachdem ich während des Schlafs zur Nasenatmung gewechselt bin, spürte ich, wie es ist, wenn man sich beim Aufwachen frisch und munter fühlt. Ich weiß noch, wie beeindruckt ich von dem Unterschied war. Auch wenn Sie nicht den Eindruck haben, dass Sie schlecht schlafen: Wenn Ihre Nase aufgrund von Allergien, Asthma oder Rhinitis häufig verstopft ist, ist Ihr Risiko für mittlere bis schwere schlafbezogene Atemstörungen fast doppelt so hoch wie üblich.[472] Menschen mit schlafbezogenen Atemstörungen zeigen die folgenden Symptome:

- Schlaflosigkeit
- Schnarchen
- Schlafapnoe
- Durchschlafstörungen
- Alpträume
- Nächtliche Asthmasymptome (in der Regel zwischen 3 und 5 Uhr morgens)
- Nächtliche Toilettengänge
- Bettnässen bei Kindern
- Morgendliche Abgeschlagenheit
- Mundtrockenheit
- Symptome wie pfeifende oder keuchende Atemgeräusche, Husten, Atemlosigkeit oder eine verstopfte Nase beim Aufwachen

Wenn Sie oder Ihr Kind regelmäßig eines oder mehrere dieser Symptome zeigen, wissen Sie wahrscheinlich bereits, wie störend sich Ein- und Durchschlafstörungen, Schnarchen und Schlafapnoe auf den Schlaf auswirken können. Ein niedriger BOLT-Wert geht meist mit belastender Brustatmung einher und zieht viele der oben aufgeführten Symptome nach sich.

Sie würden gern besser schlafen und erfrischt und energiegeladen aufwachen? Das lässt sich leicht bewerkstelligen, indem Sie gesunde Atemgewohnheiten annehmen und Ihren BOLT-Wert erhöhen. Die leichte, ruhige Nasalatmung, die in diesem Buch gelehrt wird, reduziert Schnarchen und obstruktive Schlafapnoe und aktiviert den Entspannungsmodus des Körpers; das sorgt für tieferen Schlaf und verbessert die Schlafqualität. Indem Sie Ihren BOLT-Wert verbessern, gewinnen Sie die Kontrolle über Ihre Atmung zurück und lindern viele gängige Probleme.

Mundatmung während des Schlafs

Die Erkenntnisse, die ich in diesem Buch mit Ihnen teile, sind nicht neu – aber aus irgendeinem Grund sind sie nicht im allgemeinen Bewusstsein angekommen. Vor langer Zeit, am Ende des 16. Jahrhunderts, stellte der niederländische Mediziner und Autor Levinus Lemnius fest, dass durch den offenen Mund zu atmen schlechten Schlaf zur Folge hat.[473] Ungefähr 200 Jahre später, im Jahr 1869, veröffentlichte der US-amerikanische Maler, Schriftsteller und Reisende George Catling ein Buch mit dem Titel *Shut Your Mouth and Save Your Life* (auf Deutsch »Schließen Sie den Mund und retten Sie Ihr Leben«). Caitlin hatte beobachtet, dass die amerikanischen Ureinwohner eine Methode anwandten, um sicherzustellen, dass Ihre Babys im Schlaf weiter durch die Nase atmeten. Er sah, dass jedes Mal, wenn ein Baby durch den Mund atmete, die Mutter die Lippen des Kindes sanft zusammendrückte, damit es zur Nasenatmung zurückkehrte. Im Gegensatz dazu beschrieb er europäische Siedler, die beim Schlafen durch den offenen Mund um Luft rangen.

Die Mundatmung bei Erwachsenen fand in der Forschung nur begrenzt Beachtung. Das macht es schwierig, die Frage, wie verbreitet dieses Problem ist, exakt zu beantworten. Jedoch atmen viele von uns nachts zumindest zeitweise über den offenen Mund. Es ist erwiesen, dass die Gewohnheit der Mundatmung zu einem gewissen Grad altersabhängig ist. Ab 40 ist die Wahrscheinlichkeit, dass Sie mindestens während 50 Prozent Ihres Schlafs zwischen Nasen- und Mundatmung wechseln, sechsmal so hoch.[474]

Übereinstimmung herrscht darüber, dass es zur Mundatmung kommt, weil die Fähigkeit zur Nasenatmung in irgendeiner Weise beeinträchtigt ist.[475] Dass die Häufigkeit und die Auswirkungen der Mundatmung unter Fachleuten immer noch für Diskussionen sorgen, liegt einfach und allein daran, dass nur sehr wenige Menschen ausschließlich durch den Mund atmen.

Eine 1988 im *American Journal of Orthodontics and Dentofacial Orthopedics* erschienene Forschungsarbeit untersuchte an 116 Erwachsenen den Zusammenhang zwischen nasaler Obstruktion und nasal-oraler Atmung, um den Begriff Mundatmung zu quantifizieren. Die Autoren stellten fest, dass die Atemgewohnheiten durch die Nasengröße beeinflusst sind: 97 Prozent der Teilnehmer mit kleinen Nasen waren in einem gewissen Umfang Mundatmer, während nur etwa zwölf Prozent derer mit angemessen großen oberen Atemwegen regelmäßig durch den Mund atmeten.[476] Es ist jedoch nicht vollständig geklärt, ob die geringe Größe der Nase die Ursache für die

Mundatmung ist oder andersherum die Mundatmung zur Unterentwicklung der oberen Atemwege führt.

Es gibt eindeutige Belege dafür, dass Mundatmung die Entwicklung des Gesichts, der Kiefer und der oberen Luftwege beeinflusst. Das ist ein Grund dafür, warum sich die Forschung auf diesem Feld so stark auf Kinder konzentriert. Mundatmung in der Kindheit kann eine unzureichende Entwicklung der Atemwege zur Folge haben und zur Ausbildung gewohnheitsmäßiger Mundatmung im späteren Leben beitragen.

Insomnie

Insomnie (Schlaflosigkeit) wird definiert als Ein- oder Durchschlafstörung; Betroffene wachen früh auf und ihr Schlaf ist unterbrochen oder nicht erholsam.[477] Von meinen Klienten höre ich häufig die Beschreibung, sie seien gleichzeitig müde, aber wie unter Strom. Insomnie gehört zu den häufigsten Schlafstörungen. Laut einer Studie von 2007 sind zwischen 25 und 30 Prozent der Bevölkerung davon betroffen; bei zehn Prozent sind die Beschwerden chronisch und sie sind deshalb in medizinischer Behandlung.[478] Bei den Ursachen spielen psychische Faktoren wie Ängste, Depressionen, längere Stressphasen, geistige Überaktivität oder Reaktionen auf ein traumatisierendes Erlebnis eine große Rolle.

Jeder, der schon einmal Schlafprobleme hatte, kennt die Frustration, mit der Schlaflosigkeit einhergeht, die Gereiztheit und Verzweiflung, die durch ständiges Grübeln, das einfach nicht aufhören will, noch verstärkt werden. Selbst wenn Sie nicht an Schlaflosigkeit leiden, ist es Ihnen sicher schon einmal aufgrund von Stress oder Sorgen schwergefallen einzuschlafen. Ein quälender innerer Monolog dreht in Ihrem Gehirn Rund um Runde und Sie werfen sich die ganze Nacht lang unruhig hin und her, statt tief und erholsam zu schlafen.

Wenn Sie an dieser sehr verbreiteten Schlafstörung leiden, sollten Sie Ihren Atem 15 bis 20 Minuten vor dem Schlafengehen verlangsamen, um einen erträglichen Lufthunger zu erzeugen. Diese Technik funktioniert aus zwei Gründen: Erstens gehen Sie, indem Sie Ihre Aufmerksamkeit auf den Atem lenken, gedanklich aus Ihrem Kopf heraus und reduzieren auf diese Weise ihre Gedankenaktivität. Zweitens aktivieren Sie durch die Verringerung des Atemvolumens die parasympathische Entspannungsreaktion, wodurch es Ihnen leichter fällt, mit den physiologischen Aspekten von Stress zurechtzukommen.

Eine 2019 von Wissenschaftlern aus Georgia (USA) durchgeführte Untersuchung widmete sich dem Verhältnis zwischen Insomnie und der therapeutischen Funktion von langsamer Atmung.[479] Tiefes Atmen wird häufig zur Entspannung bei Schlaflosigkeit eingesetzt, aber über den therapeutischen Nutzen des langsamen Atmens wurde weit weniger geforscht – und das trotz der Tatsache, dass vegetative Funktionsstörungen meist einen Anteil an Insomnie haben und langsames Atmen die Schlafqualität zu verbessern vermag, da es den Vagotonus erhöht.[480]

Der durchschnittliche Erwachsene braucht mindestens sieben Stunden Schlaf pro Nacht. Menschen, die konstant zu wenig Schlaf bekommen, sind mit höherer Wahrscheinlichkeit übergewichtig und körperlich inaktiv, rauchen oder leiden an Herzerkrankungen, Depressionen, Diabetes, Asthma oder anderen Krankeiten.[481] [482] [483] Schlafmangel gilt als Volkskrankheit: Mehr als ein Drittel der Erwachsenen in den USA schläft regelmäßig zu wenig.[484] Die Studie gibt an, dass angesichts einer Kultur, in der künstliches Licht, Computerbildschirme und enge Terminpläne es erschweren abzuschalten, weltweit zwischen 35 und 50 Prozent der Erwachsenen Symptome von Insomnie aufweisen.[485] Zahlreiche Fälle von Insomie werden auf Hyperarousal zurückgeführt, ein sowohl tagsüber als auch in der Nacht anhaltend erhöhter Aktivierungsgrad des autonomen Nervensystems.[486]

Neben den gesundheitlichen Kosten hat dieser chronische Schlafmangel auch viele praktische Auswirkungen: In den USA verursachen übermüdete Autofahrer jährlich etwa 109 000 Verkehrsunfälle mit Verletzungsfolgen und 6400 tödliche Zusammenstöße.[487] Schlafmangel kostet die US-Wirtschaft aufgrund von geringer Produktivität und krankheitsbedingten Arbeitsunfällen jährlich 411 Milliarden Dollar.[488] Schätzungen zufolge nehmen vier Prozent der Amerikaner verschreibungspflichtige Schlafmittel[489] – Medikamente, die neben einer ganzen Reihe von unerwünschten gesundheitlichen Nebenwirkungen süchtig machen und wiederum Schlafstörungen nach sich ziehen können.[490]

Als langfristige Lösung, die erstrebenswerter und effektiver ist als die übermäßige Verschreibung von Schlafmitteln, empfehlen die Autoren der Insomnie-Studie von 2019, mit einer Kombination von langsamem Atmen und Schlafhygienemaßnahmen gegen Schlafstörungen anzugehen. Um die Effekte der langsamen Atmung auf Schlaflosigkeit zu erklären, wurden in der Studie die Ursachen der Störung im Kontext evolutionärer Fehlanpassung untersucht. Dieser Begriff bezeichnet Krankheiten, die auf Merkmalen beruhen, die für unsere Vorfahren nützlich waren, jedoch aufgrund des Tempos, mit dem sich die menschliche Umwelt und unsere Lebensweise verändert haben, heute ungeeignet – das heißt maladaptiv (fehlangepasst) – sind.[491] Man nimmt an, dass es sich bei Insomnie um eine solche Krankheit handelt. Die Studienautoren gehen davon aus, dass ein signifikanter Anteil der Insomnie-Fälle auf ein chronisch überaktives sympathisches oder ein unterdrücktes parasympathisches Nervensystem zurückzuführen ist. Dieser autonomen Übererregung (Hyperarousal) kann mit dem Praktizieren langsamer Zwerchfellatmung entgegengewirkt werden. Da die Schlafphase, die auf bestimmten langsamen elektrischen Wellen der Hirnaktivität beruht, den parasympathischen Tonus fördert, stabilisiert ein regelmäßiger, gesunder Schlafzyklus das autonome Nervensystem und hilft dem Körper, in einen ruhigeren Zustand zurückzufinden.

Langsames Atmen bewirkt außerdem die Produktion von Melatonin im Körper.[492] Melatonin ist ein wichtiges schlafförderndes Hormon, von dem man weiß, dass es den Vagotonus steigert und die Aktivierung des Sympathikus hemmt.[493] Bei Menschen mit Insomnie ist der Melatoninspiegel niedriger; noch weiter vermindert ist er bei chronischer Insomnie, was darauf hinweist, dass Schlafstörungen, je länger sie dauern, desto ernster werden.[494]

Daraus kann sich ein Teufelskreis sich verschlimmernder Insomnie entwickeln, der Stress nimmt zu und die Übererregung des Sympathikus verstetigt sich. Neuere Forschungsergebnisse deuten darauf hin, dass langsames Atmen bei der Abstimmung der oszillatorischen Gehirnaktivität helfen und einen Mechanismus zur Änderung von Gehirnwellen darstellen könnte. Das ist von Bedeutung für eine mögliche Modulation der Gehirnaktivität zur Schlafförderung.[495]

Die Wissenschaftler, die diese umfangreiche Studie durchgeführt haben, kommen zu dem Schluss, dass langsames Atmen zur Regulierung des autonomen Nervensystems eine effektivere Methode zur Bekämpfung von Schlaflosigkeit sein könnte als die vorherrschende »Regelversorgung« durch medikamentöse Behandlung. Die Forschung zum Nutzen langsamer, tiefer Atmung ist derzeit noch überschaubar, obwohl es deutliche Anhaltspunkte für ihre Wirksamkeit bei der Behandlung von Insomnie gibt. Die Autoren der Studie geben ihrer Hoffnung Ausdruck, dass ihre Arbeit weitere Untersuchungen zur Wirksamkeit langsamer Atmung zur Linderung von Übererregung und damit zur Behandlung von Schlaflosigkeit anregen möge.

Es besteht ein enger Zusammenhang zwischen Schlaflosigkeit und psychischen Störungen, darunter auch Depressionen. Es ist nicht ungewöhnlich, dass Menschen, die an Depressionen leiden, sich ständig erschöpft fühlen. Während kein Zweifel daran besteht, dass Depressionen mit Müdigkeits- und Erschöpfungsgefühlen einhergehen, stellt sich die Frage, ob eine schlechte Schlafqualität aufgrund von Insomnie, Schnarchen oder Schlafapnoe gleichermaßen zu Depressionen als auch zu Fatigue beitragen könnte. Diese Frage lässt mich an eine junge Frau Anfang 30 denken, die wegen ihrer Depressionen in meine Klinik kam. Sie wirkte vollkommen ausgelaugt. Als ich sie fragte, wie sie sich nach dem Aufwachen fühle, erzählte sie mir, sie sei morgens meist erschöpft. Ich fragte sie, ob ihr behandelnder Arzt oder irgendein Arzt in der Vergangenheit ihr eine Schlafuntersuchung empfohlen habe, was sie verneinte. Mir scheint, dass sich viele Menschen in einer vergleichbaren Situation befinden. Unter dem Strich ist es sehr wahrscheinlich, dass Ihre Schlafqualität schlecht ist, wenn Sie immer müde sind.

Studien haben gezeigt, dass obstruktive Schlafapnoe (OSA) zur Entwicklung von Depressionen beitragen kann.[496] [497] Bis zu 67 Prozent der Menschen mit OSA leiden auch an Insomnie, und die Depressionsrate ist sowohl bei Menschen mit Insomnie als auch bei OSA erhöht.[498] Das bedeutet, dass Menschen mit Schlafapnoe aufgrund der begleitenden Insomnie-Symptome einem höheren Depressionsrisiko ausgesetzt sind. So gesehen wäre es sinnvoll, manchen Patienten mit der Primärdiagnose Depression eine Schlafanalyse zu empfehlen.

Zu den Diagnosekriterien für Insomnie bzw. Schlaflosigkeit gehören Tagesmüdigkeit, Reizbarkeit und Konzentrationsprobleme. Das sind zugleich die Symptome, die Patienten dazu veranlassen, sich wegen psychischer Probleme in Behandlung zu begeben. Außerdem handelt es sich um die bekannten Folgen von Depressionen und OSA.[499] Wenn sich die Symptome mehrerer Erkrankungen ähneln, sind zusätzliche Untersuchungen nötig, um die zugrunde liegende Ursache zu finden. Es besteht eine unmittelbare Wechselwirkung zwischen Atmung, Emotionen und Schlaf:

- Bei ungesunden Atemmustern sind auch die Stimmungsregulation und der Schlaf beeinträchtigt.
- Durch eine unzulängliche Schlafqualität wird das emotionale Gleichgewicht gestört, Sie fühlen sich müde und ängstlich und die Atmung ist dysfunktional.
- Starke Emotionen können das Einschlafen erschweren oder Schlaflosigkeit zur Folge haben. Die Atmung ist dann beschleunigt, auf den Brustraum beschränkt und anstrengend.
- Es besteht ein enger Zusammenhang zwischen schlechten Atemgewohnheiten und Stress und Ängsten; zudem erhöhen sie das Risiko für schlafbezogene Atemstörungen.

Ein weiterer Faktor, der zu Insomnie beiträgt, ist eine schnelle Atmung im Wachzustand.[500] Das bedeutet, dass Sie, wenn Sie zu schnell atmen, mit höherer Wahrscheinlichkeit nachts aufwachen. In einem 2017 in der Fachzeitschrift *Science* publizierten Beitrag identifizierten Forscher einen neuronalen Schaltkreis in einem Teil des Hirnstamms, den Prä-Bötzinger-Komplex. Dabei handelt es sich um Gehirnzellen, die bei Säugetieren den Atemrhythmus generieren.[501] Die Forscher gehen davon aus, dass dieser neuronale Schaltkreis sich als Verteidigungsmechanismus entwickelt hat, der »das Tier angesichts von schneller, unregelmäßiger oder schwerfälliger Atmung mobilisiert«. Die Forscher verweisen auf die Tatsache, dass schnelles, unregelmäßiges Atmen die Wachsamkeit steigert und bei Menschen Panik oder Angst auslösen kann.[502] In ähnlicher Weise scheint eine erhöhte Aktivität in dem für den Atemrhythmus, Hyperventilation und Seufzen zuständigen Bereich des Gehirns während des Schlafs Weckreaktionen auszulösen.[503] Im Gegensatz dazu weiß man, dass langsames, bewusstes und kontrolliertes Atmen über den Parasympathikus die Entspannung unterstützt und wirksam bei der Behandlung von Stresserkrankungen ist.[504]

Das scheint sich mit der Theorie zu decken, dass Insomnie von Hyperarousal im Wachzustand verursacht sein könnte und dass ein überaktives sympathisches Nervensystem zu diesem Problem beiträgt. Eine ältere Studie von 1992 stützt die Theorie, dass Hyperventilation beziehungsweise gesteigerte Ventilation zu nächtlichem Erwachen führt, unabhängig vom Auslöser der gesteigerten Atmung.[505] Insomnie ist ein sehr verbreitetes Problem, für das Ärzte oft keine geeignete Lösung finden und das grundsätzlich medikamentös behandelt wird. Daher kann es für Menschen mit Schlaflosigkeit und Schlafapnoe wesentlich sein, zu wissen, dass schnelles Atmen und Hyperventilation uns nachts aus dem Schlaf reißen.

Leichter, immer wieder unterbrochener Schlaf führt zu Lethargie, verringerter Produktivität und erhöhter Stressbelastung.[506] Hinsichtlich des körperlichen Wohlbefindens berichten Wissenschaftler einhellig, dass ein Zusammenhang zwischen schlechtem Schlaf und hohem Blutdruck besteht – ein Zusammenhang, der über die physiologische Belastung, die unzureichender Schlaf für das Nervensystem bedeutet, erklärbar sein könnte.[507] Schlussendlich senkt schlechter Schlaf die Lebensqualität. Die gute Nachricht ist, dass schlechter oder unzureichender Schlaf in der Regel damit verknüpft ist, wie Sie nachts atmen – und das ist etwas, das Sie mit meiner Unterstützung ändern können.

Hilft Schäfchenzählen?

Insomnie kann sich auf zwei Arten manifestieren: Einschlafschwierigkeiten und plötzliches Erwachen nach vier oder fünf Stunden Schlaf.

Wenn Sie Schwierigkeiten haben einzuschlafen, absolvieren Sie tagsüber Leicht-atmen-Übungen (Seite 48). Halten Sie dabei den Mund stets geschlossen und steigern Sie Ihren BOLT-Wert auf über 20 Sekunden. Vor dem Schlafengehen praktizieren Sie das leichte Atmen, um über eine Dauer von 15 Minuten einen erträglichen Lufthunger zu erzeugen. Benutzen Sie ein spezielles Mundpflaster, um sicherzustellen, dass Sie während des Schlafs durch die Nase atmen.

Wenn Sie nach wenigen Stunden Schlaf erwachen, könnte das an heftigem Schnarchen oder Schlafapnoe liegen. Wenn sich Ihre oberen Atemwege so stark verschließen, dass der Unterdruck zunimmt und sich Kohlendioxid ansammelt, wachen Sie sehr wahrscheinlich auf. Die in diesem Buch vorgestellten Techniken können bei Schnarchen und Schlafapnoe und zur Vorbeugung dieser Form der Insomnie ausgesprochen hilfreich sein.

Wenn Sie erst einmal aufgewacht sind, kann es schwierig sein, zurück in den Schlaf zu finden. Der Geist ist wach genug, um gedanklich umherzuschweifen, aber zu erschöpft, um Sie zum Aufstehen zu bewegen. Am Ende liegen Sie viele Stunden lang da und machen sich Sorgen darüber, wie müde Sie sein werden, wenn Sie dann morgens aufstehen müssen.

Bei beiden Formen der Insomnie hat man in der Vergangenheit das bekannte Schäfchenzählen als hilfreiche Gegenmaßnahme empfohlen. Die Idee dahinter ist, imaginäre Schafe zu zählen, während diese vor Ihrem inneren Auge eins nach dem anderen über einen Zaun springen. Eine frühe Erwähnung dieser Technik findet sich im Zusammenhang mit einem ängstlichen Landbesitzer in dem 1832 erschienenen Buch *Illustrations of Political Economy* (auf Deutsch »Darstellung der politischen Ökonomie«) von Harriet Martineau.[508]

Die Idee, Schäfchen zu zählen, mag etwas von einem Ammenmärchen haben, aber interessanterweise haben Wissenschaftler nachgewiesen, dass es funktioniert. Ein Forscherteam an der Oxford University untersuchte den Nutzen einer Imaginationsaufgabe zur Reduktion der kognitiven Aktivität vor dem Einschlafen und fand heraus, dass die Ablenkung durch Imagination so viel Gehirnkapazität beansprucht, dass sie das Aufkommen unerwünschter Gedanken und Sorgen verhinderte. Die Forscher untersuchten 41 an Insomnie leidende Personen, die entweder eine ablenkende

Imaginationsaufgabe oder eine allgemeine Ablenkungsaufgabe oder keine Anweisungen bekamen. Die Teilnehmer der Imaginationsgruppe wurden aufgefordert, sich eine Situation vorzustellen, die sie interessant, fesselnd, angenehm und entspannend fanden.[509] Sie wurden gebeten, sich die Szene zwei Minuten lang so detailreich wie möglich vorzustellen. Man stellte fest, dass diese Aufgabe den Teilnehmern half, schneller einzuschlafen.

Wenn Schäfchenzählen bei Ihnen funktioniert, ist das großartig. Wenn es Ihnen schwerfällt, sich etwas bildlich vorzustellen, können Sie Ihre Schlaflatenz (Einschlafzeit) durch kognitive Aufgaben wie ein komplexes Rechenproblem verbessern. Auch diese halten das Gehirn davon ab, sich mit unerwünschten, negativen Gedanken zu befassen.[510] Funktioniert keine dieser beiden Methoden, kann es helfen, die Aufmerksamkeit vom Geist auf den Körper zu verlagern. Solange Ihr Geist nicht zur Ruhe kommt, wird der Schlaf Ihnen weiter versagt bleiben. Versuchen Sie, Ihre Aufmerksamkeit auf einen kleinen Bereich Ihres Körpers zu richten, etwa auf eine Hand oder einen Fuß, und bleiben Sie mit Ihrer Aufmerksamkeit dort. Wenn Ihnen das leichtfällt, weiten Sie Ihren Fokus aus und beziehen Sie einen größeren Bereich Ihres Körpers ein, zum Beispiel die Füße und Beine. Manche Menschen empfinden eine sogenannte Body-Scan-Meditation als hilfreich. Die Aufmerksamkeit dem Körper zuzuwenden erweitert den Raum zwischen Ihren Gedanken, beruhigt den unkontrolliert umherspringenden Geist – die Buddhisten vergleichen ihn mit einem Affen (monkey mind) - und hilft Ihnen einzuschlafen.

Eine andere Vorgehensweise, um innere Ruhe zu finden, ist, sich auf die Atmung zu konzentrieren und sie nach und nach zu verlangsamen. Es ist normal, dass der Geist umherschweift. Wenn das passiert, kehren Sie mit der Aufmerksamkeit ganz ruhig zur Atmung zurück. Mit etwas Übung gelingt das immer leichter. Machen Sie es sich zur Gewohnheit, Ihre Aufmerksamkeit immer wieder kurz Ihrer Atmung zuzuwenden, während Sie Ihren Alltagsgeschäften nachgehen. Es ist wichtiger, das über den Tag verteilt regelmäßig zu tun, als die Aufmerksamkeit über einen langen Zeitraum ununterbrochen auf die Atmung zu richten.

Schnarchen und obstruktive Schlafapnoe

Schnarchen tritt auf, wenn ein großes Luftvolumen durch Engstellen strömt, was Luftverwirbelungen in der Nase, dem Mund oder hinten im Rachen verursacht. Es gibt zwei Gründe, warum das geschieht: entweder atmet der Schnarcher im Schlaf zu heftig oder seine oberen Atemwege – Nase, Mund und Rachenraum – sind zu eng.

Traditionelle Schnarchbehandlungen wie Nasenspreizer (Dilatatoren) oder operative Methoden sind grundsätzlich darauf ausgerichtet, mehr Raum in den oberen Atemwegen zu schaffen. Diese Vorgehensweisen fokussieren sich allein auf die Atemwege und vernachlässigen die Rolle der Atmung. Kinder und Erwachsene mit Asthma, Ängsten und gewohnheitsmäßig beschleunigter Atmung schnarchen häufig. Schnelles, heftiges Atmen tagsüber schlägt sich in schnellem, heftigem Atmen während des Schlafs nieder. Das ist die Ursache für die Luftverwirbelungen.

Um dem Zusammenhang zwischen der Atmung und dem Schnarchen auf den Grund zu gehen, hilft es, wenn Sie ein Schnarchgeräusch über den Mund erzeugen. Öffnen Sie den Mund, verengen Sie die Kehle und saugen Sie durch den Mund schnell Luft ein. Sicher spüren sie die Luftverwirbelungen hinten am Rachen. Nun schließen Sie den Mund. Versuchen Sie, mit geschlossenem Mund ein Schnarchgeräusch zu erzeugen. Es mag offensichtlich scheinen, aber dieser Versuch beweist, dass das Mundschnarchen aufhört, wenn Sie ausschließlich durch die Nase atmen.

Als Nächstes erzeugen Sie über die Nase ein Schnarchgeräusch. Nasenschnarchen entsteht ebenfalls durch schnelles Einatmen über eine Engstelle. Jetzt verringern Sie Ihre Atemgeschwindigkeit. Atmen Sie sanft durch die Nase ein und lassen Sie die Luft langsam und entspannt wieder ausströmen. Atmen Sie weiter langsam durch die Nase und versuchen Sie dabei ein Schnarchgeräusch zu erzeugen. Sie werden feststellen, dass es, wenn Sie langsam durch die Nase atmen, weit weniger wahrscheinlich ist, dass Sie schnarchen. Schnarchen entsteht nicht nur durch verengte oder kollabierte Atemwege, sondern schnelles, heftiges Atmen trägt ebenfalls dazu bei.

Um Nasenschnarchen zu reduzieren, atmen Sie tagsüber ausschließlich durch die Nase und praktizieren Sie tagsüber das leichte Atmen, um Ihren BOLT-Wert auf mindestens 20 Sekunden zu erhöhen. Bei vielen Menschen reicht das nicht aus, um das Nasenschnarchen zu beenden. Wenn Ihre nasalen Atemwege beeinträchtigt sind oder Sie eine kleine Nase haben, kann es sein, dass Sie weiter schnarchen, wenn auch mit geringerer Intensität.

Wenn Sie morgens mit trockenem Mund erwachen, zeigt das, dass Sie durch den offenen Mund geatmet haben. Hilfsmittel wie ein spezielles Mundpflaster sorgen sehr zuverlässig dafür, dass Sie die Lippen während des Schlafs geschlossen halten.

Schnarchen kann sich auch zu einer Schlafapnoe entwickeln, einem schwerwiegenderen Symptom einer schlafbezogenen Atemstörung, bei der der Schlafende, ohne es zu bemerken, während des Schlafs vorübergehend aufhört zu atmen. Obstruktive Schlafapnoe (OSA) verbreitet sich immer mehr. Statistiken zeigen, dass bis zu neun Prozent der Frauen und 26 Prozent der Männer zwischen 30 und 49 Jahren von der Erkrankung betroffen sind und 27 Prozent der Frauen und 43 Prozent der Männer zwischen 50 und 70.[511] OSA ist dadurch gekennzeichnet, dass die Atmung während des Schlafs aussetzt. Betroffene neigen dazu, sehr laut zu schnarchen, und Sie atmen wiederholt sehr flach (Hypopnoe) und haben Atemaussetzer (Apnoe) mit einer Dauer von 10 Sekunden oder mehr.[512] Neben den Apnoen selbst lassen folgende Symptome auf eine obstruktive Schlafapnoe schließen:

- Tagesmüdigkeit
- Eingeschränkte Konzentrationsfähigkeit
- Plötzliches Erwachen, manchmal mit Herzrasen oder dem Gefühl der Atemlosigkeit
- Mundtrockenheit beim Aufwachen
- Nachtschweiß und häufiger Harndrang
- Kopfschmerzen beim Erwachen
- Impotenz und erektile Dysfunktion (Erektionsstörungen) bei Männern[513] [514]

Bei der Einatmung wird Luft in die Lungen gesogen, wodurch ein negativer Saugdruck in den oberen Atemwegen erzeugt wird. Tagsüber halten verschiedene Dilatatorenmuskeln die oberen Luftwege geöffnet; wenn wir schlafen, werden diese Muskeln jedoch faul, und die oberen Atemwege werden anfällig dafür zu kollabieren.[515] Ein solcher Kollaps tritt auf, wenn der negative Saugdruck das Vermögen der Dilatatorenmuskeln in den oberen Atemwegen übersteigt, die Atemwege geöffnet zu halten. Es gibt vier Stellen, an denen die oberen Atemwege während des Schlafs kollabieren können:

- Der weiche Gaumen senkt sich zum hinteren Rachen.
- Die Zunge rutscht nach hinten in die Atemwege.
- Die Rachenwände kollabieren.
- Der Kehldeckel (*Epiglottis*) verschließt die Atemwege.[516]

Die Analogie eines Strohhalms aus dünnem Papier ermöglicht es, sich vor Augen zu führen, wie es zu Atemaussetzern während des Schlafs kommt. Wenn Sie ein Ende des

Strohhalms in den Mund nehmen und kräftig Luft durch den Halm einsaugen, geben die Wände des Halms nach – sie kollabieren. Wenn Sie dann weiterhin versuchen, durch den Halm einzuatmen, werden Sie merken, dass das unmöglich ist. Wenn Sie allerdings die Luft sanfter durch den Halm ziehen, behält er seine Form und die Luft kann hindurchströmen. Sobald Sie die Geschwindigkeit des Luftstroms erhöhen, kann der Halm der Zunahme des negativen Saugdrucks aber nicht standhalten.

Im Wesentlichen ist das genau das, was bei obstruktiver Schlafapnoe (OSA) geschieht. Mit Einsetzen der Einatmung wird durch den Versuch, Luft in die Lungen zu ziehen, ein negativer Saugdruck erzeugt, der die Wände der oberen Atemwege kollabieren lässt. Wenn die Atemunterbrechung andauert, bekommt der Körper nicht ausreichend Sauerstoff.[517] Das Atemzentrum im Gehirn meldet dem Zwerchfell mit zunehmender Dringlichkeit, die Atmung wiederaufzunehmen. Wenn das Zwerchfell kontrahiert, um Luft in die Lungen zu ziehen, macht der dadurch bedingte weitere Anstieg des Negativdrucks es immer schwerer zu atmen. Irgendwann ist die Sauerstoffsättigung im Blut so niedrig, dass das Gehirn ein bisschen aufwacht und der Schlafende wieder zu atmen beginnt, indem er hörbar nach Luft schnappt, gefolgt von einer Reihe schwerer, heftiger Atemzüge. Das kann einen erneuten Kollaps der Atemwege auslösen; auf diese Weise wiederholt sich der Kreislauf die ganze Nacht über und hindert Betroffene häufig daran, überhaupt in die Tiefschlafphase einzutreten.[518]

Bei den meisten OSA-Patienten wird die Erkrankung gar nicht erkannt und daher auch nicht behandelt.[519] [520] [521] Das könnte zum Teil an mangelndem Vertrauen in die vorhandenen Behandlungsoptionen liegen, aber in einigen Fällen vermeiden Patienten es auch aus Sorge um ihre Lebensweise, die Erkrankung diagnostizieren zu lassen. Kürzlich bin ich in Kalifornien mit dem Taxi gefahren. Während unserer Unterhaltung erzählte mir der Fahrer, er litte an obstruktiver Schlafapnoe. Er begab sich ins Krankenhaus, um sich einer Schlafuntersuchung zu unterziehen, aber dort machte man ihm klar, dass (in den USA) im Falle einer Diagnose die Behörden darüber unterrichtet werden würden. Im Grunde genommen sagte man ihm, dass die Diagnose, die für seine Gesundheit notwendig ist, dazu führen könnte, dass er die Fahrerlaubnis verlöre und damit seinen Job. Als er das hörte, drehte er sich verständlicherweise um und ging schnurstracks zur Tür hinaus.

Angesichts des hohen Anteils von Verkehrsunfällen, in die übermüdete Fahrer verwickelt sind, sollten Schlafuntersuchungen Fahrer nicht davon abhalten, sich Hilfe zu holen. Aus den Ergebnissen einer 2020 durchgeführten Studie geht hervor, dass mehr als ein Viertel der Fahrer, die nach Zusammenstößen in einem Krankenhaus behandelt werden müssen, ein hohes Risiko für OSA hatten.[522] Die Forscher kamen zu dem Schluss, dass eine diagnostizierte oder undiagnostizierte OSA bewiesenermaßen ein Risiko darstellt, von der eine erhebliche Gefahr für die öffentliche Gesundheit ausgeht. Das ist auch für andere Berufe von Belang. Es gibt zum Beispiel zahlreiche Fälle von Piloten, die während des Flugs eingeschlafen sind. 2013 berichtete die Pilotenvereinigung Balpa (British Airline Pilots Association), dass die Hälfte der Piloten schon einmal eingeschlafen ist, während sie für das Fliegen zuständig waren; 29 Prozent gaben an, dass sie beim Erwachen festgestellt haben, dass ihr Co-Pilot ebenfalls schläft.[523]

Mit OSA sind weitere Risikofaktoren verbunden, darunter nicht zuletzt die Gefahr des plötzlichen Todes. Laut einer Studie von 2015 haben Menschen, die an obstruktiver Schlafapnoe leiden, ein höheres Risiko, nachts zu sterben, als Menschen ohne diese Problematik. Die Wissenschaftler begleiteten 112 Erwachsene über 16 Jahre hinweg. Bei 46 Prozent der von OSA Betroffenen war ein plötzlicher Herztod dokumentiert – zum Vergleich: bei Menschen ohne OSA waren es 21 Prozent –; dabei erleidet der Patient ein tödliches Herzversagen.[524] Das heißt, dass OSA das Risiko für einen plötzlichen Herztod verdoppelt. Es zeigte sich ein direkter Zusammenhang zwischen dem Schweregrad der Schlafapnoe und einem plötzlichen Herztod zwischen Mitternacht und sechs Uhr morgens. Als die Forscher die Ergebnisse im Hinblick auf den Schlaf-Wach-Zyklus auswerteten, stellten sie fest, dass 54 Prozent der OSA-Patienten während des Schlafs gestorben waren. Unter nicht von OSA betroffenen Personen waren es nur 24 Prozent.[525] Im Rahmen der Studie fand man einen Zusammenhang zwischen der Schwere und Dauer der Apnoen (Atemaussetzer) mit einem vermehrten Auftreten von Bluthochdruck und Herzrhythmusstörungen.[526] Zwar ist nicht unklar, welche Faktoren zu einem erhöhten Risiko für einen plötzlichen Herztod bei Schlafapnoen führen; jedoch kamen die Forscher zu dem Schluss, dass

> *»Apnoen, Hypoxämien und Hyperkapnien beim Hervorrufen sympathischer Aktivierung synergetisch wirken, was als ein wichtiger Mechanismus angesehen wird, der der erhöhten Gefahr negativer kardiovaskulärer Konsequenzen und dem erhöhten Mortalitätsrisiko zugrunde liegt.«*

Vagale Reaktionen auf Apnoen sind auch an der Auslösung kardialer Arrhythmien (Herzrhythmusstörungen) beteiligt.[527]

In einer Studie, die 2019 im *American Journal of Respiratory and Critical Care Medicine* veröffentlicht wurde, entdeckten Forscher einen negativen Zusammenhang zwischen der Dauer von Apnoe-Ereignissen und dem Gesamtmortalitätsrisiko bei Schlafapnoe.[528] Die Studie zeigt, dass nicht Menschen mit schwerer Schlafapnoe oder mit Atemaussetzern von einer Minute oder mehr das höchste Risiko haben, sondern Menschen mit leichtem Schlaf, die bei geringfügigen Unregelmäßigkeiten ihrer Atmung aufwachen, etwa wenn die CO_2-Konzentration steigt oder der Negativdruck in den Atemwegen zunimmt.[529] Es sind die ständigen Schlafunterbrechungen, die diese Menschen buchstäblich töten. Der Forschungsbericht belegt die hohe Bedeutung einer guten Schlafqualität mit Tiefschlafphasen, die kaum oder gar nicht durch Aufwachen unterbrochen werden.

Für länger anhaltende Apnoen zeigen Forschungsergebnisse aus dem Jahr 2007, dass die erhöhten CO_2-Konzentrationen über Mechanismen wie die Vasodilatation (Erweiterung der Blutgefäße) tatsächlich zur Verbesserung der Sauerstoffaufnahme und -versorgung führen könnten; das bedeutet, dass sie das Gehirn vor durch Sauerstoffmangel (Hypoxie) verursachten Schädigungen schützen. Der Forschungsbericht kommt zu dem Schluss, dass die während Apnoen auftretende Hyperkapnie (hoher CO_2-Gehalt im Blut) ein Weg des Körpers sein könnte, sich an schwere chronische intermittierende Hypoxie im Schlaf anzupassen.[530]

Beim Schnarchen und während Schlafapnoen ist sich der Schlafende häufig der Geräusche, die er beim Atmen verursacht, gar nicht bewusst. In der Regel ist es dessen Bettgenosse, der wach liegt und manchmal zu besorgt oder verärgert ist, um zu schlafen. Erst nach einiger Zeit und häufig durch ein wenig Druck seitens des Partners begibt sich der Betreffende in eine Schlafklinik. Der Arzt oder seine Mitarbeiter beginnt die Untersuchung normalerweise mit der Aufforderung, einen Fragebogen namens Epworth-Sleepiness-Scale zur Beurteilung der Tagesschläfrigkeit zu beantworten. Fällt dieser positiv aus, folgt sehr wahrscheinlich eine Überweisung in ein Schlaflabor. Der Epworth-Sleepiness-Scale ist ein validierter Fragebogen, den viele Schlafzentren einsetzten; mir ist allerdings aufgefallen, dass er nicht alle von OSA Betroffenen erfasst. Das Problem bei Fragebögen wie diesem ist, dass manchen Menschen nicht bewusst ist, wie erschöpft sie sind. Nicht jeder, der an einer Schlafstörung leidet, zeigt Müdigkeitssymptome oder erkennt diese an sich; 25 Prozent der Patienten mit moderater obstruktiver Schlafapnoe leiden weder subjektiv noch objektiv an Schläfrigkeit[531] – ebenso wie 50 Prozent der von OSA Betroffenen nicht übergewichtig sind. Diese Menschen fallen durch das Raster der Schlafmedizin.

Das Untersuchungsverfahren für obstruktive Schlafapnoe ist die Polysomnografie, die als Messung während einer Nacht in einem Schlaflabor vorgenommen wird. Zur

Polysomnografie gehört die Untersuchung sowohl des Schlafs als auch der Atmung, wobei der wichtigste Messwert die Anzahl der Apnoen und Hypopnoen im Schlaf pro Stunde ist. Als Apnoe eingestuft wird ein vollständiger Kollaps der oberen Atemwege, bei dem der Patient das Atmen über eine Dauer von zehn Sekunden oder länger komplett einstellt. Eine Hypopnoe ist ein teilweiser Kollaps der oberen Atemwege, der eine zehn Sekunden lange Reduktion der in die Lungen aufgenommenen Luftmenge zur Folge hat, was mit einem entsprechenden Sinken des Blutsauerstoffs um drei Prozent oder mehr oder einem im EEG erkennbaren Arousal einhergeht. Die Anzahl der Apnoen und Hypopnoen während der Untersuchung wird durch die Gesamtschlafzeit in Stunden dividiert. Der Schweregrad der Schlafapnoe bei Erwachsenen wird anhand der folgenden Skala bestimmt:

- Leichte Schlafapnoe: 5 bis 15 respiratorische Ereignisse pro Stunde Schlaf
- Mittelschwere Schlafapnoe: 15 bis 30 respiratorische Ereignisse pro Stunde Schlaf
- Schwere Schlafapnoe: mehr als 30 respiratorische Ereignisse pro Stunde Schlaf

Der Apnoe-Hypopnoe-Index (AHI) ist in den meisten Schlaflabors das Mittel der Wahl; er hat jedoch seine Grenzen und ist bestenfalls ein grobes und eher ungenaues Messwerkzeug für obstruktive Schlafapnoe.[532] Die Effekte von Apnoen und Hypopnoen auf Individuen unterscheiden sich ganz fundamental, aber der Index differenziert nicht zwischen beidem. Man könnte argumentieren, dass eine Apnoe, die mit einem vollständigen Kollaps der oberen Atemwege einhergeht, in ihren physiologischen Auswirkungen schwerwiegender ist als eine Hypopnoe, die lediglich mit einem teilweisen Kollaps verbunden ist.[533] Des Weiteren ist eine Hypopnoe mit einem vierprozentigen Abfall der Blutsauerstoffsättigung weniger ernst als zum Beispiel eine, die einen Abfall von acht bis zehn Prozent verursacht – aber auch das berücksichtigt der Index nicht. Apnoen und Hypopnoen können im Verlauf der Nacht regelmäßig auftreten oder gehäuft in einer Schlafphase. Wenn Betroffene in einem kurzen Zeitraum mehrere Ereignisse durchmachen, können sie immer noch auf vier oder fünf Stunden guten Schlaf kommen. Das ist eine vollkommen andere Erfahrung als die eines Betroffenen, der die ganze Nacht über Symptome hat und, wenn überhaupt, nur wenige Stunden gut schläft. Und zwischen dem Apnoe-Hypopnoe-Index und den Schlüsselursachen und Auswirkungen der Krankheit besteht schlussendlich nur eine schwache Korrelation.[534] [535]

Bei der herkömmlichen Behandlung von obstruktiver Schlafapnoe liegt der Schwerpunkt auf dem Einsatz eines CPAP-Geräts (Continuous Positive Airway Pressure, auf Deutsch kontinuierlich positiver Atemwegsdruck), dessen Luftstrom die oberen Atemwege nachts offen hält. Bei neueren Verfahren werden die oberen Atemwege geweitet; das geschieht entweder über den Einsatz von oralen Apparaturen oder indem die Kiefer operativ vorverlagert werden – das Verfahren nennt sich maxillo-mandibuläres Advancement. In jüngerer Zeit wird ein weiteres operatives Verfahren angewandt, die Stimulation des Hypoglossus-Nervs durch einen Schrittmacher.[536] Das Implantat, das die Zunge zur Kontraktion anregt und verhindert, dass sie nach hinten in die Atemwege fällt, ist erwiesenermaßen wirksam bei der Reduktion von Schlafapnoe-Symptomen.[537] In einer Studie mit 27 Teilnehmern sank der präoperative Apnoe-Hypopnoe-Index, der im Durchschnitt bei 46 lag, nach dem Eingriff auf 4,6.[538]

Zwar sind diese Eingriffe vergleichsweise erfolgreich – dennoch bleibt es wichtig, die der Krankreit zugrunde liegenden Atemmuster zu verändern. Im Laufe der Jahre kamen viele Menschen zu mir, denen es gelang, ihren Apnoe-Hypopnoe-Index fast auf Normalwerte zu senken – einfach, indem sie die Atemübungen aus diesem Buch anwandten, tagsüber wie nachts durch die Nase atmeten, eine korrekte Zungenruhelage beibehielten und ihre ineffektiven Atemgewohnheiten veränderten.

Forschungsergebnisse aus dem Jahr 2006 zeigten, dass Mundatmung bei Menschen ohne nasale Obstruktion eine maßgebliche Determinante für OSA ist.[539] Menschen mit Schlafapnoe atmen über längere Zeiträume nur über den Mund (oral) und über Mund und Nase (oro-nasal) als Menschen, die schnarchen. Es besteht ein enger Zusammenhang zwischen dem Apnoe-Hypopnoe-Index, der den Schweregrad der Schlafapnoe anzeigt, und der Zeit, über die ausschließlich oder teilweise durch den offenen Mund geatmet wird. Das bestätigt ein 2020 in *Larygoscope* veröffentlichter Beitrag: Schwerere OSA und höhere Sauerstoffentsättigung waren mit Mundatmung assoziiert statt mit nasaler oder oro-nasaler Atmung.[540]

Das Geheimnis gesunder Atemwege

Im Schlaf immer und ausschließlich durch die Nase zu atmen hat zahlreiche positive Auswirkungen. Dazu gehören die Feuchthaltung der oberen Atemwege, die Nutzung von nasalem Stickstoffoxid, stabilere Atemmuster (siehe auch Erscheinungsformen von Schlafapnoe in Anhang A, Seite 487) und der Zwerchfelleinsatz; zudem trägt diese

Atmung dazu bei, dass die Zunge nicht nach hinten in den Rachen rutscht. Dazu kommt, dass all diese positiven Effekte Schlafapnoe-Symptome verbessern und ihnen vorbeugen. Umgekehrt kann Mundatmung ein auslösender Faktor für OSA sein und zu ihrer Aufrechterhaltung beitragen, weil durch den Mund zu atmen den negativen Saugdruck erhöht und Nase, Mund und Rachen austrocknet. Der mit der Mundatmung verbundene Feuchtigkeitsverlust verursacht Entzündungen in den Atemwegen, die wiederum zu nasaler Obstruktion führen, was wiederum die Mundatmung begünstigt, sodass sich der Kreislauf immer weiter fortsetzt.

Das Gas Stickstoffmonoxid (NO) wird in signifikanten Mengen in der Nase und den Nasennebenhöhen erzeugt (zur Bedeutung dieses Umstandes siehe Kapitel 3, Seite 128).[541] NO wirkt bronchienerweiternd und trägt dazu bei, dass die oberen Atemwege offen bleiben. Grundsätzlich ist jedoch die Rolle von NO bei der Regulation von Schlafapnoe, obwohl vermutlich wesentlich, noch nicht vollständig erforscht.[542] [543] Das Gas scheint dazu beizutragen, die Verengung in den oberen Atemwegen zu reduzieren, und wirkt als Bote zwischen Nase, Rachenmuskulatur und Lunge.

Die unteren und oberen Atemwege (Lunge, Nase, Rachen) sind mechanisch miteinander verbunden. Daher führt Nasenatmung aufgrund der verstärkten Aktivierung des Zwerchfells zu einer Verbesserung des Lungenvolumens.[544] [545] Ein höheres Lungenvolumen hat zur Folge, dass sich der Rachen spannt und öffnet, was das Risiko senkt, dass die Atemwege während des Schlafs kollabieren.[546]

Anatomisch gesehen führt Mundatmung dazu, dass der Kiefer nach unten klappt und die Zunge nach hinten in den Rachen fällt. Das beeinträchtigt die Größe der Atemwege, was das Risiko eines Atemwegkollapses im Schlaf erhöht (stellen Sie sich einen sehr dünnen Strohhalm vor). Laut dem Atemwegs- und Kieferorthopädie-Experten Dr. William Hang lässt sich der Unterschied zwischen gesunden und schlecht funktionierenden Atemwegen gut erklären, indem man den Durchmesser eines Gartenschlauchs mit dem eines Kugelschreibers vergleicht. Dr. Hang hat sich über Jahrzehnte dafür eingesetzt, in der Kieferorthopädie die Atemwege stärker zu berücksichtigen, und seine Patienten (zu denen ich ebenfalls zähle) nehmen oft lange Wege auf sich, um seine Klinik in Kalifornien aufzusuchen. Es kann sich nachteilig auf die Atemwege auswirken, wenn Zähne gezogen oder Kiefer operativ verändert werden, um ein schöneres Lächeln zu erhalten; deshalb ist es wichtig zu untersuchen, welche Implikationen das hat, wenn eine kieferorthopädische Behandlung in Betracht gezogen wird.

In einer Forschungsarbeit von 2017 erläutert Dr. Hang, dass viele Behandlungsmethoden, die eine Einschränkung der Atemwege nach sich ziehen, aktuell zu den

Standardverfahren der Zahnmedizin und Kieferorthopädie gehören. Dazu merkt er an:

> *»Angesichts der gegenwärtigen Ausbreitung von OSA und OSA-bedingter Morbidität können wir eine solche Atemwegsreduktion nicht verantworten. Statt darüber zu streiten, ob ein empfohlenes orthopädisches Behandlungsprotokoll das Entfernen von Zähnen umfasst oder nicht [..], sollten wir uns mit der Frage befassen, wie es sich auf die Atemwege auswirkt.«*[547]

In den Atemwegen des modernen Menschen ist nicht viel Raum für Fehler. Jeder Eingriff in den bereits engen Raum birgt die Gefahr, sich nachteilig auf die Gesundheit auszuwirken.

Glücklicherweise nimmt das Bewusstsein für diese Problematik zu, was vor allem einer breiten Öffentlichkeit zu verdanken ist: Initiativen wie RightToGrow.org in Kanada und die britische »Prevent Crooked Teeth«-Kampagne helfen Menschen zu erkennen, wie wichtig es für die lebenslange Gesundheit ist, alle 32 Zähne zu behalten und ein gesundes Atemverhalten zu erlernen. Atemwegsfreundliche Methoden wie die Erweiterung des Kiefers schaffen Raum für die vorhandenen Zähne und sorgen für ein schönes Lächeln, ohne dass dies negative Auswirkungen auf die Atmung, den Schlaf oder das allgemeine Wohlbefinden hätte.

Normalerweise werden Patienten, die Probleme mit der Nase haben, in eine Hals-Nasen-Ohren-Praxis überwiesen. Bei chronischen Lungenproblemen wie wiederkehrenden Infektionen der unteren Atemwege, pfeifenden Atemgeräuschen oder Husten sucht man einen Lungenfacharzt auf. Allerdings setzt sich unter Wissenschaftlern mittlerweile die Erkenntnis durch, dass die Nase und die Lunge gemeinsam die Atemwege bilden. Da Entzündungsmediatoren und infektiöse Erreger über die Atemwegsschleimhaut und durch die Atemwege hindurch transportiert werden können, kann eine Entzündung oder Infektion in der Lunge bzw. den Bronchien, wie sie bei Asthmatikern vorkommt, nach oben zur Nase wandern. Ebenso können Entzündungen in der Nase zu den Lungen gelangen. Angesichts dessen überrascht es nicht, dass Kinder und Erwachsene mit Asthma häufiger Probleme in den nasalen Atemwegen haben. Physiologische, epidemiologische und klinische Erkenntnisse stützen einen Ansatz, der die oberen und unteren Atemwege als Einheit betrachtet (unified airways).[548]

Asthmatiker leiden häufig an nasaler Kongestion, die sie dazu veranlasst, durch den geöffneten Mund zu atmen. Das hat eine schnellere Atemfrequenz zur Folge und flache Brustatmung. Es ist exakt dasselbe Atemmuster, das zur Entstehung schlafbezogener Atemstörungen beiträgt. Menschen mit Asthma leiden auch häufiger an Müdigkeit, insbesondere bei Asthmasymptomen wie Brustenge, pfeifendem Atem oder Husten.[549]

Obstruktive Schlafapnoe und Asthma sind sehr verbreitete Atemwegserkrankungen. Zudem besteht vielfach eine Komorbidität, das heißt, sie treten gleichzeitig auf, wobei die eine nicht zwingend eine Folgeerkrankung der anderen ist. Eine nicht diagnostizierte oder nicht angemessen behandelte OSA kann sich nachteilig auf die Asthmakontrolle auswirken und umgekehrt.[550] In einer Studie zeigten sich bei etwa 74 Prozent der Probanden mit Asthma auch nächtliche Symptome einer Atemwegsobstruktion;[551] beim Auftreten von Asthmasymptomen kam es bei den von Asthma Betroffenen häufiger auch zu OSA.[552]

Eine vertiefte Auseinandersetzung mit den Atemgewohnheiten von Menschen mit Asthma ist sehr aufschlussreich im Hinblick auf die Atemmuster bei Schlafapnoe. Die Übungen in diesem Buch sind bei der Verbesserung der Asthmakontrolle bewährt. Angesichts des Zusammenhangs zwischen Asthma und Schlafapnoe kann davon ausgegangen werden, dass sie auch bei der Reduzierung von OSA hilfreich sind.

Wege zu einem besseren Schlaf

Sowohl beim Schnarchen als auch bei Schlafapnoe spielt die Schwerkraft eine Rolle. Wenn Sie auf dem Rücken liegen, wird die Atmung nicht eingeschränkt, daher nimmt das Atemvolumen zu und das Schnarchen verschlimmert sich. Auf dem Rücken zu schlafen fördert außerdem das Öffnen des Mundes, was dazu führt, dass der Unterkiefer hinunterklappt und die Atemwege sich verengen. Von OSA Betroffene, die auf dem Rücken schlafen, erleben eine höhere Anzahl von Apnoen pro Nacht und ihre Atmung setzt während dieser Apnoen länger aus. In einer Studie mit 574 Patienten mit Schlafapnoe hatten die Probanden mindestens doppelt so viele Fälle von Apnoe oder Hypopnoe, wenn sie auf dem Rücken schliefen als im Vergleich zur Seitenlage. Die Forscher schlossen darauf, dass die »Körperposition während des Schlafs tiefgreifende Auswirkungen auf die Häufigkeit und den Schweregrad von Atemanomalien bei Patienten mit obstruktiver Schlafapnoe« hat.[65]

In einer ähnlichen Untersuchung, bei der 2077 OSA-Patienten über einen Zeitraum von zehn Jahren begleitet wurden, wurde festgestellt, dass fast 54 Prozent von ihnen mindestens doppelt so häufig Atemanomalien aufwiesen, wenn sie auf dem Rücken schliefen, als wenn sie auf der Seite schliefen. Im Forschungsbericht wird bestätigt, dass die »Vermeidung der Rückenlage im Schlaf die Schlafqualität und die Tageswachheit bei zahlreichen Patienten mit lageabhängiger obstruktiver Schlafapnoe verbessern kann.«[553] Die folgenden Techniken und Maßnahmen helfen Ihnen, besser zu schlafen.

Leicht und langsam atmen

Diese Übung können Sie beim Fernsehen oder entspannt im Bett ausführen. Diese Übung wirkt sehr gut bei schlafbezogenen Atemstörungen. Zudem fördert sie die Entspannung und hilft Ihnen beim Einschlafen.

- Legen Sie eine Hand auf Ihre Brust und eine auf Ihren Bauch.
- Verlangsamen und dämpfen Sie Ihre Atmung sanft, um einen geringfügigen Lufthunger zu erzeugen.
- Führen Sie diese Übung etwa 15 Minuten lang durch.

Mit dem Mundpflaster zur Nasenatmung

Warum es so wichtig ist, während des Schlafs durch die Nase zu atmen, haben wir bereits beschrieben; aber wie können Sie sicherstellen, dass Sie es tun?

Morgens beim Aufwachen sollte Ihr Mund feucht sein. Wenn Sie nachts durch den Mund geatmet haben, ist der Mund morgens trocken und Sie werden feststellen, dass Sie Mundgeruch haben.[554] Bei Mundatmern treten häufiger Zahnfleischerkrankungen, Halitosis (Mundgeruch) und Karies auf als bei Nasenatmern.

Wenn Sie dazu neigen, nachts durch den Mund zu atmen, können Sie ausprobieren, den Mund mit einem Tape zu verschließen. Befolgen Sie dabei folgende Hinweise:

Den Mund nachts mit einem Tape zu verschließen, mag zunächst beängstigend klingen. Jedoch wird die Methode von den Atemtrainern des Oxygen-Advantage®-Programms und in Buteyko-Atemkliniken weltweit mit großem Erfolg eingesetzt. Vielleicht beruhigt es Sie zu wissen, dass es nicht lange dauert, sich daran zu gewöhnen. Wenn es Ihnen schwerfällt, den Mund nachts geschlossen zu halten, nutzen Sie vor dem Schlafengehen ein spezielles Mundpflaster. Das ist eine hervorragende Methode, um schlafbezogene Atemstörungen zu bekämpfen und den Wechsel zur dauerhaften

Nasenatmung zu unterstützen. Dieses Pflaster wird eher um den Mund herum angelegt als direkt auf den Lippen und erinnert Sie durch die elastische Spannung sozusagen daran, den Mund wieder zu schließen, wenn er sich öffnet.

Ich bin mir sicher, dass es das Beste war, was ich je getan habe, um besser zu schlafen, meinen Mund nachts mit dem Mundpflaster zu verschließen. Alternativen zum Mundpflaster sind die in jeder Apotheke erhältlichen hautfreundlichen Papierpflaster oder spezielle Klebestreifen für die Lippen.

Um die anfängliche Angst zu überwinden, die damit verbunden sein kann, dass der Mund mit einem Klebeband verschlossen ist, tragen Sie das Tape 20 Minuten lang, bevor Sie zu Bett gehen. Seien Sie sich außerdem dessen bewusst, dass das Klebeband sich in den ersten Nächten wahrscheinlich lösen wird, wenn Sie es gewohnt sind, durch den Mund zu atmen. Das wird sich aber relativ schnell geben. Binnen weniger Tage wird Ihr Körper wieder zur natürlichen Nasenatmung zurückfinden und das Pflaster wird haften bleiben. Ab diesem Zeitpunkt werden Sie so gut schlafen wie nie zuvor.

Wenn Ihre Nase vor dem Zubettgehen teilweise verstopft ist, beheben Sie dies durch die Übung zum Freimachen der Nase (Seite 140), bevor Sie das Mundpflaster anbringen. Ich kann Ihnen versichern, dass Ihre Nase sich nie ganz verschließen wird, wenn Sie nachts das Mundpflaster tragen, weil Nasenatmung hilft, die Nasengänge zu erweitern.

Wenn Sie in der Nacht schwer atmen, während sie das Pflaster tragen, kann es passieren, dass Ihre Nase teilweise verstopft. In diesem Fall kann es hilfreich sein, einen Nasendilatator (Nasenspreizer) zu tragen. Dabei handelt es sich um kleine Plastikklammern, die so in die Nase eingesetzt werden, dass sie die Nasengänge öffnen und Schnarchen verringern; diese sind in Apotheken oder online erhältlich. Mit der Zeit, wenn Sie die Atemübungen und die Techniken in diesem Buch anwenden und sich Ihre Nasenverstopfung verbessert, werden Sie vermutlich keinen Nasendilatator mehr benötigen.

In einer neueren Studie, die die Anwendung von Mundpflastern testete, um Probleme mit der Nasenatmung zu untersuchen, stellten die Forscher fest, dass 83,5 Prozent der gewohnheitsmäßigen Mundatmer problemlos in der Lage waren, mit einem Tape auf dem Mund durch die Nase zu atmen. Denken Sie daran: Ihre Nase wird nur dann wieder komplett verstopfen, wenn Sie zur Mundatmung zurückkehren.[555]

Falls Sie im Verlauf der Nacht Schwierigkeiten haben, mit dem Klebeband zu atmen, reduzieren Sie sanft Ihre Atmung, bis Sie sich wieder wohlfühlen. Versuchen

Sie sich an das Mundpflaster zu gewöhnen, statt es zu entfernen. Ohne dieses Hilfsmittel werden Sie während des Schlafs wahrscheinlich zur Mundatmung zurückkehren und das wird Ihre Symptome nur verschlimmern.

Sicherheitshinweis: Diese Methode ist nicht für Kinder unter vier Jahren geeignet. Zwar bedecken diese speziellen Mundpflaster nicht den Mund, sodass das Sprechen weiter möglich ist, jedoch müssen Kinder, die nachts ein solches Pflaster tragen sollen, dazu in der Lage sein, es zu entfernen, wenn sie das Bedürfnis dazu haben.

Tragen Sie bei Übelkeit oder wenn Sie Alkohol getrunken haben, KEIN Lippentape. Wenn Ihr Kind Bauchschmerzen hat oder sich übergeben könnte, dürfen Sie seinen Mund während des Schlafs nicht mit einem Klebeband verschließen.

Kontrollieren Sie Ihren BOLT-Wert. Um herauszufinden, ob Sie während der Nacht überatmen, messen Sie Ihren BOLT-Wert einmal vor dem Zubettgehen und morgens nach dem Erwachen noch einmal. Wenn Ihr BOLT-Wert beim Aufwachen niedriger ist als am Abend zuvor, bedeutet das, dass Sie im Schlaf zu heftig oder mit dem Mund geatmet haben.

Die Compliance bei CPAP-Therapien verbessern

Als Compliance beziehungsweise Adhärenz bezeichnet man die Bereitschaft der Patienten zur aktiven Mitwirkung an Behandlungsmaßnahmen.

Bei der Nutzung eines CPAP-Geräts beeinträchtigt Mundatmung während des Schlafs die Effektivität der Behandlung.[556] Wenn Sie nachts für gewöhnlich durch den Mund atmen, kann es notwendig sein, bei der Nutzung des CPAP-Geräts ein spezielles Mundpflaster zu tragen. Manche Menschen haben Probleme damit, die CPAP-Maske die ganze Nacht hindurch zu tragen, und Full-Face-Masken sind naturgemäß noch weniger komfortabel.

Als akzeptable Adhärenz beziehungsweise CPAP-Compliance gilt eine Tragedauer von vier Stunden pro Nacht über mindestens 70 Prozent der Zeit.[557] [558] Studien zeigen allerdings, dass unterschiedliche Compliance-Werte zu besseren oder schlechteren Ergebnissen führen und dass eine Adhärenz von mehr als sechs Stunden pro Nacht nötig ist, um das Risiko der Mortalität infolge von Herz- und Gefäßkrankheiten zu senken.[559] Da wir jede Nacht zwischen sieben und acht Stunden Schlaf brauchen, ist eine Nutzungsdauer von vier Stunden eindeutig suboptimal. Wenn Sie außerdem Ihren Lebensunterhalt mit dem Führen von Fahrzeugen oder als Pilot verdienen, sollten Sie wissen, dass Sie verpflichtet sind, Ihre CPAP-Compliance-Daten den zuständigen

Behörden mitzuteilen und dass Sie eine ungenügende Compliance Ihren Job kosten kann.[560]

In diesem Buch erkunden wir den Zusammenhang zwischen schlafbezogenen Schlafstörungen und zahlreichen Gesundheitsaspekten. Es besteht ein Zusammenhang mit Problematiken wie Diabetes, sexuellen Funktionsstörungen, Herzinsuffizienz und hohem Blutdruck. Klinische Interventionen wie CPAP helfen, diesen Problemen vorzubeugen, und unter Umständen auch, sie zu lösen. Das gilt jedoch nur, wenn sie korrekt angewendet werden, was bei der CPAP-Therapie eine Nutzungsdauer über die ganze Nacht hinweg bedeutet.

Um das zu erreichen, ist es notwendig, gegen die Mundatmung anzugehen – die Hauptursache für Non-Compliance bei CPAP-Behandlungen.[561] Bei Mundatmung kommt es zu sogenannten Mundleckagen – die Luft strömt durch den geöffneten Mund aus, bevor sie in die Atemwege gelangt. Das weckt den Nutzer häufig auf, was zu einer weiteren Fragmentierung des Schlafs beiträgt. Wenn Sie während des Schlafs durch die Nase atmen, gelangt die Luft aus dem CPAP-Gerät wie vorgesehen in die Atemwege. Indem Sie einfach Ihren Mund schließen, verbessern Sie Ihre Chancen, durchzuschlafen.

Es werden zahlreiche Produkte angeboten, die helfen sollen, den Mund nachts geschlossen zu halten, zum Beispiel Kinnbinden. Hilfsmittel dieser Art sind nicht immer unproblematisch. Sie liegen eng am Kopf an, fixieren den Kiefer in geschlossener Stellung und können daher Nebenwirkungen wie temporomandibuläre Gelenkschmerzen verursachen. Daher ist auch in diesem Fall das Verschließen des Mundes während des Schlafs mit einem geeigneten Klebeband die beste Lösung. Ob Sie sich für ein spezielles Mundpflaster oder ein anderes Produkt entscheiden, spielt keine Rolle: Das Lippentape ist eine sanfte Art zur Absicherung der CPAP-Compliance. Es verhindert Mundleckagen, ohne Kieferschmerzen hervorzurufen, kollidiert nicht mit dem Tragen der CPAP-Maske und macht das Ganze nicht noch unangenehmer, sodass es Sie vom Schlafen abhalten würde.

Ein weiteres Problem im Zusammenhang mit CPAP ist, dass der Luftstrom aus den Leckagen die Augen reizen kann. Das gilt insbesondere für Menschen mit einem sogenannten Floppy-Eyelid-Syndrom (auf Deutsch schlaffes Lid), bei dem die Oberlider dazu neigen, sich umzustülpen, sodass das Auge ungeschützt ist.[562] Schlafapnoe ist ohnehin ein bekannter unabhängiger Risikofaktor für Erblinden durch ein Glaukom, und obgleich die Gründe für diesen Zusammenhang nicht bekannt sind, wurden in Studien Assoziationen zwischen OSA und mehreren Augenerkrankungen gefunden, darunter auch das Floppy-Eyelid-Syndrom.[563] [564] Der Einsatz von Lippenpflastern zur Verhinderung von Luftlecks durch den Mund verringert das Risiko für Augenirritationen.

Die Vorbereitung auf eine Schlafanalyse

Wenn Sie über einen gewissen Zeitraum Atemübungen praktiziert haben, werden Sie feststellen, dass Ihre Symptome zurückgehen. Damit könnte ein Gespräch mit Ihrem Arzt über die Reduktion der CPAP-Nutzung anstehen. Um herauszufinden, ob es gelungen ist, Ihre Schlafapnoe unter Kontrolle zu halten, ist es am besten, sich einer Schlafanalyse zu unterziehen.

Nehmen Sie nur an einer Schlafanalyse teil, wenn Ihr BOLT-Wert mindestens seit zwei Wochen über 20 Sekunden liegt. Dazu sollten Sie die leichte, langsame, tiefe nasale Atmung mit der Zunge in der korrekten Ruheposition und geschlossenen Lippen praktiziert haben. Bei Männern gibt es ein weiteres Anzeichen für eine gesunde Atmung im Schlaf: Sie wachen mit einer morgendlichen Erektion auf. Mit den Gründen dafür befassen wir uns in Kapitel 11 (ab Seite 325), in dem es um den Zusammenhang von Atmung und Sex geht; für den Moment geht es nur darum zu wissen, dass die sogenannte Morgenlatte auf ein gesundes Herz-Kreislauf-System hinweist.

Verlangsamen Sie am Abend vor der Schlafanalyse, bevor Sie zu Bett gehen, für eine Dauer von 15 bis 20 Minuten Ihre Atmung, um Lufthunger zu erzeugen. Dann fixieren Sie Ihre Lippen mit einem Mundpflaster. Im Laufe der Jahre habe ich bereits zahlreichen Kursteilnehmern geraten, während der Schlafuntersuchung ein Lippentape zu tragen. Oft hat das für die Durchführung der Untersuchung zuständige Fachpersonal mit Neugier reagiert, aber meines Wissens hat nie jemand Einwände gegen den Einsatz der Pflaster erhoben. Das ist wichtig, da Sie ja durch die Schlafanalyse herausfinden möchten, wie schwerwiegend Ihre Schlafapnoe ist, wenn Sie langsam und tief durch die Nase atmen.

Die Grundlagen der Schlafhygiene

Es gibt eine Reihe bewährter Vorgehensweisen zur Vorbereitung auf den Schlaf, die als Grundlagen einer guten Schlafhygiene gelten können. Ein guter Anfang ist es, spätabends keine großen Mahlzeiten mehr einzunehmen und keinen Alkohol zu trinken. Zwar kann Alkohol Sie schneller einschlafen lassen, er wirkt jedoch anregend, was dazu führt, dass Sie schlecht schlafen und mitten in der Nacht aufwachen. Zu kurz vor dem Schlafengehen zu essen schafft ähnliche Probleme, da der Körper dann in einem halbwegs entspannten Zustand erhebliche Energie für die Verdauung aufbringen muss.

Ihr Schlafzimmer sollte, wenn möglich, dem Schlaf, der Entspannung und dem Sex vorbehalten sein. Es ist der falsche Ort, um fernzusehen, am Laptop zu arbeiten oder auf dem Smartphone im Internet zu surfen. Genau genommen sollten sich in Ihrem Schlafzimmer so wenige technische Geräte wie möglich finden, um eine hohe Schlafqualität sicherzustellen. Technik hat einen immer größeren Anteil an schlechtem Schlaf. Selbst das gute alte Ritual, vor dem Einschlafen zu lesen, ist diskreditiert, seit Tablets, Smartphones und E-Reader mit beleuchteten Displays das traditionelle Buch ersetzt haben. Wenn Sie Ihre Augen hellem Licht aussetzen, insbesondere dem blauen Licht, wie es solche Geräte ausstrahlen, hört das Gehirn auf, das Entspannungshormon Melatonin auszuschütten, das für das Gefühl der Schläfrigkeit verantwortlich ist. Der menschliche Körper ist dazu geschaffen, bei Tageslicht wach zu sein und zu schlafen, wenn es dunkel wird. Laut einer Ausgabe des *Harvard Health Letter* mit dem Titel »Blue light has a dark side« (auf Deutsch »Die Schattenseite des blauen Lichts«) empfiehlt es sich, mindestens drei Stunden vor dem Schlafengehen auf die Nutzung von Laptops und anderen Elektronikgeräten zu verzichten.[565] Wenn Ihnen das nicht möglich ist, sollten Sie sich eine Brille mit Blaulichtfilter zulegen und diese tragen, wenn Sie abends am Computer sitzen oder das Smartphone verwenden.

Kabinendruck: Atemübungen in sauerstoffarmer Umgebung

Eine E-Mail, die ich von einem meiner Klienten bekommen habe, der Berufspilot ist, bietet eine interessante Perspektive auf das Themenfeld Atmung und Schlaf. Erinnern Sie sich an den Bericht der britischen Pilotenvereinigung über Piloten, die beim Steuern eines Flugzeugs eingeschlafen sind? Wie mein Klient schreibt, gehören Ermüdung, ein gestörter zirkadianer Rhythmus (Tag-Nacht-Rhythmus), Jetlag, Schlafstörungen und eine aus dem Gleichgewicht geratene innere Uhr zum Job – neben hohem Druck und viel Verantwortung. Das sind wichtige, unvermeidbare Probleme, mit denen es umzugehen und die es sorgfältig zu beobachten gilt, um während des Flugs ein ausreichendes Maß an Leistungsfähigkeit aufrechtzuerhalten. Er schildert folgende Erfahrungen:

»Bei einer großen Fluglinie wie unserer, die berüchtigt ist für ihre wechselnden Flugpläne und ihr vielfältiges Streckennetz, treten diese Probleme noch verstärkt auf. Ein schneller Blick in mein Logbuch zeigt, dass im Schnitt 40 Prozent meiner Flüge nachts und während der Ruhezeiten stattfinden. Das steckt man nicht so einfach weg. In einem typischen Monat fliege ich eine Ultralangstrecke, zwei oder drei Mittelstreckenflüge und diverse Kurzstrecken-Rückflüge.

Um meine mentale Leistung zu optimieren, habe ich eine Reihe von Maßnahmen, mit denen ich sicherstelle, dass ich gut ausgeruht und auf einem angemessenen kognitiven Niveau arbeite. Daneben gelten in der Branche strenge Vorgaben und Regeln, die gewährleisten, dass unsere Dienstpläne den Sicherheitsanforderungen entsprechend erstellt und umgesetzt werden.

Seit ich die Atemarbeit für mich entdeckt habe und ihre überzeugenden Vorteile in Hinsicht auf Schlaf, Energie und Wohlbefinden, habe ich sie konsequent genutzt und von ihr profitiert. Dank meinem täglichen Atemübungsprogramm schlafe ich besser, kann mich zwischen den Flügen erholen und bringe während des Flugs die bestmögliche Leistung.

Alles beginnt mit dem Schlaf. Meiner Erfahrung nach ist das die wichtigste Variable, unabhängig davon, ob ich zu Hause bin, in einem Hotel in der Nähe der Flugstrecke oder an Bord während der kritischen Ruhezeiten bei Ultralangstreckenflügen.

Ich nutze für meine Schlafmanagement-Routine die Prinzipien der Pranayama-Atmung und die wissenschaftlich fundierten Übungen aus dem Oxygen-Advantage®-Programm. Sie umfasst folgende Punkte:

- *Ein Mundpflaster stellt sicher, dass ich nachts durch die Nase atme, und sorgt für tiefen, erholsamen Schlaf.*
- *Zu meiner Schlafhygiene gehören ein dunkler Raum, eine Schlafmaske und Ohrstöpsel.*
- *Atemübungen oder Meditation vor dem Einschlafen, um zu entspannen und den Parasympathikus zu aktivieren. Diese umfassen leichte, tiefe und langsame Zwerchfellatmung mit verlängerter Ausatmung, um mich körperlich zu entspannen.*
- *Ausreichende Flüssigkeitsaufnahme vor dem Zubettgehen.*

Ich versuche, so viel Beständigkeit herzustellen, wie ich kann, und mich, so gut es geht, an eine feste Heim-Zeitzone zu halten.

- *Meine Atempraxis während des Flugs sieht folgendermaßen aus:*

- *Box-Breathing mit kurzen Atempausen zwischen Ein- und Ausatmung (siehe Kapitel 2, Seite 98),*
- *Lange Atemzyklen mit langsamer und tiefer Atmung mit Zwerchfelleinsatz, die mir mittlerweile ohnehin schon zur Gewohnheit geworden ist,*
- *konsequente Nasenatmung, um eine maximale Sauerstoffaufnahme zu gewährleisten.*

Diese Techniken sind auf Flügen unentbehrlich, weil wir in einer sauerstoffarmen Umgebung arbeiten, in der zudem die Luftqualität durch den Umluftanteil nicht besonders gut ist. Von dem offenkundigen Nutzen der Atemübungen profitiert nicht nur die Crew, sondern auch Passagiere, die nicht an diese Umgebung gewöhnt sind. Faktisch sind wir schon aufgrund des geringeren Sauerstoffgehalts in der Luft und der Höhe von rund 6000 Metern im Nachteil. Erschwerend kommt noch die Tatsache hinzu, dass ein hoher Anteil der Bevölkerung dysfunktionale Atemgewohnheiten hat. Zu meiner Flugnachbereitung gehören:

- *Alle Atemübungen, nach denen mir gerade ist, und bei denen der Schwerpunkt auf der nasalen und der Zwerchfellatmung liegt. Besonders gern absolviere ich diese Übungen vor dem Zubettgehen;*
- *das Fokussieren auf die vom Parasympathikus gesteuerte Regeneration und auf das Senken meines Arousal-Levels, das nach Flügen aufgrund der längeren Zeitspannen erhöhter Konzentration für gewöhnlich relativ hoch ist.*

Mir ist klar, wie stark körperlicher und mentaler Stress die Atemqualität und -geschwindigkeit beeinflusst. Ich nutze die Atmung als Werkzeug, mit dem ich meine mentale Verfassung, mein Arousal und das allgemeine Bewusstsein für mich selbst sehr wirkungsvoll kontrollieren kann. Das funktioniert in beide Richtungen: Über den Geist lässt sich die Atmung kontrollieren und über die Atmung der Geist. Das funktioniert besonders gut in Schulungssituationen, die mit hohem Druck verbunden sind. Die Flugsimulationen, die wir alle drei Monate absolvieren, ähneln dem Echtzeit-Gefechtstraining der militärischen Spezialeinheiten und Spezialeinsatzkommandos der Polizei. Die Atemarbeit ist ein kraftvolles und effektives Werkzeug. Über die Atmung kann ich meinen Körper und meinen Geist, wenn das nötig ist, modifizieren und anpassen.«

8

WIE KINDER GESUNDE ATEMWEGE ENTWICKELN

Im Jahr 1909 erschien ein Artikel in *The Dental Cosmos*: »Habitual Mouth-Breathing and Consequent Malocclusion of the Teeth« (auf Deutsch »Gewohnheitsmäßige Mundatmung und daraus resultierende Malokklusion der Zähne«). Darin beschreibt DeLong, wie Mundatmung dazu führt, dass der Schlafende morgens mit trockenem Mund und Rachen und häufig mit Kopfschmerzen erwacht:

»Unruhiger Schlaf [sowie] Herumwälzen im Bett und Schnarchen sind zu beobachten. Das Gesicht ist üblicherweise lang und schmal, die Gesichtsknochen sind unterentwickelt, da in den Lufträumen keine richtige Zirkulation stattfindet, die Nasenlöcher sind schmal.«[566]

DeLong führt noch weitere nachteilige Effekte der Mundatmung auf, darunter Rücklage des Kinns und ein hoher, enger Gaumen mit schiefen Zähnen. Kinder, die durch den Mund atmen, werden laut DeLong als ausdruckslos und stumpf dreinblickend wahrgenommen und unter Umständen von ihren Lehrern beschuldigt, im Unterricht unaufmerksam zu sein.[567] Als ich diesen Artikel rund 100 Jahre nach seinem Erscheinen las, überkam mich ein Gefühl der Enttäuschung darüber, dass Mundatmung von Zahnärzten, Kieferorthopäden und anderen Ärzten immer noch nicht ernster genommen wird.

Der Mensch war nie dazu geschaffen, durch den Mund zu atmen. Genau genommen gibt es im gesamten Tierreich nur wenige Geschöpfe, für die Mundatmung normal ist. Tauchvögel wie Pinguine und Pelikane, deren Atemapparat sich von dem der Menschen und anderer Säugetiere unterscheiden, nehmen einen großen Atemzug, bevor sie untertauchen, um zu jagen. Selbst Hunde, die oft mit offenem Maul und heraushängender Zunge dargestellt werden, hecheln immer nur, um die Körpertemperatur zu regulieren.

Ein Baby atmet von Geburt an instinktiv durch die Nase. Vielleicht ist Ihnen schon einmal aufgefallen, dass der Bauch eines Babys sich mit jeder Ein- und Ausatmung leicht nach oben und unten bewegt, wenn das Zwerchfell sich einschaltet. Allerdings wechseln viele Kinder im Alter von nur wenigen Monaten zur Mundatmung. Leider ist das eine sehr hartnäckige Angewohnheit. Mundatmung wird als pathologischer Zustand eingestuft, der jedoch bei über 50 Prozent der Kinder auftritt. 60 Prozent der Jungen und 40 Prozent der Mädchen sind betroffen.[568]

Mundatmung bei Kindern hat eine Vielzahl von Ursachen, die sich alle zwei Grundkategorien zuordnen lassen: Obstruktion der Atemwege und Gewohnheit.[569] Die zwei häufigsten Auslöser sind chronische Allergien und eine vergrößerte Rachenmandel (*Tonsilla pharyngealis/adenoidea*) oder Gaumenmandeln (*Tonsilla palatina*). Die Gaumenmandeln sind ganz hinten im Nasen-Rachen-Raum gelegene Drüsen. Sie bilden einen Teil des Immunsystems und produzieren zur Infektabwehr weiße Blutkörperchen. Vergrößerte Gaumenmandeln sind bei Kindern zwischen zwei und sieben Jahren häufig; mit dem Heranwachsen werden sie in der Regel kleiner.

Andere genetische und Umweltfaktoren, die zur Mundatmung bei Kindern führen, sind ein enger, hoher Gaumen, ein verkürztes Zungen- oder Lippenbändchen, eine kleine Nase, verengte obere Atemwege, Asthma, Flaschenfütterung, unzureichendes Stillen im Säuglingsalter und überheizte Räume.[570] Darüber hinaus spielen Angewohnheiten wie Daumenlutschen, extremer Schnullergebrauch, übermäßiges Essen oder übermäßiger Konsum von industriell verarbeiteten Lebensmitteln, Bewegungsmangel und zu dicke Bekleidung eine Rolle. Ein Kind mit einem hohen, engen Gaumen hat ein fast dreimal so hohes Risiko für Mundatmung.[571] Ebenso kann so etwas Einfaches wie das Benutzen eines ganz normalen Schnullers die Wahrscheinlichkeit für Mundatmung pro Jahr der Nutzung um 25 Prozent steigern.[572]

Unter all diesen Einflussfaktoren sind vergrößerte Mandeln (auch Tonsillenhyperplasie genannt) die Hauptursache für Mundatmung bei Kindern. Eine unbehandelte Tonsillenhyperplasie führt zur Ausbildung eines sogenannten *Facies adenoidea*, einer Veränderung in der Gesichtsentwicklung, die einen charakteristischen Gesichtsausdruck (verlängertes Gesicht, offener Mund) zur Folge hat. Ich sehe ständig Kinder mit solchen Gesichtern. Das Tragische ist, dass diese Entwicklung sie im Leben abbremsen kann.

Die Entwicklung der Atemwege

Im Rahmen einer 1991 im *American Journal of Orthodontics and Dentofacial Orthopedics* erschienenen Studie wurde die Atmung bei Erwachsenen mit normaler und langgezogener Gesichtsform verglichen.[573] Ziel der Forschung war, das Atemzugsvolumen und den Anteil der Nasenatmung bei 32 Kindern in einem Alter von 11 bis 17 zu untersuchen. Diejenigen mit einem langen Gesicht (Long-Face-Syndrom mit einer eher vertikal betonten Gesichts- und Kieferentwicklung) aufgrund einer Vergrößerung der Gaumenmandeln im Kindesalter wiesen eine deutlich anders geformte untere Gesichtshälfte auf als diejenigen mit einer normalen Entwicklung. Während die Forschungsergebnisse zeigten, dass die Erwachsenen in beiden Gruppen ähnliche Atemzugsvolumen aufwiesen, war die Nasenatmung bei denjenigen mit langer Gesichtsform weit seltener. Kinder, die eine *Facies adenoidea* entwickeln, haben kleinere nasale Atemwege.[574] Das ist eine irreversible, lebenslange Konsequenz von Mundatmung in der frühkindlichen Entwicklung.

Ich lebe in Moycullen, einem kleinen Ort an der Westküste von Irland. Alle paar Monate gehe ich zum hiesigen Zahnarzt. Er ist in den frühen 30ern und hat am Trinity College in Dublin studiert. Bei einer unserer Unterhaltungen fragte ich ihn nach den Auswirkungen von Mundatmung in der Kindheit auf die Entwicklung des Mundraums bzw. Kiefers und des Gesichts. Ich war überrascht, festzustellen, dass er nicht glaubte, dass Mundatmung zu schiefen Zähnen beiträgt oder irgendwelche anderen negativen Auswirkungen auf die Entwicklung des Gesichts hat. Angesichts seines noch nicht lange zurückliegenden Abschlusses hatte ich erwartet, dass er, wenn es einen Zusammenhang zwischen Mundatmung und schiefen Zähnen gäbe, diesen kennen würde. Offensichtlich war das nicht der Fall, obwohl das Thema in der Zahnmedizin über ein Jahrhundert lang heiß debattiert worden war. Unglückseligerweise fällt der mangelnden Bereitschaft der Zahnmediziner und der Mediziner, im Hinblick auf diesen Zusammenhang zu einer Einigung zu gelangen, das Wohl von Millionen von Kindern und Erwachsenen zum Opfer.

Ich bin der lebende Beweis für die Effekte der Mundatmung auf die Gesichtsentwicklung. Ich weise genau die in der oben erwähnten Studie aus dem *Dental Cosmos* beschriebenen Merkmale auf: Mein Gaumen ist sehr hoch, mein Kiefer war nach hinten versetzt und meine Zähne schief. Mag sein, dass das ein Zufall ist, aber das ist unwahrscheinlich. Es ist tatsächlich bei einigen Punkten immer noch schwierig, zu einer Schlussfolgerung zu gelangen. Es ist unklar, wie stark eine nasale Obstruktion ausgeprägt sein muss, um Mundatmung zu verursachen, und es gibt noch keine umfassenden Belege dafür, wie lange Mundatmung bei Kindern bestehen muss, um lebenslange Probleme zu verursachen, oder dafür, in welchem Alter Mundatmung den größten Schaden anrichtet. Im Hinblick auf die Entwicklung der Schädel- und Gesichtsform von Kindern in verschiedenen Altersstufen liegen uns jedoch einschlägige Forschungsbefunde vor, die wir uns später ansehen werden.

In meinem Fall könnte es sein, dass ich mit schmalen Gesichtsstrukturen zur Welt gekommen bin, die zur Mundatmung geführt haben. Oder meine Mundatmung könnte die Ursache für die beeinträchtige Entwicklung meiner Gesichtsstrukturen sein. Wie dem auch sei: Ich weiß, dass ich in meiner gesamten Kindheit durch den Mund geatmet habe, wie man auf vielen Familienfotos sieht, und dass mein Zahnarzt das frühzeitig erkennen und meine Eltern auf die Bedeutung der Nasenatmung hätte hinweisen können. Das Problem meiner schmalen Kiefer hätte man binnen weniger Monate durch eine entsprechende kieferorthopädische Therapie zur Kieferverbreiterung beheben können.

Kinderärzte sollten beachten, dass Zahnärzte Kindern, die solche Gesichtsstrukturen aufweisen und gewohnheitsmäßig durch den Mund atmen, am besten helfen können. Auf Basis dieser Einsicht könnten Eingriffe vorgenommen werden, um die Kiefer sanft zu verbreitern, ein gesundes Gesichtswachstum nach vorn (im Profil) zu fördern und die Atemwege zu formen. Ich bin der Überzeugung, dass das jedem Kind eine bessere Ausgangsposition geben würde, um sein Potenzial voll zu entfalten.

Die Auswirkungen von Atemstörungen auf das Lernpotenzial

Eine verstopfte Nase wirkt sich nachteilig auf den Schlaf von Kindern aus. Nach einer Nacht, in der es heftig durch den Mund geatmet hat, erwacht das Kind erschöpft. Das schlägt sich in Konzentrationsproblemen und Frustration in der Schule nieder. Wenn diese Unfähigkeit zur Konzentration über einen gewissen Zeitraum fortbesteht, kann eine psychologische Untersuchung und die Diagnose ADS oder ADHS (Aufmerksamkeitsdefizitsyndrom ohne/mit Hyperaktivität) folgen. Bemerkenswerterweise haben Wissenschaftler gezeigt, dass Kinder mit ADHS häufig an Nasenverstopfung und Heuschnupfen leiden.[575] Außerdem entwickeln 40 Prozent der Kinder mit Schlafstörungen – dazu gehören Schnarchen und Schlafapnoe – ADS, ADHS oder eine

Lernbehinderung.[576] Tatsächlich haben Wissenschaftler herausgefunden, dass es bei einem Kind, das im Alter von acht Jahren schnarcht und nicht entsprechend behandelt wird, mit 80-prozentiger Wahrscheinlichkeit in der Folge zu einer dauerhaften Verminderung der geistigen Leistungsfähigkeit um 20 Prozent kommt.[577] Laut einer 2012 veröffentlichten Studie der Expertin für Schlafstörungen bei Kindern Karen Bonuck erhöhen Mundatmung, Schnarchen und Apnoe in einem Alter von 6, 18 und 30 Monaten signifikant das Risiko für Störungen des Verhaltens und der Kognition im Alter von vier bis sieben Jahren.[578]

In einer 2017 von Verhaltens- und Schlafwissenschaftlern durchgeführten pädiatrischen Studie wird der Fall eines fünfjährigen Mädchens namens Carly geschildert.[579] Carly wurde zu einer interdisziplinären Untersuchung vorgestellt, weil ihr Verhalten zu Hause und in der Schule auf ADHS schließen ließ. Carly zeigte bei den psychologischen Tests in den Bereichen Sprachverständnis, visuell-räumliche Verarbeitung und problemlösendes Schlussfolgern durchschnittliche IQ-Werte, lag jedoch im Hinblick auf die Verarbeitungsgeschwindigkeit und das Arbeitsgedächtnis unter dem Durchschnitt. Die Tests der Exekutivfunktionen (das heißt der Prozesse zur Verhaltenskontrolle und -regulation) erbrachten gemischte Ergebnisse, und ihr Arbeitsgedächtnis stellte sich als grenzwertig heraus. Die von ihren Eltern abgegebene Einschätzung ließ schwerere ADHS-Symptome und stärker beeinträchtigte Exekutivfunktionen erwarten, als ihre Testergebnisse zeigten. Zwar berücksichtigten die Wissenschaftler Faktoren wie die Scheidung der Eltern und inkonsistente Erziehungsansätze, jedoch waren sie der Meinung, dass die nächtliche Mundatmung und das Schnarchen den größten Einfluss hatten. Carly wies vergrößerte Mandeln auf und einen hohen, stark gewölbten Gaumen. Eine Schlafanalyse erbrachte Hinweise auf eine obstruktive Schlafapnoe.

Carly unterzog sich einer Adeno- bzw. Tonsillektomie (Entfernung der vergrößerten Mandeln), nach der sich ihre ADHS-Symptome spürbar verbesserten. Ein Jahr nach dem Eingriff traten ihre Verhaltensprobleme jedoch erneut auf.[580] In dem Beitrag wird keine Auskunft darüber gegeben, ob Carly nach der Operation auch zur Mundatmung zurückkehrte, es kann jedoch davon ausgegangen werden, dass eine nicht erfolgte Gewöhnung an eine Nasenatmung zu einem OSA-Rückfall führt.[581]

Leider ziehen Ärzte bei der Behandlung von ADS oder ADHS selten nasale Obstruktion als mögliche Ursache in Betracht und wissen daher nicht, dass auch Maßnahmen jenseits von Medikation oder Psychotherapie sehr hilfreich sein können.[582] Wenn ich mit Eltern spreche, die Kinder mit einer ADS-Diagnose haben, ist meine erste Empfehlung, die Schlafgewohnheiten der Kinder zu überprüfen. Atmet Ihr Kind durch den Mund, wirft sich nachts im Bett herum und wacht morgens in der Bettdecke verheddert auf? Schnarcht es oder treten während des Schlafs Atemaussetzer auf? Atmet es im Schlaf hörbar? Für guten Schlaf ist Nasenatmung von größter Wichtigkeit. Jeder Erwachsene kennt den Dominoeffekt von schlechtem Schlaf auf die Stimmung – wie kann man also von einem Kind erwarten, dass es voller Tatendrang in den Tag startet, wenn es schlecht schläft?

Kein Elternteil will, dass sein Kind ständig müde und frustriert ist; jedoch stehen in diesem Zusammenhang schwerwiegendere Auswirkungen zur Debatte: Kinder, die durch den geöffneten Mund atmen, haben eine starke Tendenz zur Entwicklung kognitiver Störungen und Gedächtnisprobleme sowie zu Einschränkungen der Konzentration, Aufmerksamkeit und Lernfähigkeit.[583] Kinder mit Schlafproblemen haben ein höheres Risiko für sonderpädagogischen Förderbedarf. Die sogenannte Avon-Längsschnittstudie (Avon Longitudinal Study of Parents and Children, kurz ALSPAC) ist eine Langzeit-Kohortenstudie an zwischen dem April 1991 und Dezember 1992 in England geborenen Kindern. Sie zeigte deutliche Zusammenhänge zwischen schlafbezogenen Atemstörungen und kognitiven Beeinträchtigungen bei Kindern auf.[584] Die in die Studie einbezogenen Eltern gaben Auskunft über das Schnarchen ihrer Kinder, über Apnoen und Mundatmung in einem Alter von 6, 18, 30, 42 und 57 Monaten. Aus den erhobenen Daten wurden Verläufe beziehungsweise Symptomcluster für schlafbezogene Atemstörungen abgeleitet. Die Angaben der Eltern zu 11 049 Kindern mit schlafbezogenen Atemstörungen deuten darauf hin, dass Kinder mit schlafbezogenen Atemstörungen bei Vollendung des achten Lebensjahres eine um 40 Prozent erhöhte Wahrscheinlichkeit für sonderpädagogischen Förderbedarf haben.[585] Diese statistischen Daten spiegeln sich in einer Studie aus dem Jahr 2013 mit 48 Kindern wieder, an denen umfassende HNO-Untersuchungen durchgeführt wurden. Die Ergebnisse zeigen, dass Kinder mit vergrößerten Rachenmandeln im Vergleich zu denen mit Mandeln normaler Größe größere Lernprobleme aufweisen.[586] Zu ähnlichen Ergebnissen kommt eine Studie der zahnmedizinischen Fakultäten der Universitäten Havanna (Kuba) und Aden (Jemen) aus dem Jahr 2015: Kinder mit übermäßiger Tagesmüdigkeit weisen ein fast zehnfach erhöhtes Risiko für Lernschwierigkeiten auf.[587]

In einer weiteren Untersuchung von 2011 wurden die kognitiven Funktionen von Kindern mit schlafbezogenen Atemstörungen in verschiedenen Schweregraden mit einer Kontrollgruppe ohne derartige Probleme verglichen. Insgesamt nahmen 137 Kinder in einem Alter von sieben bis zwölf Jahren teil. Man stellte fest, dass alle Kinder mit schlafbezogenen Atemproblemen geringere intellektuelle Fähigkeiten aufwiesen, unabhängig davon, ob das Problem so schwerwiegend war, dass es sich in Form von Schnarchen oder Schlafapnoen niederschlug. Kinder sollten einfach grundsätzlich im Schlaf weder schnarchen noch heftig atmen.[588] Kinder mit schlafbezogenen Atemstörungen zeigten auch höhere Einschränkungen bei den Exekutivfunktionen und den schulischen Fähigkeiten.

Die erste wichtige Studie, die sich dem potenziellen Zusammenhang von obstruktiver Schlafapnoe (OSA) und den schädigenden Auswirkungen auf die kognitiven Fähigkeiten widmete, stammt aus dem Jahr 1998. In ihrem Rahmen wurden 297 Erstklässler untersucht, die mit ihren schulischen Leistungen zu den untersten zehn Prozent der Klasse gehörten. Bei diesen Kindern stellte man deutlich häufiger eine OSA fest als bei den leistungsstärkeren Gleichaltrigen. Bei Kindern, deren OSA behandelt wurde, verbesserten sich die schulischen Resultate im darauffolgenden Jahr erheblich, während sich bei Kindern mit OSA, die keine Behandlung erhielten, keine Verbesserung zeigte.[589]

Einen weiteren Aspekt im Zusammenhang mit den Auswirkungen von OSA auf die Kognition und das Verhalten stellen Forscher in einer 2011 erschienenen Untersuchung dar, die sich mit den Methoden befasst, die zur Beurteilung schlafbezogener Atemstörungen bei Kindern genutzt werden.[590] Hier wird berichtet, dass viele Kinder, die an einer nur moderat ausgeprägten OSA leiden, die durch herkömmliche Tests nicht erfasst wird, verschiedene Medikamente zur Linderung von Symptomen erhielten, die sich eigentlich durch den schlechten Schlaf erklären ließen. Einigen Kindern war für die Nacht ein Sedativum (Beruhigungsmittel) und für den Tag ein Stimulans (Aufputschmittel) verschrieben worden. Andere erhielten eine breite Palette an Medikamenten von Antidepressiva, Kopfschmerzmitteln und Antiallergika über Präparate gegen gastroösophagealen Reflux (Sodbrennen) bis hin zu Mitteln mit blutdrucksenkender Wirkung. Nach der Behandlung ihrer schlafbezogenen Atemstörungen wurden die Medikamente bei 43 der 99 Kinder vom Arzt abgesetzt.

Nicht operative Behandlungen

Die gute Nachricht ist, dass Schlafexperten sich immer mehr Gedanken über die Auswirkungen der Mundatmung im Schlaf machen, speziell bei Kindern. Dr. Christian Guilleminault, der in den 1970ern entdeckte, dass der Blutdruck drastisch steigt, wenn Patienten während des Schlafs Atemaussetzer haben,[591] und der auf dem Feld der Schlafmedizin viele weitere Entdeckungen machte, stellt in einem Beitrag von 2015 Folgendes fest: »Die Argumente gegen Mundatmung mehren sich, und angesichts ihrer negativen Konsequenzen sind wir der Meinung, dass die schnellstmögliche Wiederherstellung des nasalen Atemwegs von entscheidender Bedeutung ist.« Er fährt fort mit der Feststellung, dass die »Wiederherstellung der nasalen Atmung im Wachzustand und im Schlaf die einzige wirksame ‚vollständige' Korrekturmaßnahme bei schlafbezogenen Atemstörungen bei Kindern sein könnte.«[592] Nach seinem Tod im Jahr 2019 wurde Dr. Guilleminault für seine Pionierarbeit zur Schafapnoe und seinen Beitrag zum Verständnis der negativen Auswirkungen der Mundatmung in der Kindheit gewürdigt.[593]

Wie wir bereits gesehen haben, hat Mundatmung bei Kindern verschiedene Ursachen und kann mit Nasenverstopfung oder vergrößerten Rachenmandeln zusammenhängen. Als meine Tochter Lauren vier war, fiel mir auf, dass sie Schlafstörungen hatte. Ich vereinbarte so schnell wie möglich einen Termin in der HNO-Abteilung des Bon Secours Hospital in Galway. Bei der Untersuchung stellte sich heraus, dass, wie es schien, sowohl ihre Rachen- als auch ihre Gaumenmandeln vergrößert waren. Es wurde ein Operationstermin festgesetzt, an dem ihre Gaumen- und Rachenmandeln entfernt und ihr Zungen- und Lippenbändchen korrigiert werden sollte. Der Eingriff wurde wie geplant durchgeführt, erwies sich aber als traumatisch für Lauren und für uns Eltern. In den darauffolgenden Monaten gab es keinerlei postoperative Nachbetreuung, und an keinem Punkt wurde erwähnt, dass die Prozedur im Hinblick auf Laurens Schlaf nur einen kurzzeitigen Nutzen bringen könnte, solange sie nicht zur Nasenatmung wechselte.[594]

Kurze Zeit nach diesem Vorfall schickte ich dem HNO-Chirurgen einige Unterlagen, in denen es um die Bedeutung der Wiederherstellung der Nasenatmung nach Tonsillektomien und Adenotomien (Entfernung der Gaumen- und Rachenmandeln) ging. Ich erhielt eine Dankesmail. Im Rückblick würde ich der Empfehlung, die Tonsillen und Adenoide meiner Tochter entfernen zu lassen, ohne es vorher mit weniger invasiven Methoden zum Beispiel zur Kieferentwicklung versucht zu haben, nicht mehr folgen. Hätte ich damals bereits über mein heutiges Wissen über die sogenannte funktionelle Zahnmedizin verfügt, dann hätte ich gewusst, dass es die bessere Lösung gewesen wäre, die Entwicklung ihrer Atemwege in Angriff zu nehmen. Genetisch hat meine Tochter ein ähnliches Gesichtsprofil wie ich, mit denselben engen oberen Atemwegen.

Nach der Operation brachte ich sie zu dem Experten für funktionelle Zahnheilkunde Dr. Tony O'Connor, der mittels eines einfachen, nicht invasiven Verfahrens –

dem Einsatz der sogenannten Advanced Lightwire Functional Appliance (ALF) (eine Art Kieferexpander) – die Entwicklung ihrer Atemwege förderte. Seither empfehle ich allen Eltern, die mir ein Kind mit vergrößerten Mandeln vorstellen, sich zunächst die Gaumennahterweiterung (maxilläre Expansion) zur Verbreiterung des Oberkiefers anzusehen und auch das nach vorn gerichtete Wachstum der Gesichtsstrukturen zu fördern. Probieren Sie es damit, und zwar zusammen mit kontinuierlicher Nasenatmung und der Schritteübung für Kinder in Kapitel 2 (Seite 122). In den meisten Fällen wird dieses Vorgehen innerhalb von drei Monaten zu Aufweitung des Kiefers führen, zum Wachsen der Atemwege, zur Wiederherstellung der Nasenatmung und zudem Entzündungen der Rachen- und Gaumenmandeln verringern. Alle diese Methoden sind nicht invasiv, sodass sie kaum oder gar nicht mit einem Trauma verbunden sind. Die Atemwege entwickeln sich und langfristig werden gesunde Atemmuster wiederhergestellt.

Wenn die Atemprobleme Ihres Kindes länger als drei Monate bestehen, sollten Sie eine Adenotonsillektomie – eine Entfernung der Gaumen- und Rachenmandeln – in Betracht ziehen. Allerdings müssen Kinder nach dem Eingriff immer noch die nasale Atmung erlernen; anderenfalls werden die schlafbezogenen Atemstörungen vermutlich binnen drei Jahren erneut auftreten.[595]

In einem Review von 2019 befassten Forscher sich mit den Effekten von Übungen zur nasalen Atmung bei Kindern, die durch den Mund atmeten. Sie kamen zu dem Schluss, dass nasale Atmung besser für das Atemsystem sei.[596] Die Autoren führen unter anderem Forschungsbefunde aus einem 2008 erschienenen wissenschaftlichen Beitrag an, die zeigen, dass ein Trainingsprogramm für die Atemmuskulatur und die nasale Atmung bei Kindern, die zuvor durch den Mund geatmet hatten, die Atemmuskeln stärkt und den Einatemfluss verbessert.[597] In dieser Untersuchung wurde die Bedeutung von nasalem Atemtraining zum Wiederaufbau des Lungenvolumens und einer verbesserten Anpassungsfähigkeit der Nasenlöcher bei Kindern beschrieben.

Mehr als ein Jahrhundert lang haben Forscher die Auswirkungen einer schnellen Aufweitung des Oberkiefers auf die Funktionsfähigkeit der Nase untersucht.[598] [599] [600] [601] Bei dieser sogenannten maxillären Expansion trägt der Betroffene eine kieferorthopädische Spange im Oberkiefer. Die Vorrichtung übt sanften Druck aus, um den Kiefer und die Atemwege zu weiten. Zahlreiche Studien haben gezeigt, dass dieses Vorgehen positive Entwicklungen im Oberkiefer und der Nasenhöhle herbeiführt und dass die daraus resultierenden Veränderungen die Atmung des Kindes für dessen ganzes Leben verbessern.

Die Schlüsselfunktion des Zahnarztes

Dr. William Hang, ein in Los Angeles praktizierender, auf die Atemwege spezialisierter Kieferorthopäde, bezeichnet den Zahnarzt als den Türhüter der Atemwege.[602] Ähnlich äußern sich die Forscher Peter Catalano und John Walker:

»Die Person, die eine schlafbezogene Atemstörung bei einem Kind am wahrscheinlichsten diagnostiziert, ist der Zahnarzt oder Kieferorthopäde. Das hängt unmittelbar mit der Tatsache zusammen, dass Nasenatmung einen enormen Einfluss auf die kraniofaziale Entwicklung hat, die wiederum über das Zahnprofil und die Okklusion (wie die Zähne von Ober- und Unterkiefer aufeinanderpassen) bestimmt. Bei über 90 Prozent der Kinder mit schiefen Zähnen, Zähneknirschen oder Malokklusion (ungünstiger Ausrichtung der Zähne des Ober- und Unterkiefers zueinander) ist die Nasenatmung beeinträchtigt.«[603]

In den USA haben Kinder bis zu ihrem ersten Lebensjahr dank der gemeinsamen Anstrengungen der American Academy of Pediatrics (Amerikanische Akademie für Kinderheilkunde) und der American Academy of Pediatric Dentistry (Amerikanische Akademie für Kinderzahnheilkunde) ein »zahnärztliches Zuhause«. Das bedeutet, dass Kinderzahnmediziner regelmäßigeren Patientenkontakt haben als die meisten anderen medizinischen Fachkräfte verwandter Fachgebiete.[604] Eine 2017 durchgeführte Studie mit 55 Kindern, von denen mehr als 65 Prozent Mundatmer waren, kam jedoch zu dem Ergebnis, dass Mundatmung bei jungen Menschen nur selten von Kieferorthopäden erkannt wird.[605] Warum ist das so? Warum gehören schlafbezogene Atemstörungen bei Kindern, ihre Ursachen und die Behandlungsmöglichkeiten nicht zum Kernwissen eines Kinderzahnarztes? Und warum fallen solche Atemstörungen auch Zahnärzten so oft gar nicht auf?

Der erste, der in den 1970er-Jahren einen Zusammenhang zwischen Nasenatmung und zahnmedizinischen Problemen beobachtete, war der norwegische Kieferorthopäde Dr. Egil Harvold. Harvold fiel auf, dass viele Patienten, die mit zahnmedizinischen Anliegen zu ihm kamen, zugleich Mundatmer waren, und er beschloss, dem nachzugehen. 1981 veröffentlichte er die Ergebnisse seiner wegweisenden Studie »Primatenversuche zur oralen Atmung«, in deren Rahmen er Babyaffen, deren Nasenöffnungen mit Silikonstöpseln verschlossen waren, mit einer Kontrollgruppe verglich.[606] Während die Affen heranwuchsen, konnten die Tiere, deren Nasen blockiert waren, sechs Monate lang nur durch den Mund atmen. Das verursachte viele Veränderungen in der Entwicklung ihres Schädels und Gesichts (kraniofazial). Die Gesichter der Affen mit den verschlossenen Nasen sahen ganz anders aus als die der Affen, denen es möglich war, nasal zu atmen. Sie entwickelten lange Gesichter, Zahnfehlstellungen und eine veränderte Gesichts- und Halsmuskulatur, weil der Körper sich anpasste, um orale Atemwege zu bilden. Selbst nachdem die Nasenblockade entfernt wurde, atmeten sie sogar noch ein Jahr weiter durch den Mund und behielten ihre veränderten Gesichtsmerkmale bei.[607]

In einem wissenschaftlichen Beitrag von 1998 stellte die amerikanische Kieferorthopädin Katherine Vig Harvolds Ergebnisse in Frage. Vig erklärt darin, dass Harvold die Nasen der Affen komplett verschloss, während eine solche vollständige nasale Obstruktion bei Menschen äußerst selten vorkommt.[608] Ich bin allerdings der Meinung, das Dr. Vigs Argumentation an der Sache vorbeigeht. Der springende Punkt ist nicht der Grad der nasalen Obstruktion, sondern ob ein Kind durch den Mund atmet oder nicht. Harvold untersuchte in seinen Studien, ob anhaltende Mundatmung bei Affen kraniofaziale Anomalien verursacht. Die Forschungsbefunde zeigten, dass das der Fall ist. In einem neuen, 2018 veröffentlichten Review wird berichtet, dass Kinder mit nasaler Obstruktion mit 5,55-facher Wahrscheinlichkeit durch den Mund atmen.[609]

Eine 1997 im *American Journal of Orthodontics* erschienene Studie widmete sich ebenfalls den Effekten nasaler Obstruktion auf die kraniofaziale Entwicklung bei jungen japanischen Makaken.[610] Die Forscher untersuchten elf Tiere, von denen sie bei sieben eine leichte oder schwere nasale Obstruktion herbeiführten, während vier als Kontrollgruppe fungierten. Die nasale Atmung wurde im Hinblick auf den nasalen Atemwiderstand untersucht und die kraniofaziale Entwicklung wurde erfasst. Bei den Affen mit blockierten Nasen rotierte die Mandibula (der Unterkiefer) nach unten und hinten, der Kondylus (Kiefergelenk) wuchs nach oben und hinten und der Kieferwinkel veränderte sich. Die Affen entwickelten zudem einen nach vorn offenen Biss und lückenhafte Zahnbögen. Aufallend ist, dass diese Wachstumsveränderungen bei den Affen mit schwerer nasaler Obstruktion deutlich ausgeprägter waren. Diese Ergebnisse stützen die Theorie, dass eine blockierte Nase in der Kindheit, vor und während der Pubertät zu bleibenden Deformationen der Gesichts- und Schädelstrukturen führen kann. Genauer gesagt hat sie einen durch die Form des knöchernen Kiefers bedingten offenen Biss zur Folge, bei dem die Vorder- und Seitenzähne beim Zusammenbiss nicht aufeinandertreffen. Das gehört zu den am schwersten behandelbaren Gesichts- und Kieferfehlbildungen.[611]

In einer weiteren Studie von 2011 befassten Forscher sich mit den Effekten kurzzeitiger erzwungener Mundatmung bei Rattenbabys. Die Forschungsergebnisse zeigen, dass selbst eine kurzzeitige nasale Obstruktion deutliche Hormonveränderungen nach sich zieht, darunter einen Anstieg der Stresshormone um mehr als 1000 Prozent. Während sich der Stresshormonpegel bis zum Erwachsenenalter normalisiert, bleiben andere Hormonveränderungen bestehen. Zudem war die Entwicklung des Riechkolbens gestört und es ließen sich Veränderungen in der Entwicklung der Atemmuskulatur feststellen.[612]

Eine Untersuchung von 2019 widmete sich dem Zusammenhang zwischen Mundatmung und schweren Malokklusionen bei italienischen Vorschulkindern.[613] Die Wissenschaftler untersuchten die oralen Gewohnheiten von 1 616 Kindern zwischen drei und sechs Jahren, um die Verbreitung dentaler Probleme zu ermitteln und die statistische Signifikanz von deren Zusammenhang mit Mundatmung und Sauggewohnheiten (Schnuller, Daumen etc.). Die Ergebnisse zeigten, dass 38 Prozent der Kinder eine kieferorthopädische Behandlung benötigten und 46 Prozent Anzeichen von Malokklusion zeigten, die es zu beobachten galt, sowie Risikofaktoren, die beseitigt werden mussten, damit das Problem beim Heranwachsen des Kindes verschwinden würde. Lediglich 16 Prozent der Kinder waren vollständig gesund. Zu den verbreiteten Zahnproblemen gehörten Zahnverschiebungen, Karies und frühzeitiger Milchzahnverlust, vertikaler und horizontaler Überbiss (Overjet), Kreuzbiss und offener Biss – die typischen Charakteristika von Zahnfehlstellungen und schlechter Mundhygiene. Man stellte fest, dass die Mundatmung mit dem Schweregrad der Malokklusion zunimmt.[614] Eine separate Untersuchung bestätigte den Zusammenhang zwischen Mundatmung und schlechter Zahngesundheit, Karies und Mundgeruch.[615]

Die Forscher der Studie von 2019 kamen zu dem Schluss, dass Mundatmung ein Risikofaktor für dentale Malokklusion ist und durch möglichst frühes Eingreifen korrigiert werden sollte, um der Entwicklung oder Verschlimmerung kraniofazialer Probleme vorzubeugen. Jedoch kam eine Querschnittstudie von 2017 an Patienten zwischen 10 und 25 Jahren zu dem Ergebnis, dass Kieferorthopäden eine Mundatmung zu selten erkennen.[616] Kieferorthopäden müssen versuchen, die Risikofaktoren zu bekämpfen, um das gesunde Wachstum der Gesichts- und Kieferknochen und der Zähne zu fördern. Um eine frühe Diagnose und Behandlung zu gewährleisten, ist eine enge Zusammenarbeit von Kinderärzten, Allergologen, Kieferorthopäden, Sprachtherapeuten und HNO-Spezialisten erforderlich.[617]

Schlafbezogene Atemstörungen bei Kindern sind eine ernste und potenziell lebensbedrohliche Angelegenheit. Zahlreiche Belege unterstreichen, dass Zahnärzte in einer idealen Position sein könnten, um ein möglicherweise atemwegsbezogenes Schlafproblem zu erkennen.[618] Es ist daher wesentlich, dass Zahnärzte beim Berufseinstieg über ein angemessenes Wissen über Schlafstörungen und deren Behandlung verfügen. Nur mit diesen Kenntnissen können sie sicherstellen, dass Patienten rechtzeitig überwiesen werden und eine fachgerechte Behandlung erhalten. Aktuell sind die diagnostischen Standards sowohl für Kinder als auch für Erwachsene begrenzt, und es bedarf unbedingt zusätzlicher Forschungsanstrengungen, besonders in Bezug auf Schlafstörungen in der Kindheit. Der Zahnarzt ist für den Blick in den Mund ausgebildet, der Allgemeinarzt nicht. Es ist eindeutig, dass eine Generalüberholung der Schlafmedizin nötig ist, um bei der Patientenversorgung möglichst hohe Standards zu gewährleisten. Allgemeinärzte müssen Kooperationen mit ihren Kollegen aus der Zahnmedizin eingehen.

Studien haben folgende Risikofaktoren für eine obstruktive Schlafapnoe bei Kindern ausgemacht: ein enger Gaumen, ein langes Gesicht, vergrößerte Rachen- und/oder Gaumenmandeln, leichte Malokklusionen (Fehlstellungen der Zähne). Anders als man erwarten würde, gehört Fettleibigkeit nicht dazu. Insofern sollte klar sein, warum Zahnärzte in die Diagnosestellung schlafbezogener Atemstörungen bei Kindern einbezogen sein sollten. Da zwischen einem und fünf Prozent der Kinder von obstruktiven schlafbezogenen Atemstörungen betroffen sind[619] und man festgestellt hat, dass diese beim plötzlichen Kindstod eine Rolle spielen, sollte das Thema mit einer gewissen Dringlichkeit behandelt werden.[620]

Seit 2018 pflichtet der amerikanische Zahnärzteverband ADA (American Dental Association) der Auffassung bei, dass die primäre Zuständigkeit für die Risikobeurteilung im Hinblick auf die Schlaf- und Atemwegshygiene bei Zahnärzten liegt, die sich der Behandlung von Kindern widmen.[621] Erfreulicherweise verändert sich damit die Definition optimaler Gesundheit bei Kindern und umfasst nun auch die Fähigkeit, im Wachzustand und im Schlaf nasal zu atmen. Allerdings weiß ich aus dem Austausch mit einem Freund, der 40 Jahre Erfahrung als Zahnarzt hat, dass wir lange noch nicht am Ziel sind. Er erklärte mir, dass er im Gespräch mit Kollegen über das Thema Atmung immer wieder feststellt, dass diese es konsequent ablehnen, mit ihren Patienten über den problematischen Zusammenhang von Mundatmung und Zahngesundheit zu sprechen. Lieber warteten sie darauf, dass sich ein neues zahnmedizinisches Fachgebiet entwickelt. Er weist sie dann darauf hin, dass das in den Verantwortungsbereich jeder normalen Zahnarztpraxis fällt, und hofft darauf, dass es, wenn ihre Patienten sie fragen würden, was sie gegen trockenen Mund, Schnarchen, Zungenpressen, Ängste, Zähneknirschen oder Kieferpressen und Schlafprobleme tun sollen, ein Anstoß für sie sein könnte, sich zu engagieren und sich wirklich um ihre Patienten zu kümmern.

Ein britischer Kieferorthopäde, der eine Technik namens »Orthotropics« entwickelt hat, um die Auswirkungen kindlicher Mundatmung zu korrigieren, wurde innerhalb der Zahnheilkunde heftig kritisiert. Dr. John Mew, der die Idee präventiver Maßnahmen bei Kindern in jüngerem Alter vertritt, anstatt auf chirurgische Eingriffe in späteren Lebensjahren zu setzen, wurde von einem bekannten amerikanischen Kieferorthopäden 2020 in der *New York Times* als »Idiot« bezeichnet.[622] Mew geriet 2017 in einen Konflikt mit dem General Dental Council – der britischen Zahnärztekammer –, als er im Alter von 89 Jahren seine Lizenz verlor, nachdem er eine Anzeige veröffentlicht hatte, in der er die kieferorthopädische Gemeinschaft mit vernichtender Kritik bedachte. Sein Sohn, Dr. Mike Mew, setzt die Technik weiterhin ein, und mittlerweile erfährt sie zunehmend Bestätigung durch die Forschung. Dr. Mew ist der festen Überzeugung, dass die Zähne nicht in eine andere Position geschoben oder gerissen werden sollten. Er arbeitet nach dem Prinzip der »kieferorthopädischen Wachstumslenkung«, die der Prämisse folgt, dass der Kiefer sich optimal entwickeln und eine korrekte Position einnehmen kann, wenn die Zunge am Gaumen ruht, die Lippen geschlossen sind und die Zähne im oder fast im Kontakt zueinander stehen. Anders gesagt: Zähne und Kiefer wissen schon, wie sie wachsen wollten, sie müssen nur in die korrekte Position gelenkt werden. Über die Jahre stellte Dr. Mew fest, dass die Zähne sich bei der richtigen Mund- und Kieferhaltung oft von selbst korrekt ausrichten. Mit diesem Prinzip ahmt er den natürlichen Wachstumsprozess der meisten Säugetiere nach.

Ich hatte zum ersten Mal 2010 Kontakt mit Dr. Mew, als ich mein Buch *Buteyko Meets Dr Mew* schrieb, das Jugendlichen eine Orientierungshilfe bei der Atmung geben sollte. Mir fiel bei beiden, Dr. John Mew und Dr. Mike Mew, sofort die aufrichtige Freude daran und die offensichtliche Leidenschaft dafür auf, Kinder beim gesunden Wachstum der Gesichtsstrukturen zu unterstützen. Ich hatte das Glück, die Praxis der beiden über zwei Jahre hinweg besuchen und ihnen im Behandlungsraum bei ihrer Arbeit zusehen zu dürfen. Während John Mew mit einem kleinen Patienten beschäftigt war, behandelte Mike Mew einen anderen, und oft pflegten die beiden einen lebhaften Austausch von Meinungen und diskutierten über Behandlungsansätze. Die Eltern waren dabei, wenn die beiden passionierten Kieferorthopäden miteinander die Details der jeweiligen Behandlung erarbeiteten. Ich konnte die positiven Veränderungen der Gesichter der Kinder beobachten, zudem habe ich mit den Eltern gesprochen und ich kann mich nicht erinnern, dass jemals irgendjemand etwas Negatives über die Behandlung gesagt hätte. Bis heute bin ich in Kontakt mit John und Mike Mew und vor den Corona-Beschränkungen brachte ich meine Tochter zur Behandlung zu ihnen. Ich bewundere ihre Arbeit und ihr Durchhaltevermögen.

Manchmal bin ich angesichts der Tatsache, dass die Dentalindustrie die Auswirkungen der chronischen Mundatmung und der falschen Ruheposition der Zunge auf die kraniofaziale Entwicklung ignoriert hat, fassungslos. Die Argumentationslinie der Mews mag vielleicht nicht perfekt sein. Manchmal nehmen sie in ihrem Bestreben, Aufmerksamkeit für die Wichtigkeit der Entwicklung der Gesichtsstrukturen nach vorn zu generieren, um Platz für die Atemwege zu schaffen, eine kritische Haltung gegenüber traditionellen Behandlungsformen ein; jedoch haben beide Ansätze ihre Berechtigung. Angesichts der mangelnden Bereitschaft der Kieferorthopädie-Branche, klinische Untersuchungen zu Dr. Mews Arbeit durchzuführen, frage ich mich, warum ein so hohes Interesse daran besteht, den Status quo aufrechtzuerhalten. Vielleicht hatte der deutsche Physiker Max Planck Recht, als er sagte, dass sich wissenschaftliche Fortschritte erst durchsetzen, wenn ihre Gegner aussterben.

Den Patienten zuliebe sollte die Medizin, genauso wie andere Branchen, an kontinuierlicher Weiterentwicklung interessiert sein. Es mag zwar unerlässlich sein, alles zu hinterfragen und sicherzustellen, dass neue Behandlungsverfahren sorgfältig getestet werden, ebenso wichtig ist es jedoch, dass der Fortschritt nicht aufgehalten wird. Die Luftfahrtindustrie zum Beispiel hat sich für ihre Arbeit permanente Optimierung auf die Fahnen geschrieben und räumt der kontinuierlichen Verbesserung der Sicherheit seit dem ersten kommerziellen Flug im Jahr 1914 höchste Priorität ein.[623] Ich sehe keinen Grund, warum die Zahnmedizin das anders handhaben sollte.

Warum frühes Eingreifen wichtig ist

Vielleicht sind manche Ärzte beim Thema Mundatmung auch deshalb etwas zögerlich, weil sich in diesem Zusammenhang immer noch die Henne-oder-Ei-Frage stellt. In der Praxis ist diese Frage jedoch nicht wirklich relevant. Atmet ein Kind durch den Mund, weil es mit einer kleinen Nase und kleinen Nasenhöhlen auf die Welt kam? Oder führt gewohnheitsmäßige Mundatmung zur Entwicklung der kleinen Nase und der eingeschränkten Atemwege? In beiden Fällen liegt die Lösung darin, die Atemwege des Kindes in einem möglichst frühen Alter zu entwickeln. Leider warten die meisten Kieferorthopäden, bis ihre Patienten elf oder zwölf sind, bevor sie handeln. Bis dahin ist das Gesicht bereits ausgebildet und es ist zu spät für umfassende Interventionen. Eine Studie an 24 Jungen und 24 Mädchen ergab, dass sich nicht nur das Gesicht maßgeblich in den ersten fünf Lebensjahren entwickelt, sondern dass zudem Wachstumsveränderungen der Gesichtsknochen in den ersten sechs Monaten am schnellsten ablaufen und sich danach zunehmend verlangsamen.[624]

Laut einem 2018 im *American Journal of Otolaryngology and Head and Neck Surgery* veröffentlichten Beitrag geschieht 60 Prozent des Gesichtswachstums vor dem vierten Lebensjahr und 90 Prozent bis zum zwölften Geburtstag. Die hohe Wachstumsgeschwindigkeit in den frühen Jahren ist für Eltern, die ständig neue Kleidung kaufen, weil das Kind aus den alten Sachen herausgewachsen ist, sicher keine Neuigkeit, sie unterstreicht jedoch die Tatsache, dass das Zeitfenster für die Wiederherstellung der Nasenatmung und Behandlung der beeinträchtigten Atemwege und der Schlafprobleme relativ begrenzt ist. Das heißt nicht, dass die Lage für angehende Teenager, Jugendliche und Erwachsene aussichtslos ist. Catalano und Walker zufolge ist es niemals zu spät, um eine Atemmusterstörung zu behandeln.[625] Es wird nur, je mehr Zeit vergeht, immer herausfordernder für Zahnmediziner und Chirurgen und schwieriger und unangenehmer für Patienten, Korrekturen vorzunehmen.

Schier unglaublich ist, dass schon 1922 über genau dieses Problem geschrieben wurde. Die Zahnmedizin diskutiert dieses Problem seit 100 Jahren, während Millionen von Kindern gelitten haben. Im Jahr 1922 hat der New Yorker Arzt Samuel Adams Cohen beschrieben, dass ein gesundes Wachstum der Zähne und Kiefer mit kräftigen Zähnen, korrektem Kauen, richtigem Atmen, wohlgeformten Kiefern und normaler Gehirn- und Sprachentwicklung einhergeht.[626] Er erläuterte, dass auf die Entfernung der Adenoide nicht automatisch eine nasale Atmung folgt, wenn das Kind nicht lernt, wie es richtig atmen soll. Cohen führt Kinder als Beispiel an, die in einer Einrichtung für pädiatrische Zahnmedizin, der Forsyth Dental Infirmary, behandelt worden waren und von denen 75 Prozent drei Jahre nach der Entfernung ihrer Gaumen- und Rachenmandeln immer noch durch den Mund atmeten.

Sein Beitrag bereitet insofern den Weg für die Arbeit von Dr. Kevin Boyd, mit dessen Forschung wir uns noch befassen werden, als dass er darin feststellt, dass Stillen, verglichen mit dem Einsatz künstlicher Sauger, im Hinblick auf die Mund- und Kieferentwicklung von Babys besser ist und dass zu weiche Nahrung verhindert, dass sich die für das Kauen zuständigen Gesichtsmuskeln beim Kind angemessen entwickeln.

Laut Cohen sind Fehlstellungen der Zähne und der Kiefer immer ein Anzeichen für eine unzureichende Funktionsweise des Kiefers. Wenn zu wenig Platz für die Milchzähne ist, ist es unwahrscheinlich, dass später genug Platz für die bleibenden Zähne sein wird. Cohen meint: »Wenn die Zähne bei einem Fünfjährigen schon ganz eng und geschlossen nebeneinanderstehen, ist eine Behandlung angezeigt.« Im Alter von dreieinhalb Jahren sollte der Zahnbogen mindestens 27 Millimeter weit sein. Wenn er bei einem Vierjährigen kleiner als 28 Millimeter ist, wird das Kind laut Cohen ohne Intervention keine normalen Zahnbögen entwickeln.[627] Etwa zwei Jahre, bevor die bleibenden Zähne kommen, beginnt deren Wachstum im Gewebe die Zahnbögen zu verbreitern. Das heißt, dass dann die Milchzähne weit auseinanderzustehen scheinen. Zu diesem Zeitpunkt sollte also zwischen allen Zähnen etwas Platz sein.

Cohen pocht darauf, so früh wie möglich mit der Behandlung zu beginnen – also sofort, sobald eine Malokklusion diagnostiziert wurde. Er hält ein Alter von 30 Monaten für den idealen Zeitpunkt. Bei der kieferorthopädischen Frühbehandlung sei nur geringfügiger Krafteinsatz nötig. Zudem weist er darauf hin, dass »die Behandlung dentaler Fehlstellungen vor dem sechsten Lebensjahr nicht nur eine gute Funktion des Mundbereichs sicherstellt, sondern auch eine korrekte Atmung, da die Breite des Oberkieferbogens darüber entscheidet, ob ausreichend Raum für eine normale Nasenatmung ist oder nicht«.

Da das Gehirn des sechsjährigen Kindes, so Cohen, ungefähr 40 Gramm leichter ist, als es dann bei demselben Menschen im Alter von 19 Jahren sein wird,[628] sei es wichtig, Probleme beim Wachstum des Gesichts und der Zähne vor dem sechsten Lebensjahr zu korrigieren. Er plädiert dafür, dass Kinderärzte und Kinderzahnärzte bei Kindern zwischen zweieinhalb und sechs Jahren überprüfen sollten, ob die Kieferbögen sich normal entwickelten. Er schließt mit der Feststellung, dass der Zahnapparat ebenso wie die Augen und Ohren nicht nur eine Funktion hat. Jede Beeinträchtigung der Zähne und Kiefer wirkt sich auch auf das Kauen, die Stimmbildung und den Klang der Stimme, die Zahngesundheit, den Gesichtsausdruck und die Schönheit des Gesichts aus.[629]

Attraktive Gesichter haben immer ein eher nach vorn ausgerichtetes Gesichtsprofil.[630] Um das zu veranschaulichen, benutze ich häufig Fotos von Kate Middleton und Prinz William, Duke und Duchess of Cambridge. Die beiden haben deutlich unterschiedlich große Kiefer. Sehen Sie sich ein Foto von den beiden an, auf dem sie lachen, und versuchen Sie, die Anzahl der Zähne zu zählen, die dabei jeweils sichtbar sind. Bei Kate können Sie wahrscheinlich zehn Zähne sehen. Sie hat ein schönes, breites Gesicht mit gesunden Kiefern und damit gesunde Atemwege. Bei Prinz William sehen Sie dagegen, wenn er lacht, nur etwa sieben Zähne und zu beiden Seiten dunkle

Dreiecke. Das deutet darauf hin, dass sein Kiefer nicht breit genug ist. Ich kenne Prinz Williams zahnmedizinische Vorgeschichte nicht, aber ich würde darauf tippen, dass ihm Zähne gezogen wurden, um sein Lächeln schöner zu machen. In der Folge sind seine Kieferknochen weniger weit, sodass nicht ausreichend Platz für die Zunge bleibt. Das führt zu Einschränkungen der Atemwege, Atembeschwerden und möglicherweise Schlafapnoe. Ich persönlich würde es vorziehen, gesunde Atemwege zu haben und dafür ein weniger schönes Lächeln. Immerhin bringt mich das weniger schöne Lächeln nicht um.

Sicherer Schlaf für Babys

Eine weitere und äußerst besorgniserregende Folge von schlafbezogenen Atemstörungen bei Kindern ist der plötzliche Kindstod (auf Englisch Sudden Infant Death Syndrome, SIDS). Zahnärzte sind hervorragend aufgestellt, um den Risiken entgegenzuwirken, denen Kindern mit seit Geburt unzureichend entwickelten Atemwegen ausgesetzt sind, aber zum gegenwärtigen Zeitpunkt werden Babys nur sehr selten auf Ankyloglossie (verkürztes Zungenbändchen) oder einen hohen, engen Gaumen untersucht. 2012 haben Caroline Rambaud vom Hôpital Raymond-Poincaré in Paris und Christian Guilleminault von der Stanford University bei sieben Babys die Assoziation zwischen Atemwegsobstruktionen und SIDS untersucht.[631] Sie verglichen die postmortalen Befunde der sieben toten Kinder mit einer nach Alter und Geschlecht gematchten Kontrollgruppe aus sieben lebenden Kindern mit obstruktiver Schlafapnoe (OSA). Bei allen sieben SIDS-Fällen fanden sich in der medizinischen Vorgeschichte klinische Zeichen für gestörten Schlaf und ein deutlicher Anteil der Babys hatte kurz vor seinem Tod eine akute, meist leichte Rhinitis (Schnupfen). Vier der Kinder schliefen normalerweise in Bauchlage. Alle wiesen ein vergrößertes Weichgewebe (Polypen) in den oberen Atemwegen auf sowie Gesichtszüge, die typischerweise mit einem verhältnismäßig kleinen nasomaxillären Komplex (enge obere Atemwege) mit oder ohne mandibuläre Retroposition (nach hinten verschobener Unterkiefer) verbunden sind. Alle starben im Schlaf an Hypoxie (Sauerstoffmangel). Die lebenden Kinder mit OSA wiesen ähnliche Gesichtsmerkmale und Beschwerden der oberen Atemwege auf.

Laut den beiden Wissenschaftlern lassen sich die anatomischen Risikofaktoren für verengte obere Atemwege sehr früh im Leben identifizieren. Schlafbezogene Atemstörungen gehen in den häufigsten Fällen mit kleinen oberen Atemwegen einher. Wenn die nasale Atmung ungewöhnlich stark behindert ist, wechselt das Kind zur Mundatmung. Das führt zu erhöhter Atemanstrengung während des Schlafs. Diese Merkmale sind oft vererbt, sodass Zahnärzte in der Lage sein sollten, sie zu erkennen oder vorherzusagen, bei welchem Kind ein entsprechendes Risiko zu erwarten ist. Während die Rolle von Infektionen der oberen Atemwege und anatomisch engen Atemwegen bei SIDS noch besser erforscht werden müsste, ist es wichtig, dass Zahnärzte hellhörig werden, wenn Eltern von Kindern mit Gesichtszügen, die typisch für verkleinerte obere Atemwege sind, von schlafbezogenen Beschwerden berichten.[632]

In der erwähnten Studie stand der Tod in sechs der sieben Fälle im Zusammenhang mit gestörtem Schlaf. Symptome wie Rhinitis oder ein Infekt der oberen Atemwege in den Tagen vor dem Tod waren nicht ausgeprägt genug, um Anlass zur Sorge zu geben, als sie dem Kinderarzt geschildert wurden, aber in jedem der Fälle ist das Kind im Grunde im Schlaf erstickt. Obwohl jedem dieser Todesfälle Auffälligkeiten in der Schlafanamnese vorangegangen waren und die Kinder anatomische Risikofaktoren für schlafbezogene Atemstörungen aufwiesen, waren Letztere bei keinem der Kinder diagnostiziert und daher auch nicht behandelt worden. Rambaud und Guilleminault kamen in ihrer Untersuchung zu dem Schluss, dass es wesentlich ist, die Risikofaktoren, die zu verengten oberen Atemwegen führen, möglichst frühzeitig zu erkennen, und dass es von Nutzen sein könnte, Zahn- und Kinderärzte in Bezug auf die für schlafbezogene Atemstörungen typischen Gesichtsmerkmale zu schulen.[633]

Die Arbeit des auf Anthropologie spezialisierten Kinderzahnarztes Dr. Kevin Boyd ermöglicht es, den Zusammenhang zwischen Gesichtsstrukturen und schlafbezogenen Atemstörungen besser zu verstehen. Dr. Boyd arbeitet mit kleinen Kindern ab einem Altern von sechs Monaten, um bei denjenigen mit anatomisch kleinen Atemwegen die Entwicklung des Oberkiefers und der Nasenhöhle zu fördern. Er ist der Auffassung, dass sich viele Merkmale der Schädel- und Gesichtsknochen in den Phasen des Wachstums des Gesichts und der Zähne (dentofazial) in der frühen Kindheit verändern lassen und dass diese Merkmale vermutlich maßgebliche Faktoren für schlafbezogene Atemstörungen und OSA sind.[634] In seinen anthropologischen Arbeiten erläutert er, dass schlafbezogene Atemstörungen erst seit sehr kurzer Zeit beim Menschen vorkamen. Er verweist auf die Tatsache, dass eine Malokklusion der Kieferknochen bis zur Mitte des 18. Jahrhunderts beim Menschen nicht vorkam. Viele der dentofazialen und körperlichen Risikofaktoren führt der Forscher auf die Veränderungen der Ernährung und Lebensführung seit der industriellen Revolution zurück und sagt zugleich eindeutig, dass diese Faktoren die Häufigkeit von schlafbezogenen Atemstörungen und OSA erhöhen.[635]

Die Form des menschlichen Gesichts verändert sich. Laut Dr. Boyd ist dafür vermutlich teilweise die Ernährung im Säuglings- und Kleinkindalter verantwortlich. In einem seiner Beiträge heißt es, dass für die Gesichts- und Kieferentwicklung das Stillen und Abstillen, wie es unsere Vorfahren gehandhabt haben, wichtig ist. Heute bringen wir Karies meist mit der Ernährung im Erwachsenenalter in Verbindung, jedoch gab es vor der industriellen Revolution die stark industriell verarbeitete Babynahrung, die künstliche Säuglingsmilch und die Sauger, die heute so verbreitet sind, gar nicht.[636]

Dr. Boyd kommt zu dem Schluss, dass die Behandlung, Vorbeugung und Korrektur von Malokklusionen dazu beitragen könnten, schlafbezogenen Atemstörungen entgegenzuwirken. Aus dieser evolutionären Sichtweise heraus bescheinigt er Zahnärzten eine einzigartige Position zur Identifizierung derjenigen Patienten, die von OSA und schlafbezogenen Atemstörungen bedroht sind, und plädiert dafür, dass diese Ärzte in ihren Behandlungsverfahren Aspekte wie die Größe der Atemwege, die die langfristige Gesundheit beeinflussen, berücksichtigen sollten. Darüber hinaus regt Dr. Boyd an, dass pädiatrische Schlaflabore mindestens einen Zahnarzt beschäftigen sollten, der Erfahrung mit dentofazialen Belangen hat, die mit Schlafproblemen und OSA in Zusammenhang stehen. Er empfiehlt außerdem, die Normwerte für Schädel- und Gesichtsknochen zu überarbeiten, anhand derer Zahnmediziner die korrekten Schädel- und Gesichtsproportionen beurteilen.[637] Die aktuellen Standards basieren fast vollständig auf Schädeln aus dem 20. Jahrhundert und berücksichtigen nicht die Evolution des menschlichen Kauapparats. Solche Überlegungen sind wichtig, wenn es um traditionelle kieferorthopädische Techniken wie die Zahnextraktion und die Retraktion des Oberkiefers zur ästhetischen Ausrichtung geht.

In seinem Beitrag über atemwegszentrierte Zahnmedizin erklärt Dr. William Hang, dass man seit mehr als 30 Jahren weiß, dass der Oberkiefer eher selten vorsteht, sondern häufiger zurückgesetzt ist. Dennoch ist die Behandlung immer noch oft auf die Korrektur der nach vorn stehenden oberen Zähne ausgerichtet. Dr. Hangs argumentiert dahingehend, dass sich ein Ziehen der vorderen Backenzähne (Prämolare) und eine Retraktion (also das Zurückschieben) der Schneide- und Eckzähne negativ auf die Größe der Atemwege auswirkt und dass Zahnärzte die Auswirkungen dieser Prozeduren auf die Atemwege berücksichtigen müssen. Er kommt zu dem eindeutigen Schluss: »Die Extraktion/Retraktion muss aufhören.«[638]

Behandlungsoptionen

Obstruktive Schlafapnoe (OSA) ist die schwerwiegendste Form schlafbezogener Atemstörungen. Sie wird von einer Reihe anatomischer Faktoren verursacht, die die Größe des hinteren Mund- und des Nasen-Rachen-Raums reduzieren, und durch Probleme, die die Wahrscheinlichkeit für ein Kollabieren der oberen Atemwege erhöhen. Das erklärt, warum Kinder mit Erkrankungen, die durch Veränderungen der Gesichts- und Schädelknochen einhergehen (kraniofaziale Syndrome), sowie solche mit Erkrankungen wie Zerebralparesen, allergischer Rhinitis, Asthma und Fettleibigkeit ein höheres OSA-Risiko haben. Anatomisch betrachtet ist der weiche Gaumen (also das vom Gaumen ausgehende weiche Gewebe im Rachen, zum Beispiel das Zäpfchen) bei Kindern mit OSA im Schnitt um 30 Prozent größer ausgebildet als üblich.[639] Das bedeutet eine zusätzliche Einschränkung der Atemwege. Weitere in diese Richtung wirkende Merkmale sind Flüssigkeitsansammlungen im Bereich des Trommelfells und entzündete Nebenhöhlen, die möglicherweise darauf hinweisen, dass eine allgemeinere Störung der gesamten Atemwege vorliegt.[640] Die einfachste Erklärung lautet, dass die meisten Kinder mit OSA Schwierigkeiten haben, durch die Nase zu atmen.

Nicht alle Kinder mit vergrößerten Rachen- und Gaumenmandeln leiden an OSA – die Strukturen des Schädels und Gesichts (kraniofazial), genetische Faktoren und neuromuskuläre Funktionen können ebenfalls eine Rolle spielen –, aber der Schweregrad der OSA hängt mit dem Ausmaß der Vergrößerung dieser Gewebe zusammen. Eine Studie von 2002 bestätigt, dass die oberen zwei Drittel der oberen Atemwege bei Kindern mit OSA im Vergleich zu anderen Kindern um 50 Prozent verkleinert sind.[641] Hier besteht zwar noch Forschungsbedarf, aber man geht davon aus, dass genau an dieser Engstelle bei OSA Atemwegsobstruktionen auftreten. Aus diesem Grund besteht das gängigste Behandlungsverfahren bei OSA bei nicht übergewichtigen Kindern in der Entfernung der Tonsillen und/oder Adenoide (Gaumen- und Rachenmandeln).[642] Allerdings können die schlafbezogenen Atemstörungen bei dem Kind nach einer solchen Adenotonsillektomie fortbestehen.[643] Obwohl dieser Eingriff häufig durchgeführt wurde, war die tatsächliche Wirksamkeit der Operation zur Behandlung von OSA bis zur im Folgenden beschriebenen, 2010 publizierten Studie nicht bekannt. Man wusste, dass die Erfolgsquoten sehr wahrscheinlich niedriger waren als angenommen; zudem waren die Faktoren, die dazu führten, dass Kinder nach der Behandlung immer noch an OSA leiden, noch nicht identifiziert.

2010 führten Wissenschaftler der pädiatrischen Fakultät der University of Chicago eine multizentrische Studie mit ansonsten gesunden Kindern durch, die sich im Rahmen eine OSA-Behandlung einer Adenotonsillektomie unterzogen.[644] Sie bezogen 578 Kinder ein, die in den USA und Europa in Kinderschlaflaboren in Behandlung waren. Etwa 50 Prozent der Kinder waren adipös. Die Daten umfassten die Ergebnisse aller präoperativ und postoperativ durchgeführten Polysomnogramme (Messungen im Schlaflabor). In einem Polysomnogramm werden Gehirnwellen, Blutsauerstoffkonzentrationen, Herzfrequenz, Atemfrequenz sowie die Augen- und Beinbewegungen während des Schlafs erfasst. Die Entfernung der Adenoide und Tonsillen verringerte die Anzahl der Apnoen und Hypopnoen pro Stunde Schlaf deutlich, aber nur bei 27 Prozent der Kinder verschwand die OSA dadurch vollständig. Das sah man zwar als deutlichen Erfolg an, jedoch bestanden bei einer großen Anzahl von Probanden die Symptome fort, insbesondere bei denen, die an Adipositas oder Asthma litten oder älter als sieben Jahre waren.[645] Die Tatsache, dass fast drei Viertel der Kinder nach der Tonsillektomie und Adenoidektomie weiter an Schlafapnoe litten, weist auf ursächliche Faktoren hin, die zusätzlich zu vergrößerten Adenoiden und Tonsillen bestehen. Es wäre nur logisch, dass bei einem Kind mit unterentwickelten Atemwegen und/oder gewohnheitsmäßiger Mundatmung und beschleunigter Atmung die Atmung im Schlaf behindert ist und es deswegen an schlafbezogenen Atemstörungen leidet.

Die wissenschaftlichen Belege dafür, dass eine medikamentöse Behandlung mit intranasal verabreichtem Kortison bei leichter OSA hilft, mehren sich.[646] Die Tatsache, dass Nasensprays mit abschwellender Wirkung bei leichteren Schweregraden der Erkrankung helfen, weist darauf hin, dass Nasenverstopfung ein Problem ist. Das bedeutet wiederum, dass Übungen zum Freimachen der Nase anstelle von Medikamenten ein erfolgsversprechendes Vorgehen sind. Die Verbreiterung des Oberkiefers (maxilläre Expansion), die sich bei der Behandlung schlafbezogener Atemstörungen als nützlich erwiesen hat, könnte auch bei Fällen von OSA bei Kindern in Betracht gezogen werden. Laut einem Beitrag im *American Journal of Orhodontics and Dentofacial Orthopedics* aus dem Jahr 1987 könnte dieses Verfahren schon allein auf Grundlage der Atemwegsgröße gerechtfertigt sein.[647]

Zungenbändchen und Flaschenfütterung

Anders als bei Erwachsenen kann das Auftreten von OSA bei Kindern durch eine veränderte Aktivität der Zunge verursacht sein.[648] Ausschlaggebend hierfür können genetische und anatomische Faktoren wie Ankyloglossie (ein zu kurzes Zungenbändchen) sein, jedoch ist es häufiger auf Flaschenfütterung und Gewohnheiten wie Schnullergebrauch, Daumenlutschen oder dem Saugen an der Lippe, am Arm oder am Schnuffeltuch zurückzuführen. Bei Erwachsenen wird OSA von einer ungünstigen Zungenruheposition und der Zungengröße beeinflusst.

Bei einem gesunden Kind ruht die Zunge oben im Gaumen.[649] Das ist die Ruhelage, die zur Nasenatmung führt. Eine korrekt positionierte Zunge formt den Oberkiefer zu einem breiten U; das ist die Basis für attraktive, gut proportionierte Gesichts- und Kieferknochen mit einer ausreichenden Größe, um alle bleibenden Zähne ohne Engstand zu fassen. Die Zungenaktivität – saugen, schlucken und kauen – stimuliert die oral-faziale Entwicklung, also einen Prozess, der bis zu einem Alter des Kindes von etwa 13 bis 15 Jahren andauert. Jedoch können es enge Kiefer oder gewebebedingte Verengungen für ein Baby schwierig machen, zu nuckeln oder seine Zunge in der korrekten Lage zu halten. Wenn der Mund offensteht, kann die Zunge nicht locker im oberen Gaumen ruhen und es kommt zur Ausbildung ungünstiger Atemgewohnheiten.

Ankyloglossie – ein zu kurzes Zungenbändchen – tritt auf, wenn das Gewebe, über das die Zunge mit dem Mundboden verwachsen ist, zu straff ist.[650] Babys mit dieser Zungenentwicklungsstörung kann es schwerfallen, an der Brust zu trinken, weil sie die Zunge nicht ausreichend anheben können, um Milch aus der Brust zu saugen. Das kann zu Frustrationen führen oder dazu, dass das Baby häufig und unregelmäßig trinkt; bei der Mutter können die Brustwarzen wund werden, es kann zum Milchstau kommen oder zu Mastitis (Brustdrüsenentzündung). Wenn das Stillen wegen des Zungenbändchens problematisch ist, wird häufig auf Flaschenfütterung umgestellt, ohne dass die zugrunde liegende Ursache diagnostiziert würde.

Ankyloglossie ist eine vergleichsweise häufige Störung bei Neugeborenen, aber sie hat Auswirkungen auf die Entwicklung, wenn sie nicht behandelt wird.[651] Wenn ein Kind nicht richtig saugen kann, beginnt es häufig mit dem Zungenpressen, was wiederum zu Kieferfehlstellungen führt. Zudem werden Säuglinge mit zu kurzem Zungenbändchen mit höherer Wahrscheinlichkeit bereits im Alter von einer Woche ausschließlich mit der Flasche gefüttert. Verkürzte Lippenbändchen wurden bisher in Studien nicht im selben Umfang wie Zungenbändchen untersucht, aber man weiß, dass sie ebenfalls Probleme beim Stillen verursachen.[652]

Es ist belegt, dass eine unbehandelte Ankyloglossie bei größeren Kindern zu Sprachschwierigkeiten führt und zu schlafbezogenen Atemstörungen beiträgt. Die veränderte Zungenlage führt zur Mundatmung, der Entwicklung von anteriorem (vorderem) und posteriorem (hinterem bzw. seitlichem) Kreuzbiss und zu einem unausgewogenen, unproportionalen Wachstum des Ober- und Unterkiefers. All diese anatomischen Veränderungen beeinflussen die Größe der oberen Atemwege.

In einem 2003 in der *Sleep Review* erschienenen Beitrag erklärt Brian G. Palmer, dass ein hoher Gaumen auch die Atmung und die Zahnstellung beeinträchtigen kann.[653] »Da das Munddach zugleich den Boden der Nasenhöhle bildet, verkleinert sich durch eine Zunahme der Gaumenhöhe das Volumen der Nasenkammern«, schreibt Palmer. Diese verringerte Größe erhöht den nasalen Atemwiderstand. Ein hoher Gaumen kann dazu führen, dass sich die Öffnung an der Rückseite des Nasenraums verengt; das heißt, dass die Region der Atemwege, wo sich die Weichgewebe befinden, kleiner ist und anfälliger für einen Kollaps. Palmer betont, dass Schädel aus historischen Zeiten, in denen Kinder im Allgemeinen gestillt wurden, nur selten schmale Nasenöffnungen aufweisen, und stellt die Vermutung auf, dass es obstruktive Schlafapnoe (OSA) vor der Erfindung der künstlichen Sauger womöglich gar nicht gab. Während das Brustgewebe weich ist und sich dem Mund des Babys anpasst, sind Flaschensauger und Schnuller fester und machen es erforderlich, dass der Mund sich anpasst. In gleicher Weise werden durch die Anstrengung, die ein Baby aufbieten muss, um Milch aus der Brust zu saugen, die Gesichtsmuskeln trainiert, was die Entwicklung eines gesunden Muskeltonus fördert und die Nasenatmung sicherstellt. Das kann durch künstliche Sauger nicht nachgeahmt werden.[654]

Ankyloglossie kann zudem zur Vergrößerung der Tonsillen beitragen, die bei OSA so häufig vorliegt.[655] Das den Rachenraum einengende Gewebe kann zu Mundatmung führen, was den Atemwiderstand in den oberen Atemwegen erhöht und Rachenentzündungen hervorruft. Angeschwollene Gaumen- und Rachenmandeln behindern den Luftstrom noch weiter, verschärfen damit das Bedürfnis, durch den Mund zu atmen und tragen zu einem gestörten Wachstum des Gesichts und Mundraums bei. Eine nicht behandelte Ankyloglossie kann daher zu schlafbezogenen Atemstörungen und OSA führen.

Ein zu kurzes Zungenbändchen bei einem Neugeborenen sollte durchtrennt werden, um die beim Stillen erforderlichen Bewegungen der Zunge zu erleichtern. Ich kann mich an einen Redebeitrag auf einem Kongress von Schlafmedizinern erinnern, in dem erläutert wurde, dass französische Hebammen im 16. Jahrhundert einen Fingernagel besonders lang wachsen ließen, um damit verkürzte Zungenbändchen bei Neugeborenen zu kappen. Nach heutigen Standards mag das grotesk klingen, aber in einer Zeit, in der man nicht auf künstliche Säuglingsnahrung ausweichen konnte, könnte es das Leben dieser Kinder gerettet haben.

Wenn Sie vermuten, dass Ihr Kind ein verkürztes Zungenbändchen hat, holen Sie den Rat eines Arztes oder eines auf diesem Gebiet erfahrenen Experten der myofunktionellen Therapie ein.

Haltungsentwicklung, Sprachentwicklung und Sprechvermögen

Mundatmung bei Kindern hat zudem Auswirkungen auf die Sprechfähigkeit, die Verarbeitung von Informationen des Gehörsinns im Gehirn und die Entwicklung der Körperhaltung. Im Rahmen einer 2011 durchgeführten Studie zu den Auswirkungen nasaler Obstruktion auf die Sprechfähigkeit von Kindern zwischen vier und zwölf Jahren wurde festgestellt, dass 76,6 Prozent der Kinder mit blockierter Nase an Dysphonie litten, also aufgrund von anatomischen Störungen im Rachen, Mund, an der Zunge oder den Stimmbändern Probleme bei der Lautbildung, also auch Stimmbildung hatten.[656] Mehr als 68 Prozent der Kinder mit verstopfter Nase zeigen ungesunde Sprechgewohnheiten, also eine habituelle Stimmstörung, die die Stimmbänder belastet.

Laut einem wissenschaftlichen Beitrag von 2013, der sich dem Zusammenhang zwischen oraler Atmung und Sprachstörungen bei Kindern widmete, kann Mundatmung die soziale Entwicklung, die schulische Leistung und die Sprachentwicklung beeinträchtigen.[657] Die Forscher betonten, dass eine frühzeitige Erkennung von Mundatmung wesentlich ist, um deren schädlichen Auswirkungen auf die Entwicklung vorzubeugen oder diese zu reduzieren. Veränderungen der Haltung, der Beweglichkeit und des Muskeltonus der Lippen, Wangen und der Zunge, zu denen es kommt, wenn ein Kind gewohnheitsmäßig durch den Mund atmet, führen zu ineffizienteren Basisfunktionen wie Schlucken, Kauen und Sprechen. Das kann die Entwicklung einer schlaffen Kiefermuskulatur fördern sowie eine schlechte Kopfhaltung und Sprachstörungen wie Lispeln und das Unvermögen, bestimmte Laute zu artikulieren. Bei Kindern, die durch den Mund atmen, kann darüber hinaus die

Verarbeitung von Informationen des Gehörsinns (auditive Verarbeitung) unterentwickelt sein.

2014 haben Wissenschaftler sich zum ersten Mal in einer Studie mit Sprachschwierigkeiten bei Kindern mit vergrößerten Adenoiden befasst. Sie stießen auf eine Verbindung zwischen Rachenmandelvergrößerungen und Artikulationsfehlern beim Sprechen.[658] In der Studie wurden 19 Kinder mit vergrößerten Rachenmandeln mit einer Kontrollgruppe von 33 Kindern verglichen, die zwar Artikulationsstörungen, aber keine körperlichen Auffälligkeiten aufwiesen. Das mittlere Alter der Untersuchungsgruppe war höher als das der Kontrollgruppe, weil vergrößerte Rachenmandeln bei Kindern grundsätzlich mit dem Alter häufiger werden.

Die Forscher fanden heraus, dass Kinder mit angeschwollenen Rachenmandeln andere Aussprachefehler machten als Kinder mit Sprechstörungen. Kinder mit vergrößerten Rachenmandeln ersetzten häufiger einen Laut durch einen anderen und ließen seltener einen Laut aus, was die Tatsache widerspiegelt, dass geschwollene Adenoide und nicht das phonetische und sprachliche Verständnis der Kinder ursächlich für die Sprechfehler waren. Besonders betroffen war bei diesen Kindern der s-Laut. Dieser Laut erfordert eine spezifische Zungenposition; bei Kindern mit angeschwollenen Adenoiden ist jedoch der Raum in den Atemwegen verkleinert, daher lassen sie ihren Unterkiefer und die Zunge meist eher etwas absinken, um den Atemweg im Mundraum maximal zu vergrößern. Wie wir bereits festgestellt haben, beeinträchtigt das die Entwicklung der Gesichtsstrukturen und führt zur Fehlausrichtung der Zähne und Kiefer.

Man geht zudem davon aus, dass vergrößerte Rachenmandeln die Stimmqualität verändern können. Viele der Kinder in der Studie hatten eine nasale Stimme. Das deckt sich mit weiteren Forschungsbefunden, die belegen, dass eine adenoide Hypertrophie zu einem stark nasalen Stimmklang führen und die Resonanzeigenschaften der Atemwege sowie die Dimensionen des Vokaltrakts verändern kann, was sich in erhöhter Rauigkeit der Stimme niederschlagen kann.

Außerdem hat man festgestellt, dass Mundatmung und schlafbezogene Atemstörungen bei Kindern die auditive Verarbeitung beeinträchtigen können, also die Fähigkeit, gesprochene Sprache zu verstehen, Laute zu unterscheiden, Hintergrundgeräusche auszublenden und Musik genießen zu können.[659] Brasilianische Wissenschaftler stellten fest, dass Kinder mit im Schlaflabor festgestellter Mundatmung und obstruktiver Schlafapnoe im Vergleich mit Kindern ohne Atemwegsprobleme statistisch signifikante Unterschiede in der auditiven Verarbeitung zeigten.[660] Die Kinder mit OSA erzielten schlechtere Leistungen in Tests zur Untersuchung der auditiven Verarbeitung und auch des Gedächtnisses für nonverbale Inhalte.

Mit den Auswirkungen der Mundatmung auf die Gesichts-, Kiefer- und Zahnentwicklung haben wir uns bereits befasst. Das Problem reicht jedoch weiter. Kinder mit engen oder blockierten Atemwegen neigen automatisch zur Mundatmung, daher passen sie ihre Kopfhaltung so an, dass sie durch den Mund ausreichend Luft bekommen. Die Informationslage zum Zusammenhang zwischen Mundatmung und Haltungsveränderungen ist begrenzt, aber in einer 2018 durchgeführten Studie stellten Forscher fest, dass bei Kindern, die durch den Mund atmen, Probleme bei der Schulterhaltung inklusive der Schulterblätter und der Trapezmuskeln (breite Muskeln, die vom Hinterkopf bis zur Brustwirbelsäule und den Schultern ziehen, auch Kapuzenmuskel genannt) auftreten können.[661]

Der Großteil der Forschung konzentrierte sich auf die Kopfposition, ohne die Wirbelsäule entlang nach unten zu blicken; Tatsache ist jedoch, dass die vorgeneigte Kopfhaltung, die nötig ist, um die Luft durch den Mund in die unteren Atemwege zu ziehen, weitere Anpassungen der Haltung nach sich zieht, die den gesamten Körper betreffen können. Die vorgeneigte Kopfhaltung macht es erforderlich, dass das Kind die obere Halswirbelsäule streckt und die untere Hals- und die Brustwirbelsäule beugt, was zur Krümmung der Lendenwirbelsäule führt. Im Laufe der Zeit verursacht das Muskelverspannungen, die den Unterkiefer nach hinten ziehen und damit die Atemwege noch mehr verkleinern.

Die Studie von 2018 verzeichnete einen deutlichen Rückgang der vorgebeugten Kopfhaltung und der schlechten Schulterhaltung nach einer Adenotonsillektomie.[662] Es wäre interessant zu sehen, zu welchen Ergebnissen eine Studie kommen würde, in der derselbe Vergleich nach einem Training zur Entwicklung der oberen Atemwege und zur Nasenatmung vorgenommen würde; vermutlich wären die Resultate ähnlich und vielleicht auch nachhaltiger.

Ein Rat an die Eltern von Kindern und Jugendlichen

Es ist wichtig, dass Sie beobachten, ob Ihr Kind Anzeichen für die Mundatmung zeigt. Nutzen Sie die Gelegenheit, die Atmung Ihres Kindes zu beobachten, wenn es sich auf seine Hausaufgaben konzentriert, fernsieht oder schläft. Es kann hilfreich sein, die Atmung kleinerer Kinder zu beobachten, nachdem sie eine Mahlzeit eingenommen haben, insbesondere, wenn Sie vermuten, dass bestimmte Nahrungsmittel wie Milchprodukte oder Weizen eine Hyperventilation auslösen könnten.

Vermeiden Sie es, Ihr Kind zu dick anzuziehen, und achten Sie auf kühle, ausreichend belüftete Innenräume. Ermuntern Sie Ihr Kind dazu, draußen zu spielen und bei körperlich anstrengenden Spielen möglichst durch die Nase zu atmen. Achten Sie darauf, ob Ihr Kind über längere Zeiträume den Mund offen stehen lässt. Wenn der Mund über 40 Prozent der Zeit oder länger offen ist, gilt es zu handeln. Wenn die Nase Ihres Kindes verstopft ist, machen Sie mit ihm die Übung zum Freimachen der Nase (siehe Kapitel 2, Seite 72).

Gehen Sie die folgenden Fragen durch. Wenn Sie eine Frage mit Ja beantworten, kann es sein, dass sich bei Ihrem Kind die schädlichen Auswirkungen schlafbezogener Atemstörungen zeigen.

- Atmet Ihr Kind durch den geöffneten Mund?
- Ist Ihr Kind morgens beim Aufwachen in seine Bettdecke verheddert, nachdem es sich nachts im Schlaf herumgeworfen und -gewälzt hat?
- Hält Ihr Kind im Schlaf zeitweise den Atem an?
- Hat Ihr Kind beim Aufwachen eine verstopfte Nase oder klagt über Mundtrockenheit?
- Schnarcht Ihr Kind wahrnehmbar?
- Leidet Ihr Kind an Schlafstörungen oder -unterbrechungen?
- Hat Ihr Kind Alpträume, nässt es im Schlaf ein oder wacht es auf, weil es zur Toilette muss?
- Atmet Ihr Kind im Schlaf hörbar?
- Ist Ihr Kind beim Aufwachen müde oder tagsüber erschöpft und unkonzentriert?

Wir haben uns bereits detailliert mit den vielen Faktoren befasst, die zu Atemmusterstörungen führen. Nasale Atmung beugt nicht nur vielen mit Atemmusterstörungen und schlafbezogenen Atemstörungen einhergehenden Symptomen vor oder lindert diese, sondern ist auch wesentlich für die gesunde Kiefer- und Gesichtsentwicklung. Die Grundlage der Atemerziehung bei Kindern und Teenagern ist die Wiederherstellung der durchgängigen Nasenatmung mit geschlossenen Lippen, entspanntem Kiefer und korrekter Zungenruheposition, sowohl im wachen Zustand als auch während des Schlafs.

Wie die vielen Untersuchungen gezeigt haben, besteht in der Regel ein unmittelbarer Zusammenhang zwischen dem Wachstum des Gesichts und der Atemwege in der Kindheit und der Art und Weise, wie ein Kind atmet. Vergrößerte Rachenmandeln oder andere Einschränkungen der Atemwege veranlassen das Kind dazu, zur Mundatmung zu wechseln, weil es Schwierigkeiten hat, durch die Nase ausreichend Luft zu bekommen. Auch wenn es auf den ersten Blick unlogisch scheint, verschlimmert das die nasale Obstruktion nur noch. Darüber hinaus führt es zu einer mangelnden Entwicklung der Atemwege und kann lebenslange Probleme mit der Atmung nach sich ziehen.

Kinder motivieren

Um Kindern und Jugendlichen zu helfen, ihre Atemgewohnheiten zu ändern, müssen sie verstehen, warum es wichtig ist, dass sie durch die Nase atmen. Wenn ich mit jungen Menschen arbeite, frage ich sie, welche Gründe sie in Bezug auf die Nasenatmung für die wichtigsten halten. Die meisten Antworten haben mit der sportlichen Leistung und der Ausbildung attraktiver Gesichtszüge zu tun. Ich finde, man sollte Kindern gegenüber nicht die negativen Seiten der Mundatmung betonen. Meiner Erfahrung nach sprechen sie gut darauf an, wenn man ihnen die vielen Vorteile der Nasenatmung schildert. Dazu können die folgenden Anregungen hilfreich sein:

Nasale Atmung macht dich intelligenter: Erklären Sie Ihrem Kind, dass kluge Leute durch die Nase ein- und ausatmen. Nasenatmung verbessert die Kognition, die Konzentration, die Aufmerksamkeit und das Energieniveau, weil es guten Schlaf fördert und das Gehirn besser mit Sauerstoff versorgt. Das hilft Ihrem Kind, sich im Unterricht besser zu konzentrieren, sodass das Lernen leichter wird und mehr Spaß macht.

Nasale Atmung verbessert die sportliche Leistung: Wenn Kinder habituell durch den Mund atmen, neigen Sie dazu, beim Sport und bei körperlicher Anstrengung schnell außer Atem zu kommen. Das kann dazu führen, dass sie nur widerstrebend an gesunden Aktivitäten teilnehmen, die ihnen unter anderen Umständen Spaß machen würden. Professionelle Sportler, Olympioniken, Sondereinsatzkräfte und Militärangehörige nutzen Atemtechniken aus dem Oxygen-Advantage®-Programm, um ihre Leistungsfähigkeit beim Training zu verbessern.

Mundatmung führt zu schiefen Zähnen und schlechtem Atem: Kein Teenager will Mundgeruch haben. Nasenatmung unterstützt die Mundgesundheit und beugt schlechtem Atem vor.[663] [664] Sie hilft zudem, Probleme bei der Entwicklung der Gesichtsstrukturen wie schmale Kiefer, schiefe, eng stehende Zähne und zu kleine obere Atemwege zu vermeiden.

Wer durch die Nase atmet, schläft besser und hat mehr Energie: Mundatmung beeinträchtigt die nächtliche Schlafqualität, was dazu führt, dass man weniger Energie hat, um das Leben zu genießen. Außerdem entwickeln Kinder, die schlecht schlafen, zehnmal häufiger Lernprobleme.[665]

Mundatmung ist schlecht für die Haltung: Dauerhafte Mundatmung in der frühen Kindheit kann zu Veränderungen in der Körperhaltung führen, weil der Kopf nach vorn gestreckt wird, um den oralen Atemweg zu optimieren. Zusammen mit der Tendenz zur Brustatmung hat das einen Dominoeffekt auf die Wirbelsäulenstabilität. Diese Aspekte mögen für die Kinder selbst keine Motivationshilfe sein, aber Eltern werden verstehen, warum sie wichtig sind.

Nasenatmung verbessert die Tischmanieren: Wenn Ihr Kind eine verstopfte Nase hat, kann es sein, dass es Probleme beim Essen hat. Nasenverstopfung macht es schwierig, Atmung und Schlucken zu koordinieren, sodass das Kind möglicherweise aufhören muss zu kauen oder schneller kaut, um durch den Mund zu atmen. Diese Atemprobleme können wie schlechte Tischmanieren wirken, wenn das Kind bei jeder Mahlzeit herumschnieft und das Essen hastig herunterschlingt.[666]

In allen Fällen empfiehlt es sich, damit zu beginnen, das Kind dazu zu ermutigen, sowohl tagsüber als auch nachts durch die Nase zu atmen. Kinder unter fünf Jahren fällt es unter Umständen schwer, Atemübungen zu machen, daher müssen Eltern kleinerer Kinder präventive Maßnahmen ergreifen, um die Faktoren zu vermeiden, die zum Überatmen beitragen. Kinder neigen dazu, ihre Eltern zu spiegeln, selbst in ihren Atemgewohnheiten. Wenn Sie dazu neigen, mit offenem Mund schnaufend und prustend im Haus herumzulaufen und nicht auf Ihre Atmung achten, wird es Ihr Kind genauso machen. Ebenso wird ein Kind Probleme haben umzulernen, wenn alle anderen Haushaltsmitglieder ihre schlechten Gewohnheiten beibehalten. Ich sehe das oft, dass das Verhalten der Eltern den Fortschritt ihrer Kinder auf diese Weise behindert. Seien Sie Ihrem Kind ein Vorbild – nur dadurch können Sie sicherstellen, dass das Erlernen neuer Atemmuster von Erfolg gekrönt ist. Weil alle Beteiligten einen Vorteil davon haben, ist das sogar eine Win-win-Situation.

Helfen Sie Ihrem Kind dabei zu versehen, was zu viel atmen bedeutet, und dass Müdigkeit, Atemgeräusche, Husten und eine verstopfte Nase auf Überatmung zurückzuführen sind. Am besten geht das, wenn Sie das körperlich erfahrbar machen: Fordern

Sie das Kind auf, Ihnen den Finger hinzustrecken, und pusten Sie einen großen Atemstoß auf diesen Finger. Lassen Sie es die Stärke und Menge der Luft spüren. Erklären Sie ihm, dass das ein großer Atemzug ist. Dann bitten Sie das Kind, eine winzige Luftmenge auf seinen Finger zu pusten, so leicht, dass es kaum spürbar ist. Erklären Sie ihm, dass das das richtige Atmen ist.

Sie können Ihr Kind auch auffordern, den anderen Haushaltsmitgliedern zu erklären, welche Ideen hinter der guten Atmung stecken. Das gibt Ihrem Kind die Möglichkeit, über seine Atmung nachzudenken. Indem Sie den Erzählungen und Erklärungen Ihres Kindes zuhören, erkennen Sie, wie gut es die Theorie verstanden hat.

Für den Fall, dass Sie sich wegen der Atmung Ihres Kindes Sorgen machen und eine maxilläre Expansion (Verbreiterung des Oberkiefers) in Betracht ziehen, gibt es Kieferorthopäden, die Behandlungen zur Gaumenerweiterung auch bei sehr jungen Kindern durchführen. Ich würde Ihnen empfehlen, sich an einen auf Kinder spezialisierten Zahnarzt oder Kieferorthopäden oder einen Experten in der myofunktionellen Therapie zu wenden.

9

MIT ATMUNG ZUM GESUNDEN BLUTDRUCK

Man geht davon aus, dass weltweit 1,13 Milliarden Menschen an hohem Blutdruck (Hypertonie) leiden, von denen die Mehrheit in Ländern mit niedrigen und mittleren Einkommen leben. In Amerika hatten 2020 rund 108 Millionen Menschen – das entspricht etwa 45 Prozent der Erwachsenen – hohen Blutdruck;[667] darunter haben weniger als einer von fünf das Problem unter Kontrolle.[668] Mit Erreichen des Rentenalters erhöht sich das Risiko. Nach den neuen, 2017 vorgestellten US-Leitlinien für Hypertonie besteht bei fast 80 Prozent der US-Amerikaner in einem Alter von 65 oder darüber ein hohes Hypertonie-Risiko.[669] In England zeigen die Zahlen von 2020, dass einer von drei Erwachsenen hohen Blutdruck hat; bei Menschen über 65 ist es sogar einer von zwei – das sind insgesamt rund 15 Millionen Menschen.[670]

Hoher Blutdruck ist ein Problem, das jeden treffen kann, unabhängig vom Einkommen, der ethnischen Zugehörigkeit, dem Geschlecht oder dem Alter. Das Risiko steigt mit zunehmendem Alter, abhängig vom Lebensstil, und wenn eine genetische Prädisposition für Hypertonie vorliegt. Aber ob Sie daran erkranken werden oder nicht, hängt in der Regel von Ihrer Herzgesundheit ab. Die gute Nachricht ist, dass es faktisch ziemlich einfach ist, sicherzustellen, dass Ihr Herz gesund bleibt – schlicht, indem Sie sich vernünftig ernähren, regelmäßig ein moderates Bewegungsprogramm absolvieren und lernen, richtig zu atmen.

Hoher Blutdruck und das Herz

Das Herz ist dafür zuständig, Blut über die Blutgefäße durch den Körper zu pumpen. Es ist den ganzen Tag über im Einsatz, jeden Tag, und schlägt in 24 Stunden ungefähr 109 000 Mal.[671] Es pumpt sauerstoffarmes Blut zu den Lungen, wo es wieder mit Sauerstoff aufgefüllt werden kann, und lässt das mit Sauerstoff gesättigte Blut wieder durch den Körper zirkulieren, um das Gehirn, die Muskeln, die Organe und jede einzelne Zelle mit Sauerstoff zu versorgen. Anders gesagt: Die wichtigste Aufgabe des Herzens besteht darin, den Sauerstoff, der mit der Einatmung in die Lunge gelangt, zu verteilen und das Kohlendioxid zur Lunge zurückzubefördern, damit es abgeatmet werden kann.

Wenn das Herz schlägt, drückt das Blut gegen die Arterienwände und erzeugt dort Druck. Wie viele der homöostatischen Systeme des Körpers ist dieser Druck beständig im Fluss. Reguliert wird er unter anderem durch mechanosensible Nervenendigungen, die Barorezeptoren (Sie kennen sie bereits aus Kapitel 4). Zu Blutdruckproblemen kommt es, wenn der Druck steigt und über eine längere Zeitspanne hinweg zu hoch bleibt. Das kann den Körper auf verschiedene Arten schädigen: Es führt zu Herzinsuffizienz, Schlaganfällen, Nierenerkrankungen und einer Reihe anderer gesundheitlicher Probleme.[672]

Hoher Blutdruck kann entstehen, wenn sich durch einen verlangsamten Blutfluss Druck aufbaut. Stellen Sie sich folgende Szenerie vor: Sie beschließen an einem wunderbar sonnigen Tag, die Blumen in Ihrem Vorgarten zu gießen. Sie schließen den Schlauch an einem Wasserhahn an und drehen diesen halb auf, sodass genug Wasser fließt, um die Blumen mit einem feinen Wasserschauer zu besprengen. Alles ist gut, bis Ihr zerstreuter Nachbar seinen Wagen versehentlich so parkt, dass ein Reifen auf dem Schlauch zu stehen kommt und diesen zusammendrückt. Binnen eines Augenblicks minimiert dieses Hindernis den Strom zu einem Tröpfeln, während der Wasserdruck im Schlauch vor der Engstelle zu steigen beginnt.

Die Hauptfunktion des Herzens ist es, das Blut durch den Körper zur Lunge und dann wieder von ihr wegzutransportieren. Wenn die Blutgefäße verengt sind, steigert das Herz den Blutdruck, um das Blut in Bewegung zu halten, genau wie sie den Wasserhahn im Garten stärker aufdrehen, wenn aus dem Schlauch nur noch ein dünnes Rinnsal kommt. Dieser zusätzliche Druck sorgt zwar vorübergehend für einen ausreichenden Blutfluss im Körper, er bedeutet jedoch gleichzeitig eine zusätzliche Belastung für das Herz und die Blutgefäße, die im Laufe der Zeit geschädigt werden.

Wenn die Blutgefäße weiterhin verengt sind, wird die Durchblutung nach und nach schlechter und der Blutdruck steigt weiter.

Eine normale Durchblutung ist wesentlich für die Gesundheit. Das Blut transportiert Sauerstoff überall dorthin, wo er gebraucht wird; ist die Blutzirkulation zu irgendeinem Teil des Körpers abgeschnitten, dann wird dieser Bereich mangelhaft mit Sauerstoff versorgt. Das Kribbeln, das auftritt, wenn Sie zu lange mit übereinandergeschlagenen Beinen dasitzen, ist ein harmloses Beispiel dafür, was passiert, wenn der Blutfluss eingeschränkt wird. Wenn Ihr Bein einschläft, stellt sich die Durchblutung nach ein paar Dehnübungen und wenigen Schritten schnell wieder ein; sind Blutgefäße jedoch langfristig verengt, dann wirkt sich der verringerte Blutfluss nachteilig auf das Herz und das Gehirn aus. Wenn die Durchblutung eines Bezirks des Herzmuskels abbricht, sterben infolge des Sauerstoffmangels in diesem Gebiet im Herz Zellen ab, was zu einem Herzinfarkt führen kann. Bei unzureichendem Blutfluss zum Gehirn bekommt dieses zu wenig Sauerstoff, sodass es sein kann, dass Sie einen Schlaganfall erleiden.

Eine Hypertonie tritt auf, wenn das Herz dazu veranlasst wird, schneller oder heftiger zu schlagen, als es sollte. Dazu kann es kommen, wenn das Blutvolumen im Körper größer als gewöhnlich ist, wenn die Arterien zu eng werden oder wenn sich Blutgefäße verhärten (verkalken) und einen Teil ihrer Elastizität einbüßen. Zwar ist die genetische Veranlagung ein Risikofaktor hierfür, jedoch ist die familiäre Häufung von Bluthochdruck nicht allein maßgeblich. Tatsächlich kann es Ihnen dabei helfen, Gegenmaßnahmen zu ergreifen und der Entwicklung von Bluthochdruck vorzubeugen, wenn Sie Ihr ererbtes Risiko kennen.

Viele Faktoren unserer Lebensweise, die einen gesunden Blutdruck fördern, liegen in unserer Hand.

- Nährstoffreiche, gesunde Ernährung
- Vermeiden von Lebensmitteln, die den Blutdruck bekanntermaßen erhöhen
- Ausreichend Bewegung
- Nicht Rauchen
- Gegen Schnarchen und Schlafapnoe vorgehen
- Stressbewältigung
- Praktizieren langsamer Atmung

Selbst im Falle einer familiären Vorbelastung können Ihnen die Übungen aus diesem Buch helfen, Blutdruck zu vermeiden – oft sogar ohne den Einsatz von Medikamenten.

Den Blutdruck messen

Beim Messen des Blutdrucks werden üblicherweise zwei Werte erfasst: der systolische und der diastolische Druck. Der systolische Druck ist der höhere der beiden Werte; er bezieht sich auf den Druck des Bluts, wenn das Herz aktiv pumpt. Der niedrigere Wert – der diastolische Druck – gibt den Blutdruck in den Pausen zwischen den Herzschlägen an. Bei den Blutdruckwerten wird zuerst der systolische, dann der diastolische Wert angegeben, zum Beispiel: 120/80 mmHg. Die Angabe mmHg bedeutet Millimeter-Quecksilbersäule und ist die Maßeinheit für Druck.

Zum Messen des Blutdrucks wird Ihnen in der Arztpraxis normalerweise eine aufblasbare Manschette um den Oberarm gelegt. In diese Manschette wird Luft gepumpt, um den Druck um Ihren Arm zu erhöhen. Wenn die Manschette sich fester um Ihren Arm schließt, wird der Druck ausreichend hoch, dass der Blutfluss in der Armarterie zeitweise unterbrochen wird. Der Arzt oder Praxismitarbeiter platziert ein Stethoskop auf der Arterie und lässt langsam den Druck aus der Manschette ab, während er aufmerksam dem Blutfluss lauscht und die Druckwerte beobachtet. Wenn das erste Klopfen zu hören ist, weil wieder Blut durch die Arterie fließt, wird der Wert notiert. Das ist der systolische Blutdruck.

Die Manschette wird sanft gelockert und das Geräusch und der Blutdruckwert werden sorgfältig mitverfolgt. Wenn mit fallendem Druck der Manschette der Blutfluss wieder einsetzt, entsteht erst einmal ein turbulentes, klopfendes Geräusch, weil die Arterie immer noch teilweise abgedrückt ist. Der diastolische Wert wird in dem Moment notiert, wenn das Blut wieder normal und ohne Einschränkung zu fließen beginnt.

Eines der verwirrendsten Dinge im Zusammenhang mit Bluthochdruck ist, dass es mitunter keine Warnzeichen oder Symptome gibt, bis die Werte bei 180/110 mmHg liegen; und wenn sich die Erkrankung erst einmal entwickelt hat, kann sie ein Leben lang anhalten. Bis Ihr Blutdruck genauer untersucht wird, wissen Sie womöglich gar nicht, dass er hoch ist. Treten Symptome auf, können das anhaltende Kopfschmerzen, Sehstörungen oder Doppelbilder, Gedächtnislücken, eine geringe Libido, Schwindelgefühle, Nasenbluten, Herzklopfen, Übelkeit, Erbrechen und Kurzatmigkeit sein.

In der folgenden Tabelle finden Sie die normalen Blutdruckwerte für Erwachsene. Sie zeigt außerdem, bei welchen Werten sich die Gefahr für gesundheitliche Probleme erhöht.

Kategorien für Blutdruckwerte bei Erwachsenen in mmHg

Kategorie	Systolischer Druck (erste Angabe)	und/oder	Diastolischer Druck (zweite Angabe)
Optimal	unter 120	und	unter 80
Normal	120–129	und/oder	80–84
Hochnormal	130–139	und/oder	85–89
Hypertonie Grad 1	140–159	und/oder	90–99
Hypertonie Grad 2	160–179	und/oder	100–109
Hypertonie Grad 3	180 und darüber	und/oder	110 und darüber

Quelle: Deutsche Gesellschaft für Kardiologie

Wenn Ihnen also gesagt wird, dass Ihr Blutdruck bei 120 zu 80 (120/80 mmHg) liegt, heißt das, dass Sie einen systolischen Druck von 120 mmHg und einen diastolischen Druck von 80 mmHg haben. Von Hypertonie spricht man, wenn der Blutdruck über einen längeren Zeitraum bei 140/90 mmHg oder darüber liegt.

Den Blutdruck selbst messen

Heutzutage kann man seinen Blutdruck mit hochwertigen Blutdruckmessgeräten oder einer Blutdruckmanschette und einem Smartphone ganz einfach selbst messen. Manche Menschen sind der Auffassung, das liefere genauere Messergebnisse, weil sie zu Hause entspannter sind als in der Arztpraxis. Wenn Sie Ihren Blutdruck selbst messen möchten, befolgen Sie diese einfachen Schritte.

- Setzen Sie sich einige Minuten lang ruhig hin. Lehnen Sie sich dabei mit dem Rücken an und stellen Sie Ihre Füße am Boden auf. Rollen Sie Ihren Ärmel hoch und legen Sie Ihren Arm so auf einem Tisch oder einer Armlehne ab, dass sich Ihr Ellenbogen auf derselben Höhe wie Ihr Herz befindet.

- Fixieren Sie die Blutdruckmanschette an Ihrem bloßen Oberarm und messen Sie Ihren Blutdruck entsprechend der Anleitung. Behalten Sie die Manschette nach der ersten Messung an. Pausieren Sie eine Minute und nehmen Sie dann eine zweite Messung vor. Wenn die beiden Werte nah beieinanderliegen, errechnen Sie den Durchschnitt und erfassen diesen als Ihren Messwert. Ist das nicht der Fall, dann nehmen Sie eine dritte Messung vor und verwenden den Durchschnittswert aller drei Messungen.
- Wiederholen Sie den Vorgang am anderen Arm. Es hört sich vielleicht seltsam an, aber es ist sinnvoll, die Messergebnisse beider Arme auf Konsistenz (Widerspruchsfreiheit) zu prüfen. Wenn sich die Messungen am rechten und am linken Arm um Werte über zehn unterschieden, kann das auf Ablagerungen in den Arterien hindeuten.[673]
- Berücksichtigen Sie die folgenden Richtlinien, um die Genauigkeit bei der Selbstüberwachung des Blutdrucks zu verbessern:
  1. **Konsequent messen:** Der Blutdruck verändert sich im Laufe des Tages; versuchen Sie daher, immer etwa zur selben Tageszeit zu messen. Um zuverlässige Werte zu erhalten, nehmen Sie zwei bis drei Messungen nacheinander vor und notieren Sie den Durchschnittswert. Tun Sie das mindestens einmal im Monat.
  2. **Kein Kaffee:** Am besten trinken Sie in den zwei Stunden vor der Messung keinen Kaffee, weil Koffein einen vorübergehenden, aber drastischen Anstieg des Blutdrucks verursachen kann.
  3. **30 Minuten Pause nach dem Sport:** Intensive Bewegung kann den Blutdruck vorübergehend steigen lassen. Nehmen Sie die Messung daher nicht unmittelbar nach körperlicher Aktivität vor.

Den Blutdruck über die Atmung senken

Der Zusammenhang zwischen der Atmung und dem Blutdruck wurde erstmalig in den 1930er-Jahren in einem Handbuch für Ärzte dokumentiert: *Heilung der Blutdruckkrankheit durch Atemübungen*.[674] Seither ist die Tatsache, dass regelmäßiges Praktizieren langsamer Atmung dazu beitragen kann, den Blutdruck zu senken, in der medizinischen Literatur weithin anerkannt.

Unter aktuelleren Studien findet sich eine Untersuchung von 2006, in der die Wirkung mentaler Entspannung und langsamer Atmung auf hohen Blutdruck verglichen wurde.[675] Wissenschaftler untersuchten 100 Probanden, während diese zehn Minuten lange Einheiten mit mentaler/psychischer Entspannung und ebenso lange mit langsamer Atmung absolvierten. Sie stellten fest, dass das langsame Atmen die parasympathische Reaktion aktivierte und den systolischen und diastolischen Blutdruck, die Herzfrequenz und die Atemfrequenz sinken ließ. In dieser Studie schnitt langsames Atmen besser ab als Entspannung, da es einen deutlich höheren Rückgang der Herzfrequenz und des Blutdrucks nach sich zog.

Das regelmäßige Praktizieren langsamer Atmung hat auch langfristige positive Effekte auf den Blutdruck, wie in einer 2009 durchgeführten Studie gezeigt wurde.[676] 60 zwischen 20 und 60 Jahre alte Personen praktizierten drei Monate lang langsame Atmung. Sie zeigten eine verbesserte sympathische und parasympathische Reaktivität, die die Forscher bei Patienten mit hohem Blutdruck für günstig erachteten.[677]

Forschungen zur Wirkung mentaler Entspannung und langsamen Atemübungen bei Patienten mit hohem Blutdruck haben wiederholt gezeigt, dass diese Techniken die parasympathische Reaktion zu aktivieren vermögen. Die beruhigende körperliche Reaktion senkt den Blutdruck, die Herzfrequenz und die Atemfrequenz.

Verstärkt wird der Nutzen von Übungen zur Atemreduktion und von Entspannung durch die Tatsache, dass Menschen mit hohem Blutdruck dazu neigen, überdurchschnittlich stark auf Stress zu reagieren. Einer Studie zufolge fallen Stressfolgen bei Menschen, deren Blutdruck bereits erhöht ist, stärker aus. Wissenschaftler testeten in dieser Studie 115 Menschen mit einer Reihe herausfordernder Aufgaben wie Kopfrechnen, Gedanken an unangenehme Dinge, auf einen vorgegebenen Punkt starren und Auffangen eines herabfallenden Gegenstandes. Bei Studienteilnehmern, die zu Beginn des Experiments einen hohen Blutdruck hatten, waren als Reaktion auf diese Aufgaben die Atemfrequenz und der systolische und diastolische Blutdruck deutlich höher als bei denjenigen mit normalen Blutdruckwerten.[678]

Es ist nicht von der Hand zu weisen, dass Stress ein eindeutiger Auslöser für einen Anstieg des Blutdrucks ist oder dass Menschen mit hohem Blutdruck wohl stärker auf belastende Erfahrungen reagieren. Weniger verbreitet ist das Wissen um den potenziellen Nutzen von Atemübungen zum leichten, langsamen und tiefen Atmen für Menschen mit Bluthochdruck und darüber, auf welche Weise diese Übungen den Blutdruck senken, Stress lindern und sowohl kurzzeitig als auch auf lange Sicht weitere gesundheitliche Komplikationen vermeiden.

Das Wiedererlernen einer gesunden Atmung ist wesentlich für den Umgang mit obstruktiver Schlafapnoe (OSA), einer Atemstörung, die eng mit Bluthochdruck verknüpft ist. Sowohl OSA als auch Hypertonie sind sehr verbreitet und treten häufiger bei älteren Menschen auf. Laut einer Studie von 2020 haben 50 Prozent der von OSA Betroffenen einen hohen Blutdruck und zwischen 30 und 40 Prozent der Bluthochdruckpatienten haben OSA, wobei ihre Schlafstörung häufig nicht diagnostiziert wird.[679] OSA-Patienten, die nicht adipös sind, haben eine weniger reaktionsfähige Herzfrequenz (niedrigere Herzfrequenzvariabilität, HRV) und einen höheren Blutdruck, und zwar selbst im wachen Ruhezustand und wenn keine Herzprobleme vorliegen. Im Hinblick auf den Einfluss von OSA auf chronischen Stress zitieren die Autoren eine Studie von 2001, in der gezeigt wurde, dass Hypoxie (also Sauerstoffmangel im Blut, wie es bei Apnoen der Fall ist) eine lang anhaltende Aktivierung der Stressreaktion des Nervensystems hervorruft.[680]

Interessanterweise verändert sich die Aktivität der Sensoren, die den Blutdruck regulieren, im Zuge der verschiedenen Schlafzyklen.[681] Die Funktion des Baroreflexes im Schlaf hängt von den Schlafstadien ab. Die Wissenschaftler gehen davon aus, dass die Baroreflex-Sensitivität bei leichtem Non-REM-Schlaf etwas zunimmt und dass sie sich im tiefen Non-REM-Schlaf – einer Schlafphase mit traumlosem, erholsamem Schlaf, die wesentlich für unser Wohlbefinden ist – deutlich erhöht. Bei Menschen mit OSA und hohem Blutdruck stellte man eine deutliche Beeinträchtigung der Baroreflex-Kontrolle im Non-REM-Schlaf fest. Man geht davon aus, dass eine verringerte Baroreflex-Sensitivität im Zusammenspiel mit einer erhöhten Sensitivität gegenüber CO_2 im Blut die sympathische Stressreaktion auf Apnoen verstärkt, die Aktivierung des Sympathikus im Wachzustand erhöht und die Voraussetzungen für Bluthochdruck während des Tages schafft. Bei OSA-Patienten liegt häufig eine erhöhte Sympathikusaktivität vor, und diese spielt wiederum eine wichtige Rolle bei der Entstehung einer therapieresistenten Hypertonie.

Da OSA und Hypertonie so weit verbreitet sind, treten sie häufig, unabhängig voneinander, gemeinsam auf – der medizinische Fachbegriff hierfür lautet Komorbidität. Weil hoher Blutdruck nicht immer die Folge von OSA ist, lindern herkömmliche OSA-Behandlungen nicht die Hypertonie. Ob jedoch die beiden Krankheiten nebeneinander bestehen oder eine infolge der anderen auftritt: Auf beide wirkt sich das Praktizieren der leichten, langsamen und tiefen Atmung günstig aus.

Es gibt Forschungen zum Blutdruck, den Einsatz von Trainingsgeräten für die Einatemmuskulatur und zur Frage, ob die positiven Effekte der langsamen Atmung durch Erhöhung den Einatemwiderstandes verstärkt werden.[682] In einer 2010 durchgeführten Studie wurden 30 Patienten mit sogenannter essenzieller Hypertonie der Stadien I und II in drei Gruppen eingeteilt. Die erste Gruppe praktizierte acht Wochen lang zweimal täglich langsame Zwerchfellatmung. Die zweite machte dieselbe Übung unter Einsatz eines Atemwiderstandsgeräts. Die dritte fungierte als Kontrollgruppe und setzte ihre gewohnten Aktivitäten fort. Es wurde nicht protokolliert, ob die Atmung in der zweiten Gruppe nasal oder oral erfolgte. Der Einsatz des Atemtrainingsgeräts, das in diesem Versuch mit 20 cm H_2O (Wasser) befüllt war, sollte die Atemmuskulatur in ähnlicher Weise kräftigen wie der Einsatz von zusätzlichen Gewichten zur Steigerung der Muskelkraft beim Krafttraining. Weil die Atemmuskeln bei der Ausatmung weitgehend passiv sind, funktioniert das Gerät so, dass es die bei der Einatmung genutzten Muskeln kräftigt. Spezielle Trainingsmasken für den Sport dienen demselben Zweck. Die Ruheherzfrequenz und der Blutdruck wurden jeweils vor und nach der Atemtrainingseinheit gemessen.

Die Ergebnisse zeigten, dass sowohl der systolische als auch der diastolische Blutdruck durch die Übungen zum langsamen Atmen signifikant sanken. Der diastolische Druck ging um 7 mmHg zurück, der systolische um 13,5 mmHg. Beim Einsatz der Atemtrainingsgeräte für die Einatemmuskulatur fiel der Rückgang noch deutlicher aus. Die Verbesserung des systolischen Blutdrucks lag um 5,3 mmHg über dem beim langsamen Atmen ohne Gerät. Die Herzfrequenz sank bei der langsamen Atmung um acht Schläge pro Minute und mit dem Einatemwiderstand um neun Schläge pro Minute.

In einem Versuch von 2019 durchliefen 20 Patienten mit isolierter systolischer Hypertonie – einer Erkrankung, bei der der diastolische Wert normal ist, aber der systolische Wert erhöht – ein ähnliches achtwöchiges Atemtrainingsprogramm. In dieser neueren Studie wurden die Patienten gebeten, täglich 60 Atemzüge mit einer Atemfrequenz von sechs Atemzügen pro Minute und mit 25 Prozent ihres maximalen Inspirationsdrucks auszuführen.[683] Der maximale Inspirationsdruck ist das am meisten verbreitete Maß zur Beurteilung der Kraft der Einatemmuskulatur.[684] Erfasst wurde der Blutdruck und die Reaktion der Herzfrequenz auf statische Handgriff- und dynamische Armkurbelübungen.

Am Ende der acht Wochen war der systolische Blutdruck um 22 mmHg gesunken, der diastolische um 9 mmHg und die Herzfrequenz um zwölf Schläge pro Minute. Direkt nach den Handgriff- und Armübungen wurde ebenfalls eine erhebliche Senkung des Blutdrucks und der Herzfrequenz festgestellt. Das Atemwiderstandtraining mit sechs Atemzügen pro Minute ließ den Blutdruck sinken und verbesserte bei allen Probanden die Fähigkeit des Körpers, mit statischen und dynamischen Belastungen umzugehen. Andere Forscher folgerten daraus, dass das die negativen Auswirkungen von Training bei Patienten mit hohem Blutdruck reduzieren und damit die Herzgesundheit fördern könnte.[685] Bei diesem Versuch wurde die Gruppe mit der Atemwiderstandsübung einer Kontrollgruppe gegenübergestellt, die langsames, tiefes Atmen ohne Widerstand praktizierten. Der Blutdruck und die Herzfrequenz waren bei der Kontrollgruppe nach dem Versuch ebenfalls niedriger, aber die Unterschiede waren wie in der zuvor beschriebenen Studie nicht sehr stark ausgeprägt.

Ein bemerkenswerter Aspekt beider Studien ist, dass das Atemtrainingsgerät es jeweils erforderlich machte, dass die Patienten durch den Mund atmeten. Ein 2019 in *Frontiers in Physiology* veröffentlichter Beitrag befasst sich mit dem Effekt zusätzlicher inspiratorischer Widerstände bei nasaler und oraler Atmung.[686] Atmen gegen einen Widerstand schlug sich in einem erhöhten Atemzugsvolumen nieder. Nasale Atmung förderte im Vergleich zu oraler Atmung ein größeres Lungenvolumen und eine höhere Aktivierung der Einatemmuskulatur. Der Widerstand ist bei der Nasenatmung höher, weil die Nasenöffnungen wesentlich kleiner sind als der Mund, sodass mehr Energie und Muskelarbeit nötig sind, um die Einatmung durchzuführen. Die Autoren schätzen die Effekte der Nasenatmung als günstiger für das Atemsystem ein.[687] Was jedoch wirklich interessant ist, ist der Hinweis, dass Nasenatmung einen natürlichen Atemwiderstand mit sich bringt. Das bedeutet, dass über die Nase ausgeführte langsame Atemübungen eine positive Auswirkung auf den Ruheblutdruck haben, ohne dass Geräte nötig wären, die einen zusätzlichen Widerstand erzeugen.

Im Hinblick auf die Blutdruckspitzen, zu denen es bei intensivem Training kommen kann, sind die Ergebnisse einer Studie von 1990 relevant.[688] Die Wissenschaftler untersuchten an zehn gesunden Männern die Wirkung der Nasenatmung auf den systolischen Blutdruck während des Trainings. Bei diesem Experiment trugen die Probanden Nasendilatatoren, die den nasalen Atemstrom um etwa 29 Prozent steigerten. Mit diesen Dilatatoren waren alle zehn Männer in der Lage, unter maximaler Belastung Rad zu fahren, ohne durch den Mund zu atmen und mit einer wesentlich geringeren Erhöhung des systolischen Blutdrucks, als das normalerweise der Fall gewesen wäre. Den Grund für diese dämpfende Wirkung auf den Blutdruck kennt man nicht; die Forscher stellten die Theorie auf, dass die erleichterte Nasenatmung die Atemarbeit verringert und das Herz entlastet, was wiederum den systolischen Blutdruck während der körperlichen Anstrengung senkt.[689]

Denises Geschichte

Denise ist in den 50ern und lebt in Kalifornien. Als ich sie zum ersten Mal traf, litt sie bereits seit zwölf Jahren an ständiger Erschöpfung, Muskelschmerzen, Ängsten, Benommenheit beziehungsweise Konzentrationsstörungen (Brain Fog) und hohem Blutdruck. Sie hatte eine Reihe von Symptomen wie Schwindel, Brustenge und das Gefühl, nie genug Luft zu bekommen.

Denise war zermürbt von ihrem schlechten Gesundheitszustand und hatte kaum mehr Elan. Auf der Suche nach Hilfe hatte sie Tausende von Dollar für verschiedene Ärzte, Spezialisten und Gesundheitsdienstleister ausgegeben. Zuletzt hatte ihr Chiropraktiker gemutmaßt, dass sie chronisch hyperventiliert. Schon kurz nach Beginn unserer ersten Skype-Sitzung wurde deutlich, wie auffällig sie atmete. Obwohl sie 15 Minuten lang bequem gesessen hatte, war ihre Atemfrequenz schnell und das Volumen ihrer Atemzüge überdurchschnittlich groß. Sie atmete über die Brust, und als sie sprach, konnte ich jeden ihrer scharfen Einatemzüge hören. Denise litt nicht an Asthma oder einer anderen Atemwegserkrankung; dennoch war ihre Ruheatmung so deutlich hörbar wie bei jedem Menschen mit unkontrolliertem Asthma, den ich je getroffen habe. Als sie erwähnte, dass das alles zwölf Jahre zuvor begonnen hatte, entgegnete ich, dass sie damals erheblichen Stress gehabt haben musste. Sie antwortete, sie hätte unter riesigem Stress gestanden.

Zweifellos hat der Stress, dem Denise zwölf Jahre vorher ausgesetzt war, ihr sympathisches Nervensystem aktiviert; das ist die Ursache für die extreme Steigerung des Luftvolumens, das sie in ihren Körper aufnimmt. Über die Wochen und Monate hat sich ihr Gehirn an dieses höhere Atemvolumen gewöhnt: Die Überatmung wurde zur Gewohnheit (habituell). Dies kam zu den anderen Negativeffekten hinzu, die Denises Lebensqualität beeinträchtigten: chronischer Stress, hoher Blutdruck, Erschöpfung und ein allgemein schlechter Gesundheitszustand.

Denises Ausgangswert beim BOLT waren fünf Sekunden. Angesichts dieses niedrigen Werts fingen wir mit der Atemregeneration im Sitzen (siehe Kapitel 2, Seite 69) an. Sie musste nach der Ausatmung bis zu fünf Sekunden lang den Atem anhalten, dann zehn Sekunden lang normal atmen, dann wiederholte sich das Ganze.

Ich wies sie an, dieses Atemmuster fünf Minuten lang beizubehalten, bevor sie eine Pause machte.

Der Grund, warum ich Denise bat, zunächst diese Übung auszuführen, ist, dass es bei einem BOLT-Wert unter zehn Sekunden sehr herausfordernd sein kann, bei einer Übung mit reduzierter Atmung einen erträglichen Lufthunger aufrechtzuerhalten. Das kann die Anspannung und den Stress für den Betreffenden noch erhöhen, was absolut unnötig ist und sich vermeiden lässt, indem man sanft in das Atemtraining einsteigt. In der ersten Woche sah Denises Programm folgendermaßen aus:

- Pro Stunde fünf Minuten Atemregeneration.
- Vor dem Zubettgehen zehn Minuten Atemregeneration.
- Stets ausschließlich durch die Nase atmen.
- Nach einem Seufzer fünf bis zehn Sekunden den Atem anhalten.
- Nachts den Mund mit einem speziellen Mundpflaster oder medizinischem Klebeband (Vliespflaster) verschließen.
- Vor dem Sprechen keine großen Atemzüge nehmen.

Eine Woche später hatte sich Denises BOLT-Wert auf zehn Sekunden erhöht und sie war schon viel besser in der Lage, ihre Atmung zu kontrollieren. Sie hatte im Ruhezustand nicht mehr das Gefühl, nicht genügend Luft zu bekommen.

In der zweiten und dritten Woche begann Denise sanft mit der leichten, langsamen, tiefen Atmung in Kombination mit Entspannungsübungen. Sie lud sich im Internet einige angeleitete Entspannungsübungen herunter und spielte sie zweimal täglich ab, einmal vor dem Zubettgehen und einmal morgens nach dem Aufwachen. Indem man Entspannungsübungen macht, um das Atemvolumen sanft auf ein normales Maß zu reduzieren, kann man einen Prozess initiieren, der jahrelanger Stressbelastung entgegenwirkt. Denise praktizierte außerdem jede Stunde zehn Minuten lang die leichte, langsame, tiefe Atmung, um über den Tag hinweg weitere Fortschritte zu machen.

Wenn Sie hohen Blutdruck haben, ist es wichtig, dass Sie beim Praktizieren von Übungen zur Atemreduktion langsam und sanft vorgehen, damit Sie Ihren Körper keinem zusätzlichen Druck aussetzen. Das Praktizieren der leichten, langsamen, tiefen Atmung stimuliert die Barorezeptoren und aktiviert das parasympathische Nervensystem, was Sie in einen entspannten Zustand bringt. Ihr BOLT-Wert wird mit fortgesetzter Übung Woche für Woche steigen. Dadurch sinkt Ihr Blutdruck und Sie sind weniger auf Medikamente angewiesen. Wenn Sie zurzeit Medikamente nehmen, um

Ihren hohen Blutdruck unter Kontrolle zu bringen, ist es wichtig, ärztlichen Rat zu holen, wenn Sie einen BOLT-Wert von 20 Sekunden erreichen, damit Ihre Medikation an Ihre aktuelle Verfassung angepasst werden kann.

Über einen Zeitraum von mehreren Monaten normalisierten sich Denises Blutdruck- und Cholesterinwerte schließlich und sie berichtete, sie habe viel mehr Energie. Zudem fühlte Sie sich so ruhig wie schon seit Jahren nicht mehr. Ihr BOLT-Wert stieg auf 28 Sekunden, was angesichts ihres Anfangswerts von nur fünf Sekunden bemerkenswert ist. Denises Gesundheitszustand verbesserte sich und ihr Arzt stellte sie auf Basis ihrer Fortschritte medikamentös neu ein. Denises aktuelles Atemübungsprogramm sieht folgendermaßen aus:

- Sie absolviert viermal täglich zehn Minuten lang Übungen zum leichten, langsamen und tiefen Atmen, davon eine Einheit vor dem Zubettgehen und eine gleich nach dem Aufwachen.
- Sie verschließt ihren Mund nachts mit einem Mundpflaster, um sicherzustellen, dass sie während des Schlafs durch die Nase atmet.
- Sie praktiziert die Atemregeneration, wenn sie sich ängstlich oder gestresst fühlt.
- Sie unternimmt täglich einen halbstündigen Spaziergang mit geschlossenem Mund.
- Sie beobachtet ihre Atmung über den Tag hinweg regelmäßig und vermeidet es, große Atemzüge über den Mund zu nehmen.

Langsames Atmen und Entspannung haben einen zweifachen Nutzen: Die Barorezeptoren sprechen stärker auf Blutdruckveränderungen an und der BOLT-Wert steigt. Der Grund dafür, dass Denises BOLT-Wert sich so deutlich verbessert hat, ist, dass ihre Sensitivität gegenüber CO_2 im Blut abgenommen hat. Es besteht eine umgekehrte Relation zwischen der CO_2-Sensitivität und der Sensitivität der Barorezeptoren, also der mechanosensiblen Nervenendigungen, die den Blutdruck regulieren.[690] Wenn die Sensitivität gegenüber CO_2 niedriger ist, was bei gesunder Atmung der Fall ist, sind die Barorezeptoren stärker und besser dazu in der Lage, den Blutdruck auf einem gesunden Niveau zu halten.

Wie in Kapitel 4 (Seite 149) erläutert, besteht eine Verbindung zwischen der Herzfrequenzvariabilität (HRV) und den Barorezeptoren. Das bedeutet, dass eine bessere HRV zu einem besser regulierten Blutdruck führt. Eine niedrige HRV ist typisch für

Erwachsene und Kinder mit Hypertonie.[691] [692] In frühen Bluthochdruckstadien liegt eine Fehlregulation des vegetativen Nervensystems vor.[693] Wissenschaftler weisen darauf hin, dass HRV-Biofeedback hilfreich bei der Behandlung von Hypertonie sein kann, weil die HRV wichtige Einblicke in die Reaktionen des vegetativen Nervensystems ermöglicht.[694] Eine Studie von 2013 zu wissenschaftlich als geeignet beurteilten Anwendungsbereichen für HRV-Biofeedback (evidenzbasiert) legt nahe, dass Biofeedback zur Stärkung des Baroreflexes geeignet sein kann.[695]

10

FREI ATMEN BEI ASTHMA, HEUSCHNUPFEN UND ENTZÜNDUNGEN

Kein Buch über das Atmen wäre vollständig, ohne sich mit dem Thema Asthma zu beschäftigen. Aber: Was ist Asthma eigentlich?

Das Wort Asthma ist aus dem Altgriechischen entlehnt. Altgriechisch Λσθμα, âsthma, bedeutet schwer atmen[696], Atemnot[697] oder Giemen/Keuchen[698]. Hinweise auf diesen Zustand finden sich in althebräischen, altägyptischen und altindischen medizinischen Schriften. Eindeutige Beschreibungen über Patienten, die an Asthmaattacken leiden, sind uns bereits aus dem 2. Jahrhundert unserer Zeitrechnung überliefert.

Die Kategorisierung von Asthma wurde in der zweiten Hälfte des 19. Jahrhunderts genauer[699], als der englische Arzt Henry Hyde Salter sein Buch *Über Asthma und seine Behandlung* veröffentlichte. Ein 1985 erschienener Fachartikel bezeichnet es als das »beste Buch über Asthma, das im 19. Jahrhundert erschienen ist«.[700] In seinem Buch beschreibt Salter, der selbst Asthmatiker war, eine anfallsartige Atemnot »merkwürdigen Charakters« mit Phasen gesunder Atmung zwischen den Anfällen. Seine Beschreibung erfasst die Erkrankung, bei der sich die Atemwege aufgrund von Entzündungen und der Kontraktion (Zusammenziehen) der glatten Muskulatur verengen, perfekt. Bis zum Ende des 19. Jahrhunderts hat sich in der medizinischen Fachwelt die Sichtweise durchgesetzt, dass Asthma eine eigenständige Krankheit mit eindeutigen Ursachen und Behandlungsanforderungen ist.

Asthma

Der kanadische Arzt Sir William Osler, der manchmal als Vater der modernen Medizin bezeichnet wird, schrieb 1892 in seinem Lehrbuch über Asthma.[701] Er schilderte die Symptome der Erkrankung wie folgt:

- Spasmen (Zusammenziehen) der Bronchialmuskulatur
- Schwellung und Entzündung in den Atemwegen
- Charakteristische zähflüssige Schleimabsonderungen
- Ähnlichkeit zu Heuschnupfen, Empfindlichkeit gegenüber klimatischen Bedingungen und anderen Umwelteinflüssen sowie Allergenen
- Familiär gehäuft auftretend, häufig in der Kindheit beginnend und lebenslang andauernd
- Ängste, starke Emotionen, übermäßiges Essen oder bestimmte Nahrungsmittel als Auslöser

Asthma wurde hauptsächlich dadurch behandelt, dass man versuchte, die Phasen mit schweren Symptomen durch Medikamente in den Griff zu bekommen, in der Regel durch sogenannte Bronchodilatatoren, also Wirkstoffe zur Erweiterung der Bronchien. Man nahm an, dass die Tatsache, dass man sich zu sehr auf diese medikamentöse Behandlung verließ, ein zentraler Faktor für das gehäufte Auftreten von Todesfällen unter Asthmatikern war, zu dem es in den 1960er-Jahren in den Vereinigten Staaten, dem Vereinigten Königreich und in Australien und Mitte der 1980er-Jahre in Neuseeland kam.[702] Diese Sterbefälle lenkten die Aufmerksamkeit auf die Defizite der Asthmabehandlung. Sie verdeutlichten, dass zahlreiche Aspekte der Krankheit immer noch nicht richtig geklärt waren.

In den 1980er-Jahren wussten die Ärzte dann mehr über die Rolle von Allergenexposition (also den Kontakt mit allergieauslösenden Substanzen) als einen Auslöser von Asthma. Doch obwohl das primäre Charakteristikum von Asthma – blockierte oder verengte Atemwege – zutreffend erkannt wurde und einfach zu diagnostizieren war, fehlte immer noch ein umfassendes Verständnis der ursächlichen Mechanismen.

Einige aktuellen Theorien zu Asthma hinterfragen zwar, ob die Entzündung der eigentliche Auslöser von Asthma ist; sicher ist die Entzündung jedoch ein wichtiger Faktor bei der Erkrankung. Beim sogenannten eosinophilen Asthma (einer speziellen Form) tritt nämlich eine Entzündung als Teil einer allergischen Immunreaktion auf, bei der eine bestimmte Art von weißen Blutkörperchen vermehrt freigesetzt wird, die sogenannten Eosinophilen. Eine Zunahme von weißen Blutkörperchen führt typischerweise zu einer Entzündungsreaktion, die wiederum ein Anschwellen der Schleimhaut in den Atemwegen verursacht. Die dabei entstehenden Sekrete und der Schleim können zu Bronchiospasmen (Verkrampfungen der Bronchialmuskulatur) und Asthmasymptomen führen.[703]

Verengung und Verstopfung

Unsere Atemwege reichen von der Nase ohne Unterbrechung bis hinunter zu den Lungenflügeln. Das heißt, dass Entzündungen von der Nase zu den Lungen und von den Lungen zur Nase wandern können.[704] Das ist ein Grund dafür, dass Menschen mit Asthma häufig auch unter einer verstopften Nase leiden. Die normale Reaktion auf eine verstopfte Nase ist es, durch den Mund zu atmen. Dies jedoch erhöht das Atemvolumen und leitet kalte, ungefilterte und trockene Luft in die Atemwege, was die Asthmasymptome verschlimmert. Habituelle Mundatmung beeinträchtigt außerdem den Schlaf und trägt zur Entstehung von Stress bei.

Menschen mit Asthma ist oft gar nicht klar, wie stark ihre Erkrankung ihre gesamte Gesundheit beeinträchtigen kann. Asthma kann zu Abgeschlagenheit, Konzentrationsschwäche und Ängsten führen. Wie Sie im nächsten Kapitel nachlesen können, kann Asthma auch enorme Auswirkungen auf Aspekte haben, die wir unter anderen Bedingungen als selbstverständlich ansehen – zum Beispiel, ob wir in der Lage sind, ein gesundes Sexualleben zu genießen. Genau wie bei anderen Atemwegserkrankungen und zugrunde liegenden Atemmusterstörungen wirkt sich alles, was die Atmung in Mitleidenschaft zieht, auf Körper und Seele aus.

Die Umstellung auf Nasenatmung und das Praktizieren von Atemübungen zur Normalisierung des Atemvolumens können bei jedem Kind und jedem Erwachsenen mit Asthma lebensverändernd wirken. Wenn ich mit einem Klienten arbeite, gehe ich davon aus, dass es uns gelingt, seine Asthmasymptomatik binnen zwei Wochen um 50 Prozent zu vermindern. Außerdem werden sich sein Schlaf, seine Konzentrationsfähigkeit und sein Stressniveau merklich verbessern.

Bei Menschen mit Asthma haben die Atemwege die Tendenz, sich besonders schnell bzw. häufig zu verengen. Das liegt an einer Kombination unterschiedlicher Faktoren wie chronischer Entzündung, vermehrter Schleimabsonderung und dem Zusammenziehen der glatten Muskulatur in den Wänden der Atemwege. Wenn sich die

Atemwege verengen, entsteht das Gefühl der Atemnot. Beim Versuch des Körpers, den Luftmangel auszugleichen, beschleunigt sich die Atmung und das Volumen der eingeatmeten Luft nimmt zu. Das Gefühl von Lufthunger kann den Wechsel von der Nasen- zur Mundatmung begünstigen.

Das normale Atemvolumen eines gesunden Erwachsenen liegt aktuell bei fünf bis acht Litern pro Minute.[705] Dieses Volumen hat tatsächlich zugenommen: Vor 20 Jahren lag das normale Atemzeitvolumen bei vier bis sechs Litern pro Minute, wobei sechs Liter die Obergrenze waren. Ein Atemvolumen von acht Litern pro Minute impliziert eine Atemfrequenz von 16 Atemzügen in der Minute – das ist zu schnell. Meiner Auffassung nach ist ein Atemminutenvolumen von acht Litern ungesund. Ich frage mich, ob das moderne Leben unser Atemmuster so stark verändert hat, dass es mittlerweile normal ist, zu überatmen.

Im Vergleich dazu liegt bei Menschen mit Asthma die Ruheatmung normalerweise zwischen 10 und 15 Litern pro Minute.[706] [707] [708] Während eine Verengung der Atemwege für gewöhnlich ein vergrößertes Atemvolumen nach sich zieht, sorgt die Aufnahme von zu viel Luft wiederum dafür, dass sich die Atemwege verengen. Auf diese Weise kann Überatmen leicht in einen Teufelskreis führen.

Den negativen Effekt der Überatmung auf beeinträchtigte Lungen unterstreicht auch eine Forschungsarbeit, die 2020 in den *Annals of the American Thoracic Society* veröffentlicht wurde. Die Studienergebnisse belegen die Bedeutung niedriger Tidalvolumina (Atemzugsvolumen) bei der künstlichen Beatmung von Patienten, deren Lungen durch das Covid-19-Virus geschädigt wurden. Wie die Wissenschaftler herausgefunden haben, verschlimmert sich, wenn eine Lunge durch die Infektion geschädigt ist und der Patient ein akutes Atemnotsyndrom erleidet und beatmet werden muss, die Schädigung noch, »wenn das aus dem Beatmungsgerät eingeatmete Volumen zu groß ist oder die Luft mit zu hohem Druck in die Lungen gepresst wird«.[709] [710] Diese Patienten müssen mit kleineren Atemzugvolumina versorgt werden, um einer zusätzlichen Schädigung vorzubeugen. Allerdings verschlimmert dieses Vorgehen das Gefühl der Atemnot. Andauernde Atemnot kann Angstgefühle hervorrufen; entsprechend wird in der Studie darauf hingewiesen, dass das Auslösen akuter Atemnot bereits als eine sehr effektive Art der Folter genutzt wurde. In einem derartigen Extremfall wie zum Beispiel bei der Beatmung, bei der es sowohl eine Schädigung der Lungen als auch zusätzlichen psychischen Stress zu vermeiden gilt, empfehlen Wissenschaftler dringend den Einsatz von Opiaten gegen die Folgen des Gefühls der Kurzatmigkeit und von Beruhigungsmitteln zur Verringerung der Angstgefühle.[711]

Allgemeiner zeigt eine umfangreiche, 2016 im Fachmagazin *Allergy* veröffentlichte Studie, dass Mundatmung mit der Verschlechterung von Asthma assoziiert wird. Sogar bei Teilnehmern, die kein Asthma hatten, trat bei Mundatmung eine verringerte Lungenfunktion und eine erhöhte Empfindlichkeit gegenüber Hausstaubmilben auf. Die Wissenschaftler werteten Fragebögen von 9 804 Personen aus Nagahama City in Japan aus und stellten fest, dass Mundatmung bei Asthma eine Verschlechterung bewirkt – womöglich durch eine gesteigerte Anfälligkeit für eingeatmete Allergene. Sie kamen zu der Schlussfolgerung, dass »das Risiko der Mundatmung sowohl für Personen mit allergischer Rhinitis als auch für die Gesamtbevölkerung anerkannt werden sollte«.[712] Wie eine andere Studie ergab, schränkt die habituelle Mundatmung die Lungenfunktion bei Menschen mit leicht ausgeprägtem Asthma ein und verschlimmert die Symptome von akutem Asthma.[713]

Die Diagnose einer eingeschränkten Lungenfunktion sollte also Grund zur Beunruhigung sein und eine bessere Selbstfürsorge und unterstützende Maßnahmen nach sich ziehen. Bei einer Studie, die über 30 Jahre lief, fanden Wissenschaftler der Universität Buffalo heraus, dass die Männer mit der schwächsten Lungenfunktion bei Studienbeginn ein doppelt so hohes Risiko hatten, bis zur Nachuntersuchung zu sterben, wie Männer mit guter Lungenfunktion. Die Frauen mit der schlechtesten Lungenfunktion hatten eine 1,5-mal so hohe Sterbewahrscheinlichkeit wie die gesunden Studienteilnehmerinnen.[714] In einem Interview für *Science News* erklärt Holger Schünemann, der Hauptautor der Studie: »Diese Beobachtung lässt darauf schließen, dass Menschen mit niedriger Lungenfunktion besonders darauf achten sollten, negative Effekte für ihre Lungen – zum Beispiel durch Rauchen – zu vermeiden.«[715]

Der Begriff dysfunktionales Atmen bezeichnet Auffälligkeiten im Atemverhalten, die sehr unterschiedlich sein können und in ihren Extremen von der schnellen, oberflächlichen Atmung bis hin zu langsamer, übertrieben tiefer Atmung reichen. Eine Person mit Hyperventilationssyndrom atmet 18- bis 40-mal in der Minute in den Brustkorb. Zwar wird der Begriff dysfunktionale Atmung häufig gleichbedeutend mit Hyperventilation verwendet, allerdings ist eine langsame Atemfrequenz, an der bei fünf bis acht Atemzügen pro Minute das Zwerchfell und der ganze Brustkorb beteiligt sind, genauso ungesund. Beide Atemmuster befördern ein übergroßes Luftvolumen pro Minute in die Lunge. Sie können zu regelmäßigem, häufigem Seufzen führen, weil der Körper versucht, die überblähten Lungen und das zu hohe Atemzugvolumen zu kompensieren.

Atemstörungen werden zwar häufig als Problem erkannt, sind aber noch unscharf definiert und bestehen häufig bei Asthma. In einer Studie von 2017 nutzten Forscher das Nijmengen-Questionnaire, das bevorzugte Instrument zum Screening des Hyperventilationssyndroms. Der Studie zufolge zeigte sich bei 25 Prozent der Studienteilnehmer mit schwerem Asthma auch eine dysfunktionale Atmung.[716] Wenn man einbezieht, was über die Genauigkeit von Atemstörungsscreenings bekannt ist, dürfte der tatsächliche Wert noch höher liegen.

Mit den Medikamenten, die bei Asthma heute der Standard sind, werden die Bronchienverengung, die Entzündung der Atemwege und mögliche Begleiterkrankungen behandelt. Als Begleiterkrankungen werden in dem Fall die Erkrankungen bezeichnet, die bei Asthma begleitend auftreten, aber nicht notwendigerweise eine Folge der Asthmaerkrankung sind. Nicht medikamentöse Asthmabehandlungen fokussieren sich auf die Ernährung, die Verbesserung der körperlichen Fitness, Gewichtsreduktion bei übergewichtigen Patienten und die Vermeidung von Asthmaauslösern. Wenn Asthmatiker auch Atemstörungen aufweisen, ist eine Atemtherapie unter Anleitung eines ausgebildeten Physiotherapeuten sinnvoll.

Physiotherapeuten nutzen Methoden wie die Lippenbremse, Bauchatmung und Kadenzatmung. Ein noch besserer Effekt lässt sich erreichen, wenn die biochemischen Prozesse im Rahmen der Atmung durch das Praktizieren der leichten Atmung und der Nasenatmung beeinflusst werden. Das Phänomen der Atemlosigkeit eignet sich gut, um den BOLT-Wert besser zu verstehen. Wenn man die Luft ohne Probleme nur kurz anhalten kann (niedriger BOLT-Wert), ist die Atemlosigkeit im Ruhezustand ausgeprägter und weist stärker verengte Atemwege auf. Mit jeder Zunahme des BOLT-Werts um fünf Sekunden verringern sich die Asthmasymptome. Das betrifft zum Beispiel belastungsinduziertes Asthma, Husten, pfeifende Atemgeräusche (Giemen), Atemnot und Engegefühle in der Brust. Die BOLT-Methode funktioniert auf die gleiche Art wie die Atemanhalteübung, die im Rahmen der Buteyko-Methode – also der Technik, die ich bei Dr. Konstantin Buteyko gelernt habe – auch als Kontrollpause bekannt ist.

Die Buteyko-Methode und ihre Wirkung bei Asthma sind wissenschaftlich untersucht. Die erste Studie zur Buteyko-Methode bei Asthma in der westlichen Welt wurde 1994 im Mater Hospital in Brisbane durchgeführt.[717] 19 Menschen wurden ausgewählt, um die Buteyko-Methode zu lernen, während eine Kontrollgruppe von 20 Personen das in diesem Krankenhaus übliche Asthmabehandlungsprogramm absolvierte. Nach einem zwölf Wochen langen Training der Nasenatmung und des Atmens mit reduziertem Atemvolumen (Atemreduktion) zeigte sich in der Buteyko-Gruppe eine Verringerung der Symptome um 70 Prozent. Der Bedarf an Notfallmedikamenten ging um 90 Prozent zurück, der an kortisonhaltigen Asthmasprays um 49 Prozent. Die Kontrollgruppe, die physiotherapeutische Übungen erlernt hatte, zeigte keine Verbesserung. Der Grund dafür liegt vermutlich darin, dass Nasenatmung und das Atmen mit reduziertem Atemvolumen nicht Bestandteil der Physiotherapie waren. Bei Beginn des Versuchs hatten alle Studienteilnehmer ein Atemminutenvolumen von 14 Litern. Am Ende der zwölf Wochen hatte die Buteyko-Gruppe ihr Atemminutenvolumen auf 9,6 Liter gesenkt. Die Kontrollgruppe zeigte nur eine minimale Reduktion.

Interessanterweise blieb das endtidale Kohlendioxid – also die CO_2-Konzentration am Ende der Ausatmung – bei beiden Gruppen niedrig. Zu Beginn der Studie zeigte die Buteyko-Gruppe einen durchschnittlichen Wert von 33 mmHg und die Kontrollgruppe einen Wert von 32 mmHg. Nach zwölf Wochen hatte sich der CO_2-Wert bei der Buteyko-Gruppe auf 35 mmHg leicht erhöht. Die Kontrollgruppe lag bei 33 mmHg. Bei Dr. Buteykos ursprünglicher Theorie stand das Kohlendioxid zwar im Mittelpunkt der Betrachtung von Asthma; seit seiner Arbeit in den 1950ern hat sich die Forschung aber weiterentwickelt. Auch wenn der genaue Mechanismus, der hinter den positiven Effekten in der Buteyko-Gruppe steht, noch nicht vollständig geklärt ist, konnte die Forschung in den letzten 20 Jahren doch eindeutig die Wirksamkeit der Buteyko-Methode bei Asthma belegen.

In den im Jahr 2009 in den USA publizierten Physiotherapierichtlinien für Erwachsene heißt es: »Die Buteyko-Atemtechnik kann in Betracht gezogen werden, um Patienten bei der Kontrolle von Asthmasymptomen zu unterstützen.«[718]

Training mit Asthma

Viele Spitzenathleten, die an Asthma leiden, ziehen Schwimmen anderen Trainingsformen vor. Das ist kein Zufall. Beim Schwimmen ist das Gesicht häufig ins Wasser getaucht, und das Gewicht des Körpers im Wasser führt dazu, dass Brustraum und Bauch einem leichten Druck ausgesetzt sind. Beide Faktoren schränken das Atemvolumen auf natürliche Weise ein. Sogar wenn der Schwimmer durch den Mund atmet, ist die Luftmenge, die die Lunge erreicht, immer noch geringer als bei anderen Sportarten, wie zum Beispiel dem Laufen oder Radfahren. Forschungen aus dem Jahr 2018 zufolge erzeugt Schwimmen weit weniger Bronchospasmen (Verengungen der Bronchien) nach dem Training als Rennen oder Radfahren mit der gleichen Intensität.[719] Zum einen liegt das daran, dass die Atemluft feucht und warm ist. In einem Hallenbad liegt die durchschnittliche Luftfeuchtigkeit bei 60 Prozent und die Lufttemperatur bei ungefähr 27 Grad. Das kann Asthmasymptome lindern. Zum anderen hilft der Druck des Wassers beim Ausatmen. Das kontrollierte Atmen während des Schwimmens erzeugt eine Anreicherung von Kohlendioxid, die dabei hilft, die Atemwege zu entspannen.[720]

Das Schwimmen hat auch eine Kehrseite: Zu viel Zeit in gechlorten Becken kann das Lungengewebe schädigen – ein Faktor, der für Menschen mit Asthma besonders problematisch ist.[721 722 723 724] Kleine Kinder mit einer Prädisposition für Asthma sind hiervon besonders betroffen. In einer Längsschnittstudie von 2018 an 337 Kindern mit Asthma und 633 Kindern einer altersmäßig passenden Kontrollgruppe ohne Asthma fand sich ein Zusammenhang zwischen den Schwimmbadbesuchen im Babyalter und einem signifikant höheren Risiko für frühkindliches Asthma.[725] In dieser Untersuchung berichteten 21,7 Prozent der Kinder mit Asthma von Augenirritationen in Hallenbädern gegenüber neun Prozent in der Kontrollgruppe. 5,5 Prozent der Kinder, die eine Empfindlichkeit gegenüber mindestens einem Allergen zeigten, erlebten in Hallenbädern eine Verschlechterung der Asthma-Symptome.

Laut einem 2018 im *Canadian Respiratory Journal* erschienenen Artikel leiden sehr viele Hochleistungsathleten im Ausdauersport an Asthma.[726] Die Untersuchung zielte darauf ab, herauszufinden, wie verbreitet Asthma und die Nutzung von Asthmamedikamenten unter Ausdauerathleten im Breitensport ist, die an Wettbewerben teilnehmen. Darüber hinaus ging es um die Fragestellung, inwieweit Asthma und Asthmamedikamente für diese Gruppe von Sportlern beim Training ein Thema sind. Hierzu werteten die Forscher die Ergebnisse einer Online-Befragung von 38 603 Erwachsenen aus, die an drei schwedischen Ausdauersportwettbewerben teilgenommen hatten – diese umfassten Cross-Country-Lauf, Cross-Country-Ski und Schwimmen. Zwölf Prozent der Teilnehmer berichteten von Asthma. 23 Prozent davon benutzten täglich Asthmaspray (Cortison und langfristig wirksame Betamimetika). Bei den Teilnehmenden der Befragung lag die Wahrscheinlichkeit, an Asthma zu leiden, höher, wenn sie weiblich waren, an allergischer Rhinitis (Heuschnupfen) litten oder als Kind Neurodermitis gehabt hatten und wenn familiär bereits Asthma aufgetreten war. Außerdem war die Wahrscheinlichkeit für Asthma bei den Sportlern erhöht, die pro Woche mehr als 5 Stunden und 50 Minuten Rad fuhren oder anderweitig trainierten.

Die Studie ergab, dass die Inzidenz für Asthma in der Gruppe der Amateur-Ausdauersportler, die an Wettbewerben teilnehmen, höher ist als in der Durchschnittsbevölkerung. Ein signifikanter Anteil der Athleten nutzte Asthmamedikamente.

Zudem wird in der Studie ein für Hochleistungssportler spezifischer Asthmatyp beschrieben. Dieses Sportler-Asthma wird als »Asthma mit trainingsinduzierten Atemwegssymptomen und Überempfindlichkeit der Atemwege ohne Allergiebeteiligung« definiert. Diese Form des Asthmas ist weiter verbreitet unter Athleten, die Wasser- oder Wintersport betreiben.[727] Außerdem fanden die Forscher heraus, dass 70 Prozent der Schwimmer und Skisportler an allergischer Rhinitis (Heuschnupfen) leiden.

Die schwedische Studie umfasste Sportler, die in internationalen und hohen nationalen Wettbewerbsklassen antreten, sowie professionelle und semi-professionelle Sportler, die wöchentlich außerordentlich viel Zeit für ihr Training aufwenden. Ein hoher Trainingsumfang erwies sich als stärkerer Einflussfaktor auf das Asthma als etwa das Alter des Sportlers. Das lässt darauf schließen, dass Training das Abklingen von Asthma bei Erwachsenen verhindern kann. Der Sport, der am stärksten mit Asthma assoziiert wurde, war der Radsport, ungeachtet der Leistungsklasse. Tatsächlich wurde schon früher über die hohe Verbreitung von Asthma unter olympischen Radsportlern berichtet.[728] Der Grund dafür könnte sein, dass der Radsport lange Trainingseinheiten mit hochvolumiger Atmung erfordert. Außerdem findet das Training häufig draußen statt, oft auch auf Straßen, auf denen Radsportler Abgasen, Feinstaub aus dem Abrieb der Autoreifen und Pollen ausgesetzt sind – allesamt Faktoren, die zu Asthmasymptomen beitragen.

Glücklicherweise kann man aber auch bei sehr hoher Trainingsintensität weiter durch die Nase atmen, wenn man die Atemübungen aus diesem Buch praktiziert. Auf diese Weise wird die Mundatmung reduziert, die einer der Hauptauslöser für trainingsinduziertes Asthma ist.

Asthma und Schlaf

Schlaf ist häufig ein schwieriges Thema für Asthmatiker. Asthmasymptome verschlechtern sich üblicherweise über Nacht, besonders in den frühen Morgenstunden, und sogenannte Exazerbationen, also Asthmaanfälle, treten ebenfalls nachts besonders häufig auf.[729] Die schädliche Wirkung von schlecht kontrolliertem Asthma auf den Schlaf ist schon seit Langem bekannt, aber erst in den letzten Jahren wuchs das Interesse daran, herauszufinden, wie Asthma mit dem Schlafverhalten und Schlafstörungen zusammenwirkt.[730] Asthmatiker leiden häufig an Schlafstörungen und schlafen schlecht, besonders bei schwerem Asthma. Schlafmangel und schlechter Schlaf sind wiederum verbunden mit einer schlechteren Asthmakontrolle. Schlechter Schlaf beeinträchtigt die Lebensqualität und kann die körperliche und seelische Widerstandskraft schwächen.

Weil ich selbst mehr als 20 Jahre lang an deutlich spürbaren Asthmasymptomen und schlechter Schlafqualität gelitten habe, interessiert es mich, warum zwischen dem Schweregrad von Asthma und schlafbezogenen Atemstörungen ein so enger Zusammenhang besteht. Ich glaube, wenn Forscher beginnen würden, Patienten mit unkontrolliertem Asthma während des Schlafs zu untersuchen, könnten sie dabei Hinweise auf die Behandlung von Schlafapnoe finden.

Meiner Erfahrung nach, die ich durch die Arbeit mit Tausenden von Kindern und Erwachsenen mit Asthma sammeln konnte, haben Menschen mit Asthma eine geringe Atemanhaltezeit: Bei Erwachsenen liegt der BOLT-Wert üblicherweise zwischen 10 und 15 Sekunden, Kinder mit Asthma können ihren Atem beim Gehen über etwa 10 bis 40 Schritte anhalten. Diese geringe Atemanhaltezeit, die auf eine hohe Chemosensitivität gegenüber Kohlendioxid hindeutet, korrespondiert mit einer typischen Erscheinung der Schlafapnoe, dem hohen sogenannten Loop Gain. Darunter versteht man eine instabile Atemkontrolle während des Schlafs, deren Ausprägung vom kompletten Aussetzen der Atmung bis zum übermäßigen Nach-Luft-Schnappen beim Wiedereinsetzen der Atmung reicht. Die Übungen in diesem Buch eignen sich hervorragend für Menschen mit instabiler Atemkontrolle und können zur Entwicklung gesunder Atemmuster eingesetzt werden.

Bei unkontrolliertem Asthma wird die Atmung generell schneller und heftiger. Wenn wir schneller atmen, ist die Wahrscheinlichkeit, nachts aufzuwachen, höher, was die Schlafqualität verschlechtert. Das deckt sich mit der Erscheinung des niedrigen Schwellenwerts für Arousals (Weckreaktionen) bei Schlafapnoe. Darüber hinaus kann eine Infektion der Lungen, die bei unkontrolliertem Asthma eine Rolle spielt, in den Nasenraum wandern und zu einer verstopften Nase führen. Das Gefühl von Lufthunger beim Atmen durch die Nase führt unweigerlich zu Mundatmung. Die Mundatmung verengt wiederum die Atemwege und verstärkt Luftverwirbelungen in den Atemwegen, die Schlafunterbrechungen verursachen.

Das schnellere und heftigere Atmen durch den offenen Mund ist außerdem letztendlich immer Brustatmung. Brustatmung ist ineffizient, unökonomisch und die schlechteste Art zu atmen, weil es den Transfer von Sauerstoff aus den Lungen ins Blut hemmt, das Lungenvolumen reduziert und die oberen Atemwege leichter kollabieren lässt, was zu Atemaussetzern während des Schlafs führt.

Wissenschaftler nehmen an, dass Schlafunterbrechungen bei Asthmapatienten mit Schlafstörungen wie obstruktiver Schlafapnoe in Zusammenhang stehen.[731] Einschlägige Forschungsergebnisse in diesem Bereich weisen darauf hin, dass nächtliche Symptome wie Husten und Atemnot mit verschiedenen Formen von Atemwegsentzündungen und anatomischen Veränderungen einhergehen, die durch den zirkadianen Rhythmus (Tag-Nacht-Rhythmus, dazu mehr weiter unten) beeinflusst sein können.[732]

Hartnäckiger Husten ist ein weiterer Faktor, der zu Schlafunterbrechungen führt. Das Husten weckt den Schlafenden aus dem Tiefschlaf, was zu einer schlechten Schlafqualität und Müdigkeit am darauffolgenden Tag führt. Asthmasymptome verschlimmern sich häufig frühmorgens um vier Uhr; zu dieser Zeit treten auch die meisten plötzlichen Todesfälle im Zusammenhang mit Asthma auf.[733] Bei einer Befragung von 7729 Asthmapatienten berichteten 74 Prozent, mindestens einmal pro Woche aufgrund von Asthmasymptomen nachts zu erwachen. 64 Prozent litten mindestens dreimal pro Woche an nächtlicher Verschlimmerung des Asthmas und etwa 40 Prozent der Befragten hatten jede Nacht Asthmasymptome.[734]

Der zirkadiane Rhythmus ist ein autonomer, weitgehend unabhängig von äußeren Faktoren ablaufender natürlicher Vorgang im Körper, der den Schlaf-Wach-Rhythmus reguliert.[735] Er ermöglicht es unserem Körper, Veränderungen in der Umwelt zu antizipieren, und optimiert dadurch unsere Überlebensfähigkeit. Der Schlaf-Wach-Rhythmus ermöglicht uns zum Beispiel, nachts zu schlafen und tagsüber aktiv zu sein. Die Lungenfunktion schwankt dabei bei gesunden Menschen innerhalb jeder 24-Stunden-Periode leicht. Bei Asthmapatienten sind die Veränderungen jedoch sehr viel tiefgreifender: Das Atemvolumen unterscheidet sich bei ihnen im Wachzustand und im Schlaf um mehr als 15 Prozent.[736]

Ein Grund für die Verschlimmerung der Asthmasymptomatik während der Nacht und der frühen Morgenstunden ist, dass Mundatmung während des Schlafs ein größeres Atemvolumen bedingt. Wenn die Atmung tagsüber ungenügend ist, dann ist sie in der Nacht auch im Schlaf unkontrolliert. Sogar ohne den Einfluss der tageszeitlichen Schwankungen der Lungenfunktion und der Entzündungsparameter können schlechte Atemmuster und schlafbedingte Atemstörungen zu nächtlichen Atemproblemen führen. Aus diesem Grund ist es nicht zu empfehlen, nachts länger als acht Stunden zu schlafen. Nächtliche Asthmasymptome rufen zwar häufig Schlaflosigkeit und Tagesmüdigkeit hervor[737], aber durch angemessenes Praktizieren von Atemübungen tagsüber lässt sich das Überatmen in der Nacht besser reduzieren.

Unkontrolliertes Asthma führt zu heftiger, schneller Brustatmung. Die Lösung zur Verbesserung der Asthmakontrolle und der Schlafqualität liegt im leichten, langsamen und tiefen Atmen. Es gibt mehrere Techniken, die Sie ausprobieren können, um Ihre Asthmakontrolle nachhaltig zu verbessern und besser zu schlafen:

1. Beobachten Sie vor dem Zubettgehen Ihre Asthmasymptome. Wenn Sie pfeifend atmen oder andere deutliche Symptome bemerken, während Sie sich bettfertig machen, ist es wahrscheinlich, dass Sie in der Nacht mit einem Asthmaanfall aufwachen. Wenn Sie also vor dem Einschlafen Symptome wahrnehmen, bleiben Sie am besten so lange wach, bis Sie sie in den Griff bekommen haben, oder Sie schlafen im Sitzen. Sofern Ihr Arzt Ihnen cortisonhaltige Asthmamedikamente verordnet hat, sollten Sie diese unbedingt vor dem Schlafen einnehmen. Und: Praktizieren Sie vor dem Zubettgehen Ihre Atemübungen, um die Symptome zu reduzieren.
2. Praktizieren Sie vor dem Einschlafen das leichte, langsame und tiefe Atmen, um über 15 Minuten einen erträglichen Lufthunger zu erzeugen.
3. Vermeiden Sie es, auf dem Rücken zu schlafen. Im Hinblick auf das Überatmen ist es die schlechteste Position. Weil die Atmung in Rückenlage kaum beschränkt wird, kann es passieren, dass Sie während der Nacht tiefer atmen. Der Unterkiefer neigt in dieser Lage auch stärker dazu herabzusinken, was zur Mundatmung führt. Schlafen Sie daher stattdessen besser auf der Seite oder auf dem Bauch.
4. Tragen Sie den Buteyko-Gürtel während des Schlafs über Ihrem Schlafanzug. Der Buteyko-Gürtel ist ein Hilfsmittel, das darauf ausgelegt ist, den Atemmuskeln etwas Widerstand zu bieten, und auf diese Weise die Gefahr der Hyperventilation während des Schlafs vermindert. Ich trage den Gürtel oft beim Schlafen und finde, er erhöht meine Schlafqualität enorm. Stellen Sie den Buteyko-Gürtel enger ein oder lockern ihn so, dass ein angemessener Lufthunger entsteht. Sie können den Buteyko-Gürtel im Internet bestellen.
5. Stellen Sie sicher, dass Ihr Schlafzimmer gut gelüftet ist.
6. Atmen Sie während des Schlafs ausschließlich durch die Nase. Sie können ein spezielles Mundpflaster tragen, um den Mund im Schlaf geschlossen zu halten. Wenn die Nase sehr verstopft ist, benutzen Sie einen Nasendilatator.

7. Arbeiten Sie daran, Ihr Atemverhalten im Alltag zu verbessern, indem Sie leicht, langsam und tief atmen.
8. Erhöhen Sie Ihren BOLT-Wert. Jede Verbesserung um fünf Sekunden führt dazu, dass Sie leichter, langsamer und tiefer atmen. Zur Verbesserung Ihrer Asthmakontrolle und Schlafqualität sollte Ihr BOLT-Wert über 25 Sekunden bleiben.

Wenn Sie angefangen haben, Ihr Atemvolumen zu normalisieren und die zugrunde liegenden Atemmusterstörungen anzugehen und Ihren BOLT-Wert erhöht haben, werden Sie besser schlafen, und das wird sich positiv auf Ihr Energielevel und Ihre gesamte Lebensqualität auswirken.

Asthmaanfällen vorbeugen

Grundsätzlich kommt ein Asthmaanfall selten aus heiterem Himmel. Im Normalfall bemerken Sie im Vorfeld Warnhinweise, wie zum Beispiel eine zunehmende Verengung der Atemwege, eine verstopfte Nase, Atemgeräusche oder Husten. Sobald Sie die ersten Symptome eines Anfalls spüren, kann es sehr hilfreich sein, die folgenden Übungen durchzuführen. Auf diese Weise können Sie Ihre Atmung wieder kontrollieren. Nutzen Sie diese Übungen zur Vorbeugung oder um Symptome beim Auftreten eines Anfalls zu lindern. Hat der Anfall bereits eingesetzt, wird es schwierig, mit Atemübungen die Kontrolle über die Atmung zurückzugewinnen. In einem solchen Fall können Medikamente oder ärztliche Hilfe nötig sein.

Übungen

Das Ausführen der Atemregeneration (im Sitzen oder Gehen) kann Ihnen helfen, den Schweregrad eines Anfalls zu mindern oder sein Auftreten zu verhindern. Es ist jedoch wichtig, während der Übung keinen zu großen Lufthunger zu erzeugen, da Sie sonst Gefahr laufen, nach der Atmung deutlich verstärkt zu atmen.

Atemregeneration im Sitzen

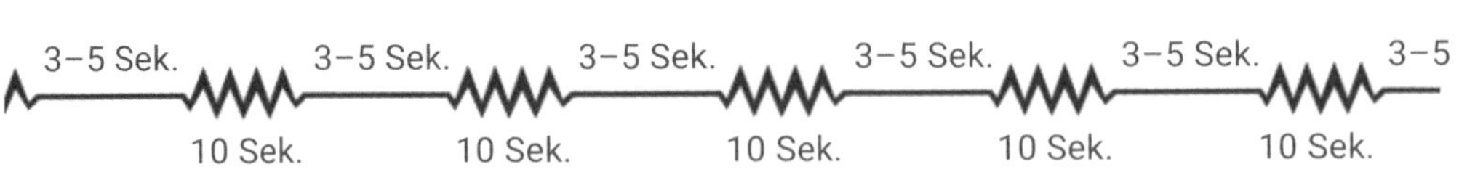

Anleitung

- Atmen Sie normal und ruhig ein und lassen Sie den Atem ausströmen.
- Halten Sie die Luft nach der Ausatmung über eine Zeitspanne von drei bis fünf Sekunden an.
- Versuchen Sie nicht, den Atem länger anzuhalten – sonst verstärkt sich Ihre Atmung und der Asthmaanfall verschlimmert sich.
- Die maximale Atemanhaltezeit sollte nicht größer sein als die Hälfte Ihres BOLT-Werts zum Zeitpunkt der Durchführung der Übung.
- Lassen Sie zwischen jedem Atemanhalten zehn Sekunden verstreichen. Greifen Sie während dieser Zeit nicht in Ihre Atmung ein.
- Wiederholen Sie das kurze Atemanhalten mit der darauffolgenden zehnsekündigen Pause, in der Sie ganz normal durch die Nase atmen.
- Fahren Sie mit der Übung fort, bis der Anfall vorüber ist.

Atemregeneration im Gehen

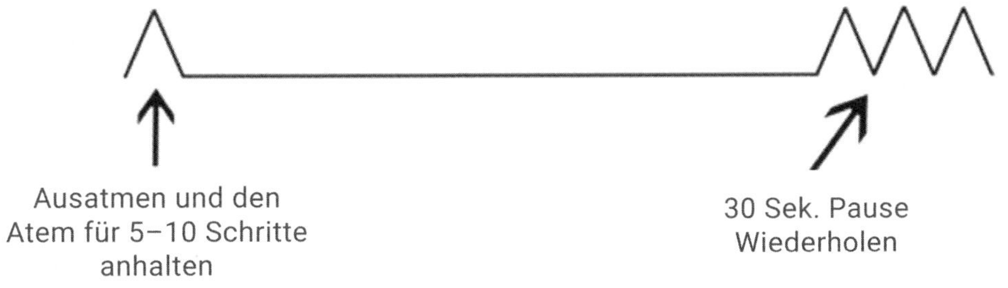

Anleitung

- Atmen Sie durch die Nase aus.
- Verschließen Sie die Nase mit zwei Fingern, um den Atem anzuhalten, und gehen Sie mit angehaltenem Atem fünf bis zehn Schritte.
- Bleiben Sie stehen.
- Atmen Sie durch die Nase ein und pausieren Sie für 30 Sekunden, in denen Sie ruhig stehen bleiben.
- Wiederholen Sie die Sequenz bis zu zehnmal.

Wenn Sie zu Hause üben, können Sie die Übung fünfmal täglich mit jeweils sechs bis sieben Wiederholungen durchführen. Atemanhalten über bis zu zehn Schritte ist gut geeignet für Menschen mit schwerem Asthma, COPD oder Panikattacken; ebenso dann, wenn Sie übermäßig kurzatmig sind, bei Ängsten, Gedankenkreisen oder einem niedrigen BOLT-Wert.

Ausatmen und entspannen

Während eines Asthmaanfalls kann die unvollständige Ausatmung zu sogenanntem Air-Trapping führen. Als Air-Trapping bezeichnet man eine schädliche Ansammlung von Atemluft in den Atemwegen bei Asthma oder COPD, die eine Überblähung der Lunge zur Folge haben kann. Oftmals ist es dann schwieriger auszuatmen als einzuatmen. Wenn Sie also das Gefühl haben, dass zu viel Luft in Ihrer Lunge verbleibt oder Ihre Lunge überbläht ist, ist es hilfreich, entsprechend der folgenden Anleitung langsam und vollständig auszuatmen. Das ist nicht einfach, wenn Ihre Atmung gerade heftig und schnell ist, aber Sie können es zwischen den anderen Übungen praktizieren, um dazu beizutragen, dass die Beschwerden nicht mehr so stark sind. Folgen Sie den beschriebenen Schritten, um das Gefühl einer übermäßig gefüllten oder überblähten Lunge zu lindern.

Anleitung

- Atmen Sie sanft ein und halten Sie eine halbe Sekunde lang die Luft an.
- Konzentrieren Sie sich darauf, die Brust, die Schultern und den Bauch zu entspannen.
- Atmen Sie langsam durch die Nase aus. Arbeiten Sie dabei nicht mit Druck. Atmen Sie sanft, langsam und vollständig aus. Die natürliche Flexibilität Ihres Zwerchfells, Ihrer Lunge und Ihrer Rippen werden die Atemmuskulatur wieder in ihre Ruheposition bringen, wodurch eine vollständige, passive Ausatmung bewirkt wird.
- Atmen Sie normal ein.
- Wiederholen Sie die Sequenz innerhalb von zehn Minuten mehrere Male oder so lange, bis der Anfall vorüber ist.

Diese Übung können Sie jederzeit machen, unabhängig davon, ob Sie an Atemproblemen leiden oder nicht. Sie hilft dabei, die Atmung durch Entspannung zu normalisieren. Vielen von Asthma Betroffenen werden die Vorteile einer Atmung mit verringertem Volumen erst wirklich klar, wenn es ihnen zum ersten Mal gelungen ist, mit diesen Übungen einen Asthmaanfall zu überwinden.

Hustenanfälle beenden

Husten ist eines der häufigsten Symptome von Asthma. Obwohl manche Menschen stärker als andere zu Hustenanfällen neigen, stellen die Autoren eines wissenschaftlichen Beitrags von 2018 fest, dass Husten manchmal das einzige Symptom bei Asthma ist. Einige Asthmatiker haben auch eine normale Lungenfunktion.[738] Sie haben zwar Husten und eine bronchiale Hyperreaktivität (erhöhte Empfindlichkeit gegenüber bronchienverengenden Stimuli), jedoch keine Kurzatmigkeit oder Atemgeräusche.[739] [740] Wissenschaftler haben festgestellt, dass im Durchschnitt 25 Prozent der Patienten mit chronischem Husten eine besondere Asthmaform haben, die man als Cough-variant Asthma bezeichnet. Diese Gruppe neigt dazu, auf die traditionelle Asthmatherapie anzusprechen.

Ein länger andauernder Hustenanfall lässt sich schwer in den Griff bekommen. Ähnlich wie andere Asthmasymptome tritt Husten häufig in der Nacht oder in den frühen Morgenstunden auf. Anhaltender Husten wirkt sich sehr störend auf die Atmung aus, daher ist es wichtig, seine Auswirkungen einzudämmen und das Auftreten derartiger Anfälle zu verhindern.

Husten ist ein Reflex, der durch gereizte Atemwege ausgelöst wird. So gesehen ist Husten eine Methode des Körpers, die Atemwege von Schleim oder anderen Stoffen mit reizender Wirkung zu befreien. Überatmen kann die Atemwege austrocknen, zu entzündlichen Reaktionen führen und Husten auslösen; dies führt zu weiterem Überatmen. Wenn Sie husten, nehmen Sie einen tiefen Atemzug, dem eine forcierte Exspiration, also eine maximal beschleunigte Ausatmung, folgt. Die Folgen sind ein Abkühlen und Austrocknen der Atemwege sowie ein Kohlendioxidverlust. Der wiederum erzeugt unweigerlich weiteren Husten und eine weitere forcierte Exspiration. Wenn Sie diesen Kreislauf nicht schnellstmöglich unterbrechen, erleiden Sie einen Hustenanfall.

Anleitung

- Versuchen Sie, wenn möglich, den Husten zu unterdrücken. Sie werden ein unangenehmes, kitzelndes Gefühl im Hals wahrnehmen, aber nach einer Weile wird der Hustendrang nachlassen. Schlucken kann dabei helfen, den Hustendrang zu zügeln.
- Versuchen Sie nicht, mit Gewalt Schleim heraufzubefördern. Verringern Sie stattdessen Ihre Atmung und lösen Sie den Schleim dadurch auf natürliche Art. Dann können Sie ihn herunterschlucken, damit er sich in der Magensäure auflöst, oder Sie spucken ihn aus, wenn die Umstände es erlauben.

- Versuchen Sie nur durch die Nase zu husten, also mit geschlossenem Mund.
- Führen Sie die Atemregeneration im Sitzen mit Intervallen zwischen drei und fünf Sekunden aus, bis der Hustenanfall vorüber ist.

Das Wichtigste ist, daran zu denken, dass das für den Husten typische tiefe Einatmen und das forcierte Ausatmen den Teufelskreis immer weiter antreiben. Sich dessen bewusst zu sein, wird Ihnen helfen, den Hustenanfall einzudämmen.

Bitte beachten Sie, dass Atemübungen nur dann helfen, einen Hustenanfall zu lindern, wenn Sie sie am Anfang eines Anfalls machen. Wenn Symptome länger als fünf Minuten anhalten, ist es wesentlich schwieriger, sie mit Atemübungen unter Kontrolle zu bekommen – insbesondere, wenn Ihr BOLT-Wert unter 20 Sekunden liegt. Wenn Ihre Atemprobleme länger als fünf Minuten anhalten, sollten Sie Ihre Medikamente nehmen – bei einem schweren Hustenanfall am besten eher früher bzw. sofort. Falls die Symptome nicht innerhalb weniger Minuten auf die Medikamentengabe ansprechen, suchen Sie ärztliche Hilfe.

Die Nase putzen

Eine verstopfte Nase ist ein weiteres, sehr verbreitetes Asthmasymptom. Wenn Sie zu einer verstopften Nase neigen, werden Sie bis zu einem BOLT-Wert von mindestens 25 Sekunden Symptome haben. Die normale Reaktion auf eine verstopfte Nase ist wiederholtes Naseputzen, um Schleim loszuwerden und die Nebenhöhlen frei zu machen. Doch zu starkes Schnäuzen kann das Problem sogar noch verschlimmern und zu Entzündungen in den Atemwegen führen sowie zur verstärkten Schleimproduktion. Das verschlimmert das Gefühl der verstopften Nase und Sie geraten in einen sich selbst verstärkenden, anstrengenden Kreislauf aus gesteigerter Schleimproduktion und Naseputzen.

Anleitung

- Schnäuzen Sie sich nur, wenn es absolut notwendig ist.
- Wenn Sie die Nase putzen müssen, tun Sie es sanft.
- Nehmen Sie sich fünf Minuten Zeit, um Ihre Atmung zu reduzieren, oder machen Sie die Übung zum Freimachen der Nase (Kapitel 2 und 3, Seite 72 und 140).

Heuschnupfen erfolgreich lindern

Schweres Asthma tritt in Verbindung mit einer großen Anzahl anderer Erkrankungen auf, die eine Behandlung des Asthmas erschweren und den Behandlungserfolg beeinflussen können.[741] Diese Komorbiditäten – also Krankheiten, die unabhängig von Asthma, aber gleichzeitig damit auftreten – gehen häufig mit Symptomen einher, die denen von Asthma stark ähneln, und sie erschweren oft eine erfolgreiche Therapie.

Asthma und Heuschnupfen (allergische Rhinitis) stehen in einer engen Verbindung zueinander. Das Risiko für allergische Rhinitis liegt bei Menschen höher, die in der Kindheit allergisches Asthma hatten.[742] Die Verbreitung von allergischen Erkrankungen hat in den letzten Jahrzehnten merklich zugenommen, was enorme wirtschaftliche Auswirkungen hat, aber auch in Bezug auf das Wohlbefinden zu Buche schlägt.[743] Laut einer Studie von 2020 mit 8000 Teilnehmern zwischen 20 und 69 Jahren litten 17,8 Prozent an allergischer Rhinitis.[744] In derselben Studie wird festgestellt, dass allergische Rhinitis am häufigsten während der Kindheit auftritt und die Inzidenz mit zunehmendem Lebensalter stetig abnimmt. Eine 2018 an Erwachsenen in Teheran durchgeführte Untersuchung zeigte, dass 28,3 Prozent der Teilnehmer an allergischer Rhinitis litten.[745] In einem Bericht aus dem Jahr 2013 informiert die internationale Dachorganisation der Gesellschaften für Allergologie und klinische Immunologie (World Allergy Organization) darüber, dass allergische Rhinitis die am weitesten verbreitete Form nicht infektbedingten Schnupfens darstellt. Betroffen sind zwischen 10 und 30 Prozent der Erwachsenen und bis zu 40 Prozent der Kinder.[746]

Die allergische Rhinitis ist eine durch Entzündungen und durch Antikörperreaktionen charakterisierte Krankheit.[747] Die Symptome treten auf, wenn Allergene aus der Luft eingeatmet werden. Die genauere Diagnose der Erkrankung hängt davon ab, wie häufig Symptome ausgelöst werden: Tritt Rhinitis bei Kontakt mit Pflanzenpollen auf, spricht man von saisonaler Rhinitis. Sind Hausstaubmilben die Ursache, spricht man von chronischer Rhinitis. Bei Auftreten im Zusammenhang mit einer spezifischen allergieauslösenden Umgebung gilt die Bezeichnung intermittierende Rhinitis.[748] Diese Differenzierung hilft Ärzten, die richtige Behandlung auszuwählen. Ob die allergische Rhinitis als intermittierend oder chronisch eingestuft wird, kann sich auch nach der Dauer der Symptome richten. Menschen mit chronischer Rhinitis müssen mit einer deutlich schlechteren Lebensqualität, einem Verlust von Produktivität und Arbeitstagen, verpassten Schultagen und damit auch reduzierten Lernchancen zurechtkommen.

Eine verstopfte Nase ist das offensichtlichste und problematischste Symptom bei Rhinitis und allergischer Rhinitis.[749] Sie kann durch Allergene ausgelöst werden, zum Beispiel durch Hausstaubmilben, Pollen und Sporen, durch eine überschießende Immunantwort oder im Zusammenhang mit nicht allergischen Reaktionen wie zum Beispiel bei einer gewöhnlichen Erkältung. Sie kann die Schlafqualität negativ beeinflussen: Menschen mit Problemen bei der nasalen Atmung haben fast doppelt so häufig Schlafprobleme wie andere,[750] das heißt, dass bei ihnen die chronisch verstopfte Nase zu ständiger Müdigkeit führt.

Eine Studie von 2020 führt die Hauptmechanismen auf, die allergische Rhinitis und veränderte Schlafmuster miteinander verbinden:

- Inflammatorische Zytokine, die bei allergischer Rhinitis auftreten, erzeugen das Gefühl von Erschöpfung.
- Rhinitis-Symptome und die ihnen zugrunde liegenden körperlichen Veränderungen beeinflussen indirekt den Schlaf.
- Schlaf kann durch Fehlfunktionen des autonomen Nervensystems negativ beeinflusst werden.[751]

Eine verstopfte Nase ist bekanntermaßen eine Ursache für Schlafstörungen wie Schnarchen und obstruktive Schlafapnoe. Indem Sie Ihre Nase mit der Übung aus Kapitel 2 frei machen (Seite 72) und Ihre Atemmuster normalisieren, sorgen Sie dafür, dass Sie besser schlafen können, tagsüber weniger müde sind und Ihre Lebensqualität sich verbessert.

Rhinitis und das autonome Nervensystem

Wissenschaftler gehen davon aus, dass ein Ungleichgewicht des autonomen Nervensystems eine Rolle bei der schlechten Schlafqualität spielt, die für Menschen mit allergischer Rhinitis typisch ist. Mit einem wirkungsvollen, autonomen Reflex – dem trigemino-kardialen Reflex – kann das autonome Nervensystem die Rhinitis beeinflussen. Der Trigeminusnerv ist der fünfte und komplexeste der Hirnnerven. Er innerviert das Gesicht und ist für Handlungen wie Kauen und Beißen zuständig.[752]

Der trigemino-kardiale Reflex unterstützt die Verringerung der Herzschlagfrequenz in Gefahrensituationen. Man weiß, dass er Apnoen auslöst, und eine übersteigerte Form des Reflexes trägt möglicherweise zum plötzlichen Herztod oder plötzlichen Kindstod bei.[753] Ein Forschungsbericht von 2017 erläutert hierzu:

»Der große Einfluss, den das autonome Nervensystem auf das Herz ausübt, zeigt sich entweder in Form von Arrhythmien oder durch OSA induzierte Bradykardie oder Hypertonie. Dies weist darauf hin, dass der trigemino-kardiale Reflex eine Rolle beim Auftreten des plötzlichen Herztodes spielt.«[754]

In einer weiteren Arbeit, ebenfalls aus dem Jahr 2017, kommen die Forscher zu dem Schluss, dass der trigemino-kardiale Reflex die Verbindung zwischen Rhinitis und Schlafstörungen sein könnte.[755] Der trigemino-kardiale Reflex führt zu einer Überaktivierung des Parasympathikus und zur Hemmung des Sympathikus, was ein plötzliches Einsetzen einer Bradykardie, also eines verlangsamten Herzschlags, einen Blutdruckabfall, Apnoen und eine verstärkte Magenmotilität (Kontraktionen der glatten Magenmuskulatur) nach sich zieht. Das Ungleichgewicht des Nervensystems trägt ebenso zum Beginn und zum Verlauf einer Rhinitis bei.

In welchem Ausmaß sich Dysbalancen des Nervensystems auf allergische Rhinitis und Schlaf auswirken, muss noch weiter erforscht werden. Gesichert ist aber, dass eine chronisch verstopfte Nase, eine mit Unbehagen verbundene Atmung und eine geringe Lebensqualität das autonome Nervensystem durch chronischen Stress aus dem Gleichgewicht bringen können. Das hat einen unmittelbaren Einfluss auf den Schlaf. Allergische Rhinitis geht mit Symptomen wie verstopfter Nase, Nasenausfluss, Niesen, Gaumenjucken, Erschöpfung und Stimmungsschwankungen einher. Die häufigsten verhaltensbezogenen Komplikationen aufgrund von allergischer Rhinitis sind Müdigkeit und Schlafstörungen, die durch das Unvermögen, richtig zu atmen, hervorgerufen werden. Studien haben auch Beeinträchtigungen der psychischen Gesundheit, etwa durch Ängste und Veränderungen der emotionalen Reaktivität, als Folgen bestätigt.

Bei Menschen, die an einer Allergie der Atemwege leiden, wurde ein verstärktes Auftreten von Ängsten und in einigen Fällen sogar Depression festgestellt. Ängste können bereits an sich zu einer überschießenden Entzündungsreaktion aufgrund eines überaktiven Kampf-oder-Flucht-Mechanismus führen. Man geht davon aus, dass sich ein hohes Angstniveau auch als unmittelbare Folge einer chronischen Erkrankung entwickeln kann. So entsteht eine sich selbst fortsetzende, negative Rückkopplungsschleife. Im Rahmen einer Studie aus dem Jahr 2009 beobachteten Wissenschaftler bei Nagetieren mit experimentell ausgelöster Rhinitis das Auftreten von Ängsten und einen Rückgang der sozialen Interaktion. Sie folgerten daraus, dass allergische Rhinitis wahrscheinlich Verhaltensreaktionen beeinflussen kann.[756]

Im Zuge einer allergischen Rhinitis werden Entzündungsmediatoren, darunter auch Histamin, freigesetzt. Diese haben direkten Einfluss auf das zentrale Nervensystem und tragen zu gestörtem Schlaf und Tagesmüdigkeit bei. Histamin kann die Regulation des Schlaf-Wach-Rhythmus beeinträchtigen, was zu einer Schlafstörung führen kann, die man als Arousal-Störungen bezeichnet. Allergische Rhinitis ist auch die Ursache für die Verringerung bestimmter Zytokine, genau genommen der Interleukine. Interleukin benötigt der Organismus zur Aktivierung der Immunantwort, beispielsweise bei Entzündungsreaktionen. Sie können auch bei der Anregung von erholsamem Schlaf und der Stärkung des zirkadianen Rhythmus eine Rolle spielen.[757]

Für Menschen mit Rhinitis dürfte es keine Neuigkeit sein: Wissenschaftler bestätigen, dass Rhinitis einen negativen Einfluss auf das Wohlbefinden haben kann. In einer Studie aus dem Jahr 2020 wird deutlich, dass ein direkter Zusammenhang zwischen der Lebensqualität von Kindern mit allergischer Rhinitis und dem Schweregrad ihrer Symptome besteht.[758] Zudem stellten die Forscher fest, dass Eltern die Lebensqualität der eigenen Kinder mit allergischer Rhinitis häufig eher überschätzen. Darum sei es von enormer Wichtigkeit, Kinder immer selbst zu fragen, wie es ihnen gehe, anstatt auf die Wahrnehmung der Eltern zu vertrauen.

Entlastung durch Nasenatmung bei Rhinitis?

Gesunde Atmung durch die Nase kann Rhinitissymptome minimieren und eine ganze Bandbreite von Krankheiten lindern, die zu einer verstopften Nase führen. Die hohe Konzentration von Stickstoffmonoxid in den Nebenhöhlen hilft dabei, den Nasenraum und die Lunge von Krankheiten und Entzündungen frei zu halten. Es gilt als wahrscheinlich, dass die geringere Menge an eingeatmetem Stickstoffmonoxid bei Mundatmung während des Schlafs zu den negativen Auswirkungen der nächtlichen Mundatmung beiträgt.[759] Wenn wir nasal atmen, wird in der Nasenhöhle Stickstoffmonoxid freigesetzt und gelangt in Konzentrationen, die zwischen 5- und 20-mal höher als bei der Mundatmung sind, hinunter in die Lunge.[760 761] Wird die Nasenatmung mit langsamem Atmen kombiniert, wird dadurch sogar eine noch größere Konzentration von Stickstoffmonoxid in die Lunge befördert. Wenn der BOLT-Wert steigt, wird die Atmung langsamer; daher ist es wahrscheinlich, dass ein höherer BOLT-Wert zu einer verbesserten Aufnahme und Nutzung des Stickstoffmonoxids führt.

Wie zahlreiche Studien zeigen, kommt Stickstoffmonoxid in der Nase in viel höheren Konzentrationen bei Menschen mit saisonaler Rhinitis vor, die nicht behandelt werden. Wenn die Rhinitis in der Nase mit Steroiden therapiert wird, normalisiert sich die Stickstoffmonoxidkonzentration.[762] Das ist ein nachdrücklicher Hinweis darauf, dass Stickstoffmonoxid als Teil der körperlichen Immunreaktion freigesetzt wird – es passt zu dem, was wir über die Rolle von Stickstoffmonoxid als vorderste Front bei der Abwehr von Infekten wissen. Die Zunahme von Stickstoffmonoxid bei Rhinitis-Patienten ist derart deutlich, dass sich die Stickstoffmonoxidmessung in der Nase als eine Standardmethode bei der Beurteilung von Entzündungen im Nasenraum und der Reaktion auf entzündungshemmende Medikamente etabliert hat.

Diese Funktion von nasalem Stickstoffmonoxid wird in verschiedenen Studien geschildert. In einer Studie aus dem Jahr 2019 wurde die klinische Anwendung der Stickstoffmonoxidmessung in der ausgeatmeten Luft im Rahmen der Behandlung von Asthma und allergischen, entzündlichen Atemwegserkrankungen untersucht. Die Forscher stellten bei diesen Versuchen fest, dass bestimmte Enzyme namens Stickstoffmonoxid-Synthase (NO-Synthase), wenn sie als Teil der Immunreaktion dazu angeregt wurden, Stickstoffmonoxid herstellen - zwar langsam, aber in großen Mengen.[763] Das bewirkt einen Anstieg der Stickstoffmonoxidkonzentration um ein Vielfaches – das ist der Grund dafür, dass Stickstoffmonoxid als wichtiger Biomarker für Entzündungen der Atemwege gilt.

In Bezug auf Atemübungen ist interessant, dass man einen enormen Anstieg des nasalen Stickstoffmonoxids während eines 30 Sekunden andauernden Atemanhaltens feststellen konnte.[764] Das könnte ein Mechanismus sein, über den Techniken wie die Steigerung des BOLT-Werts, die Yogaatmung und die Übungen in diesem Buch die Symptome verschiedener Atemwegsbeschwerden signifikant lindern.

Die Rolle des Kohlendioxids

Ein weiterer Grund dafür, dass das Atemanhalten und die reduzierte Atmung hilfreich bei Rhinitis sein können, ist die Rolle des Kohlendioxids. Im Rahmen einer Studie von 2008, die die nasale Anwendung von Kohlendioxid bei saisonaler allergischer Rhinitis untersuchte, entdeckte man, dass das Gas zu einer statistisch signifikanten Verbesserung der nasalen Symptome führte. (Bei der Studie wurde Kohlendioxid direkt in die Nase verabreicht.) Der Versuch schloss 89 Teilnehmer ein; 60 von ihnen wurden mit Kohlendioxid behandelt, die restlichen 29 erhielten ein Placebo. Zwei nasale Kohlendioxidbehandlungen, die je 60 Sekunden dauerten, linderten die allergischen Rhinitis-Symptome innerhalb von zehn Minuten. Die Wirkung hielt 24 Stunden lang an.[765]

Die nasale Gabe von Kohlendioxid kann auch Symptome einer saisonalen allergischen Rhinitis vermindern. Zu diesem Ergebnis kam eine Studie im Jahr 2011, in der die Wirkung von Kohlendioxid auf Symptome untersucht wurde, die durch nasale Allergene verursacht werden.[766] In der kleinen Studie, die nur zwölf Teilnehmer umfasste, wurden die Teilnehmer 20 Sekunden lang Kohlendioxid ausgesetzt, bevor sie ein Scheinallergen aus Filterpapier einatmeten, dem dann zwei ansteigende Dosen entweder von Gräser- oder Ambrosia-Allergenen folgten. Die Forscher sammelten Sekret aus beiden Nasenlöchern und untersuchten es auf Histamin und Eosinophile, um den nasalen Reflex zu bewerten. Bei dieser Studie wurden auch Nasen- und Augensymptome festgehalten. Nach der Kohlendioxidexposition gingen die Symptome deutlich zurück, auch das Niesen und Naselaufen. Wenn die Teilnehmer eine Placebobehandlung erhielten, stieg ihr Histaminspiegel bei Allergenexposition signifikant. Bei Probanden, die mit Kohlendioxid behandelt worden waren, wurde hingegen kein Histaminanstieg festgestellt.[767]

Die Wissenschaftler kamen zu dem Schluss, dass Kohlendioxid nicht nur zu einer verminderten Reaktion auf Allergene führt, sondern auch Reflexantworten unterdrückt werden. Das zeigt, dass Kohlendioxid positive Auswirkungen auf die Art und Weise hat, wie das Gehirn die Reaktion auf die Allergene verarbeitet. Diese Befunde wurden in einer Untersuchung aus dem Jahr 2008 bestätigt, die in *The Journal of Allergy and Clinical Immunology* veröffentlicht wurde und in der es um die Wirksamkeit von Kohlendioxid bei der Behandlung allergischer Rhinitis ging.[768]

Zu den gängigsten Behandlungen bei Heuschnupfen und Rhinitis gehören das Vermeiden von Auslösern, abschwellende Mittel, Cortison, eine allergenspezifische Immuntherapie (Hyposensibilisierung) und operative Maßnahmen. Obwohl alle diese Behandlungsformen einen therapeutischen Nutzen haben können, sind sie doch oft nur so lange wirksam, wie die Behandlung andauert. Atemtraining dagegen macht die eingeatmeten Gase, zum Beispiel das Stickstoffmonoxid, das Kohlendioxid oder den Sauerstoff, auf eine natürliche und nicht invasive Weise bei der Atmung nutzbar und reduziert bewiesenermaßen die Symptome.

Es ist wichtig zu verstehen, in welchem Ausmaß Mundatmung zu nasaler Verstopfung beiträgt und wie verbreitet habituelles Mundatmen ist. Das lässt sich durch die Tatsache veranschaulichen, dass Menschen, die sich einer Nasenoperation unterziehen, um die Mundatmung zu reduzieren, häufig ihre ungesunden Atemgewohnheiten beibehalten und daher auch weiterhin Symptome haben. Dieses Phänomen zeigt sich auch beim Empty Nose Syndrome (ENS, Syndrom der leeren Nase), das in Kapitel 3 (Seite 138) beschrieben wurde. Das entspricht auch meiner eigenen Erfahrung bis zu dem Zeitpunkt, an dem ich den therapeutischen Nutzen des funktionalen Atemtrainings kennengelernt hatte.

Nasale Atmung bei Entzündungen der Atemwege

Den Zusammenhang zwischen Stickstoffmonoxid und Atemwegserkrankungen haben wir uns bereits in Kapitel 3 angesehen. Dem möchte ich noch hinzufügen, dass ich im Laufe der Jahre bei vielen Kursteilnehmern einen deutlichen Rückgang von Schnupfen und Atemwegsinfekten feststellen konnte, nachdem sie zur sanften Nasenatmung gewechselt waren. Leider atmen häufig genau diejenigen, die am anfälligsten für Atemwegsinfekte sind - also Menschen mit Asthma, Bronchiektasie, Bronchitis oder zystischer Fibrose – durch den Mund, weil sie das Gefühl haben, durch die Nase nicht genug Luft zu bekommen.

Die Nasenatmung dient dazu, die Luft zu filtern, bevor sie in den Körper gelangt. Doch zusätzlich hat das nasale Stickstoffmonoxid, wie bereits erörtert, Eigenschaften, die es zur ersten Verteidigungslinie des Immunsystems machen. Der optimale Schutz der Lungen erfordert die koordinierte Aktion verschiedenster Zelltypen, und die Gewebezellen der Atemwege setzen eine Vielzahl antimikrobieller Substanzen frei, darunter auch Stickstoffmonoxid.[769]

Atemwegsinfektionen, zum Beispiel Erkältung, Grippe und neuerdings SARS und Covid-19, gehen normalerweise durch eine Tröpfcheninfektion mit Speichel oder Sekret von einem Menschen zum nächsten über. Das Virus verbreitet sich, wenn eine infizierte Person niest oder hustet und Tröpfchen in die Luft und auf Oberflächen gelangen. Tröpfchen, die Krankheiten transportieren, die sich über den Luftweg verbreiten, können durch Husten oder Niesen mehrere Meter weit befördert werden und bis zu zehn Minuten in der Luft hängen bleiben - darum können sich Infektionen so gut verbreiten.[770] Die Maßnahmen zur Verhinderung der Übertragung dieser Infektionskrankheiten konzentrieren sich auf das Händewaschen, die Empfehlung, in ein Taschentuch oder die Armbeuge zu niesen und zu Hause zu bleiben, wenn man sich nicht wohl fühlt. Pandemiebedingt tragen Menschen Gesichtsmasken, um sich selbst oder die Menschen um sich herum vor Viren zu schützen.

Besonders dringlich wurden die Sorgen hinsichtlich der Schäden, die durch solche Viren bei Betagteren und Menschen mit Atemwegserkrankungen entstehen können, während des Covid-19-Ausbruchs. Da das Älterwerden häufig mit einer allmählichen Abnahme der Immunfunktion einhergeht, sind Impfstoffe weniger wirksam und die Anfälligkeit für Infektionen nimmt zu.[771] Man geht davon aus, dass Infekte der unteren Atemwege zur Entwicklung von Asthma beitragen, und man weiß, dass sie bestehende Asthmasymptome verschlimmern. Eine Studie von 2019 deutet darauf hin, dass Asthma im Alter eine eigenständige, schwerere Variante ist, die mit der Verschlechterung der Immunfunktion in den Atemwegen verbunden sein kann.[772]

Die Atemwege können mit Bakterien, Pilzen und Viren besiedelt sein. Zusammen bilden diese das Atemwegsmikrobiom.[773] Dieses Mikrobiom könnte eine signifikante Rolle bei der Entwicklung, dem Fortbestehen und dem Ausgang von chronisch entzündlichen Erkrankungen wie Asthma und COPD spielen.[774] Das Vorhandensein von Atemwegsviren während der Kindheit wird als ein wesentlicher Risikofaktor für Asthma im Jugend- und Erwachsenenalter gesehen. Viren wie Rhinoviren, Parainfluenzaviren und Respiratory-Syncytial-Viren (RS-Viren) sind die häufigsten Ursachen für die Verschlimmerung von Asthma.

Obwohl die weitere Ausbreitung einer Infektion immer alarmierend ist, hat sich durchgängig gezeigt, dass nasale Atmung zu einer besseren allgemeinen Gesundheit führt. Weil das nasale Stickstoffmonoxid eine erste Abwehrlinie des Immunsystems gegenüber durch die Luft übertragenen Viren darstellt, ist es nur logisch, dass Nasenatmung die natürliche Widerstandskraft des Körpers gegenüber Infektionen, anderen krank machenden Substanzen und Allergenen fördern kann. Zwar garantiert Nasenatmung nicht, dass Sie nie mehr eine Erkältung, Grippe oder eine Verschlimmerung Ihres Asthmas erleben, jedoch wird immer deutlicher, dass eine kleine Veränderung der alltäglichen Gewohnheiten in Hinblick auf die Lebensqualität und die Gesundheit einen großen Unterschied machen kann.

11

SEX UND ATMUNG – EINE INTIME VERBINDUNG

Wenn im Zusammenhang mit Atemtechniken der Begriff Höchstleistung fällt, bezieht sich das in der Regel nicht auf Ihre Fähigkeiten im Bett – auch wenn Sex eine unserer elementarsten körperlichen Aktivitäten ist. Wir nutzen dabei vielleicht nicht so viele Muskeln wie beim Workout im Fitnesscenter, aber man strengt sich dabei durchaus an. Unsere Sexualfunktionen sind auf einen gesunden Körper angewiesen. Sie können wie jeder andere Bereich unserer Gesundheit durch ungünstige Atemmuster erheblich beeinträchtigt werden, was verheerende Auswirkungen auf unsere Lebensqualität, unseren Selbstwert und unsere Beziehungen haben kann.

Vielleicht sind Sie ein wenig erstaunt darüber, mitten in einem Buch über Atmung und Gesundheit auf dieses plakativ betitelte Kapitel zu stoßen. Bis vor vergleichsweise kurzer Zeit war Sex noch ein Tabuthema. Genau wie Geld ist es etwas, von dem wir wenig oder viel haben, über das aber keiner spricht. Und ganz ehrlich, es ist möglicherweise auch kein Thema, das Sie zwanglos beim Abendessen ansprechen. Auch wenn wir Sex nicht mehr für etwas Schmutziges halten, kann uns unsere Vorstellung vom Sexleben anderer Menschen durchaus dazu veranlassen, uns zu fragen, ob wir seit Jahren irgendetwas falsch verstanden haben. Glücklicherweise weiß ich aus meinen Coachings, dass die Einstellungen zum Sex sich ändern und Menschen offener dafür sind als jemals zuvor, im Hinblick auf den Körper ganzheitlich dazuzulernen.

In diesem Kapitel nähere ich mich dem Thema Sex ausgehend von den vielen Fragen, die meine Leser und Klienten mir über die Jahre dazu gestellt haben. Die Informationen basieren nicht auf meiner persönlichen Erfahrung, aber ich nehme durchaus Bezug darauf, um die breite Anwendbarkeit funktionaler Atmung und anderer Atemtechniken für ein gesundes Sexualleben aufzuzeigen. Für den Fall, dass Sie gern detailliertere persönliche Berichte lesen möchten, sind im Folgenden diverse Bücher aufgeführt, die sich perfekt für die weitergehende Auseinandersetzung mit dem Thema eignen.

Ich bin ganz sicher kein Experte für Sex oder für Atmung beim Sex – meine Frau wäre die Erste, die Ihnen das sagen würde. Aber Spaß beiseite: Die Wissenschaft zeigt uns, dass die Sexualfunktion ein wichtiger Indikator für die Herzgesundheit sein kann und dass Atemwegserkrankungen, mit denen ich beruflich häufig zu tun habe, ein beunruhigendes Hindernis für ein gesundes Sexualleben bilden können. Vielleicht ist es Ihnen trotzdem unangenehm, dieses Thema Ihrem Arzt gegenüber anzusprechen. Ich hoffe, dass Ihnen dieses Kapitel hilft, über Sex und chronische Krankheiten ins Gespräch zu kommen – so schwierig das auch häufig ist – und Ihnen womöglich einige hilfreiche Erkenntnisse und Begriffe an die Hand gibt, um die in Bezug auf Ihre Gesundheit richtigen Fragen zu stellen.

Überlieferte Praktiken wie Taoismus und Tantra setzen die Atmung aktiv ein, um sich das zunutze zu machen, was sie als spirituelle Kraft der Sexualität betrachten. In diesen Traditionen gilt der Atem als eine verbindende Lebenskraft. Wie Jolan Chang in *Das Tao der Liebe* betont, ist die Zwerchfellatmung für fast alle Formen der Meditation elementar.[775] Beim Kundalini-Tantra-Yoga geht es um die Steigerung der sexuellen Kraft, um die Chakren genannten Energiezentren zu nähren; die Atemübungen dieser Yogaform zielen darauf ab, die sexuelle Energie zu erhöhen und zu kanalisieren.[776] Im Tantra und im Taoismus wird Sex als etwas wahrgenommen, das über eine stimulierende erotische Handlung hinausgeht. Sexualität wird genutzt, um verschiedene Bewusstseinsstadien zu erlangen und zu erfahren, und als förderlich für die körperliche Gesundheit und ein langes Leben betrachtet. Im Gegensatz dazu glaubt man, dass eine eingeschränkte Atmung eine Art von innerem Zusammenziehen erzeugt, das die Gefühle und Empfindungen blockiert und es erschwert, den Geist zu kontrollieren.

Eine gesunde Atmung hilft, die für den Sex nötige Energie bereitzustellen. Auf dieselbe Weise, wie unsere Atmung die Allgemeingesundheit fördert, den Schlaf verbessert und Stress und Ängste vermindert, kann sie die Sexualfunktion und die sexuelle Lust direkt und indirekt beeinflussen. Wenn gestörte Atemmuster oder Atemwegserkrankungen vorliegen, treten beim Sex häufig Atemlosigkeit oder Angst vor

Atemnot auf oder die respiratorischen Symptome verschlimmern sich. Das kann bei Menschen mit chronischen Krankheiten wie Asthma und COPD besondere Probleme verursachen. Sex ist etwas Aktives: Er fordert das Herz, die Lunge und die Muskeln und lässt die Herzfrequenz und den Blutdruck steigen.

Wenn Sie sich mit dem Sex schon einmal schwergetan haben, sind Sie nicht allein. Das Unvermögen, ein normales Sexualleben zu führen, ist ein Charakteristikum vieler verbreiteter gesundheitlicher Probleme. Wenn Sie an anhaltenden Atemwegssymptomen leiden, an chronischem Stress, Rückenschmerzen oder schlafbezogenen Atemstörungen, ist es sehr wahrscheinlich, dass es um Ihr Sexualleben nicht gut bestellt ist. Schnarchen ist nicht sexy, und Stress kann Ihre Libido komplett ausschalten. Trotzdem ist das kein Anlass zur Verzweiflung, denn indem Sie die Übungen aus diesem Buch praktizieren, lassen sich diese Probleme managen und verbessern, und einige Denkschulen behaupten sogar, dass der Atem das Tor zum besten Sex ist, den Sie jemals hatten.

Atemlos durch die Nacht?

Wir haben uns bereits eingehend mit der Bedeutung der nasalen Atmung und den Problemen befasst, die Mundatmung verursachen kann, daher sollte es Sie nicht überraschen, dass die nasale Atmung im Wachzustand und während des Schlafs auch für die Sexualfunktion wichtig ist. Der erste Grund dafür hängt mit dem Kohlendioxid zusammen. Wenn wir durch den Mund atmen, überatmen wir, was die CO_2-Konzentration im Blut unter den Normalwert sinken lässt. CO_2 hat vasodilatative Eigenschaften, das heißt, es unterstützt die Erweiterung der Blutgefäße. Das trägt dazu bei, dass sich die Muskeln um den Penis und das erektile Gewebe herum entspannen. Wenn die CO_2-Konzentration im Blut niedrig ist, kontrahieren die für den Zufluss zu Penis, zur Klitoris und zur Vagina verantwortlichen glatten Muskeln jedoch. Das Blut kann nicht mehr ungehindert fließen und es wird schwieriger für das erektile Gewebe ... nun ja: zu erigieren. Das kann bei Frauen zum Beispiel zu einem Absinken des Sexualtriebs in der zweiten Zyklushälfte führen, in der der Progesteronanstieg einen Abfall des Blut-CO_2 nach sich zieht.

Stickstoffmonoxid (NO) spielt ebenfalls eine wichtige Rolle für die Sexualgesundheit. NO hat vasodilatative Eigenschaften und ermöglicht die Erweiterung der zu den Sexualorganen führenden Blutgefäße, ohne die eine Erektion nicht möglich ist. Es spielt darüber hinaus eine Rolle bei der Verzögerung der Ejakulation.[777] 1998 erhielten drei US-amerikanische Wissenschaftler gemeinsam den Nobelpreis für Medizin, die entdeckten, dass NO ein Signalmolekül im Herz-Kreislauf-System ist. Das Gas wird von einigen Zellen produziert, kann jedoch die Zellmembran passieren, um die Funktion anderer Zellen zu regulieren. Die Forscher wiesen die erweiternde Wirkung von NO auf Blutgefäße exakt nach – eine Erkenntnis, die bei der Behandlung männlicher Impotenz Anwendung findet. Ihre Forschungsergebnisse mündeten in die Entwicklung von Medikamenten wie Viagra.

Viagra ist der Handelsname, unter dem das Pharmaunternehmen Pfizer den Phosphodiesterase-5-Hemmer Sildenafil vertreibt. Entwickelt wurde es 1989, ursprünglich als Konkurrenz zu Nitroglycerin zur Behandlung von herzbedingten Brustschmerzen. Wie dem auch sei: Viagra führte bei Männern zu Erektionen, daher wurde es als Lösung für Erektionsprobleme vermarktet und dazu missbraucht, die sexuelle Leistungsfähigkeit von Männern zu steigern. Das Präparat schien, etwa für die 30 Millionen Männer in den USA, die an erektiler Dysfunktion leiden, die Lösung für ein großes Problem zu sein.[778]

Obgleich das für den Blutfluss zu den Sexualorganen zuständige NO im Wesentlichen in den Zellen produziert wird, statt in die Atemwege zu strömen, haben Wissenschaftler die Nasenatmung als unmittelbar bedeutsam für das sexuelle Wohlbefinden identifiziert. In einem 2011 im *American Journal of Rhinology and Allergy* veröffentlichten Forschungsbeitrag wird festgestellt, dass Männer, die aufgrund von Nasenpolypen durch den Mund atmen, mit höherer Wahrscheinlichkeit Erektionsprobleme haben als Männer, die durch die Nase atmen.[779] Bevor die Mundatmung durch operative Entfernung der Polypen behandelt worden war, wiesen 34 Prozent der Männer eine verminderte Sexualfunktion auf; in der Kontrollgruppe waren es lediglich drei Prozent. Nachdem die Polypen entfernt worden und die Nasenatmung wiederhergestellt worden war, hatten nur zehn Prozent der Männer weiterhin Probleme. Eine frühere Studie hatte gezeigt, dass 67,5 Prozent der Männer, die durch den Mund atmeten, sexuelle Schwierigkeiten wie erektile Dysfunktion, vorzeitige Ejakulation und einen verminderten Sexualtrieb hatten.

Nasenatmung unterstützt zudem den Zwerchfelleinsatz, was die tiefe Bauchatmung fördert. Das ist wegen der Rolle der Beckenbodenmuskulatur beim Sex wichtig. Männern helfen die Muskeln des Beckenbodens, die mit dem Zwerchfell verbunden sind, bei der Aufrechterhaltung einer Erektion, indem sie von innen Druck auf die Penisvenen ausüben, damit genug Blut im Penis bleibt, um ihn vollständig steif werden zu lassen.[780] Die Beckenbodenmuskeln inklusive des *Musculus pubococcygeus* (Schambein-Steißbein-Muskel) spielen auch eine Rolle beim Orgasmus.[781]

Im Laufe der vergangenen 20 Jahre haben Wissenschaftler die Verbindung zwischen den Beckenbodenmuskeln und dem Zwerchfell eingehend untersucht.[782] Sie fanden heraus, dass sich die Muskeln des Beckenbodens beim Ein- und Ausatmen in demselben Tempo wie das Zwerchfell zusammenziehen und entspannen. Beim plötzlichen Anstieg des intraabdominellen Drucks, zu dem es kommt, wenn wir husten oder niesen, wird der Beckenboden aktiver. Tatsächlich weiß man, dass diese Muskeln für die Interaktion des Zwerchfells mit den Bauchmuskeln zur Aufrechterhaltung des intraabdominellen Drucks unentbehrlich sind. In einer neueren Studie stellte man fest, dass sich bei Männern, die zur Verbesserung der Zwerchfellfunktion nach einer Prostata-Operation Atemübungen praktizierten, die Ausdauer der Beckenbodenmuskeln in einem höheren Maß verbesserte als bei Männern, die lediglich Übungen zur Kräftigung des Beckenbodens oder Bauchmuskelübungen absolvierten. Bei denjenigen, die Zwerchfellübungen praktizierten, konnten nach sechs Monaten außerdem größere Fortschritte im Hinblick auf die Harnkontinenz verzeichnet werden.[783]

Studien, in denen die Effektivität von Übungen für die Beckenbodenmuskeln bei der Behandlung von Männern mit erektiler Dysfunktion belegt wurde,[784] deuten zudem darauf hin, dass die Übungen einen vergleichbaren Nutzen haben wie Phosphodiesterase-5-Hemmer wie Viagra.[785] Bei Frauen stellte der US-amerikanische Gynäkologe Arnold Kegel bereits 1952 eine Verbindung zwischen dem Muskeltonus der Beckenbodenmuskulatur und dem Sexualempfinden in der Vagina her. Andere Wissenschaftler haben ebenfalls direkte Zusammenhänge zwischen einer überaktiven Blase und mangelnder sexueller Erregbarkeit bei Frauen gefunden.[786] Allerdings wurde bislang nicht experimentell untersucht, ob Übungen zur Zwerchfellatmung im Hinblick auf die sexuelle Erregbarkeit förderlich sein könnten. Dessen ungeachtet wurde 2006 ein neues Verfahren zur Behandlung vorzeitiger Ejakulation entwickelt:[787] Die funktionale Sexualtherapie, die Aspekte der funktionalen Bewegung und Atmung einbezieht, erwies sich als wirksamer als traditionelle masturbationsbasierte Techniken.

Während Viagra und vergleichbare Medikamente die perfekte Lösung für Männer mit erektiler Dysfunktion zu sein scheinen, gibt es schlagkräftige Argumente für die Erkundung natürlicherer Alternativen. Eine 2003 durchgeführte Studie, die – was wichtig, in Studien aber eher unüblich ist – sich den Auswirkungen von Viagra auf die Sexualpartner der Männer widmete, stieß auf zahlreiche Probleme. Zum einen entwickelten Frauen aufgrund des ausgedehnten Vaginalverkehrs – häufig ohne anderweitige sexuelle Stimulation oder ein Vorspiel – körperliche Symptome wie Zystitis (Harnblasenentzündung), zum anderen steigerte die blaue Pille auch die Erwartungen an den Partner enorm, was manchmal nur wenig Raum für die respektvolle, angenehme Interaktion ließ, die für gesunden Sex so wichtig ist.[788] Eher in einem Nebengedanken stellten die Forscher folgenden Frage:

> *»Wird das sexuelle Drehbuch des Liebesspiels mit Viagra tatsächlich flexibel und sorgenfrei sein oder wird es bei Sex mit Viagra nur noch darum gehen, dem Penis zu huldigen, nachdem sicher niemand, der mehr als zehn Dollar für eine Erektion ausgibt, diese ignorieren wird?«*[789]

Die Schlüsse, die sich aus dieser Frage ergeben, sind keinesfalls nebensächlich. Eine blaue Pille ist schnell und einfach eingeworfen, aber eine alleinige Ausrichtung auf eine eher peniszentrierte Leistungsauffassung ist nicht unproblematisch und kann sich sogar als schädlich für vulnerable Partner erweisen.[790] Tatsächlich ist das Präparat bei homosexuellen Männern mit erhöhter sexueller Risikobereitschaft verbunden.[791]

Glücklicherweise mehren sich die wissenschaftlichen Belege dafür, dass sich das Praktizieren funktionaler Atmung aufgrund der besseren Oxygenierung und der verbesserten Zwerchfellfunktion nachhaltig positiv auf die Sexualfunktion auswirkt. Sie haben gegenüber schnellen pharmakologischen Lösungen den Vorteil, dass sie die Gesundheit umfassend verbessern – auf körperlicher und mentaler Ebene und im Hinblick auf die Beziehung.

Nasale Atmung ist außerdem wegen ihrer Verbindung mit unserem Geruchssinn wichtig für unsere Sexualität. Es ist wissenschaftlich bewiesen, dass das olfaktorische System eine wesentliche Rolle bei der Partnerwahl und bei Empathiefähigkeit spielt. Wissenschaftler, die Menschen mit beeinträchtigtem Riechvermögen untersucht haben, stellten fest, dass der Geruchssinn mehrere Aspekte unserer Sexualität beeinflusst.[792] Eine Studie von 2018 widmete sich dem Zusammenhang zwischen dem Geruchssinn und sexuellem Verlangen, sexuellem Erleben und sexueller Leistung bei 28 Männern und 42 Frauen. Die Wissenschaftler fanden heraus, dass olfaktorischer Input den Spaß am Sex steigerte; Frauen mit einem sensibleren Geruchssinn berichteten von einer höheren Zahl von Orgasmen beim Sex. Wie gut die Probanden riechen konnten, korrelierte mit dem beim Sex empfundenen Genuss; womöglich liegt das daran, dass die Wahrnehmung bestimmter Körpergerüche die Aktivierung von Belohnungszentren im Gehirn steigert.[793]

Diese Verbindung zwischen unserem Geruchssinn und der Art und Weise, wie wir mit anderen – etwa mit unseren Sexualpartnern – interagieren, wurde in einer Studie von 2017 untersucht. Die Wissenschaftler bewerteten die Beständigkeit sozialer Urteile, die auf olfaktorischen Reizen beruhten, um den Unterschied zwischen Reaktionen auf natürliche Körpergerüche und Parfüms beziehungsweise Deodorants zu erkunden sowie zwischen der olfaktorischen Wahrnehmung des ganzen Körpers und dem auf einem T-Shirt dargebotenen Geruch einer Achselhöhle. Die Probanden trugen Ohrstöpsel und eine Augenmaske, um sicherzustellen, dass sich ihr Eindruck von der Person, der sie begegneten, auf ihren Geruchssinn beschränkte. Die Ergebnisse zeigten, dass Menschen allein auf Grundlage des Körpergeruchs konsistente soziale Urteile über andere fällen.[794]

Wir kennen die vollständige Funktion von menschlichen Körpergerüchen oder die Rolle, die sie beim Sex spielen, noch nicht; aber wir wissen, dass nasale Atmung den *Nervus olfactorius* (Riechnerv) aktiviert.[795] Laut einer anderen 2017 erschienenen Publikation kann der »Rhythmus des Luftstroms im olfaktorischen System die physiologischen Zustände und Gehirnzustände regulieren, was die Effekte der Atemkontrolle in Meditation, Yoga und taoistischen Praktiken erklärt«.

Auf der anderen Seite kann Geruch auch ein extremer Abtörner sein. Küssen, das ja eigentlich eine genussvolle, angenehme Erfahrung sein sollte, kann durch Mundgeruch unerträglich werden. Schlechter Atem ist jedoch nicht immer das Resultat mangelnder Mundhygiene, sondern auch ein Symptom der Mundatmung. Schlechter Atem am Morgen kann auf Mundatmung während des Schlafs zurückgehen. Wenn wir mit offenem Mund schlafen, trocknet der Speichel und Bakterien vermehren sich stark, sodass selbst Menschen mit penibler Mundhygiene den gefürchteten schlechten Atem am Morgen entwickeln. Wenn Ihr Mund beim Aufwachen trocken ist, atmen Sie während des Schlafs wahrscheinlich durch den offenen Mund. Ebenfalls wahrscheinlich ist es, dass sich dann auf Ihren Zähnen und Ihrer Zunge Belag gebildet hat.[796] Glücklicherweise können Sie, indem Sie Ihren Mund mit einem speziellen Mundpflaster verschließen, ganz einfach zur Nasenatmung im Schlaf wechseln – obwohl Sie das Tape vielleicht lieber erst nach dem Kuscheln anbringen.

Warum Stress ein Lustkiller ist

Während nasales Atmen den Sexualtrieb und die sexuelle Leistungsfähigkeit aufgrund des verbesserten Blutflusses zum Penis und zur Klitoris unmittelbar steigert, trägt funktionale Atmung auch zur Verminderung von Stress und zu besserem Schlaf bei, was sich natürlich wiederum auf die Sexualfunktion auswirkt. Entgegen dem einst weit verbreiteten Glauben, dass die meisten sexuellen Funktionsstörungen auf psychische Probleme zurückgehen, weiß man heute, dass sexuelle Probleme wie die erektile Dysfunktion in über 80 Prozent der Fälle von physiologischen Faktoren verursacht sind.[797] Trotzdem kann chronischer Stress zu emotionalen und kognitiven Veränderungen führen, die verhindern, dass wir auf sexuelle Reize reagieren.[798] Stress hat starke negative Auswirkungen auf alle körperlichen Systeme und kann viele Probleme verursachen, die in Form von physischen oder biochemischen Dysbalancen zutage treten. Wenn Sie erschöpft, total gestresst oder depressiv sind oder ein schlechtes Körperbild von sich haben, werden Sie feststellen, dass Sie weniger oft in der Stimmung für Sex sind, und das kann sich wiederum auf Ihre Beziehungen auswirken und Ihr Selbstwertgefühl zusätzlich untergraben.[799]

Um zu verstehen, welchen Einfluss Stress auf die Sexualität haben kann, müssen wir uns noch einmal dem autonomen Nervensystem zuwenden. Sie erinnern sich: Es besteht eine Verbindung zwischen Atmung, Stress und dem autonomen Nervensystem (siehe Kapitel 4, Seite 149). Das autonome Nervensystem (ANS) kontrolliert Funktionen wie die Herzfrequenz, die Atemfrequenz und die sexuelle Erregung. Es hat zwei wichtige Komponenten, den Sympathikus und den Parasympathikus, die wir als Systeme kennen, die für Kampf oder Flucht oder für Ruhe und Verdauung zuständig sind. Im Idealfall befinden sich diese beiden Anteile dieses Nervensystems im Gleichgewicht. Wenn jedoch der Sympathikus dauerhaft oder zu stark aktiviert ist, empfinden wir chronischen Stress. In diesem Zustand räumen die evolutionär angelegten Mechanismen unseres Körpers dem Überleben eine höhere Priorität ein als der Sexualität und dem sexuellen Verlangen.

Unter normalen Umständen kann Sex eine hervorragende Möglichkeit sein, um Stress zu lindern. Sex löst die Ausschüttung von stimmungsverbessernden Hormonen wie Endorphinen aus. Er kann ein großartiges körperliches Training sein, was uns ja schon an sich Auftrieb gibt. Jedoch kann Stress auch in einen Teufelskreis führen. Stellen Sie sich folgendes Szenario vor: Sie haben die ganze Woche über hart gearbeitet und würden jetzt gern ein paar romantische Stunden mit Ihrem Partner verbringen.

Gedanklich sind Sie woanders – ein Problem, das Sie nicht lösen konnten, beschäftigt Sie. Sie sind zu stark gestresst und es stellt sich keine sexuelle Erregung oder Erektion ein. Ihr Partner fragt Sie, was los ist, aber weil Ihnen gar nicht klar ist, wie gestresst Sie sind, tun Sie die Frage ab und treiben sich selbst dazu an, endlich Leistung zu bringen – aber es funktioniert nicht oder bleibt unbefriedigend. Beim nächsten Mal, wenn Sie intim werden wollen, spielt sich die Episode vor Ihrem inneren Auge noch einmal ab. Aus Furcht vor einer Wiederholung der peinlichen, unangenehmen Situation passiert das Unausweichliche. Je mehr Sie sich bemühen, desto schlimmer wird es. Angst vor sexuellem Versagen wird schnell zur Gewohnheit und führt dann zu erektiler Dysfunktion, ausbleibender Erregung oder sogar zu Aversionen bei dem Gedanken an Sex. Das ist einer der Hauptgründe dafür, dass manche Menschen beginnen, jede Form der Intimität zu vermeiden.

Während viele der Themen, mit denen wir uns in diesem Buch befassen, vorrangig gesundheitsbezogen sind, ist Sex mehr als nur eine körperliche Erfahrung. Alle gesundheitlichen Probleme können die Lebensqualität beeinträchtigen, aber Sex nimmt in unseren engsten Beziehungen eine Sonderstellung ein, er ist emotionales Ventil und Kennzeichen unserer persönlichen Identität. Von daher ist es wenig überraschend, dass wir negative Gefühle in Bezug auf Sex entwickeln können, die unwillkürliche Körperreaktionen auslösen, die die Sexualfunktion hemmen.

Bei vielen Männern kommt es in Reaktion auf Stress zu erektiler Dysfunktion. Wenn zu bereits vorhandenem Stress neuer hinzukommt, entsteht ein Teufelskreis. Weil die sexuelle Erregung der Kontrolle des autonomen Nervensystems unterliegt, lässt sie sich nicht durch bewusstes Verhalten beeinflussen. Jedoch gibt es Möglichkeiten, um das ANS auszugleichen und das Problem von der körperlichen Ebene aus anzugehen und darüber Einfluss auf die Psyche zu nehmen. Dazu gehören Übungen zur langsamen Zwerchfellatmung mit sechs Atemzügen pro Minute und achtsames Atmen, bei dem es schlicht darum geht, Ihrer Atmung Aufmerksamkeit zu schenken.

Vielleicht hilft es Ihnen, wenn Sie verstehen, wie genau das ANS im Zusammenhang mit Sex funktioniert und warum es so ein großes Problem ist, wenn das Gleichgewicht verloren geht oder das ANS von Stress beeinträchtigt ist. Zunächst einmal ist ja das ANS verantwortlich für die Erweiterung der Blutgefäße, die die Erektion des Penis oder der Klitoris hervorrufen. Bei Männern wird diese Gefäßerweiterung größtenteils durch Stickstoffmonoxid gefördert.[800] Die Erektion hängt von Nervenimpulsen ab, über die das ANS den Blutfluss zum Penis lenkt. Außerdem ist dazu das unbewusste Zusammenziehen eines Sphinktermuskels genannten Ringmuskels nötig, der verhindert, dass das Blut aus dem Penis wieder abfließt. Das ANS steuert auch die Absonderung von Sekreten aus der Vagina oder Prostata und sorgt für die sanften Muskelkontraktionen der Samenleiter während der Ejakulation beziehungsweise die rhythmischen Kontraktionen der Vagina beim Orgasmus sowie der Kontraktion weiterer Beckenmuskeln, von denen der Orgasmus bei beiden Geschlechtern begleitet wird.[801] Die Abläufe unterscheiden sich bei Männern und Frauen. Das weibliche Sexualhormon Östrogen sorgt für eine erhöhte Synthese und Freisetzung von Acetylcholin; das ist der Neurotransmitter, der vom Vagusnerv produziert wird.[802] Bei Frauen strömt bei der Gefäßerweiterung Acetylcholin in die *Arteria pudenda*. Die Entspannung dieser Arterie, die die Genitalien mit Blut versorgt, ist maßgeblich für das Anschwellen der Klitoris und der Vagina bei sexueller Stimulation. Wissenschaftler nehmen an, dass eine eingeschränkte Entspannung dieser Arterie zu sexuellen Funktionsstörungen bei Frauen beiträgt.[803] Frauen, die unter Stress stehen, spüren ein geringeres Maß an genitaler Erregung, selbst bei hoher psychischer Erregung. Frauen wird zwar häufig die Fähigkeit zum Multitasking nachgesagt, aber Studien zufolge nimmt die Erregung ab, wenn Frauen aufgrund von Stress abgelenkt sind.[804] Achtsames Atmen kann dabei helfen, während des Sex im Hier und Jetzt zu bleiben und sich den körperlichen und emotionalen Empfindungen hinzugeben. Es ist wissenschaftlich belegt, dass Achtsamkeit die sexuelle Erregung steigert.[805]

Wenn das ANS aus dem Gleichgewicht gerät und der Sympathikus stark aktiviert ist, ist der Körper nicht mehr in der Lage, wie gewohnt zu funktionieren. Stress erhöht die Cortisolkonzentration im Blut und hemmt andere Hormone. Cortisol spielt eine wichtige Rolle bei der Regulation des Blutdrucks und sorgt dafür, dass die körperlichen Systeme normal arbeiten, aber zu viel davon kann die Funktionsfähigkeit der männlichen Sexualorgane beeinträchtigen.[806] Stress beeinflusst die Testosteronproduktion, was zu einem verminderten Sexualtrieb, erektiler Dysfunktion und Impotenz führen kann.[807] Zudem wirkt er sich negativ auf die Spermienproduktion und -reifung aus und macht den Körper anfälliger für Infektionen. Entzündungen der Prostata, der Harnröhre und der Hoden können Störungen der normalen Sexualfunktion bei Männern nach sich ziehen.[808]

Bei Frauen kann Stress die Menstruation beeinflussen, die Beschwerden im Rahmen des prämenstruellen Syndroms verschlimmern, das sexuelle Verlangen vermindern und sich negativ auf die Gesundheit in der Schwangerschaft und die Anpassung der Mutter an die Veränderungen nach der Geburt auswirken. Er trägt zur Verschlimmerung bei Krankheiten wie dem polyzystischen Ovarialsyndrom bei und kann den Östrogen- und Progesteronhaushalt sowie das Gleichgewicht anderer fruchtbarkeitsunterstützender Hormone stören. Sexuelle Erregung hängt von verschiedenen Funktionen ab, darunter der Durchblutung der Vagina und dem Anschwellen der Schamlippen, der Klitoris und des Scheidenvorhofs. Diese physiologischen Reaktionen werden von Neuronen ausgelöst, die vom Parasympathikus kontrolliert und durch Stress gehemmt werden können.[809]

Paradoxerweise zeigt die Forschung, dass eine mäßig ausgeprägte Sympathikusaktivierung die sexuelle Erregung bei Frauen erhöhen könnte.[810] Die Genitalien werden größtenteils von Nervenknoten innerviert, die, was eher ungewöhnlich ist, sowohl sympathische als auch parasympathische Neuronen enthalten[811] (wenn Sie es gern genauer wissen möchten: es sind die Beckenganglien). Wissenschaftler gehen davon aus, dass diese sympathische Aktivität die Erregung verstärken könnte, indem sie den Fokus auf und die Aufmerksamkeit für erotische Reize steigert, die Durchblutung anregt, die Verdauung herunterfährt und den Blutfluss zu den Genitalien erhöht.

Der in Italien und Frankreich tätige Oxygen-Advantage®-Master-Instructor Alessandro Romagnoli ist Psychologe und hat sich auf kognitive Neurowissenschaft spezialisiert. Seine umfassende klinische und wissenschaftliche Erfahrung erlaubt es ihm, einer großen Bandbreite von Klienten zu helfen – Menschen mit ernsten psychischen Erkrankungen bis zu Profisportlern auf höchstem Niveau. Ich bat ihn, sein Verständnis des Themenfeldes Atmung und Sex zu erläutern. Er schrieb mir Folgendes:

> *»Atemtechniken können bei der Behandlung sexueller Funktionsstörungen hilfreich sein, weil sich über die Atmung nicht nur die körperliche Ebene, sondern auch die psychische Verfassung beeinflussen lässt und sogar die Qualität der Beziehung. Zum Beispiel wäre es ungemein förderlich, vor dem Geschlechtsverkehr die Atemfrequenz zu verringern, um Unzulänglichkeits- und Stressgefühle zu verringern.«*

Schlussendlich muss das ANS im Gleichgewicht sein, um optimal zu funktionieren. Trotz des Zusammenhangs zwischen Sympathikusaktivierung und Stress tragen beide Teile des ANS, Parasympathikus und Sympathikus, zur sexuellen Erregung bei. Insbesondere die sexuelle Reaktion bei Männern spiegelt ein dynamisches Gleichgewicht zwischen anregenden und hemmenden Einflüssen des ANS wider.[812] Interessanterweise fand man im Rahmen einer 2002 in der Fachzeitschrift *Cardiovascular Research* vorgestellten Studie heraus, dass das Herz bei Männern stärker auf sympathisch vermittelte Reaktionen und bei Frauen stärker auf parasympathische Reaktionen ausgerichtet ist.[813]

Der Vagusnerv – das Geheimnis intensiverer Orgasmen?

Das parasympathische Nervensystem spielt in Bezug auf die Sexualfunktion eine ebenso wesentliche Rolle wie bei der Allgemeingesundheit. Eine höhere Herzfrequenzvariabilität (HRV) ist bei Männern mit einer besseren erektilen Funktion verbunden.[814] Über die HRV, die als Maß für die Vagotonie beziehungsweise den Parasympathikotonus genutzt wird, lassen sich zudem Voraussagen zu sexuellen Dysfunktionen bei Frauen treffen. Im Rahmen einer Studie an 84 Frauen zwischen 18 und 47 Jahren wurde eine niedrige HRV als ein Risikofaktor für sexuelle Dysfunktion identifiziert. Dazu wurden die Messwerte der respiratorischen Sinusarrhythmie vor, während und nach sexueller Erregung erfasst. Die Forscher fanden bei Frauen ohne und mit sexuellen Dysfunktionen deutliche Unterschiede in der vagalen Aktivität, was darauf hindeutet, dass der Vagotonus ein Ansatzpunkt für die Behandlung sexueller Dysfunktion sein könnte.[815] Das impliziert, dass sexuelle Dysfunktion durch die Stimulation des Vagusnervs – die sich durch das Praktizieren langsamer Atmung mit sechs Atemzüge pro Minute herbeiführen lässt – gelindert werden könnte.

Ein Forschungsvorhaben aus dem Jahr 2015 kam von einem anderen Ausgangspunkt zu einer ähnlichen Schlussfolgerung. In einer Studie wurde die HRV von Frauen, die in ihrer Kindheit Opfer von sexuellem Missbrauch geworden waren, mit dem von Frauen ohne traumatische Vorgeschichte verglichen. Dabei stellte man fest, dass sich das sexuelle Wohlbefinden der Frauen verbesserte, wenn sie eine Behandlung erhielten, die ihre Dysbalance des autonomen Nervensystems verringerte. Parallel zur immer weiteren Verbesserung der HRV im Laufe der Zeit zeigten sich bei den Frauen fortschreitende Linderungen der Erregungs- und Orgasmusstörungen.[816]

Der Vagusnerv ist am weiblichen Orgasmus beteiligt und sowohl bei Männern als auch bei Frauen an der Ejakulation. Bei Frauen bestehen physiologische Unterschiede zwischen vaginalem und klitoralem Orgasmus.[817] Während der sensorische Input aus der Klitoris über den *Nervus pudendus* (Schamnerv) zum Gehirn wandert, gelangen Informationen von Vagina und Zervix (Gebärmutterhals) über den Schamnerv, die Beckennerven, die hypogastrischen Nerven und den Vagusnerv zum Gehirn. Der

Vagusnerv wird beim heterosexuellen Geschlechtsverkehr stimuliert, wenn der Penis den Muttermund berührt. Diese Stimulation scheint mit eine verbesserten kardiovaskulären und psychischen Funktion und einem erhöhten Vagotonus verbunden zu sein.[818] Beverly Whipple und Barry Komisaruk, die Autoren des Buchs *The Science of Orgasm* (auf Deutsch »Die Wissenschaft des Orgasmus«), haben durch ihre Forschung gezeigt, dass der Vagusnerv eine Rolle beim sogenannten tiefen oder Zervix-Orgasmus spielt[819] – und zwar eine so große, dass es für Frauen mit vollständig durchtrenntem Rückenmark und ohne Gefühl in den unteren Extremitäten dennoch möglich ist, Orgasmen zu erleben, obwohl keine Verbindung mehr zwischen dem äußerlich sichtbaren Teil der Klitoris und dem Gehirn besteht.[820]

Mittlerweile weiß man, dass sich ein wesentlicher Teil der Klitoris im Körper befindet und etwa zehn Zentimeter tief in die Vagina hineinreicht.[821] Das würde darauf hindeuten, dass der vaginale Orgasmus und der G-Punkt-Orgasmus in Wirklichkeit ebenfalls klitoral und auf die Stimulation der inneren Teile der Klitoris zurückzuführen sind. Sicher ist, dass Geburten mit unerträglichen Schmerzen verbunden wären, wenn Frauen in den Scheidenwänden ebenso viel Gefühl hätten wie in der Klitoris. Allein schon im sichtbaren Teil, der Klitoris-Eichel, befinden sich 8000 Nervenendigungen – das sind doppelt so viele wie im Penis.[822] Es überrascht jedoch kaum, dass das Wissen über den weiblichen Orgasmus beschränkt und widersprüchlich ist, da erst 2009 die erste sonografische Darstellung einer erigierten Klitoris veröffentlicht wurde. Ohne diese Wissensbasis waren viele Studien zur weiblichen Anatomie und zur sexuellen Befriedigung davon ausgegangen, dass für den weiblichen Orgasmus eine Stimulation durch den Penis nötig wäre – was wesentlich zu einer ungesunden Kultur in Hinblick auf die weibliche Sexualität beigetragen hat, die erklären könnte, warum eine von zehn Frauen noch nie einen Orgasmus hatte.

Wenden wir uns dem Thema von einem anderen Blickwinkel aus zu: Die überlieferte Idee des Tantra, dass eine eingeschränkte Atmung zu einer Art innerer Beschränkung führt, die Gefühle und Emotionen blockiert, wurde 2008 von Wissenschaftlern belegt, die einen Zusammenhang herstellten zwischen der Art, wie eine Frau geht, und der Art, wie sie vaginale Orgasmen erlebt beziehungswiese ihr Potenzial dafür. Die Wissenschaftler mutmaßten, dass sich chronische Muskelverspannungen auf die Sexualfunktion auswirken, indem sie die Empfindungen und die funktionalen Bewegungen beeinträchtigen, was möglicherweise auf mentale oder emotionale Blockaden zurückgeführt werden kann. Der Untersuchungsbericht zitiert eine Studie an Männern, bei der herausgefunden worden war, dass sich durch eine Therapiemethode zur manuellen Gewebebehandlung namens Rolfing Haltungsprobleme im Becken verbesserten und der Herzvagotonus anstieg, was auf eine verbesserte Parasympathikusfunktion schließen lässt. Ähnlich stellte eine Forschungsarbeit von 2004 einen Zusammenhang zwischen Physiotherapie und besserer Orgasmusfunktion bei Frauen fest.[823] Die Ergebnisse einer weiteren Untersuchung von 2007 deuten darauf hin, dass ein enger Zusammenhang zwischen Problemen mit den Beckenmodenmuskeln und sexuellen Funktionsstörungen besteht.[824] Der eingangs erwähnte Beitrag von 2008 kommt zu folgendem Schluss: »Ein aufmerksamer Beobachter könnte aus einem Gangbild, das von fließenden Bewegungen, Energie, Sinnlichkeit, Freiheit und der Abwesenheit kraftloser und blockierter Muskeln geprägt ist, darauf schließen, wie Frauen vaginale Orgasmen erleben.«[825]

Das wirft die Frage auf, ob das Zwerchfell, das wesentlich für die Atmung, die Core-Muskulatur und die Stabilität der Wirbelsäule und des Beckens und gleichzeitig mit dem Vagusnerv verbunden ist, auch bei der Fähigkeit zum Erleben befriedigender Orgasmen eine wichtige Rolle spielt.

Bezeichnenderweise innerviert der so extrem wichtige Vagusnerv auch den Kehlkopf und den Rachen und er ist unmittelbar verbunden mit dem Muttermund und der Gebärmutter.[826] Die Forschungslage hierzu ist unglaublich dürftig, aber eine Publikation widmet sich den unwillkürlichen Stimmlauten, die wir beim Sex machen, und bringt die kraftvolleren Klänge mit Hyperventilation in Verbindung. Dabei handelt es sich um die erste Studie, in der die Blutsensitivität gegenüber Kohlendioxid bei intensivem Sex untersucht wurde. Die Ergebnisse deuten darauf hin, dass die während der Hyperventilation im Gehirn auftretenden Stoffwechselveränderungen sexuelle Trance-Zustände vertiefen könnten.[827] Die Forscher beobachteten, dass sich die Veränderungen der Atemmuster beim Sex bei Frauen und Männern ähneln. Allerdings ist die beschleunigte Atmung bei Frauen ausgeprägter. Die anekdotische Evidenz besagt darüber hinaus, dass Frauen beim Geschlechtsverkehr eher laut werden.[828]

Das Buch *The Multi-Orgasmic Woman* (auf Deutsch »Die multiorgasmische Frau«) beschreibt den Einsatz der Atmung zur Verlängerung weiblicher Orgasmen durch Kontraktion des *Musculus pubococcygeus* (Schambein-Steißbein-Muskel) und den stimmlichen Ausdruck der Lust. Darin wird erklärt, dass laut der taoistischen Lehre Rachen und Vagina miteinander verbunden sind[829] und dass sich der Orgasmus mit zunehmender Kontrolle über die eigene sexuelle Energie über eine lange Ausatmung, eine schnelle Einatmung und ein bis zwei weitere Atemzüge ausdehnen lasse. Weiter heißt es, dass bei geöffnetem Rachen auch die Genitalien »offen für den Genuss« seien.[830] In dem Buch *The Multi-Orgasmic Man* (auf Deutsch »Der multiorgasmische Mann«) von Mantak Chia und Douglas Abrams erfahren wir, dass die Fähigkeit bei Männern, die Ejakulation zu kontrollieren und mehr als einen Orgasmus zu haben, ebenfalls mit der Stärkung und Vertiefung der Atmung beginnt.[831] Wenn Sie daran interessiert sind, die taoistischen Techniken für sexuellen Genuss tiefergehend zu erkunden, sind die beiden genannten Bücher zusammen mit dem Titel *The Multi-Orgasmic Couple* (auf Deutsch »Das multiorgasmische Paar«) eine zugängliche und informative Quelle.

Wie Sie bereits wissen, ändert Hyperventilation den CO_2-Gehalt im Blut und CO_2 bremst den Blutfluss zu den Geweben und insbesondere zum Gehirn. Hyperventilation löst außerdem Veränderungen im Säure-Basen-Haushalt des Bluts aus, die die Sauerstoffaffinität des Hämoglobins steigern. Das senkt die für die Zellen und Gewebe verfügbare Sauerstoffmenge noch weiter ab. Während der Hyperventilation kann sich der Blutfluss zum Gehirn um bis zu 50 Prozent verringern.[832] Gleichzeitig verändert sich die Stoffwechselaktivität im Gehirn. Mittels bildgebender Verfahren (fMRI: funktionelle Magnetresonanztomografie) konnte man im Rahmen einer Studie zeigen, dass der Sauerstoffverbrauch vor allem in der grauen Substanz im Neocortex abnimmt und wesentlich weniger in den Strukturen des limbischen Systems. Das limbische System in unserem Gehirn ist zuständig für unsere emotionalen Reaktionen, während die graue Substanz unsere Aufmerksamkeit, das Gedächtnis, das Denken und die motorische Kontrolle beeinflusst. Das könnte die Rolle der Hyperventilation bei der Intensivierung emotionaler Zustände und die veränderte Verhaltenskontrolle beim Sex erklären.

Die Studie deutet außerdem darauf hin, dass die durch Hyperventilation ausgelösten Veränderungen im Nervensystem zu veränderten Bewusstseinszuständen führen könnten. Dazu gehört eine Verschiebung der Aktivitätsmuster zwischen unterschiedlichen Strukturen innerhalb des Gehirns. Im Ergebnis kommt es zu einem Phänomen, das einige Wissenschaftler als Arousal-Dissoziation (etwa Dissoziation im Zustand von Erregung) bezeichnen, das zu einer primitiveren Art der Gehirnfunktion führen kann. Dieser Gehirnzustand, während der die sexuelle Lust aktiviert und die Selbstkontrolle herabgesetzt und das abstrakte Denken zugunsten des emotional geleiteten Denkens vermindert ist, tritt auch ein, wenn wir träumen, kurz vor dem Einschlafen im Zustand der sogenannten Hypnagogie, und er kann auch durch die Einnahme halluzinogener Drogen herbeigeführt werden.[833] Möglicherweise nutzen wir die Hyperventilation in diesem Zusammenhang instinktiv, um die Erfahrung der sexuellen Erregung, sexuellen Trance und des Orgasmus zu intensivieren.[834]

Die Gründerin von Tantra.com, Suzie Heumann, mutmaßt, dass das Öffnen des Mundes und des Brustraums durch langsame, tiefe Atmung bei Frauen damit zusammenhängen könnte, dass der Vagusnerv die Orgasmusfähigkeit deutlich erhöht.[835] Heumann schreibt:

»Wenn Frauen tiefe, von unten aus dem Bauch kommende Töne mit weit geöffnetem Mund ausstoßen, kann das manchmal zu länger andauernden, kraftvollen Orgasmen und sogar zur weiblichen Ejakulation führen.«[836]

Man weiß, dass bei Menschen, die empfänglicher für hypnotische Trancezustände sind, die Reaktionsbereitschaft des autonomen Nervensystems und die vagale Aktivität vom Gehirn zum Körper ausgeprägter sind.[837] Daher liegt Heumanns Vermutung, dass ein stark aktivierter Vagusnerv außerkörperliche Lusterfahrungen auszulösen vermag, durchaus im Bereich des Möglichen.

Wenn das Sexualleben gestört ist

Eine gesunde Sexualfunktion wird in der westlichen Medizin als ein Zustand körperlichen, mentalen und sozialen Wohlbefindens in Bezug auf die Sexualität definiert. Sie erfordert eine positive und von Respekt geprägte Haltung zu Sexualität und zu sexuellen Beziehungen und ermöglicht genussvolle, sichere sexuelle Erfahrungen. Bei der Sexualfunktion geht es um mehr als um die Häufigkeit oder die Dauer von Sex. Sie umfasst das sexuelle Verlangen, die Erregung, die Befriedigung, Orgasmen, die Lubrikation (Feuchtwerden der Vagina) und die Arbeit der Sexualhormone[838] – und all diese Aspekte können letzten Endes durch die Atmung beeinflusst werden.

Sexuelle Probleme können fehlendes Verlangen umfassen, Schmerzen beim Sex, Orgasmusunfähigkeit, erektile Dysfunktion, sexuelle Aversion, Schwierigkeiten bei der vaginalen Penetration, vorzeitige oder verzögerte Ejakulation, Mangel an Erregung oder Erregungsstörung (unangemessene und ungewollte Erregung) – aber eine universal gültige Definition für sexuelle Dysfunktion existiert nicht. Bei Frauen bestehen sexuelle Dysfunktionen in der anhaltenden oder wiederkehrenden Verminderung des sexuellen Verlangens oder der Erregbarkeit, in Schmerzen beim Sex und darin, dass sie keinen Orgasmus bekommen. Bei Männern geht es üblicherweise darum, dass sie ihn nicht hochbekommen oder vorzeitig ejakulieren. Nur wenige Männer wissen (oder machen sich das Wissen zunutze), dass Orgasmus und Ejakulation zwei unterschiedliche Funktionen sind.[839]

Im Hinblick auf die Hormone gibt es eine Fülle von Belegen für einen Zusammenhang zwischen Sexualfunktion und Testosteronproduktion bei Männern. Bei Frauen hingegen ist der Zusammenhang mit Östrogen weniger klar. Was die meisten von uns über weibliche Hormone und Sex wissen, beschränkt sich auf die Schwangerschaft (oder darauf, wie sie sich verhindern lässt) und Sorgen über Scheidentrockenheit, Schmerzen beim Sex und die Veränderungen nach der Menopause. Dieses fehlende Wissen und die dürftige Forschung zur weiblichen Sexualfunktion tragen zu dem Druck auf Frauen bei, jugendlich zu bleiben, und zu dem ungesunden Vorurteil, Frauen nach der Menopause seien sexuell überflüssig. Andererseits führt der Mangel an Wissen über die physiologischen Aspekte der Sexualfunktion dazu, dass Männer sich entmannt fühlen. Keine dieser weitverbreiteten Reaktionen spiegeln die Tatsachen wider.

Sexuelle Funktionsstörungen sind ein Problem, das jeden treffen kann, insbesondere, wenn wir älter werden oder wenn andere gesundheitliche Probleme vorliegen. Sexuelle Funktionsstörungen sind weltweit sehr verbreitet. In Studien hat man festgestellt, dass 57,8 Prozent der Männer und 41 Prozent der Frauen an einem Mangel an sexuellem Verlangen leiden, besorgt sind im Hinblick auf ihre sexuelle Leistungsfähigkeit und organisch bedingte Störungen aufweisen. Eine 2003 durchgeführte Studie an 1793 Australiern ergab, dass bei 55 Prozent der Männer und 60 Prozent der Frauen sexuelle Funktionsstörungen vorliegen. Trotz der hohen Verbreitung bei beiden Geschlechtern gab es bisher keinen mit den Phosphodiesterase-5-Hemmern (Viagra) für Männer vergleichbaren Durchbruch bei der Behandlung von Frauen. Zwar können Phosphodiesterase-5-Hemmer die Klitorisdurchblutung bei Frauen nach der Menopause erhöhen und einige Frauen berichten von erhöhter Erregung, aber die Präparate haben sich bei ihnen nicht als zuverlässig wirksam erwiesen.[840]

Insgesamt ist die männliche Sexualfunktion ausführlich belegt und gut untersucht. Im Gegensatz dazu wurde das Problem bei Frauen bisher wenig untersucht.[841] Paradoxerweise gelten sexuelle Funktionsstörungen bei Frauen aufgrund der Kombination der dazu beitragenden anatomischen, psychischen, physiologischen und sozial-interpersonellen Faktoren als komplizierter.[842] Es ist allerdings sehr wahrscheinlich, dass diese Wahrnehmung durch den Mangel an Forschung gefärbt ist.

Bei mittelalten und älteren Männern tragen Faktoren wie hoher Blutdruck, Diabetes, Herz-Kreislauf-Erkrankungen und Übergewicht (die alle mit der Atmung zusammenhängen) ganz klar zur mangelnden sexuellen Leistungsfähigkeit bei. Drogenkonsum (einschließlich Rauchen), Schilddrüsenkrankheiten, Ängste und Depressionen können ebenfalls eine Rolle spielen. Erektile Dysfunktion ist normalerweise durch Probleme mit dem Blutfluss zum Penis, durch Hormone oder durch die nervale Versorgung verursacht. Wenn sich die Arterien aufgrund von kardiovaskulären Erkrankungen oder Bluthochdruck verhärten, kann das Blut schlechter zum Penis fließen und es wird schwierig, eine Erektion zu bekommen oder aufrechtzuerhalten.[843]

Genau wie bei Männern werden sexuelle Funktionsstörungen bei Frauen durch die Gesundheit und durch psychosoziale Faktoren beeinflusst. Mehrere Studien haben bei Frauen eine Verbindung mit kardiovaskulären Krankheiten hergestellt, was darauf hindeutet, dass die Behandlung von sexuellen Funktionsstörungen als reine Lifestyle-Angelegenheit ihre Bedeutung als Gradmesser für die allgemeine Gesundheit nicht berücksichtigt. In einer Studie von 2008 geben 87 Prozent der Frauen mittleren Alters mit Herzproblemen an, zu einem gewissen Grad an sexuellen Funktionsstörungen zu leiden[844]: 76 Prozent litten an Scheidentrockenheit und 63 Prozent hatten Orgasmusprobleme.

Die kardiovaskuläre und respiratorische Gesundheit – also die Gesundheit des Herz-Kreislauf- und des Atemsystems – sind auch aus einer rein physiologischen Perspektive wichtig. Eine ältere, bereits 1966 veröffentlichte Studie hielt fest, dass die Spitzenwerte der Herzfrequenz beim Sex zwischen 140 und 180 Schlägen pro Minute lagen und dass der Blutdruck moderat anstieg.[845] Eine noch ältere Studie von 1956 kommt zu einem ähnlichen Ergebnis.[846] Beim Orgasmus stieg der Höchstwert bei der Herzfrequenz sowohl bei Männern als auch bei Frauen auf 170 Schläge pro Minute.

Auch die Atemfrequenz und das Atemvolumen wurden in dieser älteren Untersuchung gemessen. Beide Werte stiegen bei allen Probanden deutlich an, wobei einige eine Atemfrequenz von mehr als 60 Atemzügen pro Minute und einen mit bei körperlicher Betätigung mittlerer Intensität vergleichbaren Spitzenwert beim Atemvolumen aufwiesen.

In einer 1970 an Männern mittleren Alters durchgeführten Studie verglichen Forscher den Anstieg der Herzfrequenz beim Sex mit dem nach dem Treppensteigen über zwei Stockwerke.[847] Der Sauerstoffverbrauch entsprach 60 Prozent des VO_2max der jeweiligen Person.

Die klinische Implikation dieser Studienergebnisse besteht darin, dass Sex im Normalfall moderate physiologische Kosten verursacht; angesichts einer maximalen Herzfrequenz über eine Zeitspanne von etwa 15 Sekunden sind diese Kosten für Menschen mit Herz- oder Lungenkrankheiten jedoch signifikant.

Diabetes (Kapitel 14, Seite 422) kann die Blutgefäße und Nerven, die den Penis versorgen, beeinträchtigen. Im Schnitt treten erektile Dysfunktionen bei Männern mit Diabetes 15 Jahre früher auf und sind viermal so häufig wie bei Männern, die nicht Diabetiker sind. Sexuelle Funktionsstörungen bei Frauen mit Diabetes sind weniger gut untersucht, aber aktuelle Forschungsbefunde zeigen, dass sie im Vergleich zu gesunden Frauen anfälliger für sexuelle Dysfunktionen sind und häufiger an geringerem sexuellem Antrieb, Scheidentrockenheit, mangelnder Erregung, Orgasmusproblemen und eingeschränkter sexueller Erfüllung leiden.[848] [849]

Fettleibigkeit ist sowohl bei Männern als auch bei Frauen mit verschiedenen Formen von sexuellen Funktionsstörungen verknüpft, was sowohl gesundheitliche Ursachen hat als auch durch das negative Körperbild, mit dem Übergewicht häufig einhergeht, begründet ist.[850] Bei Epileptikern (Kapitel 15, Seite 444) kann Hyperventilation beim Sex einen Anfall auslösen.

Die Erforschung weiblicher sexueller Funktionsstörungen ist herausfordernd, da sie multifaktoriell sind und weil betroffene Frauen bis vor erschreckend kurzer Zeit häufig als frigide oder neurotisch etikettiert wurden. Es ist zudem schwieriger, Erregung bei Frauen zu definieren, und das Wissen über den weiblichen Orgasmus ist immer noch begrenzt. Selbst heute wird das Problem meist im Zusammenhang mit begleitenden Krankheiten wie Diabetes und Bluthochdruck untersucht, was zur Folge hat, dass die Ergebnisse immer in Bezug auf diese Krankheiten interpretiert werden müssen. Traditionell erhielten Frauen mit sexuellen Problemen eine psychotherapeutische Behandlung, unabhängig davon, ob eine psychische oder körperliche Ursache zugrunde lag, und es gab nur wenige Medikamente. Weil die weibliche Sexualgesundheit in der Forschung erst seit etwa 50 bis 60 Jahren Beachtung findet, überrascht es kaum, dass man die Behandlungsmöglichkeiten bestenfalls als unzureichend beschreiben kann,[851] was die durch effektive Atmung erzielbaren Vorteile umso wichtiger macht.

Sowohl bei Männern als auch bei Frauen ändert sich die Sexualität mit dem Älterwerden. Wissenschaftler unterzogen die Auswirkungen des Alterns auf die erektile Dysfunktion einem direkten Vergleich mit dem Einfluss unterschiedlicher, in der Regel mit dem Älterwerden einhergehender Komorbiditäten und fanden heraus, dass das Alter für sich genommen das Risiko für sexuelle Funktionsstörungen steigen lässt. Die Wissenschaftler berichten, dass ein schlechter gesundheitlicher Allgemeinzustand, Diabetes und Harninkontinenz das Risiko für sexuelle Probleme in allen Altersgruppen ansteigen lassen.[852] Bei Frauen kann ebenfalls das Alter an sich Probleme verursachen. Beim Älterwerden nehmen Energie und Kraft ab und die Wahrscheinlichkeit für Herz-

Kreislauf-Erkrankungen, Diabetes, Arthritis, Krebs und andere gesundheitliche Probleme steigt. Beziehungen verändern sich, wenn ein Partner oder beide chronische Gesundheitsprobleme haben, und wir müssen den unvermeidlichen Abbau des alternden Körpers akzeptieren und uns ihm anpassen, wenn wir weiterhin ein befriedigendes Sexualleben haben wollen.[853]

Neben den unmittelbaren Auswirkungen einer beeinträchtigten körperlichen und psychischen Gesundheit verursachen Hunderte von gebräuchlichen Medikamenten sexuelle Funktionsstörungen. Dazu gehören Medikamente gegen Depressionen, insbesondere Serotonin-Wiederaufnahmehemmer (SSRI) wie Citalopram, Fluoxetin und Sertralin und Blutdrucksenker wie Betablocker.[854] In einer Studie wurde nachgewiesen, dass SSRI häufigere Fälle von sexuellen Funktionsstörungen bei Männern nach sich ziehen, während die Störungen bei Frauen, die diese Medikamente einnehmen, stärker ausfallen.[855]

Viele Methoden zur hormonellen Verhütung haben Nebenwirkungen wie einen verminderten Sexualtrieb und Scheidentrockenheit. In dem Buch *The Multi-Orgasmic Woman* findet sich ein detaillierter Überblick über Verhütungsmethoden und Intimprobleme wie Harnwegsinfekte oder Hefepilzinfektionen, die die Sexualfunktion bei Frauen beeinträchtigen können.[856] Das Buch ist eine wichtige Quelle für Frauen, die sich ein besseres Verständnis für und mehr Selbstbestimmung über ihre sexuelle Gesundheit wünschen.

Die sexuelle Gesundheit ist ein wichtiger Maßstab dafür, wie gut andere Organsysteme funktionieren. In diesem Buch widmen wir uns der Frage, wie dysfunktionales Atmen sich auf die allgemeine körperliche und psychische Gesundheit und auf die Lebenserwartung sowie auf spezifische Krankheiten auswirkt. Indem Sie Ihre Gesundheit durch eine verbesserte Atmung zum Positiven verändern, können Sie auch Ihr Sexualleben verbessern.

Sex und Atemwegserkrankungen

Bei Atemwegserkrankungen ist die Verbindung zwischen Sex und Atmung viel offensichtlicher. Wenn Sie an Asthma oder einer anderen chronischen Atemwegserkrankung leiden, kann Sex Ihnen buchstäblich den Atem nehmen. Eine Studie von 2019 widmete sich den Problemen, die Menschen mit schwerem Asthma mit Sex und Intimität hatten; sie offenbarte eine enorme Menge von Einschränkungen, mit denen Menschen mit Atemwegssymptomen konfrontiert sind.[857] Einige dieser Einschränkungen haben mit den Erwartungen zu tun, mit Angst und Scham; andere hingegen sind unmittelbar mit einer Verschlechterung des körperlichen Zustandes verbunden. Diese Studie, die auf der detaillierten Beschreibung der Erfahrung von neun Patienten beruht, ist die erste, die sich einem Problem widmet, von dem Millionen Menschen weltweit betroffen sind.

Eine frühere Untersuchung befasste sich mit dem Problem von postkoitalem Asthma und Rhinitis.[858] Hier wird der Fall eines männlichen Patienten beschrieben, den akute, schwere Asthmaanfälle nach dem Sex mehrfach in die Notaufnahme und ins Krankenhaus brachten. COPD-Patienten haben ebenfalls mit Atemnot beim Sex zu kämpfen; Hyperventilation könnte diese Problematik noch verstärken.[859] Es liegen Berichte über erektile Dysfunktionen und niedrige Testosteronspiegel bei Männern mit respiratorischen Krankheiten wie COPD[860], Asthma und dem obstruktiven Schlafapnoe-Syndrom vor. Bei COPD-Patienten tragen Atemnot, Husten, Muskelschwäche und verminderte körperliche Aktivität zum Rückgang der sexuellen Aktivität bei.[861] In diesen Fällen entstehen durch die Angst, mit denen Atemwegssymptome verbunden sein können, zusätzliche Belastungen für den Betroffenen und seinen Ehegatten oder Partner.

Im Rahmen einer Studie an Patienten mit allergischer Rhinokonjunktivitis – einer allergisch bedingten Erkrankung, die mit einer verstopften, tropfenden, laufenden Nase, Niesen, Augenrötung sowie Augen- und Nasenjucken einhergeht – fand man einen deutlichen Zusammenhang mit sexuellen Funktionsstörungen bei Frauen und Erektionsproblemen bei Männern. Bei beiden Geschlechtern wiesen diejenigen Patienten, deren Nasen- und Bindehautentzündungssymptome behandelt worden waren, im Vergleich zu Unbehandelten bessere Sexualfunktionen auf.[862]

In der Asthma-Studie von 2019 werden die Probleme, mit denen Asthmatiker konfrontiert sind, am detailliertesten dargestellt. Jede der neun untersuchten Personen gab an, dass eine positive sexuelle Erfahrung ein gewisses Maß an körperlicher Anstrengung erforderte; doch schon eine moderate Belastung schränkte aufgrund sich verschlimmernder Symptome ihre Leistungsfähigkeit ein.[863] Jegliche Intimität wurde durch das Asthma so sehr erschwert, dass schon beim Küssen Atemnot auftrat. Ein Studienteilnehmer beschrieb, er müsste genau dann aufhören, wenn er richtig in Fahrt sei, weil er das Gefühl habe, nicht mehr atmen zu können. Andere schilderten ihre Abgeschlagenheit durch das Leben mit Asthma und die Einnahme der hoch dosierten kortisonhaltigen Medikamente. In einem Fall verursachte der Schlafentzug Beziehungsprobleme, weil der Partner des Betreffenden seine Versuche, ausreichend

Schlaf zu bekommen, als ein Vermeiden von Intimität interpretierte. Die Patienten hatten den Eindruck, dass ihnen die ständige Notwendigkeit, Hilfsmittel bereitzuhalten oder daran zu denken, ihre Inhalatoren zu verwenden, jegliche Spontaneität raubte. Einigen gelang es, das als Teil ihrer Erkrankung zu akzeptieren; andere empfanden es als belastend und als Hindernis für die Intimität. Eine Teilnehmerin bemerkte, der Inhalator sei fast wie eine dritte Person in ihrer Beziehung, weil man beim Sex darum herummanövrieren müsse.

Zudem stand immer die Befürchtung im Raum, dass der sexuelle Höhepunkt schwere Bronchospasmen auslösen könnte und dann medizinische Notfallmaßnahmen nötig wären. Diese zusätzliche Steigerung der Angst verringerte die sexuelle Zufriedenheit. Die Scham darüber, Sanitätern und anderem medizinischen Fachpersonal dann den Grund für die Verschlimmerung erläutern zu müssen, spielte eine wichtige Rolle. Einigen gelang es, positive Bewältigungsmechanismen zu entwickeln, indem sie zum Beispiel Kissen als Stützen verwendeten und Positionen fanden, die keine Verschlimmerung nach sich zogen – das »Asthmasutra«. Auch wenn zur emotionalen Nähe mehr gehört als ihr bloßer körperlicher Ausdruck durch Sex, stellten die Studienteilnehmer einhellig fest, dass allein schon die physische Umsetzung durch ihr Asthma beeinträchtigt war. Bei bestimmten Stellungen hatten insbesondere die Frauen das Gefühl zu ersticken, und die Männer nahmen ihre sexuelle Leistungsfähigkeit durch die Notwendigkeit körperlicher Anstrengung als beeinträchtigt wahr.

Das emotionale Erleben der Patienten war geprägt von Frustration, Schuld und Leistungsdruck. Oft bestand ein Teil des Problems in dem Gefühl, sie könnten das Thema ihrem Partner gegenüber nicht anschneiden. Fünf der weiblichen Teilnehmer (83 Prozent) berichteten, dass sie ihrem Partner die Erlaubnis gegeben hatten, mit anderen Frauen zu schlafen, weil sie sich als unfähig empfanden, in der Beziehung sexuelle Befriedigung zu bieten, und sich deshalb schuldig fühlten und fürchteten, ihren Partner sonst zu verlieren. Mehrere Teilnehmer waren der Auffassung, es wäre besser, ihre Partner nicht mit ihren Befürchtungen in Bezug auf ihr Asthma belasten. Andere berichteten von der emotionalen Entlastung, die es gebracht hatte, als sie es geschafft hatten, ihre Situation zu erklären, und sie Unterstützung erhielten. Einblicke in das Selbstbild der Betroffenen offenbaren den Selbsthass und die Probleme, angesichts der Doppelrolle des Partners als Helfer und Liebespartner die richtige Balance zu finden: »In einer Minute wischen sie dir den Hintern ab und in der nächsten reißt ihr euch die Kleider vom Leib – das ist eine ziemliche Bandbreite.« Zwei der Studienteilnehmer berichteten, dass diese Rollenkonflikte zum Ende früherer Ehen geführt hatten.

Die Gewichtszunahme durch die Langzeitbehandlung mit Kortison und die symptombedingten Schwierigkeiten beim Ausüben von Sport haben außerdem negative Auswirkungen auf das eigene Körperbild und auf die mit der Sexualität verbundenen Gefühle. Selbst Dinge, die für die meisten Menschen selbstverständlich sind wie das Tragen erotischer Unterwäsche sind für die Betroffenen aufgrund des Gefühls der Einengung der Brustwand problematisch. Alle Teilnehmer der Studie gaben an, sie hätten täglich mit irgendetwas zu kämpfen.

Trotz der großen Tragweite dieser Probleme im Alltag von Menschen mit schwerem Asthma hat keinem der Studienteilnehmer gegenüber je ein Arzt im Rahmen einer Sprechstunde das Thema sexuelle Intimität angesprochen. Zwei beschrieben sogar negative Reaktionen, als sie versuchten, ihre Sorgen zur Sprache zu bringen: »Ich habe es tatsächlich angesprochen und ich dachte, der Arzt rennt gleich schreiend aus dem Raum«, erzählt einer von ihnen. Sieben Teilnehmer befanden, das Thema sei zu intim, um es von sich aus anzuschneiden, würden es aber begrüßen, wenn ihnen die Möglichkeit geboten würde, darüber mit einer spezialisierten medizinischen Fachkraft zu sprechen.[864]

Die Studie bestätigt, dass ständige Erschöpfung die Lebensqualität von Menschen mit schwerem Asthma im Hinblick auf die Sexualität beträchtlich beeinträchtigt. Die Erkenntnis, dass die Angst vor einer Verschlimmerung beim Sex derart präsent ist, ist neu; ebenso die Einsicht, dass die Scham darüber, eventuell einen Krankenwagen rufen zu müssen, grundsätzlich größer war als die Angst vor der Verschlimmerung des Asthmas selbst. Intimität, vom Küssen bis zum Sex, zog Atemlosigkeit und Erstickungsgefühle nach sich, und Spontaneität war schwierig. Alle diese Faktoren belasteten die Beziehung der Betroffenen und fügten den körperlichen Beschränkungen noch eine riesige emotionale Bürde hinzu. Die Studie kam zu dem Schluss, dass es wesentlich für die Lebensqualität von Asthmapatienten ist, dass Ärzte ihnen gegenüber die Themen Sexualität und Intimität offen ansprechen.

Die Atemübungen in diesem Buch haben sich immer wieder als wirksam zur Reduktion von Asthmasymptomen und zur Vorbeugung von Verschlimmerungen erwiesen. Wenn Ihr Asthma Ihre Lebensqualität, Ihre Beziehungen und Ihre Freude am Sex beeinträchtigt, ist es an der Zeit für mehr Selbstbestimmung. In Kapitel 10 können Sie nachlesen, wie Sie Ihr Asthma durch Atemübungen kontrollieren können.

Das Bett teilen: Schlaf und Sex

Schlafen und Sex sind interessante Bettgenossen – beide Dinge tut man in der Regel im Bett, aber das ist nicht die einzige Verbindung zwischen ihnen. Wir haben bereits festgestellt, dass die Sexualfunktion eine Art Marker für die Gesundheit ist, und wir wissen ebenfalls, dass Schlaf von grundlegender Bedeutung für das körperliche und psychische Wohlergehen ist. Ein gesundes Sexualleben hilft Stress abzubauen und verbessert den Schlaf; umgekehrt ist guter Schlaf wesentlich für die sexuelle Gesundheit.

Ich habe beschrieben, auf welche Weise Stress den Sexualtrieb und die Sexualfunktion aus körperlichen und psychischen Gründen zu beeinträchtigen vermag. Erschöpfung, Schlafstörungen und Schlafentzug können uns für sich genommen schlicht zu müde für Sex machen. Die möglichen Auswirkungen auf den Selbstwert, die Intimität und die Beziehung werden in der Studie mit den von schwerem Asthma Betroffenen nur allzu deutlich. Laut einem wissenschaftlichen Beitrag von 2002 ist zu müde sein der vorrangige Grund dafür, dass Menschen das Interesse an Sex verlieren.[865] Umgekehrt zeigt eine 2015 von Wissenschaftlern an der University of Michigan Medical School durchgeführte Untersuchung, dass es, je mehr jemand schläft, umso wahrscheinlicher ist, dass er am nächsten Tag Lust auf Sex hat.[866] Wenn sich das Ganze jedoch darauf beschränkt, dass Sie und Ihr Partner tatsächlich nur im selben Bett schlafen, ist es an der Zeit, das Sie sich mit Ihrer Schlafqualität befassen.

Wenn es Ihnen gelingt, die Qualität und Dauer Ihres Schlafs zu erhöhen, verbessern Sie damit mit großer Wahrscheinlichkeit auch Ihr Sexualleben in qualitativer und quantitativer Hinsicht. Wir haben uns in Kapitel 7 (Seite 227) bereits detailliert mit schlafbezogenen Atemstörungen befasst und mit den Möglichkeiten, über die Atmung Schlaf und Gesundheit zu verbessern. Trotzdem ist es sinnvoll, sich in diesem Zusammenhang noch einmal die Statistiken anzusehen: Wissenschaftler haben festgestellt, dass bei etwa 50 Prozent der Männer zwischen 18 und 70 Jahren mit mittlerer bis schwerer Schlafapnoe auch erektile Dysfunktionen auftreten.[867] In einer anderen Studie hatten 69 Prozent der Probanden mit Schlafapnoe gleichzeitig Erektionsprobleme.[868] Der Zusammenhang könnte zum Teil hormonell begründet sein; Männer mit Schlafapnoe haben niedrigere Testosteronspiegel.[869] Da, wie wir bereits wissen, eine überaktive Kampf-oder-Flucht-Reaktion die Testosteronproduktion hemmt, ergibt das Sinn.

Es ist vollkommen normal, dass Männer im Schlaf Erektionen haben. Nächtliche Erektionen bleiben häufig unbemerkt; allenfalls machen sie sich beim Aufwachen als

Morgenlatte bemerkbar. Jedoch ist die nächtliche penile Tumeszenz (NPT), um die medizinische Bezeichnung zu nutzen, in Wirklichkeit ein wichtiger Marker für die Herzgesundheit[870], den Vagotonus[871] und die Parasympathikusfunktion[872]. In der Medizin nutzt man den NPT-Wert häufig als Indikator für die sexuelle oder hormonelle Gesundheit, insbesondere, wenn es darum geht, die Ursachen von erektiler Dysfunktion zu diagnostizieren.[873] Hat ein Mann regelmäßig nächtliche Erektionen, ist aber nicht dazu in der Lage, beim Sex eine Erektion zu bekommen oder aufrechtzuerhalten, kann man davon ausgehen, dass der Blutfluss zum Penis und die Nervenreaktionen in Ordnung sind. In diesem Fall könnte die erektile Dysfunktion psychisch bedingt sein. Hat ein Mann hingegen keine nächtlichen Erektionen und kann keinen Geschlechtsverkehr haben, ist eine körperliche Ursache wahrscheinlicher. Die Differenzierung ermöglicht es Ärzten, das Problem effektiv zu behandeln.

Nächtliche Erektionen treten normalerweise während des REM-Schlafs auf (REM steht für Rapid Eye Movement, die schnellen Augenbewegungen hinter den geschlossenen Lidern in dieser Schlafphase).[874] Dass sie morgens am offensichtlichsten sind, liegt daran, dass wir normalerweise am Ende einer REM-Schlafphase aufwachen. Zudem ist der Testosteronspiegel morgens tendenziell höher. Man nimmt an, dass sich diese Art von Erektionen in körperlicher Hinsicht von den durch emotionale Erregung ausgelösten unterscheiden. Es liegen Berichte aus wissenschaftlichen Untersuchungen vor, nach denen manche Männer bei nächtlichen Erektionen Schmerzen haben, nicht jedoch bei Erektionen im Zusammenhang mit sexueller Erregung.[875]

In der Regel hat ein Mann, wenn er acht Stunden lang schläft, drei bis fünf dieser nächtlichen Erektionen, von denen eine 30 Minuten oder länger dauern kann.[876] Anders als viele Menschen glauben, sind diese Erektionen nicht das Resultat sexueller Stimulation, Gedanken oder Träume. Junge Männer, die höhere Testosteronspiegel aufweisen, haben tendenziell mehr nächtliche Erektionen; im Alter von 40 bis 50 Jahren geht die Häufigkeit zurück. Dieser langsame Rückgang ist ebenfalls normal; hören die nächtlichen Erektionen jedoch ganz auf, kann das auf hormonelle Dysbalancen hindeuten, auf hohen Blutdruck oder andere, möglicherweise ernste gesundheitliche Probleme. Wir wissen zum Beispiel, dass die Produktion von Sexualhormonen und die Stabilität der Hormonspiegel von stressbedingten Dysfunktionen des autonomen Nervensystems stark beeinträchtigt werden können. Es ist wissenschaftlich belegt, dass Männer mit Hypogonadismus[877] – einer Funktionsstörung der Keimdrüsen (also der Hoden bei Männern und der Eierstöcke bei Frauen) – nach einer Testosterontherapie mehr nächtliche Erektionen haben.

Wissenschaftler haben gezeigt, dass die Schlafqualität sich auf die NPT auswirken kann.[878] Schlechter oder unterbrochener Schlaf verhindert, dass wir in die REM-Phase eintreten, in der es normalerweise zu den nächtlichen Erektionen kommt. Wir wissen, dass schlafbezogene Atemstörungen den Schlaf weniger erholsam machen. Männer mit Schlafapnoe und erektiler Dysfunktion, die zur Verbesserung ihres Schlafs ein CPAP-Gerät nutzen, haben verglichen mit Männern mit unbehandelter obstruktiver Schlafapnoe (OSA) mehr nächtliche Erektionen.[879] Nächtliche Mundatmung ist ein wesentlicher anatomischer Risikofaktor für OSA, da es die Häufigkeit und den Schweregrad eines Kollaps der oberen Atemwege erhöht;[880] deshalb trägt es auch zum Auftreten erektiler Dysfunktion bei. Das unterstreicht noch einmal, wie wichtig es ist sicherzustellen, dass man im Schlaf durch die Nase atmet. Durch den Einsatz eines speziellen Mundpflasters lässt sich das ganz leicht bewerkstelligen. (Mehr über die Compliance bei CPAP-Therapien erfahren Sie in Kapitel 7 ab Seite 249.)

Eine der Kennzeichen von Schlafapnoe ist im Laufe der Nacht wiederkehrende Hypoxie. Hypoxie bedeutet, dass nicht genug Sauerstoff zu den Zellen und Geweben des Körpers gelangt. Das kann selbst bei normaler Durchblutung geschehen. Es hängt von vielen Faktoren ab, darunter auch Herz- und Atemstörungen, Schlafapnoe, Rauchen, COPD, Diabetes, hoher Blutdruck und verstopfte Arterien.[881] Bezeichnenderweise treten bei allen diesen Erkrankungen erektile Dysfunktionen und eine Verringerung schlafbezogener Erektionen auf.

In einer Studie arbeiteten Wissenschaftler mit Höhenlagen, um bei gesunden Männern Hypoxie-Symptome hervorzurufen und die Folgen im Hinblick auf die Penissteifigkeit zu untersuchen.[882] Das über die Atmung aufgenommene Sauerstoffniveau sinkt mit zunehmender Höhe immer mehr. Die Wissenschaftler beobachteten drei Bergsteiger im Alter von Anfang 30 während eines 26 Tage langen Aufenthalts in Höhenlagen zwischen 2000 und 5600 Metern über Meereshöhe. Ab einer Höhe von 4450 Metern ließ die Steifheit der Erektionen fast vollständig nach, was bestätigt, dass sich eine Hypoxie negativ auf die erektile Funktion auswirkt. Wie Sie bereits wissen, verbessert langsame nasale Atmung die Sauerstoffaufnahme deutlich, da dabei mehr Luft zu den Lungenbläschen gelangt. Das ist ein weiterer Grund dafür, warum nasale Atmung im Schlaf zu wichtig ist.

Das Stickstoffmonoxid (NO), das wir über die Nasenatmung nutzbar machen, ist ebenfalls sowohl für die vaskuläre Gesundheit als auch für die Erektionsfähigkeit essenziell. In einer Untersuchung haben Wissenschaftler festgestellt, man solle »Methoden, die bekanntermaßen die vaskuläre NO-Produktion verbessern, maximale Aufmerksamkeit schenken«.[883] Dazu gehören der Einsatz von Phosphodiesterase-5-Hemmern und Übungen zur Förderung der Funktion der Beckenbodenmuskulatur. Diese beiden Ansätze stehen nicht in Konkurrenz zueinander, sondern ergänzen sich eher, da sie auf ganz unterschiedlichen Ebenen der erektilen Dysfunktion wirken.[884] Wie bereits dargelegt, ist ein vollständig funktionsfähiges Zwerchfell die Voraussetzung dafür, dass auch der Beckenboden bestimmungsgemäß funktioniert; und Nasenatmung im Wachzustand und im Schlaf begünstigt eine vom Zwerchfell ausgehende, tiefe Atmung gegenüber einer schnellen, flachen Brustatmung.

Bei Frauen besteht ein Zusammenhang von Schlafapnoe und Schlafstörungen (Insomnie) mit sexuellen Funktionsstörungen und verringerter sexueller Zufriedenheit. Das trifft auf jeden Fall für Frauen nach der Menopause zu, wurde aber auch in einigen Studien an jüngeren Frauen untersucht. Eine Studie von 2017 an postmenopausalen Frauen stellte fest, dass die Frauen mit höheren Insomnie-Werten eine geringere sexuelle Zufriedenheit aufwiesen. Zudem war bei Frauen, die weniger als sieben oder acht Stunden pro Nacht schliefen, die Wahrscheinlichkeit geringer, dass sie überhaupt Sex mit ihrem Partner hatten.[885] Die Forscher kamen zu dem Schluss, dass eine kürzere Schlafdauer und schwerere Insomnie bei den Frauen mit einer verringerten Sexualfunktion einherging.

Trotz der vielen Jahrzehnte andauernden sexuellen Revolution legen Studien an jüngeren Frauen immer noch mehr den Fokus auf die Fruchtbarkeit[886] (oder Unfruchtbarkeit) als auf die sexuelle Zufriedenheit in Zusammenhang mit verbreiteten Beschwerden wie schlechtem Schlaf. Eine Studie an Frauen zwischen 18 und 45 Jahren widmete sich der weiblichen Sexualfunktion in Bezug auf sexuelles Verlangen, Erregung, Lubrikation, Orgasmen, sexuelle Zufriedenheit und Schmerzen beim Geschlechtsverkehr; hier stießen die Forscher auf einen deutlichen Zusammenhang zur Schlafqualität.[887] Es zeigte sich eine ausgeprägte umgekehrte Relation zwischen Tagesmüdigkeit, Insomnie, schlechtem Schlaf und der Sexualfunktion. Das sexuelle Verlangen war in einem hohen Grad abhängig von der Schlafqualität; Schlafstörungen waren mit Lubrikationsstörungen (trockener Scheide), ausbleibenden Orgasmen und mangelnder sexueller Befriedigung verbunden. Schmerzen beim Geschlechtsverkehr nahmen bei ungenügendem Schlaf ebenfalls zu. Die Sexualfunktion verringerte sich mit dem Rückgang der Schlafqualität und zunehmender Einschlafdauer immer mehr.

Eine weitere Studie untersuchte die Einflussfaktoren der Sexualfunktion und der Unfruchtbarkeit bei Frauen mit Endometriose.[888] Endometriose ist eine häufige Erkrankung, bei der Gewebe, das dem der Gebärmutterschleimhaut ähnelt, außerhalb der Gebärmutter wächst. Die Studienautoren fanden heraus, dass die Schlafqualität bei diesen Frauen ein zentraler Einflussfaktor für sexuelle Dysfunktionen war. Mit der Verschlechterung der Schlafqualität, Ängsten, Depressionen und Unterleibsschmerzen verschlechterte sich auch die Sexualfunktion.

Wie bei vielen anderen chronischen Krankheiten hat auch hier die Schlafqualität einen enormen Einfluss darauf, bis zu welchem Grad wir das Gefühl haben, die Dinge kontrollieren zu können. Ist der Schlaf erholsam, fühlt sich alles ein wenig leichter an. Wir sind mental stärker, resilienter und weniger schmerzempfindlich. Durch den Wechsel zur funktionalen Atmung – tagsüber wie nachts – ist es möglich, signifikante Verbesserungen im Hinblick auf den Schlaf, die Sexualfunktion und die allgemeine Lebensqualität herbeizuführen.

Aus alten Weisheitslehren lernen

Manchmal könnte man meinen, es drehe sich alles ständig um Sex. Wie sagt schon das alte Marketing-Motto: »Sex sells.« Werbeplakate am Bahnsteig, Zeitschriftenbeiträge, Selbsthilferatgeber, Filme, Talkshows und Klatschkolumnen – überall geht es obsessiv um Sex. Selbst in unserer Kultur, in der sich die Einstellungen zu Sex und Geschlechterfragen verändern, ist das von einem fast kompetitiven heteronormativen Blick auf Sex geprägte sexuelle Narrativ allgegenwärtig. Paradoxerweise schafft unsere beschleunigte, ständig auf den nächsten Kick ausgerichtete, konsumorientierte Welt ein Umfeld, in dem es schwierig ist, ein gesundes, wirklich lustvolles Sexualleben in vollen Zügen zu genießen. Wie bei der Atmung und beim Schlaf liegt die wahre Kraft beim Sex in der Qualität, nicht in der Quantität.

Phallozentrische Einstellungen haben unseren Blick auf Sex auf den Ausstoß von Samenflüssigkeit verengt und damit auf eine Zielsetzung, die weitgehend irrelevant ist und Männer wie Frauen unbefriedigt und ohne Bindung zueinander zurücklässt. Sex ist zu einer funktionalen Angelegenheit geworden. Trotz all der Fortschritte, die wir als Gattung gemacht haben, ist unser Verhältnis zum Sex weit ungesünder als vor Tausenden von Jahren und unser Wissen darüber ist weit weniger zuverlässig.

Der Taoismus zum Beispiel lehrt, dass Männer über die Atmung das Ejakulieren steuern können. Das ist nur sinnvoll, wenn Sie den Samenerguss nicht mit dem Orgasmus gleichsetzen. Dem Taoismus zufolge sind Ejakulation und Orgasmus zwei unterschiedliche Dinge. Wenn das für Sie weit hergeholt klingt: 2015 wurde wissenschaftlich belegt, dass es der Wahrheit entspricht. Beim männlichen Orgasmus und der Ejakulation handelt es sich tatsächlich um zwei eigenständige physiologische Vorgänge.[889] Der Orgasmus ist eine »intensive, kurzzeitige, lustvolle Höhepunktsempfindung, die einen mit körperlichen Veränderungen einhergehenden veränderten Bewusstseinszustand erzeugt«. Ejakulation ist ein »komplexer physiologischer, zweiphasiger (Emission und Expulsion) Prozess«, der durch vielschichtige hormonelle und neurologische Vorgänge bestimmt ist. Obwohl die männliche Sexualität sehr gut untersucht ist, ist der Sachverhalt noch in weiten Teilen unerforscht. Allerdings weiß man über den Mythos des weiblichen Orgasmus noch viel weniger.

Der Taoismus und yogische Traditionen beziehen die Sexualfunktion und den Orgasmus in einer Weise ein, die jenseits des Erfahrungshorizonts vieler Menschen liegen. Sie betrachten Sex als heilsam und lebenserhaltend und nicht als ein mit Vorstellungen von Schuld, Sünde, Voyeurismus und Ausbeutung beladenes Tabu. Indem sie die Atmung nutzen, um die sexuelle Energie zu lenken und aufzubauen, greifen sie auf eine lebensspendende Ressource zu. In dieser Denkweise, in der Sex zur menschlichen Erfahrung gehört und nicht getrennt von ihr existiert, ist die erotische Ekstase ein Werkszeug zur spirituellen Entwicklung und zum Erlangen von körperlicher und mentaler Gesundheit. Die Forschung hierzu ist zwar noch begrenzt, aber in einem gewissen Umfang sind diese Ansätze wissenschaftlich untersucht und beschrieben. Die Vorstellung, dass an diesen alten Weisheitslehren etwas dran sein könnte, gewinnt an Akzeptanz.

Zum Beispiel ist 2019 ein Beitrag in *The World Journal of Men's Health* erschienen, der sich dem Thema Yoga als Strategie gegen vorzeitiges Ejakulieren widmet.[890] Darin wird eine Studie zur Verbindung zwischen Gesundheit und Sexualfunktion beschreiben unter Einbeziehung von Diabetes, Herzproblemen und chronischen Krankheiten. Es wird darauf hingewiesen, dass psychische Störungen wie Ängste, Depressionen und Stress zwar häufig mit vorzeitiger Ejakulation verbunden sind, die zur Behandlung dieser Störungen eingesetzten Medikamente jedoch sehr zulasten der Sexualfunktion gehen.[891] Man hat festgestellt, dass der ganzheitliche Ansatz der Yogatherapie sehr effektiv zur Bewältigung vieler dieser Krankheiten eingesetzt werden kann.

Im Kern zielt Yoga auf eine umfassende Integration von Köper und Geist, ohne die es schwierig ist, ein erfüllendes Sexualleben zu führen. In der genannten Studie wurde Yoga in Bezug auf die Atemkontrolle und die Muskelkraft des Beckenbodens untersucht, die beide, wie wir wissen, wesentlich für die mentale und körperliche Gesundheit und für funktionale Bewegungen sind. Viele andere Studien befassen sich mit diesem Zusammenhang im Hinblick auf sexuelle Funktionsstörungen.

Es gibt viele unterschiedliche Yogaformen. Unter den bekannteren wird Tantra-Yoga grundsätzlich als auf Sex bezogen wahrgenommen, obwohl es bei Tantra bei genauerer Betrachtung um Verbindung geht – um die Verbindung mit sich selbst, mit einem Partner oder mit dem Göttlichen. Wissenschaftler unterstützen die These, dass tantrische Praktiken eine ganzheitliche, verfügbare Möglichkeit zur Behandlung von Aspekten sexueller Dysfunktion wie mentaler Blockaden, vorzeitigem Samenerguss, erektiler Dysfunktion und Problemen mit Intimität sein könnten.[892] Eine andere Form, das Kundalini-Yoga, kann zur Intensivierung sexueller Lust eingesetzt werden und zum Herbeiführen von Orgasmen ohne Samenerguss bei Männern, was zur Folge hat, dass der Sex länger dauert und multiple Orgasmen möglich sind.[893] Ein spezielles Vorgehen für das Zurückhalten des Samens, das als *Bindu Samrakshana* bekannt ist, ist in der *Hathapradipika (Hatha Yoga Pradipika)*, einer Yogaschrift aus dem 14. oder 15. Jahrhundert, beschrieben.[894]

Leider hemmt die heutige Wahrnehmung dieser Praktiken ihren therapeutischen Einsatz. Zum Beispiel haben Sie vielleicht in Verbindung mit dem Musiker Sting von tantrischem Sex gehört. Wenn sein Name fällt, kommt sehr wahrscheinlich jemand auf Sex-Marathons zu sprechen. Es hat sich jedoch herausgestellt, dass die Behauptungen, er hätte siebenstündige Liebessessions mit seiner Frau Trudie Styler verbracht, ursprünglich auf einen Scherz zurückgehen. Wie auch immer, in einem Interview im Rahmen der Sendung *Inside the Actor's Studio* (im deutschen Fernsehen lief die Sendung unter dem Titel *Ungeschminkt*) erklärte er dem Gastgeber James Lipton, dass das Konzept von tantrischem Sex seine Wurzeln in einem sehr ernsthaften Glaubenssystem hat:

> *»Bei der Idee des tantrischen Sex geht es um einen spirituellen Akt. Ich kenne keine reinere und bessere Art, Liebe für ein anderes Individuum auszudrücken, als dieses wundervolle ›Sakrament‹, wie ich es nenne, zu teilen. Ich steh dazu – also, nicht zu den sieben Stunden, sondern zu der Idee.«*[895]

Laut einem 2011 auf der südafrikanischen Nachrichtenseite *Independent Online* veröffentlichten Artikel ist Yoga entsprechend der unter Männern vorherrschenden Ansicht etwas, bei dem man Kristalle anlegt und sich selbst zum »New-Age-Hippie« erklärt.[896] Dessen ungeachtet ist die Zahl der Männer, die Yoga praktizieren, zwischen 2012 und 2016 von vier Millionen auf zehn Millionen gestiegen.[897] Yoga galt lange als traditionell Männern vorbehaltene Praktik, obwohl Historiker mittlerweile einwenden, dass Frauen eine zentrale Rolle in seiner Entwicklung gespielt haben.[898] Heute ist Yoga für Männer in der westlichen Gesellschaft ein rasch wachsender Trend; mittlerweile vermarkten manche Anbieter ihre Kurse als »Broga« (Mischwort aus Bro für »brother« und Yoga).[899]

Yoga hat zahlreiche Vorteile für jeden Menschen. Die meisten Yogapraktiken fokussieren sich auf die Atmung und umfassen irgendeine Art der Beckenbodenaktivierung. Yoga verbessert die Funktion des Nervensystems und die hormonelle Balance und reduziert den altersbedingten Rückgang der Testosteronproduktion. Er lindert Stress, hemmt das sympathische Nervensystem und unterstützt die Aktivierung des Parasympathikus. Man nimmt an, dass die Stimulation des Parasympathikus durch die Yogapraxis die Ejakulationskontrolle verbessert und damit als nicht medikamentöse Alternative zur Behandlung vorzeitiger Samenergüsse mit Fluoxetin und anderen Präparaten geeignet ist.[900]

Yoga baut Kraft auf und verbessert Ausdauer, Flexibilität und den Muskeltonus. Es steigert die Stabilität der Core-Muskeln, verbessert die Kontrolle der Becken- und Dammmuskulatur und erfordert ein konzentriertes Zusammenspiel von Atmung und Bewegung. Man geht davon aus, dass die tiefe Atmung, die verbesserte Herz-Lungen-Effizienz und die Achtsamkeit, die sich durch regelmäßige Yogapraxis entwickeln, aufgrund des erhöhten Bewusstseins für das Eintreten der Ejakulation auch die Ejakulationskontrolle verbessert.

In der 2019 in *The World Journal of Men's Health* erschienenen Studie berichten die Autoren zudem, dass die fokussierte Aufmerksamkeit auf die Bauchatmung mit einem deutlichen Anstieg des gesamten Serotonins im Blut einhergeht. Man nimmt an, dass ein erhöhter Serotoninspiegel die Ejakulationskontrolle verbessert – Serotonin-Wiederaufnahmehemmer, die gegen Depressionen eingesetzt werden, bewirken bei manchen Männern eine verzögerte Ejakulation.[901]

Die Forscher weisen darauf hin, dass Yoga bei Männern, die vorzeitig ejakulieren, die folgenden positiven Effekte bewirken kann:

- Insbesondere sitzende Yogahaltungen entspannen die Muskeln der Beckenregion. Eine mangelnde Kontrolle der Beckenbodenmuskulatur ist ein Faktor bei vorzeitiger Ejakulation, Harninkontinenz und erektiler Dysfunktion.
- Haltungen wie Kopfstand verbessern die Blutzirkulation zu den Venen im Becken und im Damm, wodurch sich der Blutfluss zu den Sexualorganen verbessert. (Sie erinnern sich: Ein Nutzen von Stickstoffmonoxid liegt im er-

höhten Blutfluss zu den erektilen Geweben. Das ist genau die Funktion, die durch Medikamente zur Steigerung der sexuellen Leistungsfähigkeit wie Viagra verbessert wird.)

- Übungen zur Atemkontrolle (*Pranayama*) sind sehr wirksam beim Senken der Herzfrequenz und bei der Verbesserung der kardiovaskulären Gesundheit. Speziell die Zwerchfellatmung verringert die Sympathikusaktivierung und stimuliert den Vagusnerv, wodurch Ängste gelindert werden. Im Rahmen der Studie beobachtete man, dass nach einer fünfminütigen *Pranayama*-Sequenz mit einer Atemfrequenz von sechs Atemzügen pro Minute der systolische und der diastolische Blutdruck deutlich sanken.
- Die *Sudarshan Kriya*, eine Reinigungsübung aus dem Yoga, bei der man kraftvoll aus- und eher passiv einatmet – beides durch die Nase –, könnte helfen, die Ejakulation zu verzögern. Eine ähnliche tantrische Atemtechnik, bei der man rasch durch den Mund ausatmet, kann kurz vor dem Orgasmus praktiziert werden, um chemische Veränderungen im Blut herbeizuführen, von denen man annimmt, dass sie die Ejakulation hinauszögern.
- Meditation und Achtsamkeitsübungen verbessern das sexuelle Wohlbefinden, da sie entspannend wirken, das Körperbewusstsein verbessern und das autonome Nervensystem ins Gleichgewicht bringen.

Für Männer, die selbstbewusst genug sind, um sich wegen ihrer vorzeitigen Ejakulation an ihren Arzt zu wenden, gibt es viele Behandlungsoptionen. Nur ist es so, dass diese Behandlungen leider Nebenwirkungen haben und die sexuelle Befriedigung beeinträchtigen können. Viele Männer allerdings nehmen die sexuelle Dysfunktion als Stigma wahr und suchen daher gar keine ärztliche Hilfe.[902] Yoga hat sich als nicht medikamentöse Intervention oder Ergänzung zu medizinischen Standardbehandlungen in empirischen Studien als wirksam erwiesen; allerdings ist die Forschung dazu, welche Techniken oder Haltungen am besten helfen, recht spärlich. Trotzdem ist weithin anerkannt, dass alternative Methoden wie funktionales Atemtraining und Yoga kostengünstige und allgemein zugängliche Alternativen sind, von denen auch Männer profitieren können, denen es unangenehm ist, mit einem Mediziner über ihre sexuellen Probleme zu sprechen. Atemtechniken unterstützen zudem die Fokussierung auf die Verbindung von Körper und Geist. Dieser Aspekt, der in der konventionellen Sexualtherapie fehlt, kann das Sexualleben sehr bereichern. Die Studie von 2019 kommt zu dem Schluss, dass die Integration dieser Techniken in moderne Sexualtherapien einen positiven Einfluss auf die unterschiedlichen Facetten der menschlichen Sexualität haben könnte.[903]

Zum Höhepunkt kommen

Der Orgasmus ist durch bestimmte physiologische Merkmale charakterisiert: Hyperventilation mit bis zu 40 Atemzügen pro Minute, Tachykardie (Herzrasen bzw. eine sehr hohe Herzfrequenz) und hoher Blutdruck. Man hat festgestellt, dass eine höhere Herzfrequenz einen echten (im Gegensatz zu einem vorgetäuschten) Orgasmus bei Männern beim heterosexuellen Geschlechtsverkehr kennzeichnet.[904] Beim Orgasmus kommt es zudem zu kräftigen, überaus angenehmen Kontraktionen der Beckenmuskulatur. Intensives Lustempfinden wird häufig mit Trancezuständen gleichgesetzt[905] und kann sogar von synästhetischen Wahrnehmungen begleitet sein – Ihrem ganz persönlichen Feuerwerk.[906]

Man kann die Atmung trainieren, um kraftvollere Orgasmen zu erleben. Orgasmen werden häufig mit Kontrollverlust in Verbindung gebracht, wobei überlieferte Praktiken wie Tantra betonen, dass Kontrolle beim Sex außerordentlich wichtig ist. Wenn Ihr Ziel sexuelle Ekstase ist, müssen Sie erst einmal lernen, Ihr sexuelles Verlangen zu beherrschen. Bei Männern kann diese Kontrolle zum Beispiel darin bestehen, mittels einer *Kapalabhati* genannten Praxis der schnellen, kraftvollen Ausatmung kurz vor dem Orgasmus die biochemischen Verhältnisse im Blut zu verändern, um auf diese Weise die Ejakulation durch die Verminderung des Blutflusses zu den Genitalien zu verzögern.[907] Aber diese Techniken können mehr, als nur den Sex zu verlängern. Sie sind Teil einer spirituellen Praxis, die mit unserer westlichen Vorstellung von Sex im Widerspruch zu stehen scheint. Manche Autoren vermeiden das Thema Sex in ihrer Auseinandersetzung mit Spiritualität komplett, aber in einer ganzen Reihe spiritueller Traditionen gilt das Konzept der sexuellen Energie als grundlegend für spirituelles Wachstum.

Im Tantra und im Taoismus gilt sexuelle Energie als nichts Geringeres als die Manifestation unserer Lebenskraft. Bei den erotischen Skulpturen in alten Hindutempeln zeigt sich auf den nach oben gewandten Gesichtern der Liebenden eher Verzückung als Lust.[908] In Beschreibungen von spirituellem Sex finden sich Schilderungen von sehr ausgedehntem Geschlechtsverkehr und einem Gefühl von Zeitlosigkeit, was sie stark vom gewöhnlichen Sex unterscheidet. Normalerweise folgen wir einem festen Programm von Verhaltensweisen, Bewegungen und schnellen Atemmustern, bei dem der Wunsch, Liebe auszudrücken, gegenüber der Suche nach körperlicher Lust in den Hintergrund tritt.[909] Diese überlieferten Praktiken lehren uns, uns Zeit zu nehmen und eine ganz neue Art von Höhepunkten zu erreichen.

In seinem Buch *Nature, Man and Woman* (auf Deutsch unter dem Titel *Im Einklang mit der Natur* erschienen) beschreibt Alan Watts, wie Sex außergewöhnliche spirituelle Erfahrungen ermöglicht.[910] Er erklärt darin, dass die sexuelle Liebe im Moment des Höhepunkts zu den vollkommensten Erfahrungen gehört, zu denen wir Menschen fähig sind, dass jedoch »Vorurteile und ein Mangel an Sensibilität uns daran hindern, zu erkennen, dass wir eine derartige Freude unter anderen Umständen als mystische Ekstase bezeichnen würden«. Der tiefere Sinn von Tantra liegt darin, einen Zustand der Transzendenz zu erreichen. In einer Ausgabe des *Yoga Journal* von 1981 kommt Dio Urmila Neff zu dem Schluss, dass das Hervorbringen spiritueller Ekstase (neben der Fortpflanzung) der ursprüngliche Zweck sexueller Lust sein könnte, und bezeichnet sie als »wertvollste Gnade«, die uns zuteil wurde.[911]

Unabhängig davon, ob Sie sich für die eher esoterischen Ideen interessieren, die hier im Spiel sind, oder sich ein schöneres, gesünderes Sexualleben wünschen: Alle diese Techniken setzen bei der Atmung an. *Prana* ist das Sanskrit-Wort für Atem und Lebenskraft. In der *Shivasamhita* – einem alten yogischen Text – steht dazu Folgendes:

»Der Weise spricht nicht darüber, was Worte können, über das Seh- oder Hörvermögen oder über Meditation. Er spricht nur über die unterschiedlichen Arten des Prana, das all diese Dinge ermöglicht. Denn alles andere sind nur Manifestationen des Prana.«[912] [913]

Warten lohnt sich

Bewusst kontrolliertes Atmen hat einen hohen Nutzen: Durch die bessere Sauerstoffversorgung haben Sie mehr Energie, sodass Müdigkeit nicht Ihr Vergnügen oder Ihre Erregung einschränkt. Länger andauernder Sex ermöglicht grundsätzlich intensivere Orgasmen und einen höheren Grad an Befriedigung. Die Aufmerksamkeit auf den Atem zu richten kann helfen, Widerstände zu überwinden, die Muskeln zu entspannen und Schwierigkeiten zu lindern, zum Beispiel beim Analsex.[914]

Lauf Urmila Neff hat die Art, wie wir beim Sex atmen, maßgeblichen Einfluss auf seine Dauer. Sowohl im Tantra als auch im Taoismus wird eine tiefe, vom Zwerchfell ausgehende nasale Atmung empfohlen anstelle der schnellen Brustatmung über den Mund. Als wir die Funktionen des Vagusnervs und des Zwerchfells erkundet haben,

haben wir festgestellt, dass ein unmittelbarer Zusammenhang zwischen den Gefühlen und dem Atem besteht; man nimmt an, dass sich dadurch die Erregung verlängern lässt. Wir atmen immer und im Normalfall unbewusst; wir können jedoch die Tiefe und den Rhythmus unserer Atmung bewusst verändern. Über die willentliche Steuerung der Atmung ist es möglich, die Gefühle zu regulieren und die sexuelle Erregung zu mäßigen.

Ein weiterer Anknüpfungspunkt liegt in der Vorstellung, dass die Atmung eine Art rhythmische Erweiterung des Nerven- und Drüsensystems ist. Die Vorstellung des alle diese Systeme durchziehenden Rhythmus und seine Rolle in unserem sexuellen Erleben war vor Kurzem Gegenstand einer Untersuchung im Zusammenhang mit sexueller Trance.[915]

Es gibt verschiedene Methoden, mit denen sich die Ejakulation aufhalten lässt; es herrscht jedoch Übereinstimmung darüber, dass schnelles Atmen zum Orgasmus beiträgt, während langsame Atmung hilft, ihn zu verzögern (und ihn darüber hinaus intensiviert). Die erste und grundlegendste Art und Weise, wie Atemarbeit dazu beiträgt, ist, dass sie uns aufmerksamer für unsere Atmung werden lässt und uns stärker auf unseren Körper einstimmt. Das ist ganz wesentlich, weil Sie ohne ein gewisses Maß an Körperbewusstsein vermutlich jede Methode zur Verzögerung des Orgasmus zu spät anwenden werden. Zudem wird es Ihnen sehr schwerfallen, die Atmung beim Sex anzupassen, bevor Sie sich daran gewöhnt haben, im Ruhezustand mit Ihrem Atem zu arbeiten.

Für Männer gelten bei der tantrischen Atmung zur sexuellen Mäßigung zwei grundlegende Prinzipien: Erstens das rhythmische Atmen durch die Nase, um den Stoffwechsel zu verlangsamen und den Parasympathikus zu aktivieren, und zweitens das stoßweise, schnelle Atmen durch den Mund, das für das Ausdrücken der Gefühle wichtig ist.[916] Im Yoga und im Tantra nutzt man die langsame nasale Atmung zur Kontrolle der sexuellen Energie. Das schnelle Atmen führt zu einem explosiven Orgasmus – je schneller die Atmung ist, desto effektive wirkt diese Methode. Wenn wir langsamer atmen, nehmen wir dabei mehr Lebensenergie auf. Wenn sie sich beschleunigt, geben wir mehr Energie ab. Um die Ejakulation zu kontrollieren und das erotische Empfindungsvermögen des Körpers zu steigern, ist es wichtig, täglich die Zwerchfellatmung zu üben.

Im dem Buch *The Multi-Orgasmic Man* (auf Deutsch »Der multiorgasmische Mann«) erklären die Autoren Mantak Chia und Douglas Abrams, dass das daran liegt, dass schnelles, oberflächliches Atmen die Herzfrequenz erhöht, und eine hohe Herzfrequenz sei gleichbedeutend mit einem Orgasmus; tiefes, langsames Atmen zur Verlangsamung des Herzschlags hingegen helfe, die Erregung zu kontrollieren, und zögere die Ejakulation hinaus.[917] In ihrem Buch beschreiben sie, dass manche Männer schnell und flach atmen (das entspricht dem yogischen Feueratmen), während andere für sich festgestellt haben, dass das Atemanhalten nach einer tiefen Einatmung den Drang zu ejakulieren mindert.

Im Tantra setzen Sie, wenn Sie das Ziel, nicht mehr zu ejakulieren, erreicht haben, die Atemübungen fort, um zu lernen, Ihre sexuelle Energie in bewusste, geistige Energie umzuwandeln. Durch die Zwerchfellatmung werden die Prostata und andere innere Organe massiert, und dies entlastet Sie von dem Druck, den viele Männer empfinden, wenn sie nicht ejakulieren. Dieses Spannungsgefühl im Genitalbereich bei Männern, die in der Praxis sexueller Mäßigung noch unerfahren sind, ist normal. Die Ursache ist der Aufbau sexueller Energie im Becken. Wenn diese Energie nicht umgeleitet wird, erzeugt sie Reizbarkeit, Ängste und Verwirrung. In diesem Stadium wird die Zwerchfellatmung genutzt, um die sexuelle Energie über die Wirbelsäule nach oben zu lenken. Das Zurückhalten des Spermas ist nicht der einzige Aspekt, auf den es ankommt, wenn Sie die Fähigkeit zu multiplen Ganzkörperorgasmen entwickeln möchten: Die sexuelle Energie muss auch transformiert werden, und das geschieht über die Atmung.

Die drei Dimensionen der Atmung

Das Erlernen jeder dieser Techniken beginnt mit der leichten, langsamen, tiefen nasalen Atmung. Ihre Einbindung bildet die Grundlage für eine gesunde Atmung; sie gelingt durch das Praktizieren der in diesem Buch vorgestellten Übungen. Wenn Sie damit vertraut sind, wie sich ein gesundes Atemmuster anfühlt, werden Sie sehr viel freier an speziellere Atemtechniken herangehen. Sich der eigenen Atmung und der des Partners bewusst zu werden, öffnet den Weg zu zahlreichen Erkundungsreisen. Zum Beispiel kann tiefes, bewusstes Atmen Ihnen dabei helfen, sich zu entspannen und vor dem Vorspiel in Stimmung zu kommen. Wenn Sie sich Ihres Atems bewusst sind, während Sie in den Bauch hineinatmen, können Sie Ihre Aufmerksamkeit auch auf den Atem lenken, während er hinunter zu Ihren Genitalien fließt. Das lässt den Genitalbereich erwachen, füllt ihn mit Energie und regt die Erweiterung der Blutgefäße an, was den Blutfluss zu den Sexualorganen erhöht. Es gibt eine Fülle an hoch entwickelten Methoden, die Sie am besten unter Anleitung eines qualifizierten Lehrers in Angriff nehmen – aber es gibt auch einige ganz einfache Dinge, die Sie tun können, um besseren Sex zu haben.

Durch die Nasenatmung nehmen Sie mehr Sauerstoff auf, nutzen das nasale Stickstoffmonoxid und Sie setzen Ihre Core-Muskulatur ein, was Ihre Bewegungen verbessert. Die Zwerchfellatmung aktiviert Muskeln zwischen Steiß- und Schambein; das sind diejenigen Muskeln, die beim Orgasmus kontrahieren. Indem Sie Ihren BOLT-Wert verbessern, geraten Sie weniger schnell aus der Puste – und ebenso, wie sich mit einem höheren BOLT-Wert die Atemlosigkeit bei körperlicher Anstrengung verringert, verbessert sich durch Ihre verminderte CO_2-Sensitivität auch Ihre sexuelle Ausdauer. Das kann besonders bei der Kontrolle von Asthmasymptomen und bei der Linderung der Angst vor Verschlimmerungen hilfreich sein. Auch für Epileptiker kann es eine Entlastung bedeuten, da man weiß, dass Hyperventilation beim Sex bei manchen Menschen Anfälle auslöst.[918] In diesem Fall sollten die Übungen zum leichten Atmen und zum Atemanhalten nach der Ausatmung zur Verbesserung der biochemischen Prozesse im Blut zunächst außerhalb des Schlafzimmers praktiziert werden.

Es ist normal, dass man sich kurz vor dem Orgasmus anspannt und die Luft anhält; jedoch ist es wissenschaftlich belegt, dass Hypoxie (eine zu geringe Sauerstoffkonzentration im Blut) die sexuelle Erregung senkt.[919] Die Tendenz, den Atem anzuhalten, kann durch Gehemmtheit verursacht sein. Vor dem Orgasmus den Mund aufzumachen bedeutet, dass Sie dabei lauter sein werden. Viele von uns haben bestimmte Vorstellungen davon, wie sich Sex anhören sollte. Daher verändern wir unsere Ächz- und Grunzlaute beim Sex in Stöhnen und Seufzen, womöglich in Nachahmung dessen, was wir aus erotischen Filmen kennen. Aber es ist wichtig, beim Sex nicht die Geräusche zu imitieren, von denen Sie denken, dass Sie von Ihnen erwartet werden. Denn das kann den Orgasmus hemmen und Spannungen in der Atmung verursachen. Wenn Sie stattdessen beim Einsetzen des Orgasmus weiter tief atmen, kommen Sie in den Genuss eines den ganzen Körper umfassenden Gefühls.

Möglicherweise wird die Idee des Luftanhaltens beim Sex auch mit BDSM-Praktiken wie dem Beinahe-Ersticken (Asphyxiophilie) oder Beinahe-Erhängen zum Hervorrufen von Erregung verwechselt. Weil es vorkommt, dass diese Spiele mit der Entwicklung einer höheren Hypoxietoleranz immer heftiger werden, passieren hier leider mitunter tödliche Unfälle. Laut einer Studie von 2016 sind die Mechanismen, die dafür verantwortlich sind, dass diese Methoden bei manchen Menschen luststeigernd wirken, komplex und noch ungeklärt.[920] Trotz ihrer Verbindung mit dem Themenfeld

Atempraktiken und Sex verzichten wir daher aufgrund der unzureichenden Beweislage an dieser Stelle darauf, uns näher mit ihnen zu befassen.

Die Praxis orgasmischer Atmung

Das Anhalten des Atems ist ein Merkmal der tantrischen Praxis der heilenden Atmung.[921] Bei dieser Übung beträgt das Verhältnis von Einatmung, Atemanhaltezeit und Ausatmung 1:4:2. Das Atemanhalten ist viermal und die Ausatmung zweimal so lang wie die Einatmung: Atmen Sie eine Sekunde oder einen Herzschlag lang ein, halten Sie den Atem über vier Sekunden oder Herzschläge an und atmen Sie dann zwei Sekunden oder Herzschläge lang aus. Beim Üben können Sie die Dauer der Einatmung schrittweise steigern, wobei das Verhältnis zwischen Einatmung, Atempause und Ausatmung erhalten bleibt. Es ist wichtig, nicht mit zu hoher Intensität einzusteigen. Wenn Ihnen schwindlig wird oder Ihr Herz zu schnell zu schlagen anfängt, beenden Sie die Übung und atmen Sie normal weiter.

Die Übung verlangt, dass Sie nicht im Geist mitzählen, weil das den Fokus von der Atmung entfernt. Stattdessen sollten Sie den Herzschlag als Taktgeber nutzen oder Sie üben im Gehen und orientieren sich an den Schritten. Anders gesagt: Praktizieren Sie diese Art der Atmung im Alltag, um beim Sex davon zu profitieren. Ziel ist, die Atmung zu verlangsamen und tiefe Ruhe in den Geist einkehren zu lassen. Männer machen diese Übung vor dem Orgasmus, um den Samenerguss zu verzögern, und Frauen, um ihren Orgasmus zu intensivieren. Die beste Art sicherzustellen, dass Sie in der Lage sind, Ihre Aufmerksamkeit beim Sex – wenn Sie mit Ihrem Geist eigentlich anderweitig beschäftigt sind – Ihrer Atmung zuzuwenden, ist wirklich, die Übungen zur Kontrolle der Atmung im täglichen Leben zu praktizieren.

Das Atemanhalten wird auch in der Yogapraxis der orgasmischen Atmung genutzt, im *Sushumna Nadi Pranayama.*[922] Diese Übung zielt darauf ab, Energie vom Grund des Beckens durch die Chakren nach oben zu ziehen, um den Körper mit Lebenskraft zu füllen. Dabei beanspruchen Sie die Muskeln des Beckenbodens und Sie fokussieren sich auf den Atem und den Körper, um einen meditativen oder orgasmischen Zustand zu erreichen. Die Übung nutzt eine Technik der reduzierten Mundatmung, die sich mit dem Trinken in kleinen Schlucken mit einem Strohhalm vergleichen lässt. Laut Courtney Avery, die das auf die sexuelle Gesundheit ausgerichtete Intimate Health Yoga entwickelt hat, trainieren wir unser Gehirn, je mehr wir meditieren, immer mehr darauf, in einen orgasmischen Zustand zu gelangen. Wenn Sie die Atemarbeit und die Muskelaktivierung hinzunehmen, so Avery, »geschieht etwas Magisches«.

Durch Übung wird es möglich, allein durch den Atem und den Muskeleinsatz einen Ganzkörperorgasmus herbeizuführen. Wichtig: Verzichten Sie während der Menstruation und bei Schmerzen im Unterleib darauf, diese Technik zu praktizieren.

Anleitung

- Setzen Sie sich in einer bequemen, aufrechten Haltung hin und atmen Sie normal.
- Schürzen Sie bei der nächsten Einatmung die Lippen, als würden Sie durch einen Strohhalm trinken.
- Atmen Sie durch die geschürzten Lippen ein und spannen Sie die Beckenbodenmuskeln an. Halten Sie die Spannung, wobei das Gesäß entspannt bleibt.
- Atmen Sie weiter ein, als ob Sie langsam trinken würden; bleiben Sie mir Ihrer Aufmerksamkeit bei den Muskeln und der Energie, die durch die Wirbelsäule nach oben steigt.
- Ziehen Sie die unteren Bauchmuskeln und den Bauchnabel nach innen.
- Entspannen Sie die Schultern und die Brust und lassen Sie diesen Bereich weit werden.
- Machen Sie den Hals lang und ziehen Sie das Kinn etwas zur Brust.
- Wenn Sie sich bis oben hin voll mit Luft fühlen, schließen Sie die Lippen und halten Sie den Atem an; dabei aktivieren Sie alle Muskeln entlang der Wirbelsäule.
- Wenn Sie bereit für die Ausatmung sind, öffnen Sie den Mund ein wenig. Stellen Sie sich vor, wie die Energie von Ihrem Scheitel entlang der Körpervorderseite nach unten fließt und dabei sanft die Muskeln weich werden lässt.
- Entspannen Sie Ihren Nacken, die Schultern und die Bauchmuskulatur.
- Zuletzt lösen Sie die Beckenbodenmuskeln und überlassen sich ganz der Ausatmung.
- Wenn Sie fertig ausgeatmet haben, entspannen Sie sich und atmen Sie einige Atemzüge lang normal weiter. Bleiben Sie dabei in einem Zustand entspannter Ruhe.
- Wiederholen Sie den Ablauf bis zu 13-mal.

Der Schlüssel zum Erfolg liegt in der Übung. Indem Sie anfangen, Ihre Atmung zu erkunden, können Sie sich darauf vorbereiten, neue Erfahrungen mit Ihrem Partner zu teilen. Praktizieren Sie die nasale Atmung, bevor Sie miteinander ins Bett gehen. Schenken Sie Ihrer Beckenbodenmuskulatur Aufmerksamkeit. Das ermöglicht es Ihnen, diese Muskeln zu aktivieren und die Empfindungen in Ihren Genitalien zu verstärken, wodurch Sie die Lust steigern.

Experimentieren Sie außerdem mit Übungen, bei denen Sie Ihren Atem mit dem Ihres Partners synchronisieren. Dazu setzen Sie sich einander gegenüber hin, halten sich an den Händen, umarmen sich, legen die Stirn aneinander und tun, was Ihnen sonst noch einfällt, um eine körperliche Verbindung herzustellen. Sie können die Übung auch eng umschlungen im Liegen ausprobieren. Auch bei dieser Übung kommt sanftes Atemanhalten zum Einsatz:

Anleitung

- Atmen Sie vollständig aus.
- Atmen Sie miteinander langsam aus dem Zwerchfell heraus ein.
- Auf dem Höhepunkt der Einatmung pausieren Sie gemeinsam. Spüren Sie, wie die lebensspendende Energie Sie ausfüllt.
- Atmen Sie gemeinsam sanft und vollständig aus.
- Pausieren Sie am Ende der Ausatmung noch einmal; spüren Sie das Gefühl der Sicherheit und Leere.
- Atmen Sie langsam ein.
- Stellen Sie sich beim Atmen vor, dass der Atem die Energie durch Ihren Körper trägt.
- Wiederholen Sie die Übung, so oft Sie wollen.

Bei dieser Übung geht es um das achtsame Atmen, das Aus- und Einatmen durch die Nase, das Atmen aus dem Zwerchfell heraus und darum, Ihre Atmung sanft mit der Ihres Partners in Einklang zu bringen. Wenn Sie möchten, setzen Sie sie beim Liebesakt fort und erkunden Sie, wie das ruhige Gefühl des gemeinsamen Atmens die Intimität verstärkt.

12

FRAUEN ATMEN ANDERS

Wenn es um Physiologie geht – und im Grunde gilt das für jede Wissenschaft –, standen seit jeher in erster Linie die Männer im Blickpunkt der Forschung. Dieser geschlechtsbezogene Verzerrungseffekt – auch Gender-Bias genannt – schlägt sich häufig in der Wahl von Studienschwerpunkten nieder und auch Versuchsreihen mit menschlichen wie tierischen Probanden sind davon betroffen.[923 924 925 926 927 1–5]

Es ist jedoch bekannt, dass bei der Atemkontrolle Geschlechterunterschiede durchaus eine Rolle spielen, ebenso bei Anfälligkeit für bestimmte Atemwegserkrankungen. Beispielsweise erholen sich Frauen besser von akuter Hypoxie, und auch bei Schlafapnoe[928] oder Herzfrequenzvariabilität[929] greift der kleine Unterschied. Warum das so ist, ist noch nicht abschließend geklärt; aber derartige geschlechtsbedingte Variationen könnten eine Erklärung für augenscheinlich widersprüchliche Forschungsergebnisse liefern. Wie Dr. Larry Cahill, Professor für Neurobiologie, anmerkt: Wann immer man die Rolle des Geschlechts vernachlässigt, wird wissenschaftlicher Fortschritt ausgebremst.[930]

Ein weiterer Verzerrungseffekt ergibt sich aus folgendem Phänomen: Forscher lassen bei weiblichen Studienteilnehmern oft die mit dem Menstruationszyklus einhergehenden Hormonschwankungen außer Acht.[931 932] Dabei zählt der weibliche Zyklus zu den wichtigsten biologischen Rhythmen, die die physiologischen Prozesse von lebenden Organismen steuern. Dass Atemfluss und Gasaustausch zu den zahlreichen Körperfunktionen gehören, die im Laufe des Menstruationszyklus Schwankungen unterworfen sind, ist bekannt.[933] Studien haben gezeigt, dass die Atemantwort von Frauen auf Hypoxie und Hyperkapnie im Zuge ihres Monatszyklus unterschiedlich ausfällt und dass diese Veränderungen parallel zu den Schwankungen im Hormonhaushalt auftreten.

Um ganz ehrlich zu sein, habe ich dieses Thema bei meiner Arbeit selbst über viele Jahre hinweg vermieden; das lag vor allem daran, dass ich mich als Mann dafür nicht ausreichend qualifiziert fühlte. Doch ich merke, dass die Frustration darüber zunimmt, dass spezifische weibliche Gesundheitsphänomene schon viel zu lange unter den Teppich gekehrt werden; das trifft insbesondere zu, wenn es um die Wechseljahre geht. Ich entschloss mich also, die Sache anzugehen, indem ich relevante Forschungsergebnisse zusammentrage und die Zusammenhänge zwischen der Frauengesundheit und den drei Dimensionen des Atmens schildere, was sich hoffentlich als hilfreich erweist. In meiner Arbeit als Atemcoach begegnen mir genauso viele Frauen wie Männer und ihre Erfahrungen mit der Atemarbeit sind für mich unglaublich erhellend. Außerdem habe ich den Anspruch, mich von den Fragen leiten zu lassen, die im Rahmen meiner Arbeit an mich herangetragen werden, und Wege zu finden, um sie zu beantworten. Bei der Zusammenstellung dieses und des folgenden Kapitels haben mich zwei Ärztinnen sowie mehrere andere brillante Frauen unterstützt, denen ich dafür sehr dankbar bin.

Der Menstruationszyklus

Der Monatszyklus besteht aus mehreren Phasen. Diese zu (er)kennen ist eine grundlegende Voraussetzung dafür, um zu verstehen, was weibliches Atmen ausmacht und welche Probleme dabei auftreten können. Manche dieser Phasen sind allgemein bekannt. Aber zum größten Teil laufen die Veränderungen, die der weibliche Körper jeden Monat durchläuft, im Verborgenen ab. Wenn Sie nicht gerade versuchen schwanger zu werden (oder genau das verhindern möchten), denken Sie vielleicht gar nicht groß darüber nach, wie Ihr Zyklus eigentlich genau funktioniert. Der Menstruationszyklus umfasst folgende Phasen und Vorgänge:

- **Menstruation:** Die Gebärmutterschleimhaut wird abgestoßen und es kommt zur Menstruationsblutung. Während dieser Zeit sind Östrogen- und Progesteronspiegel relativ niedrig.[934]
- **Follikelphase:** Diese Phase dauert vom ersten Tag Ihrer Periode bis zum Eisprung. Während Ihr Körper sich auf den Eisprung vorbereitet, produziert er Östrogen.

- **Proliferationsphase:** Nach dem Ende der Blutung wird die Schleimhautschicht der Gebärmutter neu aufgebaut.
- **Eisprung:** In der Mitte des Zyklus wird aus einem Follikel des Eierstocks eine Eizelle ausgestoßen. Unmittelbar davor erreicht die Östrogenkonzentration ihren Höchststand und beginnt kurz darauf wieder abzufallen.
- **Gelbkörperphase:** Zwischen dem Eisprung und Beginn der Regelblutung bereitet sich der Körper auf eine mögliche Schwangerschaft vor und produziert Progesteron. Die Konzentration dieses Hormons erreicht in diesem Zeitraum ihren Höhepunkt und sinkt dann wieder. Aufgrund dieser Schwankungen des Progesteronspiegels geht die Gelbkörperphase von allen Phasen am häufigsten mit einer Hyperventilation einher.
- **Sekretionsphase:** Die Gebärmutterschleimhaut produziert nun chemische Substanzen, und zwar je nach Bedarf für die Frühphase der Schwangerschaft oder in Vorbereitung des Abbaus und der Abstoßung der Schleimhautschicht im Zuge der nächsten Blutung.

Was an der weiblichen Atmung anders ist

Die Atemregulation ist eine komplexe Angelegenheit und hängt von vielen Einflussfaktoren ab, darunter auch vom Geschlecht. Bereits 1905 stellte man fest, dass bei Frauen der Kohlendioxidpartialdruck im Blut im Ruhezustand etwa um acht Prozent niedriger ist als bei Männern, und diese Befunde wurden in der Zwischenzeit bestätigt. Durchschnittlich wird bei Frauen die Lunge weniger gut belüftet als bei Männern, was teilweise durch eine engere Luftröhre, einen kleineren Brustkorb und ein geringeres Lungenvolumen bedingt ist. Darüber hinaus ist bei Frauen das Zwerchfell um etwa neun Prozent kürzer als bei Männern.[935] Als Erster stellte den Zusammenhang zwischen Lungenbelüftung und Sexualhormonen Adolf Magnus-Levy her, ein Vorreiter der Erforschung des menschlichen Metabolismus. 1904 machte er die Beobachtung, dass Frauen während der Schwangerschaft hyperventilieren.[936] Später erkannte man, dass auch während der Gelbkörperphase des Monatszyklus Hyperventilation auftreten kann und die zyklischen Schwankungen der Lungenbelüftung nach den Wechseljahren nicht mehr auftreten.[937] Letzteres ist ein klares Zeichen dafür, dass diese Veränderungen des Atemmusters in Zusammenhang mit den zyklusbedingten Hormonschwankungen auftreten.

Die Ergebnisse einer Studie von 2006 legen nahe, dass das weibliche Sexualhormon Progesteron, von dem man weiß, dass es die Atmung stimuliert, zur Veränderung der Atemmuster beiträgt, die in den verschiedenen Phasen des Monatszyklus zu beobachten sind.[938] Grundsätzlich beeinflussen sowohl die einzelnen Zyklusphasen als auch normale hormonelle und metabolische Prozesse die Atemfunktion,[939] was auch Auswirkungen auf die Gesundheit haben kann.

Wenn die erste Menstruation einer jungen Frau sehr früh eintritt (frühe Menarche), steigt die Wahrscheinlichkeit für gesundheitliche Beschwerden wie Asthma, Erkrankungen der Herzkranzgefäße und eine verminderte Lungenfunktion im höheren Alter.[940] Die Fälle von Atemwegserkrankungen bei Frauen, deren Pubertät früh eingesetzt hatte, können auch auf Faktoren wie einen höheren Body-Mass-Index zurückgeführt werden, der durchaus eine frühe Menarche auslösen kann. Die vorliegenden Forschungsergebnisse lassen jedoch Auswirkungen eines frühen Eintritts in die Pubertät auf die Entwicklung der oberen Atemwege und der Lunge vermuten, da die Pubertät dem Körper bis zu einem gewissen Grad das Ende der Wachstumsphase signalisiert.[941]

Der Menstruationszyklus hat Einfluss auf so verschiedenartige Erkrankungen wie Epilepsie, Migräne, bipolare Störungen und rheumatoide Arthritis.[942] Außerdem unterliegen Atembeschwerden wie Kurzatmigkeit, Husten und Giemen im Laufe der 28 Tage deutlichen Schwankungen und verschlimmern sich zwischen dem 10. und dem 22. Tag des Zyklus (Mitte der Gelbkörper- bis Mitte der Follikelphase).[943] Dies liegt möglicherweise an dem Einfluss hormoneller Schwankungen auf die Atemwege und würde erklären, warum eine unregelmäßige Periode ein erhöhtes Asthmarisiko mit sich bringt und die Schwere der Krankheit während des monatlichen Zyklus ab- und zunimmt.[944]

Wissenschaftler finden immer mehr Belege dafür, dass Sexualhormone zum Fortschreiten von Erkrankungen beitragen, aber auch als Schutz gegen Lungenerkrankungen fungieren können. Sie steuern die Entwicklung der Lunge und der oberen Atemwege bei Ungeborenen und spielen vermutlich eine Rolle bei den verschiedenen schädlichen Auswirkungen, die Rauchen während der Schwangerschaft auf die Lunge des Fetus haben kann. Die Spätfolgen, etwa in Form einer eingeschränkten Lungenfunktion, spürt das betroffene Kind noch als Erwachsener. Die Beeinträchtigung ist bei betroffenen Männern jedoch stärker als bei Frauen. Wissenschaftler vermuten außerdem, dass Veränderungen des Lungenwachstums des Fetus durch Rauchen während der Schwangerschaft auf Sexualhormone zurückzuführen sein könnten.[945] Anscheinend bestehen schon in frühen fetalen Entwicklungsstadien im Hinblick auf die Entzündungsanfälligkeit Unterschiede zwischen den Geschlechtern.

Atemstörungen sind bei Frauen fast doppelt so häufig wie bei Männern, womöglich aufgrund besagter hormoneller Einflüsse. Progesteron lässt die Atemfrequenz steigen; das hat zur Folge, dass während der Gelbkörperphase die Kohlendioxidkonzentration im Blut um etwa 25 Prozent sinkt.[946] Ist der CO_2-Gehalt im Blut bereits niedrig, kann zusätzlicher Stress die Atmung noch weiter beschleunigen. Dies zieht eine ganze Reihe von Beschwerden nach sich, die meist als Symptome eines prämenstruellen Syndroms angesehen werden.[947]

Die Autoren einer Studie, die 2000 im *Journal of Orofacial Pain* veröffentlicht wurde, wiesen auf die Erhöhung der Atemfrequenz in der Gelbkörperphase bei gleichzeitigem Anstieg des Progesteronspiegels hin.[948] Zeitgleich mit der Erhöhung der Atemfrequenz sank die Schmerzschwelle. Die Veränderungen des Atemmusters, die im Verlauf des Monatszyklus auftreten, scheinen also auch die Schmerzwahrnehmung zu beeinflussen.

Schmerzerkrankungen und Atmung bei Frauen

Fibromyalgie

Die Fibromyalgie (eine oft chronische Krankheit mit vor allem starken Muskelschmerzen im ganzen Körper; eine Form des Weichteilrheumatismus)[949] tritt vorwiegend bei Frauen auf und die Ausprägung verändert sich im Laufe des Monatszyklus. 2007 stellten Forschende im Rahmen einer Studie fest, dass mehrere Probandinnen während der Gelbkörperphase ihres Zyklus die Diagnosekriterien für Fibromyalgie erfüllten, in der Follikelphase hingegen nicht. Da bei der Diagnose von Fibromyalgie üblicherweise der Schmerz als Messgröße verwendet wird, ist diese Beobachtung ein weiteres Indiz für die Abhängigkeit der Schmerzwahrnehmung von der Konzentration der Sexualhormone im Körper.

Funktionale Atemstörungen können die bei Fibromyalgie auftretenden Schmerzen verstärken, vor allem an den empfindlichen Bereichen des Oberkörpers.[950] Dies kann zu Erschöpfung führen und das Erledigen von Alltagstätigkeiten erschweren. Die Autoren eine Untersuchung aus dem Jahr 2017 testeten die Wirkung eines achtwöchigen funktionalen Atemtrainings bei Menschen mit Fibromyalgie. Nach einem

Monat war die Schmerztoleranzgrenze aller 18 Teilnehmer angestiegen, was bedeutet, dass das Schmerzempfinden zurückgegangen war. Schlafqualität, -dauer und -effizienz verbesserten sich dank des Atemtrainings ebenfalls.[951]

2018 absolvierten 35 Fibromyalgie-Patientinnen im Rahmen einer Studie ein Atemtraining; es ging darum, die Auswirkungen der Übungen auf die Schmerztoleranz an empfindlichen Stellen sowie allgemein auf die Lebensqualität der Probandinnen zu untersuchen.[952] Alle Teilnehmerinnen litten an Fibromyalgie und waren zwischen 34 und 67 Jahre alt. Nach dem Zufallsprinzip wurden sie einer Atemübungsgruppe und einer Kontrollgruppe zugeteilt. Die erste Gruppe führte zwölf Wochen lang jeden Tag 30 Minuten lang Atemübungen durch. Danach zeigten sich bei diesen Frauen deutliche Verbesserungen; sowohl die Schmerzen als auch die Erschöpfungszustände hatten abgenommen und die Patientinnen konnten aktiver am Alltagsleben teilnehmen. Abschließend bewerteten Autoren der Studie Atemübungen als eine wirkungsvolle Behandlungsmethode für Frauen mit Fibromyalgie.

2019 gingen Forscher im Rahmen einer Studie der Frage nach, ob nicht angeleitete Atemübungen eine sichere und effektive Methode für das Selbstmanagement von Fibromyalgie-Patientinnen sind.[953] 51 Frauen führten die entsprechenden Übungen entweder unter Aufsicht oder unbegleitet aus. Nach zwölf Wochen fanden sich zwischen den beiden Gruppen keine statistischen Unterschiede. Bei den Frauen, die die Atemübungen unter Anleitung gemacht hatten, kam es allerdings zu einer zusätzlichen Linderung der Schmerzen. Das lässt darauf schließen, dass eine professionelle Anleitung bei Atemübungen von Vorteil ist.

Falsches Atmen ist keine Ursache für Fibromyalgie. Allerdings spielt es eine wesentliche Rolle bei der Entstehung und Fortdauer chronischer Schmerzerkrankungen.[954] So kann sich biomechanische Überanstrengung im Zusammenspiel mit biochemischen Veränderungen, wie sie typisch für eine Störung des Atemmusters sind, erheblich auf Schmerzen und Abgeschlagenheit auswirken.[955] Und tatsächlich sind bei den meisten Fibromyalgie-Patienten auch Anzeichnen für eine schwere funktionale Atemstörung festzustellen. Da ihre Atmung bereits dysfunktional ist, braucht es nicht mehr viel, damit sich die Fibromyalgie-Symptome bemerkbar machen. Jeder weitere Abfall des Kohlendioxidspiegels im Blut, wie er bei Frauen im Zuge des Monatszyklus auftreten kann, ist dann sehr wahrscheinlich der buchstäbliche Tropfen, der das Fass zum Überlaufen bringt. Deswegen haben diese Patientinnen während ihrer Gelbkörperphase oft stärkere Schmerzen als sonst. Dies ist zudem der Grund dafür, dass auch die schlimmsten Beschwerden durch richtiges Atmen gelindert werden können oder sogar aufhören.[956]

Untersuchungen haben gezeigt, dass 27 Prozent aller Fibromyalgie-Patienten hyperventilieren; 60 Prozent leiden an Dyspnoe (Atemnot).[957] Zudem ist eine Kurzatmigkeit bei den Fibromyalgie-Patienten mit stärksten Schmerzen viel häufiger zu beobachten als bei anderen.[958]

Logischerweise kann Fibromyalgie Ängste auslösen. Damit will ich nicht sagen, dass die Symptome Einbildung sind, sondern dass diese Ängste – ob sie nun im Zusammenhang mit der Krankheit auftreten oder durch die dysfunktionale Atmung entstehen – Schmerzen und Erschöpfung wiederum verstärken können. Da Schmerzen zu Angst und einer erhöhten Atemfrequenz führen, ist davon auszugehen, dass eine Normalisierung des Atemverhaltens umgekehrt Schmerzsymptome reduzieren kann.

Haben sich dysfunktionale Atemmuster erst einmal eingeschlichen, dann können alle möglichen Faktoren einen Teufelskreis in Gang setzen. Dieser führt zu Schmerzen, Erschöpfungszuständen und vielen weiteren Beschwerden, darunter auch Angstzuständen und Panikattacken. Diese verschärfen ihrerseits wieder das ungesunde Atemverhalten. Die ungenügende Sauerstoffsättigung des Gewebes im Zuge der Hyperventilation lässt myofasziale Triggerpunkte entstehen.[959] Und da die Funktion des Zwerchfells mit der des Beckenbodens zusammenhängt, verschlimmern funktionale Atemstörungen Beschwerden wie Stressinkontinenz und andere urogenitale Erkrankungen ebenso wie Unterleibsschmerzen. Diese Symptome sind typisch bei einer Fibromyalgie. Die Faszie, die den Psoasmuskel umhüllt – einen Hüftgelenkbeuger, der von der Lendenwirbelsäule ausgehend durch das Becken verläuft –, ist unmittelbar mit dem Zwerchfell verbunden.[960] Frauen mit chronischen Unterleibsschmerzen sind häufig in ihrer Körpermitte sehr unbeweglich und tendieren dazu, vorwiegend in den oberen Brustkorb zu atmen.[961]

Viele Menschen, die an chronischen Schmerzen leiden, haben Symptome, die sich medizinisch nicht erklären lassen. Die Diagnose kann dann Fibromyalgie lauten, aber auch chronische Müdigkeit oder funktionelle Körperbeschwerden (Bodily Distress Syndrome)[962], eine relativ neue Klassifizierung anhaltender, sehr belastender körperlicher Beschwerden, die sich keiner Krankheit zuordnen lassen und mit psychischen Symptomen einhergehen können. Diese Patienten weisen in der Regel eine geringe Kohlendioxidkonzentration im Blut und das Gefühl von Atemnot auf.[963] Daher raten Wissenschaftler, dass eine Überprüfung der CO_2-Konzentration im Blut in solchen Fällen fester Bestandteil der Untersuchung sein sollte.[964] Zumindest jedoch sollte ein Bewusstsein dafür vorhanden sein, dass ein signifikanter Anteil der Fibromyalgie-Patienten hyperventiliert. Angesichts der Tatsache, dass es sich bei Hyperventilation um eine vergleichsweise schwere Atemstörung handelt, liegt die Schlussfolgerung nahe, dass bei einem noch viel größeren Teil der Patienten ungesunde Atemmuster vorliegen dürften.

Auf Grundlage seiner 50 Jahre langen klinischen Erfahrung mit Fibromyalgie-Patienten schätzt Leon Chaitow, dass mehr als 90 Prozent von ihnen eine Atemstörung aufweisen.[965] Eine wirkungsvolle und kosteneffiziente Behandlungsmethode wäre funktionales Atemtraining, um Schmerzen und Müdigkeit zu lindern. Die Grundlage funktionaler Atmung ist die Fähigkeit, vollständig auszuatmen. Ohne dieses Wissen ist es ebenso wenig möglich, richtig einzuatmen. Chaitow weist ausdrücklich darauf hin, dass Atemtraining keine Maßnahme mit sofortiger Wirkung ist. Es kann zwischen 12 und 26 Wochen dauern und erfordert viel Geduld, das Atemverhalten zu verändern.[966]

Bei chronischen Schmerzen ist es besonders wichtig, langsam anzufangen. Zu intensiv in die Atemübungen einzusteigen kann Sie sogar zurückwerfen. Gehen Sie behutsam vor. Wenn Sie an Fibromyalgie leiden, ist Ihre CO_2-Sensitivität zu Beginn möglicherweise sehr hoch, was zu großem Lufthunger, Muskelverspannung und Panikgefühlen führen kann. Doch wenn sich Ihre CO_2-Toleranz im Laufe der Zeit erhöht und Ihr BOLT-Wert sich verbessert, dann verschwinden auch diese beklemmenden Gefühle.

Craniomandibuläre Dysfunktion

In Kapitel 6 ging es um Schmerzen; in diesem Zusammenhang haben wir uns mit der Craniomandibulären Dysfunktion (CMD) in Verbindung mit funktionalen Atemstörungen befasst (Seite 220). Es gibt in der Forschung jedoch auch Hinweise auf eine Verbindung zwischen CMD und weiblichen Sexualhormonen.

Geschlechtsunterschiede hinsichtlich des Schmerzempfindens werden zuweilen rein psychosozialen Faktoren und sozialer Konditionierung zugeschrieben.[967] Aber es setzt sich immer mehr die Ansicht durch, dass hormonelle und andere biologische Faktoren darauf ebenfalls einen Einfluss haben.[968] [969] Craniomandibuläre Dysfunktion ist bei Frauen eineinhalb- bis zweimal häufiger[970] und kann sehr viel schwerwiegender verlaufen als bei Männern. Anatomisch gesehen erzeugen Frauen viel mehr Druck in ihren Kiefergelenken, wenn sie die Zähne zusammenbeißen.[971] Lange hielt man Kiefer- und Gebissfehlstellungen für die Hauptursache für CMD; wenn das jedoch der Fall wäre, dann müsste diese Dysfunktion bei Männern genauso häufig vorkommen wie bei Frauen. Nun konnten Wissenschaftler bei Ratten Estradiol (E2) – ein Östrogen-Hormon, das in erster Linie als weibliches Sexualhormon fungiert[972] – als Risikofaktor für Schmerzen im Kiefergelenk identifizieren.[973] Zudem geht man davon aus, dass CMD bei Frauen am häufigsten zwischen 20 und 40 Jahren auftritt, also vor allem in fortpflanzungsfähigem Alter; die Inzidenz nimmt während der Wechseljahre ab, wenn auch die Produktion von Östrogen rückläufig ist.[974]

Hyperventilation während der zweiten Hälfte des Monatszyklus kann zu Schmerzen in den Kiefergelenken beitragen. Mitverantwortlich dafür sind zum einen die Haltung, die sich durch das Überatmen verändert, und zum anderen Schwankungen im Säure-Basen-Haushalt. So verursacht etwa die respiratorische Alkalose, die durch einen Abfall des Kohlendioxidspiegels im Blut infolge der Überatmung ausgelöst wird, Muskelschmerzen, während Überatmen zudem eine nach vorn gestreckte Kopfhaltung nach sich ziehen kann.

Haltungsveränderungen wie das Vorstrecken des Kopfs und gebeugte Schultern findet man bei Menschen mit funktionalen Atemstörungen häufig. Oft beginnt das in der Kindheit mit einer durch geschwollene Adenoide bedingten Mundatmung. Zu einem ähnlichen Henne-Ei-Problem führt zu viel sitzende Arbeit am Schreibtisch, die ebenfalls einen negativen Effekt auf die Atmung haben kann.[975] In einem Artikel, der 2019 auf der Website *Spine Universe* gepostet wurde, heißt es, Sitzen sei für die Gesundheit »schlimmer als Rauchen«; 70 Prozent der Menschen verbringen sechs oder mehr Stunden täglich im Sitzen.[976]

Eine vorgebeugte Kopfhaltung trägt zur Entstehung der CMD bei, da es den interokklusalen Raum – den Abstand zwischen der oberen und der unteren Zahnreihe in Ruhelage des Kiefers – verringert. Wenn der Kopf nach vorn gestreckt wird, berühren die hinteren Backenzähne einander und es wird mehr Druck auf das Kiefergelenk ausgeübt. Den interokklusalen Raum in Ruhelage wieder zu vergrößern ist ein wichtiger Bestandteil der CMD-Therapie.[977]

Wie auch bei anderen Schmerzerkrankungen sind die CMD-Symptome im Verlauf des Monatszyklus Schwankungen unterworfen. In der Gelbkörperphase werden Estradiol und Progesteron freigesetzt. Beide Hormone sorgen dafür, dass die CO_2-Konzentration im Blut sinkt[978], was wiederum Einfluss auf die Luftmenge hat, die pro Minute eingeatmet wird.[979] Die mit dem Kiefergelenksyndrom einhergehenden Schmerzen verschlimmern sich gegen Ende des Menstruationszyklus und erreichen während der ersten drei Tage der Regelblutung ihren Höhepunkt; genau zu dieser Zeit steigt der Progesteronspiegel und nimmt im Anschluss wieder ab. Auch während des Eisprungs, wenn die Östrogenwerte schwanken, wird der Schmerz schlimmer[980] und ist am heftigsten, wenn der Östrogenspiegel am niedrigsten ist oder sich gerade verändert.[981] Zwar sind die Auswirkungen von Sexualhormonen auf die Schmerzstärke noch relativ wenig erforscht, doch es wird übereinstimmend anerkannt, dass die Veränderungen des Atemmusters, die während des Monatszyklus auftreten, den Grad der Kiefergelenkschmerzen beeinflussen.

Migräne

Eine Kiefergelenkerkrankung wie CMD ist ein Risikofaktor für Migräne[982] und Spannungskopfschmerzen.[983] Zugleich treten bei Menschen mit Kieferschmerzen, Migräne und Spannungskopfschmerz häufig psychische Probleme wie Depressionen oder Angststörungen auf.[984] Möglicherweise sind gar nicht die Kieferprobleme die Ursache für Kopfschmerzen oder die Migräne. Es könnte vielmehr sein, dass alle diese Beschwerden auf ein Ungleichgewicht des zentralen Nervensystems zurückzuführen sind.[985] Dies würde erklären, warum Entspannungstechniken, die das Nervensystem ansprechen, auch gegen Migräne[986] und Spannungskopfschmerz[987] helfen können.

Eine Fallstudie, die 2004 im *Journal of Neurology, Neurosurgery & Psychiatry* veröffentlicht wurde, zeigte, dass Hyperventilation[988] sowohl in Ruhe als auch nach körperlicher Anstrengung »schwere und akute, geradezu explosive Kopfschmerzattacken« auslösen kann. Dem könne durch Entspannungsübungen und Physiotherapie entgegengewirkt werden, so die Autoren der Studie, auch wenn sie die genaue Ursache dieser Kopfschmerzen nicht identifizieren konnten. Aus ihren Befunden folgern sie, dass Atemübungen exzessive Hyperventilation nach körperlicher Betätigung unter Umständen unterbinden, Belastungshyperventilation allerdings nicht ganz verhindern können. Außerdem weisen die Wissenschaftler darauf hin, dass alle Patienten, deren Kopfschmerzen durch körperliche Anstrengung ausgelöst werden, auf eine Hyperventilation hin untersucht werden sollten.

Es ist wichtig, dass Sie daran denken, dass sich Belastungshyperventilation vermeiden lässt, wenn Sie bei körperlichen Aktivitäten ausschließlich durch die Nase atmen. Auch ein besserer BOLT-Wert hilft, und Sie können zudem nach körperlicher Belastung bewusst versuchen, Ihre Atmung und Ihre Herzfrequenz durch langsames Atmen unter Kontrolle zu bringen.

Es ist erwiesen, dass Hyperkapnie (viel CO_2 im Blut) Migräneattacken beenden kann, da durch Erweiterung der zerebralen Blutgefäße die Sauerstoffversorgung des Gehirns verbessert wird. In einer Pilotstudie von 2018 untersuchten Wissenschaftler die Effektivität eines vom Patienten eigenständig verwendeten partiellen Rebreathers bei Migräne.[989] Bei einem partiellen Rebreather handelt es sich um ein Gerät, durch das der Patient gerade ausgeatmete Luft wieder einatmet. Diese hat einen höheren CO_2-Gehalt als die Raumluft. Derselbe Effekt kann bis zu einem gewissen Grad auch einfach durch Tragen einer Maske oder Mund-Nasen-Bedeckung erzielt werden.

An der Studie nahmen acht Frauen und drei Männer mit einem Durchschnittsalter von etwa 35 Jahren teil. Bei einem Migräneanfall verwendeten die Teilnehmer entweder den Rebreather oder ein Placebo. Die Untersuchungsergebnisse zeigten, dass die Nutzung des Rebreathers eine Erhöhung des endexspiratorischen CO_2-Gehalts um 24 Prozent zur Folge hatte, und das bei einer konstanten Sauerstoffsättigung von über 97 Prozent. Die Intensität der Kopfschmerzen nach Ablauf von zwei Stunden war bei Einsatz des Rebreathers erheblich geringer. Die Wirkung des Geräts steigerte sich sogar mit der Anzahl der Anwendungen und Folgebehandlungen führten zu noch besseren Resultaten. Schwere nachteilige Wirkungen traten gar nicht auf, die Nebenwirkungen waren selten und nur leicht ausgeprägt. Nach Ansicht der Studienautoren ist eine induzierte Hyperkapnie eine vielversprechende Alternativ- oder Zusatztherapie für Migränepatienten; sie empfehlen weitere Versuchsreihen mit einer größeren Studienpopulation, um den Nutzen der Methode in der Breite zu erforschen.

Die Tatsache, dass sich die Wirksamkeit des Rebreathers von Anwendung zu Anwendung steigerte, entspricht dem, was wir über reduziertes Atmen wissen. Reguläre Atemübungen mit dem Ziel einer höheren CO_2-Konzentration im Körper führen zu einer Verminderung der CO_2-Sensitivität, während leichteres, langsameres Atmen sich in einem höheren BOLT-Wert niederschlägt.

Die Wechselbeziehung zwischen Migräne und Kohlendioxid im Blut wurde bereits knapp 40 Jahre vor der Hyperkapnie-Studie von 2018 untersucht.[990] Eine 1980 veröffentlichte Forschungsarbeit beschreibt die Auswirkungen von CO_2 auf die zerebralen Blutgefäße und die Gehirndurchblutung. In diesem Zusammenhang wird darauf hingewiesen, dass Anästhesisten die Patienten regelmäßig bei der Beatmung hyperventilieren lassen sollten, um »bei einem neurochirurgischen Eingriff das Gehirnvolumen zu reduzieren«. Die Forscher stellten folgende Hypothese auf: Gesetzt den Fall, dass es zwei Typen von Migräne gibt, die entweder durch Erweiterung oder durch Verengung der Blutgefäße hervorgerufen werden, dann könnten Migräneanfälle ausgelöst werden, wenn im Schlaf zu viel CO_2 im Körper verbleibt, was zu einer Blutgefäßerweiterung führt, aber auch durch Hyperventilation und damit einhergehender

Verengung der Blutgefäße aufgrund von »Aufregung, Angst oder in Erwartung körperlicher oder sexueller Aktivität«.

Die Ergebnisse dieser Studie zeigten, dass es auf dem Höhepunkt eines Migräneanfalls zu Hyperventilation kommt, was die Attacke noch verschlimmert. Die Wissenschaftler gingen davon aus, dass durch das Überatmen nicht nur die Migränesymptome stärker wahrgenommen wurden, sondern dass die durch die Hyperventilation bedingte Blutgefäßverengung die Beschwerden an sich verschlimmerte. Diese Schlussfolgerung lässt vermuten, dass CO_2 beim Auftreten und bei der Fortdauer von Migräneanfällen eine Rolle spielt.

2015 wurde eine andere Studie in der Zeitschrift *Medicine* veröffentlicht, in der ein direkter Zusammenhang zwischen schlafbezogenen Atemstörungen und Migräne bei Erwachsenen bis zu einem gewissen Alter entdeckt wurde; bei Senioren schien diese Wechselbeziehung dagegen keine Rolle zu spielen.[991] Das Phänomen muss noch weiter erforscht werden. Ein ungünstiges Atemverhalten beim Schlafen scheint jedoch entweder ein Auslöser oder ein prädisponierender Faktor für Migräne zu sein.

In keiner der eben beschriebenen Arbeiten wird der Zusammenhang zwischen Migräneanfällen und dem weiblichen Zyklus erwähnt.[992] Doch in einer Reihe anderer Studien wurde ein erhöhtes Risiko für Migräne ohne sogenannte Aura während der ersten beiden Tage der Periode sowie ein geringeres Risiko um die Zeit des Eisprungs herum festgestellt.[993] (Die sogenannte Aura ist ein häufig auftretendes neurologisches Symptom bei Migräne, das in der Regel mit Sehstörungen einhergeht wie etwa Lichtblitzen vor den Augen, einem eingeschränkten Gesichtsfeld oder anderen vorübergehenden Gesichtsfeldausfällen.) In einem Zeitraum von sieben bis drei Tagen vor Einsetzen der Monatsblutung wurden außerdem viel länger anhaltende Kopfschmerzen beobachtet.[994]

Den Ergebnissen einer Studie von 2004 zufolge ist bei Frauen fünf Tage vor ihrer Periode die Wahrscheinlichkeit einer Migräneattacke um 25 Prozent erhöht. Dieser Wert steigt in den zwei Tagen vor der Monatsblutung auf 71 Prozent; das höchste Risiko besteht in den ersten drei Tagen der Regel. Dieser Befund wurde 2007 von einer weiteren Studie bestätigt, in der Migräneanfälle ebenfalls am häufigsten an Tag 1 bis 3 der Periode auftraten.[995] Menstruelle Migräne kann dazu führen, dass die betroffenen Frauen bei der Ausübung von Alltagsaktivitäten stark eingeschränkt sind oder an Disstress leiden (negativer Stress). Aufgrund dieser Tatsache wurden vor einiger Zeit spezifische Diagnosekriterien für menstruelle Migräne entwickelt.[996]

Dabei unterscheidet man zwischen der rein menstruellen und der menstruationsassoziierten Migräne. Menstruation wird in diesem Zusammenhang entweder als die

Tage der Regelblutung im regulären Monatszyklus definiert oder – bei Frauen, die mit der Pille verhüten (Kombinationspräparate) oder sich einer zyklischen Hormonersatztherapie unterziehen – als Tage ohne Progesterongabe. Bei der rein menstruellen Migräne handelt es sich um eine Migräne ohne Aura, die entweder am ersten Tag der Periode oder einen Tag vor oder nach Beginn der Regelblutung, aber zu keinem anderen Zeitpunkt des Zyklus auftritt. Um als rein menstruelle Migräne diagnostiziert zu werden, muss es während zwei von drei aufeinanderfolgenden Monatszyklen zu Anfällen gekommen sein. Doch die meisten betroffenen Frauen leiden an menstruationsassoziierter Migräne – ebenfalls eine Migräne ohne Aura, die jedoch an anderen Tagen des Menstruationszyklus auftritt.[997]

Bemerkenswerterweise ist das Steroidhormon Estradiol, ein Östrogen, das mit der CMD in Verbindung gebracht wird, auch ein Faktor beim Auftreten und dem Fortbestehen menstrueller Migräne. Manche Wissenschaftler gehen davon aus, dass solche Migräneattacken unterbunden werden können, indem der Östrogenspiegel während der Gelbkörperphase auf hohem Niveau gehalten wird.[998] Dies ist von besonderem Interesse für Frauen, die hormonell verhüten oder deren Periode unregelmäßig ist. In solchen Fällen könnte sich möglicherweise der Östrogenentzug, der die Migränekopfschmerzen auslöst, verhindern lassen, und zwar durch eine kontinuierliche Hormonzufuhr anstelle des Einnahmeschemas 21/7, drei Wochen einnehmen, eine Woche aussetzen. Die Idee entstammt eher der klinischen Praxis, als dass sie auf Forschungsdaten beruhen würde,[999] [1000] aber das ändert nichts an der Stichhaltigkeit der Befunde, auf die sie sich stützt.

Im Rahmen einer weiteren Studie nahmen die Probandinnen 168 Tage lang durchgängig hormonelle Verhütungsmittel ohne Placebo ein. Das heißt, dem Körper wurde jeden Tag dieselbe Menge an Hormonen zugeführt, ohne dass alle 21 Tage eine Pause von sieben Tagen eingelegt wurde. Durch die tägliche Gabe derselben Hormonmenge konnte die Schwere der Kopfschmerzen im Vergleich zu dem üblichen Einnahmeschema 21/7 gemindert werden; auch die Produktivität der Probandinnen und ihre Leistungsfähigkeit im Alltag verbesserten sich.[1001] Bei einer anderen Untersuchung benutzten die Teilnehmerinnen 84 Tage am Stück ein transdermales Verhütungspflaster (ein Pflaster, das auf der Haut getragen wird und den Eisprung verhindert). Es traten weniger Kopfschmerzen auf als bei Verhütungsmitteln mit dem Einnahmeschema 21/7.[1002]

Noch ist die Forschung im Hinblick auf menstruelle Migräne überschaubar. Frauen, die Migräneanfälle mit Aura haben, sollten jedoch auf keinen Fall mit einem kombinierten Hormonpräparat verhüten, da dadurch für sie ein erhöhtes Risiko für ischämische Schlaganfälle besteht.[1003] Auf jeden Fall muss der Zusammenhang zwischen Sexualhormonen und Migräne weiter untersucht werden, ebenso wie die Möglichkeit einer genetischen Veranlagung. Nur so können gezieltere Diagnose- und Behandlungsmethoden entwickelt werden. Wichtig ist festzuhalten, dass sich die Funktion der Sexualhormone nicht auf das Fortpflanzungssystem beschränkt – sie haben auch Einfluss auf das Nervensystem.

Beckenbodendysfunktion

Ein anderer frauenspezifischer Aspekt im Zusammenhang mit Schmerzen und Körperfunktionen ist die Beziehung zwischen der Atmung, der Funktion des Beckenbodens und der Stabilität des Iliosakralgelenks (ISG, Kreuzbein-Darmbein-Gelenk).[1004] Das ISG ist die Verbindungsstelle von Becken und Wirbelsäule; im Grunde trägt es das gesamte Gewicht des Oberkörpers. Der Beckenboden und das Zwerchfell sind strukturell und funktionell durch Muskeln und Faszien miteinander verbunden[1005], insbesondere durch den Pubokokzygeus-Muskel (Schambein-Steißbein-Muskel, ein Beckenbodenmuskel). Dieser Muskel kontrolliert den Harnfluss[1006] und zieht sich beim Orgasmus zusammen.[1007]

Die Skelett- und Muskelsysteme des Beckens bilden sozusagen die Basis eines Lenden-Becken-Zylinders, der oben durch das Zwerchfell und seitlich durch den queren Bauchmuskel begrenzt wird.[1008] Die Wirbelsäule verläuft durch das Zentrum dieses Zylinders und wird durch Teile der unteren Rückenmuskulatur sowie den Psoasmuskel und die Bauchmuskeln gestützt. Da Zwerchfell und Beckenboden über die Muskelfasern des Psoas miteinander verknüpft sind, ist die Wahrscheinlichkeit hoch, dass eine Verkürzung oder Funktionsstörung einer dieser Muskeln auch die Funktionsfähigkeit des Zwerchfells beeinflusst und Auswirkungen auf die Stabilität der Wirbelsäule hat.

Eine Auswertung von mehr als 38 000 Telefoninterviews ergab, dass Frauen mittleren oder höheren Alters mit größerer Wahrscheinlichkeit an Rückenschmerzen in Verbund mit Atembeschwerden litten. Auch zeigte sich, dass sowohl Inkontinenz als auch Rückenschmerzen ihre Ursache in Unbeweglichkeit, Fehlhaltungen oder eingeschränkter Rumpfatmung haben können.[1009] Tatsächlich werden Funktionsstörungen der Beckenbodenmuskeln durch die Aktivierung anderer Muskeln kompensiert, was die Funktion des Beckenbodens jedoch weiter einschränkt. Das wirkt sich wiederum nachteilig auf die Stabilität der Wirbelsäule aus und kann zu Harninkontinenz führen. Eine Untersuchung der Beckenboden- und Bauchmuskulatur von Frauen kam 2007 zu dem Ergebnis, dass bei Frauen, die an Inkontinenz leiden, diese fraglichen Muskeln aktiver sind.[1010] Bei den Autoren der Studie zufolge lässt dieser Befund »Zweifel an der klinischen Annahme aufkommen, dass Inkontinenz mit einer verminderten Aktivität der Beckenbodenmuskeln zusammenhängt«.

Frauen mit chronischen Becken- oder Unterleibsschmerzen atmen häufig in den Brustkorb. Außerdem haben sie oft Koordinationsprobleme bei grundlegenden Bewegungsfunktionen wie Gehen, Stehen oder Sitzen und klagen über verhärtete Muskeln im unteren Rücken- und Hüftbereich. In einem Interview aus dem Jahr 2007 erklärt Dr. Leon Chaitow, die Funktionalität des Beckenbodens könne durch Rückkehr zur Zwerchfellatmung und Entspannung der Beckenbodenmuskulatur relativ schnell wiederhergestellt werden.[1011] Arbeiten die Muskeln des Beckens nicht richtig, hat das Auswirkung auf die Stabilität der Hüfte und der Wirbelsäule, während Hyperventilation die Bewegungskontrolle beeinträchtigt.

Das Beheben des Ungleichgewichts in Gelenken und Weichgeweben in Kombination mit funktionalem Atem- und Haltungstraining ist eine Möglichkeit, Schmerzen zu lindern oder sogar vollständig zu beseitigen. Chaitow skizziert eine praktikable Behandlungsmethode aus der manuellen Therapie myofaszialer Triggerpunkte, kombiniert mit Entspannungsübungen und der Wiederherstellung eines gesunden Atemverhaltens. Umgekehrt schlagen die Autoren einer Studie aus dem Jahr 2015 Folgendes vor: Da der Mechanismus des Beckenbodens einen Einfluss auf die Bewegungen des Zwerchfells und auf die Lungenfunktion hat, sollten Übungen zur Kräftigung des Beckenbodens in Atemtrainingsprogramme integriert werden.[1012]

Aktive myofasziale Triggerpunkte der Beckenmuskulatur können eine ganze Reihe chronischer Beschwerden verursachen, verschlimmern oder fortdauern lassen. Betroffen sein können zum Beispiel die Harnröhre, Blase, der untere Verdauungstrakt oder die Prostata.[1013] Allerdings gilt es zu bedenken: Wenn diesen Triggerpunkten eine Rolle bei der Stabilisierung hypermobiler Gelenke oder des Beckenbodens zukommt, dann mag ihre Deaktivierung zwar die Schmerzen lindern, aber das kann auf Kosten der Stabilität gehen. Deswegen müssen als Erstes die Ursachen der Instabilität angegangen werden. Wie in den Kapiteln über Bewegungsfunktionen und Schmerzen (Seite 185 und 209) erwähnt, sind Triggerpunkte an und für sich nicht das Resultat von psychischem Stress. Sie sind vielmehr ein Zeichen für ein vegetatives Ungleichgewicht, und auf das autonome Nervensystem können wir durch langsame, leichte Zwerchfellatmung Einfluss nehmen. Außerdem darf man nicht vergessen, dass die mit

Hyperventilation einhergehende respiratorische Alkalose die Entwicklung myofaszialer Triggerpunkte begünstigt.

Triggerpunkte, verspannte Beckenbodenmuskulatur und hyperaktive Muskulatur entstehen zuweilen auch infolge eines zu starken Muskeltonus aufgrund von Leistungssport, Tanz oder falsch ausgeführten Pilatesübungen, können aber auch psychisch bedingt sein. Eine Ursache für solche psychischen Probleme können sexueller Missbrauch oder Übergriffe in der Vergangenheit der Patientin sein. Im Falle derartiger psychosexueller oder psychosozialer Faktoren ist es wichtig, die Atem- und Körperarbeit therapeutisch entsprechend zu begleiten.[1014]

Weibliche Hormone, eine gesunde Lunge, Schlaf und Ängste

Eine ganze Reihe von Befunden legt nahe, dass sich manche Atemwegserkrankungen bei Frauen anders äußern als bei Männern. Zum Beispiel leiden Frauen häufiger an Asthma. Dieses Verhältnis ist allerdings abhängig von der Altersgruppe.[1015] Sieht man sich Kinder an, dann stellt man fest, dass Asthma unter Jungen weiter verbreitet ist als bei Mädchen. Doch mit Anbruch der Pubertät werden Frauen anfälliger – und ihre Beschwerden verändern sich im Verlauf ihres monatlichen Zyklus.

Prämenstruelle Asthmasympthome, die zu akuten Anfällen führen können, treten bei bis zu 40 Prozent aller Frauen auf.[1016] In einer Studie, die Mädchen im Alter von 8 bis 17 Jahren in den Blick nahm, fand man heraus, dass Mädchen, bei denen die Menstruation relativ früh einsetzte, nach der Pubertät zu schwererem Asthma neigten.[1017] Die Tatsache, dass Atembeschwerden gemeinsam mit dem Hormonspiegel fluktuieren, legt den Schluss nahe, dass Sexualhormone zur Entstehung von Asthma beitragen.[1018] [1019] Diese Theorie wird durch die Tatsache untermauert, dass 20 Prozent der Asthmapatientinnen während der Schwangerschaft über stärkere Beschwerden berichten.[1020] Außerdem können weibliche Sexualhormone akutes Asthma verschlimmern.[1021]

2009 wurde eine Studie durchgeführt, in der die Atemfunktion von Frauen mit und ohne Asthma im Verlauf ihres Menstruationszyklus verglichen wurde. Bei allen Probandinnen waren das forcierte exspiratorische Volumen und der Blutgasaustausch im Verlauf des monatlichen Zyklus Schwankungen unterworfen; die Werte erreichten ihr Maximum während der Regelblutung und sanken dann ab. Der tiefste Stand wurde zu Beginn der Gelbkörperphase gemessen – zu diesem Zeitpunkt ist der Progesteronspiegel am höchsten. Das forcierte exspiratorische Volumen ist eine wichtige Messgröße für die Lungenfunktion; es wird das Luftvolumen gemessen, das sich nach einem tiefen Atemzug bei maximal beschleunigter Exspiration innerhalb einer Sekunde ausatmen lässt. Die Studie kam zu dem Ergebnis, dass die zyklusbedingten Schwankungen der Atmung bei Frauen mit Asthma ihre Ursache in ganz anderen physiologischen Mechanismen hatten als bei gesunden Probandinnen. Die zyklischen Schwankungen im Gasaustausch gingen bei den Asthmatikerinnen auf Veränderungen der Lungenbläschenfunktion zurück.[1022] Diese Veränderungen traten immer auf, unabhängig von der Einnahme von Cortison oder hormoneller Verhütungsmittel.

Durch das Auf und Ab des Hormonspiegels im Laufe des Monatszyklus verschwinden fortwährend Blutgefäße in der Lunge oder werden neu gebildet. Das hat Einfluss auf das Ventilations-Perfusions-Verhältnis (Verhältnis zwischen Lungenbelüftung und Lungendurchblutung) und somit auf die Sauerstoffaufnahme durch die Lunge. Diese Erkenntnisse liefern erste Einblicke dahingehend, wie sich Asthma bei Frauen äußert, warum akutes, schwer zu kontrollierendes Asthma häufiger bei Frauen auftritt und warum sich die Symptome während der Gelbkörperphase verschärfen. Auch dass übergewichtige Frauen oft schlimmeres Asthma haben, hängt mit den weiblichen Sexualhormonen zusammen, da Adipositas mit einem Ungleichgewicht von Östrogen und Progesteron einhergeht.[1023]

Asthma kann sich außerdem in der Größe und Kollapsanfälligkeit der Atemwege niederschlagen: Bei Männern kommt ein Atemwegskollaps tendenziell häufiger vor, während Frauen anfälliger für Entzündungen der Atemwege sind.[1024]

In einer Studie von 2010 konnte ein Zusammenhang zwischen Hormonersatztherapie (HET) und einer hohen Anzahl an neu diagnostiziertem Asthma bei Frauen in den Wechseljahren hergestellt werden.[1025] [1026] Forschungsbefunde lassen außerdem vermuten, dass Frauen, die Hormonersatzpräparate einnehmen, ernstere Asthmaattacken erleiden. In einer Untersuchung von 184 Frauen im Alter zwischen 34 und 68 Jahren über einen Zeitraum von zehn Jahren wurde festgestellt, dass eine Therapie mit E2 (Estradiol, ein Östrogenhormon) mit einer erhöhten Asthmainzidenz verbunden war.[1027] Spätere Befunde stehen jedoch im Gegensatz zu diesen Ergebnissen und zeigen bei Frauen, die keine HET bekommen, ein erhöhtes Risiko für eine Atemwegsobstruktion.[1028] Insgesamt ist die Forschungsliteratur zu diesem Thema begrenzt und gelegentlich widersprüchlich. Eine Gemeinsamkeit scheint sich aber herauszuschälen: Gewisse Erscheinungsformen von Asthma treten ausschließlich bei Frauen auf. Dazu gehört auch, dass Frauen deutlich öfter an akuten oder schwer kontrollierbaren Symptomen leiden und dass sich Asthmabeschwerden in der prämenstruellen Phase verschlimmern können.[1029]

COPD (chronisch obstruktive Lungenerkrankung) ist eine Krankheit, bei der Patienten aufgrund einer Beeinträchtigung des Gasaustauschs in der Lunge an fortwährender Hyperkapnie (erhöhte CO_2-Konzentration im Blut) und Hypoxie (Sauerstoffmangel) leiden. Sie führt zu schneller Muskelermüdung, reduzierter Kraft und Ausdauer sowie einer Tendenz zur Atrophie (Muskelabbau).[1030] In der Vergangenheit ging man davon aus, dass COPD vor allem bei älteren Männern vorkommt, aber in den letzten Jahren wurde es zunehmend bei Frauen diagnostiziert, und zwar in Verbindung mit einer deutlich erhöhten Sterberate.[1031] Man geht davon aus, dass dies zumindest teilweise eine Folge von Tabakgenuss ist.

Die Anzahl an Rauchern geht zwar sowohl in Nordamerika als auch in Europa zurück, doch in Entwicklungsländern, wo das Wissen um die Gesundheitsrisiken weniger verankert ist, rauchen so viele Frauen wie noch nie. 2009 stellte man im Rahmen einer Studie fest, dass nur 38 Prozent aller Raucher in China wussten, dass Rauchen Herzkrankheiten verursachen kann.[1032] Aber auch in den Industrieländern herrscht in dieser Hinsicht eine gewisse Ignoranz. Frauen sind außerdem mit größerer Wahrscheinlichkeit dem Passivrauchen ausgesetzt als Männer und entwickeln eher COPD, auch dann, wenn sie in der Vergangenheit nicht so viel geraucht haben wie männliche Patienten. Außerdem geht bei Frauen die Lungenfunktion schneller zurück.[1033] Interessant ist dabei, dass weibliche Feten eine größere Widerstandsfähigkeit gegen Rauchen während der Schwangerschaft aufweisen – eine Resilienz, die sich im Erwachsenenalter offenbar umkehrt.

COPD bezeichnet kein spezifisches Krankheitsbild, sondern ist ein Oberbegriff für chronische Erkrankungen, die mit einer zunehmenden Einschränkung der Lungenventilation einhergehen. Diese Erkrankungen manifestieren sich bei Frauen auf andere Weise als bei Männern. Ein sehr kräftezehrendes Endstadium von COPD ist das Lungenemphysem; die Lungenbläschen sind geschädigt und der Patient benötigt eine konstante Zufuhr von Sauerstoff. Emphyseme treten häufiger bei Männern auf, während es bei Frauen eher zu Verengungen oder reaktiven Erkrankungen der Atemwege kommt – also Reizungen, Entzündungen oder Infektionen.[1034] Eine langfristige Behandlung mit Sauerstoff ist bei Frauen wesentlich wirkungsvoller; außerdem zeigt sich bei Frauen, die mit dem Rauchen aufhören, eine viel deutlichere Besserung der Lungenfunktion. Östrogen spielt eine Rolle bei dem Erhalt von Zellstrukturen und der Elastizität der Lunge, was dafür sorgt, dass die Luftwege offen bleiben.[1035] Zigaretten haben einen antiöstrogenen Effekt,[1036] was möglicherweise zu der verminderten Lungenfunktion sowohl bei Aktiv- wie Passivraucherinnen beiträgt.[1037] [1038]

2019 befasste sich eine Studie mit der Frage, ob weibliche Sexualhormone COPD begünstigen.[1039] Die Forscher fanden heraus, dass bei Frauen, die oral verhütet hatten, eine geringere Wahrscheinlichkeit bestand, mit COPD ins Krankenhaus eingeliefert zu werden oder daran zu sterben. Bei Frauen, die ihre erste Periode erst in einem Alter von über 15 Jahren hatten oder früh in die Wechseljahre eingetreten waren, war das Risiko dagegen höher. Ein früher Beginn der Pubertät – einer der Risikofaktoren für Asthma[1040] – hatte Auswirkungen auf die Lungenfunktion der Probandinnen (also darauf, wie gut ihre Lunge arbeitet), aber nicht auf COPD. Ein höheres Risiko für die Erkrankung bestand bei Frauen, die schon einmal Zysten im Eierstock, ein polyzystisches Ovarialsyndrom (PCOS), eine HET (Hormonersatztherapie in den Wechseljahren) oder einen chirurgischen Eingriff zur Entfernung von Eierstöcken und/oder Eileitern gehabt hatten. Die Lungenfunktion dieser Frauen war jedoch mit großer Wahrscheinlichkeit besser. Diese Ergebnisse entsprechen dem Befund, dass Frauen weniger anfällig für Ephyseme sind als Männer. Wie erwähnt, ist COPD ein Sammelbegriff und die damit einhergehenden Symptome können sich bei den Betroffenen unterschiedlich stark auf die Atmung auswirken. Dem Stand der Forschung zufolge scheint sich eine ganze Reihe von Faktoren im Leben einer Frau auf die Wahrscheinlichkeit auszuwirken, dass sie schwer genug an COPD erkrankt, um ins Krankenhaus eingeliefert zu werden oder sogar daran zu sterben. Auf die allgemeine Lungengesundheit trifft exakt dasselbe zu. Um aber die komplexen Zusammenhänge zwischen COPD und Sexualhormonen, gerade im Hinblick auf HET[1041] [1042], Eierstockzysten, PCOS und Hysterektomien wirklich zu verstehen, bedarf es noch umfangreicher weiterer Forschung.

2018 ergab eine klinische Publikation, dass die Zahl der Frauen, die an Lungenkrebs sterben, steigt, nicht aber die Anzahl der Männer. Jedes Jahr sterben mehr Frauen an Lungenkrebs als an Brust-, Gebärmutter- und Eierstockkrebs zusammen.[1043] Die Wahrscheinlichkeit, dass bei einer Nichtraucherin Lungenkrebs diagnostiziert wird, ist dreimal so hoch wie bei einem Mann, der nicht raucht. Dies deutet auf einen möglichen Einfluss der Sexualhormone hin. Allerdings sprechen Frauen im Schnitt besser auf Chemotherapien und chirurgische Eingriffe an und ihre Fünfjahresüberlebensrate ist höher.

Pulmonale Hypertonie – hoher Blutdruck in den Blutgefäßen, die die Lunge versorgen – tritt bei Frauen häufiger und etwa zehn Jahre früher auf als bei Männern. Jedoch gilt auch hier, dass auf diesem Gebiet noch mehr geforscht werden muss, um zu verstehen, welche Rolle die Sexualhormone dabei spielen und ob und auf welche Weise Östrogen die Anfälligkeit von Frauen für Lungenkrankheiten erhöht.[1044]

Die Unterschiede zwischen Männern und Frauen im Hinblick auf zahlreiche Atemwegsprobleme sind klar erkennbar. Aber ob Verhaltensunterschiede die Ursache für diese Diskrepanzen sind oder soziale, biologische oder Umweltfaktoren, liegt noch im Dunkeln. Bis zum jetzigen Zeitpunkt sind die meisten Studien lediglich zu dem Schluss gekommen, dass noch mehr Forschungsarbeit nötig ist, um den Zusammenhang zwischen Hormonen und Lungengesundheit zu erkunden.[1045] [1046]

Schlafbezogene Atemstörungen

Mit Schnarchen, Insomnie (Schlaflosigkeit) und Schlafapnoe haben wir uns bereits detailliert befasst (Kapitel 7, Seite 236). Doch an dieser Stelle möchte ich auf die geschlechtsspezifischen Unterschiede bei schlafbezogenen Atemstörungen eingehen. Schlafapnoe kommt bei Männern häufiger vor, was möglicherweise daran liegt, dass deren Atemwege eher dazu neigen zu kollabieren.[1047] Erreichen Frauen allerdings die Wechseljahre, steigt die Anzahl an Schlafapnoefällen um 200 Prozent.[1048] Dieses Phänomen ist unabhängig von anderen Risikofaktoren, was vermuten lässt, dass die weiblichen Sexualhormone, von denen man ja annimmt, dass sie eine schützende Wirkung auf die Atemwege haben und den Atemantrieb unterstützen, bei Frauen vor der Menopause einen Schutzschild gegen Schlafapnoe bilden.[1049]

Frauen jüngeren und mittleren Alters sind viel weniger anfällig für Schlafapnoe als Männer, während ältere Frauen deutlich öfter an Schlafstörungen leiden. Zum Auftreten schlafbezogener Atemstörungen tragen die sinkenden Konzentrationen von Progesteron und Estradiol (Östrogen) bei.[1050] Frauen nach den Wechseljahren, die Substitutionspräparate für diese Hormone einnehmen, leiden deutlich seltener an Schlafapnoe als postmenopausale Frauen, die keine entsprechende Behandlung erhalten.[1051] Bei Frauen vor den Wechseljahren mit akuter obstruktiver Schlafapnoe (OSA) ist der Progesteronspiegel viel niedriger als bei gesunden Frauen und Patienten, deren OSA einen milden Verlauf nimmt.[1052] Nach den Wechseljahren gehen die geschlechtsspezifischen Unterschiede im Hinblick auf Schlafapnoe zurück, was darauf hindeutet, dass die Menopause bei OSA eine gewisse Rolle spielt. Es ist bekannt, dass Progesteron den Tonus der oberen Atemwegsmuskulatur verbessert.[1053] Die Konzentration dieses Hormons nimmt nach der Menopause ab; dies ist ein Grund dafür, warum Frauen nach den Wechseljahren anfälliger für schlafbezogene Atemstörungen sind. In einer Studie von 2015 wurde festgestellt, dass eine Einnahme von Progesteron Schlafapnoe bei Frauen in den Wechseljahren vorbeugt.[1054]

Ein weiterer Faktor ist die Verteilung des Körperfetts, die sich mit den Wechseljahren verändert. Nach der Menopause weisen viele Frauen mehr Körperfett auf, besonders am Oberkörper. Fett am Nacken, um die Zunge und am Bauch trägt wiederum erwiesenermaßen zu Schlafapnoe bei. Fett im Hals-Rachen-Bereich verengt die oberen Atemwege; das bedeutet, dass beim Atmen ein höherer Widerstand überwunden werden muss. Eine größere Anfälligkeit für einen Kollaps im Bereich der oberen Atemwege ist die Folge. Und Fett an der Zunge nimmt Raum im Mund ein und kann ebenfalls die Atemwege beeinträchtigen. Bauchfett schließlich verringert den Bewegungsumfang des Zwerchfells, was zu einer Reduktion des Lungenvolumens führt und die oberen Atemwege im Schlaf häufiger kollabieren lässt.

Eine Studie von 1988 über die Häufigkeit schlafbezogener Atmungsstörungen bei adipösen Männern und Frauen fand bei den untersuchten Frauen im Vergleich zu Frauen mit normalem Körpergewicht eine erhöhte Chemosensitivität in Bezug auf Hypoxie und Hyperkapnie. Sogar im Ruhezustand ist die Atmung adipöser Frauen oft deutlich wahrnehmbar. Schnelle, auf den oberen Brustbereich konzentrierte Brustatmung, eine fehlende Pause nach dem Ausatmen und Atemnot sind typisch. Es läge nahe zu vermuten, dass ungenügende Atmung im Schlaf und die Sauerstoffentsättigung die Ursache für die erhöhte Sensitivität gegenüber Kohlendioxid im Blut sind – allerdings ist dieser Zusammenhang zwischen der Menge an Körperfett und der Veränderung der Chemosensitivität bei Männern nicht zu beobachten.[1055]

Ähnliche Faktoren scheinen bei Schwangeren zu wirken, bei denen die Inzidenz von OSA um acht Prozent erhöht ist. Ursachen sind eine Zunahme des Nackenumfangs, verstärkt auftretende Nasenverstopfung und Pharynxödeme, eine Schwellung des Gewebes im Rachenraum. In späteren Phasen der Schwangerschaft hat außerdem das Zwerchfell weniger Platz, wodurch das Lungenvolumen verringert wird und es zu einem Kollaps der oberen Atemwege kommen kann. Aufgrund all dieser Faktoren ist Schnarchen einer der größten Risikofaktoren für Schwangerschaftsbluthochdruck.[1056] (Das Thema OSA während der Schwangerschaft wird im nächsten Kapitel noch eingehender behandelt.)

Angststörungen

Bei Frauen liegt das Risiko einer Panikstörung dreimal so hoch wie bei Männern.[1057] Diese Anfälligkeit könnte mit den Sexualhormonen zu tun haben. Frauen, die an Panikstörungen leiden, berichten oft von schlimmeren Panik- und Angstsymptomen während der prämenstruellen Phase.[1058] [1059] Versuche an Ratten haben ergeben, dass ein Entzug von Progesteron anfälliger für panikartige Angstreaktionen macht; das deutet darauf hin, dass der niedrigere Progesteronspiegel in den Tagen vor der Regelblutung ein möglicher Auslöser ist.[1060] Dieser Zusammenhang zwischen einer geringen Konzentration an Progesteron und Angstgefühlen wird in einer ganzen Reihe von Studien hergestellt.[1061] Das Hormon regt die Atmung an: Ein hoher Progesteronspiegel kann zu Hyperventilation führen; ist er dagegen sehr niedrig, verstärkt das vermutlich die empfundene Atemnot.[1062] Auf Basis der vorliegenden Befunde kann man mit relativ großer Sicherheit davon ausgehen, dass Angststörungen bei Frauen häufiger auftreten; aber abgeschlossen ist die Forschungsarbeit auch in diesem Feld noch nicht. Auch hier kommt der geschlechterbezogene Verzerrungseffekt in der Forschung zum Tragen – das Gros der Literatur zu Versuchen mit Ratten konzentriert sich bis jetzt auf männliche Tiere.[1063]

Wissenschaftler konnten allerdings bei Frauen in der Perimenopause eine Zunahme an Angstzuständen und Paniksymptomen nachweisen, die oft als Hitzewallungen interpretiert werden[1064] (die Perimenopause bezeichnet eine Übergangsphase mit ersten einsetzenden Symptomen, die einige Jahre vor der eigentlichen Menopause beginnt und bis ein bis zwei Jahre nach Ende der Menopause dauert). Dies könnte auf einen Zusammenhang zwischen Panikattacken und Schwankungen im Sexualhormonhaushalt hindeuten. Studien zufolge besteht ein Zusammenhang zwischen dem Auftreten von Paniksymptomen und einer erhöhten Sensitivität gegenüber Kohlendioxid im Blut; insofern könnte die an verschiedenen Punkten des Monatszyklus einsetzende Hyperventilation durchaus für sich periodisch verschlimmernde Angstzustände verantwortlich sein. Zusammengenommen lassen all diese Wechselwirkungen zwischen Hyperventilation, Hormonen und Panikstörungen den Schluss zu, dass Sexualhormone Angststörungen bei Frauen begünstigen könnten. Ein kürzlich erschienener wissenschaftlicher Beitrag weist darauf hin, wie wichtig es ist, dass die Forschung künftig auch Angststörungen bei Frauen in den Blick nimmt, damit die Ergebnisse die Situation von Frauen besser widerspiegeln und besser auf sie anwendbar sind.[1065]

Weibliche Hormone und sportliche Leistungsfähigkeit

Ein weiterer Aspekt, der bei einer Betrachtung von Geschlechterunterschieden im Zusammenhang mit der Atmung wichtig ist, ist der Einfluss von Sexualhormonen und anatomischen Faktoren auf körperliches Training. Es ist bekannt, dass Frauen – wenn sie auch zu außerordentlichen athletischen Leistungen fähig sind – im Regelfall bei intensiver Anstrengung mehr Atemarbeit leisten müssen als Männer.[1066] [1067] Eine Studie von 2020 zeigte, dass das Geschlecht einen Einfluss auf die Aspekte der Atmung beim Sport hat. Frauen haben kleinere Atemwege, selbst im Vergleich zu gleich großen Männern. Das Forscherteam stellte die Hypothese auf, dass dies zu mehr Luftverwirbelungen bei körperlichen Anstrengungen führen könnte. Diese führen dazu, dass Moleküle in verschiedene Richtungen gedrängt werden – ähnlich wie Wasser in einem fließenden Bach um runde Steine herumfließt. Dadurch entsteht ein größerer Widerstand und das Atmen wird erschwert.[1068]

An der Versuchsreihe nahmen fünf Frauen und sechs Männer teil. Alle Teilnehmer absolvierten zwei Ausdauertests auf einem stationären Fahrrad, wobei sich die Intensität der Übung schrittweise bis zum Maximum erhöhte. Während des Versuchs atmeten sie durch ein Mundstück entweder normale Raumluft oder ein Sauerstoff-Helium-Gemisch ein. Die Atemanstrengung wurde über kleine Sonden in Nase und Rachen gemessen. Durch das Helium-Gemisch wurde dabei der geringere Atemwiderstand des größeren männlichen Atmungsapparats imitiert. Da sie eine geringere Dichte als die Raumluft aufweisen, bewegen sich alle Moleküle eines solchen Gasgemischs in dieselbe Richtung.[1069] Man spricht von einer laminaren Strömung.

Der Versuch ergab, dass die Frauen viel mehr Luft aufnahmen, wenn sie die Helium-Sauerstoff-Mischung einatmeten, und zwar ohne eine Erhöhung der Atemaufwands. Bei Raumluft mussten die Probandinnen viel stärker atmen als die Männer, um den Widerstand der Luftverwirbelungen zu überwinden. Atmeten sie das Helium-Sauerstoff-Gemisch ein, war die Strömung stärker laminar und der Geschlechterunterschied bei der Atemanstrengung verschwand. Das Forscherteam kam zu dem Schluss, dass kleinere Atemwege für mehr Luftverwirbelungen sorgen; dies ist wohl der Grund dafür, warum Frauen bei körperlicher Anstrengung schwerer atmen müssen.[1070]

Paolo Dominelli, einer der an der Studie beteiligten Wissenschaftler, schreibt in einem Beitrag für *Neuroscience News*:

»Im Ruhezustand ist der Atemfluss sehr gering. Deswegen ist auch der Atemstrom von Frauen im Ruhezustand laminar, obwohl ihre Atemwege kleiner sind als die von Männern. Bei zunehmender Intensität der körperlichen Betätigung steigt auch die Atemfrequenz; an einem bestimmten Punkt wechselt der Atemfluss von einer laminaren zu einer turbulenten Strömung. Auch in den Atemwegen von Männern tritt dieser Wechsel von laminar zu turbulent irgendwann auf, aber erst bei stärkeren Luftströmen als bei Frauen. «[1071]

Es ist wichtig zu verstehen, dass die in dieser Studie ermittelten Unterschiede zwar auf das Geschlecht und die Körpergröße der Teilnehmer zurückzuführen sind und Männer üblicherweise größere Atemwege haben, dass aber in Wirklichkeit die Größe der Atemwege individuell stark variiert.[1072] Zum Beispiel haben Erwachsene, die aufgrund von Mundatmung in der Kindheit, Schnullergebrauch, Ankyloglossie (einer eng am Mundboden fixierten Zunge) und anderen Kindheitsfaktoren an Retrognathie (einer Rückverlagerung des Ober- oder Unterkiefers) oder ähnlichen kraniofazialen Auffälligkeiten leiden, auch kleinere Atemwege. Dies hat lebenslange Schlafprobleme und Einschränkungen der sportlichen Leistungsfähigkeit zur Folge.

Auch andere geschlechtsspezifische Unterschiede haben möglicherweise einen Einfluss auf die sportliche Leistung von Frauen. Ein 1993 in *Sports Medicine* veröffentlichter Beitrag beschäftigte sich mit der Frage, welche Auswirkungen Sexualhormonschwankungen, die auf den natürlichen Monatszyklus sowie auf die Einnahme hormoneller Verhütungsmittel zurückzuführen sind, auf die Leistung von Athletinnen haben.[1073] Frühere Forschungen hatten ergeben, dass Athletinnen im Allgemeinen an den Tagen gleich nach ihrer Periode die besten Leistungen zeigten und die schlechtesten in der prämenstruellen Phase sowie während der ersten Tage der Regelblutung. Allerdings war die Aussagekraft der fraglichen Studien insofern beschränkt, da der Zeitpunkt im Zyklus, an dem sich die Probandinnen befanden, in diesem Rahmen nicht exakt ermittelt wurde.

Außerdem gab es bei diesen Studien inhärente Verzerrungseffekte, da die befragten Frauen prämenstruelle Symptome wie Gewichtszunahme, Stimmungsschwankungen und Wassereinlagerungen bereits mit eingeschränkter Leistungsfähigkeit assoziierten. Die Einschätzung ihrer eigenen Leistung an diesem Zeitpunkt ihres Zyklus war also von vornherein tendenziell negativ. Die genannten prämenstruellen Symptome wurden zudem mit einer Zunahme an muskuloskelettalen Verletzungen während dieser Phase sowie der Periode selbst in Verbindung gebracht. Die Wissenschaftler beobachteten bei Frauen in den Tagen vor der Regelblutung langsamere Reaktionszeiten, eine eingeschränkte neuromuskuläre Koordination und Beweglichkeit und ein vermindertes Urteilsvermögen. Doch es ist durchaus möglich, dass diese Befunde durch potenzielle Störfaktoren wie Ernährung, Blutzuckerspiegel und Hyperventilation verfälscht wurden.

Bei Schwimmerinnen wurden während der prämenstruellen Phase schlechtere Zeiten gemessen, dagegen während der Periode und am achten Tag des Monatszyklus bessere. Die Anstrengung bei sehr intensiver körperlicher Betätigung wurde in der prämenstruellen Phase und während der ersten Tage der Regelblutung als höher wahrgenommen.[1074] Skilangläuferinnen erreichten in den Tagen direkt nach dem Eisprung und unmittelbar nach Ende der Regelblutung ihre besten Zeiten. Daraus kann man schließen, dass die Trainingsbelastung bei weiblichen Athleten ihrem Zyklus angepasst werden sollte, um ein optimales Ergebnis zu erreichen.

Studien, in denen versuchte wurde, über den Estradiol- und Progesteronspiegel zu ermitteln, an welchem Punkt ihres Zyklus sich die Probandinnen befanden, fanden allerdings keine wesentlichen Unterschiede über die 28 Tage des Zyklus, weder bei maximaler noch bei weniger intensiver Belastung. Es wurde jedoch eine geringfügige Verminderung der aeroben Kapazität während der Gelbkörperphase beobachtet. 2003 konnten Forscher bestätigen, dass die Atemkapazität von Männern tatsächlich viel höher ist als bei Frauen.[1075] Es zeigte sich, dass während der Follikelphase des Zyklus Lungenbelüftung, Atemvolumen und inspiratorischer Atemstrom im Wachzustand um 21 Prozent und im Schlaf um 22 Prozent niedriger waren. Zugleich lassen sich aber im Hinblick auf die Blutzufuhr zu den Atemmuskeln in Bewegung oder in Ruhe keine Unterschiede zwischen Männern und Frauen feststellen, ebensowenig während unterschiedlicher Phasen des Monatszyklus.[1076]

2019 untersuchten Wissenschaftler in einer Studie die Auswirkungen des Menstruationszyklus auf die metabolische Laufökonomie.[1077] Bei elf Athletinnen wurden Sauerstoffverbrauch und Blutgasaustausch in Ruhe und beim Laufen gemessen. Die Befunde ließen darauf schließen, dass der Blutaustausch in der Gelbkörperphase besser funktionierte als während der Follikelphase, und zwar unabhängig von der Laufgeschwindigkeit. Auch konnte bewiesen werden, dass der Monatszyklus im Ruhezustand keine Wirkung auf die Körperzusammensetzung – also den Prozentualen Anteil an Fett-, Knochen- und Muskelmasse – oder andere körperliche Variablen hat.[1078]

Wieder gilt: Die Forschung auf diesem Gebiet ist noch spärlich. Am interessantesten für Sportlerinnen ist vielleicht, dass Hyperventilation während der Gelbkörperphase, des Eisprungs und der Regelblutung sehr wahrscheinlich ist. Indem Sie bewusst auf Ihre Atmung achten, daran arbeiten, Ihr Atemvolumen auf ein normales Niveau zu bringen, und Ihre Kohlendioxidsensitivität reduzieren, sollten diese natürlichen, periodisch auftretenden Veränderungen gut in den Griff zu bekommen sein.

Ebenfalls erwähnenswert ist, dass sich sportlicher Ehrgeiz bei manchen Frauen und unter extremen Umständen negativ auf die Gesundheit und den Hormonhaushalt auswirken kann. Exzessives Lauf- oder anderes Training stellt eine enorme Belastung für den Körper dar, kann zu einem Ungleichgewicht des autonomen Nervensystems führen und daher das Immunsystem und das Herz belasten. Sinken Körpergewicht und Body-Mass-Index unter eine gewisse Schwelle, fällt auch der Östrogenspiegel ab. Mangelnde Knochendichte kann die Folge sein. Da Östrogen den Knochenabbau hemmt, sind die Wechseljahre ein Risikofaktor für Osteoporose (ein Thema, das wir uns im nächsten Kapitel ab Seite 417 genauer ansehen werden); dasselbe gilt für jeden anderen körperlichen Zustand, der zum Rückgang der Östrogenproduktion führt.[1079] Östrogen fungiert sowohl bei Männern als auch bei Frauen als ein wichtiger hormoneller Regulator des Knochenstoffwechsels.[1080]

Ein zu niedriger Östrogenspiegel hat auch Auswirkungen auf die Empfängnisfähigkeit, und die Periode kann ausbleiben. Dasselbe Phänomen ist bei Frauen mit Essstörungen zu beobachten. Tatsächlich kann eine Kombination aus Essstörungen und exzessivem Training zu einer Störung führen, die als Relativer Energiemangel im Sport (RED-S) bezeichnet wird. (Leidet eine Frau an einer Essstörung, ausbleibender Menstruation und niedriger Knochendichte bzw. Osteoporose, liegt eine athletische Triade vor). Besonders leistungsorientierte Perfektionistinnen sollten sich vor solchen Erkrankungen in Acht nehmen. Wenn Sie merken, dass das Laufen obsessiv wird und Ihr Gewichtsverlust die Grenze zur Essstörung überschreitet, sollten Sie sich schnellstmöglich professionelle Hilfe suchen.

Dauerläuferin Katherine Woods schreibt in einem Artikel für die britische Website *Momentum Sports* offen über ihren zehn Jahre langen Kampf mit Magersucht und der RED-S.[1081] Schon als Kind nahm Wood an Lauf- und Schwimmwettbewerben teil, aber im Laufe der Pubertät fiel es ihr schwer, eine Balance zwischen der Nährstoffaufnahme und dem Energieverbrauch durch ihr Training zu finden. Was mit unbeabsichtigtem Gewichtsverlust begann, wurde zu einer schweren Magersucht, die sie sogar ins Krankenhaus brachte. Zudem blieb ihre Regelblutung aus.

Wood machte als Läuferin Karriere, sie verlangte sich immer mehr ab und hatte Erfolg. Aber ihr Training hatte zwanghafte Züge angenommen. Sie ignorierte Verletzungen und alle Anzeichen dafür, dass es mit ihrer Gesundheit bergab ging. Außerdem verlor sie rapide an Gewicht und wurde von wiederkehrenden bakteriellen Infektionen der Haut an den Beinen geplagt. Bluttests zeigten, dass sich ihre Muskeln abbauten. Aber wenn sie ihr intensives Training zurückschraubte, fühlte sie sich als Versagerin.

Schließlich wandte sich Wood an Renee McGregor, eine Sporttherapeutin, die sich auf Essstörungen spezialisiert hat. McGregor ist außerdem Mitbegründerin von #TRAINBRAVE – einer Initiative, die auf das Problem der Essstörungen unter Sportlern aufmerksam machen will. Wood war am Boden zerstört, als man ihr bei ihrer ersten Therapiesitzung sagte, dass sie ihr Training sofort einstellen müsse und dass ein Herzversagen drohe. In den folgenden Monaten versuchte Wood, mehr Nahrung zu sich zu nehmen und überhaupt nicht zu trainieren, was ihr sehr schwerfiel. Scans offenbarten eine so geringe Knochendichte, dass eine Osteopenie diagnostiziert wurde. Wood wollte sich einer Hormonersatztherapie unterziehen, hatte jedoch Schwierigkeiten, diese verschrieben zu bekommen, nicht zuletzt aufgrund des fehlenden Bewusstseins für sportbedingte Essstörungen unter Allgemeinmedizinern. Schließlich begab sie sich in private Behandlung.

In ihrem Beitrag warnt Wood vor übermäßigem Training bei zu geringer Nährstoffaufnahme: »Wenn Ihre Periode ausbleibt, ist das KEIN Zeichen dafür, dass Sie hart genug trainieren; es ist ein Zeichen dafür, dass Sie ZU hart trainieren und Ihr Körper damit nicht zurechtkommt. Bitte ignorieren Sie diese Warnsignale nicht.«[1082]

13

WEIBLICHE SEXUALHORMONE UND ATMUNG

Das prämenstruelle Syndrom (PMS) manifestiert sich in ähnlichen, wenn nicht sogar denselben Symptomen wie das chronische Hyperventilationssyndrom.[1083] 2006 wurde im Rahmen einer Studie festgestellt, dass bei Frauen mit PMS die Kohlendioxidkonzentration im Blut während der prämenstruellen Phase sehr viel stärker abfällt als bei Frauen, die keine entsprechenden Beschwerden haben. Die Symptome treten auf, wenn die Progesteronkonzentration steigt und die CO_2-Konzentration im Blut abnimmt. Mit dem Ende der Gelbkörperphase sinkt der Progesteronspiegel und die Kohlendioxidkonzentration normalisiert sich wieder; die Beschwerden verschwinden. Die Forscher kamen zu dem Schluss, dass Frauen mit PMS eine überdurchschnittlich hohe Kohlendioxidsensitivität aufweisen. Diese werde möglicherweise durch das Progesteron verursacht und führe zu ausgeprägter Hyperventilation, welche wiederum Ursache der PMS-Symptome sei.[1084]

Prämenstruelles Syndrom und Hyperventilation

Die Atmung ist auch im Hinblick auf die körperlichen Schmerzen, mit denen das PMS häufig einhergeht, von Bedeutung. Nicht nur wird die Schmerzwahrnehmung durch einen geringen Kohlendioxidgehalt im Blut erhöht, sondern das Abfallen der CO_2-Konzentration führt auch dazu, dass sich die glatte Muskulatur zusammenzieht. Da die Gebärmutter aus glatter Muskulatur besteht, kann der Kohlendioxidmangel also unmittelbar für schmerzhafte Krämpfe während der Periodenblutung mitverantwortlich sein.[1085]

Da sich die Atmung durch eine ganze Reihe von Techniken wie Atem- und Biofeedbacktraining ohne großen Aufwand steuern lässt, halten die Autoren der erwähnten Studie eine nähere Erforschung dieser Zusammenhänge für vielversprechend. Damit ließe sich ein besseres Verständnis für die Mechanismen entwickeln, die dem PMS zugrunde liegen, und es könnten, zumindest für einige Patientinnen, effektivere Behandlungsmethoden gefunden werden.[1086] Diese Empfehlung der Wissenschaftler verdeutlicht die Relevanz der in diesem Buch vorgestellten Techniken. Die Forschung hat auf diesem Gebiet noch einiges an Arbeit zu leisten, um mit der Praxis aufzuschließen. Aber die vorhandenen Befunde deuten darauf hin, dass Frauen PMS-Symptome durch Änderung des Atemverhaltens hin zu einer langsamen, leichten Atmung durch die Nase in den Griff bekommen könnten.

Im Zuge derselben Studie fanden die Forschenden heraus, dass selektive Serotonin-Wiederaufnahmehemmer (SSRI), die üblicherweise als Antidepressiva und zur Linderung von PMS-Beschwerden eingesetzt werden, die Kohlendioxidkonzentration im Blut ansteigen lassen können. Serotonin ist ein chemischer Botenstoff mit zahlreichen und komplexen Funktionen und wird landläufig auch als Glückshormon bezeichnet, da es ein Gefühl des Wohlbefindens auslöst. Während der Gelbkörperphase des Monatszyklus sorgen die Schwankungen des Östrogen- und Progesteronspiegels für eine Erhöhung der Signalübertragung durch Serotonin.[1087] Doch Frauen, die an PMS oder einer prämenstruellen dysphorischen Störung (PMDS – eine verschärfte Variante des prämenstruellen Syndroms) leiden, scheinen anders auf die Hormonveränderungen während der Gelbkörperphase zu reagieren; Forschungsergebnisse von 2015 deuten jedenfalls in diese Richtung.[1088] Außerdem hat sich gezeigt, dass Veränderungen des Serotoninhaushalts indirekt mit Unregelmäßigkeiten in der Atmung zusammenhängen[1089]; eine Behandlung mit SSRI kann möglicherweise auch die Atemantwort auf CO_2 verbessern.[1090]

Inzwischen schenkt die Wissenschaft dem Zusammenhang zwischen PMDS und Panikstörungen immer mehr Aufmerksamkeit. In beiden Fällen durchleben Betroffene besonders häufige Panikattacken, und die pathologischen Zusammenhänge sind möglicherweise dieselben.[1091] Die Tatsache, dass Menstruation, Depressionen und Stimmungsschwankungen etwas miteinander zu tun haben, ist allgemein bekannt und zu einem regelrechten Klischee geworden; doch die Beschwerden, die mit PMS und PMDS einhergehen, sind ernst zu nehmen. Sie sind durchaus auch klinisch signifikant und können schwer genug sein, um die Betroffenen in ihrem Alltagsleben einzuschränken.

Den Zusammenhängen zwischen Kopfschmerzen, menstrueller Migräne und Hyperventilation haben wir uns im vorhergehenden Kapitel eingehend gewidmet. Aber anscheinend hat es die Forschung bisher weitgehend versäumt, menstruelle Depressionen, Paniksymptome, Reizbarkeit und Stimmungsschwankungen unter dem Gesichtspunkt hormonell bedingter Atemmusterveränderung zu betrachten – und das, obwohl der Zusammenhang zwischen affektiven Störungen, funktionalen Atemstörungen und einem Ungleichgewicht des vegetativen Nervensystems kaum zu übersehen ist. Erschwerend kommt hinzu, dass es gar nicht immer möglich ist, zwischen Depression und PMDS zu differenzieren.[1092]

Ein 2017 veröffentlichtes Gutachten einer Arbeitsgruppe der neuseeländischen Arzneimittelüberwachung nennt als Diagnosekriterien für beide Störungen Symptome wie gedrückte Stimmung, ein Gefühl der Hoffnungslosigkeit, Konzentrationsschwierigkeiten, Energiemangel, fehlendes Interesse an üblichen Aktivitäten, Schlafsucht (Hypersomnie) und Schlaflosigkeit. Allerdings gibt es zwischen Frauen mit depressiven Störungen und PMDS-Patientinnen Unterschiede in der Stressantwort. Dies lässt vermuten, dass es sich um zwei klar voneinander abgegrenzte Erkrankungen handelt. Man geht zum Beispiel davon aus, dass prämenstruelle Beschwerden nicht besonders stark von familiären Faktoren oder dem Umfeld beeinflusst werden; Angststörungen, Traumata oder Rauchen können jedoch eine Rolle spielen.[1093]

Emmas Geschichte

Emma ist Anfang 30. Sie ist sehr aktiv, ernährt sich gesund, raucht nicht und trinkt nur selten Alkohol. In ihrem Job sitzt sie viel und hat einen Acht- bis Zehn-Stunden-Tag, aber sie geht regelmäßig zwischen vier und fünf Kilometer spazieren und macht jeden Tag ein Workout. Sie schläft jede Nacht sieben oder acht Stunden. Doch obwohl sie so auf ihre Gesundheit achtet, hat Emma seit Langem PMS-Beschwerden, die ihr immer mehr zu schaffen machen.

Schon als Jugendliche begann Emma, hormonell zu verhüten. Ende 20 setzte sie die Einnahme aus und wechselte nach drei Jahren Pause zur Kombinationspille. Zu diesem Zeitpunkt begann ihre hormonelle Achterbahnfahrt. Zuerst nahm Emma an, dass ihre PMS-Beschwerden – Stimmungsschwankungen, Abgeschlagenheit, Blähungen und Benommenheit (Brain Fog) – von der Art des Präparats herrührten. Sie bekam eine andere Kombinationspille verschrieben. Aber Emmas Beschwerden hielten auch in den folgenden drei Monaten an. Sie hatte ein ständiges Völlegefühl und Verdauungsprobleme, sie war niedergeschlagen und ihr Energiespeicher war leer. Obwohl sie regelmäßig Sport trieb und sich gesund ernährte, legte sie zwei Kilo zu. Sie fühlte sich ständig gestresst.

Nach viel Eigenrecherche beschloss Emma, es mit einer anderen Verhütungsmethode zu versuchen und ließ sich eine Spirale (Intrauterinpessar) mit lokal begrenzter Wirkung einsetzen. Eine Spirale unterscheidet sich insofern von einem oral eingenommenen Verhütungsmittel, als dass die Hormone gezielter freigesetzt werden und nicht im gesamten Blutkreislauf zirkulieren. Im Kampf gegen die kräftezehrenden PMS-Beschwerden räumte Emma ihrem körperlichen Wohlbefinden höchste Priorität ein. Sie wollte tun, was sie konnte, um ihrem Körper zu helfen, während er sich an die neue Verhütungsmethode gewöhnte; selbst mit der Spirale gelangten ja immer noch synthetische Hormone in ihren Blutkreislauf.[1094] In den folgenden Monaten unternahm Emma mehrere Schritte, die ihren Zustand deutlich verbesserten:

- Sie nahm täglich ein Nahrungsergänzungsmittel mit Diindolylmethan (DIM), Magnesium und Vitamine des B-Komplexes. DIM ist eine natürliche Substanz, die in Gemüse wie Grünkohl, Brokkoli und Kohl vorkommt. Es unterstützt den Körper bei der Produktion von Östrogen. Im Zuge ihrer Recherchen hatte Emma herausgefunden, dass hormonelle Verhütungsmittel dem Körper wichtige Schlüsselnährstoffe entziehen, darunter Vitamine des B-Komplexes. Sie wünschte, ihr Gynäkologe hätte sie darüber informiert.
- Sie stellte auf nasale Atmung um. Emma atmete zwar nicht habituell durch den Mund, aber beim Sport durchaus. Also bemühte sie sich, ausschließlich durch die Nase zu atmen, sogar während einer 100-Kilometer-Radtour. In der Folge fühlte sie sich viel entspannter, sowohl während der körperlichen Anstrengung als auch den restlichen Tag über.
- Sie praktizierte Atemanhaltetechniken und das langsame, tiefe Atmen. Emma hatte eigentlich nicht den Eindruck, dass sie grundsätzlich zu schnell atmete. Aber einmal im Monat, etwa um die Zeit ihrer PMS-Beschwerden, erschien ihr ihre Atmung flacher als sonst. Es fiel ihr schwer, tiefe, volle Atemzüge zu nehmen – es war fast, als wäre ihr Körper außerstande, sich den nötigen Sauerstoff zu holen. Indem sie bewusst auf ihre Atmung achtete, hatte sie sie auch bes-

ser unter Kontrolle. Mittlerweile nutzt Emma die Atemanhaltetechniken, um ihren Metabolismus neu einzustellen und ihrem Körper wieder ausreichend Sauerstoff zuzuführen.

Emma begann zu meditieren. Sie gönnte sich 15 bis 20 Minuten am Tag, um zur Ruhe und einer Art Reset zu kommen. Dies hatte tiefgreifende Auswirkungen auf ihre PMS-Beschwerden sowie auf ihr Alltagsleben. Sie konnte jetzt viel besser mit ihren PMS-Tiefs umgehen und es fiel ihr leichter, wieder aus dem prämenstruellen Loch herauszukommen, in das sie Monat für Monat fiel. Ihre Konzentrationsfähigkeit verbesserte sich erheblich und sie schlief so gut wie noch nie zuvor. Emma war immer gesagt worden, dass prämenstruelle Beschwerden normal seien, dass Symptome wie Abgeschlagenheit, Benommenheit, Blähungen und Niedergeschlagenheit nichts Ungewöhnliches seien und dass sie einfach die Zähne zusammenbeißen oder eine Schmerztablette nehmen solle. Mit Schrecken stellte sie fest, dass ihr nie jemand erklärt hatte, warum sie sich so fühlte und was dabei in ihrem Körper passierte. Mittlerweile weiß sie, dass ihre Kurzatmigkeit zu einem Großteil daher rührt, dass der Kohlendioxidspiegel im Blut in der prämenstruellen Phase absinkt.

Emmas PMS ist nicht völlig verschwunden. Aber mit jedem Monat klingen die Beschwerden weiter ab und sie kann besser damit umgehen. Die zwei Kilo, die sie zugenommen hatte, ist Emma wieder losgeworden, sie erlebt keine dramatischen Stimmungsschwankungen mehr und kann klar denken. Auch ihr Völlegefühl ist weit weniger schlimm als zuvor. Emmas Lebensqualität hat sich deutlich verbessert, weil, wie sie selbst sagt, die Schlacht, die sie jeden Monat schlagen muss, nicht mehr so heftig ist.

Die Erkenntnis, dass PMS mit Hyperventilation zusammenhängt, ist für die Betroffenen von enormer Tragweite. Es bedeutet, dass viele der Beschwerden, denen bis dato eine rein hormonelle Ursache zugeschrieben wurde und die deshalb als unvermeidbar galten, in Wirklichkeit das Resultat einer hormonell bedingten Veränderung des Atemverhaltens sind. Und dagegen kann man mit Atemübungen und der Senkung der CO_2-Sensitivität etwas tun.

Wenn Sie an PMS leiden, dann achten Sie auf Ihre Atmung. Wenn Ihr BOLT-Wert sinkt, Ihre Atmung sich beschleunigt oder Sie Lufthunger verspüren, machen Sie Atemanhalteübungen, beginnen Sie leicht, langsam und tief zu atmen und versuchen Sie, komplett durch die Nase zu atmen. All das kann Ihnen helfen, Ihre PMS-Beschwerden zu lindern.

Schwangerschaft und Atmung

Dass sich die Atmung während der Schwangerschaft verändert, leuchtet ein. Immerhin atmen Sie in dieser Zeit für zwei. Eine Erhöhung der Stoffwechselrate um 15 Prozent und des Sauerstoffverbrauchs um 20 Prozent hat natürlich auch eine Erhöhung des Sauerstoffbedarfs zur Folge.[1095] Je weiter die Schwangerschaft fortschreitet, desto weniger Platz hat das Zwerchfell in der Bauchhöhle, um sich zu heben und zu senken. Der Anstieg des Sexualhormonspiegels führt zu vermehrter Hyperventilation.[1096] In der Frühphase der Schwangerschaft ist eine Steigerung des Atemminutenvolumens pro Minute um 40 bis 50 Prozent zu beobachten[1097]; die Kohlendioxidkonzentration im Blut verringert sich und die Atemantwort auf Hypoxie und Hyperkapnie fällt stärker aus als sonst.[1098]

Man nimmt an, dass die schwangerschaftsbedingten Veränderungen, die zur Hyperventilation führen, von einer gesteigerten Sensitivität gegenüber dem CO_2 im Blut herrühren. Und es besteht wiederum ein enger Zusammenhang zwischen dieser Kohlendioxidsensitivität und der relativen Konzentration der Hormone Östrogen und Progesteron im Körper. Progesteron ist nämlich nicht nur für die Aufrechterhaltung der Schwangerschaft zuständig,[1099] sondern fungiert auch als Atemstimulans, und zwar bei Männern wie Frauen. Während der Schwangerschaft steigt die Konzentration dieses Hormons etwa um den Faktor 100 an.[1100]

Den Sexualhormonen kommt im Hinblick auf die schwangerscharfsbedingte Veränderung des Atemmusters eine entscheidende Bedeutung zu. Schon 1979 fanden Wissenschaftler heraus, dass die Atemantwort auf eine Schwangerschaft zu einem Großteil von der Wirkung von Progesteron und womöglich, wenn auch zu einem geringeren Anteil, von Östrogen abhängt, jedenfalls im ersten und zweiten Schwangerschaftsdrittel.[1101] Dazu sei gesagt: Man weiß, dass Östrogen, dessen Konzentration im Körper sich in der Schwangerschaft um das 80-Fache erhöht, die Funktion der Progesteron-Rezeptoren unterstützt.[1102] Außerdem vermuteten die Wissenschaftler, dass Kurzatmigkeit während der Schwangerschaft hormonell bedingt ist. Aber damals, 1979, war das Zusammenspiel zwischen Hormonen, Veränderungen der funktionalen Atemmuster und der Ausbildung von Symptomen noch nicht geklärt.[1103]

Die jüngere Forschung hat gezeigt, dass Hyperventilation im Ruhezustand schon im ersten Schwangerschaftsdrittel mit einem Anstieg der Lungenbelüftung einhergeht, ohne dass die Atemfrequenz davon beeinflusst wird.[1104] [1105] Inzwischen sieht man die Ursache für Hyperventilation während der Schwangerschaft in einer Reihe körperlicher Veränderungen. Diese betreffen den Säure-Basen-Haushalt, die Durchblutung des Gehirns, den Stoffwechsel, das Schlafmuster und den durch Chemorezeptoren gesteuerten zentralen Atemantrieb. All diese körperlichen Umstellungen werden ihrerseits von der erhöhten Konzentration an Sexualhormonen verursacht.[1106]

Natürlich spielen auch biomechanische Faktoren eine Rolle. Beispielsweise haben die Atemmuskeln mit dem Wachstum des Fetus und der Gebärmutter immer weniger Platz. In der zweiten Schwangerschaftshälfte verringert sich das Residualvolumen der Lunge um bis zu 22 Prozent und der Atemwiderstand erhöht sich. Das Zwerchfell wird etwa fünf Zentimeter nach oben verschoben, wodurch sich die Muskelfasern verlängern und mehr Muskelspannung erzeugt wird.[1107] Das Zwerchfell muss also unter höherer Belastung mehr leisten.[1108] Durch eine gleichzeitige Weitung des Brustkorbs wird allerdings eine weitere Minderung des Lungenvolumens verhindert. Die allmähliche Dehnung der Bauchmuskeln verlängert deren Fasern um bis zu 115 Prozent; ihre Dicke verringert sich hingegen, und der Winkel, in dem die Fasern verlaufen, verändert sich. Dadurch können die Bauchmuskeln das Becken weniger gut stabilisieren – was eine Ursache für Rückenschmerzen während der Schwangerschaft sein könnte.[1109]

Etwa 70 Prozent der gesunden Schwangeren geraten bei Alltagsaktivitäten in Atemnot. Das beginnt häufig bereits im ersten Schwangerschaftsdrittel, liegt also allem Anschein nach nicht an den biomechanischen Veränderungen, die Zwerchfell und Lunge durchlaufen. Es ist wahrscheinlicher, dass diese Kurzatmigkeit durch Schwangerschaftshyperventilation oder durch ein verstärkt wahrgenommenes Unbehagen beim Atmen aufgrund der erhöhten Atmung verursacht wird.

Dass eine Schwangerschaft ein Risikofaktor für schlafbezogene Atemstörungen ist, dürfte wenig überraschen. Aber die physiologischen und anatomischen Umstellungen während der Schwangerschaft können auch eine schon bestehende obstruktive Schlafapnoe verschlimmern oder überhaupt erst zu Tage fördern.[1110] Bleibt diese unbehandelt, so kann der begrenzte Atemfluss in den oberen Atemwegen ernste gesundheitliche Folgen für die Mutter und den Fetus haben. Unser Fokus liegt zwar nicht auf diesem Thema, aber es soll hier doch erwähnt werden, dass bei Forschungen zu Atemstörungen eine Korrelation zwischen unkontrolliertem Schwangerschaftsasthma und erhöhtem Fehlgeburtsrisiko festgestellt wurde.[1111]

Schwangere sollten zum Wohle von Mutter und Kind routinemäßig auf obstruktive Schlafapnoe (OSA) untersucht werden. Dies ist besonders wichtig im Hinblick auf Präeklampsie (sogenannte Schwangerschaftsvergiftung), eine der Hauptursachen für

Erkrankungen und den Tod von Schwangeren und Feten; es ist erwiesen, dass schlafbezogene Atemstörungen das Präeklampsie-Risiko erhöhen und einen schweren Verlauf zur Folge haben können. Bei schlafbezogenen Atemstörungen wird der Atemfluss immer wieder behindert. Dies ist vermutlich mit nächtlichem Blutdruckanstieg in der Schwangerschaft verbunden und kann den Gesundheitszustand von Mutter und Kind verschlechtern. Diese wiederholte Einschränkung des Atemflusses ist möglicherweise genauso schädlich wie ein vollständiges Aussetzen der Atmung (Apnoe).[1112]

Ein 2016 erschienener Beitrag über OSA in der Schwangerschaft beschreibt Schlafapnoe als eine Epidemie unserer Zeit.[1113] Wie inzwischen allgemein anerkannt ist, ist die Störung unter Frauen weit verbreitet, insbesondere bei Schwangeren. Nach aktuellem Kenntnisstand treten schlafbezogene Atemstörungen bei 50 Prozent aller Risikoschwangerschaften auf und bei 15 Prozent der adipösen, aber ansonsten gesunden Schwangeren. Dass eine Schwangerschaft Schlafstörungen begünstigt, leuchtet ein. Anatomische, physiologische und hormonelle Veränderungen gehören zur Natur der Sache, ebenso die Verengung der oberen Atemwege. Letztere kann ein gesteigertes OSA-Risiko nach sich ziehen oder eine bereits bestehende Schlafapnoe verschlimmern.[1114]

OSA während der Schwangerschaft erhöht das Risiko für werdende Mütter, an einer Lungenembolie (Verschluss einer Arterie in der Lunge) zu sterben, um das Fünffache.[1115] Eine 15 Jahre dauernde Studie zur Müttersterblichkeit in Michigan stellte einen Zusammenhang zu OSA und anderen schlafbezogenen Atemstörungen her. Selbst nach der Geburt stellt OSA für die betroffenen Mütter noch eine Gefahr dar.[1116]

In Studien wurde zudem ein Zusammenhang zwischen OSA der Schwangeren und jeweils einem reduzierten fetalen Wachstum[1117], geringem Geburtsgewicht[1118], einer Frühgeburt[1119], Kaiserschnitt und Präeklampsie[1120] [1121] festgestellt. Auch ein ungünstiger Apgar-Score des Neugeborenen in den ersten fünf Minuten nach der Geburt kann auf die OSA der Mutter zurückzuführen sein.[1122] Der Apgar-Score ist ein allgemeiner Maßstab zur Beurteilung des Gesundheitszustandes nach der Geburt und orientiert sich an den Parametern Aussehen, Herzfrequenz, Reflexe, Muskeltonus und Atmung.[1123] 2012 suchten Wissenschaftler nach einem möglichen Zusammenhang zwischen einem ungünstigen Ausgang der Schwangerschaft und OSA. Die Forscher kamen zu dem Schluss, dass die oben erwähnten Komplikationen bei Neugeborenen mit höherer Wahrscheinlichkeit auftreten, wenn die Mutter an Schlafapnoe leidet. Eine OSA der Mutter kann also die Gesundheit des Kindes langfristig beeinträchtigen.[1124]

Deutlich zu früh geborene Kinder haben für gewöhnlich in der frühen Kindheit gesundheitliche Probleme und ihr Wachstum ist eingeschränkt.[1125] Oft sind sie kleiner, wiegen weniger und haben einen geringeren Kopfumfang als Gleichaltrige. Zudem hat sich gezeigt, dass bei frühgeborenen Kindern Bissanomalien, unter anderem ein Überbiss (Tiefbiss oder Overjet), deutlich häufiger auftreten.[1126] Dem Kinderzahnarzt Dr. Kevin Boyd zufolge kann reduziertes fetales Wachstum nach der Geburt die Atemwegsgesundheit beeinträchtigen. Dass Zahnprobleme und geschädigte Atemwege bei Kindern zu Mundatmung führen und kognitive Probleme sowie Entwicklungs- und Verhaltensauffälligkeiten nach sich ziehen können, haben wir bereits in Kapitel 8 (Seite 255) erörtert.

Wird die Fetalentwicklung gehemmt, weil die Sauerstoffkonzentration im Blut häufig zurückgeht – was vorkommen kann, wenn die Mutter OSA hat –, dann trägt das Baby unter Umständen kognitive Beeinträchtigungen davon, die sich im Kindesalter fortsetzen, aber unter Umständen nicht richtig behandelt werden. In einer Studie von 2020 wurden bei Kindern mit eingeschränktem intrauterinem Wachstum (also Wachstum vor der Geburt) und einem im Verhältnis zur Schwangerschaftsdauer zu geringen Geburtsgewicht deutlich niedrigere kognitive Werte ermittelt als bei Kindern, deren Körpergewicht zur Dauer der Schwangerschaft passte.[1127] Das heißt: Diese Kinder waren zwar per Definition nicht Frühgeborene, wiesen aber eher die kognitiven Werte von Frühgeborenen auf. Mit großer Wahrscheinlichkeit hatten sie aber nicht dieselben intensiven Folgebehandlungen und Therapien erhalten, wie sie bei frühgeborenen Babys üblich sind.[1128]

Eine Überblicksarbeit von 2015 befasste sich mit den Auswirkungen der Plazentagesundheit auf chronische Krankheiten im Erwachsenenalter.[1129] Dass ein geringes Geburtsgewicht gewissen Erkrankungen Vorschub leistet – darunter Adipositas, Herzkrankheiten, Schlaganfälle und Diabetes – wurde bereits mehrfach nachgewiesen. Chronische Hypoxie und ein erhöhter Stresslevel der Mutter – beides Symptome von Schlafapnoe – können wiederum Auswirkungen auf die Organentwicklung des Ungeborenen haben. In der genannten Arbeit wird eine Studie mit 187 Männern und 47 Frauen zitiert, bei der ein Zusammenhang zwischen plötzlichem Herztod und einer dünnen Plazenta bei der Geburt ermittelt wurde. Das fetale Wachstum und die lebenslange Konstitution eines Menschen können stark von einer gesunden Plazenta abhängen. Und diese muss ununterbrochen mit ausreichend Sauerstoff versorgt werden – durch gesundes Atmen während der Schwangerschaft.

Angststörungen während und nach der Schwangerschaft

Angstgefühle sind bei frisch gebackenen Müttern häufig. Sie übernehmen eine neue Rolle und sind mit einer neuen Verantwortung konfrontiert; daher können solche Gefühle als eine angemessene Anpassungsreaktion angesehen werden.[1130] Manche Frauen leiden jedoch kurz vor und nach der Geburt unter schweren, mit Selbstzweifeln verbundenen Angstzuständen, unter Depressionen und anderen affektiven Störungen. Hormonschwankungen können dabei eine Rolle spielen, ebenso psychische Probleme wie Ängste und tatsächliche oder empfundene Herausforderungen, die im Falle einer unerwarteten oder ungewollten Schwangerschaft[1131] oder nach dem Einsatz von Techniken zur künstlichen Befruchtung in verstärktem Maße auftreten können.[1132]

Dass Frauen nach der Entbindung anfällig für Wochenbettdepression sind, ist mittlerweile Konsens, aber wie häufig Angststörungen während der Schwangerschaft sind, wurde noch nicht eingehend erforscht. Viele Frauen haben in den Monaten vor und nach der Geburt mit neu auftretenden oder sich verschlimmernden Angstsymptomen zu kämpfen: 21 Prozent leiden während der Schwangerschaft an deutlichen Angstzuständen, und von diesen werden wiederum 64 Prozent auch nach der Geburt weiterhin von Ängsten geplagt.[1133] Angstgefühle und Depressionen vor der Geburt sind ein Hauptrisikofaktor für eine Wochenbettdepression, wie Forschungsergebnisse nahelegen. Bleiben Angststörungen und Depressionen – die oft gemeinsam auftreten – unbehandelt, dann kann das schwerwiegende Folgen für Mutter und Kind haben.[1134] Ängste während der Schwangerschaft können zu zahlreichen Problemen führen, darunter Präeklampsie, Übelkeit, längere Arbeitsausfälle, häufige Arztbesuche, spontane und zu früh einsetzende Wehen und vorzeitige Entbindung, eine geringes Geburtsgewicht, Schwierigkeiten beim Stillen und eine schwere Geburt, die wiederum die Wahrscheinlichkeit für eine posttraumatische Belastungsstörung erhöht.

Weitere mögliche Folgen von Ängsten während der Schwangerschaft oder nach der Geburt sind ständige Besorgnis, Erschöpfung, Nervosität, Schlaflosigkeit, Stimmungsschwankungen, Konzentrations- oder Gedächtnisprobleme, Hitzewallungen, Übelkeit und Schlafstörungen. Im schlimmsten Fall schränkt eine Wochenbettdepression die Fähigkeiten der Mutter ein, für ihr Kind zu sorgen, was extremen Stress und psychische Belastungen verursachen, die Gesundheit des Kindes gefährden und sogar zu Kindsmord führen kann.

Insgesamt findet man nicht viele Informationen über generalisierte Angststörungen bei schwangeren Frauen und Müttern kurz nach der Geburt. Anscheinend sind Frauen, die an Wochenbettdepressionen leiden, grundsätzlich anfälliger für Ängste als der Durchschnitt. So ermittelte eine Forschungsstudie von 2005 bei 10 bis 50 Prozent der Wöchnerinnen mit Angstsymptomen auch Anzeichen einer Depression.[1135] Im Rahmen einer anderen Studie gaben 65 Prozent der Frauen mit einer generalisierten Angststörung auch Erfahrungen mit Depressionen, Panikstörungen oder Agoraphobie an. Des Weiteren wird vermutet, dass Frauen, die vor Kurzem entbunden haben, öfter an generalisierten Angststörungen leiden, die länger als sechs Monate andauern,[1136] und dass nach der Geburt Angststörungen häufiger vorkommen als Depressionen.[1137] Es ist durchaus eine Herausforderung, bei Schwangeren eine Angststörung korrekt zu diagnostizieren, da ein gewisser Grad an Unruhe in dieser Zeit ganz normal ist.[1138] Zudem gibt es keine Untersuchung darüber, ob und welche der untersuchten oder befragten Frauen schon vor der Schwangerschaft an einer Angststörung litten. Es ist also unmöglich, mit Sicherheit zu sagen, zu welchem Grad die beobachteten Ängste durch die Schwangerschaft verursacht waren.

Eine generalisierte Angststörung während der Schwangerschaft kann sich in Form von Nervosität, Abgeschlagenheit, Konzentrationsschwierigkeiten, permanenter Besorgnis, Muskelanspannung und Schlafstörungen äußern. Aufgrund von physiologischen Veränderungen im Zuge der Schwangerschaft – insbesondere hormonell bedingter Hyperventilation – besteht bei Schwangeren möglicherweise ein erhöhtes Risiko für Panikstörungen. Einige Forschungsbefunde deuten zwar darauf hin, dass der Körper in der Schwangerschaft eine Art Schutzschild gegen Paniksymptome bildet; doch der bekannte Zusammenhang zwischen prämenstruellen Veränderungen des Hormonhaushalts und Panikstörungen spricht dafür, dass die größere Anfälligkeit von Wöchnerinnen für Angst- und Panikstörungen auf Schwankungen der Sexualhormone zurückzuführen sein könnte.[1139] Eine Überblicksstudie hat diese erhöhte Anfälligkeit bereits bestätigt.[1140] Diese könnte, so vermuten einige Wissenschaftler, auf den starken Abfall des Progesteronspiegels nach der Entbindung zurückzuführen sein.[1141]

Während der Schwangerschaft ist die Konzentration an Progesteron im Körper hoch. Das schafft die Voraussetzungen für die Schwangerschaft, führt aber auch zu Hyperventilation und einer Senkung der Kohlendioxidkonzentration im Blut. Nach der Geburt fällt die Progesteronkonzentration ab und die CO_2-Konzentration steigt an, was Panikattacken auslösen kann. Grundsätzlich kann zu viel CO_2 im Blut bei Menschen mit hoher Kohlendioxidsensitivität ein Paniktrigger sein, und zwar wegen des wachsenden Lufthungers und damit verbundener Beklemmung.[1142] Aber Panik kann auch durch Rückgang der Kohlendioxidkonzentration im Blut und der damit verbundenen Hyperventilation hervorgerufen werden. So oder so gilt: Durch das Training der funktionalen Atemmuster lässt sich die Menge an CO_2 im Blut wieder auf ein normales Level bringen, sodass die Kohlendioxidkonzentration weder zu hoch noch zu niedrig ist. Auch ist es möglich, die Sensitivität des Organismus gegenüber Kohlendioxid abzusenken, damit ganz normale Schwankungen keinen Lufthunger nach sich ziehen, der dann in Panikattacken mündet.

Paniksymptome sind unter anderem: Atemnot, Hyperventilation, Schmerzen in der Brust, das Gefühl zu ersticken, Übelkeit, Schwindel und Parästhesie (Taubheitsgefühle und Kribbeln). All diese Symptome können auch bei Atemmusterstörungen auftreten.

Die Art und Weise, wie sich eine Panikattacke äußert, deutet auf einen Zusammenhang mit ungenügender Sauerstoffversorgung und der Aktivierung des Sympathikus hin. Kognitive Funktionen nehmen rapide ab, ein allgemeines Erschöpfungsgefühl stellt sich ein, die Betroffenen leben in ständiger Sorge vor der nächsten Panikattacke und versuchen sie krampfhaft zu verhindern; ihre Lebensqualität leidet erheblich. Bei Schwangeren und Wöchnerinnen kann die Angst vor künftigen Attacken so schwere Züge annehmen, dass sie zu Agoraphobie und sozialer Isolation führt.[1143] Es gibt Hinweise darauf, dass Angstzustände bei der Mutter eine Auswirkung auf das Temperament des Ungeborenen haben; diese Säuglinge sind später schwieriger, was wiederum mehr Stress und mehr Angst für die Mutter bedeutet.[1144]

Während und direkt nach der Schwangerschaft sind Frauen zudem anfälliger für psychische Störungen wie Zwangsstörungen und posttraumatische Belastungsstörungen (PTSD). Bleibt eine Behandlung aus, kann das erhebliche Konsequenzen für die körperliche und psychische Gesundheit von Mutter und Kind sowie anderer Familienangehöriger haben.[1145] Am erfolgversprechendsten sind der Wissenschaft zufolge integrative Behandlungsansätze – eine Kombination von medikamentöser Therapie mit Psychoedukation, Entspannungsübungen und kognitiven Verhaltenstherapien. Der therapeutische Nutzen von Atemübungen für die Behandlung von Wochenbettdepressionen und Angstzuständen nach der Geburt wurde noch nicht wissenschaftlich erforscht. Jedoch verweist eine große Anzahl an Studienergebnissen deutlich auf einen Zusammenhang zwischen der Kohlendioxidkonzentration im Blut, der Sensitivität gegenüber Kohlendioxid und den aufgeführten psychischen Störungen.

Einige Studien haben die hormonellen Auswirkungen von Abtreibungen und Fehlgeburten untersucht, aber es gibt keine Erkenntnisse zu einem Zusammenhang zwischen den mit einem Schwangerschaftsabbruch einhergehenden hormonellen Veränderungen und dem Atmungssystem. Man weiß, dass bei Frauen, die ihr Kind in einem sehr frühen Schwangerschaftsstadium verloren haben, die Gelbkörperphase der nächsten paar Zyklen kürzer ausfällt.[1146] Eine Fehlgeburt in der Frühphase der Schwangerschaft wird zudem mit einem niedrigeren Östrogen- und Progesteronspiegel während der Gelbkörperphase in Verbindung gebracht. Nach einem Abgang kommt es häufig zu gesteigerten Angstgefühlen, Depressionen und Schlaflosigkeit. Das dürfte wenig überraschen und liegt zum Teil an der psychischen Belastung und den Sexualhormonschwankungen. Atemübungen können in dieser schwierigen Zeit helfen, hormonell verursachte Hyperventilation zu lindern[1147], da sich auf diese Weise wichtige Faktoren, die den Schlaf und die Stimmung beeinflussen, steuern lassen.

Wichtig: Im ersten Drittel der Schwangerschaft sollten Sie die Atemübungen in diesem Buch nicht machen! Widmen Sie sich Ihrer Entspannung und der sanften Wiederherstellung der Nasenatmung. Im zweiten Schwangerschaftsdrittel können Sie sanfte Übungen zur Entspannung, für die Nasenatmung und für langsame Atmung durchführen. Während der gesamten Schwangerschaft ist es wichtig, alle Übungen sehr vorsichtig und behutsam anzugehen. Atemanhalteübungen sollten Sie in der Schwangerschaft unbedingt vermeiden.

Hormonelle Verhütung und Atmung

Seit den 1960er-Jahren wird für oral verabreichte Verhütungsmittel eine Kombination von Progesteron und Östrogen verwendet. Während die potenziellen Nebenwirkungen auf das Herz-Kreislauf-System breit diskutiert werden, sind die Auswirkungen auf die Atmung und das Atemsystem noch kaum erforscht.[1148]

1979 kam die schon genannte Studie zu dem Ergebnis, dass Frauen, die eine reine Progesteronpille einnahmen, ein deutlich höheres Atemminutenvolumen hatten als Frauen mit regulärem Eisprung, es sei denn, die Kontrollpersonen befanden sich gerade in der Gelbkörperphase.[1149] Dieser Befund untermauerte damals die Annahme, dass Progesteron die Atmung stimuliert, was seither bestätigt werden konnte.

In einer Forschungsarbeit über Atemwegsbeschwerden aus dem Jahr 1999 fand man bei Frauen mit leichtem Asthma keinen Zusammenhang zwischen hormonellen Verhütungsmitteln und dem Schweregrad ihres Asthmas.[1150] 2001 wurde eine Querschnittstudie der Gesamtbevölkerung von Kopenhagen durchgeführt. Auch dabei wurde bei Frauen, die die Pille nahmen, kein nennenswerter Anstieg an Asthmaerkrankungen, Bedarf an Asthmamedikamenten, Giemen und Husten bei Anstrengung festgestellt.[1151] In anderen Studien fanden Forscher jedoch eine leichte Verschlimmerung von Asthmasymptomen durch Hormonersatztherapie bei Frauen nach den Wechseljahren. Doch schon 1995 stellten Forschende bei Frauen, die schon einmal Verhütungsmittel eingenommen hatten, ein größeres Asthmarisiko fest.[1152] Im Gegensatz dazu fanden australische Wissenschaftler 2006 eine um sieben Prozent verringerte Wahrscheinlichkeit von im Erwachsenenalter einsetzendem Asthma für jedes Jahr, in dem die Probandin orale Verhütungsmittel genommen hatte.[1153] Eine nordeuropäische Studie kam jedoch wiederum zu dem Ergebnis, dass orale Verhütungsmittel das Asthmarisiko erhöhen. Allerdings muss man an dieser Stelle anmerken, dass ein Vergleich mit Daten zum Body-Mass-Index Zweifel daran aufkommen ließ, ob hormonelle Verhütung die Hauptursache für die Asthmabeschwerden war oder vielleicht eher das Körpergewicht.[1154] In einer Arbeit aus dem Jahr 2015 zogen die Autoren den Schluss, dass die Einnahme hormoneller Verhütungsmittel bei nicht adipösen Frauen die Gefahr von Asthmaschüben verringerte[1155], während sie bei adipösen Frauen das Asthmarisiko steigen ließ.[1156]

Eine Untersuchung zur bronchialen Hyperreagibilität hat ergeben, dass Asthmasymptome im Laufe des Menstruationszyklus bei Frauen, die hormonell verhüten, weniger starken Schwankungen unterworfen sind. Aber in der Studie werden keine Angaben darüber gemacht, welchen Einfluss die Einnahme der Pille auf den Grad der Hyperreaktivität hat.[1157] Es leuchtet ein, dass Frauen, deren Asthmasymptome im Zuge ihres regulären Zyklus stark variieren, durch hormonelle Verhütungsmittel eine gewisse Stabilität erreichen könnten. Allerdings gelangt die Forschung insgesamt zu widersprüchlichen Schlüssen, was den Zusammenhang zwischen Asthmaanfälligkeit und der Einnahme von Verhütungsmitteln angeht.

Offensichtlich ergeben solche Beobachtungsstudien, wie oben beschrieben, in Bezug auf orale Verhütung und Atemwegsgesundheit oft Resultate, die schwierig zu interpretieren sind. Solche Studien sind anfällig für Verzerrungen; es ist schwer, einen Risikofaktor oder eine Behandlungsmethode im Hinblick auf ein Endergebnis (zum Beispiel Erkrankung oder Therapie) zu beurteilen, da es Störgrößen gibt, die dieses Endergebnis ebenfalls beeinflussen können. In der Wissenschaftssprache wird für einen solchen Störfaktor auch der Begriff Confounder verwendet. Die Existenz solcher Confounder, die ebenfalls Einfluss auf das beobachtete Ergebnis haben können (in unserem Fall erschwertes oder vermindertes Asthma), ist ein Grund dafür, warum Beobachtungsstudien zu falschen Schlussfolgerungen führen können. Ein Beispiel: Bei

Studien, in denen Nebenwirkungen von Medikamenten untersucht werden, kann es vorkommen, dass Patienten, denen das Medikament verschrieben wird, im Vergleich zu Menschen, die das Medikament nicht bekommen, ganz deutliche Unterschiede aufweisen – schließlich nehmen die Betroffenen das Medikament ja nicht ohne Grund. Allein diese Tatsache kann die Ergebnisse der Studie verzerren. Beispielsweise werden orale Verhütungsmittel oft bei der Therapie von PCOS (polyzystisches Ovarialsyndrom) eingesetzt. PCOS wird wiederum mit Asthma, reduzierter Lungenfunktion, Diabetes und Herz-Kreislauf-Erkrankungen in Zusammenhang gebracht. Deswegen könnte PCOS bei der Untersuchung eines Zusammenhangs zwischen oraler Verhütung und Atemwegsstörungen ein signifikanter Störfaktor – ein Confounder – sein, der den Zusammenhang zwischen diesen beiden Untersuchungsgegenständen stark verkompliziert. Doch bei keiner der Studien, die wir uns hier angeschaut haben, wurde PCOS als Störgröße in Betracht gezogen. Noch schwieriger wird die Angelegenheit durch die Tatsache, dass hormonelle Verhütungsmittel manchmal unregelmäßige Regelblutungen verursachen.[1158]

Im Großen und Ganzen lässt sich sagen, dass die wissenschaftliche Literatur zu diesem Thema widersprüchlich und problematisch ist. Die Zusammensetzung oraler Verhütungsmittel hat sich im Laufe der Zeit verändert – neuere Pillen haben im Vergleich zu älteren Präparaten einen höheren Progesteron- und geringeren Östrogenanteil. Und in den 1960er-Jahren entsprach eine Verhütungspille von der Dosierung der Wirkstoffe her etwa sieben heutigen Tabletten.[1159]

Die erwähnte Überblicksstudie von 2012 kommt zu dem Schluss, es sei »wahrscheinlich und biologisch plausibel«, dass orale Verhütungsmittel vielfältige Auswirkungen auf die Atemwege hätten. Während einige Forschungsergebnisse darauf hindeuten, dass Verhütungsmittel bei bestimmten Frauen Asthma auslösen können, zeigen andere das genaue Gegenteil. Deswegen sollten sich Ärzte und andere Therapeuten unbedingt der Möglichkeit bewusst sein, dass hormonelle Verhütungsmittel die Atemwegsgesundheit ihrer Patientinnen auf unterschiedliche Art und Weise beeinflussen könnten. Dabei ist es sehr wichtig, auf die Patientin zu hören und ihre Situation individuell zu bewerten. Die Wahrscheinlichkeit, dass diese Mittel eine Auswirkung auf das Atemwegssystem haben, ist groß genug, dass Wissenschaftler dafür plädieren, Atemwegsbeschwerden und -störungen im Zuge der Testverfahren für neue Verhütungspillen mit in den Blick zu nehmen.

Kürzlich habe ich mich mit Georgie unterhalten, einer gesunden 25-jährigen Frau, die sehr fit ist und eine sehr hohe Kondition hat. In den Wochen vor unserem Gespräch hatte Georgie ihre Kombinationspille abgesetzt und ihr natürlicher 28-Tage-Zyklus hatte wieder eingesetzt. Über eine Fruchtbarkeits-und-Ovulations-App kontrolliert sie jeden Tag, an welchem Punkt in ihrem Zyklus sie sich befindet, und protokolliert jeweils ihre Körpertemperatur. Außerdem misst sie täglich ihren BOLT-Wert. Dieser liegt im Ruhezustand im Schnitt bei 30 bis 31 Sekunden. Aber zur Mitte der Gelbkörperphase hin, manchmal auch die ganze Gelbkörperphase hindurch, sinkt ihr BOLT-Wert deutlich, und zwar auf Werte zwischen sechs und zehn Sekunden. Zugleich erlebt Georgie in dieser Phase Angstgefühle, Motivationstiefs und Konzentrationsschwierigkeiten.

Seit dem Absetzen der Kombinationspille fällt Georgies BOLT-Wert nicht mehr so deutlich ab. Sie erzählte mir Folgendes:

> *»Ich weiß, dass es normalerweise etwa drei Monate dauert, bis die Hormone wieder ihren natürlichen Rhythmus gefunden haben, nachdem man die Pille absetzt. Aber mir gibt dieses Bewusstsein für meine Hormonschwankungen Sicherheit, vor allem im Hinblick auf meine Atmung. Das verbessert mein Verständnis für mein sportliches Training und es zeigt mir auch, wann ich ein bisschen mehr auf mich aufpassen muss.«*

Neben der Pille sind auch andere Verhütungsmethoden üblich. Dazu gehören Intrauterinpessare (IUP bzw. Spiralen) und Implantate. Bei beiden Methoden wird ein künstliches Progesteronhormon namens Levonorgestrel freigesetzt. Es gibt auch Verhütungsmittel, die injiziert werden. Bei den meisten sind Depressionen und Angstgefühle unter den Nebenwirkungen aufgeführt, obwohl auch in diesen Fällen noch kein direkter Zusammenhang zu Atemmusterstörungen oder zur Atemwegsgesundheit festgestellt wurde.

Es besteht die Möglichkeit – auch wenn sie noch nicht untersucht wurde –, dass die bekannten psychischen Nebenwirkungen hormoneller Verhütungsmittel in Zusammenhang mit der hormonell bedingten geringen Konzentration von CO_2 im Blut stehen; schließlich ist Hyperventilation während der Gelbkörperphase ein häufig auftretendes Phänomen. Die niedrige Kohlendioxidkonzentration im Blut ist eine unvermeidliche Folge der Hyperventilation und spielt eine Rolle bei Panikattacken; die entsprechenden Symptome gehen zurück, wenn der CO_2-Gehalt im Blut sich normalisiert. Atemübungen, die das biochemische Gleichgewicht im Blut wiederherstellen und die Atemantwort auf Kohlendioxid verringern, könnten also hilfreich bei zyklusbedingten depressiven Verstimmungen sein. Auch lässt sich auf diese Weise eine positive Feedbackschleife erzeugen, mit der sich Paniksymptome besser kontrollieren lassen.

In sehr seltenen Fällen haben Verhütungsmittel wie die Spirale unmittelbare schädliche Auswirkungen auf das Atemsystem. So hatte sich bei einer jungen Frau, die wegen Atemnot und starken Brustschmerzen in die Notaufnahme eingeliefert wurde, die Spirale gelöst; wie Röntgenaufnahmen zeigten, war die Spirale in die Bauchhöhle gewandert. Sie wurde entfernt und die Beschwerden der Patientin verschwanden. Wer mit einer Spirale verhütet, sollte regelmäßig ihren Sitz überprüfen lassen. Bei Patientinnen mit Beschwerden ohne klare Ursache sollte untersucht werden, ob die Spirale verrutscht ist.[1160] In einem anderen Fall ist ein aus einem Stäbchen bestehendes, ursprünglich in der Haut liegendes Hormonimplantat in die Lunge einer 37-jährigen Frau gewandert.[1161] Nur entsprechend ausgebildete Fachärzte sollten derartige Implantate einsetzen oder entfernen.

Unfruchtbarkeit und Atmung

2007 untersuchten österreichische Wissenschaftler die Veränderungen des endexspiratorischen CO_2-Drucks während des Monatszyklus.[1162] Das endexspiratorische Kohlendioxid ist eine Messgröße für die Konzentration an CO_2 im Blut. Das Forscherteam untersuchte 160 Frauen mit überwiegend regelmäßiger Periode. Der Kohlendioxidspiegel der Probandinnen wurde täglich gemessen und der Verlauf des Regelzyklus mittels Ultraschall und über die Hormonkonzentration – darunter auch Östrogen und Progesteron – im Blut und im Urin kontrolliert. Dabei stellten die Wissenschaftler fest, dass die Schwankungen im endexspiratorischen CO_2 im Laufe des Zyklus einem regelmäßigen Muster folgen. Ihrer Einschätzung nach waren sie auf eine vielversprechende Methode der natürlichen Familienplanung gestoßen, da es möglich sein sollte, die fruchtbare Phase des Zyklus durch eine Messung des endexspiratorischen Kohlendioxids zu ermitteln.[1163]

Die Kohlendioxidkonzentration kann also dazu genutzt werden, um Rückschlüsse auf das Hormongeschehen zu ziehen. Das ändert aber nichts daran, dass eine ganze Reihe von Gesundheitsfaktoren die weibliche Fruchtbarkeit beeinträchtigen können. Einer dieser Faktoren ist, wie in einer Studie von 2018 beschrieben, psychischer Stress.[1164] Schon seit Jahren wird der Zusammenhang zwischen Stress und Empfängnisunfähigkeit diskutiert. Frauen, die mit Unfruchtbarkeit konfrontiert sind, leiden oft vermehrt unter Depressionen und Angstzuständen; es ist klar, dass Empfängnisunfähigkeit Stress auslöst. Weniger gesichert ist, ob wiederum Stress eine (Mit-)Ursache für Unfruchtbarkeit sein könnte.

Der Überblicksstudie von 2018 zufolge belegen jüngere Forschungen, dass psychologische Behandlungen psychischen Leidensdruck lindern können, aber auch im Hinblick auf die Steigerung der Empfängnisrate wirksam sind. Bei der Begleitung von Frauen, die Schwierigkeiten haben, schwanger zu werden, sollen beide Ziele erreicht werden; die Studie empfiehlt eine Psychotherapie zur Stressreduktion als wohl effektivsten Weg dorthin. Die Autoren schlagen eine kognitive Verhaltenstherapie (KVT) als mögliche Behandlungsmethode vor. An dieser Stelle sei aber darauf hingewiesen, dass laut einer Studie die langsame Zwerchfellatmung bei Patienten mit Panikattacken erwiesenermaßen genauso wirkungsvoll ist wie KVT.[1165] Langsames, tiefes Atmen entfaltet seine Wirkung durch verschiedene Mechanismen und greift sowohl an den biomechanischen Stresstriggern an als auch an psychischen Faktoren. Die Schlussfolgerung, dass ein Neuerlernen der Atmung Frauen bei durch Unfruchtbarkeit bedingten Stresssymptomen helfen könnte, liegt also nahe. Zumindest kann es nichts schaden, es zu versuchen!

Im Hinblick auf Stress als Zusatzfaktor für ungewollte Kinderlosigkeit untersuchten Wissenschaftler 2015 den Einfluss von Schlaf auf die Fruchtbarkeit. Dass Stress zu Schlafstörungen beiträgt, ist gesichert; das Forscherteam wollte herausfinden, über welche Mechanismen Schlafstörungen ihrerseits die Fruchtbarkeit beeinflussen könnten. In den USA sind 15,5 Prozent aller Frauen unfruchtbar; unter den Frauen, die noch nie ein Kind bekommen haben, sind es 24,3 Prozent.[1166] Den Autoren der Studie zufolge leiden viel mehr Frauen an Schlafstörungen als Männer. Schwangerschaft, Perimenopause (die Phase direkt vor und nach der Menopause), Wechseljahre – all das kann mit einer gesteigerten Anfälligkeit für Schlafstörungen einhergehen. Dementsprechend bestehen bei Frauen im Laufe ihrer Lebensspanne mehr Risikofaktoren für Schlafprobleme. In der Vergangenheit führte man Anfälligkeit für Insomnie auf Stimmungsschwankungen, Veränderungen im Lebensstil oder Hormonveränderungen zurück. Die genannte Studie legt jedoch umgekehrt nahe, dass Schlafstörungen womöglich einen Einfluss auf die Fruchtbarkeit haben könnten – dass sie in diesem Fall also die Ursache sind und nicht die Wirkung. Zum Beispiel gilt: Wenn die Schlaflosigkeit durch Hyperarousal (Übererregbarkeit des autonomen Nervensystems) verursacht wird, dann heißt das, dass der Körper auf eine echte oder gefühlte Bedrohung reagiert. In diesem Fall kann es also sein, dass die

Schlaflosigkeit eine evolutionsbedingte Reaktion auf eine alles andere als optimale Fortpflanzungssituation ist.

Die Feststellung, dass Schlafstörungen äußerst relevant für die Gesundheit und das Wohlbefinden gerade von Frauen sind, findet immer mehr Anerkennung, besonders im Zusammenhang mit Menstruation, Schwangerschaft und Menopause.[1167] Darüber, inwiefern und auf welche Weise die Fruchtbarkeit durch die Schlafqualität und -dauer beeinflusst wird, ist derzeit noch wenig bekannt, aber Schlafprobleme treten häufig gemeinsam mit Unfruchtbarkeit auf. Die genannte Studie kommt zu dem Schluss, dass die Behandlung von Schlafstörungen die Lebensqualität von Frauen mit Fertilitätsproblemen zumindest verbessern würde. Es könnte aber auch sein, dass eine oder mehrere Schlafstörungen »Einflussfaktoren auf Empfängnisunfähigkeit oder die Reaktion auf deren Behandlung« darstellen. Sollte dies tatsächlich der Fall sein, dann könnte die Behandlung von Schlafstörungen die Chance auf eine natürliche Empfängnis oder auf das Anschlagen einer Fruchtbarkeitsbehandlung verbessern und die Wahrscheinlichkeit für einen erfolgreichen Schwangerschaftsverlauf erhöhen.[1168]

Wie schon in Kapitel 7 über Schlafstörungen festgestellt (Seite 227), spielt das richtige Atmen eine entscheidende Rolle für die Schlafqualität. Die mögliche Auswirkung auf die Fruchtbarkeit ist nur ein weiterer Grund, um bei Schlafstörungen die Atmung in den Blick zu nehmen – egal ob dies einen direkten oder einen indirekten Einfluss auf die Fertilität hätte.

2018 berichtete *Reuters Health* über eine weitere Studie, die sich dem Zusammenhang zwischen Unfruchtbarkeit und Schlafstörungen widmete.[1169] Sie kam zu dem Ergebnis, dass bei Frauen mit Schlafproblemen das Risiko für Unfruchtbarkeit dreimal größer ist. Bei Patientinnen mit stark ausgeprägter Schlafstörung ist die Wahrscheinlichkeit von Empfängnisproblemen um das Vierfache erhöht. Untersucht wurden speziell Frauen, die an anderen Schlafstörungen als an obstruktiver Schlafapnoe litten. Empfängnisschwierigkeiten werden häufig von einem hormonellen Ungleichgewicht verursacht, das unter dem Namen polyzystisches Ovarialsyndrom bekannt ist; allerdings können auch nicht durchgängige Eileiter, anatomische Anomalien der Gebärmutter, sexuell übertragbare Infektionen, die Ernährung, das Alter oder exzessiver Alkoholkonsum eine Rolle spielen.

In der Studie von 2018 wurden die Daten von 16 718 Frauen aus den Jahren 2000 bis 2010 analysiert, bei denen kurz vor Beginn der Untersuchung eine Schlafstörung diagnostiziert worden war, sowie die einer Kontrollgruppe mit 33 436 Frauen ohne Schlafprobleme. Zu Beginn der Studie waren die Frauen zwischen 20 und 45 Jahre alt.

Die Ergebnisse – ohne Berücksichtigung von Alter und anderen gesundheitlichen Faktoren – zeigten, dass bei Frauen mit Schlafstörungen die Wahrscheinlichkeit für eine Unfruchtbarkeit höher lag, und zwar etwa um das 2,7-Fache. Wurden Alter und eventuelle Gesundheitsprobleme in die Analyse mit einbezogen, lag dieser Faktor sogar bei 3,7. Schlafstörungen hängen häufig mit anderen chronischen Gesundheitsproblemen zusammen, beispielswiese erhöhten Cholesterinwerten, Bluthochdruck oder Lungenerkrankungen. Frauen, die schlecht schlafen, haben außerdem häufiger eine unregelmäßige Periode, Depressionen, Ängste und Schilddrüsenerkrankungen.

Ob eine unmittelbare, kausale Verbindung zwischen Schlafstörungen und Unfruchtbarkeit besteht, wurde in der Studie nicht untersucht. Außerdem fehlten den Forschern bestimmte Daten über die Teilnehmerinnen, die einen Einfluss auf die Fertilität haben können. Die Ergebnisse sprechen aber trotzdem dafür, dass Schlafstörungen ein Faktor bei Empfängnisunfähigkeit sein könnten. Kognitive Verhaltenstherapie ist die erste Behandlungsoption bei Insomnie. Doch Atemübungen sind eine sehr wirkungsvolle Therapiemethode, sowohl bei Schlafstörungen als auch im Hinblick auf den Stress, der dem Problem möglicherweise zugrunde liegt. Wenn Sie gerade versuchen, schwanger zu werden, machen Sie sanfte Übungen für eine langsame Atmung, achten Sie auf Ihren Schlaf und entspannen Sie sich – das stärkt Ihre körperliche und mentale Belastbarkeit und Ihre Gesundheit.

Gut durch die Wechseljahre

Irgendwann kommt der Punkt im Leben einer Frau, an dem ihre Periode aussetzt und permanent ausbleibt. Damit beginnen die Wechseljahre. Es ist ein natürlicher Vorgang, einer, den alle Frauen durchmachen. Und trotzdem gibt es wenig wissenschaftliche Forschung zu den typischen Veränderungen des Hormonspiegels, und daher wissen viele Frauen nicht wirklich, was auf sie zukommt. Angesichts des Geschlechterungleichgewichts in der Forschung ist dies nicht weiter überraschend. Doch in jüngster Zeit erregt dieser Umstand immer mehr Aufmerksamkeit. Aus medizinischer Sicht kann der Beginn der Wechseljahre noch nicht einmal wirklich festgelegt werden. Dass die Menopause einer Frau eingetreten ist, gilt erst als gesichert, wenn ihre Regelblutung zwölf Monate in Folge ausgeblieben ist.[1170] Das Durchschnittsalter für das Erreichen dieses Zustands liegt bei 51 Jahren, obwohl es laut einer umfangreichen Studie von 2009 im Begriff ist, auf etwa 54 Jahre zu steigen.[1171]

Vor den Wechseljahren kommt es bei vielen Frauen zu einer Phase, die man Perimenopause nennt. In dieser Zeit machen sich erste Anzeichen für die bevorstehenden hormonellen Veränderungen bemerkbar. Der Östrogenspiegel steigt vor der Einstellung der Sexualhormonproduktion noch einmal deutlich an; das kann sich zum Beispiel in Hitzewallungen, Nachtschweiß, Schlafstörungen, Vaginaltrockenheit, unregelmäßigen Menstruationsblutungen, Stimmungsschwankungen, wiederkehrenden Depressionen und Problemen mit dem Kurzzeitgedächtnis bemerkbar machen.[1172] Die Perimenopause beginnt im Schnitt im Alter von 46 Jahren und dauert etwa fünf Jahre an.[1173]

Eine Sache ist allerdings bekannt: Die Wechseljahre mögen ein natürlicher Prozess sein, doch Rauchen hat einen erheblichen Einfluss darauf, wann sie einsetzen. Bei Raucherinnen beginnt die Menopause etwa eineinhalb Jahre früher als bei Nichtraucherinnen.[1174] Diese Tatsache deutet bereits stark auf eine Verbindung zwischen den Wechseljahren, dem allgemeinen Wohlbefinden und, spezifischer, der Atemwegsgesundheit hin.

Eine früh einsetzende Menopause ist ein Risikofaktor für eine Reihe von Krankheiten, darunter Herz-Kreislauf-Erkrankungen und Osteoporose. Auch besteht ein direkter Zusammenhang zur allgemeinen Sterblichkeit.[1175] Auch zwischen der Lungengesundheit und der natürlich verlaufenden Menopause hat man Wechselwirkungen gefunden; allerdings wurden im Rahmen der entsprechenden Studien zum großen Teil keine der anderen Faktoren berücksichtigt, die im Leben einer Frau auftreten und einen Einfluss auf die Lungenfunktion haben können.[1176]

Da die Lebenserwartung von Frauen derzeit steigt, werden sich in Zukunft mehr Frauen länger in der Phase der Postmenopause befinden. In den Augen der Wissenschaft ist es deswegen unerlässlich zu verstehen, wie sich hormonelle Veränderungen, die in dieser Lebensphase auftreten, auf die Lungengesundheit auswirken.[1177] Zum Glück fallen die Progesteronspiegel nach der Menopause ab und daher gibt es eine große potenzielle Population, an der sich die Folgen der gesunkenen Hormonlevel wissenschaftlich untersuchen lassen. Die Forschung beginnt gerade damit, diese Zusammenhänge näher zu beleuchten.

So hält eine Arbeit von 2009 fest, dass bei Frauen, die die Wechseljahre hinter sich haben, nicht nur die Östrogen- und Progesteronkonzentration weitaus geringer ist, sondern auch der Kohlendioxidpartialdruck im Blut im Ruhezustand viel höher.[1178] Das liegt daran, dass der Chemoreflex des zentralen Atemantriebs nach der Menopause nachlässt, ein Phänomen, das mit dem Rückgang an Sexualhormonen und komplexen Wechselwirkungen im Säure-Basen-Haushalt zusammenhängt. Diese Erkenntnis liefert wichtige Hinweise in Bezug darauf, warum schlafbezogene Atemstörungen nach den Wechseljahren häufiger auftreten. Sie ist nützlich für die Erforschung der Auswirkungen einer Hormonersatztherapie auf die Atemkontrolle und auf den pH-Wert des Bluts im Ruhezustand wie unter Belastung, und zwar sowohl bei gesunden Frauen als auch bei kranken.[1179]

2020 veröffentlichten Forscher überzeugende Belege für einen Zusammenhang zwischen früh einsetzenden Wechseljahren und einem Rückgang der Lungenfunktion. Es handelte sich um die erste Langzeitstudie, in der ein Zusammenhang zwischen der Lungengesundheit und dem natürlichen Einsetzen der Menopause nachgewiesen werden konnte. Es wurden Daten zur Lungenfunktion ausgewertet, die von den Teilnehmerinnen jeweils im Alter von 7 und von 53 Jahren erhoben wurden. Die Ergebnisse zeigten, dass Probandinnen, bei denen die Wechseljahre vor einem Alter von 45 Jahren begonnen hatten, eine weniger gute Lungenfunktion aufwiesen als Teilnehmerinnen, deren Menopause erst mit 45 oder später eingesetzt hatte. Zum ersten Mal wurden in dieser Studie auch Faktoren aus früheren Lebensphasen berücksichtigt, wie etwa Asthma in der Kindheit, der sozioökonomische Hintergrund oder Eltern, die rauchten.[1180]

Der Nachweis dieses Zusammenhangs machte es möglich, das Risiko für Lungenprobleme oder die Wahrscheinlichkeit für eine Lungenkrankheit nach dem kompletten Ausbleiben der Periode besser einzuschätzen. Eine früh einsetzende Menopause hat eine Anfälligkeit für Atemwegserkrankungen zur Folge und führt zu einer gewissen Empfindlichkeit gegenüber Umweltfaktoren wie Luftverschmutzung; dies war bis dahin völlig außer Acht gelassen worden. Noch ist unklar, ob sich die Veränderung der Hormonkonzentration unmittelbar auf den Rückgang der Lungenfunktion auswirkt, der bei manchen Frauen zu beobachten ist; doch es existiert eine eindeutige Beziehung zwischen Schwankungen des Östrogenspiegels und der Lungengesundheit.

Frauen, deren Atemfunktion schon vor der Menopause eingeschränkt ist, könnten einem noch höheren Risiko ausgesetzt sein, vor allem wenn auch noch andere Faktoren ins Spiel kommen wie etwa regelmäßiger Kontakt mit Giftstoffen zu Hause oder bei der Arbeit. Bei Frauen, die bereits an einer Lungenerkrankung wie COPD (chronisch obstruktive Lungenerkrankung) leiden und deren Wechseljahre früh einsetzen, besteht die Wahrscheinlichkeit, dass sie in der Folge eine schwerere und schneller fortschreitende Form ihrer Lungenkrankheit bekommen.[1181] Die angesprochene Studie regt dazu an, die Auswirkungen der Menopause auf Asthma in der Forschung neu in den Blick zu nehmen. Außerdem wird darauf hingewiesen, dass Funktionsstörungen des Immunsystems, bei denen das in der Menopause dominante Hormon Östrogen eine Rolle spielt, wohl maßgeblich zu der Ausbildung einer chronischen Krankheit namens Bronchiektasen beitragen. Diese Atemwegsstörung tritt insbesondere bei Frauen auf, die die Wechseljahre schon hinter sich gelassen haben.

Ein hoher Anteil der Studienteilnehmerinnen, bei denen die Wechseljahre früh begannen, hatte auch die erste Periode (Menarche) sehr früh. Man geht davon aus, dass solche Frauen im Allgemeinen anfälliger für Lungenfunktionsstörungen oder -krankheiten sind. Interessanterweise waren die Frauen in dieser Gruppe auch mit größerer Wahrscheinlichkeit Raucherinnen und griffen häufiger auf Hormontherapien zurück. Bei Probandinnen, die noch ihre Periode hatten, wurde die niedrigste Rate an Atemwegsbeschwerden und -erkrankungen festgestellt.

Diese Studie bedeutet zwar einen Fortschritt in der Forschung auf diesem Gebiet, doch sind noch mehr wissenschaftliche Anstrengungen nötig, um die Mechanismen der Menopause und ihre Auswirkungen auf die Lungenfunktion zu verstehen. Auf jeden Fall ist es sehr wichtig, dass eine früh einsetzende Menopause als Risikofaktor für die Atemwegsgesundheit anerkannt wird.

Die Auswirkungen von Hormonersatztherapien auf die Atmung

In den Wechseljahren entscheiden sich viele Frauen für eine kurzzeitige oder längere Hormonersatztherapie (HET). Über die Sicherheit dieser medikamentösen Behandlung herrscht jedoch Uneinigkeit, was zu einem großen Teil an einer Studie der Women's Health Initiative (US-amerikanische Frauengesundheitsinitiative) liegt. Diese kritisierte diese Art von Therapie aufgrund eines erhöhten Risikos für die koronare Herzkrankheit und Brustkrebs als unsicher.[1182] Die öffentliche Diskussion hatte einen negativen Einfluss auf die Nachfrage nach HET. In der Folge konnte allerdings nur ein geringes Brustkrebsrisiko nachgewiesen werden; es scheint nur Frauen zu betreffen, die sich über einen sehr langen Zeitraum hinweg einer kombinierten Hormonersatztherapie (Östrogen-Gestagen-Therapie) unterziehen. In manchen Fällen kann die Behandlung mit Östrogen die Anfälligkeit für Brustkrebs sogar reduzieren. In jüngerer Zeit wurden diese Befunde allerdings wieder in Zweifel gezogen. Eine im *British Journal of Cancer* veröffentlichte Forschungsarbeit kam zu dem Ergebnis, dass Frauen, die sich einer kombinierten Hormonersatztherapie unterziehen, mit dreimal höherer Wahrscheinlichkeit an Brustkrebs erkranken als unbehandelte Frauen. Und dieses Risiko steigt laut dem Beitrag, je länger die Behandlung andauert. Einen umfassenden Bericht über den Stand der Forschung in Sachen HET lieferte eine Studie der gemeinnützigen britischen Organisation Breast Cancer Now zum Thema Brustkrebs. Darin heißt es, dass viele der bisherigen Untersuchungen nicht sonderlich in die Tiefe gegangen seien und deshalb möglicherweise »das erhöhte Brustkrebsrisiko um bis zu 60 Prozent zu niedrig eingeschätzt« hätten.[1183] Wichtig ist, dass sich dieses Risiko nach Beendigung der HET wieder auf einem normalen Level einzupendeln scheint.[1184] Ein erhöhtes Risiko für eine koronare Herzkrankheit konnte nicht ermittelt werden.[1185]

Im Großen und Ganzen kann man sagen, dass wir noch nicht viel über den Zusammenhang zwischen den Wechseljahren und der Lungengesundheit wissen. Obwohl sich die Forschung bis zu einem gewissen Grad mit den Auswirkungen der Hormonersatztherapie beschäftigt hat, wurde die Menopause selbst noch kaum erforscht. Und was sich zum Thema HET und Atemwegsgesundheit finden lässt, ist eher dazu geeignet, Verwirrung zu stiften.

Wissenschaftliche Befunde im Hinblick auf Asthma und andere Atemwegsbeschwerden weisen tendenziell auf ein erhöhtes Erkrankungsrisiko für Frauen hin, die sich einer HET unterziehen, besonders im Falle von Nicht-Raucherinnen und Frauen mit einem niedrigen Body-Mass-Index (BMI). Auf der anderen Seite haben Studien zur Lungenfunktion ergeben, dass die HET einen eher positiven oder zumindest gar keinen Einfluss auf die Lungenfunktion hat.[1186] Wie wir schon zuvor gesehen haben, kommt es immer wieder vor, dass sich Forschungsergebnisse widersprechen, und zwar aus einer Reihe von Gründen. In diesem Fall lag es vielleicht an einem starken Unterschied im BMI der Teilnehmerinnen der verschiedenen Studien; zudem variiert die klinische Praxis in Bezug auf HET oft stark; die Studien sind unterschiedlich aufgebaut und die Wechseljahre an sich werden verschieden definiert. Des Weiteren ist es alles andere als einfach, die Auswirkungen der HET von denen der Menopause selbst zu differenzieren. Unterm Strich kann man sagen – und das wurde ja auch in entsprechenden Studien deutlich gemacht –, dass die zugrunde liegenden biologischen Mechanismen noch ausgiebiger erforscht werden müssen, bevor wirklich aussagekräftige Befunde über das Thema vorliegen.

2017 berichtete *Science Daily*, eine Nachrichten-Website über aktuelle Entdeckungen aus der Wissenschaft, über neue Forschungsergebnisse, die im Rahmen des internationalen Kongresses der European Respiratory Society vorgestellt wurden. Aus diesen Daten wird ersichtlich, dass im Rahmen einer Hormonersatztherapie eingenommene Medikamente die Abnahme der Lungenfunktion bei Frauen mittleren

Alters verlangsamen können.[1187] An der Studie nahmen 3713 Frauen über zwei Jahrzehnte lang teil, beginnend in den frühen 1990er-Jahren und endend im Jahr 2010. Es zeigte sich, dass diejenigen Probandinnen, die sich für zwei Jahre oder länger einer (oralen) HET unterzogen, bei Tests der Lungenfunktion besser abschnitten als diejenigen, die nie entsprechende Medikamente verabreicht bekommen hatten. Grundsätzlich erreicht die Lungenfunktion Mitte 20 ihr Optimum und baut von da an stufenweise ab. Die Menopause beschleunigt diesen Prozess. Folgerichtig stellt sich die Frage, ob eine HET diesem Effekt zumindest teilweise entgegenwirken könnte.

Zu Beginn der Studie wurde die Lungengesundheit der Probandinnen getestet, ein weiteres Mal 20 Jahre später. Als Messgröße diente die forcierte Vitalkapazität (FVC), das heißt das Luftvolumen, das nach einem tiefstmöglichen Atemzug bei maximaler Geschwindigkeit aus den Lungen ausgeatmet werden kann. Frauen, die eine HET in Anspruch genommen hatten, hatten im Laufe der 20 Jahre durchschnittlich 46 Milliliter weniger an Lungenvolumen eingebüßt als Teilnehmerinnen, die sich keiner HET unterzogen hatten. Zum Vergleich: 46 Milliliter ist in etwa die Menge an Lungenvolumen, die eine Frau verliert, wenn sie drei Jahre lang jeden Tag eine Schachtel Zigaretten raucht. Wissenschaftler gehen zwar nicht davon aus, dass dieser Sachverhalt für gesunde Frauen von klinischer Relevanz ist, doch bei Frauen mit Atemwegserkrankungen kann die Abnahme der Lungenfunktion zu mehr Kurzatmigkeit und Abgeschlagenheit, zu verminderter Arbeitsfähigkeit und eingeschränkter Lebensqualität führen.[1188]

Die Autoren der Studie sprechen keine Empfehlung zur HET aus, weder dafür noch dagegen. Die Ergebnisse offenbaren jedoch die wichtige Rolle, die weibliche Sexualhormone bei der Erhaltung der Lungengesundheit spielen, gerade bei Frauen mittleren Alters. Die Sexualhormone sind ein weiteres wichtiges Puzzleteil, das uns dabei hilft, die Zusammenhänge zwischen der Menopause und der Gesundheit der Lunge zu verstehen. Unbestritten bleibt, dass sowohl Frauen im Allgemeinen als auch ihre behandelnden Ärzte und Ärztinnen über die gesundheitlichen Veränderungen, die mit den Wechseljahren einhergehen, besser unterrichtet werden müssen. Frauen mit bestehenden Atemwegsbeschwerden wie Asthma sollten während der Perimenopause und Menopause regelmäßig untersucht werden. Außerdem sollte die Beratung in Sachen Medikation deutlich besser auf die individuelle Patientin zugeschnitten sein und die Veränderungen im Hormonspiegel berücksichtigen.

Osteoporose und Störungen des Atemmusters

Osteoporose ist unter Frauen, die die Wechseljahre hinter sich haben, weit verbreitet. Auf den ersten Blick scheint diese Erkrankung nicht unbedingt in Verbindung mit der Atmung zu stehen.[1189] Sie äußert sich in Form einer niedrigen Mineraldichte der Knochen oder als extremer Knochenschwund und ist eine häufige Ursache für Knochenbrüche bei älteren Frauen. Weltweit leiden 200 Millionen Frauen an Osteoporose; fast jeder zweiten Frau über 50 droht ein Knochenbruch in Zusammenhang mit Osteoporose. Frauen über 45 Jahre verbringen im Schnitt mehr Tage wegen Osteoporose im Krankenhaus als wegen Diabetes, Herzinfarkt oder Brustkrebs.[1190]

Die Erkrankung kann zu wiederholten sogenannten Sinterungsbrüchen der mit den Rippen verbundenen Wirbelkörper führen, was wiederum in einer sehr deutlichen Krümmung der oberen Wirbelsäule resultieren kann, bekannt als Rundrücken oder Brustkyphose (Hyperkyphose). Bei jedem Bruch eines Brustwirbels nimmt die Lungenleistung ab und die forcierte Vitalkapazität geht um neun Prozent zurück. Doch während die Forschung den Zusammenhang zwischen Osteoporose und Atmung im Hinblick auf mechanische Funktionen schon untersucht hat, gibt es noch sehr wenige Studien, die die Lungengesundheit von Osteoporosepatientinnen in den Blick nahmen, bei denen nicht auch eine chronische Lungenerkrankung diagnostiziert wurde.

Die Tatsache, dass Frauen mit Osteoporose sehr oft über Atemnot klagen, war 2018 Anlass für eine Forschungsstudie.[1191] Die Wissenschaftler stellten die These auf, dass die Brüchigkeit der Rippen, die typisch für Knochenschwund und Osteoporose ist, die Atemfunktion beeinträchtigt. Dies geschehe durch die Hemmung der Körperreaktion auf die normalen Atemreize, was sich negativ auf den Säure-Basen-Haushalt auswirke. Einfach ausgedrückt: Wegen der Brüchigkeit der Rippen wird das Atemmuster instinktiv angepasst, um die fragil gewordenen Knochen zu schützen.

Um diese Theorie zu prüfen, untersuchten die Forscher bei Frauen mit erhöhter Knochenbrüchigkeit, aber ohne Atemstörungen, Nierenerkrankungen oder Anämie in ihrer Krankengeschichte, die Lungenfunktion, den Gasgehalt im Arterienblut, den zentralen Atemantrieb und die Atemmuster. Die Probandinnen wurden zudem nicht mit Medikamenten behandelt, von denen bekannt ist, dass sie den pH-Wert des Bluts beeinflussen. Die Untersuchungsergebnisse wurden mit den Befunden einer Kontrollgruppe von Frauen ohne Knochenbrüchigkeit verglichen.

Zum ersten Mal überhaupt wurde in dieser Studie nachgewiesen, dass Frauen mit Osteoporose oder Knochenschwund, die nie in ihrem Leben geraucht hatten, im Vergleich zu gleichaltrigen gesunden Frauen Auffälligkeiten im Blutgasaustausch und Veränderungen der Atemmuster aufwiesen. Diese Abweichungen konnten nicht auf anatomische Veränderungen oder andere Faktoren wie etwa kardiorespiratorische Erkrankungen zurückgerührt werden. Es handelt sich hierbei übrigens um die erste Studie zu Gasaustausch und Atemmustern, bei der die Teilnehmerinnen so ausgewählt wurden, dass andere Störfaktoren weitestgehend ausgeschlossen waren – etwa Atemwegserkrankungen, Rauchen, Medikation und anatomische Voraussetzungen.

Das Lungenvolumen im Ruhezustand und bei Anstrengung war bei allen Studienteilnehmerinnen ähnlich. Doch im Hinblick auf die Atemmuster und den Gasaustausch waren die Unterschiede zwischen den Frauen mit und ohne erhöhte Knochenbrüchigkeit beachtlich, selbst wenn alle anderen Werte innerhalb der normalen Referenzbereiche lagen. Diese Unterschiede umfassten eine veränderte Atemantwort auf Kohlendioxid, eine niedrigere Konzentration von Kohlendioxid und Sauerstoff im arteriellen Blut, eine höhere Sauerstoffpartialdruckdifferenz zwischen den Arterien und den Lungenbläschen (Alveolen), die auf eine fehlerhafte Sauerstoffdiffusion vom Blut zur Lunge hinweist, und einen höheren pH-Wert des Bluts.

Interessanterweise wird Knochenschwund auch mit Symptomen einer Depression in Zusammenhang gebracht. Frauen nach den Wechseljahren sehen sich im selben Alter einem höheren Risiko für Depressionen ausgesetzt, in dem sie auch anfällig für Knochenschwund sind. Zwar ließ sich in mehreren Studien ein Zusammenhang zwischen Knochenschwund und Depressionen herstellen, der Grund dafür wurde aber noch nicht gefunden.[1192] Osteoporose und Knochenschwund werden oft erst diagnostiziert, wenn die Patientin einen Knochenbruch erleidet. 2018 identifizierten Wissenschaftler depressive Symptome allerdings als Indikator für möglichen Knochenschwund. Diese Erkenntnis könnte möglicherweise bei der Diagnose der Erkrankung eingesetzt werden und weitere Forschung auf dem Gebiet der Knochengesundheit anstoßen.[1193]

Einem 2019 veröffentlichten Beitrag zufolge tragen die biochemischen und physiologischen Auswirkungen von psychischem Stress zu Osteoporose bei.[1194] Wissenschaftliche Befunde deuten darauf hin, dass stressassoziierte psychische Störungen Risikofaktoren für Osteoporose sein könnten. Die Autoren des Beitrags zogen daraus die Schlussfolgerung, dass Knochenschwundpatientinnen von Therapien für psychische Beschwerden profitieren könnten. Noch ist die Forschung auf diesem Gebiet sehr begrenzt. Aber die vorhandenen Studien legen nahe, dass ein individuell zugeschnittener, mehrdimensionaler Ansatz vielen Patientinnen helfen könnte, ganz besonders solchen mit erhöhtem Osteoporose-Risiko.

Auch Osteoporose und Angststörungen scheinen etwas miteinander zu tun zu haben.[1195] 2018 wurde in einer Studie mit 192 Teilnehmerinnen ermittelt, dass Frauen mit einem hohen Grad an innerer Unruhe eher zu osteoporosebedingten Knochenbrüchen neigten. Der Grad an empfundener Angst der Probandinnen korrelierte wiederum mit Alter, depressiven Symptomen, dem zeitlichen Abstand zum Ende ihrer Menopause sowie dem Alter der Frauen bei deren Einsetzen. Der Grad an innerer Unruhe, so die Autoren der Studie, scheint bei Frauen nach den Wechseljahren in Zusammenhang mit der verringerten Mineraldichte der Knochen von Lendenwirbelsäule und Hüften zu stehen und könne als Indikator für dieses Leiden dienen.

Die Frage nach einem möglichen Zusammenhang zwischen Osteoporose und der Atmung ist überaus interessant. Doch nach dem jetzigen Stand der Forschung weist nichts auf eine direkte Verbindung zwischen Atemmusterstörungen und mit den Wechseljahren verbundenen Depressionen und Angstzuständen sowie körperlichen Auswirkungen von Knochenschwund hin. Allerdings kann festgehalten werden, dass eine Therapie eines ungünstigen Atemverhaltens die Anfälligkeit für eine große Anzahl physischer und psychischer Erkrankungen reduzieren kann. Das kann die Lebensqualität deutlich verbessern.

Wechseljahresbeschwerden und langsames, tiefes Atmen

Es ist erwiesen, dass langsames, tiefes Atmen in der Lage ist, bestimmte hormonelle Symptome der Menopause zu lindern. 2012 untersuchten Wissenschaftler das Potenzial einer Reduzierung der Häufigkeit und Schwere von Hitzewallungen durch eine Aktivierung des Parasympathikus mittels langsamer, tiefer Zwerchfellatmung. Das Atemtempo zu kontrollieren kann die Stressreaktion abschwächen und auf diese Weise Körper und Geist entspannen.[1196]

Die Forscher entwarfen eine neunwöchige klinische Versuchsreihe und ließen die Teilnehmerinnen per Audio-CD geführte Übungen zur Kontrolle des Atemtempos absolvieren. Eine Gruppe von Probandinnen führte einmal am Tag eine 15-minütige Übung mit sechs Atemzügen pro Minute durch. Eine zweite machte dieselbe Übung zweimal täglich. Die dritte Gruppe absolvierte einmal pro Tag eine Einheit von zehn Minuten mit 14 Atemzügen pro Minute (normale Atmung). Fast 80 Prozent der Frauen, die die Studie bis zum Ende mitmachten, fanden, die Übungen seien einfach durchführbar und gut in den Alltag zu integrieren. Sämtliche Probandinnen in allen drei Gruppen gaben an, ihre Hitzewallungen seien zurückgegangen. Die deutlichste

Verbesserung (52 Prozent) stellten die Teilnehmerinnen fest, die zweimal am Tag Atemübungen gemacht hatten. Bei den Probandinnen, die die Sequenz mit den sechs Atemzügen pro Minute nur einmal am Tag ausgeführt hatten, war eine Verbesserung von 42 Prozent festzustellen, und bei denjenigen, die normal geatmet hatten, eine Verbesserung von 46 Prozent. Die Autoren der Studie kamen zu dem Schluss, dass die Kontrolle des Atemtempos eine praktikable und einfach durchzuführende Therapie bei Hitzewallungen darstelle, jedoch noch weitere Forschung nötig sei, um die Wirkung von Atemübungen auf Hitzewallungen abschließend beurteilen zu können.

In der E-Book-Veröffentlichung *Recognizing and Treating Breathing Disorders* (auf Deutsch »Atemstörungen erkennen und behandeln«) werden vorangegangene Forschungsarbeiten zitiert, die belegten, dass Frauen, die keine HET durchführen konnten oder wollten, ihre Hitzewallungen durch eine Umstellung des Atemverhaltens erfolgreich reduzieren konnten.[1197] [1198]

Eine E-Mail, die ich von einer Klientin erhielt, geht in eine ähnliche Richtung. Sie hatte nach Anwendung von Atemtechniken eine erhebliche Verbesserung ihrer Beschwerden beobachtet und schrieb mir: »Ich habe 90 bis 100 Prozent weniger Nachtschweißausbrüche, wenn ich den Mund vor dem Schlafen mit einem Tape verschließe, und das nach nur einer Woche.« Diese Erfahrung deutet auf eine verbesserte Regulierung des autonomen Nervensystems hin und deckt sich mit Forschungsergebnissen, die Nachtschweiß mit Schlafapnoe in Verbindung bringen.[1199] Laut der bereits erwähnten Arbeit von 2013 ist Nachschweiß bei Patienten mit unbehandelter Schlafapnoe dreimal häufiger als bei der Allgemeinbevölkerung. Durch die Verwendung eines speziellen Mundpflasters zum Verhindern der Mundatmung während des Schlafs könnten Beschwerden wie Nachtschweiß, Apnoe und damit verbundene Schlaflosigkeit möglicherweise gelindert werden.

Gesunde Atmung bei Frauen – ein Ausblick

Die Literaturlage zum Themenkomplex weibliche Sexualhormone und Atemgesundheit ist zum einen komplex und zum anderen lückenhaft.[1200] Die Hormonprofile von Frauen sind im Laufe des Lebens leichten Schwankungen unterworfen. Das Bestimmen des Hormonstatus stellt nach wie vor ein Problem dar, da der Beginn der Wechseljahre erst zwölf Monate nach ihrem Einsetzen als bestätigt gilt und die Bestimmung danach oft durch die Einnahme von Hormonpräparaten erschwert wird.

Es ist wichtig, dass sich die Forschung endlich mit den Auswirkungen von Hormonen auf die Atemgesundheit beschäftigt, und zwar in Form von ausreichend groß angelegten Studien. Künftige Forschungsarbeiten müssen zudem Alltagsfaktoren wie die antiöstrogene Wirkung des Rauchens berücksichtigen. Zum Beispiel wird man sich erst dann ein klares Bild von dem Zusammenhang zwischen Asthma und HET machen können, wenn geklärt ist, welche Rolle das Rauchen darin spielt.

Doch schon jetzt existieren genug wissenschaftliche Erkenntnisse, um mit Sicherheit sagen zu können, dass die Sexualhormone über das ganze Leben einer Frau hinweg Auswirkungen auf ihre Atemwegsgesundheit und die entsprechenden Erkrankungen haben. Darüber, wie diese Einflüsse im Detail aussehen, weiß man jedoch noch wenig.

Zu Asthma und Lungenfunktionen gibt es bereits einiges an Forschung, aber es existieren fast keine Untersuchungen zu COPD. Es scheint klar zu sein, dass Frauen, die früh in die Pubertät gekommen sind und eine unregelmäßige Periode haben, auch öfter an Asthma und eingeschränkter Lungenfunktion leiden. Auch ist bekannt, dass Asthma und andere Atemwegserkrankungen im Laufe des Monatszyklus Schwankungen unterworfen sind; hier könnte man sicher therapeutisch ansetzen.

Dass es um die Wechseljahre herum zu Veränderungen der Atemwegsgesundheit kommt, ist ebenfalls anzunehmen, aber noch kaum erforscht. Die Wechselwirkungen können bei Einnahme von Hormonersatzpräparaten auch nur schwer gemessen werden. In künftigen Untersuchungen auf diesem Gebieten liegt ein großes Potenzial zur Verbesserung der Behandlung von Asthma- und COPD-Patienten. Die 2012 durchgeführte Metastudie zur Literatur über Atemgesundheit bei Frauen von der Menarche bis zur Menopause schließt mit einer eindringlichen Aussage: »Die Zeiten, in denen man Untersuchungen zur Atemgesundheit an einer Gruppe von 2000 Männern und 29 Frauen durchgeführt hat, sind endgültig vorbei.«[1201]

14

WENN ZUCKER ZUM PROBLEM WIRD

Diabetes – genauer gesagt Diabetes mellitus – ist eine Langzeiterkrankung, bei der die Fähigkeit des Körpers, Blutzucker bzw. Glukose zu verstoffwechseln, in Mitleidenschaft gezogen wird. Glukose ist eine wichtige Energiequelle und wird über die Nahrung aufgenommen, insbesondere über kohlenhydratreiche Nahrungsmittel. Im Zuge des Verdauungsprozesses werden diese Kohlenhydrate in einfache Zuckermoleküle aufgespalten und gelangen über den Darm in die Blutbahn.[1202] Dabei sondern die Betazellen der Bauchspeicheldrüse das Hormon Insulin ab.[1203] Bei Hormonen handelt es sich um chemische Botenstoffe, die vom Körper produziert und in die Blutbahn ausgeschüttet werden, um bestimmte Reaktionen auszulösen. Das Insulin ermöglicht es den Zellen, Zucker aus dem Blut aufzunehmen und Energie freizusetzen. Die Beziehung zwischen Insulin und Glukose ähnelt der zwischen Kohlendioxid und Sauerstoff. Genau wie CO_2 erforderlich ist, damit Sauerstoff vom Blut abgegeben wird, braucht es das Insulin, um an die Energie zu kommen, die im Blutzucker steckt.

Formen von Diabetes

In einem gesunden Körper unterstützt das Insulin die Regulierung des Blutzuckerspiegels und sorgt dafür, dass nie zu viel Glukose (Überzuckerung) oder zu wenig Glukose (Unterzuckerung) im Blut vorhanden ist, sodass die lebenswichtigen Körpersysteme problemlos funktionieren.[1204] [1205] Bei Diabetes ist dieser Prozess gestört, entweder weil die Bauchspeicheldrüse zu wenig oder gar kein Insulin produziert (Typ 1) oder weil der Körper nicht in der Lage ist, auf das Insulin richtig zu reagieren (Typ 2). In beiden Fällen kann die Glukose von den Zellen nicht aufgenommen werden und der Blutzuckerspiegel ist chronisch erhöht.

Typ-1-Diabetes

Typ-1-Diabetes ist eine sogenannte Autoimmunerkrankung, die dazu führt, dass sich zu viel Zucker in der Blutbahn befindet. Menschen, die an diesem Diabetes-Typ leiden, können kein eigenes Insulin produzieren. Grund dafür ist eine Fehlfunktion des Immunsystems, die dazu führt, dass die für die Insulinherstellung zuständigen Betazellen der Bauchspeicheldrüse zerstört werden. Infolgedessen müssen sich die Betroffenen jeden Tag Insulin spritzen, um ihren Blutzuckerspiegel unter Kontrolle zu halten.

Diese Art von Diabetes setzt tendenziell in der Kindheit oder im frühen Erwachsenenalter ein. Die Ursache ist noch unbekannt, aber Wissenschaftler gehen davon aus, dass eine genetische Veranlagung vorliegt, die durch eine starke Immunreaktion sozusagen aktiviert wird – etwa aufgrund einer Virusinfektion, von Umweltfaktoren oder einer genetisch bedingten Krankheit.[1206] Das Immunsystem greift dann die Betazellen der Bauchspeicheldrüse an und produziert einen Antikörper, der das Insulin eliminiert.

Laut TrialNet, einem internationalen Netzwerk von Forschenden, die daran arbeiten, Typ-1-Diabetes besser zu verstehen, liegt die Wahrscheinlichkeit, dass man selbst Typ-1-Diabetes entwickelt, bei 1:20, wenn man einen Verwandten hat, der an Typ-1-Diabetes leidet. Für die Allgemeinbevölkerung liegt das Risiko hingegen bei 1:300.[1207] [1208] Bei Kindern unter fünf Jahren wird Diabetes immer häufiger. In den USA ist eins von 400 bis 600 Kindern von Typ-1-Diabetes betroffen; 15 bis 20 Prozent der neu diagnostizierten Fälle betreffen Kinder unter fünf Jahren.[1209] Da Typ-2-Diabetes bis zu einem gewissen Grad ebenfalls erblich ist, wird beides immer wieder verwechselt; aber es ist wichtig, diese beiden Formen von Diabetes auseinanderzuhalten.

Typ-2-Diabetes

Dieser Diabetes-Typ tritt häufiger auf als Typ-1-Diabetes und betrifft etwa 90 bis 95 Prozent der erwachsenen Diabetiker. Beim Typ 2 sind die Produktion und die Nutzung von Insulin gehemmt; man spricht auch von Insulinresistenz. Weil der Körper außerstande ist, normal auf das Insulin zu reagieren, steigt der Blutzuckerspiegel zu hoch an. In der Folge wird eine immer größere Menge des Hormons ausgeschüttet. Im Laufe der Zeit stößt die Bauchspeicheldrüse angesichts dieses enormen Insulinbedarfs an ihre Grenzen. Sie kann nicht mehr ausreichend Insulin produzieren und der Blutzuckerspiegel steigt noch weiter.[1210] [1211]

Wann immer ein Ungleichgewicht im Organismus vorliegt, versuchen die Systeme des Körpers, wieder einen Zustand der Homöostase (ein dynamisches Gleichgewicht) herzustellen. Funktioniert irgendeines der Systeme fehlerhaft, kommt es auf lange Sicht zu entsprechenden Anpassungen, die die Ressourcen des Körpers angreifen und sich negativ auf den allgemeinen Gesundheitszustand auswirken können. Ein anderes Beispiel für den Versuch des Körpers, wieder in einen Zustand der Homöostase zu gelangen, ist die biochemische Antwort des Organismus auf habituelles Überatmen.

Statistischen Erhebungen der gemeinnützigen Organisation Diabetes UK zufolge tragen unter anderem folgende Faktoren zur Entstehung von Typ-2-Diabetes bei: Adipositas, Alter, genetische Veranlagung sowie der sozioökonomische und ethnische Hintergrund.[1212] [1213] Das liegt zum Teil daran, dass sozial benachteiligte Menschen seltener die Möglichkeit haben, sich sportlich zu betätigen und sich gesund zu ernähren, während Tabakgenuss in diesen Bevölkerungsgruppen tendenziell häufiger vorkommt.[1214]

Das Auftreten von Typ-2-Diabetes ist unter Umständen schwierig zu erkennen, da die Erkrankung nur sehr langsam fortschreitet und es nicht zu denselben akuten Stoffwechselstörungen kommt wie bei Typ 1.[1215] Möglicherweise sind etwa die Hälfte der existierenden Typ-2-Diabetes-Fälle gar nicht diagnostiziert, also den Betroffenen auch nicht bekannt.[1216]

Warum Ihnen bei Diabetes die Luft wegbleibt

Unregelmäßigkeiten in der Atmung sind ein typisches Kennzeichen beider Arten von Diabetes.[1217] In einer Studie von 2017 beschreiben Forscher die negative Auswirkung von Typ-2-Diabetes auf die Lungengesundheit.[1218] Insulinresistenz, eine niedriggradige chronische Entzündung und Schädigungen von Blutgefäßen und des autonomen Nervensystems führen zu Veränderungen im Körper und im Gewebe und tragen damit zu der mit Typ-2-Diabetes einhergehenden Verschlechterung der Lungenfunktion bei.[1219]

Diabetes ist ein anerkannter Risikofaktor für schlafbezogene Atemstörungen, Schlafapnoe und Tagesschläfrigkeit.[1220] Die Autoren der Studie empfehlen, Menschen mit Typ-2-Diabetes als Risikopatienten für Lungenfunktionsstörungen einzustufen.[1221] Außerdem weisen sie darauf hin, dass früheren Studien zufolge ein Rückgang der Lungenfunktion schon drei Jahre vor Diagnose von Typ-2-Diabetes auftreten kann.[1222] Auch bei einer anderen Studie, in deren Rahmen die Lungengesundheit bei amerikanischen Ureinwohnern mit Diabetes untersucht wurde, wurde eine Einschränkung der Lungenfunktion schon vor dem Auftreten von Diabetes beobachtet. Mehr noch: Ein Absinken der forcierten Vitalkapazität um ein Prozent hatte einen Anstieg des Diabetes-Risikos um zwei Prozent zur Folge (die forcierte Vitalkapazität ist eine Messgröße für das Lungenvolumen).[1223]

Außerdem können beide Erscheinungsformen von Diabetes eine Nervenschädigung (Neuropathie) verursachen. Diese kann den Phrenikus (Zwerchfellnerv) befallen, einen wichtigen Nerv, der für die motorische Kontrolle des Zwerchfells zuständig ist.[1224] Mögliche Folgen sind Atembeschwerden, Atemversagen und sogar der Tod.

Wenn der Körper nicht imstande ist, den Blutzucker adäquat zu verarbeiten, dann können Komplikationen sowohl auf mikrovaskulärer als auch auf makrovaskulärer Ebene auftreten – also in Hinsicht auf kleine wie große Blutgefäße. Diese verstopfen im Endeffekt aufgrund der überschüssigen Glukose. Auf mikrovaskulärer Ebene betrifft dies die winzigen Blutgefäße in Augen und Haut und kann eine Schädigung der Netzhaut und der beiden Sehnerven, Erblinden[1225] und Nierenversagen[1226] verursachen. Auf makrovaskulärer Ebene wiederum zeigen sich die Auswirkungen an den Füßen[1227], aber auch an Organen wie Herz und Gehirn, und im schlimmsten Fall in Form eines Herzinfarkts oder Schlaganfalls.[1228] Übermäßige Kurzatmigkeit ist eines der ersten sicht- und spürbaren Anzeichen für diese grundlegenden Probleme.

Laut der National Kidney Foundation (US-amerikanische Stiftung für Nierenkrankheiten) erleiden rund 30 Prozent der Typ-1-Diabetes-Patienten und 10 bis 40 Prozent der Typ-2-Diabetes-Patienten früher oder später ein Nierenversagen.[1229] Kurzatmigkeit ist ein äußerlich sichtbares Symptom, und akute Atemnot kann auf eine schwere Erkrankung hinweisen, die man diabetische Ketoazidose nennt, eine Form der metabolischen Azidose. Diese verursacht eine Störung des Säure-Basen-Haushalts, was wiederum negative Auswirkungen auf die Atmung hat.[1230] Eine metabolische Azidose kann zu Atemversagen führen und zum Ausbruch und zur Verschlimmerung von Krankheiten beitragen. Ganz ähnlich wie bei der respiratorischen Azidose führt auch diese Form der Azidose zur Hyperventilation, also einer hohen Atemfrequenz, und einem Absinken der Kohlendioxidkonzentration im Blut. Dies wiederum hat noch stärkeres Überatmen mit einem zu stark erhöhten Atemvolumen zur Folge.[1231] Bleibt die Azidose unbehandelt, kann sie zum Tod führen.[1232]

Funktionale Atemstörungen treten bei Typ-2-Diabetes-Patienten häufig auf. Eine Studie hat ergeben, dass Patienten mit dieser Form von Diabetes eine deutlich niedrigere endtidale Kohlenstoffdioxidkonzentration (Kohlendioxid in der Ausatemluft am Ende der Ausatmung) und eine viel höhere Atemfrequenz aufweisen als die Kontrollgruppe mit gesunden Probanden. Die Lungenfunktion dieser Diabetespatienten war also eingeschränkt, wie die Autoren der Studie folgerten. Sie wiesen außerdem darauf hin, dass die Studienteilnehmer von einer Therapie zur Verbesserung der Lungenfunktion profitieren würden.[1233]

Im Zuge einer älteren Arbeit zur Lungenfunktion von Typ-1-Diabetikern konnte die Lunge als ein Zielorgan der Krankheit identifiziert werden.[1234] Ein anderes Forscherteam untersuchte 45 Probanden mit Typ-2-Diabetes und entdeckte eine starke und reziproke Beziehung zwischen der Krankheitsdauer und einem verminderten Lungenvolumen. Die Wissenschaftler zogen daraus den Schluss, dass eine eingeschränkte Kontrollierbarkeit des Blutzuckerspiegels in direktem Zusammenhang mit einer Reduktion des Lungenvolumens steht.[1235] Auch eine ganze Reihe weiterer Studien brachte Diabetes mit einer reduzierten Lungenfunktion und einer Schwächung der Atemmuskulatur in Verbindung.[1236] [1237] [1238] [1239]

Der Gasaustausch in den Lungen geschieht über die Lungenbläschen (Alveolen), wo eine dünne Membran das Kapillarblut von der Luft abgrenzt. Jede Beschädigung dieser Membran schränkt die Fähigkeit der Lungen ein, Sauerstoff in das Blut aufzunehmen und Kohlendioxid aus dem Blut freizusetzen. Wissenschaftler gehen davon aus, dass eine reduzierte Lungenfunktion und insbesondere ein verminderter Gasaustausch bei Diabetespatienten auf eine Beschädigung der Lungenbläschen zurückzuführen sein könnte.[1240]

In einer Studie zu Yogapraktiken, darunter Atem- und Entspannungsübungen, fand man heraus, dass Patienten mit Typ-2-Diabetes durch diese Techniken eine Verbesserung ihrer Lungenfunktion erreichen können, und zwar sowohl im Hinblick auf die Sekundenkapazität (forciertes exspiratorisches Volumen) als auch auf die forcierte Vitalkapazität.[1241] Die Autoren gehen davon aus, dass diese Steigerung der Lungenfunktion auf Übungen zurückging, die dazu gedacht waren, die Ausdauer der Atemmuskeln und die Lungenausdehnung zu trainieren. Ein weiterer positiver Faktor dürfte die bewusste Atemarbeit gewesen sein, die den Atemprozess insgesamt entspannter gestaltete und so zu einer Verbesserung der Lungenelastizität und -funktion führte.[1242] Wie schon bei früheren Studien an gesunden Probanden und an von verschiedenen Krankheiten Betroffenen stellten die Yogatechniken auch im Fall der Diabetiker ihren Nutzen unter Beweis: Übergewicht wurde reduziert, die Sauerstoffversorgung verbessert, die Atemwege geöffnet und die Aktivierung der Luftbläschen verstärkt.[1243]

Wer an Diabetes leidet, dem dürften Atemübungen auf alle Fälle guttun. Leichtes, langsames, tiefes Atmen baut Stress ab – und wir wissen, dass Stress beim Ausbruch und Fortschreiten dieser Krankheit eine große Rolle spielt. Eine verringerte CO_2-Sensitivität kann dazu beitragen, ein gesundes Säure-Basen-Gleichgewicht im Blut zu erhalten, und durch die Nase und mit dem Zwerchfell zu atmen ist gut für das Lungenvolumen und die Atemmuskeln.

Darüber hinaus fördern funktionale Atemmuster eine bessere Kohlendioxidnutzung. Dieses Gas ist ein wichtiger Vasodilatator (fördert die Erweiterung der Blutgefäße); und eine ungenügende Gefäßerweiterung ist ein Hauptproblem bei Diabetes. Eine Gefäßverengung hingegen kann die Blutzirkulation in den Beinen beeinträchtigen und zu schmerzhaften, schlecht heilenden Hautwunden (Ulzera) führen.[1244] 2015 erzielten Wissenschaftler Erfolge mit der Behandlung von Fußulzera bei Diabetikern durch eine Kohlendioxidtherapie, mittels derer die Blutzufuhr zu der betroffenen Stelle erhöht werden konnte.[1245] In der Versuchsreihe wurde synthetisches CO_2 in Wasser aufgelöst und die Lösung direkt auf den Füßen der Patienten angewandt, um die Sauerstoffversorgung des Gewebes anzuregen. Genau dasselbe Prinzip hatten die antiken Griechen und Römer bei der Behandlung einer großen Bandbreite von Krankheiten durch Bäder in kohlensäurereichem Wasser genutzt.

Nicks Geschichte: Das Programm für Veränderung

Nick Heath ist Oxygen-Advantage®-Instructor. Außerdem hat er Typ-1-Diabetes. Als er seine Diagnose bekam, war er gerade mal elf Jahre alt. Über die folgenden 14 Jahre erhielt er die Standardbehandlung für diese Erkrankung, aber die Resultate waren bestenfalls durchwachsen. Im Alter von 25 Jahren begann Nick, sich gesünder zu ernähren und regelmäßig Sport zu treiben. Sein Blutzuckerspiegel verbesserte sich und er gelangte zu der Überzeugung, dass er seinen Diabetes nun so gut im Griff hatte wie überhaupt möglich. Doch trotz dieses Fortschritts hatte er in den folgenden Jahren immer wieder das Gefühl, dass etwas nicht stimmte. Im Hinblick auf Ernährung und Bewegung tat Nick, was er konnte. Dennoch gelang es ihm immer noch nicht, ein konstantes Energielevel aufrechtzuhalten, und er fühlte sich häufig ausgelaugt.

Im Alter von 30 Jahren stieß Nick auf Oxygen Advantage®. Nach der ersten Nacht, in der er ein spezielles Lippenpflaster benutzt und auf diese Weise dafür gesorgt hatte, während des Schlafs nur durch die Nase zu atmen, fühlte er sich morgens erfrischt und voller Vitalität. Er schrieb seiner Frau sogar eine E-Mail während der Arbeit, um ihr mitzuteilen, dass er entweder durchgedreht oder aber das Lippenpflaster die beste Erfindung aller Zeiten war. Nicks neu gewonnene Energie schien stabiler und von längerer Dauer zu sein als jede andere Verbesserung, die ihm in der Vergangenheit gelungen war. Motiviert machte sich Nick daran, auch die langsame Atmung und die Atemanhaltetechniken des Oxygen-Advantage®-Programms zu lernen. Nach ein paar Monaten stellte er fest, dass sich sein Blutzuckerspiegel deutlich gesenkt hatte und er sich 10 bis 20 Prozent weniger Insulin spritzen musste.

Nicks Hauptfach im College war Meteorologie gewesen und er hatte sein Studium mit einem Doktortitel abgeschlossen. Er war also Wissenschaftler und dementsprechend neugierig darauf, mehr darüber herauszufinden, wie und warum die Atemübungen einen derart dramatischen Effekt auf seine Gesundheit hatten. Er beschäftigte sich mehrere Jahre damit herauszufinden, welche Wirkung die richtige Atmung auf Diabetes und andere chronische Krankheiten hat, und stieß dabei auf eine mögliche Erklärung für die positive Wirkung der langsamen Atmung und der Atemanhalteübungen auf seinen Blutzuckerspiegel: Langsames Atmen unterstützt erwiesenermaßen die Funktion des autonomen Nervensystems, und zwar, indem die Aktivierung des stressauslösenden Sympathikus zurückgefahren wird.[1246] Außerdem wird oxidativer Stress reduziert[1247] – ein Ungleichgewichtszustand zwischen Antioxidanzien und freien Radikalen, der zum Alterungsprozess beiträgt und zu Zell- und Gewebeschäden führen kann.[1248] Bei Mäusen konnte ein direkter Zusammenhang zwischen Sauerstoffmangel in Fettzellen und der Ausbildung von Insulinresistenz nachgewiesen werden.[1249] Langsames Atmen senkt zudem den Blutzuckerspiegel[1250] und verbessert die Versorgung des Gewebes mit Sauerstoff.[1251] [1252] Dieses Ankurbeln der Sauerstoffaufnahme in Blut und Zellen könnte ein wichtiger Faktor sein, wenn es um die Beantwortung der Frage geht, warum langsames Atmen bei Diabetikern eine so große Wirkung zeigt.

Studien zufolge könnte eine Gewebehypoxie – also eine zu geringe Versorgung des Gewebes mit Sauerstoff – die zugrunde liegende Ursache für die Störungen des autonomen Nervensystems sein, die mit Diabetes einhergehen.[1253] Langsames Atmen begünstigt einen optimalen Gasaustausch, sorgt für eine bessere Sauerstoffsättigung und hilft dem Körper auf diese Weise dabei, das vegetative Gleichgewicht wiederherzustellen. Das wirkt Stress[1254] und innerer Unruhe[1255] entgegen und hilft, Schwankungen des Zuckergehalts im Blut zu kontrollieren. Im Zuge der Kampf-oder-Flucht-Reaktion gibt der Körper nämlich in der Leber gespeicherte Glukose in die Blutbahn ab. Ist die Insulinfunktion eingeschränkt, gelangt dieser zusätzliche Blutzucker nicht zu den Zellen und die Zuckerkonzentration im Blut steigt an.[1256] Forschungsergebnisse zeigen außerdem, dass langsames Atmen die Insulin-Sensitivität steigern kann[1257], besonders bei Typ-2-Diabetikern. Das bedeutet, dass das Insulin seine Wirkung besser entfalten und der Körper den Blutzucker besser verstoffwechseln kann.

Nick hat darüber hinaus an sich selbst festgestellt, was für eine enorme Erleichterung das Schlafen mit einem Lippenpflaster im Hinblick auf schlafbezogene Atemstörungen bringen kann. (Diese Technik wird in Kapitel 7 beschrieben ab Seite 246.) Man weiß, dass ein enger Zusammenhang zwischen Typ-2-Diabetes und Schlafapnoe besteht.[1258] 40 Prozent der 37 Probanden einer Pilotstudie zu Typ-2-Diabetes, die im Jahr 2010 durchgeführt wurde, litten auch an obstruktiver Schlafapnoe.[1259] Nick hatte zwar seines Wissens nach keine Schlafapnoe, aber wenn er nachts das Lippenpflaster benutzte, um seinen Mund geschlossen zu halten und sicherzustellen, dass er durch die Nase atmete, war sein Schlaf viel tiefer und erholsamer. Morgens waren dann seine Blutzuckerwerte besser als sonst. Von Typ-1-Diabetes Betroffene wissen, dass der Umgang mit der Krankheit eine Vollzeitbeschäftigung ist. Dass Nick dank der nächtlichen Anwendung des Lippenpflasters mehr Energie hatte, heißt, dass er sich den Tag über besser für diese Aufgabe gewappnet fühlte.

Ein weiterer Grund für Nicks verbesserte Schlafqualität könnte sein, dass seine optimierte Atmung dabei hilft, das autonome Nervensystem im Gleichgewicht zu halten und dadurch die vegetativen Funktionen verbessert. Bei Diabetikern ist der parasympathische Teil des Nervensystems nachts tendenziell weniger aktiv (niedriger Vagotonus), was den Schlaf-Wach-Rhythmus stören kann.[1260] Es ist bekannt, dass langsames Atmen den Parasympathikus anregt. (Wir haben das in Bezug auf den Vagusnerv in Kapitel 4 ab Seite 149 behandelt.) Es ist also ziemlich wahrscheinlich, dass Nick durch die nasale Atmung im Schlaf – eine Technik, die eine langsamere Atmung zur Folge hat und den Vagusnerv stimuliert – seinen zirkadianen Rhythmus verbessert hat.

Nick befasste sich auch mit Atemanhalttechniken, die er vor allem anwandte, um beim Surfen sicherer zu werden. Bei seinen Nachforschungen stellte er fest, dass das Atemanhalten – die intermittierende Hypoxie – ebenfalls ein wichtiges Element der Diabeteskontrolle war. Nicks positive Erfahrungen mit dieser kurzen, vorübergehenden geringeren Sauerstoffkonzentration im Blut lassen sich durch drei Faktoren erklären:

1. Hypoxie senkt den Blutzuckerspiegel, und zwar unabhängig von der Insulin-Sensitivität.[1261]
2. Hypoxie stärkt die Funktion des körpereigenen Immunsystems.[1262]
3. Hypoxie verbessert die Insulinsensitivität.[1263]

Wichtig: Atemanhalteübungen sollten niemals im Wasser durchgeführt werden. Wenn Sie Wassersport betreiben, sollten Sie diese Übungen an Land absolvieren und dann die Früchte Ihrer Arbeit im Wasser genießen!

Von den drei genannten Techniken – langsames Atmen, Verschließen des Mundes mit dem speziellen Lippenpflaster während der Nacht und Atemanhalten – zeigte die Verwendung des Lippenpflasters Nicks Erfahrung nach die größte Wirkung. Er wacht jeden Morgen mit viel Energie und guten Blutzuckerwerten auf und ist bereit für den Tag. Seit er mit den Atemübungen begonnen hat, haben sich seine Lebensqualität und seine Diabeteskontrolle deutlich verbessert. Seine durchschnittlichen Blutzuckerwerte waren noch nie so gut.

Atmung und Diabeteskontrolle

Die funktionale Atmung ist ein Grundpfeiler der Gesundheit[1264], und das ist bei Diabetikern nicht anders. Verschiedene Forschungsstudien widmeten sich dem Potenzial tiefer Atmung und kontrollierter intermittierender Hypoxie (IH) als ganzheitlicher Behandlungsmethode, um in Verbindung mit Diabetes vom Typ 1[1265] [1266] und/oder Typ 2[1267] [1268] [1269] auftretende Beschwerden zu lindern. Die Versuchsreihen konzentrierten sich schwerpunktmäßig auf die biologische Funktionsfähigkeit, das Energielevel, den Stress, die Verbesserung des Blutzuckerspiegels und das allgemeine Wohlbefinden.

Beim kontrollierten intermittierenden Hypoxietraining geht es darum, die Sauerstoffsättigung des Bluts immer wieder etwas zu senken, wobei zwischen den einzelnen Übungsdurchgängen ausreichend lange Pausen zur Regeneration eingelegt werden. Da diese Art der Hypoxie kontrolliert stattfindet, unterscheidet sie sich von dem ungesunden Abfallen der Sauerstoffkonzentration, wie sie typisch für die Schlafapnoe ist. IH kann durch Atemanhaltetechniken herbeigeführt werden, aber auch durch den Einsatz von speziellen Atemgeräten oder von einem Höhenzelt.

Eine weitere Erforschung der Atemtechniken könnte sich als ausgesprochen hilfreich für Mediziner, zertifizierte Atemlehrer und andere Therapeuten erweisen, die einen ganzheitlichen Ansatz verfolgen und die Prinzipien des intermittierenden Hypoxietrainings bei der Behandlung von Diabetespatienten einsetzen möchten. Studienergebnisse deuten darauf hin, dass periodisch durchgeführte Atemanhalteübungen (also intermittierendes Hypoxietraining) als Zusatztherapie für Diabetiker ein wichtiger Schritt in Richtung einer höheren Lebensqualität sein könnte.

Wichtig: Wenn Sie Diabetes haben, ist es unbedingt erforderlich, bei der Durchführung von Atemübungen aller Art regelmäßig Ihre Blutzuckerwerte zu messen. Atemanhaltetechniken können den Blutzuckerspiegel zu schnell sinken lassen.

Um Ihre Blutzuckerwerte zu messen, sollten Sie darüber nachdenken, sich ein Gerät zum kontinuierlichen Glukosemonitoring (GCM) zuzulegen, das es Ihnen ermöglicht, Ihre Blutzuckerwerte auf eine nicht invasive Art und Weise zu überprüfen. Solche Geräte sind zwar nicht billig, aber das Angebot erweitert sich ständig und damit sollten sie auch bald erschwinglicher werden. Wenn Sie Typ-1-Diabetes haben, besitzen Sie vermutlich bereits ein CGM; aber diese Geräte sind auch eine gute Orientierungshilfe für Typ-2-Diabetiker, die ihren Gesundheitszustand durch ihren Lebenswandel positiv beeinflussen möchten. In der Regel wird aber empfohlen, die Blutzuckermessung über dieses Gerät nur zusätzlich zur üblichen Messung mit einem Blutstropfen durchzuführen.

Wie Nick am eigenen Leib erfahren hat, ist guter Schlaf ein wichtiger Baustein im Umgang mit Diabetes. Vielen schlafbezogenen Atemstörungen lässt sich einfach dadurch entgegenwirken, indem man dazu übergeht, im Schlaf durch die Nase zu atmen. Während des Schlafs richtig zu atmen hat eine ganze Reihe positiver Auswirkungen auf die Organe und Funktionen des Körpers und ist bei Krankheiten hilfreich – auch bei Diabetes. Dieser Aspekt verdient Aufmerksamkeit, denn Schlafmangel beeinflusst die Insulinresistenz. Es ist erwiesen, dass eine verminderte Schlafqualität, Schlafapnoe und Schlafstörungen das Risiko erhöhen, an Typ-2-Diabetes zu erkranken.[1270]

Diabetes und Atemwegserkrankungen

Menschen mit Typ-1- oder Typ-2-Diabetes sind auch anfällig für die vier häufigsten Atemwegserkrankungen.[1271] [1272] Eine Forschungsarbeit, die in der Zeitschrift *Diabetes Research and Clinical Practice* veröffentlicht wurde, analysierte den Zusammenhang zwischen Typ-1- und Typ-2-Diabetes und den vier häufigsten respiratorischen Krankheiten: COPD (chronisch obstruktive Lungenerkrankung), chronische Bronchitis, Lungenemphysem und Asthma.[1273] [1274] In der Studie wurden 53 146 Erwachsene ab einem Alter von 20 Jahren untersucht. Darunter waren 781 Teilnehmer mit Typ-1- und 4277 mit Typ-2-Diabetes, 48 088 waren keine Diabetiker. Bei 26 Prozent der Probanden mit Typ-1-Diabetes wurde eine Atemwegserkrankung festgestellt, ebenso bei 21 Prozent der Typ-2-Patienten und bei 13 Prozent der Nicht-Diabetiker. Wie einige andere Untersuchungen zeigten, liegt die Wahrscheinlichkeit, dass Typ-1-Diabetiker eine Atemwegserkrankung haben, um 62 Prozent höher als in der Gruppe der Nicht-Diabetiker; Typ-2-Patienten waren um 26 Prozent anfälliger. Asthma kam dabei am häufigsten vor: Bei Typ-1-Diabetikern war das Asthmarisiko um 51 Prozent höher als bei Nicht-Diabetikern, bei Patienten mit Typ-2-Diabetes um 38 Prozent.[1275] [1276]

Diabetes-Patienten haben oft ein beeinträchtigtes Immunsystem. Bei Typ-2-Diabetikern haben Wissenschaftler oxidativen Stress als einen möglichen Faktor für die Störung der körpereigenen Immunabwehr ausgemacht.[1277] Bei Typ-1-Patienten liegt aufgrund der Krankheit eine Fehlregulation der Immunantwort vor. Eine Theorie hält systemische Entzündungen für einen möglichen Faktor für den Zusammenhang zwischen Diabetes und Lungenfunktionsstörungen.[1278] Überschießende Entzündungsreaktionen in der Lunge könnten daher rühren, dass die Fähigkeit zur Regulation der Entzündungsmechanismen eingeschränkt ist.[1279] (Der Zusammenhang zwischen Entzündungsreaktionen und der Atmung wurde ausführlich in Kapitel 4, dem Kapitel über den Vagusnerv, ab Seite 149 behandelt.)

Die Lunge kann sogar der hauptsächliche Ursprungsort für Entzündungsvorgänge sein, noch bevor bei dem Patienten überhaupt Typ-2-Diabetes diagnostiziert wurde. Dies könnte erklären, warum die Lungenfunktion schon eingeschränkt ist, bevor die Diagnose Diabetes überhaupt gestellt wird. In einer Studie von 2012 wird beschrieben, dass Typ-2-Diabetiker mit unzureichender glykämischer Kontrolle (also ungenügender Kontrolle des Blutzuckerspiegels trotz Therapie) ein geringeres Lungenvolumen aufwiesen als Probanden mit gut reguliertem Blutzuckerspiegel. Bei Patienten mit mangelnder Glukosekontrolle wurden auch höhere Konzentrationen an

Entzündungsmarkern im Blut gefunden. Dies deutet darauf hin, dass bei Typ-2-Diabetikern Entzündungen im Körper einen Anteil am Rückgang der Lungenfunktion und an der Entstehung von Gewebeveränderungen (Fibrose) haben könnten.[1280] Die Autoren der Studie vermuten, dass sowohl systemische Entzündungen, die mit einer chronischen Aktivierung des Immunsystems einhergehen[1281], als auch Entzündungen der Lunge[1282] zu dem »komplexen Zusammenspiel von Lungen- und Stoffwechselfunktionsstörungen« beitragen.[1283]

Bei Typ-1-Diabetikern beeinträchtigen möglicherweise Wachstumsstörungen in der Kindheit[1284] die Ausbildung und Entwicklung von Organen, also auch der Lunge. Während bei Typ-2-Diabetikern ein umgekehrtes Verhältnis zwischen der Erkrankungsdauer und der Lungenfunktion besteht, weist wenig darauf hin, dass dies auch bei Typ-1-Diabetikern der Fall ist.[1285] 2011 stießen Forscher allerdings auf einen signifikanten Unterschied in der Häufigkeit sogenannter restriktiver Atemwegserkrankungen, je nachdem, ob das Wachstum extrem gehemmt war oder nicht.

In einer anderen Studie wurde festgestellt, dass Kinder mit Typ-1-Diabetes einen erhöhten Atemwegswiderstand aufweisen. Außerdem besteht bei ihnen eine höhere Wahrscheinlichkeit, dass sie später im Leben Lungenfunktionsstörungen ausbilden. Das bringt langfristige Probleme mit sich, zu denen ein geringeres Lungenvolumen, eine reduzierte Fähigkeit zur Kohlendioxiddiffundierung und eine mangelnde Diabeteskontrolle gehören. Die Autoren dieser Studie halten es für möglich, dass eine zunehmende Störung der Lungenfunktion die Effektivität einer Therapie mit inhalativem Insulin beeinträchtigen könnte. (Das Konzept, Insulin zu inhalieren statt zu spritzen, hat sich bisher jedoch nicht durchgesetzt.)[1286]

2020 wurde eine schwedische Kohortenstudie mit mehr als 1,25 Millionen Kindern durchgeführt, von denen 9,5 Prozent Asthma und 0,3 Prozent Typ-1-Diabetes hatten. Es stellte sich heraus, dass bei den Kindern mit Asthma ein größeres Risiko bestand, an Typ-1-Diabetes zu erkranken; umgekehrt traf das nicht zu. Die Wahrscheinlichkeit einer Typ-1-Diabetes-Diagnose bei Asthma war zwar nur leicht erhöht, aber der Unterschied war im Vergleich zu den Kindern ohne Asthma dennoch signifikant.[1287] In einem Artikel für die Website *MedPage Today* schreibt der Mediziner Michael Yafi: »Es erscheint durchaus plausibel, dass gewisse Faktoren, wie etwa früher Kontakt mit bestimmten Viren, eine Rolle bei der Ausbildung dieser beiden Krankheiten spielen.«[1288]

Andere Wissenschaftler beschäftigten sich mit der Frage, wie sich die Dicke der Basalmembran von Lungenzellen bei Patienten mit Lungenerkrankungen verändert.

Dazu wurden Probanden mit Diabetes, Asthma, bakterieller Lungenentzündung, idiopathischer Lungenfibrose, Sarkoidose und Lungenkrebs untersucht. Die Wissenschaftler kamen zu dem Ergebnis, dass die Basalmembran der Zellen nur bei Diabetikern und Asthmatikern dicker war. Diabetes und Asthma weisen also in physiologischer Hinsicht Ähnlichkeiten auf.[1289] Das erklärt, warum die Atemtechniken des Oxygen-Advantage®-Programms, die bei Asthma gut anschlagen, auch bei Diabetikern eine Wirkung zeigen. Angesichts dieser Erkenntnisse und der Tatsache, dass Atemwegserkrankungen bei Diabetikern so weit verbreitet sind, erscheint es unerlässlich, neben anderen Aspekten der gesunden Lebensführung wie einer ausgewogenen Ernährung und ausreichender Bewegung auch Atemübungen in die Diabetes-Therapie aufzunehmen.

Warum Bewegung so wichtig ist

Es ist nichts Neues, dass Menschen, die körperlich aktiv sind, auch gesünder sind: Bewegung stärkt die Immunabwehr, unterstützt das Herz-Kreislauf-System und ist wichtig für Gewichtskontrolle und für das Selbstwertgefühl. Die Muskeln öfter zu bewegen und zu fordern verbessert außerdem deren Reaktion auf Insulin und ihre Fähigkeit, Glukose aufzunehmen[1290] – und wenn die Muskeln Glukose besser verstoffwechseln können, müssen die Zellen, die das Insulin produzieren, weniger hart arbeiten. Allerdings kann sportliche Betätigung für Diabetiker auch eine Herausforderung darstellen. Es ist wichtig, dass Sie sich an Ihren Arzt wenden und sich im Hinblick auf Ihre Ernährung und Medikation beraten lassen, wenn Sie vorhaben, etwas an Ihren Bewegungsgewohnheiten zu ändern.

Vielleicht lässt sich mehr aus Ihrem Workout machen – und vielleicht macht es auch mehr Spaß –, wenn Sie auf eine Mischung aus Krafttraining und aerobem Training wie Radfahren, Schwimmen oder Joggen setzen. Auch wenn Sie einfach darauf achten, sich während des Tages zwischendurch immer wieder zu bewegen, werden Sie feststellen, dass Sie davon gesundheitlich profitieren.[1291]

Wenn Sie in Ihrem Alltag sehr viel sitzen, dann es ist besonders ungesund, auch noch viel Zeit vor dem Fernseher zu verbringen. Laut entsprechender Forschungsarbeiten steigt pro zwei Stunden, die Sie täglich fernsehen statt körperlich aktiver zu werden, Ihr Diabetes-Risiko um 20 Prozent, das Risiko einer Herzkrankheit um 15 Prozent und die Wahrscheinlichkeit eines früheren Todes um 13 Prozent.[1292] Fernsehen ist ungesund – nicht nur, weil man sich dabei nicht bewegt. Dass zwischen der Zeit, die man reglos auf der Couch verbringt, und Gewichtszunahme oder gar Adipositas – etwas, das Diabetiker unbedingt vermeiden sollten – ein Zusammenhang besteht, ist klar; darüber hinaus eignet man sich beim Fernsehen aber auch schnell ungesunde Essgewohnheiten an.[1293]

Die gute Nachricht ist, dass sich schon kleine Veränderungen des Lebensstils positiv auswirken. Es ist selbstredend sehr viel besser für Ihr Herz-Kreislauf-System, wenn Sie mit der Zeit auch längere, intensivere Workouts schaffen; doch das Risiko, an Typ-2-Diabetes zu erkranken, lässt sich schon durch eine halbe Stunde Spazierengehen pro Tag um 30 Prozent reduzieren.[1294]

Eine andere positive Auswirkung von sportlicher Betätigung ist, dass Sie Ihrem Körper damit helfen, überschüssiges Fett loszuwerden. Das liegt natürlich auf der Hand. Aber wenn Sie noch nie darüber nachgedacht haben, wohin dieses Gewicht eigentlich verschwindet, dann wird es Sie vielleicht überraschen, dass es nicht zu Wärme oder Energie verbrannt wird. Die Autoren einer Studie, die 2014 im *British Medical Journal* veröffentlicht wurde, fanden heraus, dass abgebautes Fett den Körper in erster Linie über die Lungen verlässt, nämlich in Form von CO_2.[1295] Ganze 84 Prozent der Atome jedes Fettmoleküls werden als Kohlendioxid ausgeatmet; der Rest wird in Wasser umgewandelt und über Urin, Schweiß und andere Körperflüssigkeiten ausgeschieden.[1296] Dieser Veröffentlichung zufolge gibt der Körper mit jeder Stunde, die man mit einer sportlichen Betätigung verbringt, die die Stoffwechselrate um das Siebenfache erhöht wie etwa Joggen, 39 Gramm zusätzlichen Kohlenstoff ab. Die Autoren weisen zwar darauf hin, dass dieser Effekt relativ schnell dadurch zunichte gemacht werden kann, dass man danach wieder mehr isst. Da es für Gewichtsverlust aber notwendig ist, dass Kohlenstoff aus den Fettzellen freigesetzt wird, betonen sie auch, dass die altbekannte Maxime weniger essen, mehr bewegen immer noch eine solide Ausgangsbasis ist.[1297]

Diabetes und Herzgesundheit

Bei Diabetikern ist üblicherweise eine geringere Sauerstoffsättigung des Bluts zu beobachten. Gleichzeitig funktioniert die Reflexantwort auf den Sauerstoffmangel nicht richtig. Diese Störungen können ernsthafte Komplikationen im Herz-Kreislauf-System oder den Nieren nach sich ziehen.[1298]

Bei Typ-2-Diabetes-Patienten kommt es im Laufe der Zeit zu Herzfunktionsstörungen. Der Stoffwechsel des Herzens funktioniert nicht mehr optimal und verändert sich; Blutzucker wird nur noch eingeschränkt verarbeitet. In diesem Zustand oxidiert der Körper mehr Fettsäuren, zum Beispiel Öle, Cholesterin und Steroide (Oxidieren ist eine chemische Reaktion unter der Beteiligung von Sauerstoff). Mit Metabolismus oder Stoffwechsel ist das ganze Spektrum an biochemischen Prozessen gemeint, die im Körper stattfinden. Diese spezielle, gerade beschriebene Veränderung der Stoffwechselfunktion führt dazu, dass das Herzmuskelgewebe mehr Sauerstoff verbraucht als normal, unabhängig von der Herztätigkeit.[1299]

Atemanhaltetechniken, Hypoxie und Diabetes

Typ-1-Diabetiker leiden für gewöhnlich auch an einer leicht ausgeprägten chronischen Hypoxie, also einem leichten Sauerstoffmangel, was möglicherweise die Ursache vieler der mit Diabetes einhergehenden Komplikationen ist.[1300] In einer interessanten Studie von 2013 wurden an 15 Patienten mit Typ-1-Diabetes die Auswirkungen von intermittierender Hypoxie (IH) auf die kardiorespiratorische Kontrolle untersucht[1301] – ein Thema, das im Rahmen dieser Untersuchung zum ersten Mal in den Blick genommen wurde. Das Einatmen sauerstoffarmer Luft wurde dabei durch das Tragen einer Gesichtsmaske gewährleistet. Nach nur einer Sitzung mit der Maske zeigte sich eine positive Wirkung auf die aerobe Leistungsfähigkeit und die Atemantwort auf Hypoxie (zu wenig Sauerstoff im Blut) und Hyperkapnie (zu viel Kohlendioxid im Blut).[1302] Eine Maske zu tragen ist natürlich nicht dasselbe wie Atemanhalteübungen zu absolvieren, aber beide Vorgehensweisen sorgen letzten Endes dafür, dass weniger Sauerstoff aufgenommen wird.

Die Autoren der Studie merken an, dass ein intermittierendes Hypoxietraining (IHT) für Diabetiker auf den ersten Blick kontraproduktiv erscheinen mag; doch wenn es korrekt eingesetzt wird, hilft das Training dem Körper, sich auf die Hypoxie einzustellen. Allerdings sei in Bezug auf die Auswirkungen von Übungen zur intermittierenden Hypoxie über einen längeren Zeitraum (mehr als zwei Wochen) weitere Forschung nötig. Die im Zuge dieser Studie festgestellte Verbesserung der Atemeffizienz deutet auf alle Fälle darauf hin, dass IHT für die Behandlung und die Kontrolle von Typ-1-Diabetes förderlich sein könnte, besonders, da es kaum Nebenwirkungen gibt.[1303]

Die Blutzuckeraufnahme in die Muskeln stimulieren

Eine intermittierende Hypoxie regt erwiesenermaßen den Glukosetransport innerhalb der Muskulatur deutlich an, und das sowohl bei schlanken wie auch bei adipösen Patienten.[1304] [1305] Schon vor mehr als 25 Jahren haben Wissenschaftler sehr gute Resultate beim Einsatz von IHT dokumentiert. 1995 führten Mitarbeiter der Biochemie-Abteilung der University of East Carolina eine Versuchsreihe durch, um herauszufinden, ob Hypoxie den Glukosetransport (also die Aufnahme von Blutzucker durch die Muskelzellen) auch in insulinresistenter Muskulatur ankurbelt. Die Forschenden kamen zu dem Ergebnis, dass die intermittierende Hypoxie in Kombination mit Insulingaben zu einer erheblichen Steigerung des Glukosetransports in den Muskeln führt.[1306] [1307] Der Blutglukosespiegel eines Diabetikers lässt sich durch die Kombination der beiden Methoden stärker senken als durch Insulininjektionen oder Hypoxie für sich genommen.

Das Forscherteam fand heraus, dass Insulin und Muskelkontraktionen jeweils unterschiedliche Kanäle ansprechen, über die Blutzucker in die Muskelzellen transportiert wird, und dass das Atemanhalten die an der Muskelkontraktion beteiligten Kanäle stimuliert.[1308] [1309] Das ist spannend, weil es darauf hindeutet, dass Diabetiker, selbst Patienten mit Insulinresistenz (Typ-2-Diabetiker), immer noch über Kanäle für den Blutzuckertransport verfügen. Das Fortbestehen dieser Kanäle bildet die Grundlage dafür, dass es für Diabetiker möglich ist, mithilfe von Atemanhaltetechniken und unter Anleitung eines zertifizierten Atemlehrers ihren Blutzuckerspiegel zu senken.[1310] [1311]

Das Gehirn mit Sauerstoff versorgen

Im Ruhezustand entfallen 20 Prozent des gesamten Sauerstoffbedarfs des Körpers auf das Gehirn. Man würde also eigentlich davon ausgehen, dass der Organismus den mit intermittierender Hypoxie einhergehenden Sauerstoffmangel kompensiert, um sicherzustellen, dass das Gehirn ausreichend versorgt wird. Da CO_2 ein wichtiger Faktor für die Hirndurchblutung ist, liegt aber auch die Schlussfolgerung nahe, dass bei einer Senkung der Kohlendioxidkonzentration weniger Blut ins Gehirn gelangt. Forschungen in diese Richtung haben widersprüchliche Befunde ergeben.

2017 wurde in einer Studie zur Reaktion von Blutgasen untersucht, ob eine Senkung des Sauerstoffgehalts die Blutzufuhr zum Gehirn anregt oder ob die Reduktion des CO_2-Gehalts dem entgegenwirken würde.[1312] [1313] Die Versuchsreihe zeigte, dass eine intermittierende Hypoxie zu einer erhöhten Sauerstoffaufnahme im Gehirn führt; sogar wenn die Kohlendioxidkonzentration niedrig ist, fließt unvermindert Blut zum Gehirn. Insgesamt wurde sogar ein Anstieg der Hirndurchblutung festgestellt. Dieser fiel bei der fünften Hypoxie-Runde deutlich höher aus als bei der ersten, was auf einen kumulativen Effekt hinweist.

Bemerkenswerterweise erhöhte sich die Hirndurchblutung selbst dann beträchtlich, wenn die Probanden ihre CO_2-Aufnahme relativ stark reduzierten. Anscheinend greift also die Stimulation der Hirndurchblutung durch die intermittierende Hypoxie stärker als die Hemmung der allgemeinen Durchblutung infolge der geringen Kohlendioxidkonzentration im Blut.[1314] [1315] Bei den Versuchen war außerdem eine deutliche Erhöhung der Sauerstoffaufnahme im Gehirn nach der ersten IH-Runde zu verzeichnen – ein Trend, der sich im Laufe der Reihe fortsetzte. Im Gegenzug sank die Sauerstoffaufnahme in den Muskeln. Das lässt darauf schließen, dass bei Hypoxie die Sauerstoffversorgung des Gehirns höhere Priorität hat als die der Muskeln.[1316] [1317]

Den Studienautoren zufolge führen normale Sauerstoffkonzentrationen in Blut und Gewebe in Kombination mit der intermittierenden Hypoxie dazu, dass sich die Blutgefäße im Gehirn erweitern und der Blutfluss zum Gehirn verbessert wird. Während also die Sauerstoffversorgung der Muskeln sank, erhöhte sich die Sauerstoffversorgung des Gehirns. In Kombination mit einer gesteigerten Durchblutung führt dies dazu, dass der stark sauerstoffabhängige Stoffwechsel des Gehirns während kurzzeitiger, nicht zu starker intermittierender Hypoxie aufrechterhalten wurde. Die Wissenschaftler kamen zu dem Schluss, dass eine normale intermittierende Hypoxie zu kompensierenden Reaktionen in den Blutgefäßen des Gehirns und im Herzen führt – aus dieser Erkenntnis ergeben sich potenzielle Anwendungsmöglichkeiten beim Training und bei der Optimierung der Hirndurchblutung.[1318]

Von der University of Rochester durchgeführte Forschungen zeigten, dass es bei einem bestimmten Grad an zerebraler Sauerstoffzufuhr zu einer wesentlichen Steigerung der Hirndurchblutung kommt.[1319] Da sowohl Atemanhalten als auch eine hohe CO_2-Konzentration eine Erweiterung der Blutgefäße im Gehirn zur Folge haben, ist es durchaus möglich, dass sich die Hirndurchblutung durch Atemanhaltetechniken, die das CO_2 im Blut erhöhen, sogar noch weiter stimulieren lässt. Diese Forschungsbefunde untermauern den Nutzen von Atemanhalteübungen vor Workouts, Wettbewerben oder Vorträgen, da eine gesteigerte Durchblutung des Gehirns die Konzentration fördert und dabei hilft, sich zu fokussieren.[1320]

Für unsere Zwecke ist es wichtig, zwischen intermittierendem Hypoxietraining und Atemanhalten zu unterscheiden. Beim IHT wird die Sauerstoffsättigung des Bluts kontrolliert auf 95 bis 82 Prozent abgesenkt. Das kann zwischen drei- und fünfzehnmal am Tag geschehen.[1321] [1322] [1323] Für die meisten entsprechenden Studien wird die intermittierende Hypoxie mithilfe von teurem Equipment erreicht, das viele Menschen sich wahrscheinlich nicht anschaffen können.

Durch das Anhalten des Atems nach dem Ausatmen können Sie in wenigen Tagen die Blutsauerstoffsättigung auf 88 bis 80 Prozent senken. Wie gesagt: Atemanhalten ist nicht dasselbe wie intermittiernde Hypoxie. Aber hier geht es um den potenziellen positiven Effekt einer kurzzeitigen kontrollierten Hypoxie auf Ihren Körper.

Seien Sie sich bewusst, dass Atemanhaltetechniken moderaten bis starken Lufthunger auslösen können, was Stress für den Körper bedeutet. Gehen Sie daher bei Atemanhalteübungen behutsam vor. Sie sollten Ihren Körper auf keinen Fall zu hohen Belastungen aussetzen.

Dabei kann ein hochwertiges Pulsoximeter nützlich sein, um das Sinken der Blutsauerstoffsättigung zu beobachten. Wenn Sie schwanger sind oder Herz-Kreislauf-Probleme oder ähnlich ernste gesundheitliche Beschwerden haben, verzichten Sie bitte darauf, Atemanhalteübungen zu machen!

Den Magen leeren

Sowohl bei Typ-1- als auch bei Typ-2-Diabetes treten häufig Störungen der Magentätigkeit auf, was unter Umständen den gesamten Verdauungsprozess zum Stillstand bringt. »Bei Diabetes-Patienten kann es 30 bis 50 Prozent länger dauern, bis feste Nahrung den Magen verlassen hat.«[1324] Dies ist eine Folge der Auswirkungen von Diabetes auf das Nervensystem. Die Krankheit kann die Funktion des Vagusnervs beeinträchtigen und darüber auch den Magen und andere Muskeln des Verdauungstrakts.[1325] Infolgedessen kann Nahrung nicht so schnell durch das Verdauungssystem befördert werden. Forschungsergebnissen zufolge führt eine Hypoxie mit einer Sauerstoffkonzentration von sechs bis zehn Prozent bereits in wenigen Sekunden zu einer gesteigerten Anregung des Magens durch den Vagusnerv.[1326] Mit sechs langsamen Atemzügen pro Minute und der HRV-Biofeedback-Methode lässt sich der Vagusnerv aktivieren und damit behandeln.[1327] (HRV steht für Herzfrequenzvariabilität; in Kapitel 4 finden Sie ab Seite 157 nähere Informationen dazu.)

Den Blutzuckerspiegel durch langsames Atmen senken

Die beiden Anteile des autonomen Nervensystems (ANS) spielen auch bei Diabetes eine Rolle. Der Sympathikus hebt den Blutzuckerspiegel durch direkte Stimulation der Nerven in der Leber und indirekt durch Freisetzung des Hormons Adrenalin. Die Leber wird durch den Sympathikus und den Parasympathikus gesteuert. Bei Aktivierung des Sympathikus setzt das ausgeschüttete Adrenalin die Umwandlung von in der Leber gespeichertem Glykogen zu Blutzucker in Gang.[1328] [1329] Gleichzeitig hemmt der Sympathikus die Freisetzung von Insulin durch die Bauchspeicheldrüse, die ebenfalls sowohl über den sympathischen als auch den parasympathischen Teil des ANS gesteuert wird.[1330] [1331]

Für unsere Zwecke ist es wichtig zu wissen, dass die Aktivierung des Sympathikus und die dadurch ausgelöste Stressreaktion die Bauchspeicheldrüse daran hindern, Insulin auszuschütten. Andersherum gilt: Wenn der Parasympathikus aktiviert ist, wird die Insulinproduktion angekurbelt.[1332]

Forschungen haben ergeben, dass der Körper eines Diabetikers sich oft in einem chronischen Kampf-oder-Flucht-Zustand befindet. Ist der Sympathikus übermäßig aktiv, dann atmen wir automatisch schneller als gewöhnlich und reagieren auch stärker auf Stress. Die gute Nachricht ist, dass man dieses Ungleichgewicht durch langsames, leichtes Atmen abbauen kann. Auf diese Weise lässt sich der Atem nutzen, um bewusst in den parasympathischen Modus zu wechseln.

Kontrolliertes intermittierendes Atemanhalten kann diesen positiven Effekt des langsamen Atmens verstärken, und zwar in diesem Fall durch Aktivierung des Sympathikus, was den Körper widerstandsfähiger gegen Stress macht.[1333] Denn zu einem gesunden ANS gehört die Aktivierung des Sympathikus, solange dies nicht zum Dauerzustand wird, sondern das Gleichgewicht zwischen Sympathikus und Parasympathikus erhalten bleibt.

Wie Diabetiker von langsamem Atmen profitieren

2017 wurde eine Studie in einer Zeitschrift publiziert, die zu einer der renommiertesten wissenschaftlichen Zeitschriften – *Nature* – gehört. In dieser Studie wurde der Nutzen von langsamer Atmung für Diabetiker untersucht[1334]; die präsentierten, wissenschaftlich fundierten Ergebnisse zeigten, dass eine Verminderung der Atemfrequenz bei Typ-1-Diabetikern das autonome Nervensystem anregt, die Funktion der Arterien verbessert und die Sauerstoffsättigung im Blut erhöht. In der zitierten Studie heißt es: »Die auf Sauerstoff zurückzuführende Störung der Arterienfunktion kann bei Patienten mit Typ-1-Diabetes durch langsames Atmen ausgeglichen werden.«[1335] Die Verbesserung des vegetativen Gleichgewichts durch die Stimulierung des Parasympathikus und die Hemmung des Sympathikus haben auch einen antioxidativen Effekt. Langsames Atmen wird als einfache, möglicherweise sehr nützliche Maßnahme für Diabetiker bewertet.[1336] Beispiele aus der Praxis zeigen, dass schon zwei Minuten langsames Atmen eine enorme Wirkung auf den allgemeinen Gesundheitszustand von Diabetes-Patienten haben können.

Teilnehmer an einer Forschungsstudie konnten durch langsames Atmen ihre Arterienfunktion steigern. Die Arterien – elastische Blutgefäße, die das Blut vom Herzen weg befördern – sind ein wichtiger Teil des Herz-Kreislauf-Systems. Bei den Probanden stellte man außerdem eine erhöhte Sauerstoffsättigung im Blut und eine Verbesserung entscheidender vegetativer Marker wie Herzfrequenz und Blutdruck fest. Diese vegetativen Marker repräsentieren verschiedene Prozesse im Körper, die vom autonomen Nervensystem gesteuert werden.[1337]

Atemanhaltetechniken und Blutdruckkontrolle

Bei Typ-1-Diabetikern ist die Sensitivität des Barorezeptoren-Reflexes nicht stark ausgeprägt, insbesondere, wenn der Blutzuckerspiegel niedrig ist. Wie bereits dargelegt, ist der sogenannte Baroreflex ein homöostatischer Mechanismus, der dafür sorgt, dass der Blutdruck in etwa konstant bleibt. Dies geschieht durch Kontrolle verschiedener Körperfunktionen, darunter der Herzfrequenz. Ein eher sensitiver Baroreflex ist ein Indikator für einen reaktiveren, flexibleren und gesünderen Organismus; entsprechend ist eine verminderte Baroreflex-Sensitivität ein Indikator für mögliche gesundheitliche Probleme wie etwa Herz-Kreislauf-Störungen. Die Baroreflex-Sensitivität ist zudem ein wichtiger vegetativer Marker.[1338] Langsames Atmen verbessert nachweislich die parasympathische Aktivierung des Baroreflexes, und zwar sowohl bei Diabetikern als auch bei Gesunden.

Bei einer Studie zur Arterienfunktion von Typ-1-Diabetikern fanden Forscher heraus, dass eine Verringerung der Atemfrequenz auf sechs Atemzüge pro Minute bei Typ-1-Diabetikern zu einer Erhöhung der Baroreflex-Sensitivität führt, und zwar so stark, dass ihre Werte sich denen der Kontrollgruppe aus Nicht-Diabetikern anglichen.[1339]

Noch interessanter ist die aus der Studie hervorgegangene Hypothese, dass eine Gewebehypoxie maßgeblich zu vegetativen Störungen bei Diabetikern beiträgt. Langsames Atmen ist eine Methode, um einer Gewebehypoxie entgegenzuwirken, indem die CO_2-Konzentration im Blut erhöht wird. Diese Entdeckung könnte weitreichende Auswirkungen auf die Therapie der Langzeitfolgen von Diabetes haben.

Durch Zwerchfellatmung Behandlungslücken schließen

2019 untersuchten pakistanische Forscher die Zwerchfellatmung als Therapiemöglichkeit bei Diabetes, insbesondere in Entwicklungsländern, wo die Kosten für Medikamente wie Insulin ein großes Hindernis darstellen. Die Wissenschaftler erklärten, dass sich die Atemübungen als sehr nutzbringend erwiesen hätten und bei regelmäßiger Anwendung Überzuckerung reduzieren und schweren Komplikationen im Zusammenhang mit Typ-2-Diabetes vorbeugen könnten.[1340]

Ziel der Studie war es, die Auswirkung der Zwerchfellatmung auf den Blutzucker und das glykosylierte Hämoglobin (HbA1c; Messung der durchschnittlichen Blutglukosewerte über zwei oder drei Monate hinweg) – das sogenannte Blutzuckergedächtnis – zu erforschen. Es nahmen 64 Diabetikerinnen teil. In Ländern, in denen Yogapraktiken verbreitet sind, darunter China, Japan, Indien und Russland, waren bereits Studien zu diesem Thema durchgeführt und eine erhebliche Verbesserung der Blutzuckerwerte festgestellt worden. Auch wenn Übungen zur Zwerchfellatmung in Pakistan üblich sind, stellen sie im Kontext der Diabetesbehandlung eine einfache, billige Methode der Diabeteskontrolle dar. Die Patienten können die Übungen leicht zu Hause durchführen, ohne Aufwendungen für Medikamente und ohne das Risiko von Nebenwirkungen. In Entwicklungsländern wie Pakistan sind die Kosten einer Diabetesbehandlung ein besonders wichtiger Gesichtspunkt.

In der Studie wird auch eine Forschungsarbeit von 2012 zitiert, die die Wirkung von Zwerchfellatmung auf den oxidativen Stress bei Typ-2-Diabetikern beleuchtete. In dieser früheren Arbeit kamen die Autoren zu der Schlussfolgerung, dass Atemübungen allein womöglich nicht zu signifikanten Resultaten führten, sie aber als Zusatztherapie zur Standardbehandlung geeignet seien, um die Blutzucker- und HbA_{1c}-Werte zu verbessern.[1341]

Ich persönlich wurde zum ersten Mal von meinem Freund und Kollegen Dr. Jonathan Herron aus Dungannon in Nordirdland auf die Forschung auf diesem Gebiet aufmerksam gemacht. Mehrere seiner Angehörigen leiden an Diabetes; ein Familienmitglied hat er aufgrund von Komplikationen infolge der Krankheit verloren. In seiner Masterarbeit in Biochemie beschäftigte er sich mit neuen Behandlungsformen von Diabetes. Während seiner intensiven Arbeit mit Diabetes-Patienten fiel ihm eine direkte Korrelation zwischen hohen Blutzuckerwerten und chronischer Hyperventilation auf. Daraus lässt sich wiederum schließen, dass sich korrigierende Übungen zur Atemreduktion positiv auf das glykosylierte Hämoglobin auswirken, sodass auf eine medikamentöse Behandlung unter Umständen verzichtet werden kann.

Tatsächlich stellten auch die pakistanischen Wissenschaftler einen positiven Effekt von regelmäßig ausgeführten Zwerchfellatemübungen fest, insbesondere in Kombination mit Laufen, Meditation und katathym-imaginativer Psychotherapie. Die Autoren wenden ein, dass ihre Studienergebnisse darunter gelitten hätten, dass die Patienten die Atemübungen nicht immer durchgeführt hätten. Sie empfehlen Medizinern, die mit Diabetikern arbeiten, ihre Patienten dazu zu motivieren, regelmäßig zu Hause Atemübungen durchzuführen, und schreiben dazu: »Die Lebensqualität von Patienten mit Typ-2-Diabetes kann durch die Übungen wesentlich gesteigert werden, sofern die Mitwirkung der Patienten sichergestellt ist.« Die Wissenschaftler merken zudem an, dass es lohnenswert wäre, weitere Effekte der Atemübungen in den Blick zu nehmen und an einer größeren Studienpopulation zu untersuchen.

15

ATMUNG UND DER UMGANG MIT EPILEPSIE

Bei Epilepsie handelt es sich um eine chronische neurologische Erkrankung des Gehirns.[1342] Rund 50 Millionen Menschen jeden Alters sind weltweit davon betroffen.[1343] Damit ist Epilepsie eine der häufigsten neurologischen Störungen. Sie äußert sich in Form von wiederholt auftretenden Anfällen, die den Gesundheitszustand und die Lebensqualität der Betroffenen stark beeinträchtigen können. Das Risiko eines frühen Todes ist bei Epileptikern dreimal höher als allgemein. In vielen Teilen der Welt sind Betroffene außerdem Diskriminierung und Stigmatisierung ausgesetzt.[1344]

Der Weltgesundheitsorganisation zufolge könnten 70 Prozent aller Epileptiker ein Leben ohne Anfallepisoden führen, wenn die richtige Diagnose gestellt und die richtige Therapie durchgeführt wird.[1345] Die Krankheit wird in der Regel mit sogenannten Antikonvulsiva behandelt, aber die Wirksamkeit dieser Medikamente variiert je nach Anfallstyp.[1346] [1347]

Anfälle treten auf, wenn die reguläre Signalübertragung zwischen den Neuronen gestört ist, und eine solche Störung kann zahlreiche Ursachen haben. Zu hoher oder zu niedriger Blutzucker, hohes Fieber, Alkohol- oder Drogenentzug und Gehirnerschütterungen können auch bei Nichtepileptikern einen Krampfanfall auslösen.[1348] Erlebt jemand mindestens zwei Anfälle, die von keinem dieser Faktoren ausgelöst wurden (also ohne erkennbaren Trigger), dann geht man von einer Epilepsie aus. Die Krankheit hat viele mögliche Ursachen – Tumore, Schlaganfälle, Gehirnschädigungen aufgrund einer Verletzung oder Krankheit, ein Ungleichgewicht der Neurotransmitter (der chemischen Botenstoffe, die für neuronale Signale zuständig sind) oder eine Kombination mehrerer dieser Faktoren. Doch in vielen Fällen gibt es keinen feststellbaren Grund für die Erkrankung.[1349]

Epileptische Anfälle, die von identifizierbaren Faktoren wie einem Gehirntumor oder Läsionen ausgelöst werden, nennt man symptomatisch. Ist die Ursache unbekannt, spricht man von idiopathischen Anfällen.[1350] Auf Letztere wollen wir uns in diesem Kapitel konzentrieren.

Das Gehirn kontrolliert und reguliert alle bewussten und unwillkürlichen Reaktionen des Körpers. Es besteht aus Neuronen (Nervenzellen), die miteinander über elektrische Impulse kommunizieren. Wird ein Teil des Gehirns einer Salve von anormaler elektrischer Aktivität ausgesetzt, die die reguläre Hirnfunktion vorübergehend stört, kommt es zu einem Anfallsereignis.[1351]

In einem gesunden, normal funktionierenden Gehirn sind alle elektrischen Signale, die zwischen den Nervenzellen hin- und hergeschickt werden, in notwendige neuronale Prozesse eingebunden, wie etwa Erinnerung, logisches Denken, Entscheidungsprozesse, willkürliche oder unwillkürliche Muskelbewegung oder die Sinneswahrnehmungen. Damit diese Signale erfolgreich von einer Nervenzelle zur anderen weitergeleitet werden, muss der elektrische Impuls stark genug sein – genauso wie ein Handy nur mit ausreichendem Empfang einen Anruf versenden kann oder über eine Steckdose nur mit der richtigen Stromstärke elektrische Geräte betrieben werden können.

Auf der anderen Seite aber muss die Erregbarkeitsschwelle der Zellmembranen hoch genug sein, damit ein starker elektrischer Impuls die Nervenzelle nicht sozusagen überlädt. Bei Säugetieren liegt dieser Schwellenwert üblicherweise bei etwa 50 mV [1352] [1353] (ein mV oder Mikrovolt ist ein Millionstel eines Volts). Bei einer normalen Anfallsschwelle (beschreibt in etwa die Balance zwischen erregenden und hemmenden Faktoren im Gehirn und damit die Anfälligkeit für Anfälle) funktioniert auch die Übertragung von elektrischen Impulsen ganz normal. Es ist wichtig, dass bei dieser Übertragung zwischen den Nerven keine wichtigen Informationen verloren gehen. Zugleich müssen aber eventuelle irrelevante Signale unterdrückt werden, damit die regulären Gehirnprozesse nicht gestört werden. Ist die Erregbarkeitsschwelle der Zellmembranen aus irgendeinem Grund zu niedrig, dann können zufällige Signale verstärkt werden und die Funktion des zentralen und peripheren Nervensystems stören oder hemmen.

Diese Unregelmäßigkeiten kann man mit den Veränderungen des biochemischen Gleichgewichts im Blut vergleichen, die durch Atemstörungen verursacht werden.[1354]

Darin besteht eine weitere Parallele zur Epilepsie: Sättigungswerte von Kohlendioxid und Sauerstoff, wie sie bei chronischer Hyperventilation auftreten, werden auch mit der Neigung zu Anfällen in Verbindung gebracht. Forschungsergebnisse deuten auf einen Zusammenhang zwischen Epilepsie und Atmung hin; einige Wissenschaftler sind sogar der Ansicht, dass Atemübungen dazu beitragen können, die Anfallshäufigkeit und -schwere zu reduzieren.[1355]

Anfälle können sich auf verschiedene Dimensionen der Atmung auswirken, darunter die Atemwahrnehmung und die Atemfülle.[1356] Nicht selten gehen sie mit einer Veränderung von Atemfrequenz, Atemmuster und Atemqualität einher. Auch Atemnot, Husten und Aushusten von Schleim sind mögliche Begleiterscheinungen. Bei plötzlichen und unerklärlichen Sterbefällen unter Epilepsie-Patienten spielen möglicherweise neurogene Lungenödeme (ein akutes Lungenödem infolge einer schweren Schädigung des zentralen Nervensystems)[1357] eine Rolle. Apnoen (unbeabsichtigte Atemaussetzer) und Zyanosen (wenn sich die Haut aufgrund von Sauerstoffmangel bläulich färbt) gelten bei einer Reihe von Anfallstypen als normal, während eine Hyperventilation häufig bei der sogenannten mesialen Temporallappenepilepsie auftritt[1358], eine Form der Epilepsie, die oft schwer zu behandeln ist.[1359] Beeinträchtigt ein Anfall die Atmung und den Herzrhythmus, kann es zu Husten, Kurzatmigkeit und Erstickungsanfällen kommen. Langfristig führen diese Probleme unter Umständen zu einem erhöhten Herz-Kreislauf-Erkrankungs- oder Schlaganfallrisiko.[1360]

Die Atmung des Patienten nach einem Anfall genau zu bewerten, kann Medizinern bei der Anfallsklassifizierung helfen. Beispielsweise ist die Atmung nach einem generalisierten tonisch-klonischen Anfall eher regelmäßig, laut und tief, mit relativ langen Ein- und Ausatemphasen. Nach einem generalisierten nicht epileptischen Anfall ist die Atmung schnell und die Ein- und Ausatemphase kurz.[1361]

Jennys Geschichte: Bessere Anfallskontrolle und mehr Selbstvertrauen

Jenny war 13 Jahre alt, als ihre Epilepsie einsetzte. Anfänglich hatte sie nur geringfügige komplex-fokale Anfälle und konnte mit ihren Symptomen gut umgehen (fokale Anfälle haben ihren Ursprung in einer bestimmten Region einer Großhirnhälfte). Doch mit der Zeit entwickelte Jenny postiktale Psychosen. Postiktale psychotische Episoden treten nicht selten auf, wenn Epileptiker mehrere Anfälle in einem kurzen Zeitraum erleben. Um ihren College-Abschluss herum hielten Jennys psychotische Episoden über drei oder vier Tage an. Symptome waren Paranoia und Insomnie; außerdem hörte sie Stimmen. Im wachen Zustand konnten die einfachsten Dinge Anfälle bei ihr auslösen – wie etwa, wenn sie sehr müde war oder sich in einem Spiegel sah. Manchmal bekam sie so schlimme Panikattacken, dass sie deshalb ins Krankenhaus musste. Ihr wurde gesagt, dass ihr ein neurochirurgischer Eingriff helfen würde, dem sie sich dann auch unterzog.

Der Eingriff führte tatsächlich zur Besserung. Fünf Jahre später sah Jenny sich zum ersten Mal in der Lage, einen Vollzeitjob anzutreten. Sie konnte dabei von zu Hause aus arbeiten, was ihr im Hinblick auf ihre Epilepsie entgegenkam. Der neurochirurgische Eingriff hatte zwar dafür gesorgt, dass sie im Wachzustand keine Episoden mehr erlebte, aber dafür hatte sie jetzt mit nächtlichen Anfällen zu kämpfen. Die Nachwirkungen waren nicht so schlimm wie früher, aber am Tag nach einem nächtlichen Anfall hatte Jenny trotzdem pochende Kopfschmerzen, Gedächtnisprobleme und einen unangenehmen Geschmack nach Kupfer im Mund. Und obwohl sie tagsüber keine Anfälle mehr hatte, verspürte sie manchmal eine Aura, so als würde sie gleich einen Anfall bekommen. Jenny empfand diese Aura als extrem beängstigend und bekam deswegen immer wieder schwere Panikattacken. Als Folge litt sie an chronischer Angst und verlor ihr Selbstvertrauen.

Jennys Leben änderte sich, als sie im Internet auf Informationen über leichte, nasale Atmung zur Bekämpfung von Hyperventilation und zur Regulation der Sauerstoffaufnahme stieß. Jenny las, dass man damit auch einer herannahenden Panikattacke entgegenwirken könne. Sie kaufte sich mein Buch *Angst, Stress und Panik wegatmen* und gewöhnte sich an, ausschließlich durch die Nase zu atmen. Sie war sich des Zusammenhangs zwischen ihren Angstzuständen, dem Überatmen durch den Mund während des Schlafs und ihrer schlechten Schlafqualität bewusst geworden. Immer wieder hielt sie im Schlaf den Atem an, gefolgt von Phasen der Hyperventilation (Schlafapnoe). Jenny wurde klar, dass ihre Tagesmüdigkeit, ihre mangelnde Konzentrationsfähigkeit, die Vergesslichkeit, der trockene Mund und ihre Kopfschmerzen allesamt auf dieses ungesunde Atemverhalten zurückzuführen waren.

Nachdem Jenny dazu übergegangen war, im Wachzustand leicht und durch die Nase zu atmen, nahm der Schweregrad ihrer nächtlichen Anfälle deutlich ab. Sie hatte beim Aufstehen nicht länger den metallischen Geschmack im Mund, der ihr in der Vergangenheit nach Anfällen aufgefallen war. Mittlerweile ist Jenny sogar in der Lage, Panikattacken abzuwenden, indem sie bewusst den Mund schließt und durch die Nase atmet, wenn sie merkt, dass sie in Panik zu verfallen droht. Ihre nächtlichen Anfälle sind so stark zurückgegangen, dass sie manchmal erst durch einen Blick auf ihre Schlaf-App merkt, dass sie überhaupt einen hatte. Jenny nimmt nach wie vor Antikonvulsiva, aber durch die Anpassung ihres Atemverhaltens bekam sie ihre Epilepsie in den Griff. Wenn sich tagsüber die oben erwähnte Aura bemerkbar macht, dann konzentriert sie sich auf ihre Atmung, bis das Gefühl vorübergeht. Mittlerweile haben ihre Anfälle komplett aufgehört.

Der biochemische Zusammenhang

Die neuronale Erregbarkeitsschwelle – die Toleranz der Zellen für die Stärke der elektrischen Impulse, die zwischen den Neuronen ausgetauscht werden –ist abhängig von der Kohlendioxidkonzentration im Nervengewebe und reagiert sehr empfindlich auf sie. Hyperventilation und der daraus resultierende niedrige CO_2-Druck im Gehirn lässt die Neuronen spontan und asynchron feuern. Das bedeutet, dass bei einem durch falsches Atmen verursachten Ungleichgewicht von Kohlendioxid und Sauerstoff in Blut, Muskeln und Zellen unter Umständen schwache oder falsche elektrische Signale verstärkt und durch bestimmte Gehirnareale geschickt werden. Das stört die zielgerichteten neuronalen Signale und sorgt dafür, dass die sogenannte Anfallsschwelle sinkt.[1362]

Der Autor und begeisterte Atemexperte Dr. Artour Rakhimov schreibt, dass zwischen 70 und 100 Prozent aller Epileptiker in der Lage sind, durch bewusstes Hyperventilieren die neuronale Erregbarkeitsschwelle zu senken und somit Anfälle auszulösen.[1363] Forschungsbefunde zeigen, dass Hyperventilation Anfälle verursachen kann,[1364] aber welches CO_2-Level nötig ist, um bei Epileptikern Episoden auszulösen, ist noch unklar. Das ist aber auch nicht weiter verwunderlich, da viele unterschiedliche Faktoren Einfluss auf die Übertragung elektrischer Signale im Gehirn haben. Die Konzentration von Kohlendioxid im arteriellen Blut ist zwar entscheidend, aber die Stoffwechselrate, die unter anderem von Körperlage, Haltung und Bewegung abhängt, ist ebenfalls von Bedeutung. Dasselbe gilt für die Verfügbarkeit von Kalzium- und Magnesium-Ionen im Gewebe sowie die vorhandene Menge an Aminosäuren, Neurotransmittern und anderen Substanzen im Körper. Hypokapnie (zu wenig CO_2 im Blut) sorgt für eine Senkung der Anfallsschwelle und kann einen Anfall einleiten; aber auch andere Faktoren können epileptische Symptome nach sich ziehen. Nichtsdestoweniger hat eine ganze Reihe von Studien gezeigt, dass Hyperventilation bei Epileptikern zuverlässig Anfälle triggert (genauso wie bei Patienten mit provozierten, das heißt anderweitig erklärbaren Anfällen). Dies deutet darauf hin, dass die Erregbarkeitsschwelle der Nervenzellmembranen in enger Beziehung zur Atmung steht oder von ihr reguliert wird. Andere homöostatische Ungleichgewichtszustände wie Schlafmangel, Stress, niedriger Blutzuckerspiegel, Infektionen, Fieber, Alkoholkonsum und Überhitzung können ebenfalls eine Rolle spielen, aber eher eine untergeordnete.[1365]

Die erste Forschungsarbeit, die den positiven Effekt von CO_2 im Hinblick auf Epilepsie in den Blick nahm, wurde 1928 im *Journal of Clinical Investigations* veröffentlicht.[1366] Die Autoren berichteten, dass die Inhalation von kohlendioxidreicher Luft die Schwere und Dauer von Anfällen verringerte, was sie auf die Auswirkung des Gases auf Nerven- und Muskelzellen zurückführten. Eine Studie von 1956 kam zu den gleichen Ergebnissen.[1367] 1999 untersuchten Wissenschaftler wiederum die Folgen von Hyperventilation auf die sensorischen Reaktionen des Gehirns und zogen aus ihren Befunden folgenden Schluss:

»Die durch Hyperventilation verursachte Hyperkapnie zieht eine Erhöhung der neuronalen Erregbarkeit nach sich, welche wiederum dazu führt, dass die kortikalen Neuronen spontan und/oder asynchron feuern.«[1368]

Anders ausgedrückt: Der niedrige Kohlenstoffdioxidspiegel im Blut infolge von Hyperventilation resultiert in einer anormalen Aktivität der Nervenzellen des Gehirns.

Die Autoren eines Beitrags von 2005 gehen sogar noch weiter, wenn sie schreiben, dass eine anormale CO_2-Konzentration nicht nur die Atmung und die Elastizität der Gefäße verändere, sondern auch den pH-Wert des Bluts, den Bewusstseinszustand und die Anfallsschwelle.[1369] Mittels welcher Mechanismen der Kohlendioxidspiegel Auswirkungen auf Neuronen außerhalb des Hirnstamms haben kann, ist noch unbekannt, aber man vermutet, dass die von Kohlendioxid verursachten Abweichungen in der Neuronenfunktion vom pH-Wert abhängen. Die Verfasser des Beitrags deuten ihre Befunde jedenfalls als Hinweis auf die Existenz eines Mechanismus, durch den Kohlenstoffdioxid die neuronale Erregbarkeit des Vorderhirns in beide Richtungen beeinflusst.

Manchmal kann auch niedriger Blutzucker Anfälle auslösen, verschlimmern oder länger andauern lassen. Man spricht von hypoglykämischen Episoden.[1370] Und dass sich chronisches Überatmen negativ auf die Stabilität des Blutzuckerspiegels auswirkt und Symptome eines zu hohen Blutzuckerspiegels verschärft, wissen wir.[1371]

Da Kohlendioxid als Vasodilatator fungiert, also die Blutgefäße erweitert, kann eine Hyperkapnie (CO_2-Mangel) eine Gefäßverengung nach sich ziehen. Dies wiederum hat unter Umständen eine krampfbedingte Verengung der Halsarterien zufolge, eine der Hauptursachen für Anfälle. Diese Halsschlagadern sind dafür zuständig, Gehirn, Nacken und Gesicht mit sauerstoffreichem Blut zu versorgen.

Zugleich verringert Überatmen in den oberen Brustkorb die Oxygenierung (Sauerstoffsättigung) der Organe inklusive des Gehirns. Dies kann eine respiratorische Alkalose nach sich ziehen; der pH-Wert des Bluts steigt zu sehr, was wiederum anormale elektrische Aktivitäten begünstigt. Die Anfallsschwelle sinkt weiter.[1372] 2006 versuchten finnische Wissenschaftler bei heranwachsenden Ratten, die Anfälle hatten, mit einer fünfprozentigen Steigerung der Kohlendioxidkonzentration in der Umgebungsluft die Alkalose zu beseitigen; die Anfälle der Versuchstiere verschwanden innerhalb von 20 Sekunden, wie die Wissenschaftler berichten.[1373]

Die Rolle des Kohlendioxids bei epileptischen Anfällen bildet die Grundlage der sogenannten Exchange Breathing Method (EBM), einer Ersten-Hilfe-Methode bei epileptischen Anfällen. Dabei beatmet der Ersthelfer den Patienten während eines Anfalls über die Nase. In einer Studie von 2019 wurde ein Proband insgesamt 28-mal bei jeweils unterschiedlichen Anfallsereignissen mit EBM behandelt. Dabei erhielt ein Patient mindestens einen und maximal zehn Atemhübe; im Regelfall genügten drei. Die Anfälle konnten durch die Atemmethode mindestens dreimal so schnell beendet werden wie durch die Verabreichung von Diazepam, und zwar ohne dass die üblichen Nachwirkungen eines Anfalls wie Benommenheit oder Verstimmungen auftraten. Die Autoren der Studie weisen darauf hin, dass diese einfache Methode jederzeit anwendbar und somit sehr leicht in existierende Behandlungspläne und Notfallprotokolle integrierbar ist; sie könne sogar schon bei den ersten Anzeichen eines Anfalls eingesetzt werden.[1374]

Chronische Hyperventilation als Auslöser

Wie bereits mehrfach erläutert, handelt es sich bei Hyperventilation um ein Atemverhalten mit einer irregulären Erhöhung der Atemgeschwindigkeit und -tiefe, die den Gasaustausch in der Lunge behindert und zu einer geringeren Kohlendioxidkonzentration im Blut führt.[1375] Ergebnisse aus Forschung und klinischer Praxis verweisen auf einen engen Zusammenhang zwischen Epilepsie und der Gewohnheit des Überatmens. Frühe Studien zu diesem Thema beleuchteten die objektiv beobachteten und subjektiv wahrgenommenen Auswirkungen einer geringen CO_2-Konzentration im Blut. In einer davon merken die Autoren an: »Es existieren kaum Drogen oder Medikamente, die sich so schnell und deutlich auf das neuromuskuläre System auswirken wie bewusste Hyperpnoe.«[1376] (Bewusste Hyperpnoe ist das absichtliche Erhöhen der Atemfrequenz und -tiefe.)[1377] Es stellte sich zudem heraus, dass Menschen, die an Anfällen leiden, eine ungewöhnlich hohe Sensitivität gegenüber Veränderungen der CO_2-Konzentration im Blut aufweisen und schon auf geringfügige Schwankungen reagieren.

In seinem Buch *Breathe Well, Be Well*[1378] nennt Robert Fried Hyperventilation als eine der Hauptursachen für epileptische Anfälle. Er bezieht sich dabei auf zahlreiche Forschungsarbeiten, die bis in die 1930er-Jahre zurückgehen und alle einen Zusammenhang zwischen Überatmung und Anfällen herstellen konnten, so etwa eine Studie von 1954, in der es heißt: »Bei Menschen, die anfällig für epileptische Anfälle sind, führt einfaches Überatmen oft zu einem Krampfanfall.«[1379] In einem Beitrag von 1975 mit dem Titel *Hyperventilation: The Tip of the Iceberg* (»Hyperventilation: Die Spitze des Eisberg«) wird aufgezeigt, dass wenig Kohlendioxid im Blut eine Verengung der Blutgefäße nach sich zieht und dafür sorgt, dass weniger Sauerstoff das Gehirn erreicht.[1380] Diese Wirkung setzt unmittelbar ein, was der Grund dafür ist, dass auf Hyperkapnie sehr schnell Schwächeanfälle, Schwindel oder Sehstörungen folgen können. Der Verfasser des Beitrags weist außerdem darauf hin, dass auch Grand-mal-Anfälle (tonisch-klonische Krampfanfälle) durch eine Hyperventilation ausgelöst werden können.

Wissenschaftler sind sich darüber im Klaren, welche Rolle Kohlendioxid für die Durchblutung des Gehirns spielt, doch viele Studien kommen letzten Endes zu dem Schluss, dass Anfälle auf eine neurologische Ursache zurückgehen müssen. Begründet wird diese Theorie mit der Tatsache, dass die durch Kohlendioxid ausgelösten Veränderungen des Säure-Basen-Gleichgewichts die Umgebung der Neuronen instabil werden lassen. Weitere Forschungen auf diesem Gebiet deuten darauf hin, dass Angstzustände Anfälle auslösen können, da sie mit einer Hyperventilation einhergehen und dadurch die CO_2-Konzentration im Blut sinkt.[1381] Die untersuchten Patienten neigten dazu, bei Angstgefühlen zu hyperventilieren. Auch wenn bei ihnen keine äußerlichen Anzeichen für Überatmen zu erkennen waren, sanken ihre CO_2-Werte um 50 Prozent, während die im Elektroenzephalogramm (EEG) gemessene Aktivität des Gehirns anstieg und die Aktivität der Anfälle zunahm. In einer davon unabhängigen Forschungsarbeit zum zerebralen Blutfluss und Stoffwechsel wurde die vasodilatatorische Wirkung von Kohlendioxid bestätigt. In einer Studie von 2008 zu sexuellen Funktionsstörungen bei Männern mit Epilepsie wurde der Sexualakt als potenzielles Problem identifiziert, da Hyperventilation[1382], wie sie für gewöhnlich beim Orgasmus auftritt, Anfälle auslösen könne. Alexander Stalmatski erörtert in *Freedom from Asthma* (»Frei von Asthma«), dass Epileptiker ebenso wie Asthmatiker und eine ganze Reihe anderer Patienten mit ähnlichen Beschwerden grundsätzlich hyperventilieren. Er hält es für wahrscheinlich, dass »durch eine Rekonditionierung des Atemverhaltens ... [und] die Wiederherstellung normaler CO_2-Werte Anfälle verhindert werden könnten, ohne auf Medikamente zurückzugreifen.«[1383]

Im Rahmen der Diagnose und Therapie von Patienten mit Krampfanfällen wird unter ärztlicher Überwachung die Hyperventilation genutzt, um einen Anfall auszulösen, um den Verlauf der Krankheit zu beurteilen. Als ich einen befreundeten Gehirnspezialisten zum Zusammenhang zwischen Epilepsie und Hyperventilation befragte, erklärte er, Hyperventilation diene

> *»vor allem Kinderneurologen zur patientennahen Diagnose von Absence-Anfällen (eine Form von Petit-mal-Anfällen) bei Kindern. Hyperventilation entzieht dem Blut CO_2 und macht es alkalisch ... Dieser niedrige pH-Wert des Bluts führt zu einer Verengung der Blutgefäße; deswegen löst eine geringe Sauerstoffsättigung Anfälle aus. Kinder reagieren darauf zwar empfindlicher, aber auch bei Erwachsenen mit chronischer Hyperventilation, beispielsweise aufgrund von Angstattacken, kann es im Gehirn zu Veränderungen des Stoffwechsels und der Sauerstoffsättigung kommen.«*

Je mehr ich über dieses Thema erfahre, desto mehr wundere ich mich darüber, dass eine Atemschulung zur Korrektur der Hyperventilation bei der Behandlung von epileptischen Anfällen nicht viel öfter eingesetzt wird. Das gilt vor allem, da es allgemein anerkannt zu sein scheint, dass viele der Hauptauslöser von epileptischen Anfällen – wie Alkohol, niedriger Blutzucker oder Stress – zu einem Anstieg des Atemvolumens führen und die Kohlendioxidkonzentration im Blut unter die Anfallsschwelle sinken lassen können.

In einer 1990 erschienenen umfangreichen Überblicksstudie verweisen Robert Fried und Mary Claire Fox auf Forschungsergebnisse, die zeigen, dass sich die dramatischen Auswirkungen von eingeatmetem CO_2 auf die elektrische Aktivität des Gehirns durch die Verringerung der Atemfrequenz reproduzieren lassen.[1384] Zum Zeitpunkt der Veröffentlichung existierten zwar keine Beweise, dass die CO_2-Konzentration durch

Selbstregulation gesteuert werden kann; dennoch waren die beiden Wissenschaftler überzeugt, dass eine solche Technik breite Anwendung in der klinischen Praxis finden könnte. Fried und Fox merken an, dass das physiologische Gleichgewicht durch die Erhöhung der Sauerstoffsättigung von Zellen und Gewebe oder durch die Verbesserung der Durchblutung und des Stoffwechsels wiederhergestellt werden könne. Wie die Autoren erklären, liegt die Ursache von Anfällen in Veränderungen des Stoffwechsels und der Gefäßfunktion. Die von der Forschung festgestellte Wechselbeziehung zwischen Hyperventilation und Anfällen sei so stark, dass davon auszugehen sei, dass das eine das andere verursache.

Neben der Überblicksstudie von Fried und Fox gibt es zahlreiche andere Studien, in denen ein Zusammenhang zwischen Hyperventilation und epileptischen Symptomen beschrieben wird. 1981 wurde in einer Studie untersucht, welche Effekte 15 Minuten mäßige Anstrengung im Vergleich zu drei Minuten Hyperventilation hatten; an der Studie nahmen 43 junge Epilepsie-Patienten teil.[1385] Die Effekte von Sport versus Hyperventilation wurden im Elektroenzephalogramm überprüft; hier können sich als Hinweis auf epileptische Veränderungen bestimmte Muster in Form von wiederholt auftretenden kurzen Spitzen (spikes) oder scharfen Wellen (sharp waves) zeigen. Die Patienten mit Epilepsie wurden mit einer Kontrollgruppe von 20 jungen Personen verglichen, die entweder nie eine Schädigung oder Erkrankung des Gehirns erlitten hatten oder bei denen eine solche nicht zu Epilepsie geführt hatte. Die Wissenschaftler stellten fest, dass die Anzahl an auffälligen EEG-Mustern bei allen Probanden unter körperlicher Belastung sank, bei Hyperventilation dagegen anstieg. Sie kamen zu dem Schluss, dass mäßige Anstrengung die Anfallsaktivität hemmt, während Hyperventilation sie stimuliert.[1386]

1984 fanden Wissenschaftler heraus, dass die Konzentration von Kohlendioxid im Blut eine direkte Auswirkung auf die Dauer eines Anfalls hat.[1387] Mittels Hyperventilation wurde bei den Probanden so lange eine Hyperkapnie (erhöhtes CO_2 im Blut) herbeigeführt, bis die Konzentration von Kohlendioxid in den Lungenbläschen nur noch zwei Prozent betrug. Die Anfallsdauer erwies sich unter diesen Bedingungen im Vergleich zu der eigentlich üblichen Kohlendioxidkonzentration von fünf Prozent als erheblich höher, obwohl der Sauerstoffgehalt konstant bei 92 Prozent blieb. Während Abweichungen im Sauerstoffniveau keine nennenswerten Auswirkungen auf die Anfallsdauer hatten, dauerten die Episoden der Probanden umso länger, je geringer die Kohlendioxidkonzentration in den Luftbläschen war. Dieses Ergebnis wurde 2008 von einer Veröffentlichung bestätigt, der zufolge bereits mäßiges Überatmen die Dauer der anfallsspezifischen Kurvenveränderungen im EEG im Vergleich zu normaler Atemtiefe deutlich ansteigen ließ.[1388] Schon 1993 hatten Wissenschaftler eine Versuchsreihe an 19 Patienten mit komplex-fokalen Anfällen durchgeführt und herausgefunden, dass Hyperventilation eine merkliche Aktivierung des epileptischen Fokus zur Folge hat – also eine Aktivierung der Region des Gehirns, in der die Anfallsereignisse ihren Ursprung haben.[1389]

Außerdem versuchte man herauszufinden, ob ein Zusammenhang zwischen dem Grad der Hyperkapnie und einer erhöhten Häufigkeit von Petit-mal-Anfällen oder sogenannter Absencen besteht und ob bei einer kritischen CO_2-Konzentration solche Anfälle sogar auf jeden Fall auftreten.[1390] 1996 untersuchten Wissenschaftler zwei Kinder, die neu mit Absence-Epilepsie diagnostiziert worden waren. Die Wissenschaftler zeichneten EEG-Werte und den CO_2-Anteil der ausgeatmeten Luft bei ruhiger Atmung und bei Hyperventilation auf, und zwar bei vier verschiedenen Arten von Gasgemischen in der Umgebungsluft:

- Raumluft
- 100 Prozent Sauerstoff
- Raumluft mit vier Prozent Kohlendioxid
- Gasgemisch aus vier Prozent Kohlendioxid und 96 Prozent Sauerstoff

Enthielt das Atemgas mehr CO_2 (Punkt 3 und 4), gingen die EEG-Spikes bei ruhiger Atmung zurück. Keine Veränderung wurde bei erhöhter Sauerstoffkonzentration in der eingeatmeten Luft (Punkt 2) festgestellt. Bei acht Kindern führte jeder Hyperventilationsversuch zu Anfällen, aber der CO_2-Wert, bei dem die Anfallsereignisse auftraten, variierte von Kind zu Kind. Die Autoren der Studie rieten zu weiteren Forschungen, um herauszufinden, ob eine Sensitivität gegenüber Kohlendioxid im Blut als Indikator dafür dienen könnte, ob bei diesem Patienten die Therapie mit Antiepileptika wirken würde. Auch regten sie Studien zum möglichen Einsatz von CO_2 zur akuten Behandlung von Anfällen an.

2001 nahm eine Forschungsarbeit Patienten in den Blick, die an nicht epileptischen Anfällen litten, wobei 41 Prozent der Probanden auch eine Epilepsie hatten. Laut den Ergebnissen wurden die nicht epileptischen Anfälle am häufigsten von Angst, innerer Unruhe und Hyperventilation begleitet.[1391] In einer anderen Arbeit kamen Forscher zu dem Schluss, dass bei 90 Prozent der Patienten, die keine Therapie erhielten, typische sogenannte Absencen (kurz andauernde, generalisierte Bewusstseinseinschränkung als eine Form der Epilepsie) »durch Hyperventilation sehr leicht herbeizuführen« seien. Zu einer ähnlichen Schlussfolgerung gelangten Wissenschaftler im Zuge einer Studie mit Kindern, die unter Absence-Epilepsie mit myoklonischen Anfällen litten: Hyperventilation führte sehr schnell Anfälle herbei.[1392] Dieses Ergebnis wurde 2009 durch eine Untersuchung untermauert, bei der die Anfälle von drei Patienten mit myoklonischen Absencen durch Hyperventilation ausgelöst werden konnten.[1393] Die Forscher kamen zu folgendem Schluss: »Hyperventilation ist sehr effektiv im Hinblick auf die Aktivierung von generalisierten Absence-Anfällen im Zuge von routinemäßigen EEG-Untersuchungen.«[1394] Auch eine Forschungsarbeit, die 2011 durchgeführt wurde, konnte die Wirksamkeit von Hyperventilation als Anfallsauslöser bestätigen.[1395] Bei einer Untersuchung von epileptischen Kindern zwischen drei und elf Jahren führte Hyperventilation ebenfalls bei allen Patienten zu Anfällen.[1396] In diesem Zusammenhang sollte man erwähnen, dass es sich bei zehn Prozent der Anfälle von Kindern mit Epilepsie um Absencen handelt, eine Form von sogenannten Petit-mal-Anfällen.[1397] Epileptische Ereignisse dieser Art beeinträchtigen die Lebensqualität erheblich.[1398]

Schon seit Langem ist zudem bekannt, dass sich mithilfe von CO_2 Krampfanfälle stoppen lassen.[1399] 2007 berichtete *Science 2.0*, eine Website für Nachrichten aus dem Bereich der Wissenschaft, über Forschungen zu CO_2 als »neue – und komplett kostenlose – Methode zur Verhinderung von durch Fieber hervorgerufenen epileptischen Anfällen« bei kleinen Kindern.[1400] Die beteiligten Wissenschaftler waren der Ansicht, dass mit Kohlendioxid angereicherte Luft Anfälle unterbinden könne. Ihre Arbeit zeigte, dass fieberassoziierte Anfälle, die bei Kindern unter fünf Jahren häufig auftreten, durch die Anreicherung der eingeatmeten Luft mit fünf Prozent CO_2 innerhalb von 20 Sekunden unterdrückt werden konnten, und das ohne Risiken. Befunde aus der Experimentalforschung deuten darauf hin, dass fieberassoziierte Anfälle in der Kindheit das Risiko erhöhen könnten, später im Leben an Epilepsie zu erkranken.

Die Autoren der Studie vermuteten, dass eine Therapie mit Kohlendioxid auch andere Arten von epileptischen Anfällen beenden könnte.[1401] Diese Theorie wurde 2011 in einer weiteren Untersuchung untersucht. Wissenschaftler stellten sich die Frage, ob die Inhalation einer fünfprozentigen CO_2-Mischung Epilepsie-Anfälle unterbinden könne.[1402] Eine Pilotstudie mit sieben Probanden zeigte eine »schnelle Beendigung im EEG nachgewiesener Anfälle«, selbst wenn das fünfprozentige CO_2 erst nach Beginn des Anfalls verabreicht wurde. Die Wissenschaftler schlossen daraus, dass die Inhalation von Kohlendioxid für die akute Behandlung von epileptischen Anfällen geeignet ist.[1403]

In einem Review zu dieser Studie heißt es, dass deren Ergebnisse die Anwendbarkeit von Hyperkapnie im Rahmen klinischer Epilepsie-Therapien bewiesen hätte.[1404] Um Sicherheit und Wirksamkeit zu garantieren, muss noch weiter geforscht werden; beispielsweise ist es bei längerer Anfallsdauer wichtig zu verhindern, dass infolge der Hyperkapnie im Verlauf eine Azidose eintritt. Aber in dem Review wird betont, dass dieser Ansatz die Mühe wert sei: »Die Inhalation von Kohlendioxid könnte sich als eine einfache und kostengünstige Behandlungsmethode für akute Anfälle erweisen, die in Krankenhäusern und möglicherweise sogar zu Hause eingesetzt werden kann.«

In einer weiteren Studie wurde 2014 untersucht, ob sich durch Hyperventilation ausgelöste Absencen und unregelmäßige elektrische Entladungen im Gehirn (spikes und waves) durch die Inhalation einer fünfprozentigen CO_2-Mischung beenden lassen.[1405] Das Forscherteam kam zu dem Schluss, dass die Kohlendioxidtherapie bei der Behandlung dieser Anfälle unterstützend eingesetzt werden könne. Ein weiteres Review von 2019 bestätigte vorangegangene Ergebnisse: Die Art von neuronalen Entladungen, die sich beim EEG als spikes und waves zeigen und typisch für Absencen sind, lässt sich bei mehr als 90 Prozent der Absence-Patienten durch bewusstes Hyperventilieren auslösen. Laut dieser Publikation ist der Einsatz von Hyperventilation mit dem Ziel einer schnellen Diagnose einer Absence-Epilepsie gang und gäbe. Wissenschaftler sind sich zwar noch nicht im Klaren darüber, ob ein einziger Mechanismus für das Triggern von Absence-Anfällen verantwortlich ist, doch das Review identifiziert durch Hyperventilation verursachte Veränderungen im pH-Wert des Bluts (Alkalose) als einen möglichen beitragenden Faktor.[1406]

In der Studie von 2014 wurden zwölf Patienten untersucht, deren Absencen durch Hyperventilation ausgelöst wurden. Je Versuchsdurchgang atmeten die Probanden Raumluft, eine fünfprozentige CO_2-Mischung oder 100-prozentigen Sauerstoff ein. Bei Atemluft mit fünf Prozent CO_2 sanken Anfallsdauer und -häufigkeit nach der Hyperventilation im Vergleich zu Überatmen bei normaler Raumluft. Außerdem verringerte sich die Anzahl an auffälligen Entladungen im EEG (spikes und waves). Diese Pilotstudie erbrachte weitere eindeutige Beweise dafür, dass eine Behandlung von Anfällen, die mit Hyperventilation in Verbindung stehen, durch den Einsatz von Hyperkapnie möglich sein könnte.[1407]

Komorbiditäten bei Epilepsie

In *Cold Spring Harbor Perspectives in Medicine,* einem Online-Magazin zu krankheits- und therapiebezogenen Themen, wurde 2015 die These veröffentlicht, dass das Krankheitsbild der Epilepsie über wiederkehrende spontane (unprovozierte) Anfälle hinausgehe und als »Krankheit des epileptischen Formenkreises« definiert werden sollte.[1408] Für viele Epileptiker und deren Angehörige gilt, dass ihr Leben nicht am stärksten durch die primären Symptome beeinträchtigt wird, sondern die zahlreichen Beschwerden, die mit der Krankheit einhergehen können. Zu den Begleiterkrankungen (Komorbiditäten), die bei Epilepsie auftreten, zählen psychiatrische Störungen sowie Verhaltensstörungen, darunter Ängste, Depressionen, Aufmerksamkeitsdefizit-Hyperaktivitätsstörungen (ADHS), Lernbehinderungen, geistige Behinderungen und Autismus.

In der Vergangenheit wurden diese Komorbiditäten als Folge unkontrollierter Anfälle oder Nebenwirkungen von Medikamenten angesehen. Heute erkennt man sie jedoch als Teil des epileptischen Krankheitsbildes an. Manchmal treten Komorbiditäten sogar schon vor den ersten Anfällen auf; in solchen Fällen liegt die Ursache wohl in einer zugrunde liegenden Störung der neuronalen Netzwerke.[1409] In einer Studie von 2007 heißt es, dass ein einziger Anfall zu Veränderungen der Expression und Verteilung von Rezeptoren (den Bindungsstellen an den Nervenzellen beispielsweise für Nervenbotenstoffe) führen kann. Infolgedessen kann die Entwicklung von Gehirn und Nervensystem beeinträchtigt werden, was wiederum Einfluss etwa auf die geistige Leistungsfähigkeit, die Lesefähigkeiten, das Gedächtnis, die Konzentration und die sozialen Kompetenzen hat. Kognitive Veränderungen sowie Verhaltensänderungen sind die Folgen.[1410]

Die häufigste psychiatrische Komorbidität bei Epilepsie sind Depressionen. Dieser Umstand ist interessant, denn Depressionen hängen mit einer Störung des Hippocampus und des limbischen Systems zusammen – beides Areale des Gehirns, die bei Epilepsie häufig eine Rolle spielen. Die Beziehung zwischen Epilepsie und Depression ist wechselseitig. Bei Menschen, die an Epilepsie leiden, ist das Risiko, an Depression zu erkranken, höher, und Epileptiker mit Depressionen leiden oft an Krampfanfällen, die unkontrollierbar oder schwierig zu behandeln sind.[1411]

Es ist nicht immer einfach, bei Epilepsie-Patienten eine Angststörung korrekt zu diagnostizieren, aber die Unvorhersehbarkeit der Krankheit und die Angst vor Anfällen haben häufig ganz allgemein ein gewisses Maß an Angst zur Folge. Etwa 30 Prozent der erwachsenen Epileptiker hat Depressionen, zehn Prozent eine manisch-depressive Erkrankung.[1412] Beide Störungen stehen in Zusammenhang mit erhöhter Selbstmordgefahr. Auf Kinder trifft übrigens Ähnliches zu, nur sind bei ihnen die Symptome schwerer festzustellen. Doch Forschungen haben gezeigt, dass bei Kindern, bei denen vor kurzem Epilepsie diagnostiziert wurde, das Risiko einer psychischen Krankheit um das Dreifache erhöht ist.

Bei vielen Epileptikern ist auch die körperliche Gesundheit beeinträchtigt. Eine Umfrage mit dem Titel *Centers of Disease Control and Prevention National Health Interview Survey* kam zu dem Ergebnis, dass erwachsene Epilepsie-Patienten mit größerer Wahrscheinlichkeit auch Störungen des Herz-Kreislauf- und des Atmungssystems haben sowie an Entzündungen, Adipositas, Diabetes, Arthritis, Schmerzen im oberen und unteren Rücken oder akuten Kopfschmerzen leiden.[1413] Außerdem sind unter Epileptikern sexuelle Funktionsstörungen häufiger[1414], sie sterben im Schnitt früher oder erleiden einen plötzlichen unerklärbaren Tod.[1415]

Ein anderes Problem für Epileptiker sind die Auswirkungen anfallshemmender Medikamente auf die Knochen. Die Knochenmineraldichte nimmt ab, und deswegen ist bei Epileptikern das Risiko für Knochenbrüche erhöht. Die Antikonvulsiva Carbamazepin, Phenytoin und Phenobarbital stimulieren die Ausschüttung des Enyzms CYP450, was eine Verringerung der Knochenmineraldichte zur Folge hat. Doch auch Antiepileptika, die nicht auf Enzymbasis wirken, werden mit Beeinträchtigungen der Knochengesundheit in Verbindung gebracht.[1416] Was das Atemverhalten und verminderte Knochendichte miteinander zu tun haben, wurde bereits in Kapitel 13 (Seite 392) dargelegt.

Egal ob die Komorbiditäten psychologischer oder physiologischer Natur sind – ein besseres Verständnis der Zusammenhänge kann eine erhebliche Auswirkung auf die Lebensqualität der Betroffenen haben. Wissenschaftler sind daher der Ansicht, dass künftige Forschungen das Thema prioritär behandeln sollten. Was für uns jedoch besonders relevant ist: Viele der Beschwerden, die oft zusammen mit einer Epilepsie auftreten – darunter Angststörungen, Diabetes, Herzprobleme und Atemwegserkrankungen –, werden durch Atemmusterstörungen wie chronische Hyperventilation beeinflusst.

Epilepsie und Blutversorgung des Gehirns

Es ist bekannt, dass sich die Hirndurchblutung während eines Anfalls verändert, insbesondere in der eptileptogenen Zone, also der Region des Kortex, von der der Anfall ausgeht.[1417] Der Blutfluss zum Gehirn nimmt zwischen den epileptischen Ereignissen ab und während eines Anfalls zu. Unmittelbar nach dem Ende eines Anfalls erreicht die Gehirndurchblutung einen Tiefpunkt, der mehrere Minuten andauert. Unglücklicherweise führt diese verringerte Durchblutung dazu, dass das Gehirn nicht ausreichend mit Sauerstoff versorgt wird. Die Autoren einer Studie von 2017 nennen die Neurodegeneration, also den Abbau von Nervengewebe, als schwerwiegendste Langzeitfolge wiederholter epileptischer Anfälle.[1418] Die primäre Ursache dafür sei zwar eine Überstimulation der Neuronen, doch neue Erkenntnisse würden darauf hindeuten, dass Hypoxie bzw. Sauerstoffmangel aufgrund einer gestörten Durchblutung möglicherweise für »bis zur Hälfte der aufgrund dieser Krankheit abgestorbenen Neuronen« verantwortlich sei.

Forschungsergebnisse haben gezeigt, dass Atemübungen die Durchblutung des Gehirns anregen können. Wieder einmal spielt das Kohlendioxid eine wichtige Rolle. 2011 gingen Wissenschaftler der Frage nach, ob einfache Atemübungen die Sauerstoffsättigung und/oder Durchblutung des Gehirns verbessern könnten.[1419] Sie untersuchten bei 18 Probanden im Alter zwischen 19 und 39 Jahren die Konzentration des endexspiratorischen Kohlendioxids, also die Kohlendioxidkonzentration am Ende des Ausatmung, sowie den Grad der Sauerstoffsättigung des Gehirns. Die Teilnehmer mussten Atemübungen im Gehen durchführen, darunter Atemanhalteübungen nach der Einatmung und nach der Ausatmung. Die Probanden machten während des Einatmens drei langsame Schritte, hielten den Atem für drei Schritte an, atmeten während der nächsten drei Schritte aus und hielten den Atem dann wieder drei Schritte lang an. Dann wurde die Übung wiederholt.

Die Wissenschaftler identifizierten die Kohlendioxidkonzentration im Blut als Haupteinflussfaktor des Gehirnkreislaufs. Sie fanden heraus, dass eine Steigerung der Kohlendioxidkonzentration um 70 Prozent zu einer deutlichen Erhöhung des Blutflusses führt, unter Umständen sogar zu einer Verdopplung.[1420] Wenn mehr Blut ins Gehirn gelangt, dann werden auch mehr Nährstoffe und Sauerstoff zugeführt; dies kann erheblichen Einfluss auf die Physiologie des Gehirns haben. Menschen, die Atemtechniken beherrschen, sind dazu in der Lage, ihr Blut bewusst mit Kohlendioxid anzureichern, indem sie ihr Atemzugsvolumen kontrollieren (die Menge an Luft, die mit jedem Ein- und Ausatmen die Lunge verlässt oder ihr zugeführt wird).[1421] Das bedeutet, dass es möglich ist, die Gehirndurchblutung schlicht durch Kontrolle der Atmung zu verbessern.[1422]

In einer zweiten, ebenfalls 2011 durchgeführten Studie wurde die Sauerstoffsättigung des Gehirns bei Menschen untersucht, die viel Erfahrung mit Yogaatemübungen hatten.[1423] Die sechs Teilnehmer waren in der Lage, extrem langsam zu atmen; sie führten eine periodische Atemübung mit einer Atemfrequenz von zwei Atemzügen pro Minute durch. Bei allen Probanden wurden wiederkehrende Veränderungen der Gehirndurchblutung und der Sauerstoffsättigung festgestellt. 2016 konnte dasselbe Forscherteam diese Ergebnisse bestätigen.[1424]

Angesichts der Tatsache, dass ein Großteil der neuronalen Schädigungen durch Epilepsie auf Sauerstoffmangel im Gehirn zurückzuführen sind, wirken diese Befunde verheißungsvoll: Mit Atemübungen kann man sehr einfach den zerebralen Blutfluss und die Oxygenierung des Gehirns verbessern.

Schlaf und Epilepsie

Epilepsie und schlafbezogene Atemstörungen sind beide relativ häufig,[1425] treten jedoch viel öfter gemeinsam bei demselben Patienten auf, als man angenommen hatte. Der Schluss liegt also nahe, dass zwischen beidem eine Verbindung bestehen könnte. Man geht davon aus, dass Epilepsie eine obstruktive Schlafapnoe (OSA) verschlimmern kann, da die Krankheit mit leichterem Schlaf einhergeht. Antiepileptika haben außerdem Nebenwirkungen (wie Gewichtszunahme), die die Wahrscheinlichkeit von schlafbezogenen Atemstörungen erhöhen, und epileptische Anfälle können zentrale Schlafapnoen auslösen.

Umgekehrt erschweren schlafbezogene Atemstörungen durch wiederholte Hypoxien und gestörten Schlaf unter Umständen die Anfallskontrolle. Dieses Thema ist zwar noch wenig erforscht, aber einige Befunde lassen vermuten, dass sich die Anfallskontrolle durch eine Behandlung von schlafbezogenen Atemstörungen verbessern lässt, sofern eine solche Therapie möglich ist. Auch die Lebensqualität, der allgemeine Gesundheitszustand und das Wohlbefinden können von einer solchen Behandlung profitieren.

In einem 2018 auf der Website *Epilepsy Foundation* veröffentlichten Beitrag heißt es: »Noch nie wurde eine prospektive multizentrische Studie durchgeführt, um die

Auswirkungen einer OSA-Therapie auf die Anfälle von Menschen, die mit Epilepsie leben, zu untersuchen.«[1426] Weitere Forschungen sind also vonnöten, vor allem auf dem Gebiet der Kindermedizin, ebenso wie die Weiterbildung von Gesundheitsfachkräften, die sich des Zusammenhangs zwischen Epilepsie und schlafbezogenen Atemstörungen nicht bewusst sind. Einige Forschungsarbeiten über die Wechselbeziehung der beiden Erkrankungen existieren allerdings bereits. So nahm ein Beitrag von 2008 auffällige Befunde in den Blick, die im Zuge von Schlafstudien bei epileptischen Kindern aufgetreten waren. Das Verhältnis zwischen schlafbezogenen Atemstörungen und Epilepsie wird darin als »kompliziert und wechselseitig« beschrieben.[1427] Die Beziehung zwischen Epilepsie und Schlaf wurde von der Forschung eingehend beleuchtet, ebenso die Frage, ob das eine das andere beeinflusst; aber es gibt noch kaum Arbeiten über den Zusammenhang zwischen Epilepsie und schlafbezogenen Atemstörungen, insbesondere in Bezug auf Kinder. Für den Beitrag von 2008 wurden via Fragebogen ermittelte Antworten von 486 Patienten mit fokalen Anfällen ausgewertet und mit denen von 492 Mitgliedern einer alters- und geschlechtsgleichen Kontrollgruppe verglichen. 39 Prozent der erwachsenen Epileptiker litten an schlafbezogenen Atemstörungen, aber nur 18 Prozent aus der Kontrollgruppe.[1428]

In einer australischen Studie, die 2019 in der Zeitschrift *Neurology* veröffentlicht wurde, fanden sich bei 26,5 Prozent der Probanden moderate bis schwere schlafbezogene Atemstörungen von einem Schweregrad höher als 15 auf dem Apnoe-Hypopnoe-Index[1429] [1430] (Seite 242). Laut den Autoren der Studie ist Tagesschläfrigkeit ein treffsicherer Indikator für Schlafstörungen bei Epileptikern, doch Alter und Body-Mass-Index spielen ebenfalls eine Rolle.

Da in dieser Richtung bisher noch kaum geforscht wurde, gibt es bei den wenigen vorhandenen Ergebnissen oft Diskrepanzen, sowohl was die Häufigkeit der Erkrankung als auch was die Diagnosekriterien angeht. Eine Studie von 2019 kam zu dem Ergebnis, dass obstruktive Schlafapnoe (OSA) bei Epileptikern zweimal so häufig auftritt wie in der Allgemeinbevölkerung, wobei sich – wie bei allen Apnoe-Fällen – die Inzidenz mit dem Alter erhöhe.[1431] Dieser Forschungsarbeit zufolge ist die Beurteilung von Tagesschläfrigkeit durch die Epilepsie-Patienten selbst als Diagnoseinstrument für OSA ausgesprochen ungeeignet, da bei Epileptikern eine ganze Reihe verschiedener Komorbiditäten ebenfalls zu Müdigkeit führen können.

Wie häufig Schlafstörungen bei Kindern mit Epilepsie sind, wird noch viel zu häufig unterschätzt.[1432] Oft erleben die jungen Patienten Veränderungen ihrer Schlafgewohnheiten – wie schnell sie einschlafen, die Schlafdauer insgesamt, die Beschaffenheit des Schlafs und plötzliche Arousals (Aufwachereignisse). Dass ihr Schlaf immer wieder unterbrochen ist und/oder sie sich tagsüber benommen fühlen, ist bei diesen Kindern wahrscheinlicher als bei Gleichaltrigen.[1433]

Schlafstörungen bei epileptischen Kindern können eine ganze Reihe von Ursachen haben, darunter die Epilepsie selbst oder die Nebenwirkungen von Antiepileptika. Zu den typischen Beschwerden gehören schlafbezogene Atemstörungen, OSA und übermäßige Bewegung der Arme oder Beine im Schlaf. Die daraus resultierende schlechte Schlafqualität wirkt sich negativ auf die Anfallskontrolle aus; ein Zusammenhang mit durch Mundatmung verursachter Hyperventilation im Schlaf liegt nahe. Schlafmangel kann ein Anfallsauslöser sein, und häufige Anfälle führen ihrerseits zu Schlafunterbrechungen – ein Teufelskreis entsteht. Der Schlaf des Kindes kann sogar durch Anfälle, die der junge Patient im wachen Zustand erlebt, beeinträchtigt werden.[1434] Antiepileptika können bei Kindern außerdem eine deutliche Gewichtszunahme bewirken. Folgen sind nicht nur ein allgemeines Müdigkeitsgefühl und ein schlechterer Gesundheitszustand, sondern auch ein erhöhtes Risiko für schlafbezogene Atemstörungen. Zu viel Fett im Bereich von Bauch und Zunge beschränkt die Bewegungen des Zwerchfells und verursacht eine Verengung der oberen Atemwege.[1435]

Einem 2019 erschienenen Forschungsbeitrag zufolge ließ sich in mehreren kleineren retrospektiven Studien eine signifikante Verringerung der Anzahl von Anfällen bei Patienten mit Epilepsie und komorbider OSA durch eine Behandlung mit positivem Atemwegsdruck wie der CPAP-Therapie zeigen.[1436] 2018 wurde auf der Website *Epilepsy Foundation* ein Beitrag veröffentlicht, in dem es heißt, dass Patienten, die mit positivem Atemwegsdruck behandelt wurden, mit einer Wahrscheinlichkeit von 63 Prozent die Häufigkeit ihrer Anfälle um bis zu 50 Prozent reduzieren konnten.[1437] Im Vergleich dazu lag diese Wahrscheinlichkeit bei unbehandelten Patienten nur bei 14 Prozent.

Apnoe, Hyperkapnie und eine Sauerstoffentsättigung (wenn die Sauerstoffkonzentration im Blut unter den Normalwert fällt) können alle unmittelbar nach einem Anfall auftreten, vor allem bei generalisierten tonisch-klonischen Anfällen.[1438] Die gestörte Atmung, die im Zuge einer Apnoe zu beobachten ist, deutet auf eine Aktivierung des zentralen autonomen Netzwerks hin, einem komplexen System aus Strukturen im Gehirn, das eine Schlüsselrolle in der Funktion des autonomen Nervensystems spielt.[1439] Dies könnte eine Rolle beim plötzlich auftretenden, ungeklärten Tod bei Epilepsie (sudden unexpected death in epilepsy, SUDEP) spielen. SUDEP ist die Haupttodesursache bei Patienten mit pharmakoresistenter (also mit Medikamenten nicht erfolgreich behandelbarer) Epilepsie. Für gewöhnlich geht dem eine Krankengeschichte von nächtlichen Anfällen und zentral (also infolge einer Störung im Gehirn) bedingten Störungen der Herzfunktion und Atmung (kardiorespiratorisch) nach dem Anfall voraus.[1440] Der Tod ereilt die Betroffenen oft im Schlaf und während sie auf dem Bauch liegen. Es ist jedoch nicht bekannt, ob OSA ein zusätzlicher Faktor im Hinblick auf den plötzlichen ungeklärten Tod bei epileptischen Patienten ist.[1441]

2018 wurde in einer Studie mit 30 Teilnehmern nach der Verbindung zwischen SUDEP und schlafbedingten Atemstörungen gesucht. Ein Ergebnis war, dass kardiorespiratorische Störungen bei Patienten mit einem hohen SUDEP-Risiko häufiger auftraten, und 88 Prozent der Ergebnisse aus den Schlafstudien zeigten schlafbedingte Atemstörungen.[1442]

Epilepsie und schlafbedingte Atemstörungen treten zwar häufig gemeinsam bei demselben Patienten auf, doch für Mediziner ist es nicht immer einfach festzustellen, ob ein anormales Ereignis die Auswirkung einer Schlafstörung oder der Epilepsie selbst ist. Eine Schwierigkeit besteht darin, dass sich Anzeichen für nächtliche Anfälle mit Symptomen einer schlafbedingten Atemstörung überlappen können.[1443] In einer Veröffentlichung von 2014 beschreiben die Autoren den Fall eines Dreijährigen, bei dem während der Anfälle EEG-Aktivitäten gemessen wurden, wie sie auch bei einer bestimmten Form von OSA auftreten. Die Anfälle des Kindes gingen mit einer erhöhten Atemfrequenz, paradoxer Atmung und Sauerstoffentsättigung einher.[1444] In diesem Fall hatten die Befunde einer Schlafstudie mit Kontrolle von Kreislauf und Atmung zunächst dazu geführt, dass bei dem Kind fälschlicherweise eine schwere obstruktive Schlafapnoe diagnostiziert worden war.

Übermäßige Tagesschläfrigkeit und Schlafstörungen sind unter Erwachsenen mit Epilepsie weit verbreitet. Doch 2006 erkannten Wissenschaftler durch die Angaben von jungen Probanden mit und ohne Epilepsie, dass auch epileptische Kinder unter stärkerer Tagesschläfrigkeit leiden als die entsprechende Kontrollgruppe. Die Autoren dieser Studie weisen darauf hin, dass weitere auf Fragebogen und Schlafstudien beruhende Forschung nötig sei, um die tatsächliche Verbreitung von Schlafstörungen unter Kindern mit Epilepsie beurteilen zu können.[1445]

2008 wurden im Rahmen einer weiteren Studie die auffälligen Befunde von 40 epileptischen Kindern ausgewertet, die wegen verschiedener Schlafprobleme an Schlaflabore überwiesen worden waren.[1446] 83 Prozent der Kinder schnarchten, schlafbezogene Atemstörungen lagen bei 42,5 Prozent vor, darunter auch obstruktive Hyperventilation, Schlafapnoe und das sogenannte UARS (upper airway resistance syndrome). Bei Kindern mit geringer Anfallskontrolle zeigten sich im Vergleich zu Kindern mit guter Anfallskontrolle oder anfallsfreien Kindern eine verminderte Schlafqualität und ein hoher Arousal-Index (also häufige Aufwachereignisse) sowie vermehrt REM-Phasen.

Bei den Kindern, die sowohl an Epilepsie als auch OSA litten, wurden in der Regel ein viel höherer Body-Mass-Index und eine längere Schlaflatenz festgestellt (Schlaflatenz ist die Zeitspanne bis zum Einschlafen). Für uns besonders relevant ist, dass sie auch eine viel stärkere Sauerstoffentsättigung aufwiesen als Kinder, deren Schlafapnoe nicht zusätzlich durch die Epilepsie verkompliziert wurde.[1447] Eine beachtliche Anzahl der jungen Epileptiker, die zu einer Polysomnographie überwiesen worden war, hatte eine schlafbezogene Atemstörung, unter anderem OSA. Die Autoren der Studie sehen in einer Behandlung von OSA durch die Entfernung der Tonsilien und/oder Adenoide das Potenzial, die Schlafstörungen zu lindern, was zu einer besseren Anfallskontrolle und gesteigerter Lebensqualität führen kann. Sie empfehlen, epileptische Kinder routinemäßig auf Schnarchen und andere Anzeichen für OSA zu untersuchen.[1448] Genau wie im Fall von schlafbedingten Atemstörungen bei nicht epileptischen Kindern spricht aber auch einiges dafür, zunächst die Funktion der Atemwege der Kinder zu verbessern und die jungen Patienten vollständig auf nasale Atmung umzustellen, ehe auf chirurgische Maßnahmen zurückgegriffen wird.

Was die Beziehung zwischen atembezogenen Schlafstörungen und Epilepsie angeht, gibt es noch Forschungsbedarf. Es ist unklar, ob Epilepsie OSA verursacht oder ob obstruktive Schlafapnoe als Begleiterkrankung einer Epilepsie auftritt. Aber zwei Sachverhalte lassen hellhörig werden: Das sind erstens die Forschungsergebnisse, die einen Zusammenhang zwischen chronischer Hyperventilation und der Anfallsdauer und -häufigkeit vermuten lassen, und zweitens die wissenschaftlichen Belege dafür, dass Mundatmung im Schlaf sowohl bei OSA als auch bei chronischer Hyperventilation häufig auftritt. Beides deutet darauf hin, dass die Linderung oder Beseitigung schlafbezogener Atemstörungen eine Verbesserung der Anfallskontrolle unterstützen könnten.

Epilepsie und der Vagusnerv

Jahrzehntelang setzte man in der Behandlung von Epilepsie und Depressionen bei manchen Patienten die elektrische Stimulation des Vagusnervs durch Implantate ein.[1449] In jüngerer Zeit wurden auch nicht invasive Methoden zur Vagusnervstimulation entwickelt. Wie wir in Kapitel 4 (Seite 149) gesehen haben, kann die Stimulation des Vagusnervs auch auf natürliche Weise erfolgen, nämlich durch eine Atemfrequenz von sechs Atemzügen pro Minute.

Der Vagusnerv innerviert eine ganze Reihe von Organen, aber überprüfen lässt sich seine Funktion am leichtesten über den Herzrhythmus. Die Herzfrequenzvariabilität ist ein Indikator des Vagotonus. Wie wir wissen, entspricht ein niedriger Vagotonus einer geringeren parasympathischen Aktivität; dies wird mit zahlreichen verschiedenen psychischen und körperlichen Erkrankungen sowie Frühsterblichkeit in Zusammenhang gebracht.[1450]

Menschen mit Epilepsie, vor allem solche mit mangelnder Anfallskontrolle, weisen einen niedrigeren Vagotonus auf. Diese Tatsache regte Wissenschaftler 2017 zu einer Studie unter der Hypothese an, dass eine natürliche Stimulation des Vagusnervs die Anfallskontrolle verbessern könnte.[1451] Interessanterweise geben Epilepsie-Patienten als häufigsten Anfallsauslöser Stress an. Diese Tatsache deutet auf ein Ungleichgewicht im autonomen Nervensystem hin.[1452] Die Autoren der Studie beleuchteten drei natürliche Methoden, um die Herzfrequenzvariabilität (HRV) und den Vagotonus zu erhöhen, nämlich Stressreduktion, Ernährung und Bewegung. Auf den Zusammenhang zwischen langsamer Zwerchfellatmung und Vagotonus gehen sie jedoch nicht ein. Keine der drei Methoden, die hier in den Blick genommen wurden, führten laut der Studie zu einer Verminderung von Anfällen. Die Wissenschaftler stellten allerdings fest, dass bei Patienten, die Musik von Mozart hörten, im Anschluss ein höherer Vagotonus und infolgedessen eine Reduzierung von Anfällen zu beobachten war.[1453] Wie bereits erwähnt, hat langsames Atmen erwiesenermaßen eine ähnliche Wirkung auf die Anfallshäufigkeit und -dauer. Dies hängt möglicherweise mit der Aktivierung des Parasympathikus zusammen; außerdem wirkt langsames Atmen dem Effekt entgegen, den Hyperventilation auf die biochemischen Prozesse im Körper hat. Die Studie von 2017 schließt mit dem Hinweis, dass noch viel Forschungsarbeit erforderlich sei, um die Wirkung verschiedener Methoden der Optimierung der Herzfrequenzvariabilität auf epileptische Anfälle zu verstehen.

Die Vagusnervstimulation ist eine verbreitete Behandlungsmethode für therapierefraktäre Formen der Epilepsie (also solche, bei denen Medikamente nicht wirken) bei Patienten über zwölf Jahren.[1454] In einer 2007 veröffentlichten retrospektiven Studie wurden die vorhandenen Daten auf unerwünschte Folgen der Therapie bei jüngeren Kindern geprüft. Die Wissenschaftler untersuchten die statistischen Daten von 26

Kindern im Alter zwischen 3 und 17 Jahren, die zwischen 1998 und 2004 eine Therapie mit Implantaten zur Vagusnervstimulation durchlaufen hatten. Die Kinder litten zum Großteil an einer bestimmten Form einer generalisierten Epilepsie, die in Kombination mit einer schweren Hirnschädigung bzw. Entwicklungsstörung auftritt. 77 Prozent hatten eine mittlere bis schwere geistige Behinderung und 65 Prozent erlebten mehr als 30 Anfälle im Monat. Die jeweilige Therapiedauer reichte von einem Monat bis zu acht Jahren.

Nach der Vagusnervstimulation verringerte sich die Anfallshäufigkeit bei 54 Prozent der Kinder um mehr als 50 Prozent. Bei 23 Prozent sank die Häufigkeit um weniger als 50 Prozent, zwei hatten gar keine Anfälle mehr und vier lernten, Anfälle mithilfe des Implantats zu beenden. Eine OSA wurde nach Implantation des Stimulationsgeräts bei vier Kindern festgestellt.[1455] Die Autoren der Studie beurteilen die Stimulierung des Vagusnervs als wirksame Behandlungsmethode bei Kindern mit refraktärer Epilepsie, raten aber zu Schlafstudien, um Patienten mit obstruktiver Schlafapnoe zu identifizieren, bevor das Implantat eingesetzt wird.[1456]

In einer weiteren, kleineren Studie ließ sich ebenfalls ein Zusammenhang zwischen Vagusnervstimulation und schlafbezogenen Atemstörungen bei Epilepsie-Patienten ermitteln.[1457] Diese Studie wurde 2020 veröffentlicht und stellte drei repräsentative Fälle von auf den Vagusnerv zurückgehenden schlafbezogenen Atemstörungen bei Patienten mit refraktärer Epilepsie vor. Von den drei Studienteilnehmern litten zwei an Schlafapnoe und bei einem trat ein Stridor auf, ein Atemnebengeräusch beim Einatmen aufgrund von verengten und/oder verlegten Atemwegen. Die Verfasser kamen zu demselben Schluss wie diejenigen der Kinderstudie von 2007 und empfahlen, dass angesichts der weiten Verbreitung von OSA unter Menschen mit refraktärer Epilepsie alle Patienten auf schlafbezogene Atemstörungen untersucht werden sollten, bevor ihnen ein Implantat zur Vagusnervstimulation eingesetzt wird. Allerdings geben Wissenschaftler auch zu bedenken, dass es sich bei schlafbezogenen Atemstörungen um eine seltene Nebenwirkung der Vagusnervstimulationen handelt; bei Problemen müsse man auch das Stimulationsgerät überprüfen.

Eine erst kürzlich durchgeführte Studie nahm die Auswirkung der Vagusnervstimulation auf die Herzfrequenzvariabilität und das Elektrokardiogramm (EKG) bei Patienten mit einer pharmakoresistenten Epilepsie in den Blick.[1458] Es wurden 32 Probanden untersucht, die im selben Krankenhaus mit einem Vagusnervstimulator behandelt wurden, sowie eine alters- und geschlechtsgleiche Kontrollgruppe mit 32 Probanden. Die Wissenschaftler fanden heraus, dass bei denjenigen Patienten, bei denen die Vagusnervstimulation nicht gewirkt hatte – deren Anfallszahl nach einem Jahr Behandlung also um weniger als 50 Prozent zurückgegangen war –, der Vagotonus vor der Operation viel niedriger gewesen war als bei denjenigen, die gut auf die Therapie angesprochen hatten. Anders gesagt: Patienten, deren vegetatives Gleichgewicht zu stark in Richtung Sympathikus verschoben war, profitierten weniger von der Behandlung. Es müsste also möglich sein, den Grad der Anfallsverringerung nach Vagusnervstimulation vorherzusagen.[1459] Außerdem liegt der Schluss nahe, dass ein Vagusnervstimulator zur Linderung von Epilepsiebeschwerden seine Wirkung besser entfalten könnte, wenn Patienten in der Lage sind, ihr vegetatives Gleichgewicht zum Parasympathikus hin auszurichten – was durch Atemübungen möglich ist.

2018 untersuchten Wissenschaftler die Auswirkungen einer Vagusnervstimulation auf die Herzfrequenzvariabilität (HRV) von 20 epileptischen Kindern.[1460] Sie gingen außerdem der Frage nach, ob Antiepileptika einen negativen Effekt auf die HRV haben. Vor der Vagusnervstimulation wurden bei allen Kindern eine höhere Herzfrequenz, eine geringere Herzfrequenzvariabilität und häufigere extreme Frequenzwerte (Ausschläge nach unten oder oben) gemessen als bei den Kindern in der Kontrollgruppe. Nach sechs Monaten Behandlung trat eine bemerkenswerte Verbesserung ein, aber dieser Trend setzte sich nicht in demselben Maß fort. Nach zwölf Monaten kam es zu keinen weiteren Veränderungen. Die HRV der Patienten war immer noch deutlich niedriger als die von gesunden Kindern. Noch niedriger waren die HRV-Basiswerte bei Patienten, die schon länger an einer Epilepsie litten, oder denjenigen, bei denen sich ein Fokus im Gehirn lokalisieren ließ (bedingt durch solch einen Fokus in einer bestimmten Region des Gehirns, etwa dem Temporallappen, entstehen partielle Epilepsien).

Wenn ein Kind Epilepsie hat, dann ist das Gleichgewicht des autonomen Nervensystems stark in Richtung Sympathikus verschoben. Obwohl die Vagusnervstimulation grundsätzlich anscheinend zu sehr guten kurzfristigen Ergebnissen führte – ein verbesserter Vagotonus und eine Neuausrichtung des vegetativen Gleichgewichts hin zum Parasympathikus –, blieb in dieser Studie die HRV der Patienten niedriger als die gesunder Kinder, selbst nach einer Langzeitbehandlung. Obwohl eine Reihe von Faktoren zu einer verringerten HRV führen kann – darunter die Dauer der Epilepsie-Erkrankung, das Alter, der epileptische Fokus, die Medikation und die Anfallshäufigkeit –, kamen die Wissenschaftler zu dem Schluss, dass die Epilepsie selbst womöglich zu einer Beeinträchtigung der autonomen Regulation des Herz-Kreislauf-Systems beiträgt.[1461]

Beachtenswert ist, dass ein Implantat zur Vagusnervstimulation zwar den Parasympathikus aktiviert, aber keinen Effekt auf die biochemische Wirkung von Kohlendioxid hat und auch den Folgen von funktionalen Atemstörungen nicht entgegenwirkt. Aus der Studie ist nicht ersichtlich, ob die Kinder auf Anzeichen für chronische Hyperventilation untersucht wurden, welche ja eine wichtige Rolle beim Auftreten von Anfällen, ihrer Häufigkeit und Dauer spielt. Anders als bei einem Implantat lässt sich mit den Atemübungen der Vagusnerv auf natürliche Art und Weise stimulieren. Gleichzeitig werden die Blutgase wieder ins Gleichgewicht gebracht und die zugrunde liegende Atemstörung behandelt.

Hängen Epilepsie und Migräne zusammen?

Robert Fried erklärt in seinem 1999 erschienenen Buch *Breathe Well, Be Well*, dass behandelnden Ärzten oft nicht bewusst ist, welche Rolle die Hyperventilation bei einer ganzen Reihe von häufig auftretenden Erkrankungen spielt.[1462] Er führt Krankheiten wie Bluthochdruck, Migräne, chronische Muskelermüdung, idiopathische Epilepsie, Stress, Kopfschmerzen, Panikattacken und Depressionen auf. Im Medizinstudium wird zwar gelehrt, welche physiologischen Störungen infolge von Hyperventilation auftreten können, aber bis dieser Zusammenhang vollständig erforscht und in medizinische Behandlungen integriert wird, ist es noch ein weiter Weg.

Man weiß, dass es einen tiefgreifenden Effekt auf das Herz hat, ob wir gesund oder ungesund atmen. Und je nach CO_2-Konzentration im Blut können sich die Blutgefäße erweitern oder verengen:[1463] Bei einem geringen Kohlendioxidanteil ziehen sich die Blutgefäße zusammen; dies trägt zu idiopathischen Krampfanfällen und Migräne bei. Auch in Bezug auf das sogenannte Raynaud-Syndrom ist die CO_2-Konzentration von Bedeutung; bei dieser Erkrankung verkrampfen die Arterien und Finger und Zehen werden schlecht durchblutet.

Mit dem Thema menstruelle Migräne und damit, was sie mit durch die Hormonschwankungen des Menstruationszyklus verursachter Hyperventilation zu tun hat, haben wir uns bereits befasst. Doch existiert eine solche Beziehung auch zwischen Migräne und Epilepsie? Fried merkt in seinem Buch an, dass es sicher überrascht, in ein und demselben Kapitel auf Migräne und Epilepsie zu stoßen. Doch es sei »immer noch reine Mutmaßung, dass Migräne und Epilepsie zwei völlig unterschiedliche Phänomene« seien. Fried argumentiert, dass Epilepsie genauso wie Migräne ein Problem der arteriellen Blutgefäße und deswegen von der Atmung beeinflusst sei. Der Unterschied zwischen den beiden Erkrankungen bestehe vor allem darin, ob die betroffenen Arterien innerhalb oder außerhalb des Schädels liegen würden.[1464]

In einem Artikel, der auf der Website *Neurology Advisor* veröffentlicht wurde, heißt es: »Bei Patienten mit Migräne ist die Wahrscheinlichkeit, dass sie Epilepsie haben, höher, und Epilepsie-Patienten leiden mit größerer Wahrscheinlichkeit an Migräne.« Das Migräne-Risiko für Patienten mit einem Anfallsleiden sei doppelt so hoch wie bei Personen ohne Epilepsie – eine Tatsache, die oft zu einer Fehldiagnose führen kann.[1465] Sicher ist, dass sowohl Migräne als auch Epilepsie durch Atemtraining und eine Umstellung der Ernährung gelindert werden können.[1466] Bereits 1970 beschrieb der Neurowissenschaftler Sir William R. Gowers in seinem Buch *The Borderland of Epilepsy* (auf Deutsch »Das Grenzgebiet der Epilepsie«) die Ähnlichkeiten zwischen Migräne und Anfallsleiden.[1467] [1468] Insbesondere identifizierte er Hyperventilation als einen Einflussfaktor beider Erkrankungen.[1469]

In einer Studie von 2019 wurden häufige Komorbiditäten bei der sogenannten vestibulären Migräne beleuchtet[1470] – eine Form der Migräne, die mit Gleichgewichtsstörungen wie zum Beispiel Schwindelanfällen einhergeht. Viele der Studienteilnehmer gaben Angstgefühle, Depressionen oder Schlaflosigkeit als Folgen einer vestibulären Migräneattacke an. Außerdem wurden funktionale Störungen der Sinne, der Schmerzrezeptoren und der Muskelkraft festgestellt. Manche der Patienten hatten vor Einsetzen der Migränesymptome mit Phobien wie Platzangst und Agoraphobie zu kämpfen. Bei 42,7 Prozent der Probanden traten auffällige Augenbewegungen auf, bekannt als Nystagmus oder Augenzittern. Es handelt sich dabei um unkontrollierbare, rhythmische Bewegungen der Augen, die das Gleichgewicht, die Koordination und das Sehvermögen beeinträchtigen können. Ursache für das Augenzittern war bei 22,5 Prozent der Studienteilnehmer eine Hyperventilation.[1471]

Diese Verbindung zwischen den Augen und der Atmung wurde nicht zum ersten Mal hergestellt. 1942 schreibt Aldous Huxley in seinem Essay *The Art of Seeing (»Die Kunst des Sehens«)*, dass ihm immer wieder ein Wechselspiel zwischen konzentriertem Schauen und einer überflüssigen, wenn nicht sogar schädlichen Beeinflussung der Atmung auffalle.[1472] Er führt aus, dass jede Verbesserung der Durchblutung mit einer sofortigen Steigerung der Sehkraft einhergehe. Huxley, der sein ganzes Leben lang unter Sehproblemen zu leiden hatte, erzählt, wie er sich selbst vor dem Erblinden rettete, nachdem die Ärzte ihm nicht hatten helfen können. Wie gesagt bringt er besseres Sehen mit besserer Durchblutung und der richtigen Atmung in Zusammenhang. Da der ganze Körper in Mitleidenschaft gezogen wird, wenn wir nicht richtig atmen, leuchtet es ein, dass auch die Augen davon betroffen sind.[1473] In Extremfällen können Atemstörungen zu einer Netzhautblutung und infolgedessen zum Erblinden führen; dies kann etwa bei Asthma passieren, wenn es bei einer Verschlimmerung zu einem plötzlichen Anstieg des Drucks in Bauch- und Brustraum kommt.[1474]

Letztendlich lautet Frieds zentrale Frage: Warum bekommen manche Menschen Anfälle und andere nicht? Sein Standpunkt ist, dass Epilepsie nicht das Resultat einer Erkrankung des Nervensystems ist; vielmehr seien Anfälle genau wie Migräneattacken auf Verkrampfungen der arteriellen Blutgefäße zurückzuführen und nicht auf eine massive Neuronenentladung. Fried argumentiert, dass die elektrische Entladung, wie sie bei Anfällen festzustellen ist, eine Folge des Anfalls sei und nicht dessen Ursache.[1475] Er belegt durch seine eigene Forschung, dass Hyperventilation Anfällen vorangeht, und beschreibt eine Methode der Atemschulung, unterstützt durch Biofeedback, die die Anfallshäufigkeit und -schwere bei Patienten reduzieren könne, die nicht auf antikonvulsive Mittel ansprechen.[1476]

Anfallskontrolle durch Atemtraining

Es gibt viele Zusammenhänge zwischen Kohlendioxid und Epilepsie. Sowohl der Einfluss von CO_2 auf die elektrische Aktivität des Gehirns als auch die auffälligen Schwankungen der CO_2-Konzentration, die einem Grand-mal-Anfall vorangehen, und der anormale Kohlendioxidspiegel im Blut von Patienten mit Petit- und Grand-mal-Anfällen deuten darauf hin, dass dem Gas eine wichtige Rolle bei der Auslösung von epileptischen Anfällen zukommt.[1477] Die potenzielle therapeutische Anwendbarkeit von Atemübungen auf diesem Gebiet ist noch kaum erforscht, doch es gibt wissenschaftliche Arbeiten zu langsamer Zwerchfell- und Nasenatmung.

1990 wurde eine Studie über die Auswirkungen von Zwerchfellatemtraining auf die Anfallshäufigkeit durchgeführt.[1478] Ein Atemtrainer brachte den Probanden Zwerchfellatemtechniken bei und zeigte jedem individuell die korrekten Brust- und Bauchbewegungen. Wo nötig, setzte der Coach praktische Methoden ein, um den Probanden dabei zu helfen, die Bewegungen richtig auszuführen – zum Beispiel, indem er ihnen ein Buch auf den Bauch legte. Die Teilnehmer sollten im Zuge des Atemtrainings ein ganz bestimmtes Atemmuster mit einer Atemfrequenz zwischen 12 und 14 Atemzügen pro Minute ausführen; das ist etwa dieselbe Rate wie bei normaler Atmung. Ziel war eine endexspiratorische Kohlendioxidkonzentration von fünf Prozent.

Der Schwerpunkt der Studie lag auf zwei Faktoren: auf der chronischen Hyperventilation und der Anfallsaktivität. Bei jedem Patienten mit idiopathischer Epilepsie konnten die Wissenschaftler auch eine mittlere bis schwere chronische Hyperventilation beobachten. Zur Kontrollgruppe gehörten mehrere Teilnehmer, bei denen eine mittlere bis schwere Hyperventilation vorlag, die aber keine Anfälle hatten.[1479]

Die Studie förderte eine ganze Reihe an Ergebnissen zutage, die die Theorie untermauerten, dass Biofeedback in Bezug auf das endexspiratorische CO_2 »wesentlich für die therapeutische Korrektur gestörter Atmung« ist. Die Atemfrequenz der Probanden anzupassen reiche nicht aus, so die Studienautoren.[1480] Beide Aussagen stehen im Einklang mit den Übungen, die in diesem Buch vorgestellt werden. Die Messung des BOLT-Werts liefert auf einfache Art und Weise ein Biofeedback zur CO_2-Sensitivität, während durch die Übungen selbst nicht nur eine geringere Atemfrequenz, sondern auch ein reduziertes Atemvolumen erreicht wird.

In früheren Pilotstudien entdeckte dasselbe Forscherteam, dass Patienten erst dann erkannten, wie wichtig es ist, über das Zwerchfell zu atmen, nachdem sie den Unterschied in der Konzentration des endexspiratorischen CO_2 im Vergleich zur Brustatmung mit eigenen Augen gesehen hatten.[1481] [1482] Das Wissen um das Resultat, das durch das Biofeedback zum endexspiratorischen CO_2 vermittelt werden konnte, scheint eine enorm wichtige Rolle zu spielen, wenn es um langfristige positive Effekte des Atemtrainings geht. Auf ähnliche Weise wird über den BOLT-Wert der Fortschritt beim Atemtraining sichtbar gemacht.

Im Rahmen der Studie von 1990 wiederum wurden durch das Atemtraining bemerkenswerte Verbesserungen der Atemgewohnheiten erzielt.[1483] Insbesondere gelang den Probanden eine deutliche Verringerung der Atemfrequenz; dies, so die Wissenschaftler, sei auf die Zwerchfellatmung zurückzuführen. Ebenfalls interessant ist, dass sich die EEG-Daten der Probanden mit Epilepsie infolge des Atemtrainings normalisierten. Die Wissenschaftler gehen davon aus, dass diese Veränderung der EEG-Daten durch die gesteigerte Gehirndurchblutung und den erhöhten Gehirnstoffwechsel bedingt seien. Eine bessere Hirndurchblutung ist ein erwartbares Resultat einer nicht mehr so ausgeprägten respiratorischen Alkalose, da diese den Sauerstofftransport zum Gehirn beeinträchtigt. Umgekehrt würde eine geringe Kohlendioxidkonzentration in Kombination mit der daraus folgenden Alkalose die Oxygenierung des Gehirns hemmen.

Dass bei Menschen mit mittlerer bis schwerer chronischer Hyperventilation die EEG-Kurven auffällig sind, deckt sich mit dem Einsatz von bewusster Hyperventilation zum Auslösen epileptischer Anfälle im Rahmen entsprechender EEG-Untersuchungen. Wie bereits erläutert, bildet ein EEG die elektrischen Signale des Gehirns ab; daher erfasst sie alle epileptiformen Muster (spikes und waves) sowie fälschlich gesendete neuronale Botschaften. Auffällige EEG-Daten sind auch bei Migräne typisch und werden mit Hypoxie (Mangel an Sauerstoff im Blut) sowie einer Verengung der Blutgefäße im Gehirn in Verbindung gebracht.

Bei der Studie von 1990 wurde Atemtraining auch eingesetzt, um Überatmen zu korrigieren. Auf diese Weise konnte die Anfallsaktivität bei Patienten mit pharmakoresistener Epilepsie deutlich vermindert werden.[1484] Allerdings war die Anzahl an Probanden zu gering, um herauszufinden, durch welche Variablen sich vorhersagen ließe, ob sich die Anfälle beim einzelnen Patienten tatsächlich reduzieren lassen. Auch war keiner der Patienten nach der siebenmonatigen Versuchsreihe komplett anfallsfrei (vollständige Anfallskontrolle). Diejenigen Probanden, die unter Grand-mal-Anfällen litten, erlebten während der Atemtrainingsphase jedoch keine solchen Anfälle. Bei allen Studienteilnehmern hatte das Atemtraining deutliche Auswirkungen auf die Anfallshäufigkeit und -schwere sowie auf den Anfallstyp. Die Studienautoren gehen davon aus, dass den stressreduzierenden Wirkungen der Zwerchfellatmung eine Schlüsselrolle bei der Anfallsreduktion zukommt.

Die Ergebnisse dieser Versuchsreihe deuten darauf hin, dass zumindest einige Arten von Epilepsie mit einem erheblichen Ungleichgewicht des vegetativen Nervensystems einhergehen.[1485] Was auch immer die Ursache der chronischen Hyperventilation sein mag, die Folge ist eine Verengung der zerebralen Blutgefäße, was wiederum die Gehirndurchblutung und den -stoffwechsel beeinträchtigt. Ohnehin empfängliche Menschen werden dadurch noch anfälliger für epileptische Episoden. Ist der Säure-Basen-Haushalt im Ungleichgewicht, wird die Sauerstoffversorgung des Gehirns gehemmt, was zu einer Störung des Wechselspiels zwischen Herz und Lungen führt. Mit Zwerchfellatemübungen zur Korrektur von Hyperventilation lassen sich Anfälle durch Anheben der Anfallsschwelle reduzieren.

In mehreren vorherigen Forschungsarbeiten vertraten Wissenschaftler die These, dass Überatmen möglicherweise aufgrund der Stimulierung der Nasenschleimhaut durch den Atemstrom einen Einfluss auf die Anfallsaktivität haben könnte.[1486] Studien zufolge werden epileptische Areale im Gehirn aktiviert, wenn Luft in die Nasenhöhle geblasen wird.[1487] Außerdem treten bei manchen Epilepsie-Arten epileptiforme Muster (auffällige EEG-Kurven) bei Überatmen durch die Nase mit größerer Wahrscheinlichkeit auf als bei Hyperventilation durch den Mund.

Im Alltag wechseln wir beim Atmen spontan immer wieder von einem Nasenloch zum anderen. Gewisse Yogaatemtechniken machen sich dies zunutze und konzentrieren den Atem bewusst nur auf ein Nasenloch. Diese Technik ist auch als wechselseitige Nasenatmung bekannt. Interessanterweise fanden Wissenschaftler heraus, dass einseitige Nasenatmung jeweils Auswirkungen auf die gleichseitige Gehirnhälfte hat.[1488] [1489] Rechtsseitige Nasenatmung führt demnach zu auffälligen Werten bei der rechten, linksseitige bei der linken Gehirnhälfte. Es ist unklar, was die Ursache für dieses Phänomen ist, aber Wissenschaftler vermuten, dass ein Reflex eine Rolle spielen könnte, der von der Stimulierung des Geruchsnervs durch den nasalen Luftstrom ausgelöst wird.[1490] [1491]

Diese Ansätze wurden 2016 in anderen Forschungsarbeiten weiterverfolgt. Die neuen Erkenntnisse zur überlieferten Yogatechnik der wechselseitigen Nasenatmung sprechen dafür, dass diese – wenn also der Atemstrom abwechselnd durch das eine und dann durch das andere Nasenloch gelenkt wird – die Gehirnaktivität beeinflussen kann.[1492] Wissenschaftler beobachteten eine Verbesserung der kognitiven Funktionen bei Nasenatmung durch nur ein Nasenloch. Es hat sich auch gezeigt, dass diese Methode bei Epileptikern die Anfallsaktivität triggern kann. In dem zugehörigen Beitrag wird die Hypothese aufgestellt, dass nicht Gefäßverengung allein einen Anfall auslöst, sondern ein möglicher Zusammenhang zwischen der Anfallsaktivität und der Art und Weise besteht, wie der Atemstrom die Nasenschleimhaut stimuliert.[1493] Dass epileptiforme Muster bei Hyperventilation durch die Nase mit größerer Wahrscheinlichkeit auftreten als bei vertiefter Atmung durch den Mund, wurde bereits erwähnt. Die Wissenschaftler stellten fest, dass dieser Effekt durch eine örtliche Betäubung der Nasenschleimhaut gehemmt werden kann.

Unklar bleibt, welche Mechanismen hinter den beobachteten Phänomenen stecken, ebenso das Ausmaß ihrer Wirkung und ihre Bedeutung. Doch Ergebnisse aus Studien zur Epilepsie und zu Arousal im Schlaf scheinen darauf hinzudeuten, dass der Reiz, der durch den nasalen Atemstrom verursacht wird, einen aktivierenden Effekt auf das Gehirn hat. Dies unterstreicht die Wichtigkeit von Übungen für die reduzierte Nasenatmung, durch die sich die Menge an ein- und ausgeatmeter Luft verringern lässt. Es ist aber durchaus möglich, dass der Patient trotz Wechsel zur Nasenatmung weiterhin hyperventiliert, wenn andere Faktoren ungesunden Atemverhaltens außer Acht gelassen werden.

In einem 1984 in der Zeitschrift *Psychosomatic Medicine* veröffentlichten Artikel beschreiben die Autoren die Möglichkeit, durch Atemübungen die Menge an CO_2

im Körper selbst zu regulieren und auf diese Weise Anfälle zu kontrollieren.[1494] Im Rahmen der vorgestellten Studie wurden 18 Teilnehmer zwischen 10 und 42 Jahren begleitet. Elf der Probanden waren männlich, sieben weiblich. Alle litten an moderater bis schwerer chronischer Hyperventilation und an idiopathischer, pharmakoresistenter Epilepsie. Die Teilnehmer durchliefen ein Zwerchfellatemtraining mit Biofeedback in Bezug auf ihre endexspiratorischen Kohlendioxidwerte. Die Methode erwies sich als sehr wirkungsvoll und das Atemverhalten der Teilnehmer konnte schnell korrigiert werden. Ihre Atemmuster näherten sich sogar denen der Probanden in der Kontrollgruppe an, die keine Beschwerden hatten. Zehn Teilnehmer verblieben mindestens sieben Monate in der Studie. Infolge der Behandlung hatten sich die Egebnisse einer bestimmten EEG-Analyse bei acht Probanden normalisiert, ebenso das Zusammenspiel zwischen Atmung und Herz-Kreislauf-System. Bei diesen acht Studienteilnehmern gingen die Häufigkeit und Schwere der Anfälle deutlich zurück.

1993 wandten Ärzte des Boston Neurobehavioral Institute der Harvard Medical School dasselbe Prinzip bei der Behandlung zweier Kinder mit erheblichen Entwicklungsproblemen an. Ziel war, das Hyperventilieren zu unterbinden und dadurch epileptischen Anfällen vorzubeugen. Um dies zu erreichen, wurde den Eltern, Betreuern und Lehrern der kleinen Patienten beigebracht, wie sie das Atemverhalten der Kinder entsprechend beeinflussen konnten. Das Vorgehen war in beiden Fällen erfolgreich.[1495]

Es ist weithin anerkannt, dass ein schlechter Gesundheitszustand mit einem reduzierten Vagotonus einhergeht.[1496] Auf Menschen mit Epilepsie trifft das ganz sicher zu. Bei Patienten mit refraktärer (nicht mit Medikamenten beeinflussbarer) Epilepsie ist das vegetative Gleichgewicht stärker in Richtung Sympathikus verschoben als bei Patienten, deren Anfälle sich therapeutisch reduzieren oder verhindern lassen. In einer Studie von 2010 bringen Forscher die Tatsache, dass Übungen für langsames Atmen erwiesenermaßen den Vagotonus bei gesunden Menschen verstärken, mit der Theorie zusammen, dass langsame Atmung bei Epileptikern zu einer ähnlichen Neuausrichtung des vegetativen Gleichgewichts hin zum Parasympathikus führen und so die Anfallshäufigkeit vermindern könnte. Durch langsames Atmen lassen sich Beschwerden bei Krankheiten wie Bluthochdruck, Asthma, Angstzustände und posttraumatische Belastungsstörungen lindern. Über Chemo-, Baro- und die Dehnungsrezeptoren der Lunge hat langsames Atmen außerdem Auswirkungen auf die Aktivität im Bereich der Hirnrinde und die Anfallsschwelle. Auch durch eine Minderung von Angstgefühlen könnte langsame Atmung möglicherweise die Anfallsaktivität verringern, so die Autoren der Studie.

Nur wenigen Epileptikern ist der Zusammenhang zwischen Anfällen und Atmen bewusst, aber eine Reihe von Studien zeigt, dass ein Umlernen des Atemverhaltens Häufigkeit und Dauer epileptischer Anfälle durchaus abschwächen kann – ebenso, wie Hyperventilation im Rahmen von EEG-Untersuchungen zur Einleitung von Anfällen genutzt wird. Viele verschiedene Faktoren tragen zu Epilepsie bei und die Forschungen hinsichtlich der therapeutischen Anwendbarkeit von Atemtraining sind noch sehr begrenzt; doch man weiß, dass Hyperventilation eine wichtige Rolle bei der Auslösung von Anfällen spielt. Deswegen ist davon auszugehen, dass Menschen mit Epilepsie von Atemübungen, durch die sich Hyperventilation korrigieren und das Blutgasgleichgewicht in Richtung Kohlendioxid verschieben lässt, profitieren können. Die Krankheit ist nicht allein auf ungesundes Atemverhalten zurückzuführen, aber sie wird dadurch mit Sicherheit verschlimmert. Es existieren noch nicht genug Forschungsergebnisse, um zweifelsfrei sagen zu können, ob eine Atemumschulung bei jedem, der an Epilepsie leidet, eine Wirkung zeigen würde. Doch ein gesundes Atemverhalten hilft gegen die Angst- und Panikgefühle, die mit einer derart unberechenbaren Krankheit einhergehen können, und ist dem allgemeinen Wohlbefinden so förderlich, dass ein entsprechendes Training zweifellos die Lebensqualität der Betroffenen verbessert. Mir leuchtet es einfach nicht ein, dass bei der Behandlung von Kindern und Erwachsenen mit Epilepsie chronische Hyperventilation und Atemmusterstörungen nicht berücksichtigt werden, selbst wenn nicht alle Epilepsieformen unmittelbar mit der Atmung zusammenhängen.

Nickys Geschichte: Überatmung und Überengagement

Es gibt mehrere Gründe, warum ich mich entschlossen habe, Nicky in dieses Buch aufzunehmen. Sie hat mir ihre Geschichte und ihre Recherchen anvertraut, weil ihr Leben sich so sehr zum Besseren verändert hat. Noch wichtiger ist, dass ihre Erlebnisse anschaulich zeigen, was passiert, wenn wir uns zu viel zumuten, uns voller Begeisterung in eine neue Sache stürzen und mit einem Perfektionsanspruch an Atemübungen herangehen. Unterm Strich erzählt Nickys Geschichte von Mut und Beharrlichkeit und liefert viele wertvolle Einsichten.

Früher hätte Nicky sich selbst nie als ängstlich beschrieben. Immerhin hatte sie noch nie eine Panikattacke erlebt. Es war ihr wichtig, ihr Leben im Griff zu haben, und sie war gut organisiert, effizient und hatte ein Auge für Details. Dass etwas mit ihrer Atmung nicht stimmte, wusste sie nicht. Allerdings passierte es häufig, dass sie in Gesprächen den Faden verlor, und mit ihrer Konzentration stand es nicht zum Besten. Ihr Herz schlug oft sehr schnell und manchmal hatte sie regelrechtes Herzrasen – was vollkommen normal sei, wie ihr Arzt ihr versicherte. Nicky war andauernd gereizt, reagierte überempfindlich auf Lärm und hatte ständig Verdauungsprobleme. Ihr war bewusst, dass das mit der inneren Unruhe zusammenhing, die sie immer wieder an sich bemerkte. Aber sie konnte nicht festmachen, wo diese herrührte, da nichts in ihrem Leben ihr besonderen Stress verursachte. Nach dem Genuss von Kaffee verspürte sie diese innere Unruhe öfter; nach ihrem seltenen Alkoholkonsum konnte sie nicht gut schlafen. Nicky trieb fast täglich etwa eine Stunde Sport, aber das machte sie im Grunde eher müde als fit und energiegeladen. Von Anstrengung erholte sie sich nur langsam und ihre Muskeln schmerzten die meiste Zeit.

Nicky erledigte alles immer im Rekordtempo, und doch gelang es ihr nie, ihre To-do-Liste abzuarbeiten. Lief etwas schief, dann reagierte sie heftig, wurde wütend oder musste weinen. Viele ihrer Gedanken lösten starke Emotionen bei ihr aus, sie hatte regelmäßig Alpträume und seit einiger Zeit auch Nachtschweiß.

Dann fiel Nicky auf, dass sie unregelmäßig atmete, oft seufzte oder gähnte. Manchmal hatte sie den Eindruck, dass sie zu flach atmete, bekam Angst und versuchte, bewusst tiefer zu atmen. Sie hatte schließlich beim Yoga gelernt, dass tiefe Atemzüge gut für sie wären. Wenn sie nicht schlafen konnte, nutzte sie die Methode, um sich zu entspannen.

In unregelmäßigen Abständen hatte Nicky außerdem nächtliche Grand-mal-Anfälle, und zwar nur zwischen ein und fünf Uhr morgens. Tagsüber erlebte sie immer wieder komplex-fokale Anfälle. Einem Grand-mal-Anfall ging stets extreme Hyperventilation voraus. Wenn Nickys Mann das bemerkte, versuchte er, sie zu wecken, in der Hoffnung, den Anfall zu unterbinden, aber sie waren sich beide nicht sicher, ob das wirklich etwas half. Im Anschluss an einen Grand-mal-Anfall schlief Nicky gewöhnlich zwei Tage lang durch, und in den darauffolgenden Wochen hatten sie Hunderte sehr intensive komplex-fokale Anfälle, fast wie Nachbeben, deren Häufigkeit allmählich abnahm. Ihre Konzentrations- und Merkfähigkeit wurde davon stark beeinträchtigt. Es konnte passieren, dass sie sich verirrte, wenn sie mit dem Auto in ihrer kleinen Heimatstadt unterwegs war.

Bei einem Gehirnscan wurde keine körperliche Ursache für Nickys Anfälle gefunden. Nach der Einnahme von Medikamenten fühlte sie sich wie ein Zombie, und ihr wurde gesagt, dass bei ihr das Risiko für einen sogenannten Status bestehe. Bei einem Status epilepticus folgen zahlreiche Anfälle unmittelbar aufeinander, was bis zum Herzversagen führen kann. Nickys Neurologe erklärte ihr, dass in ihrem Fall eine vollständige Anfallskontrolle nötig wäre, und verschrieb ihr Lamotrigin. Ihre Anfälle verschwanden; das Problem der nächtlichen Hyperventilation aber blieb bestehen.

2016 nahm Nicky dann an einer Atemschulung teil, weil sie ihrem Mann bei seinem chronischen Schnarchen helfen wollte. Sie beschloss, neben dem Kurs in der Gruppe auch einen Trainerlehrgang zu machen. Zu Beginn lag ihr BOLT-Wert bei gerade mal acht Sekunden und sie machte im Ruhezustand 20 Atemzüge pro Minute. Ihre Atmung war unregelmäßig, hörbar und erfolgte 50 Prozent der Zeit durch den Mund. Die Kohlendioxidkonzentration in ihrem Blut lag zwischen 26 und 32 mmHg; ein Normalwert liegt zwischen 35 und 40 mmHg.

Im Verlauf der Kurswoche fühlte sich Nicky immer gestresster. Sie war frustriert darüber, dass kein Mediziner sie bis dahin darauf hingewiesen hatte, dass ein Zusammenhang zwischen ihrer dysfunktionalen Atmung und vieler ihrer Beschwerden bestehen könnte. Zum Beispiel hatte sie nach der Geburt ihrer beiden Kinder jeweils mit ernsten Wochenbettdepressionen zu kämpfen; beide Entbindungen waren schwer gewesen und Nicky hatte sie als von Angst und Schmerzen geprägt in Erinnerung. Das Atemtraining löste zudem eine unglaublich starke Reinigungsreaktion in ihrem Körper aus und sie machte sich zunehmend Sorgen um ihre Anfallsschwelle.

Der Atemkurs hatte Nicky auf jeden Fall die Augen geöffnet und sie wusste jetzt, dass ihr Atemverhalten extrem ungesund war. Aber es war auch nicht zu übersehen, dass sie nicht so schnell und so intensiv auf langsame Atmung hätte umstellen sollen. Angesichts der Schwere ihrer Hyperventilation und ihrer Epilepsie hätte sie gar nicht an einem Gruppenkurs teilnehmen dürfen; ihr Hang zum Perfektionismus tat sein Übriges. Nickys Atemtraining hätte eigentlich damit beginnen sollen, ein Bewusstsein für ihre Atmung zu schaffen, und als Nächstes dazu übergehen sollen, ihre Seufzer zu unterdrücken, um sich schließlich der Nasenatmung zuzuwenden. Erst dann wäre es an der Zeit für Haltungskorrekturen und die Zwerchfellatmung gewesen. Übungen, bei denen ein Atemhunger erzeugt wird, hätten erst bei einem BOLT-Wert von etwa 20 Sekunden stattfinden dürfen.

Nach dem Kurs brauchte Nicky zwei quälende Wochen, bis sie wieder atmen konnte, ohne über jeden Atemzug nachzudenken. Sie war fest entschlossen, ihr falsches Atemverhalten sofort abzulegen, aber es gelang ihr einfach nicht, stattdessen auf funktionale Art und Weise zu atmen. Nicky versuchte alles, was sie im Kurs gelernt hatte, auf einmal umzusetzen. Die Folge war, dass sie sich quasi andauernd am Rande einer Panikattacke befand. Nicky sah sich mit den folgenden Problemen konfrontiert:

- Nachdem sie begonnen hatte, ihr Zwerchfell richtig einzusetzen, schmerzte es ununterbrochen, was es ihr unmöglich machte, nicht an ihre Atmung zu denken.
- Die Anpassung ihrer Haltung von einem Tag auf den anderen hatte ebenfalls Schmerzen zur Folge. Sitzen war für sie unangenehm und sie ging dazu über, vorwiegend zu stehen.
- Sie unterdrückte ihre Seufzer, versuchte, konsequent durch die Nase zu atmen und beim Sprechen ihre Atmung anzupassen. Weil sie die Wirkung des Essens auf ihre Atmung nicht mochte, begann sie, Gewicht zu verlieren.
- Der Versuch, die gelernten Atemreduktionsübungen anzuwenden, destabilisierte ihre Atmung.
- Sie experimentierte mit ihrer Atmung, zählte ihre Atemzüge und probierte noch vieles andere aus – alles ohne Erfolg. Es gelang ihr zwar, ihre Atemfrequenz im Liegen auf vier bis fünf Atemzüge pro Minute abzusenken, und das fühlte sich auch gut an; aber sobald sie mit der Übung aufhörte, atmete sie auch wieder viel schneller. Nicky machte sich Gedanken darüber, ob dieser abrupte Wechsel von einem Atemmuster zum anderen gefährlich sein könnte.

Auch um ihre Anfallsschwelle sorgte sich Nicky mittlerweile zunehmend. Wenn ihr Mann nachts nicht zu Hause war, hielt die Angst vor dem Einschlafen sie wach, weil er nicht da war, um sie aufzuwecken, wenn sich ihre Atmung veränderte. Tagsüber war sie so auf ihren Atem fokussiert, dass sie sich kaum noch auf etwas anderes konzentrieren konnte.

Nickys Atemtrainer riet ihr dazu, die ganze Sache lockerer anzugehen, nicht mehr ständig ihren Puls zu messen oder ihre Atemzüge zu zählen und keine Atemanhalteübungen mehr zu machen. Stattdessen sollte sie sanft durch die Nase atmen und einen Schritt nach dem anderen machen. Eines Morgens, Nicky stand kurz vor einer Panikattacke, griff sie in ihrer Verzweiflung nach einem Buch von Tess Graham mit dem Titel *Relief from Snoring and Sleep Apnea*[1497] (»Frei von Schnarchen und Schlafapnoe«), um sich abzulenken. Als sie das Kapitel mit den neun Übungen für ein gesundes Atemverhalten in fünf Tagen las, fiel plötzlich bei ihr der Groschen. Die Anleitungen in dem Buch halfen Nicky dabei, endlich loszulassen und wieder befreit durchzuatmen.

Vier Monate später hatte sich Nickys Gesundheitszustand dramatisch verbessert. Sie hatte sechs Kilo abgenommen, weil sich ihr Stoffwechsel wieder einpendelte, und sie musste auch nicht mehr so viel Wasser trinken. Die Übererregbarkeit und das asynchrone Feuern ihrer Neuronen verschwanden; sie waren die Ursache dafür gewesen, dass Nicky so überemotional, empfindlich, feindselig, irrational, ängstlich und viel zu schnell und heftig reagiert hatte – was sie einfach als einen Teil ihrer Persönlichkeit akzeptiert hatte. Die Erhöhung ihres CO_2-Levels ließ sie gelassener werden. Auch ihr Gedächtnis und ihre kognitiven Funktionen verbesserten sich. Nicky benutzte nun nachts ein spezielles Lippenpflaster, um beim Schlafen ihren Mund zu verschließen, und ihre Schlafqualität verbesserte sich so sehr, dass sie weniger Schlaf brauchte. Außerdem musste sie nachts nicht mehr regelmäßig zur Toilette und hatte auch keine Alpträume mehr. Nach dem Sport war sie nicht mehr erschöpft und hatte keine Schmerzen mehr und ihre sportliche Leistungsfähigkeit nahm zu.

Allerdings hatte Nicky ihren BOLT-Wert nicht über 16 Sekunden steigern können, und das frustrierte sie. Sie wollte nicht nur gesund, sondern supergesund werden, und sie wusste, dass sie dafür einen BOLT-Wert von über 40 brauchte. Auch um selbst als Atemtrainerin tätig sein zu können, musste sie ihren BOLT-Wert unbedingt verbessern. Nicky hatte die Zeit, Motivation und Entschlossenheit, die nötige Arbeit in dieses Vorhaben zu investieren. Doch ihr Atemlehrer riet ihr erst einmal zur Entspannung; sie sollte sich nicht so sehr auf ihren BOLT-Wert konzentrieren.

Also bestand Nickys Atemarbeit nun in täglichen Yogaübungen oder einem Spaziergang mit Atemreduktion, kombiniert mit ein, zwei Meditationssitzungen, bei denen sie auf dem Rücken lag und übte, reduziert zu atmen. Nach wie vor gelang es ihr nicht, die Atemreduktionsübungen so auszuführen, wie sie es gelernt hatte. Zwei- oder dreimal pro Woche hatte sie einen schlechten Atemtag; ihr Kopf war genauso wenig frei wie ihre Nasennebenhöhlen und es fiel ihr schwer, sich zu konzentrieren.

Verspannungen im Nacken- und Schulterbereich machten sich bemerkbar. Nickys Atemlehrer schlug ihr vor, es mit Himalaya-Sole zu versuchen (ein Viertel Teelöffel Steinsalz aus dem Himalaya in warmem Wasser aufgelöst); diese sollte sie dreimal am Tag zu sich nehmen und schauen, was passiert. Diese Praxis war auch im Kurs angesprochen worden, war aber an Nicky vorübergegangen. Seitdem trinkt sie die Sole zweimal täglich; die Nacken-und-Schulter-Verspannungen lösten sich sofort, und seitdem hat Nicky keine entsprechenden Probleme mehr.

Im September des Jahres 2016 begann Nicky, ohne einen Arzt oder anderen Spezialisten zu konsultieren, das Lamotrigin schrittweise abzusetzen, und zwar um 25 Milligramm alle paar Wochen. Insgesamt dauerte dieser Prozess fünf Monate. Sie hatte keine Bedenken dabei, die Dosis ihres Medikaments zu reduzieren. Schließlich hatte sie ihrer Ansicht nach ein körpereigenes Warnsystem: Würden ihre komplex-fokalen Anfälle wieder einsetzen, dann wäre das ein Zeichen für das Fortbestehen ihrer Epilepsie. Außerdem war sich Nicky ziemlich sicher, dass sie mit dem speziellen Lippenpflaster im Schlaf höchstwahrscheinlich nicht stark genug hyperventilieren würde, um einen Grand-mal-Anfall zu triggern.

Aus ihren Recherchen wusste sie, dass für die Kontrolle ihrer Epilepsie eigentlich ein BOLT-Wert von etwa 35 nötig war, aber sie beschloss, ihre Medikamentendosis trotzdem zu verringern. Und es lief auch alles ganz gut, bis sie nur noch 25 Milligramm am Tag einnahm (eine Tablette täglich anstatt sechs). An diesem Punkt reagierte Nickys Nervensystem. Ihre nervlich bedingte Erregbarkeit und Gereiztheit kehrten zurück und es fiel ihr schwer, ihre Arbeit zu erledigen. Auch ihre sportliche Belastbarkeit nahm wieder ab. Nicky war jetzt nicht mehr so selbstsicher, was die Zukunft ihres Atemtrainings anging; die Vorstellung, mit einem BOLT-Wert von nur 16 Sekunden ihre Medikamente ganz abzusetzen, machte sie nervös.

Nicky sah ein, dass ihre Atmung noch in keiner Weise stabil genug für eine adäquate Epilepsiekontrolle war. Sie musste erst Fortschritte bei ihrem BOLT-Wert machen. Sie glaubte, dieses Ziel durch intensive Atemanhalteeinheiten erreichen zu können, aber ihr Atemtrainer hatte ihr komplett von Atemanhalteübungen abgeraten. Sie war auch vor der starken Entschlackung gewarnt worden, die mit intensivem Atemanhalten einhergeht; dies könne Krankheitsschübe nach sich ziehen, was in Nickys Fall Grand-mal-Anfälle bedeutete.

Sie war verwirrt und frustriert, ließ sich jedoch nicht davon abbringen, Hilfe zu suchen und weiter daran zu arbeiten, ihre Atmung besser zu verstehen. Nicky ging außerdem zum Physiotherapeuten und wurde die Verspannungen und körperlichen Unausgeglichenheiten los, die sie so lange begleitet hatten.

Machen wir einen Zeitsprung ins Jahr 2019: Nicky hatte viele ihrer Verhaltensweisen geändert; trotzdem griff Sprechen sie nach wie vor an. Ihr Bauch verkrampfte sich, wenn sie lange am Stück reden musste, und immer wieder sagte sie Verabredungen ab, weil sie dachte, einfach nicht genug Luft zu haben, um auszugehen und einen ganzen Abend lang Gespräche zu führen – von ihrer Phobie vor öffentlichem Reden ganz zu schweigen.

Nicky hatte immer noch den Ehrgeiz, Atemtrainerin zu werden, aber sie war sich nicht sicher, wie das angesichts ihrer Probleme gehen sollte. Sie wandte sich an die

Sprachtherapeutin Hadas Golan, die die Wurzel des Übels erkannte: Nicky sprach zu lange am Stück, ohne Atem zu holen. Sie atmete zu viel Luft aus, sodass sich die Atemruhelage verschob. Dies führte dazu, dass Nicky nach Luft rang und beim Einatmen die Lungen überblähte. Diese Gewohnheit sorgt dafür, dass in der sekundären Atemmuskulatur sowie in den Bauchmuskeln sehr viel Spannung aufgebaut wird. Inzwischen hyperventiliert Nicky beim Sprechen zwar immer noch, aber nutzt jetzt Übungen zur Atemreduktion, um sich im Anschluss wieder davon zu erholen.

Sie begann außerdem, eine Auswahl an Nahrungsergänzungsmitteln einzunehmen. Nicky orientierte sich dabei an Dr. Artour Rakhimovs Buch *Normal Breathing* (auf Deutsch »Wieder natürlich atmen«), in dem der Autor erklärt, dass Menschen, die überatmen, häufig eher niedrige Blutwerte für Kalzium, Magnesium, Kalium und Natrium aufweisen.[1498] Nicky ergänzte ihre Ernährung entsprechend.

Heute liegen Nickys endexspiratorische CO_2-Werte in Ruhe zwischen 38 und 40 mmHg, ihr BOLT-Wert bei etwa 20 Sekunden. Seit ihrer ersten Atemschulung hat sie keine komplex-fokalen und auch keine Grand-mal-Anfälle mehr erlebt. Mehr als das: Nicky ist überzeugt, dass die Veränderung ihres Atemverhaltens ihr Leben gerettet hat. Sie plant, sich in Neuseeland zur Atemtrainerin ausbilden zu lassen, und setzt sich dafür ein, die öffentliche Wahrnehmung der Atemarbeit voranzubringen. Eines ihrer Ziele ist, die Untersuchung auf funktionale Atemstörungen als allgemeinmedizinische Praxis durchzusetzen.

Ratschläge für Perfektionisten und Überatmer

1. Bevor Sie eine Ausbildung zum Atemtrainer machen, ist es wichtig, erst einmal selbst an einem Kurs teilzunehmen, um sicherzugehen, dass die eigene Atemgesundheit überhaupt auf einem ausreichenden Niveau ist.
2. Auch Personen, die Ihnen unauffällig und voll leistungsfähig erscheinen, können sehr krank sein. Ein detaillierter Fragebogen bezüglich des Gesundheitszustandes ist ein unverzichtbarer Teil der Beurteilung des Atemverhaltens.
3. Für jeden mit ernsthaften gesundheitlichen Problemen gilt: Eine Umstellung des Atemverhaltens kann nicht in einem Fünf-Tages-Kurs geleistet werden. Wahrscheinlich benötigen Sie langfristig Unterstützung bei Ihrem Atemtraining.

4. Menschen mit Epilepsie müssen das Atmen sehr langsam und behutsam neu erlernen. Eine Sitzung pro Woche genügt.
5. Wenn Sie an einer Angststörung leiden oder zu kontrollierendem Verhalten neigen, sollten Sie die bewusste Atemarbeit sehr langsam angehen, vor allem, wenn zusätzliche schwere gesundheitliche Probleme vorliegen.
6. Epileptiker sollten auf keinen Fall lange Atemanhalteübungen machen!
7. Menschen die chronisch hyperventilieren, sind möglicherweise nicht in der Lage, ihre Atemmuskulatur zu entspannen. Wenn die Muskeln nicht genug mit Sauerstoff versorgt werden, können vermehrt Zuckungen auftreten. Dies kann auch das Zwerchfell betreffen.
8. Der Körper kompensiert eine Anämie mit verstärkter Atmung. Das ist eine angemessene physiologische Reaktion. Bevor Sie Ihre Atmung umstellen, sollte ein möglicherweise bestehender Eisenmangel behandelt werden. Wenn Sie schon öfter eine Anämie hatten, sollten Sie Ihre Eisenwerte regelmäßig überprüfen lassen.
9. Menschen, die überatmen, leiden oft an einem Mangel an Makronährstoffen.
10. Wenn Sie schon lange eine funktionale Atemstörung haben, ist die Wahrscheinlichkeit für biomechanische Probleme groß. Es könnte sich lohnen, einen Physiotherapeuten aufzusuchen.
11. Auch wenn Atmen etwas ist, was wir alle tun, können Anleitungen missverstanden werden. Wenn sich beim Atemtraining etwas für Sie nicht richtig anfühlt oder Sie sogar körperlich oder mental belastet, dann stellen Sie das Atemtraining ein und ziehen Sie einen Spezialisten zurate. Das gilt besonders, wenn Sie eine schwere Erkrankung haben.
12. Setzen Sie niemals Ihre Medikamente ab, ohne Ihren Arzt zu konsultieren.
13. Sie sollten die Kraft, die in dieser Art der Atemarbeit liegt, nicht unterschätzen. Durch ein paar einfache Atemübungen kann sich im Körper und Geist unglaublich viel verändern.

16

WERDEN SIE TEIL DER ATEMREVOLUTION!

Bis vor Kurzem wusste man fast nur im Spitzensport, unter fortgeschrittenen Yogis, in der wissenschaftlichen Forschung und auf anderen hoch spezialisierten Gebieten von der Kraft der richtigen Atmung. Auch wie dieses Wissen praktisch angewendet werden konnte, war kaum bekannt. Doch in den letzten Jahren wurden wir Zeuge des Beginns einer Atemrevolution. Seit ich meine eigene Atemreise begonnen habe, war es mein Ziel, dieses Wissen so vielen Menschen wie möglich zugänglich zu machen. Es liegt in der menschlichen Natur, Dinge so lange unerledigt zu lassen, bis es nicht mehr anders geht. Und es scheint ganz so, dass uns erst eine weltweite Pandemie und ein Virus, das die Atemwege befällt, begreiflich gemacht haben, dass wir nichts für selbstverständlich halten sollten – nicht einmal den Atem.

Dass dieses Thema allmählich mehr Aufmerksamkeit erhält, erfüllt mich mit Dankbarkeit. Die negativen Folgen der Mundatmung werden schon seit 1910 in der Zahnheilkunde immer wieder diskutiert, insbesondere die Frage, ob Mundatmung die Entwicklung des Schädels und des Gesichts bei Kindern beeinträchtigt. Und während eine ganze Branche debattiert, ob das Problem überhaupt existiert, leiden Millionen an Kindern und Erwachsenen an den negativen Auswirkungen der falschen Atmung auf ihre Gesundheit.

Mir tun die Zahnärzte, Kieferorthopäden und Mediziner leid, die immer wieder versucht haben, Aufmerksamkeit auf die Wichtigkeit funktionaler Atemmuster und der Nasenatmung zu lenken, nur um von ihren Kollegen schräg angesehen zu werden. Ich kenne den britischen Kieferorthopäden Professor John Mew und seinen Sohn Dr. Mike Mew gut; ich habe sie in ihrer Klinik besucht und ihnen bei der Arbeit zugesehen. Beide tun ihr Bestes, um die Bedeutung der Nasenatmung hervorzuheben, und ernten schlechte Presse und Kritik aus den eigenen Reihen. Auch andere arbeiten unermüdlich daran, Kindern und Erwachsenen in diesem Zusammenhang zu helfen, darunter die Ärzte William Hand, Kevin Boyd, James Bronson, Tamara Gray, Carlos O'Connor, James Bartley, Joy Moeller, Licia Paskay, Barbara Greene, Samantha Weaver Moeller und Marc Moeller, um nur einige Namen zu nennen.

Ich habe mich schon oft gefragt, warum eine Branche voller hochintelligenter Menschen mit medizinischen und zahnmedizinischen Abschlüssen die Bedeutung von nasaler und funktionaler Atmung verkennt. Ein Atemverhalten neu zu erlernen ist sicher, einfach und nicht mit Kosten verbunden. Atemschulungen können in wichtigen Gebieten der Zahnheilkunde, der Atemwegs- und Schlafmedizin sowie der psychischen und physischen Gesundheit ganz allgemein zum Einsatz kommen.

Genau diese Frage wurde auch kürzlich bei einer Podiumsdiskussion der AAMS zur Sprache gebracht (AAMS: Academy of Applied Myofunctional Sciences, eine internationale Vereinigung zur Forschung und Weiterbildung auf dem Gebiet der Muskelfunktionsbehandlung). Die Diskussionsteilnehmer nannten als Gründe für die fehlende Beachtung nasaler und funktionaler Atmung unter anderem die mangelnde Zusammenarbeit zwischen Zahnmedizin und Allgemeinmedizin, ungenügende wissenschaftliche Forschung und Ähnliches. Das sind alles stichhaltige Antworten. Ich hielt mich jedoch nicht so stark zurück wie die anderen. Meiner Ansicht nach besteht der wahre Grund für diese fehlende Aufmerksamkeit durch die Mediziner und Zahnmediziner nämlich darin, dass eine Atemtherapie keinen großen finanziellen Profit verspricht. In einem Punkt bin ich mir sicher: Wenn das Ganze mit einem Gewinn einhergehen würde, wie er in der Pharmaindustrie oder auch in der Schlafmedizin gemacht wird, dann wäre auch das Interesse für die Atmung größer. Damit Atemtherapien wirklich in der medizinischen Praxis ankommen, scheint entweder die Aussicht auf Profit nötig zu sein oder die Furcht vor einem Gerichtsverfahren und entsprechenden Zahlungen, sollten Patienten klagen, weil ihnen aufgegangen ist, dass sie nicht die bestmögliche Behandlung bekommen haben.

Ich will gar nicht behaupten, dass die Atmung ein Allheilmittel ist, und sicher lassen sich damit keine Wunder vollbringen. Ich möchte auch nicht, dass die Menschen bewährte Behandlungsmethoden durch Atemtraining ersetzen in der Hoffnung, dass dann alles gut wird. Aber funktionale Atmung gehört an die Seite der Schulmedizin.

In diesem Zusammenhang muss ich immer an das Jahr 1994 zurückdenken. Ich unterzog mich damals einer Nasenoperation, um besser durch die Nase atmen zu können. Der Eingriff war erfolgreich, aber niemand sagte mir hinterher, dass ich etwas an meiner gewohnheitsmäßigen Mundatmung ändern müsse. Ich litt vier Jahre lang weiterhin an schlafbezogenen Atemstörungen, bis ich 1998 die Bedeutung der nasalen Atmung entdeckte.

Drei Jahrzehnte später unterzog sich meine fünf Jahre alte Tochter einer Operation zur Entfernung ihrer Tonsillen und Adenoide. Nach dem Eingriff erfolgte keine Nachbetreuung und keiner sagte uns, dass wir sie dabei unterstützen sollten zu lernen, durch die Nase zu atmen. Es genügt nicht, einfach nur die nasale Obstruktion zu behandeln. Will man eine langfristige Besserung erreichen, ist es unerlässlich, das Atemverhalten anzupassen. Diese Tatsache wird gern übersehen.

Um zu verstehen, welches Potenzial in Atemübungen steckt, muss man sie machen. Sie, liebe Leser, können dieses ganze Buch von vorn bis hinten durchlesen und verstehen dann sicher, wie wichtig leichte, langsame, tiefe Nasenatmung ist. Aber das hilft Ihnen im Hinblick auf Ihre Gesundheit nichts, wenn Sie die Übungen nicht anwenden.

Fangen Sie damit an, jeden Tag eine feste Zeit für Ihr Atemtraining zu reservieren. Besser können Sie nicht in Ihre Gesundheit und Ihr Wohlbefinden investieren. Stehen Sie zum Beispiel 20 Minuten früher auf, setzen Sie sich auf einen Stuhl oder im Schneider- oder Lotussitz auf den Boden, schließen Sie die Augen und richten Sie Ihre komplette Aufmerksamkeit auf Ihren Atem. Atmen sie sanft und verlangsamen Sie Ihre Atmung 15 Minuten lang, um einen erträglichen Lufthunger zu erzeugen.

Im weiteren Verlauf des Tages sollten Sie darauf achten, sich immer wieder von Ihren Gedanken zu lösen und einen Teil Ihrer Aufmerksamkeit auf Ihre Atmung zu richten. Verlangsamen Sie Ihre Atmung, indem sie den Bereich der unteren Rippen ausdehnen und wieder zusammenziehen. Gehen Sie spazieren oder ins Fitnessstudio und atmen Sie beim Training tief. Denken Sie an das Mantra LLT – leicht, langsam und tief.

Die Atemübungen in diesem Buch sind für jeden geeignet. Einige belasten den Körper bewusst, andere helfen ihm zu entspannen; dabei wird Ihr Nervensystem entweder hoch- oder heruntergefahren.

Eines dürfen Sie im Zusammenhang mit funktionaler Atmung auf keinen Fall vergessen: Sie darf nicht auf das Fitnessstudio, Ihr Atemtraining oder den Sport beschränkt bleiben. Funktionale Atemmuster sind auch in Ruhe wichtig, im Schlaf, bei körperlicher Betätigung, überhaupt im ganzen Leben. In unserem Alltag ist es sehr wahrscheinlich, dass unsere Aufmerksamkeit stark im Außen ist. Unser modernes Leben ist voller Ablenkungen: E-Mails, Textnachrichten, Social-Media-Benachrichtigungen, die Arbeit und die Familie buhlen um unsere Aufmerksamkeit. Das geht so weit, dass wir schließlich nachgeben und wirklich all unsere Aufmerksamkeit nur noch auf das Außen richten. Dass wir unseren Blick nach innen lenken, kommt heute immer seltener vor.

Die Achtsamkeit für die Atmung hat mir selbst ungeheuer geholfen. Mir meines Atems bewusst zu sein hat mein Leben verändert. Die Fähigkeit, aus meinem Kopf herauszukommen, mich in meinen Atem zu versenken und meinen Gedanken so mehr Raum zu geben, verhalf mir zu einer neuen Lebenseinstellung. Und ich kann mehr aus mir selbst herausholen, als ich jemals für möglich gehalten hätte. Sie können sichergehen, dass die Zeit, die Sie auf Atemübungen verwenden, keine verschwendete Zeit ist. Die positiven Auswirkungen funktionaler Atmung auf die Gesundheit und die Leistungsfähigkeit kann man gar nicht hoch genug einschätzen.

Seien Sie am Anfang geduldig mit sich. Der Fortschritt verläuft beim Atemtraining nicht immer geradlinig. Wir haben über die Jahre alle unsere Hochs und Tiefs, ganz zu schweigen von dem einen oder anderen Stolperstein. Bleiben Sie einfach dran und versuchen Sie immer wieder, in Ihrem Alltag gesund zu atmen. Dann werden Sie auch die Früchte Ihrer Mühen ernten.

Unterstützung finden Sie in unseren kostenlosen englischsprachigen Apps mit geführten Übungen und Anleitungen. Im Moment bieten wir zwei Apps an: Buteyko-Clinic mit dem Schwerpunkt Gesundheit kann von Kindern, Jugendlichen und Erwachsenen genutzt werden. Oxygen-Advantage® wendet sich an Erwachsene und ist auf die Gesundheit und die sportliche Leistungsfähigkeit ausgerichtet.

Abschließend wünsche ich Ihnen alles Gute bei der Anwendung funktionaler Atemstrategien in Ihrem Alltag!

Patrick McKeown
Galway, Irland, Dezember 2020

Anhang A

PHÄNOTYPEN OBSTRUKTIVER SCHLAFAPNOE

Ursprünglich hielt man obstruktive Schlafapnoe (OSA) für eine anatomisch bedingte Erkrankung, die durch eine Verengung der oberen Atemwege verursacht wird. Eine anatomische Atemwegsenge kommt häufig bei Adipösen vor sowie bei Menschen, die in ihrer Kindheit ständig durch den Mund geatmet haben. Vor Kurzem hat man drei andere, nicht anatomische Merkmale als Faktoren für OSA identifiziert, sodass wir nun auf insgesamt vier Charakteristika von obstruktiver Schlafapnoe kommen:

1. Der **kritische pharyngeale** (den Rachen betreffend) **Verschlussdruck** (critical closing pressure, P_{Crit}) hängt mit der Anatomie der oberen Atemwege zusammen.
2. Der sogenannte **Loop Gain** sagt etwas darüber aus, wie stabil oder instabil (überempfindlich) die Atemregulierung einer Person ist. Besteht ein hoher Loop Gain, dann liegen bei dem Betroffenen längere Apnoen und eine höhere Sympathikusaktivierung vor.
3. Die **Arousal-Schwelle** bestimmt, wie leicht ein Patient aus dem Schlaf erwacht.
4. Von der **Aktivierungsschwelle der oberen Atemwegsmuskulatur** hängt ab, wie effektiv die entsprechenden Muskeln im Rachen die oberen Atemwege während des Schlafs geöffnet halten.[1499]

Wissenschaftlichen Erkenntnissen zufolge weisen 69 Prozent der OSA-Patienten eines oder mehr dieser prädisponierenden physiologischen Charakteristika auf.[1500] Die Schlüsselmerkmale der Anatomie der oberen Atemwege und der neuromuskulären Kontrolle variieren zwischen Individuen. Das bedeutet, dass sich OSA durch anatomisch basierte Behandlungsverfahren (also Maßnahmen zur Öffnung der Atemwege) unter Umständen nicht vollständig beseitigen lässt. Um die Krankheit erfolgreich behandeln zu können, muss die Behandlung individuell dem jeweiligen Phänotyp angepasst werden.

Bei jedem Phänotyp der Erkrankung können Betroffene erheblich von der Wiederherstellung funktionaler Atemmuster profitieren. Allerdings hat sich bislang noch keine klinische Untersuchung, von den drei Dimensionen der leichten, langsamen und tiefen Atmung ausgehend, mit dem Einsatz funktionaler Atemmuster bei der Behandlung von obstruktiver Schlafapnoe befasst.

2018 erschien in der Fachzeitschrift *Journal of Dental Sleep Medicine* ein Editorial mit dem Titel: »The Buteyko Technique: Fake News or No News?« (»Die Buteyko-Technik: Fake News oder nichts Neues?«).[1501] In dem Beitrag wurde Atemübungen bei OSA jeglicher Nutzen abgesprochen; allerdings ließ er eindeutige Belege für die positive Wirkung der Atemschulung bei der Bewältigung schlafbezogener Atemstörungen außen vor. Zu den Grundlagen der Atemschulung gehören folgende Aspekte:

- die Nutzung der Atemanhaltezeit zur Messung der Chemosensitivität gegenüber Kohlendioxid,
- die Wiederherstellung der ganztägigen nasalen Atmung,
- die Korrektur der Zungen-Ruheposition,
- die Verringerung der Atemfrequenz in Richtung eines normalen Werts,
- das Erlernen des korrekten Zwerchfelleinsatzes und
- das Erreichen eines normalen Atemminutenvolumens.

Der kritische pharyngeale Verschlussdruck (PCrit)

Der kritische pharyngeale Verschlussdruck ist der Luftdruck, bei dem die oberen Atemwege kollabieren, sich also verengen.[1502] Man betrachtet diesen Wert als Schlüsselindikator für die Beurteilung der funktionalen anatomischen Verhältnisse während des Schlafs. Der P_{Crit} ist das Maß für den Saugdruck, der nötig ist, um die oberen Atemwege des Schlafenden zu verschließen.[1503] Idealerweise sind die oberen Atemwege in der Lage, einem hohen Druckniveau standzuhalten. Wenn sie schon bei geringem Druck leicht kollabieren, ist das Auftreten von Schlafproblemen und Schlafapnoe wahrscheinlicher.

Schlafapnoe verschlimmert sich oft mit steigendem Alter. Das liegt grundsätzlich an einer Kombination von alterstypischem Rückgang des Muskeltonus und Gewichtszunahme an Rumpf und um Halsbereich sowie an einer zunehmenden Neigung zur Mundatmung.[1504] Fettdepots rund um den Rachen und in der Zunge verkleinern den Raum in den oberen Atemwegen.[1505] Fettgewebe am Bauch verringert das Lungenvolumen und schränkt die Funktionsfähigkeit des Rachens bei der Atmung ein.[1506] Bei Mundatmung fällt die Zunge leicht nach hinten in die Atemwege, was den Atemwegsraum im Bereich des Rachens verkleinert und Brustatmung nach sich zieht.[1507] Es wurde auch schon die These vorgebracht, dass viele Menschen mit ihren verkleinerten Atemwegen und ihrem Zungenfett auf das Dilemma mancher Hunderassen wie zum Beispiel der Bulldogge zusteuert, über die der Veterinärmediziner und Experte für Hundezähne Dr. William Rosenblad sagt:

»Durch Züchtung haben wir das Gesicht dieser Rasse so stark verkürzt (...), dass einfach nicht mehr genug Raum für alles da ist – die Zunge, der Gaumen, alles wird zusammengedrückt. Die Zähne sehen oft aus wie hineingeworfen. Sie haben winzige Nasenlöcher. Das Resultat dieser Komprimierung ist, dass manche Bulldogen kaum noch atmen können.«[1508]

Übergewicht bedeutet jedoch nicht das Aus für die OSA-Behandlung. In einem 2017 erschienenen Beitrag schildert der auf die Atemwege spezialisierte Kiefertherapeut Dr. William Hang den Fall einer Frau Mitte 40: Ihre Schlafapnoe wurde durch eine Behandlung, bei der die durch die Entnahme der vorderen Backenzähne im Oberkiefer entstandenen Lücken erneut geöffnet wurden, vollständig geheilt, obwohl sie rund fünf Kilo zunahm und eine sehr große Zunge hatte.[1509]

Training zur funktionalen Atmung zielt aus zwei Richtungen auf den P_{Crit}: Erstens wird der Saugdruck sowohl durch den Atemfluss als auch durch den Durchmesser der Atemwege beeinflusst. Ein Ingenieur, der untersucht, wie leicht oder schwierig sich Luft durch eine Röhre bewegt, würde nicht nur den Durchmesser der Röhre, sondern auch die Geschwindigkeit der Luft berücksichtigen; ihm ist klar, dass bei zunehmender Geschwindigkeit auch der Widerstand größer wird.

Wenn der BOLT-Wert niedrig ist, ist die Atmung schwerer und schneller. Schweres, schnelles Atmen durch verengte Atemwege erhöht den negativen Druck und damit das Risiko für einen Atemwegskollaps. Bei der CPAP-Therapie, dem Goldstandard bei der Behandlung obstruktiver Schlafapnoe, wird Luft mit hohem Druck in die Atemwege gepumpt, um einem Kollaps vorzubeugen. Wenn positiver Druck die Atemwege geöffnet hält, dann lohnt es sich, darüber nachzudenken, ob eine Verringerung des negativen Drucks bei der Einatmung ebenfalls dazu beitragen könnte, die Atemwege geöffnet zu halten.

Indem Sie die Leicht-Atmen-Übungen im Wachzustand absolvieren, um das Atemminutenvolumen zu normalisieren, steigern Sie Ihren BOLT-Wert und der negative Druck nimmt ab. In den 20 Jahren, in denen ich mit der Atmung arbeite, habe ich die Erfahrung gemacht, dass eine Verbesserung der Atemmuster im Wachzustand ein verbessertes Atemverhalten im Schlaf nach sich zieht. Das liegt daran, dass die nasale Atmung mit korrekter Zungenruhelage im Schlaf den Durchmesser der Atemwege vergrößert, das Zwerchfell beansprucht und das Lungenvolumen erhöht.[1510] Dadurch versteift sich die Luftröhrenwand und die oberen Atemwege werden offen gehalten.[1511] Im Gegensatz dazu ist Mundatmung mit einer größeren Kollapsneigung der oberen Atemwege und einer höheren Sauerstoffentsättigung verbunden. In einer neuen, in der Fachzeitschrift *Laryngoscope* erschienenen Untersuchung wird der Apnoe-Hypopnoe-Index, der Aufschluss gibt über die Anzahl von Apnoe-Ereignissen pro Stunde Schlaf, bei Mundatmung mit 52,15 angegeben; im Vergleich dazu lag der Wert bei der Nasenatmung bei 27,4.[1512]

Sogar die anatomische Größe der Atemwege wird davon beeinflusst, ob der Mund geöffnet oder geschlossen ist: Bei der Mundatmung kann die Zunge nicht im Gaumen ruhen. Das macht es wahrscheinlicher, dass sie in die Atemwege hineinreicht. Zudem geht Mundatmung häufiger vom Brustraum aus, wohingegen Nasenatmung die Bewegungsamplitude des Zwerchfells vergrößert, was, wie man weiß, das Lungenvolumen vergrößert.[1513] [1514]

Die Reduktion des Atemflusses, wie er für einen höheren BOLT-Wert in wachem Zustand belegt ist, verringert nicht nur den negativen Druck in den oberen Atemwegen, sondern hilft auch bei einem weiteren Merkmal von Schlafapnoe, dem sogenannten Loop Gain.

Der Loop Gain

Nach den anatomischen Voraussetzungen ist ein hoher sogenannter Loop Gain der zweitgrößte Einflussfaktor auf OSA.[1515] Davon betroffen ist ein Drittel der Patienten, bei denen eine OSA diagnostiziert wurde.[1516] Patienten mit einem hohen Loop Gain zeigen bereits bei geringen Veränderungen der Kohlendioxidkonzentration eine Überreaktion in Bezug auf ihre Atmung.

Während einer Apnoe setzt die Atmung vorübergehend aus. Weil dadurch kein CO_2 mehr aus den Lungen herausbefördert werden kann, sammelt sich das Gas im Blut an.

Bei Patienten mit einem hohen Loop Gain kommt es nach Wiedereinsetzen der Atmung zu einer übermäßigen Atmungsreaktion. Diese schnellere und verstärkte Atmung nach einer Apnoe führt zu einem plötzlichen Abfallen des Blut-CO_2. Wenn die CO_2-Konzentration im Blut zu niedrig wird, schafft das Gehirn es nicht mehr, adäquate Steuerungssignale an die Atemmuskulatur zu senden, und es kommt zur zentralen (also im Gehirn ausgelösten) Schlafapnoe.[1517]

Wenn das Gehirn dem Atmungssystem keine entsprechenden Signale sendet, werden die Muskeln im Rachen, die normalerweise für die Durchgängigkeit der Atemwege sorgen, träge. Das führt zum Kollaps – also zum Verschluss – der oberen Atemwege. Kurz gesagt: Bei einem hohen Loop Gain verursacht die übermäßige Atmung nach einer Apnoe eine Hypokapnie und setzt damit den Kreislauf von zentraler und obstruktiver Schlafapnoe fort.[1518]

Die biochemischen Auswirkungen der Mundatmung im Schlaf verschlimmern OSA. Die Kohlendioxidkonzentration ist bei der Mundatmung geringer als bei der Nasenatmung;[1519] der Zusammenhang zwischen niedriger CO_2-Konzentration im Blut und Apnoe-Ereignissen ist wissenschaftlich belegt.[16]

2018 untersuchte ein Forscherteam unter der Leitung von Dr. Ludovico Messineo, ob ein erhöhter Loop Gain während des Schlafs durch einen Atemanhaltetest im Wachzustand entdeckt werden kann.[1520] An der Studie nahmen 20 Menschen teil; zehn von ihnen litten an OSA. Untersucht wurden zwei Dinge: erstens, wie lange die Personen den Atem willentlich anhalten konnten (maximale Atemanhaltezeit), und zweitens, wie schwer die Personen bei den ersten zwei Atemzügen nach einem 20-sekündigen Atemanhalten atmeten. Messineos Ergebnisse zeigten, dass ein höherer Loop Gain im Schlaf mit einer kürzeren maximalen Atemanhaltezeit und einer stärker überhöhten Atmung nach der Wiederaufnahme der Atmung verbunden war.

Wenn wir uns diese Erkenntnisse in Bezug auf das Oxygen-Advantage®-Programm ansehen, zeigen sie, dass Personen mit einer kürzeren Atemanhaltezeit (einem niedrigeren BOLT-Wert) eine übersteigerte Reaktion auf die Zunahme von CO_2 im Blut aufweisen, was sich in einem höheren Loop Gain widerspiegelt. Der BOLT-Wert kann durch die Anwendung der in diesem Buch beschriebenen Atemtechniken erhöht werden. Dadurch lässt sich die ventilatorische Antwort auf Hyperkapnie reduzieren und der Loop Gain senken.[1521] Die Erfassung der maximalen Atemanhaltezeit ist eine der wichtigsten Grundlagen bei der Umstellung der Atmung.[1522]

Die respiratorische Arousal-Schwelle

Ein anderer möglicherweise wichtiger Faktor der Anfälligkeit für Schlafapnoe ist die Neigung einer Person, nachts aufzuwachen.[1523] Diesen Faktor bezeichnet man als Arousal-Schwelle. Patienten mit einer niedrigen Arousal-Schwelle wachen sehr wahrscheinlich auf, bevor die Muskeln ihrer oberen Atemwege Gelegenheit hatten, die Atemwege wieder zu öffnen.[1524] Anders ausgedrückt: Menschen mit einer niedrigen Arousal-Schwelle werden durch den geringsten Stimulus wach, daher schlafen sie sehr unruhig und leiden häufig an Erschöpfung.[1525] Ärzte behandeln eine niedrige Arousal-Schwelle in der Regel mit Beruhigungs- bzw. Schlafmitteln, aber das verbessert die Schlafqualität nur, wenn die öffnenden Muskeln der oberen Atemwege effektiv arbeiten.[1526]

Durch das Erlernen neuer Atemgewohnheiten erhöhen Sie die Arousal-Schwelle, indem Sie die zugrunde liegenden Ursachen von zwei Seiten her angehen: Erstens haben Personen mit einem niedrigen BOLT-Wert typischerweise eine höhere Atemfrequenz. Laut einer Untersuchung der Stanford Medical School von 2017 ist diese beschleunigte Atmung vermutlich die Ursache der Arousals. Wissenschaftler haben kürzlich eine Region im Gehirn identifiziert, deren Neuronen die Atmung ausspähen und einem anderen Teil des Gehirns, dem *Locus coeruleus*, sozusagen Bericht erstatten. Der *Locus coeruleus* ist an den physiologischen Reaktionen auf Stress und Panik beteiligt.[1527] Er kommuniziert mit fast jedem anderen Teil des Gehirns und beeinflusst Arousal-Prozesse – inklusive das Aufwachen aus dem Schlaf.[1528] In anderen Worten: Eine beschleunigte Atmung sagt dem Gehirn, es solle uns aufwecken, da Gefahr droht.

Zweitens ist leichter Schlaf bei Mundatmern häufiger als bei Menschen, die durch die Nase atmen, und Menschen, die tiefer schlafen, haben eine geringere

Wahrscheinlichkeit, nachts wiederholt aufzuwachen. Aus diesem Grund kann Nasenatmung der Schlüssel zu tieferem Schlaf und einer höheren Arousal-Schwelle sein. In einer Studie, die den Auswirkungen akuter nasaler Obstruktion auf den Schlaf und die Atmung gewidmet war, stellte man fest, dass Personen mit beeinträchtigter Nasenatmung häufiger aufwachten, die verschiedenen Schlafphasen bei ihnen häufiger wechselten und die Non-REM-Phase I (Leichtschlaf) länger dauerte.[1529] Der Schlaf war sowohl in der subjektiven Wahrnehmung als auch objektiv durch die nasale Obstruktion und die Mundatmung gestört.

Im Rahmen einer anderen Untersuchung wurden zehn Personen während und nach einer nasalen Obstruktion beobachtet. Es zeigte sich ein durchgängiger Zusammenhang zwischen einer beeinträchtigten Nasenatmung und der Neigung zur Mundatmung, wodurch sich die tiefen Schlafstadien von 90 auf 71 Minuten verkürzten und die Non-REM-Phase I sich signifikant verlängerte. Aufwachereignisse nahmen aufgrund einer größeren Zahl an Apnoen um mehr als 150 Prozent zu – den durchschnittlich 34 während des normalen Schlafs standen bei Mundatmung 86 gegenüber. Der Schweregrad der Apnoen nahm ebenso zu, wobei Apnoen mit einer Dauer von 20 bis 39 Sekunden bei eingeschränkter Nasenatmung zweieinhalb Mal häufiger waren.[1530] Es ist wohl wenig überraschend, dass alle Studienteilnehmer über schlechten Schlaf während der nasalen Obstruktion klagten.

Eine niedrige Arousal-Schwelle stellt über alle Formen von OAS hinweg das höchste Risiko für solche Patienten dar. Laut einer Studie von 2019 war unter 5712 Frauen und Männern mit Schlafapnoe die Gesamtmortalität bei denjenigen mit den kürzesten Apnoe-Ereignissen am höchsten.[1531] Am stärksten war dieser Zusammenhang bei Menschen mit moderater Schlafapnoe ausgeprägt. Das heißt, dass das Risiko im Hinblick auf die Gesundheit und Lebenserwartung gar nicht, wie man es vielleicht erwarten würde, bei denjenigen mit den schwersten Formen von OSA am höchsten war, sondern bei denen, die während der Nacht häufiger erwachen.

Langsame nasale Atmung aktiviert über den Vagusnerv die Entspannungsreaktion,[1532] wohingegen Mundatmung mit der Aktivierung der sympathischen Stressreaktion verbunden ist.[1533] Atemübungen können zur Senkung der Atemfrequenz und Aktivierung des Zwerchfells genutzt werden, um ein homöostatisches Gleichgewicht zwischen den zwei Bereichen des autonomen Nervensystems herzustellen und die Kampf-oder-Flucht-Reaktion abzumildern. Acetylcholin (der vom Vagusnerv freigesetzte Neurotransmitter) ist auch wesentlich für den Schlaf.[1534] Menschen mit ausgeprägten Angstzuständen und chronischem Stress, die Probleme beim Ein- und

Durchschlafen haben, können das Gleichgewicht in ihrem Nervensystem optimieren, in dem sie die Atmung auf eine Frequenz von sechs Atemzüge pro Minute senken.

Die Aktivierungsschwelle der oberen Atemwegsmuskulatur

Der menschliche Rachen hat keine knöcherne Stützstruktur; das heißt, er kann kollabieren, also sich verengen. Allerdings befinden sich in den oberen Atemwegen mehr als 20 Muskeln, von denen jeder mehrere Funktionen hat, darunter Sprechen, Atmen, Kauen und Schlucken.[1535] [1536] Der Ausdruck »Rekrutierungsschwelle der oberen Atemwegsmuskulatur« bezieht sich darauf, wie groß der Stimulus sein muss, um die Muskeln zu aktivieren, die die oberen Atemwege während des Schlafs offen halten.[1537] Wenn diese Muskeln ihren Job effektiv erledigen, bleiben die Atemwege im Schlaf offen. Reagieren sie jedoch nicht so gut, steigt das Risiko für und der Schweregrad von Schlafapnoen, da die Atmung über längere Zeiträume aussetzt.[1538]

Etwa 30 Prozent der von Schlafapnoe Betroffenen weisen eine schlechte Reaktion der Muskeln auf eine Einengung der Atemwege im Schlaf auf.[1539] Die Ursache oder ein verschlimmernder Faktor ist oft Mundatmung, da die Muskelaktivität in den oberen Atemwegen bei der oralen Atmung geringer ist als bei der nasalen.[1540] Zudem unterscheiden sich die Muskeln bei Menschen mit OSA in einigen Punkten wesentlich von denen bei Personen, die nicht von der Krankheit betroffen sind. Die Koordination der öffnenden Muskeln der oberen Atemwege bei der Einatmung ist bei ihnen tendenziell schlechter[1541] [1542] und ihre Atemmuskeln sind nicht so kräftig wie bei Vergleichspersonen gleichen Alters und Geschlechts ohne OSA.[1543] Nasenatmung ermöglicht es auch, das in den Nasennebenhöhlen produzierte Stickstoffmonoxid (NO) zu nutzen. NO spielt eine wichtige Rolle bei der Aufrechterhaltung des Muskeltonus und der Regulation der neuromuskulären Leitungsbahnen in der Pharynxmuskulatur (Rachenmuskeln).[1544] Im Schlaf durch die Nase zu atmen trägt zur Reduktion aller Merkmale von OSA bei – unter anderem verbessert es die muskuläre Kontrolle der Atemwege – und es ist womöglich die wichtigste Einzelmaßnahme im Vorgehen gegen alle schlafbezogenen Atemstörungen.

Die Behandlung schlafbezogener Atemstörungen

Zur angemessenen Behandlung von Schlafstörungen gehören Atemübungen, die das Funktionieren bestimmter entscheidender Muskeln gewährleisten. Wichtig sind dabei vor allem die Wiederherstellung der Nasenatmung, eine korrekte Zungenlage und eine adäquate Bewegung des Zwerchfells.

Die vier Ausprägungsformen der obstruktiven Schlafapnoe sind miteinander verbunden: Zum Beispiel besteht im Hinblick auf ihren Beitrag zu wiederkehrenden Apnoen eine Wechselwirkung zwischen einer mangelnden Aktivierung der oberen Atemwegsmuskulatur, der Arousal-Schwelle und dem Loop Gain. Bei allen Formen vermindert das Praktizieren von nasaler Zwerchfellatmung mit tolerierbarem Lufthunger das Risiko von Apnoen und verbessert die Schlafqualität wesentlich.

Zusammenfassend können wir Folgendes sagen: Von obstruktiver Schlafapnoe Betroffene atmen gemeinhin durch den Mund, was eine schnelle, flache, von der oberen Brustregion ausgehende Atmung nach sich zieht. Bei allen vier Formen der Schlafapnoe ist die Atmung im Schlaf gestört. Atemschulungen zur Wiederherstellung einer leichten, langsamen nasalen Zwerchfellatmung sind daher eine ungeachtet der Form der Krankheit allen Schlafapnoe-Patienten zugängliche therapeutische Maßnahme.

Nasale Atmung bei Schlafapnoe-Patienten

	Funktionale Atmung	Schlafapnoe-Phänotypen
Nasale Atmung (im Wachzustand und während des Schlafs)	• ermöglicht eine korrekte Zungenruhelage • die seitliche Rachenwand fällt seltener nach innen (Verengung der Atemwege) • verringert den Atemwiderstand während des Schlafs • verbessert die biochemische Dimension der Atmung • macht nasales Stickstoffmonoxid während des Schlafs nutzbar	• senkt hohen P_{Crit} • senkt hohen Loop Gain • verbessert die Rekrutierung der oberen Atemwegsmuskeln • erhöht die Arousal-Schwelle
Biochemische Ebene	• senkt die Chemosensitivität gegenüber Kohlendioxid • normalisiert die Atemfrequenz und das Atemvolumen • verringert den negativen Saugdruck bei der Einatmung • verbessert die Aktivität der öffnenden Muskeln der oberen Atemwege	• senkt hohen Loop Gain • verbessert die Rekrutierung der oberen Atemwegsmuskeln • Verbessert den AHI (Apnoe-Hypopnoe-Index – Maß für den Schweregrad von OSA)
Biomechanische Ebene	• erhöht das Lungenvolumen, was eine Stabilisierung und Erweiterung der pharyngealen Atemwege nach sich zieht • erhöht die Kohlendioxid- und Sauerstoffvorräte	• senkt hohen P_{Crit} • erhöht die Arousal-Schwelle
Resonanzfrequenz	• verbessert die Baroreflexfunktion • steigert die Herzfrequenzvariabilität • verbessert den Blutgasaustausch • senkt die Chemosensitivität gegenüber Kohlendioxid • verbessert das Gleichgewicht zwischen Sympathikus und Parasympathikus	• senkt hohen Loop Gain • erhöht die Arousal-Schwelle

Anhang B

ATMUNG UND SINGSTIMME

Vor einiger Zeit trat eine Musikhochschule an mich mit der Anfrage heran, für ihre Studierenden einen Vortrag über die Atmung zu halten. Es stimmt, dass die Atemübungen aus dem Oxygen-Advantage®-Programm in jeglicher Situation angewandt werden können, in der Angst vor einem öffentlichen Auftritt und maximale Konzentration eine Rolle spielen. Und die in diesem Buch beschriebenen Übungen zielen zwar, unabhängig von der jeweiligen Ausgangslage, auf die Verbesserung der Gesundheit ab; die dahinterstehenden Ideen kann aber tatsächlich jeder zu seinem Vorteil nutzen – sei es im Sport, in der Musik oder in irgendeinem anderen Bereich, in dem es gilt, unter Druck Bestleistungen abzuliefern. Die Einladung war für mich Anlass, genauer über das Singen nachzudenken.

Klassische Sänger müssen lernen, ihre Atmung perfekt zu beherrschen. Während jedoch die biochemischen, biomechanischen und psychologischen Aspekte der Atmung im Sport breit erforscht sind, existieren weit weniger Untersuchungen zur Atemkontrolle bei Sängern.[1545] Es interessiert mich herauszufinden, inwiefern die Alltagsatemtechniken, die ich lehre, Sängern dabei helfen können, ihre Stimme zu pflegen und gesund zu erhalten, sich auf Auftritte vorzubereiten und die Wissenschaft hinter der Atmung zu verstehen (insbesondere wenn jemand einfach singen kann).

In seinem Buch *The Oxford Handbook of Singing* erklärt Alan Watson, dass »ein Bewusstsein für die grundlegenden Mechanismen der Atmung ein unverzichtbares Fundament für jeden Sänger« ist.[1546] Wenn wir ruhig atmen, befindet sich immer eine gewisse Luftmenge in den Lungen. Diese Luftmenge bezeichnet man als *funktionale Residualkapazität*. Erinnern Sie sich an die Analogie mit dem Luftballon? Es ist schwerer, ihn aufzublasen, wenn er vollkommen leer ist. Das Lungenvolumen ist so wichtig, weil die aus der Lunge ausgestoßene Luftmenge die Luft ist, die für das Singen zur Verfügung steht. Jedoch sind die Lungen am Ende der Ausatmung nicht komplett leer. Wären sie das, würde die Lunge kollabieren und der negative Saugdruck würde es unmöglich machen, wieder einzuatmen. Aber so, wie die Dinge liegen, erhält die funktionale Residualkapazität die Fähigkeit der Lunge, sich von Neuem zu füllen.

Wenn wir singen, wird sowohl die Einatmung als auch die Ausatmung durch Muskelaktivität ermöglicht. Das Ausatmen verläuft beim Singen weit weniger passiv als beim normalen Atmen, weil der Sänger das Volumen jedes Atemzugs verändern muss, um es der jeweiligen musikalischen Phrase anzupassen. Der Schwerpunkt der technischen Anleitung liegt in der Regel auf der biomechanischen Kontrolle des Zwerchfells und der Rippen, was vor allem daran liegt, dass Singen bei einer langen, langsamen Ausatmung stattfindet und die Zwerchfellkontrolle dafür wesentlich ist.

Allerdings glauben laut Watson viele Sänger und Blasinstrumentalisten irrtümlicherweise, dass das Zwerchfell sich unbewusst bewegt. In Wirklichkeit besteht das Zwerchfell jedoch aus quergestreifter Muskulatur, also aus demselben Muskeltyp wie die Skelettmuskeln, über die wir unsere Gelenke bewegen. Dass wir in der Lage sind, das Zwerchfell bewusst zu steuern, lässt sich zeigen, indem Sie eine Hand auf Ihren Bauch legen und diesen so nach außen drücken, dass sich die Bauchdecke nach vorn wölbt. Laut einer Forschungsarbeit von 1988 ist das Zwerchfell der einzige Muskel, der das bewirken kann.[1547] [1548] Es ist wichtig, zu verstehen, dass das Zwerchfell bei der Einatmung kontrahiert und sich absenkt und sich bei der Ausatmung entspannt und elastisch in seine nach oben gewölbte Kuppelform zurückkehrt. Es bewegt sich also genau genommen nicht nach innen oder außen.

Watson liefert einen genauen und hilfreichen Überblick über die Prinzipien der Atmung. Er erklärt, dass manche Techniken, wenn sie falsch angewendet werden, zu einer übermäßigen Beanspruchung der Atemmuskeln führen können und dass einige pädagogische Konzepte ohne ein klares physiologisches Verständnis für die Atmung Spielraum für Fehlinterpretationen bieten. Zum Beispiel könnte man die Anweisung, die Brust zu heben, leicht als Aufforderung zur Brustatmung missverstehen.

Watson erörtert darüber hinaus gesangsspezifische Atemmechanismen, insbesondere im Hinblick auf den *Musculus latissimus dorsi*, den breitesten Rückenmuskel, den wir normalerweise für die Arm- und Schulterrotation benutzen. In einigen Lehrmaterialien wird darauf hingewiesen, dass dieser Muskel bei der Clavicular-Atmung (auch Hochatmung genannt, also eine Form der Atmung in den oberen Brustraum) an der Atmung beteiligt ist, was als die Stimmbildung beeinträchtigend gilt. Basierend auf seiner eigenen Forschung stellt Watson fest, dass die bewusste Einbindung des *Musculus latissimus dorsi* mit einer stärkeren Weitung des Brustraums verbunden ist, die wichtig für einen tragfähigen Gesang ist.[1549] Er beschreibt außerdem detailliert verschiedene Aspekte der statischen und dynamischen Haltung und die unterschiedlichen Positionen des Zwerchfells und des Bauchs in den Bauch-rein- und Bauch-raus-Gesangstechniken. Seine Beschreibungen diverser komplexer anatomischer Gesichtspunkte unterstreichen die Tatsache, dass das Singen sehr fein gelenkte Atembewegungen erfordert und dass viele Sänger darüber hinaus nicht ganz verstehen, welche Atemfunktionen hinter ihren verschiedenen Möglichkeiten zu singen stehen.

Das Buch *Vocal Technique: A Guide for Conductors, Teachers and Singers* (auf Deutsch »Gesangstechnik: Eine Anleitung für Chorleiter, Lehrer und Sänger«) von Julia Davids und Stephen LaTour greift das Problem, vor das uns die Brustatmung stellt, ebenfalls auf.[1550] In den oberen Brustraum zu atmen erzeugt Probleme bei der für das Singen notwendigen kontrollierten Ausatmung. Wie Sie wissen, kann Brustatmung leicht zur Überatmung führen, bei der wir mehr Luft aufnehmen, als der Körper braucht.

Es mag vernünftig scheinen, davon auszugehen, dass Sie, wenn Sie eine lange Phrase singen möchten, zuvor so viel Luft wie möglich aufnehmen müssen. Jedoch heißt es in einer 1998 erschienenen Untersuchung über Gesangspädagogik, dass ausgebildete klassische Sänger etwa bei einem Lungenvolumen von 70 Prozent mit dem Singen beginnen, statt die Lungen zu 90 oder 100 Prozent zu füllen.[1551] Die Forscher gingen davon aus, dass das dazu dient, die elastischen Rückstellkräfte des Brustkorbs und der Ausatemmuskeln zu steuern. Wenn Sie einen wirklich großen Atemzug nehmen, wird der Beginn Ihrer Ausatmung schnell und schwer kontrollierbar sein. Indem Sie nur zu 70 Prozent einatmen, ist die elastische Rückstellkraft verringert und der Atem kann besser und leichter kontrolliert werden. In derselben Arbeit wird festgestellt, dass Countrysänger nur zu etwa 55 Prozent ihrer Lungenkapazität einatmen und daher womöglich nicht in der Lage sind, über so lange Phrasen wie ihre Klassikkollegen durchzuhalten.[1552] Die Autoren der Untersuchung kamen zu dem Schluss, dass Lehrer, wenn sie in die Atemgewohnheiten ihrer Schüler eingreifen, mangels ausreichender Belege dazu, wie das Atemverhalten die Stimmgesundheit von Sängern beeinflusst, den Schwerpunkt auf Faktoren legen sollten, die der Stimmgesundheit förderlich sind.

Während kleine Inhalationen sinnvoll sind, um die elastische Rückstellkraft zu kontrollieren, hängen die Phrasierung, der Klang, die Dynamik und die Stimmgebung (Phonation) davon ab, dass die ausgeatmete Luft effizient dosiert wird. Das setzt voraus, dass der Sänger nur die Luftmenge ausatmet, die nötig ist, um den gewünschten Ton zu erzeugen. Viele Sänger erzeugen genau deshalb einen nur gehauchten Ton, weil sie zu schnell zu viel Luft ausstoßen. Bei jungen Sängern sind solche nur gehauchten Töne auf die mit dem Heranwachsen einhergehenden stimmlichen und muskulären Veränderungen zurückzuführen; hier können Übungen zur Kräftigung der Core-Muskeln hilfreich sein. Mangelnde Kraft in diesen Muskeln kann bei älteren Sängern für eine schlechte Atemstütze und ein wackliges Vibrato verantwortlich sein. (Den engen Zusammenhang zwischen dem Zwerchfell, der Core-Muskulatur und der Atmung haben wir bereits themenübergreifend behandelt.)

Davids und LaTour warnen ferner davor, die Lungen zu stark zu füllen – ein Sachverhalt, auf den ich in diesem Buch im Zusammenhang mit den gesundheitlichen Implikationen der Überatmung wiederholt hingewiesen habe. Während Sänger normalerweise durch den Mund atmen, empfehlen die beiden zunächst nasales Einatmen, um die Einatmung zu verlangsamen, dann zur Einatmung über Mund und Nase zu wechseln und schließlich zur Einatmung durch den Mund. Auf diese Weise lässt sich das Volumen der einzelnen Atemzüge viel leichter dosieren, bis man sich schließlich an kleinere Atemvolumen gewöhnt hat. Interessanterweise ist es durchaus möglich, beim Singen durch die Nase einzuatmen. Eine klassische Sängerin, mit der ich mich darüber ausgetauscht habe, sagte, dass der Einsatz weniger gehaucht ist, wenn sie die Nasenatmung nutzt, und sie erwähnte Kollegen, die ausschließlich durch die Nase atmen – mit herausragendem Ergebnis.

Ein gängiges Vorgehen zum Erlernen der Ausatemkontrolle ist der Einsatz eines »s«- oder eines durch die Zähne ausgestoßenen Zischlauts. Diese Übung bündelt und verringert den Atemstrom. Eine andere verbreitete Technik ist, sanft gegen eine Kerzenflamme zu pusten. Die Flamme befindet sich dabei etwa 20 Zentimeter vom Gesicht entfernt und die Ausatmung ist so sanft, dass sie die Flamme nur leicht ins Schwanken bringt, diese aber nicht erlischt. Die Ausatmung ist so lang wie möglich, und um den Fortschritt zu verfolgen, wird ihre Dauer gemessen. Das sanfte Pusten gegen eine Flamme ermöglicht ein entspanntes, kontrolliertes Ausatmen. Gelegentlich wird auch die Analogie mit dem Durch-einen-Strohhalm-Pusten genutzt, aber in diesem Fall kann der dabei wahrgenommene Widerstand zu muskulären Spannungen und Belastungen führen, die ein korrektes, vollständiges Ausatmen verhindern.

Gesangliche Virtuosität erfordert natürlich spezifische körperliche Anpassungen bei der Atmung. Einer Untersuchung von 2016 zufolge geht Singen »aufgrund von unterschiedlichen Anforderungen an das respiratorische System mit einer eigenen Atemkinematik (das heißt Bewegungen des Brustkorbs und des Bauchs) zur ruhigen Atmung« einher.[1553] Die von klassischen Sängern so oft praktizierte aktive Bauchkontrolle dient dazu, eine Verkürzung des Zwerchfells zu verhindern, den Brustkorb zu heben und ausreichend Lungendruck (sogenannten subglottischen Druck) zu erzeugen, um die Phonation zu ermöglichen. In besagter Studie wurden sieben professionelle, klassische Sänger und vier nicht geschulte Teilnehmer beim ruhigen Atmen und beim Singen beobachtet. Beim ruhigen Atmen zeigten sich keine Unterschiede zwischen Sängern und Nicht-Sängern, aber beide Gruppen passten sich durch eine verkürzte Einatemdauer und größere Atemzüge an die rhythmischen Erfordernisse des Singens an. Die klassischen Sänger waren in der Lage, die Koordination zwischen Brustkorb und Bauch während des Singens gegenüber der Atmung im Ruhezustand grundlegend zu verändern. Insbesondere erhöhte die bei den klassischen Sängern zu beobachtende Einwärtsbewegung des Bauchs den intraabdominellen Druck in einer Weise, die die »Länge und Druckerzeugungskapazität der für die Ausatmung zuständigen Muskeln des Brustkorbs erhöht und die Stimmqualität damit potenziell verbessert«.[1554]

In einem wissenschaftlichen Beitrag aus dem Jahr 2009 wird Atmung als »die Vermittlerinstanz zwischen Phonation, Emotion und Musik« beschrieben; weiter heißt es dort, diese Funktionen könnten nicht aufrechterhalten werden, wenn die Atmung aus einer segmentierten oder auf den Kehlkopf fokussierten Sichtweise betrachtet werde.[1555] In Übereinstimmung mit einer solchen ganzheitlicheren Betrachtungsweise der Atmung und der Stimme hat man festgestellt, dass Übungen zur Zwerchfellatmung Menschen mit Sprachstörungen wie Stottern helfen[1556] [1557] und dass sich Sprechstörungen durch Veränderung der Atemgewohnheiten behandeln lassen.[1558] Ebenso schildern Musiktherapeuten Fälle, in denen Patienten nicht sprechen können oder Probleme damit haben, aber in der Lage sind, bei bekannten Liedern jedes Wort zu singen.[1559] Der 2009 erschienene Beitrag legt ein breiter gefasstes Konzept von Atmung vor: Atmung stehe »auf allen Ebenen mit dem Wesen des Gesangs in Einklang: in technischer, interpretativer und menschlicher Hinsicht«.[1560]

Ich kann mit Sicherheit sagen, dass das Atemverhalten im Alltag die Gesundheit der Stimmbildung von Sängern beeinflusst, und stimme mit der Auffassung überein, dass Sie mit der Art und Weise, wie Sie atmen, Ihre Singstimme zum Strahlen bringen oder stumpf werden lassen. Es ist zwar allgemein anerkannt, dass guter Gesang bei der guten Atmung anfängt, aber schließlich holen wir ja unsere Atmung nicht bei Bedarf hervor wie ein Violinist seine Geige aus dem Kasten. Die Atmung geht immer weiter, Tag und Nacht, auf und jenseits der Bühne. Wie Sie im Alltag atmen, hat einen Einfluss auf Ihren Gesang, auf Ihre Gesundheit und darauf, wie selbstbewusst Sie auf die Bühne gehen. Dieses grundlegende Wissen fehlt in weiten Teilen bei den ansonsten so umfassenden Atemanweisungen für Sänger.

Im Hinblick auf die Auftritte hat man Zusammenhänge zwischen Hyperventilation und Lampenfieber gefunden. Zum Beispiel wird in einem 2020 in dem Fachjournal *Frontiers in Psychology* veröffentlichten Beitrag ein Zusammenhang zwischen der Nervenstärke bei Auftritten und regelmäßigem Seufzen bei Musikstudenten beschrieben.[1561] Die Wissenschaftler beobachteten, dass in der Atmung der Studierenden in den zehn Minuten vor und nach ihrem Auftritt größere Abweichungen auftraten, was das Atemvolumen und die Dauer der Ein- und Ausatmung angeht sowie die Häufigkeit von Seufzern. Zudem traten vermehrt Angstgefühle, Spannungen und Atemsymptome auf. Bei Studierenden, die stärkere Angst empfanden, waren die Unterschiede bezüglich des Seufzens, der Angstgefühle, Spannungen und Atemsymptome zwischen Übung und Auftritt größer als bei denjenigen, die sich selbstsicherer fühlten.

Das entspricht auch den Ergebnissen einer Studie von 2011, in deren Rahmen man herausfand, dass Atemstörungen im Zusammenhang mit Hyperventilation eine Rolle bei Lampenfieber spielen können.[1562] Das Forscherteam, das die Studie durchgeführt hatte, veröffentlichte 2012 einen Beitrag, der sich den physiologischen Variablen – darunter das endtidale CO_2 – von 67 Musikstudenten mit hochgradiger Angst vor jedem Auftritt widmete. Auch dieser Beitrag stützt die Hypothese, dass Lampenfieber mit Hyperventilation zusammenhängt.[1563]

Atmung im Alltag für Sänger

Von einem ganz einfachen Standpunkt aus betrachtet unterstützen die in diesem Buch dargelegten Grundsätze die Gesundheit der Atmung und Stimmbildung von Sängern. Eine dysfunktionale Atmung hingegen beeinträchtigt ihre gesanglichen Fähigkeiten:

- Wenn Ihr BOLT-Wert niedrig ist, ist Ihre Atemkontrolle schlechter, Ihr Stimmklang belegt und Sie haben Schwierigkeiten, den Atem während einer Phrase aufrechtzuerhalten.
- Bei schneller Brustatmung sind Sie nicht in der Lage, Ihre Ausatmung in einer Weise zu kontrollieren, um den gewünschten Klang zu erzeugen.

- Während des Schlafs oder bei körperlicher Beanspruchung durch den Mund zu atmen, führt zu Reizungen und Entzündungen der Atemwege. Bei Entzündungen produzieren die Atemwege vermehrt Schleim, um die durch die Mundatmung verursachte Trockenheit und das Räuspern auszugleichen. Menschen, die durch den Mund atmen, sind darüber hinaus anfälliger für Infektionen der unteren Atemwege, Erkältungen, allergische Rhinitis und Viren. Eines der besten Dinge, die Sie zum Schutz Ihrer Stimme tun können, ist, Ihren Mund nachts mit einem speziellen Lippenpflaster zu verschließen, um sicherzustellen, dass Sie durch die Nase atmen.
- Im Idealfall liegt Ihr BOLT-Wert bei 25 Sekunden oder darüber. Das fördert Ihre Gesangspraxis im Hinblick auf folgende Aspekte:
- Sie können Töne länger halten.
- Ihre Stimme ist klarer und klangvoller. (Einer meiner Workshops wurde durch den Verband der amerikanischen Sprachpathologen, die American Speech-Language-Hearing Association, geprüft.)
- Da Sie effizienter atmen, haben Sie seltener das Bedürfnis, sich zu räuspern.
- Neben der verbesserten funktionalen Atmung und dem erhöhten Lungenvolumen setzen Sie auch Ihr Zwerchfell besser ein.
- Sie leiden weniger an Atemlosigkeit.
- Da der nasale Atemweg besser offen gehalten wird, klingt die Stimme weniger nasal.
- Ihr Geist ist ruhiger.
- Ihr Atemvolumen ist normaler, was die Ermüdung des Gehirns verringert und die Konzentration steigert. (Übersteigerte Atmung während langen Singens oder Sprechens ist kraftraubend, da zu heftiges Atmen zur Folge hat, dass der Körper CO_2 verliert. Bei sinkender CO_2-Konzentration im Blut verringert sich die Sauerstoffversorgung des Gehirns, was Benommenheitsgefühle und Müdigkeit nach sich zieht.)
- Die Gewebeschädigung in den oberen Atemwegen fällt geringer aus. (Ein zu hohes Luftvolumen durch den Mund zu atmen entzieht dem oberen Atemweg Feuchtigkeit. Das kann zum Austrocknen und zu Entzündungen führen.)
- Die nasale Atmung, insbesondere im Schlaf, wirkt sich auf folgende Art und Weise förderlich auf den Gesang aus:
- Die Nasenatmung während des Schlafs befeuchtet die Luft, erwärmt und reinigt sie. Das schützt die oberen Atemwege und die Stimmbänder. Es ist zudem

wichtig, dass sich die oberen Atemwege während des Schlafs erholen können. Dafür ist die Nasenatmung unverzichtbar.
- Nasenatmung mit einer niedrigen Atemfrequenz ist eine wesentliche Voraussetzung für gesunden Tiefschlaf.

Zum gesunden Atmen im Alltag gehört es, die Lippen im Wachzustand und im Schlaf geschlossen zu halten, im Ruhezustand und bei körperlicher Anstrengung durch die Nase zu atmen und durch eine entspannte Kieferhaltung und einer im Gaumen ruhenden Zunge im Schlaf für maximalen Raum in den Atemwegen zu sorgen. Im Gegensatz dazu begünstigt Mundatmung Stress, Ängste, Panikgefühle und eine mangelnde Sauerstoffversorgung des Körpers und des Gehirns.

Es ist wichtig, wie Sie normalerweise atmen. Achten Sie besonders darauf, ob Ihr Atem im Ruhezustand hörbar ist und ob Sie häufig den Drang haben, zu gähnen oder zu seufzen. Schon ein Seufzer alle paar Minuten reicht, um ein ungesundes Atemmuster aufrechtzuerhalten und eine niedrige CO_2-Konzentration im Blut herbeizuführen.

Wie in diesem Buch bereits mehrfach betont, fördert CO_2 die Oxygenierung der Zellen und der Gewebe. Es regt die Blutzirkulation an und stärkt damit Konzentration und Aufmerksamkeit. Es trägt dazu bei, die Nase offen zu halten. Chronische Mundatmer haben aufgrund des CO_2-Verlusts, der eine Verengung der Atemwege verursacht, häufig eine nasale Sprechstimme. CO_2 sorgt zudem dafür, dass die glatte Muskulatur sich entspannt; das ist für Sänger wichtig, weil die Stimmbänder ebenfalls von glatten Muskeln bewegt werden.

Zur Verlangsamung Ihrer Atmung hilft Ihnen Übung 3 in Kapitel 2 (Seite 55). Die Übung »Langsam Atmen« können Sie sehr gut vor dem Zubettgehen machen oder in eine Meditation einbinden.

Programm zur Vorbereitung auf einen öffentlichen Auftritt

- Wichtig ist die Arbeit an einem hohen BOLT-Wert – vor einem Auftritt, aber auch generell. Idealerweise liegt Ihr Wert über 25 Sekunden.
- Sorgen Sie dafür, dass Sie in der Nacht vor einem Konzert gut schlafen – wenn möglich, in einem dunklen, ruhigen, gut gelüfteten Raum. Reduzieren und verlangsamen Sie Ihre Atmung vor dem Einschlafen über eine Dauer von 20 Minuten. Wenn es sich nicht vermeiden lässt, dass Sie in den Stunden vor dem

Zubettgehen vor einem Bildschirm sitzen, benutzen Sie eine Brille mit Blaulichtfilter. Verschließen Sie den Mund mit einem speziellen Lippenpflaster, um sicherzustellen, dass Sie beim Schlafen durch die Nase atmen.
- Reisen Sie, wenn möglich, eine Stunde vor dem Auftritt an, und versuchen Sie, sich selbst Raum zu geben. Von Steve Jobs weiß man, dass er vor Reden meditiert hat. Das ist wichtig. Sich kurz vor einem Auftritt mit vielen Menschen zu unterhalten, kann dazu führen, dass Sie schlechter Entscheidungen treffen können und mehr Angst haben. Nutzen Sie die Zeit vor dem Singen, um Ihre Energie zu schonen und die Aufmerksamkeit nach innen zu wenden.
- Suchen Sie sich einen ruhigen Platz und verlangsamen Sie 20 Minuten lang Ihre Atmung.
- Nutzen Sie zur Verlangsamung der Atmung Übung 3 (Seite 55).
- Nachdem Sie vor dem Auftritt Ihre Atmung verlangsamt haben, werden Sie sehr fokussiert sein, aber womöglich ein wenig zu entspannt. Sollte das zutreffen, absolvieren Sie das im Folgenden beschriebene intensive Atemanhalten fünfmal. Das verstärkt den Blutfluss zum Gehirn, lässt eine Energiewelle durch Ihren Körper strömen und macht Sie geistig wach.

Oxygen-Advantage®-Atemanhalteübung

Diese Übung fordert den Körper, öffnet die Atemwege und kräftigt die Atemmuskeln. (Verzichten Sie auf Atemanhalteübungen, wenn Sie schwanger sind oder an einer schwerwiegenden Erkrankung leiden!)

- Atmen Sie durch die Nase ein und aus.
- Verschließen Sie die Nase mit den Fingern und halten Sie den Atem an.
- Gehen Sie, während Sie den Atem anhalten.
- Beschleunigen Sie Ihren Gang oder joggen Sie leicht, sobald der Lufthunger stärker wird.
- Gehen/joggen Sie weiter und halten Sie dabei die Luft an, bis Sie einen mittleren bis starken Lufthunger spüren.
- Nehmen Sie die Atmung mit sechs minimalen Atemzügen durch die Nase wieder auf. Versuchen Sie, keine großen Atemzüge zu nehmen.
- Atmen Sie 12 bis 18 Atemzüge lang normal.
- Wiederholen Sie dies fünf- bis sechsmal und üben Sie täglich.

Anhang C

KLASSIFIKATION VON ATEMSTÖRUNGEN BEI ERWACHSENEN

Klassifikation von Dyspnoen bei Erwachsenen

Beobachtung der Atmung	Normale Ventilation	Grad 1	Grad 2	Grad 3	Grad 4
Atemminuten-frequenz (AZ: Atemzug)	10 bis 12 AZ	12 bis 14 AZ	14 bis 16 AZ	16 bis 20 AZ	20 bis 25 AZ
Atemrhythmus	regelmäßig	regelmäßig	relativ regelmäßig	unregel-mäßig	akute Lun-genüber-blähung (Air-trapping)*
Atemamplitude (Tiefe der Atem-bewegung)	normal	normal	erhöht	erhöht oder ver-ringert	erhöht oder verringert
natürliche Atem-pause nach der Ausatmung	2–3 s	1–2 s	1 s	keine Pau-se	keine Pause

Beobachtung der Atmung	Normale Ventilation	Grad 1	Grad 2	Grad 3	Grad 4
Atemmuster	primär vom Zwerchfell ausgehend	primär vom Zwerchfell ausgehend	Zwerchfell- oder thorakale Atmung	thorakale Atmung	thorakale oder kostale Atmung (von den Rippen ausgehend)
Atemmodus	nasal	nasal	oral, nasal oder oronasal	oral, nasal oder oronasal	oral, nasal oder oronasal
BOLT-Wert	> 30 s	20–30 s	15–20 s	10–15 s	5–10 s

Prognostizierte Auswirkung

Beobachtung der Atmung	Normale Ventilation	Grad 1	Grad 2	Grad 3	Grad 4
Dyspnoe im Ruhezustand	keine	keine	keine	moderat	moderat bis stark ausgeprägt
Dyspnoe bei leichter Anstrengung (zum Beispiel Gehen)	sehr leichte Atemlosigkeit	sehr leichte Atemlosigkeit	leichte Atemlosigkeit	moderate Atemlosigkeit	moderate bis stark ausgeprägte Atemlosigkeit
Zu erwartende FEV und FVC (forciertes exspiratorisches Volumen und forcierte Vitalkapazität)	normal	normal	normal/verringert	verringert	verringert

Interpretation der Klassifikation der Atemmuster bei Erwachsenen

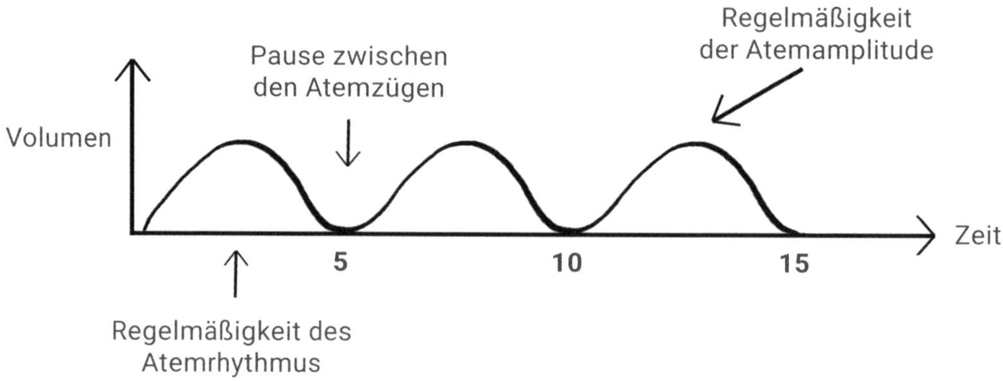

Ein hoher Grad der Atemstörung (3 oder 4) ist mit erhöhter Atemanstrengung und Dyspnoe (Atemlosigkeit bzw. Atemnot) verbunden. Die Atemfrequenz wird höher und das Atemmuster unregelmäßig. Die Atmung kann nasal, oral oder oronasal (kombinierte Mund- und Nasenatmung) erfolgen. Der BOLT-Wert liegt unter 15 Sekunden. Je höher die Einstufung, desto höher ist auch die Wahrscheinlichkeit, dass Sie immer wieder seufzen und Luftmangel empfinden.

Eine niedrige Einstufung (normale Ventilation und Atemstörung mit Schweregrad 1) weist auf eine normale Lungenbelüftung mit müheloser inspiratorischer Expansion und exspiratorischer Kontraktion hin. Die Atmung geschieht im Ruhezustand vorwiegend über die Nase und geht vom Zwerchfell aus. Atemfrequenz und Atemamplitude sind relativ regelmäßig. Die Zeitspanne, über die der Atem im Ruhezustand nach einer passiven Ausatmung problemlos angehalten werden kann, beträgt mehr als 20 Sekunden.

Grad 2 umfasst sowohl die funktionale als auch die dysfunktionale Atmung.

Der BOLT-Wert: Der BOLT-Wert verweist auf die Zahl der Sekunden zwischen dem Zeitpunkt, an dem der Atem nach einer passiven Ausatmung angehalten wird, bis zu demjenigen, an dem unwillkürliche Bewegungen der Atemmuskulatur auftreten.

Lungenüberblähung oder pulmonale Hyperinflation (Airtrapping): Hyperinflation tritt auf, wenn nicht vollständig ausgeatmet wird, bevor die Einatmung einsetzt. Bei jedem Atemzug verbleibt Luft in der Lunge, sodass diese schließlich überbläht.

Zu erwartende Atemmuster auf Basis der Klassifikation

Normale Ventilation/Atmung

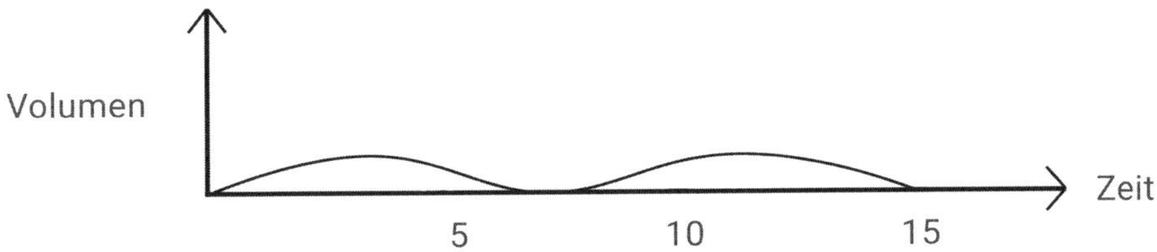

Dyspnoe Grad 1

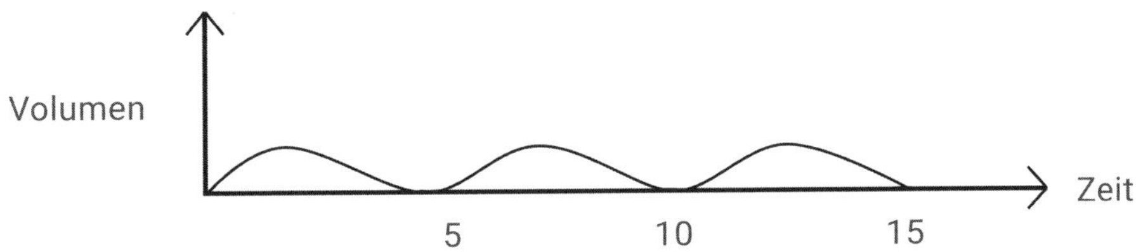

Dyspnoe Grad 2

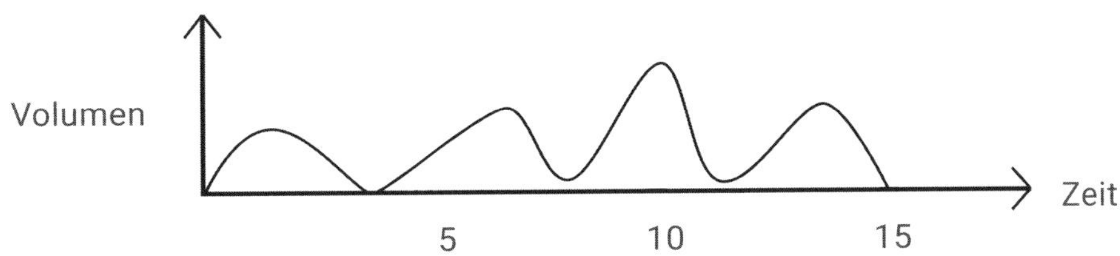

Dyspnoe Grad 3

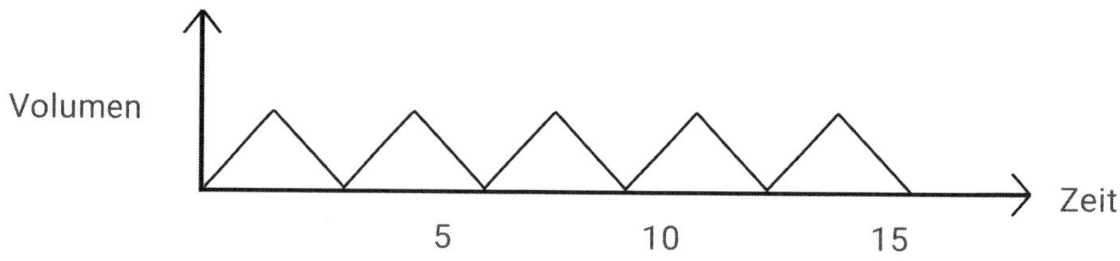

Dyspnoe Grad 4

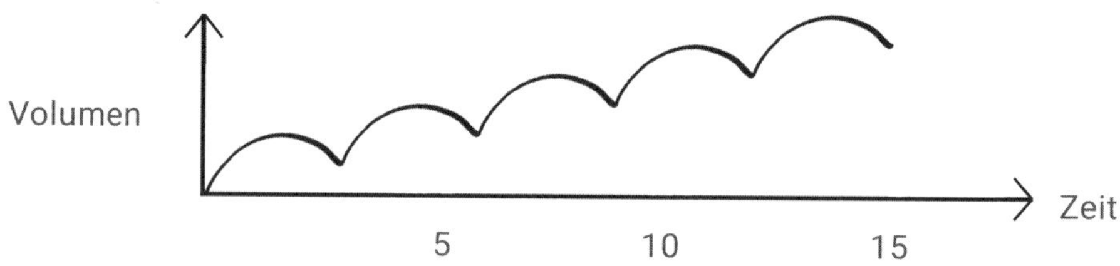

Anhang D

DIE HOHE KUNST DER YOGAATMUNG – IM GESPRÄCH MIT ROBIN ROTHENBERG

Robin Rothenberg lebt im US-Bundesstaat Washington und ist Yogatherapeutin, eine Expertin für Pranayama-Atemtechniken und Autorin einer ganzen Reihe von Büchern, darunter *Restoring Prana: A Therapeutic Guide to Pranayama and Healing Through the Breath* (»Die Wiederherstellung des Prana. Eine therapeutische Anleitung für das Pranayama und das Heilen durch die Atmung«) Sie hat sich von mir in Irland in funktionalem Atemtraining ausbilden lassen und widmete sich der Analyse der vedischen Texte auf Basis moderner wissenschaftlicher Erkenntnisse zur Funktionsweise des Atemsystems. Das folgende Gespräch führten Robin und ich im November 2019, kurz vor Erscheinen ihres Buchs *Restoring Prana*.

Robin: Patrick und ich haben uns vor Jahren kennengelernt, als ich mich mit dieser erstaunlichen Technik der funktionalen Atmung befasste, die mein Leben und die Art, wie ich über die Atmung und über Pranayama denke, komplett verändert hat. Mir wurde klar, dass ich die physiologischen Grundlagen der Atmung besser verstehen lernen musste. So verschlug es mich nach Galway und zu Patrick. Es war die spannendste Ausbildungswoche, die ich je erlebt habe. Zurück zu Hause war ich Feuer und Flamme und wollte das, was ich gelernt hatte, unbedingt mit anderen teilen. Patrick hat seitdem mein Yogastudio schon zweimal besucht und viele Yogalehrer und andere Mitglieder der Heilberufe ausgebildet, die sich für funktionale Atmung interessierten und diese Technik einsetzen wollten, um ihren Klienten besser helfen zu können.

Patrick: *Ich finde, funktionales Atemtraining und Yoga passen hervorragend zusammen. Yoga widmet sich oft den biomechanischen Grundlagen der Atmung; da kann die Biochemie schon mal ins Hintertreffen geraten. Deswegen ergänzen sich die beiden Ansätze perfekt.*

Robin: Bei meinen Recherchen habe ich herausgefunden, dass die alten Yogis durchaus ein Verständnis für biochemische Zusammenhänge hatten. Wenn man sich die Originaltexte und die Methodik der Yogis ansieht, steht außer Frage, dass ihnen bewusst war, dass sie mit ihren Praktiken in die biochemischen Prozesse in ihrem Körper eingriffen. Ob sie sich dabei einen Begriff von dem Wechselspiel zwischen Sauerstoff und Kohlendioxid machten, spielt keine Rolle. Sie wussten, dass sie durch Steigerung ihrer Kumbhakas – ihrer Atemanhaltezeiten – einen anderen Bewusstseinszustand erreichen konnten, einen Zustand tiefer innerer Stille und Ruhe.

Wenn man sich die biomechanischen Grundlagen der Bandhas ansieht, geht es im Grunde oft darum, die Barorezeptoren und Chemorezeptoren zu manipulieren, um den Atem immer länger anhalten zu können. Natürlich verstand ich das erst, nachdem ich mich selbst mit der Physiologie der Atmung auseinandergesetzt hatte. Mit diesem neuen Wissen ausgestattet, nahm ich mir noch einmal die Originaltexte über Pranayama vor. Für mich ist völlig klar, dass die Verfasser dieser Texte die biochemischen Zusammenhänge durchschauten. Aber dieses Wissen ist in den meisten Yogatraditionslinien verloren gegangen, weil es nicht weitergegeben wurde.

Patrick: *Ein erfahrener Pranayama-Schüler hätte also unweigerlich eine längere Atemanhaltezeit? Demnach wäre das doch ein Kennzeichen eines erfahrenen Yogi, der schon lange an seiner langsamen Atmung arbeitet und auf diese Weise die Sensitivität seines Körpers gegenüber Kohlendioxid verringert und seine Atemanhaltezeit verlängert hat. Das zu erreichen, war also das ursprüngliche Ziel von Yoga?*

Robin: Das ursprüngliche Ziel von Yoga und das Leitbild des heutigen modernen Yoga sind zwei sehr unterschiedliche Dinge. Sagen wir mal so: Ich praktiziere Pranayama schon sehr lange und meine Kollegen haben mich früher immer deswegen aufgezogen, weil ich die einzige in der Gruppe war, die die Pranayama-Atemübungen wirklich gemacht hat. Ich nahm die ganze Sache auch deshalb sehr ernst, weil ich so viele Atemprobleme hatte, und ich glaubte, im Pranayama etwas gefunden zu haben, was mir ein wenig weiterhelfen konnte. Also suchte ich nach Lehrern, die besonders im

Pranayama bewandert waren und sich mit Atmung auskannten. Schließlich fand ich einen Lehrer, der als höchster Meister des Pranayama galt.

Was ich bei ihm lernte, war, dass die Verlängerung der Atemzüge beim Ein- und Ausatmen das Wichtigste beim Pranayama ist. Ich gewöhnte mir also eine sehr langsame Atmung an; ich konnte einen Atemzug auf 24 bis 30 Sekunden ausdehnen, sowohl beim Ein- als auch beim Ausatmen. Ich hatte es also geschafft, langsam zu atmen. Dann fiel mir aber auf, dass ich dabei sehr viel Luft aufnahm. Meine neue Atemtechnik hatte also überhaupt keinen Einfluss auf die biochemischen Prozesse im Körper, weil das Atemminutenvolumen dasselbe blieb; nur das Verhältnis veränderte sich. Wenn wir die Atmung auf diese Weise verlangsamen, vergrößern wir einfach das Atemvolumen pro Atemzug. So kann der ursprünglich beabsichtigte Effekt aber nicht eintreten. Denn auf diese Weise wird unsere Atmung nicht leichter oder vorsichtiger, sondern fetter. In allen Originaltexten geht es aber darum, den Atem immer feiner werden zu lassen, sodass er schließlich kaum mehr wahrnehmbar ist. Das ist der Kern der Lehre. Heute treten die Leute oft in einen Wettstreit um die lauteste und längste Ujjayi-Atmung. Die Folge ist Hyperventilation im Yogaunterricht.

Patrick: *Unterm Strich kann man also sagen, dass den alten Yogis die Wichtigkeit von Kohlendioxid in Kombination mit Sauerstoff bewusst war. Wenn wir über die Chemosensitivität des Körpers und die Biochemie sprechen, dann bezieht sich das üblicherweise auf den Kohlendioxidpartialdruck im Blut, der von der CO_2-Konzentration in der Lunge abhängt, die wiederum durch die Atmung bedingt ist. Die Belüftung der Alveolen bzw. die Kohlendioxidkonzentration in den Lungenbläschen bestimmt den Kohlendioxidspiegel im Blut der Arterien. Wenn der Körper überempfindlich auf eine Erhöhung der Kohlendioxidkonzentration reagiert, wird unsere Atmung tendenziell heftiger. Wir können die Chemosensitivität über die Atemanhaltezeit oder AAZ messen. Jemand mit kurzer AAZ hat eine hohe Chemosensitivität gegenüber Kohlendioxid; infolgedessen ist die Atmung heftiger und die Luft kann nicht so lange angehalten werden. Wenn wir also über eine leichte, feine Atmung sprechen: Wie würden die alten Yogis das beschreiben? Meinst du, dass sie während ihrer Übungen so etwas wie Lufthunger empfunden haben?*

Robin: Ich bin tief in die Veden eingetaucht und habe mir angesehen, wie Pranayama darin beschrieben wird und welche Methoden genutzt wurden, um die Länge der verschiedenen Phasen der Atmung zu definieren. Das ist im Grunde ziemlich amüsant. So etwa in die Richtung: »Umrunde dein Knie einmal mit dem Finger, warte, bis du die Kuhglocke fünfmal gehört hast, und dann blinzelst du einmal. « – Für uns ergibt das nicht wirklich Sinn. Aber schließlich haben wir Stoppuhren auf unseren Handys und wir können die Dauer einer Atemphase in Sekunden messen. Damals ging man diese Dinge in gewisser Weise viel subjektiver an. Das Prüfen der feinen, leichten Atmung ist allerding einfach und vollkommen klar. In allen Texten liest man dasselbe: Je weiter weg du deinen Atem spüren kannst (wenn du deine Hand vor dein Gesicht hältst, also die Entfernung zwischen Hand und Gesicht), desto geringer ist dein Pranayama. Pranayma ist, wenn du deinen Atem kaum spüren kannst, selbst wenn du deine Hand nahe an dein Gesicht hältst. Das heißt also, der Atem muss sehr leicht und fein sein. Wenn du heftig atmest, dann spürst du den Atem von viel weiter weg.

Patrick: *Wir reden hier also davon, den Atem zu beherrschen?*

Robin: Von der Beherrschung des Pranas. Letzten Endes geht es immer um Prana. Deswegen spreche ich im Titel meines Buchs von der Wiederherstellung von Prana. Ursprünglich war das gar nicht mein Fokus, aber je mehr ich mich in die vedischen Texte über Pranayama vertiefte, desto mehr ging mir auf, dass es deswegen Pranayama heißt, weil es darum geht, das Prana zu bändigen, es zu zügeln. Ziel ist, uns mit Prana zu füllen wie ein Gefäß und unserem Körper auf diese Weise mehr Kraft und Lebensenergie zu geben. Das ist der eigentliche Sinn von Pranayama. Als ich dich kennenlernte, hatte ich Pranayama schon fast 30 Jahre lang praktiziert, und trotzdem hatte ich dieses Ziel bis dahin noch nie erreicht. Dann wurde ich krank und fühlte mich vollkommen ausgelaugt. Ich begann mit dem funktionalen Atemtraining, und allmählich machte ich Erfahrungen, wie sie in den Veden in Bezug auf Pranayama beschrieben werden. Pranayama soll zu mehr Lebensenergie, Klarheit des Geistes und einem geringeren Bedürfnis nach Schlaf und Nahrung führen, außerdem zu mehr Tatkraft und allgemeinem Wohlbefinden. Meine Pranayama-Übungen hatten bis dahin lediglich einen beruhigenden und energetisierenden Effekt auf mich gehabt, aber die Wirkung hielt nicht an, vielleicht höchstens eine halbe Stunde nach der Übung, und dann war ich wieder zurück im Normalmodus. Was mich an meinen ersten 24 Stunden funktionalen Atemtrainings so begeisterte, war, dass ich auf einmal diese nachhaltige Art von Bewusstheit, Achtsamkeit und Konzentration erreicht hatte. Ich war schon immer eine sehr fokussierte Person, aber diese Konzentration ist etwas anderes. Der innere Friede, der mich damals durchströmte, ließ mich zur Ruhe kommen. Dieses anhaltende Gefühlt tiefer Stille war anders als alles, was ich je zuvor gespürt hatte. Und diese innere Stille hat seit nun schon fast vier Jahren nicht nachgelassen. Das Ganze scheint also zu funktionieren.

***Patrick**: Glaubst du, dass die Yogis von damals auch über die Atmung im Alltag nachgedacht haben – anders gesagt: wie wir im Schlaf, bei körperlicher Anstrengung und unter*

Stress atmen sollten? Ich glaube, dass es nicht nur um das Atmen während einer Atemübung gehen darf. Wir sollten das, was wir im Training lernen, auch bei unserer Alltagsatmung beachten. Ich kann mir gut vorstellen, dass Leute, die zum Yoga gehen, oft Beschwerden haben, die auf Stress zurückzuführen sind. Sie wollen etwas für ihre Gesundheit tun, und das, was sie im Yogastudio machen, tut ihnen auch gut. Aber sie nehmen es nicht mit in ihren Alltag. Was meinst du? Woran fehlt es uns?

Robin: Ich möchte diese Frage aus zwei Blickwinkeln beantworten. Von meiner persönlichen Warte aus kann ich sagen, dass meine Lehrer bei den Übungen immer die nasale Atmung sehr betont haben. Dementsprechend war ich beim Yoga – in den Kursen wie zu Hause – eine hingebungsvolle, engagierte Nasenatmerin. Aber zu jeder anderen Tages- und Nachtzeit war ich eine vollkommene Mundatmerin. Mir war noch nicht einmal bewusst, dass mein Mund offenstand. Keiner meiner Lehrer hat jemals zu mir gesagt: »Atme auch dann durch die Nase, wenn du nicht auf der Matte stehst.« Daher habe ich das für die Aus- und Weiterbildung von Yogalehrern zu einem meiner Leitsprüche gemacht: Es geht nicht nur für die Zeit, in der du Yoga praktizierst. Eine gesunde, funktionale Atmung geschieht durch die Nase, und das 24 Stunden am Tag, an sieben Tagen die Woche. Diese Weisheit wurde definitiv nicht über die Yogatraditionslinien weitergegeben.

Was die vedischen Lehren in Bezug auf die Atmung bei verschiedenen Tätigkeiten angeht ... Ich habe doch schon die Sache mit dem Abstand zwischen Hand und Gesicht erwähnt, nicht wahr? In einem der vedischen Texte werden verschiedene Tätigkeiten mit dem jeweils idealen Abstand aufgelistet, darunter auch Meditation, Bewegung und Essen. Am weitesten darf die Hand in Bewegung und beim Schlafen vom Gesicht entfernt sein. Die Verfasser waren sich also bewusst, dass sich die Atmung verändert. Es gibt allerdings einen wichtigen Punkt, der meiner Meinung bei der Überlieferung des Wissens durch die verschiedenen Traditionslinien ebenfalls nicht berücksichtigt worden ist: Was für die alten Yogis in der Welt, in der sie lebten, funktionierte, funktioniert für uns heute eben nicht. In der Welt der Yogis gab es nur biologisch und lokal angebaute Nahrungsmittel und das Wasser, die Luft und die Erde waren sauber und unbelastet. Auch hatten die Yogis gar keine andere Wahl, als körperlich aktiv zu sein, wenn sie es warm haben, essen oder trinken wollten. Und Kommunikation spielte keine sonderlich große Rolle. Die Yogis saßen nicht herum und unterhielten sich. Ihr Leben war viel ruhiger und einfacher.

Es gibt vedische Texte über Stress, also war das Phänomen bekannt. Der Begriff Duḥkha bezeichnet ein Gefühl des Feststeckens, des Nichtweiterkommens, das sich auf verschiedene Art und Weise manifestieren kann – mental, emotional und körperlich. Aber immer ist da dieses Gefühl, dass man keinen Ausweg hat, das Gefühl eines eingeschliffenen Musters, aus dem man nicht herauskommt. Das ist die Wurzel allen Leidens. Hätten die Yogis ein solches Gefühl nicht nachvollziehen können, dann hätten sie nicht so tiefgründige Gedanken dazu niedergeschrieben. Aber gleichzeitig muss man sagen, dass sie vor anderen Herausforderungen standen als wir in unserem heutigen Leben. Was ich an den Erkenntnissen der Wissenschaft zur Atmung so schätze, ist ihre Ausrichtung auf das Hier und Jetzt, auf die Menschen und ihre chronischen Krankheiten in unserer heutigen Gesellschaft. Für die Yogis bestimmten ihre Praktiken ihren gesamten Alltag. Ihr Ziel war, Samadhi zu erreichen, einen Zustand der Versenkung und des Einsseins. Wissenschaftler dagegen sehen sich Menschen mit schweren Krankheiten an und fragen sich, wie sie ihnen helfen können. Wir können den Atem nutzen, um zu heilen. Das ist ein anderes Ziel, als es die Yogis hatten, und wir setzen die Atmung als Werkzeug entsprechend anders ein. Aus meiner Sicht sind die wissenschaftlichen Erkenntnisse also in gewisser Weise relevanter, weil sie viel mehr mit dem zu tun haben, was die Menschen, mit denen ich als Yogatherapeutin arbeite, von mir brauchen.

Patrick: *Dr. Buteyko erkannte, dass kranke Menschen schwerer atmen. Er fragte sich: Verursacht die Krankheit diese heftige Atmung oder die heftige Atmung die Krankheit? Das passt zu einer Yogaweisheit, die ich vor Jahren einmal gehört habe: Das Leben eines Menschen wird nicht in Jahren gezählt, sondern in Atemzügen. Uns steht nur eine bestimmte Anzahl an Atemzügen zur Verfügung.*

Wenn wir einen Blick in die Tierwelt werfen, dann sehen wir, dass Tiere, die schnell atmen, eine kürzere Lebensspanne haben, und die, die langsam atmen, länger leben. Bei uns Menschen gilt: Eine lange Atemanhaltezeit bedeutet meist auch eine niedrige Atemfrequenz. Das ist eine wichtige Erkenntnis. Was du über die Messung des Atems durch den Abstand der Hand zum Gesicht sagst ... Wenn das Ziel ist, so leicht zu atmen, dass man kaum einen Lufthauch auf der Haut spürt, dann muss jemand, der so atmet, Lufthunger verspüren. Wir wissen, dass man über die Arbeit mit dem Lufthunger die Chemosensitivität senken und die biochemischen Vorgänge beeinflussen kann.

Irgendwie kommt es mir so vor, als würde sich hier ein Kreis schließen. Vielleicht wird Lufthunger in den vedischen Texten nicht beschrieben, aber eine so feine, leichte Atmung muss mit Lufthunger verbunden gewesen sein. Wenn ich versuche, meine Atmung so stark zu verlangsamen, dass ich keine Luftbewegung an meiner Hand mehr spüre, dann muss ich zwangsläufig mein Atemminutenvolumen reduzieren. Das führt wiederum zu mehr

Kohlendioxid in meinem Blut und das vermindert eben meine Chemosensitivität gegenüber Kohlendioxid – was wiederum zu langsamerer Atmung führt. Und Nasenatmung steht in Verbindung mit dem Zwerchfell und das Zwerchfell mit langsamer Atmung.

Robin: Ganz genau. Im Pranayama ist Atemanhalten nach dem Einatmen und Ausatmen (Retention und Suspension) sehr wichtig; die yogischen Texte machen deutlich, dass beide unterschiedliche chemische Komponenten haben.

Die Atmung hat vier Phasen: Einatmen, Atemanhalten nach dem Einatmen, Ausatmen und Atemanhalten nach dem Ausatmen. Jede Phase hat eine andere Qualität. Durch die Anpassung des Verhältnisses zwischen Einatmung oder Ausatmung und den Atempausen kann man Einfluss auf die Lebensenergie nehmen. Zum Beispiel spendet das Einatmen und das Atemanhalten nach dem Einatmen mehr Energie.

Patrick: *Wenn man langsam einatmet und dann die Luft anhält, hat der Sauerstoff auch mehr Zeit, von den Lungen in das Blut zu diffundieren.*

Robin: Stimmt. Und Ausatmen ist eher parasympathisch, weswegen man sich beim Yoga eher darauf konzentriert; das ist die im Yoga übliche Hinwendung zum Pranayama. Das Atemanhalten nach der Ausatmung gilt als die beruhigendste Phase. Wenn jemand gestresst ist, dann kommt die Person durch langsames Ausatmen sofort zur Ruhe und erdet sich wieder. Auf kurze Sicht ist das sehr hilfreich. Aber dieser Ansatz lässt völlig außer Acht, wie diese Person vor Beginn der Übung geatmet hat. Wenn sie etwa chronisch hyperventiliert und sie sich beim Pranayama hauptsächlich auf lange Ausatemphasen konzentriert, dann wird das ihre Hyperventilation verschlimmern. Genau das ist mir passiert.

Patrick: *Manchmal habe ich schon den Eindruck, dass sich ein Mythos über das Atmen verbreitet hat – dass es darum geht, so viel Sauerstoff wie möglich aufzunehmen und so viel Kohlendioxid wie möglich loszuwerden. Wenn man die Luft nach dem Ausatmen anhält, führt das zu einer Erhöhung der Kohlendioxidkonzentration im Blut. Dann kann wiederum Sauerstoff leichter von den roten Blutkörperchen in die Körperzellen gelangen. Schon allein langsames Einatmen sorgt dafür, dass sich Stickstoffmonoxid in der Nasenhöhle ansammelt. Und wenn man richtig langsam atmet, dann gelangt das Stickstoffmonoxid von der Nase in die Lungen, was eine Umverteilung des Blutes innerhalb der Lunge begünstigt. Das wiederum führt zu einem erhöhten Sauerstoffpartialdruck im Blut.*

Manche dieser Zusammenhänge sind für die Wissenschaft noch sehr neu, aber die alten Yogis wussten davon. Die Tatsache, dass Stickoxid in den Nasennebenhöhlen produziert wird, ist erst seit den 1990ern bekannt. 1988 fand ein Wissenschaftler namens Swift heraus, dass bei Menschen, die nach einer Kieferoperation gezwungen sind, durch die Nase zu atmen, weil ihr Kiefer verdrahtet wurde, der Sauerstoffpartialdruck im Blut um beinah zehn Prozent zunimmt.[1564] *Nur wenigen Leuten ist das alles bewusst. Ich habe 20 Jahre lang durch den Mund geatmet und keiner der Gesundheitsexperten, bei denen ich war, sagte je zu mir: »Patrick, atmen Sie durch die Nase.« Die meisten glauben, Atmen sei etwas, das man einfach tut – aber so einfach ist es eben nicht. Die Wissenschaft hat diesbezüglich immer noch Nachholbedarf. Man weiß zwar, welche Funktion das Stickstoffmonoxid im Schlaf hat, aber wie genau das abläuft, ist immer noch unklar.*

Atem, Gefühle und Schlaf sind wie die drei Seiten eines Dreiecks: Wenn man eine Nacht lang schlecht schläft, dann ist man den nächsten Tag wahrscheinlich fahrig und nervös – und innere Unruhe führt zu unruhiger Atmung und eine unregelmäßige Atmung hat wiederum negative Auswirkungen auf den Schlaf. Diese Dinge schaukeln sich gegenseitig hoch.

Robin: Das ist auch mein Ansatz, wenn ich unterrichte: Ich will meine Kollegen über die Zusammenhänge aufklären und die bekannten Atemmythen unter die Lupe nehmen. Zum Beispiel glauben manche Menschen, dass das Kohlendioxid dem Sauerstoff sozusagen Platz wegnimmt – also müsse man das ganze Kohlendioxid loswerden. Solche Irrtümer möchte ich widerlegen. Aber jeden einzelnen, den ich in meinem Buch thematisiere, habe ich in der Vergangenheit selbst unterrichtet und weitergegeben, als ich es noch nicht besser wusste.

Im Yoga gibt es diesen Begriff, Avidyā. Das bedeutet Nichtwissen oder Nichterkenntnis und ist die Wurzel von allem Duḥkha, allen Leidens. Unser Leid fußt auf der Tatsache, dass wir nicht wirklich verstehen, was um uns herum vor sich geht. Avidyā kann sich auf sehr unterschiedliche Art und Weise äußern, etwa in Form unseres Egos, unserer Bindungen, Abneigungen und Ängste. All diese Dinge hindern uns daran, das zu sehen, was ist. In gewisser Hinsicht ist mein Buch ein Bekenntnis – ein Bekenntnis meines eigenen Avidyā in Bezug auf die Atmung und ein Bekenntnis meiner Arroganz. Denn ich hatte geglaubt, alles zu verstehen, weil ich doch bei all diesen brillanten Lehrern gelernt hatte – die ich wirklich nach wie vor sehr schätze. Aber mir war nicht bewusst, dass dieses Avidyā über Generationen von Lehrern an Schüler weitergegeben worden ist.

Patrick: *Ich würde das nicht unbedingt Arroganz nennen. Aber ich bewundere dich dafür, dass du erkannt hast, dass es da mehr zu wissen gibt, als man dir beigebracht hatte. Es gibt so viele Leute, die mitten in ihrem Beruf stehen, Experten und Lehrende, die neuen Informationen gegenüber nicht besonders aufgeschlossen sind. Wahrscheinlich waren deine gesundheitlichen Probleme für dich Glück im Unglück, weil du dadurch gezwungen warst, dich nach anderen Methoden umzusehen.*

Ich kann mich erinnern – ich habe ja dein Buch gelesen – dass du darin die Arbeit des italienischen Herzspezialisten Luciano Bernardi zitierst. Er beschäftigt sich sehr intensiv mit der Atemkadenz. Wenn du also in deinem Buch über Atmung schreibst, dann meinst du nicht nur die biomechanischen Zusammenhänge. Es genügt ja auch nicht, sich nur auf die Bewegungen des Zwerchfells zu konzentrieren. Wir müssen uns auch die Biochemie ansehen – wir haben schon über die Funktionen des Kohlendioxids gesprochen – und eben auch die Kadenz in den Blick nehmen. Es geht darum, alle drei Gesichtspunkte zusammenzubringen.

Robin: Den psycho-emotionalen Aspekt nicht zu vergessen: Im Yoga steht der Atem in direkter Verbindung mit dem Geist und den Gefühlen. Alle Yogaübungen zur einseitigen und wechselseitigen Nasenatmung sprechen gezielt verschiedene psychospirituelle und emotionale Faktoren an. Es besteht auch ein direkter Zusammenhang zu den Chakren und allen Chakra-Lehren. Der Atem und der Geist sind nicht voneinander zu trennen.

Die yogische Philosophie lehrt uns, dass unser Sein fünf Ebenen hat: den physischen Körper, den Energiekörper, den mentalen Körper, den emotionalen, tiefer wissenden und den spirituellen Körper. Der yogischen Lehre zufolge sind dies aber nicht fünf voneinander völlig getrennte Dimensionen, sondern sie stehen alle in Bezug zueinander. Das Wort, mit dem man dieses Zusammenspiel beschreibt, lautet »panchamaya«. *Pancha* bedeutet fünf und *maya* sich gegenseitig durchdringen. Man kann ja auch nicht sagen, in welchem Teil einer Zelle die Emotionen stecken, oder den Geist vom Körper trennen. Alles ist eins. Zwischen den fünf Dimensionen findet ein ständiger Informationsaustausch statt. Deswegen spannt der Körper sich an, wenn man sich gestresst fühlt, und die Atmung beschleunigt sich. Das Großartige an den yogischen Praktiken ist, dass sie so viele Pfade zur Transformation eröffnen. Wenn man in eine Yogastunde geht und den Körper anders bewegt, dann fühlt man sich anders. Und wenn man den Körper anders atmet, dann fühlt man sich auch anders. Und wenn man den Körper anders denkt, dann fühlt man sich ebenfalls anders. Egal, welchen Pfad man nimmt – jeder transformiert das Ganze.

Patrick: *Wenn wir uns diese Dimensionen anschauen, von denen du da sprichst, fällt mir ein, dass wir ja auch die Blutzirkulation anregen können, indem wir die Atmung durch einen leichten Lufthunger verlangsamen. Dann wird uns wärmer. Wir können auch die Sauerstoffversorgung der Zellen verbessern und die Nase durch Atemanhaltetechniken frei machen. Wir können die unteren Atemwege öffnen, die Blutzufuhr zum Gehirn erhöhen, den Körper aus einem erhöhten Vagotonus in einen erhöhten Sympathikotonus und wieder* *zurück wechseln lassen, die Barorezeptoren stimulieren, das autonome Nervensystem dabei unterstützen, seine normalen Funktionen wiederherzustellen, und wir können die RSA, die HRV und die Aktivierung des Vagusnervs steigern. Es ist wirklich unglaublich, die Kraft zu sehen, die sich da entfaltet, wenn man all diese Dimensionen des Atmens zusammenbringt. Aber, Robin: Niemand macht es. Woran liegt das? Warum konzentrieren sich so viele Leute auf nur eine einzige Dimension des Atmens und vergessen dabei alle anderen?*

Robin: Das kann ich dir leider nicht sagen. Meine Yogatraditionslinie geht auf Krishnamacharya zurück, der als einer der großen Yogameister der modernen Zeit gilt. Von ihm lernten K. Pattabhi Jois, B. K. S. Iyengar, Indra Devi und Krishnamacharyas Sohn, T. K. V. Desikachar. All diese Leute haben die Yogalehre im Westen wirklich vorangebracht. Viele der wichtigen Yogaschulen lassen sich auf Yogis zurückführen, die Krishnamacharya als Lehrer hatten. Ich habe diese Frage einmal einer Kollegin gestellt, die Schülerin von Desikachar war, also von Krishnamacharyas Sohn, und sie meinte, es wäre Krishnamacharya wohl sehr schnell klar geworden, dass die Menschen aus dem Westen Schwierigkeiten hatten, überhaupt zu atmen. Er reagierte auf diese Situation und sagte: »Lasst uns diese Menschen einfach dazu bringen, zu atmen.« Er wollte erreichen, dass seine Schüler eine stabile Kadenz ausbilden, und deswegen betonte er die Ausatmung stärker. Seine westlichen Schüler waren damals noch nicht so weit, dass sie Atemanhalteübungen hätten machen können.

Patrick: *Demnach ging es im Grunde erstmal darum, dass sie sich von ihren Gedanken lösen und ihre Aufmerksamkeit auf die Atmung lenken. Der Atem wurde also zur Meditation genutzt, im Sinne der Achtsamkeit, und um mit dem eigenen Körper in Verbindung zu treten. Sehe ich das richtig?*

Robin: Ganz genau. Ich denke, da kamen einige Dinge zusammen. Zum einen war da eine Grundidee, aber die wurde dann nicht weiterentwickelt, nicht wieder aufgegriffen, um diese Leute dann in höhere Bewusstseinszustände mitzunehmen. Wir Menschen von heute sind auch sehr beschäftigt, wir haben wenig Zeit; das kommt noch dazu.

Zum anderen muss man sagen – und du und ich haben das beide am eigenen Leib erlebt, genauso wie jeder andere, der schon mal reduzierte Atmung und Atemanhaltetechniken praktiziert hat – am Anfang ist das Ganze vor allem für Leute, die stark überatmen und eine hohe Atemfrequenz haben, alles andere als angenehm. Es fühlt sich einfach nicht gut an. Man kann es mit einer Diät vergleichen, bei der man abnehmen will, indem man von jetzt auf gleich kleinere Portionen isst; man macht also sozusagen eine radikale Luftdiät. Das ist beschwerlich. Mal ganz abgesehen davon, wenn jemand vielleicht ein Trauma hat, schon einmal fast ertrunken oder erstickt wäre, dann können all diese Emotionen wieder hochkommen – diese Angst, die Panikattacken. Und ich will ja niemanden verschrecken. Es ist ein Prozess.

Es gibt natürlich Mittel und Wege, um den Geist zur Ruhe kommen zu lassen. Viele Yogatechniken wie Mantras und Mudras eignen sich hervorragend dafür, den Leuten durch diese erste Phase zu helfen – durch diese Übergangsphase, in der sie sich akklimatisieren und lernen, sich zu entspannen und sich auf den reduzierten Atem einzulassen. Ich glaube, das ist schon auch eine Barriere. Wenn man die Leute nicht gut trainiert und sie nicht wissen, wie sie die Übung anpassen und verfeinern sollen, dann wird es wirklich mühsam. Aber wie sollst du bitte dann 40 Schüler in einem Yogakurs unterrichten?

Außerdem muss man natürlich bedenken: All diese lauten, dramatischen Atemzüge, das wirkt richtig beeindruckend, oder? Du fühlst dich, als würdest du wirklich etwas leisten. Du blähst deine Lunge und deine Brust auf, plusterst dich sozusagen auf, und das hat schon etwas Dynamisches. Wir wissen die leisen Töne nicht zu schätzen, das Leichte, Feine, das haben wir nicht gelernt. Aber bei Yoga geht es in jeder Beziehung darum, still zu werden und sich zurückzunehmen. Es geht darum, weniger auf das da draußen angewiesen zu sein, sich weniger in das Außen ziehen zu lassen und sich in der eigenen inneren Stille immer mehr zu Hause zu fühlen. Das ist der Zustand der Meditation.

Das alles geht ganz klar aus dem achtgliedrigen Pfad des Yogas hervor, den die Yogis entwickelt haben – dieser Pfad beginnt mit der Art und Weise, wie wir mit anderen Menschen umgehen, führt dann dazu, wie wir in unserem Körper leben, wie wir atmen und uns auf unsere Sinne einlassen, bis man zu den höheren Zuständen der Fokussierung und Meditation vordringt und schließlich am Ende die Erleuchtung das Samadhi erreicht. Auf diesem achtgliedrigen Pfad geht es immer darum, dass wir ruhig und still werden müssen, uns mehr und mehr vom Äußeren lösen, um in einen höheren Bewusstseinszustand zu gelangen. Leider habe ich den Eindruck, dass wir irgendwann in die entgegengesetzte Richtung abgebogen sind, und jetzt geht es beim Yoga plötzlich um »Schaut, was ich anhabe und in welche Posen ich meinen Körper verbiegen kann!« Nichts davon hat wirklich etwas mit Yoga zu tun. Yoga ist in Wirklichkeit sehr fein, leicht und sehr undramatisch.

Patrick: *Ich fand es spannend, was du darüber gesagt hast, dass wir bei der Atemreduktion Lufthunger auslösen und dass das für manche Leute fordernd sein kann. Daran lässt sich doch etwas ändern – wir können immer an den Übungen drehen – und für mich* *ist dies auch das Schöne an dieser Methode. Durch die Messung des BOLT-Werts können wir beurteilen, wie jede einzelne Person auf die Übungen reagiert. Und wenn zum Beispiel der Lufthunger zu stark wird, dann schalten wir eben einen Gang zurück. Es geht schon darum, Lufthunger zu empfinden, aber ein bisschen davon genügt völlig, finde ich. Ein Löffelchen Lufthunger sozusagen. Auch aus psychologischer Sicht hat diese Herangehensweise Vorteile. Wenn man es mit Menschen zu tun hat, die an Panikattacken leiden oder die in der Kindheit eine traumatische Erfahrung mit dem Ertrinken gemacht haben, dann kann »ein Löffelchen Lufthunger« bei der Rekonditionierung helfen und die Angst vor dem Ersticken schrittweise mindern.*

Es würde mich wirklich interessieren, wie du in deinen Yogakursen an diese Sache herangehst. Wenn zum Beispiel ein Yogalehrer die Teilnehmer durch eine bestimmte Abfolge an Haltungen hindurchleitet und ihnen dabei zu tiefen Atemzügen rät – wäre es dann eigentlich möglich, die Vorgehensweise anzupassen und stattdessen funktionale Atemmuster in das Training zu integrieren? Kann man die Atmung unter Berücksichtigung der Biomechanik, Biochemie und Kadenz mit bestehenden Yogapraktiken überhaupt zusammenbringen?

Robin: Daran habe ich in den letzten Jahren gearbeitet. Als Erstes müssen die Leute eine Vorstellung davon bekommen, wie sie ruhiger atmen und die Atmung mehr ins Innen verlegen. Ich glaube, der biomechanische Aspekt, also die Bauch- bzw. Zwerchfellatmung, spielt dabei eine größere Rolle, als die meisten denken.

Bei den Recherchen zu meinem Buch habe ich viele Überraschungen erlebt. Eine davon war, dass ich mich regelrecht in das Zwerchfell verliebt habe! Ich war einfach ganz von den Socken, als ich erfahren habe, welche Vorgänge das Zwerchfell mit seinen Bewegungen steuert, und das in wortwörtlicher Verbindung mit dem Herzen. Das Herz sitzt ja direkt über dem Zwerchfell und beide sind durch Faszien miteinander verbunden. Es gibt keine klare Trennlinie zwischen dem Herzbeutel (Perikard) und dem Zwerchfell – das ist alles aus einem Stück. Das Zwerchfell massiert quasi mit seinen Bewegungen das Herz. Dann gibt es noch die ganzen Baucheingeweide darunter und den Vagusnerv, der durch das Zwerchfell hindurchführt, genauso wie die *Vena cava* (große Körpervene), die Aorta (Bauchschlagader) und das Lymphsystem. Dort hängt einfach alles von den Bewegungen des Zwerchfells ab. Und damit das Zwerchfell sich gut bewegen kann, müssen wir in biomechanischer Hinsicht funktional atmen. Das ist nichts anderes als Bauch- bzw. Zwerchfellatmung, denn die Bauchmuskeln arbeiten synergistisch mit dem Zwerchfell. Wenn die Bauchmuskeln sich zusammenziehen, entspannt sich das Zwerchfell, und im Zusammenspiel bilden sie eine Art Pumpe aus Bändern und Faszien, die vom Bauch aus jedes System im Körper erreicht.

Patrick: *Das Zwerchfell spielt auch eine Rolle im Hinblick auf den intraabdominellen Druck und bei Schmerzen im unteren Rücken.*

Robin: Ja, stimmt. Das Zwerchfell ist zentral für unsere Stabilität. Es gehört zur tiefen Core-Muskulatur und arbeitet mit den quer verlaufenden Bauchmuskeln, der Beckenbodenmuskulatur und den *Musculi multifidi* zusammen – wenn denn dieses Zusammenspiel funktioniert wie gedacht.

Ich habe mich eingehend mit der biomechanischen Forschung zu funktionaler Bewegung und funktionaler Atmung beschäftigt und es hängt einfach so viel miteinander zusammen. Leute, die Brustatmung statt Bauch- bzw. Zwerchfellatmung machen, sind viel anfälliger für Rückenschmerzen, Nackenverspannungen, Faszienprobleme und Funktionsstörungen im Beckenbereich. Wie gesagt: Es besteht ein Zusammenhang. Und dann darf man natürlich auch nicht den Vagusnerv vergessen, der das Nervensystem im Gleichgewicht hält.

Patrick: *Wenn man sich die Forschungen von Bordoni ansieht, dann scheint das Zwerchfell auch etwas mit unseren Emotionen zu tun zu haben.*

Eine andere Sache muss man aber auch bedenken: Über Zwerchfellatmung spricht man in vielen Disziplinen, zum Beispiel in der Physiotherapie, physikalischen Therapie oder der Logopädie. Aber ich habe den Eindruck, dass manchmal die Nasenatmung außer Acht gelassen wird. Glaubst du, eine adäquate Zwerchfellatmung ist überhaupt möglich, wenn man durch den Mund atmet?

Robin: Nein, nicht wirklich. Es besteht ein direkter Zusammenhang zwischen Nasen- und Zwerchfellatmung. Man kann zwar schon durch den Mund in den Bauch atmen, aber es ist einfach nicht genauso wirkungsvoll. Ein chronischer Brustatmer muss das Zwerchfell bewusst aktivieren, bis es wirklich in den Atmungsprozess integriert ist. Man muss die Bauchmuskeln rekrutieren und für das Zusammenspiel mit dem Zwerchfell und der Atmung trainieren. Studien zeigen, dass das beste Training für die Beckenbodenmuskulatur in synchroner Bauch- und Zwerchfellatmung besteht. Wenn Zwerchfell und Bauchmuskulatur gut arbeiten, dann gehen die Beckenbodenmuskeln automatisch mit dem Zwerchfell mit und arbeiten auch effizient und effektiv. Und wenn man ungesund atmet, dann verursacht das nicht nur Nacken- und Schulterverspannungen, sondern auch Funktionsstörungen der Beckenbodenmuskulatur. Mit anderen Worten: Fehlende Zwerchfellatmung wirkt sich auf den Beckenboden aus, und dasselbe gilt für das Atmen durch den Mund.

Patrick: *Ich gehe davon aus, dass die Atmung alles andere sozusagen aussticht: Ist die Atemfunktion gestört, dann werden andere Körpersysteme herangezogen, um die Atmung* *zu unterstützen. Die Atmung hat letzten Endes Priorität, weil sie unverzichtbar für das Weiterleben ist.*

Übrigens scheint gesunder Schlaf in letzter Zeit auch viel Beachtung zu finden, und die Atmung wird in der Schlafmedizin im Hinblick auf Schnarchen, obstruktive Schlafapnoe oder das Upper Airway Resistance Syndrom noch sehr wichtig werden. All diese Störungen sind in den USA und in anderen westlichen Ländern relativ häufig. Neun Prozent der Frauen und 26 Prozent der Männer zwischen 30 und 49 sind von Schlafstörungen betroffen. Bei Frauen ab 50 verdreifacht sich dieser Wert auf 27 Prozent, bei Männern steigt er auf 43 Prozent. Eine schlechte Schlafqualität spielt eine nicht zu unterschätzende Rolle bei der Entstehung vieler Krankheiten. Beispielsweise werden Diabetes und Demenz mit Schlafproblemen in Verbindung gebracht. Wie sieht das bei deinen Schülern aus? Wenn du sie dazu bringst, durch die Nase zu atmen, hat dir da schon mal jemand erzählt, dass das Auswirkungen auf seinen oder ihren Schlaf hatte?

Robin: Aber natürlich! Ich habe das auch an mir selbst festgestellt; aber dass sie besser schlafen, ist oft der erste Fortschritt, von dem mir meine Schüler berichten. Das war schon immer so, selbst als ich Pranayama noch auf die alte Art und Weise unterrichtete, also mit einem Schwerpunkt auf der Verlangsamung des Atems und die Verlängerung der Ausatemphase. Schon das hat den Leuten beim Einschlafen und Entspannen geholfen. All diese Pranayama-Techniken, die das Nervensystem beruhigen und den Vagotonus stärken, also die Aktivität des Parasympathikus, helfen den Übenden dabei, loszulassen, was in ihrem Geist vor sich geht, und das fördert den Schlaf. Ich glaube, die Schlafqualität ist die größte und sichtbarste Veränderung durch nasale Atmung. Die Leute müssen nicht so oft aufstehen, um zur Toilette zu gehen, sie wachen nicht so oft mitten in der Nacht auf und fühlen sich am Morgen frischer und ausgeruhter. Es geht nicht nur darum, schneller einzuschlafen, sondern auch darum, nicht immer wieder aufzuwachen und stattdessen tiefer und erholsamer zu schlafen.

Patrick: *Menschen, die an Störungen des Atemmusters leiden und schnell und heftig atmen, atmen in der Regel auch mit offenem Mund … Man kann sich ja vorstellen, wie viele von denen ins Yogastudio pilgern – bei Menschen über 40 liegt die Wahrscheinlichkeit, dass sie während mindestens 50 Prozent ihrer Schlafdauer mit offenem Mund atmen, sechsmal höher. Zur Veranschaulichung sage ich oft: Wenn Sie morgens mit einem trockenen Mund aufwachen, dann bekommen sie nicht genug erholsamen Schlaf.*

Was du über Emotionen gesagt hast, finde ich sehr interessant. Ich meine, dass du Pranayama nutzt, um den Parasympathikus zu aktvieren und deinen Schülern beim Einschlafen zu helfen. Jeder, der einen stressigen Tag hinter sich hat, findet es schwierig abzu-

schalten. Und wenn unser Geist unruhig ist, ist die Wahrscheinlichkeit größer, dass wir uns im Schlaf ständig hin und her wälzen. Ich bin ja ein relativ gelassener, ruhiger Mensch, aber ich kenne das auch. Wie ist das dann erst bei Menschen, die zu Ängsten und innerer Unruhe neigen? Denen wird es noch viel schwerer fallen herunterzukommen. Und das hat dann Auswirkungen auf ihren Schlaf. Wenn man sich die Personengruppen anschaut, die zu Atemmusterstörungen neigen, dann sind das 9,5 Prozent der Normalbevölkerung, 30 Prozent der Asthmatiker (der Literatur zufolge, aber an unserer Erfahrung gemessen sind es vermutlich viel mehr) und 80 Prozent der Menschen, die an Angstzuständen leiden. Kognitive Verhaltenstherapie kann Menschen mit Angststörungen wirklich helfen. Doch wenn es um das große Ganze geht, dann sind die Atmung und der Schlaf der Betroffenen das Wichtigste – aber darüber wird eigentlich kaum geredet. Für Yogalehrer interessant wird es an dieser Stelle, wenn man überlegt, wie man diesen Menschen, von denen viele aufgrund von Stress, Ängsten oder Depressionen mit Yoga anfangen, mit langsamer Atmung durch Lufthunger helfen könnte – durch Veränderung der biochemischen Prozesse und der Kadenz sowie der Wiederherstellung der Nasenatmung.

Robin: Viele Menschen, die meine Dienste als Yogatherapeutin in Anspruch nehmen, kommen wegen Angstzuständen oder Depressionen zu mir. Oft leiden sie auch an chronischen Schmerzen; also ist es schwierig zu beurteilen, was zuerst da war. Manche erzählen mir als Erstes von ihren körperlichen Problemen, andere sprechen über ihre Ängste oder die Depression. Aber in beiden Fällen mache ich zunächst funktionales Atemtraining mit ihnen. Das heißt, ich schaue, dass wir eine sanftere, weichere, reduzierte Kadenz erreichen. Ich führe sie also in Richtung Atemreduktion und bringe ihnen kurze Atemanhaltetechniken bei, damit sie das einfach einmal erleben.

Ich denke, eine andere Sache, die wir für unsere Zwecke aus der Yogapraxis lernen können, ist, dass, wenn Menschen den ganzen Tag über gestresst sind, sich ihr Körper in einem Zustand der Anspannung befindet. Und das hat Auswirkungen auf den Atem und auf den Geist. Eine der Aufgaben, die ich meinen Kursteilnehmern in der Yogatherapie stelle, besteht darin, für sich selbst eine alltagstaugliche Übung gegen Schlafprobleme zu entwickeln. Die Yogatherapie beruht auf dem Grundgedanken, dass sie auf den individuellen Klienten zugeschnitten sein muss. Also sollen meine Schüler sich eine Bewegungsabfolge, eine Atemübung oder eine mentale Übung ausdenken und dabei ihren ganzen Lebensstil und ihre Schlafhygiene berücksichtigen. Überhaupt sollen sie auf das große Ganze achten, um wieder zu einem guten Schlafrhythmus zu finden. Denn niemand kann ohne Schlaf gesund werden. Am Schlafen führt kein Weg vorbei.

Patrick: *Dem stimme ich voll zu. 2018 wurde ein sehr spannender Beitrag veröffentlicht, und zwar zu obstruktiver Schlafapnoe. Man hat untersucht, welche Personengruppe die höchste Sterblichkeitsrate aufweist. Unter Menschen mit einer niedrigen Arousal-Schwelle (siehe Anhang A, Seite 487), die also einen leichten Schlaf hatten, wurde eine höhere Sterblichkeit festgestellt. Das hat mich wirklich schockiert. Ich hatte erwartet, dass jemand, dessen Atmung zwischendurch für eineinhalb Minuten aussetzt, das höchste Sterblichkeitsrisiko hätte, aber nein – es waren die Leute mit leichter bis mäßiger Schlafapnoe. Und damit wären wir wieder bei dem Punkt, den du gerade angesprochen hast: Kann man seinen Gesundheitszustand wirklich verbessern, wenn der Schlaf außer Acht gelassen wird?*

Oft erlebt man, dass Leute wegen Depressionen oder Angstzuständen zum Arzt gehen, und diese Menschen sind auch total erschöpft. Ich fürchte, viel zu häufig geht der behandelte Arzt davon aus, dass die Depression oder die Angststörung für diese Erschöpfung verantwortlich ist. Aber möglicherweise sollte man eher die Frage stellen: Sind die Leute vielleicht erschöpft, weil sie schlecht schlafen? Trägt Erschöpfung zu den Angstzuständen bei? Und führt ein lang anhaltender Zustand der Angst nicht zu Depressionen?

Unsere moderne Gesellschaft ist schon ein wenig verrückt. Wir sind ständig auf dem Sprung und man erwartet von uns, dass wir immer und zu 100 Prozent funktionieren. Aber wir können nicht funktionieren, wenn unsere Atmung nicht funktioniert, und wir können auch nicht funktionieren, wenn wir nicht gut schlafen. Und wenn wir nicht funktionieren, beeinträchtigt das natürlich unsere psychische Gesundheit.

Robin: Dazu kommt noch, dass viele Menschen die meiste Zeit ihres Lebens sitzen. Sie sitzen an ihren Computern, oft über lange Strecken in ihren Autos, sie kommen nach Hause und sitzen vor ihren Fernsehern. Sie bewegen sich nicht. Früher mussten die Menschen sich bewegen – einfach, um zu überleben.

Das bringt mich immer wieder zu der Frage, wofür unsere Körper denn gemacht sind. Sie sind dafür gemacht, zu gehen, Dinge zu heben, sie zu bewegen und zu transportieren, um zu graben und zu ernten. Wir sind nicht dafür gemacht, den ganzen Tag zu sitzen, und das hat Auswirkungen auf die Gesundheit unserer Psyche.

Und was die Atmung angeht: Wenn Menschen sich nicht bewegen, was passiert dann mit dem Kohlendioxid in ihren Körpern? Je mehr Bewegung da ist, desto mehr Kohlendioxid entsteht. Wenn Menschen Schmerzen haben, krank oder andauernd müde sind, dann werden sie auch träger und haben weniger Lust, sich zu bewegen. Je weniger sie sich bewegen, desto schwerer atmen sie – je schwerer sie atmen, desto weniger schlafen sie – und immer so weiter. Und dann nehmen wir Kohlenhydrate zu uns, weil wir einen Energieschub brauchen, was die Atmung beschleunigt und Einfluss auf unser Gewicht und die geistige Leistungsfähigkeit hat. Man muss das Problem also unbedingt als Ganzes betrachten.

Patrick: *Viele Leute, die wirklich dringend Sport treiben müssten, tun es nicht, weil sie dabei das Gefühl haben, dass sie keine Luft bekommen, und weil das anstrengend ist. Was man also machen könnte, ist, diesen Leuten reduzierte Atmung beizubringen, um die Durchblutung und die Sauerstoffversorgung zu verbessern. Auch die Chemosensitivität des Körpers gegenüber Kohlendioxid lässt sich auf diese Weise reduzieren, was dann wiederum die Atemanhaltezeit (AAZ) erhöht. Bei der AAZ handelt es sich um ein Maß für Kurzatmigkeit. Mit einer höheren Atemanhaltezeit lässt sich besser Sport treiben; es macht mehr Spaß. Ich würde mal behaupten, dass Menschen etwas, das ihnen mehr Spaß macht, auch eher tun.*

In Bezug auf das Zwerchfell ist der Zusammenhang mit Schmerzwahrnehmung interessant. Indem wir einatmen und dann den Atem anhalten, lassen sich Schmerzen verringern; eine willkürliche inspiratorische Apnoe wirkt schmerzreduzierend. Ich erinnere mich da an einen Beitrag von James Bartley über die Craniomandibuläre Dysfunktion (siehe Kapitel 6: Nackenschmerzen, Seite 217). Bartley ist HNO-Spezialist und schreibt darin über vermehrte Muskelermüdung und Milchsäurebildung aufgrund einer reduzierten Sauerstoffversorgung der Zellen. Das Wasserstoff-Ion, das von den Zellen kommt, kann dann nicht mit Sauerstoff zu Wasser reagieren, und so entsteht stattdessen Milchsäure. Es ist also ein Teufelskreis – alles ist miteinander verbunden.

Robin: Ich möchte noch einmal darauf zurückkommen, wie brillant die alten Yogis waren. Je mehr ich lerne, umso mehr bewundere ich, wie sehr sie all diese Zusammenhänge bereits durchdrungen hatten. Die Yogis waren Wissenschaftler. Wir als Yogalehrer und -therapeuten müssen uns darauf zurückbesinnen und das wieder zu einem Teil unserer Tradition machen. Wir müssen ebenfalls Wissenschaftler sein und bereit, nachzuforschen; wir dürfen die Dinge nicht nur als gegeben hinnehmen. Wir sollten nie einfach nur denken »Mein Lehrer hat aber gesagt … «, sondern uns ständig weiterentwickeln und weiter lernen.

Asana und Pranayama gehören zusammen. Man führt die bewusste Bewegung in Zusammenspiel mit der bewussten Atmung durch. Das hat auch etwas mit der Frage zu tun, die du vorhin gestellt hast, wie Yogalehrer so etwas in ihre Kurse integrieren könnten. Wenn ich mit meinen Schülern an diesem Aspekt arbeite, dann fangen wir erst einmal damit an, uns der Bauch- bzw. Zwerchfellatmung bewusst zu werden, weniger zu atmen und dadurch Einfluss auf die Biochemie zu nehmen. Dann gehen wir zu einfachen, kleinen Bewegungen über, die nicht besonders fordernd sind, und behalten die ruhige Atmung bei. Wenn die Atmung sich beschleunigt, dann muss der Übende eine Pause einlegen und warten, bis die Atmung sich wieder beruhigt. Erst dann widmen wir uns wieder der Bewegung. Als Nächstes machen wir allmählich anspruchsvollere Bewegungen – Bewegungen, bei denen wir dazu neigen, schneller zu atmen – und arbeiten daran, weiter leicht und geräuschlos zu atmen.

Patrick: *Der Atem bleibt also fein und leicht?*

Robin: Man muss bereit sein, den Atem zur Ruhe zu bringen. Und ich muss sagen, die Schüler, die bei mir eine Therapie machen – das sind Menschen, die nicht an regulären Yogastunden teilnehmen können, weil sie an unterschiedlichen Beeinträchtigungen leiden - machen das mit dem Atmen alle wirklich toll. Und in der Folge fühlen sie sich besser und kommen gern in die Yogastunde, weil sie auch die Energie spüren und nicht nur die Besserung ihres körperlichen Zustands. Sie spüren die Energie, mit der die Atmung ihre Yogaerfahrung so sehr verändert hat.

Patrick: *Du hast über Transformation gesprochen. Wie wäre es denn mit einer Transformation der Gesundheit? Kannst du dir vorstellen, was passieren würde, wenn Yogalehrer überall auf der Welt (und das ist keine Kritik am Yoga, ich selbst bin kein Yogalehrer und spreche nur aus meiner Rolle als Beobachter), wenn also viele Yogalehrer Atemtechniken in ihre Kurse integrieren würden, die alle drei Dimensionen der Atmung abdecken und sich gleichzeitig nahtlos mit den Bewegungen und Haltungen des Yoga zusammenfügen – kannst du dir vorstellen, was das für Auswirkungen nicht nur für kranke, sondern auch für gesunde Menschen hätte? Es könnte im Hinblick auf den Einfluss auf die Durchblutung, die Sauerstoffversorgung und besonders für Leute mit Asthma und Schlafproblemen wirklich zu einer positiven Veränderung führen. Es könnte eine ungeheure Wirkkraft entfalten. Wir haben schon mit Tausenden von Menschen gearbeitet und wir sind nur ein kleines Grüppchen. Stell dir vor, wie es wäre, wenn die ganze Yogagemeinschaft diese Prinzipien anwenden würde. Vor allem angesichts der Tatsache, dass vieles davon seinen Ursprung ja im Yoga hat!*

Mein Lehrer, Dr. Buteyko, ist ein gutes Beispiel dafür. Wenn man sich die älteren Lehrbücher über die Buteyko-Methode anschaut, merkt man, dass viel von seiner Arbeit von der traditionellen östlichen Medizin und den östlichen Yogis inspiriert war. Buteyko war Doktor der Medizin und konnte daher auf der Basis seines medizinischen Wissens und mit einer wissenschaftlichen Sichtweise an die Erkenntnisse der Yogis herangehen. Das ist im wahrsten Sinne des Wortes transformativ, er gestaltete dadurch etwas um.

Manchmal entmutigt mich die Vorstellung ein wenig, dass jemand in ein Yogastudio geht und ihm dort gesagt wird, er solle tiefe, volle, voluminöse Atemzüge machen – im Glauben, dass das die Sauerstoffversorgung des Gewebes verbessern würde. Wenn wir uns die wissenschaftlichen Erkenntnisse dazu ansehen, ist klar: So funktioniert das nicht. Mit diesen tiefen, vollen Atemzügen steigt das Atemminutenvolumen. Und wenn wir das Luftvolumen über einen bestimmten Sollwert hinaus erhöhen oder auch nur über die Menge, die wir normalerweise ein- und ausatmen, dann verlieren wir zu viel Kohlendioxid. Dies führt dazu, dass die roten Blutkörperchen den Sauerstoff eher zurückhalten, anstatt ihn an die Körperzellen freizugeben.

Mit feinen, sanften, langsamen, leichten Atemzügen bei gleichzeitiger Kontrolle der biomechanischen Aspekte wird die Sauerstoffzufuhr zu den Zellen dagegen angekurbelt. Und hier würde die Transformation der Gesundheit ansetzen, von der ich spreche. Wenn Yogis weltweit dies erkennen und umsetzen würden, dann könnte das eine Revolution in Gang setzen! Denn es gibt nur wenige Atemtrainer, aber Tausende von Yogalehrern.

Robin: Es sind Millionen. Ich glaube, allein in den USA praktizieren etwa 20 Millionen Menschen Yoga.

***Patrick**: Ja, das würde die Gesundheit also mit Sicherheit revolutionieren. Jedenfalls rate ich jedem, der Atemtechniken unterrichtet, sich wenigstens ein bisschen mit den physiologischen Grundlagen vertraut zu machen. Zum Beispiel mit dem Bohr-Effekt.*

Wo wir gerade davon sprechen, schauen wir uns Christian Bohr doch mal kurz an. Er war ein dänischer Biochemiker. 1904 veröffentlichte er die These, dass der CO_2-Partialdruck eine wichtige Rolle für die menschliche Physiologie spielt. Wenn die Kohlendioxidkonzentration im Blut ansteigt, dann sinkt der pH-Wert des Bluts und die Sauerstoffaffinität des Hämoglobins geht zurück (die Bindung von Sauerstoff an Hämoglobin ist also nicht mehr so stark). Hämoglobin ist der wichtigste Sauerstoffträger im Blut. 98 Prozent des Sauerstofftransports erfolgt darüber. Doch damit der Sauerstoff vom Hämoglobin freigegeben wird und von den Zellen aufgenommen werden kann, braucht es einen Katalysator, und das ist das Kohlendioxid.

Wenn man es recht bedenkt, könnte man das Kohlendioxid fast mit dem Prana gleichsetzen. Wer sparsam mit dem Atem umgeht, der hält Kohlendioxid im Körper zurück. CO_2 sammelt sich im Blut an und darauf reagiert der Körper sehr empfindlich, denn der Hauptstimulus für die Atmung ist Kohlendioxid, nicht Sauerstoff. Wir dürfen nie vergessen, dass heftiges Atmen bedeutet, dass wir viel CO_2 ausstoßen. Viele glauben ja, dass kräftiges, tiefes Atmen die Sauerstoffversorgung des Körpers erhöht, aber in Wahrheit ist das genaue Gegenteil der Fall.

Als Beispiel will ich dir eine Geschichte erzählen, die mir passiert ist, als ich noch keine Ahnung vom Atmen hatte. Ich stand gerade kurz vor einer Prüfung an der Uni in Dublin und ich war extrem nervös. Weil ich immer durch den Mund atmete und so schlecht schlief, *war meine Konzentration miserabel. Ich dachte, tiefes Atmen wäre gut für mich, und deswegen ging ich kurz vor der Prüfung spazieren und nahm richtig tiefe, volle Atemzüge, um mein Gehirn mit Sauerstoff zu fluten. Als ich dann in den Prüfungssaal ging, war mir richtig schwindlig. Mir war natürlich überhaupt nicht bewusst, dass durch diese vollen Atemzüge mein Blut so arm an CO_2 geworden war, dass sich die Blutgefäße in meinem Gehirn zusammenzogen. Ich war ganz benommen, als ich den Prüfungssaal betrat, und dabei war es doch mein Ziel gewesen, meine Konzentration zu erhöhen! Ich kann mir gut vorstellen, dass viele Menschen in der westlichen Welt glauben, dass tiefe Atemzüge etwas Gutes sind. Also atmen sie kräftig ein und aus, um ihre Zellen mit mehr Sauerstoff zu versorgen. Das ist schon fast ironisch, denn sie erreichen das genaue Gegenteil.*

Robin: Absolut, genauso ist es. Ich weiß, dass du auch viel mit Profisportlern arbeitest und beim Training dieselben Atemtechniken einsetzt, um ihre aerobe Kapazität und ihre Zeiten zu verbessern.

Ich habe übrigens eine ähnlich komische Geschichte wie du erlebt. Ich bin mal mit meiner Tochter in ein kalifornisches Wellness-Hotel gefahren, wo all diese Bewegungskurse angeboten wurden. Wir machen beide sehr gern Fitness und sie weiß natürlich, womit ich mich so beschäftige. Wenn sie also mit mir zusammen so einen Kurs macht, dann macht sie also brav ihren Mund zu. Nun war die Trainerin in diesem Hotel wirklich die Gestalt gewordene Horror-Sportlehrerin. Sie schrie uns immer wieder an, wir sollten den Mund aufmachen, um mehr Sauerstoff aufzunehmen. Meine Tochter und ich machen also diesen Workshop – ein sehr intensives aerobes Training – und lassen schön den Mund dabei zu und die Trainerin beäugt mich schon ganz misstrauisch: »Mund auf!«

Nach dem Kurs gingen meine Tochter und ich in die Cafeteria und stießen dort auf eine Gruppe von Leuten, die eine Frau umringten, der offenbar ganz schwindlig geworden war: Sie hyperventilierte stark. Ich half der Frau mit einigen kurzen Atemanhalteübungen, damit sie wieder langsamer atmen konnte und es ihr besser ging. Da wurde mir wieder klar: Es ist einfach so wichtig, den Mund geschlossen zu halten, wenn man Sport treibt.

***Patrick**: Das kannst du laut sagen. Die Wissenschaft hat gerade erst mit ihrer Aufholjagd angefangen und fängt an zu bestätigen, was wir schon seit Jahren sagen. Da gibt es zum Beispiel diesen Beitrag von einem US-amerikanischen Akademiker namens George Dallam. Er ist Triathlet und atmet seit ein paar Jahren beim Sport nur noch durch die Nase. Und es bringt ihm viel. Er hat zehn Hobbyathleten beigebracht, während körperlicher Anstrengung nur durch die Nase zu atmen, und hat mit ihnen einige Tests durch-*

geführt, während sie durch die Nase und während sie durch den Mund atmeten. Nach sechs Monaten – nachdem die Körper seiner Testpersonen sich angepasst hatten – hatten sie mehr CO_2 *im Blut, ohne Lufthunger zu verspüren. Indem sie durch die Nase atmeten, konnten diese Athleten mit 22 Prozent weniger Lungenbelüftung 100 Prozent ihrer Leistungsintensität erbringen. Das ist der Grund, warum ich in meinem Artikel für das britische Fitness-Magazin Men's Health geschrieben habe, dass es dumm ist, durch den Mund zu atmen. Wenn dir jemand sagen würde, dass Mundatmung dafür sorgt, dass die Blutkörperchen weniger Sauerstoff aufnehmen und zu den Zellen transportieren können, dann würdest du es schön bleiben lassen. Und genau das geschieht ja! Durch Nasenatmung lassen sich die Sauerstoffaufnahme und der Sauerstofftransport zu den arbeitenden Muskeln verbessern. Die Herausforderungen, die der Wechsel zur Nasenatmung mit sich bringt, lohnen sich! Die Vorteile überwiegen bei Weitem.*

Ich verstehe natürlich, warum Menschen bei körperlicher Anstrengung anfangen, durch den Mund zu atmen. Der Lufthunger, den man bei der Nasenatmung verspürt, kann schon ein bisschen unangenehm sein. Aber genau dann müssen wir erst recht bei der Nasenatmung bleiben. Bis der Körper sich daran gewöhnt hat, bestimmt dann sozusagen die Nase, wie intensiv wir uns bewegen.

Robin: Für mich war der Wechsel zur Nasenatmung schon eine große Umstellung. Mein Haus steht an einem steilen Hang. Wenn ich irgendwohin will, muss ich entweder bergab gehen und dann irgendwann wieder hochsteigen oder ich steige den Hügel hinauf und muss dann wieder runter. Es ist nirgends eben. Ich bin diesen Hang mehr als 25 Jahre hoch und wieder hinunter gegangen, ohne mir groß etwas dabei zu denken. Dann lernte ich die funktionale Atmung kennen und sollte sie auch anwenden, wenn ich Sport trieb oder mich einfach bewegte. Also marschiere ich los, meinen Hügel hinauf, und denke mir noch, dass alles hervorragend läuft; schließlich ist mein BOLT-Wert inzwischen ziemlich hoch. Ich lasse meinen Mund geschlossen – und komme keine 300 Meter weit, ehe ich vornübergebeugt nach Luft ringe. Etwa zwei Wochen vergingen. Ich schlich mit geschlossenem Mund sehr langsam meinen Hügel hinauf (manchmal hatte ich das Gefühl, ich könnte genauso gut rückwärtsgehen!) und hielt auch immer wieder an, wenn ich das Gefühl hatte, dass ich gleich nach Luft schnappen müsste ... Und dann, zehn Tage oder vielleicht zwei Wochen später, konnte ich einfach wieder aus der Tür raus und meinen Hang hinaufgehen und ich war schneller als früher und fühlte dabei eine Leichtigkeit in meinem Körper, wie ich sie noch nie erlebt hatte. Inzwischen halte ich meinen Mund immer geschlossen. Ich erklimme den Gipfel des Hügels und laufe wieder hinunter und erkenne mich dabei manchmal selbst nicht wieder. Peter, mein Mann, macht schon Witze, weil ich dauernd Lust habe zu trainieren, was ich früher überhaupt nicht mochte. Mir war nicht einmal bewusst, dass meine mangelnde Atemkapazität mich so beeinträchtigt hatte. Jetzt gehe ich wirklich gern ins Fitnessstudio. Ich verbringe mehr Zeit dort und trainiere ausschließlich mit geschlossenem Mund. Ich bin gesünder als früher, habe mehr Ausdauer und mehr Kraft. Aus mir wird natürlich nie eine Athletin oder eine Sprinterin ...

Patrick: *Darum geht es ja auch nicht. Es geht um Energie. Es geht um Lebensqualität, im Grunde.*

Robin: So sehe ich das auch. Ich genieße jetzt ein Mehr an Lebensqualität, weil ich Sport treiben kann. Ich schreibe darüber in meinem Buch. Und auch wenn es etwas provokant formuliert ist: Ich glaube, dass viele Leute wie ich, die nie das Gefühl hatten, dass sie zum Trainieren gemacht wären – dass es solche Leute zum Yoga zieht, weil diese Art der Bewegung uns nicht so anstrengt wie aerobes Training oder Cardiotraining. Noch dazu tut Yoga dem Körper ja gut. Allerdings muss man sagen: Wenn man Yoga in der Pranayama-Tradition macht – also so, wie es ursprünglich gedacht war – und das mit den Asanas zusammenbringt, können wir uns viel energetischer, kraftvoller und in größerem Umfang bewegen, unsere Atemarbeit dabei aber niedrig halten. Auf diese Weise kann der Körper von diesem anaeroben Training auf ähnliche Weise profitieren wie vom aeroben. Leider geschieht im Yoga momentan oft eher das, was du beschreibst. Man lässt die Leute bei den Asanas tiefe, große Atemzüge tun. In der Folge haben sie weniger Sauerstoff im Körper. Und sie können den Nutzen von Yoga so, wie es ursprünglich gedacht war, gar nicht voll ausschöpfen.

***Patrick**: Ich denke, hier schließt sich der Kreis. Das ist ein schöner Schlusspunkt für unser Gespräch. Das Potenzial, das in all dem steckt, ist enorm. Ich kann dein Buch jedem, der in irgendeiner Art und Weise mit dem Atem arbeitet, nur ans Herz legen. Manches von dem, was Sie darin lesen werden, mag sich von dem unterscheiden, woran Sie bisher geglaubt haben. Aber jedem, der sein Wissen über einfache Atemtechniken und deren Anwendungsweise erweitern und all dies in das tägliche Atemtraining integrieren möchte, kann ich* Restoring Prana *wärmstens empfehlen. Das Buch kann Veränderungen anstoßen für eine Gesellschaft, die immer abhängiger von pharmazeutischen Behandlungen wird und in der die Lebensqualität der Menschen nicht so hoch ist, wie sie sein könnte. Und dieses Buch wird Menschen, die Yoga praktizieren, neue Erfahrungen ermöglichen – in Hinblick auf die Veränderungen in der Atmung, auf die Sauerstoffsättigung des Körpers, die Durchblutung, die Stimulierung der Barorezeptoren und die Wiederherstellung des vegetativen Gleichgewichts. Das Potenzial dieser Methoden für* *eine echte Veränderung ist enorm und ich glaube nicht, dass wir es schon vollständig ausgeschöpft haben.*

Robin: Ich möchte Yogalehrern einfach wirklich raten, sich mit der Physiologie der Atmung auseinanderzusetzen. Pranayama fußt auf diesen Grundlagen, und wenn wir Pranayama in Unkenntnis dessen lehren, dann sind wir Blinde, die Blinde führen. Wir riskieren die Gesundheit der Menschen, die sich uns anvertrauen – und unsere eigene. Ich spreche aus Erfahrung. Genauso habe ich mich jahrelang verhalten und ich kann es nicht weiterempfehlen.

Das Thema geht auch alle Therapeuten an, die sich mit der Beweglichkeit und Muskelfunktion von Patienten beschäftigen, auch Dentalhygieniker und Logopäden. Die Gefahren der Mundatmung sprechen sich in der Welt der Zahn- und Schlafmedizin mittlerweile herum. Ich habe das Gefühl, dass wir hier in vielen Bereichen nun an einem Wendepunkt stehen.

Patrick: *Das sehe ich auch so. In Sachen Atmung hat sich wirklich einiges verändert. Im Jahr 2002 wusste kaum jemand etwas über die Bedeutung der Atmung, ganz zu schweigen von den Methoden, die wir hier anwenden. Aber seit etwa 2015 bemerke ich ein wachsendes Bewusstsein. Zwei Themen stehen momentan im Fokus: die Atmung und der Schlaf. Und wir können auf beide Einfluss nehmen.*

Anhang E

IST DIE NASALE ATMUNG DIE ERSTE VERTEIDIGUNGSLINIE GEGEN DAS CORONAVIRUS?

In diesem Buch haben wir uns mit der Bedeutung der nasalen Atmung befasst. Im Fall von Atemwegsinfektionen lässt die Forschung vermuten, dass, wo medizinische Masken keinen ausreichenden Schutz bieten, die Nase als natürlicher Filter gegen gefährliche Krankheitserreger wirken könnte. Es ist bekannt, dass die Nase die Luft auf ihrem Weg in unseren Körper filtert, erwärmt und befeuchtet, was die Mundatmung definitiv nicht tut. Wie bereits in Kapitel 3 und 10 diskutiert, könnte Nasenatmung uns vielleicht vor hohen Virenlasten und damit schweren Verläufen von COVID-19 schützen. Sehen wir uns die Forschungslage dazu im Detail an.

COVID-19 ist eine neue Krankheit. Auch wenn unser Wissen darüber täglich wächst, sind konkret auf ihre Entstehung bezogene Forschungsergebnisse noch überschaubar (Stand 2021). Allerdings könnten in diesem Zusammenhang zu ähnlichen Krankheiten veröffentlichte Studien bedeutsam sein. In einer äußerst wichtigen Publikation von 2005, die kurz nach dem ersten Ausbruch von SARS-Coronaviren (SARS steht für severe acute respiratory syndrome, auf Deutsch: schweres akutes respiratorisches Syndrom) veröffentlicht wurde, heißt es, dass Stickstoffmonoxid die Vermehrung des Virus hemmt. Die Gesamtzahl der im Zusammenhang mit der aktuellen COVID-19-Pandemie seit 2020 Verstorbenen übersteigt die Zahl derer, die 2002 und 2003 der SARS-Epidemie zum Opfer fielen, bei Weitem. Dennoch liegt die aktuelle

Mortalitätsrate derzeit noch unter der des früheren SARS-Virus, denn damals starben 9,6 Prozent der Infizierten.[1565]

Viele Menschen haben sich gefragt, warum man das Coronavirus für so viel gefährlicher hält als die jährliche Influenzawelle. Vereinfacht gesagt: COVID-19 verhält sich komplett anders als eine Grippe und die Wissenschaft weiß viel weniger darüber. COVID-19 geht mit einer sehr hohen Viruslast einher, und während die Grippe ein angeschlagenes Immunsystem nach sich zieht, greift das neue SARS-Corona-Virus-2 vor allem einen ganz speziellen Zelltyp an: die Typ-II-Pneumozyten in der Lunge.[1566] [1567]

Typ-II-Pneumozyten sind zuständig für die Bildung und Freisetzung einer Substanz namens Surfactant, das die Oberflächenspannung der Flüssigkeiten in der Lunge verringert und zu den elastischen Eigenschaften der Alveolen beiträgt. Surfactant erleichtert den Sauerstofftransport zum Blut und beugt einem Lungenkollaps und Lungenödem vor. Wenn Sie sich nun vorstellen, was passiert, wenn diese Funktion beeinträchtigt ist, wird es nachvollziehbar, warum das Coronavirus selbst für junge, gesunde Personen tödlich sein kann und warum es Organe, wie zum Beispiel das Herz, schädigt.

Im Rahmen von Laborversuchen mit speziellen Zellen namens Vero-E6 fanden die Autoren der Studie von 2005 heraus, dass Stickstoffmonoxid (NO) eine antivirale Wirkung hat; konkret hemmt es in den frühen Stadien der Infektion die Vermehrung des Virus. Sie konnten zeigen, dass NO die Protein- und RNA-Synthese hemmt – und damit wesentliche Stadien der Virenreproduktion bei SARS.[1568]

Stickstoffmonoxid wird in den Nasennebenhöhlen produziert. Das heißt, dass wir uns, indem wir durch die Nase atmen, verschiedene Eigenschaften des NO zunutze machen, darunter seine Fähigkeit zum Abtöten von Krankheitserregern. NO wirkt zudem als Vasodilatator: Es ist an der Erweiterung der Blutgefäße in der Lunge beteiligt, die es ermöglichen, den Sauerstoff aus der Luft zu absorbieren. Laut eines 1999 erschienenen Forschungsbeitrags von Lundberg und Weitzberg liegt jedoch eine weitere biologische Funktion von NO in seiner Wirkung auf die Vermehrung verschiedener Krankheitserreger, zu denen auch Viren gehören.[1569] Daraus können wir schließen, dass NO in den nasalen Atemwegen eine wichtige erste Verteidigungslinie gegen Infektionen sein könnte. Das Vorhandensein von NO in der Ausatemluft wurde erstmals 1991 nachgewiesen.[1570] Spätere Untersuchungen haben eindeutig gezeigt, dass dieses NO fast zur Gänze aus den oberen Atemwegen stammt und die unteren Atemwege und die Lungen nur einen kleinen Beitrag dazu leisten.

Stickstoffmonoxid hat sich darüber hinaus wegen seiner Bedeutung für die Surfactantproduktion als wichtig erwiesen.[1571] [1572] Es steuert, wie bereits erwähnt, die Surfactantproduktion der Alveolarzellen und sichert die Funktion des Surfactant.

In einem Beitrag, der 2009 von den Wissenschaftlern, die am SARS-Virus geforscht hatten, veröffentlicht wurde, heißt es: »NO ist an der lokalen Abwehr in den oberen Atemwegen beteiligt.«[1573] Die Untersuchungsergebnisse, für die ebenfalls im Labor isolierte Zellen verwendet wurden, legen nahe, dass NO dazu beitragen könnte, die Nebenhöhlen steril zu halten, obgleich noch ungeklärt ist, ob NO unmittelbar toxisch auf Mikroorganismen wirkt oder erst in Kombination mit anderen Faktoren. Interessanterweise fand man im Rahmen der Untersuchung heraus, dass NO die Vermehrung der SARS-Viren auf zwei unterschiedlichen Wegen hemmt.[1574]

Auch bei 1999 und 2000 durchgeführten Untersuchungen stellte man fest, dass NO gegen virale Infektionen – dazu gehören zum Beispiel Grippe und Lungenentzündung – wirksame Effekte hat und dass es die Replikation einer Vielzahl von Viren hemmt. In Studien an humanen Rhinoviren, der Hauptursache für Erkältungen, kam man schließlich zu dem Schluss, dass Menschen als Reaktion auf eine Rhinovirusinfektion sogar mehr NO produzieren, was zu der These führte, dass das Gas eine Schlüsselrolle bei der Beseitigung von Viren spielt.

Ohne regelmäßige Ein- und Ausatmung über die Nase bleibt das nasale Stickstoffmonoxid ungenutzt. Daher liegt die einfachste Möglichkeit, das NO natürlich zu erhöhen, in der Nasenatmung. Allerdings gibt es, wie in Kapitel 3 (Seite 131) dargelegt, Hinweise darauf, dass durch Techniken, beim Ausatmen einen Summton zu erzeugen, angesammeltes NO effektiv aus den Nasennebenhöhlen entfernt werden kann, was zu einer wesentlichen Steigerung der Produktion von NO führt.[1575]

Viele Ängste rund um das Coronavirus lassen sich darauf zurückführen, dass wir immer noch zu wenig darüber wissen. Sicher ist immerhin, dass bei der nasalen Atmung ständig große Mengen von Stickstoffmonoxid in den Atemwegen freigesetzt werden und dass dieses Gas wichtige antivirale Funktionen hat, die die Vermehrung grippeähnlicher Viren hemmen. Die genauen Mechanismen von COVID-19 sind immer noch nicht ganz geklärt und es wäre anmaßend zu behaupten, dass nasale Atmung das Virus abtöten könnte. Es wurde jedoch immer wieder belegt, dass Nasenatmung den allgemeinen Gesundheitszustand verbessert; und angesichts der Tatsache, dass sich die erste Verteidigungslinie gegen über die Luft übertragene Viren in der Nase befindet und nicht im Mund, leuchtet es ein, dass nasale Atmung die natürliche Abwehr des Körpers gegen Infektionen unterstützen kann.

Wie verbreitet sich das Virus?

Wie bei anderen Atemwegsinfektionen verbreitet sich auch dieses Virus mithilfe von Tröpfchen aus Körpersekreten wie Schleim oder Speichel von Mensch zu Mensch. Wenn eine infizierte Person niest oder hustet, verteilt sich das Virus in der Luft und auf die umgebenden Oberflächen. Solche ausgehusteten oder -geniesten Tröpfchen können sich mehrere Meter durch die Luft verbreiten und dort bis zu zehn Minuten lang herumschweben, was die Wahrscheinlichkeit, sich im Kontakt mit einer erkrankten Person oder durch Berühren einer kontaminierten Oberfläche zu infizieren, erheblich erhöht.

Das größte Problem in diesem Zusammenhang ist, dass zu Beginn dieser aktuellen Pandemie niemand immun gegen COVID-19 war, weil das Virus für uns Menschen so neu war – das macht es furchterregender und erhöht das Infektionspotenzial. Allerdings erklärt Bruce Aylward, einer der Hauptberater des Generaldirektors der WHO, Panik und Hysterie seien unangebracht: »Es handelt sich um eine Krankheit, die bei den Betroffenen und ihren engen Kontaktpersonen auftritt, nicht um einen unsichtbaren Feind, der uns im Gebüsch auflauert. Schließen wir uns zusammen, versuchen wir, mehr darüber herauszufinden, und machen wir uns an die Arbeit.«[1576]

Präventive Maßnahmen

Viele Ratschläge rund um das Coronavirus konzentrieren sich auf das Hygieneverhalten – regelmäßiges und gründliches Händewaschen, Selbstisolation und in die Armbeuge niesen. Das Tragen von Schutzmasken ist zum Symbol der Pandemie geworden, aber auch eine Maske zu tragen kann nicht 100 Prozent sicher verhindern, dass Sie sich doch infizieren. Natürlich schützt eine korrekt getragene hochwertige Maske effektiv davor, Viren aus der Umgebung einzuatmen. Und natürlich sollten Menschen, die krank sind, Masken tragen, um zu vermeiden, dass sie das Virus weitergeben. Jedoch tragen viele Menschen ihre Masken zu locker, um einen wirksamen Schutz zu haben, und auch medizinische Masken können einen dazu verleiten, dass man sich in falscher Sicherheit wiegt. In den USA hat der Sanitätsinspektor der Gesundheitsbehörde CDC zu Beginn der Pandemie die Bürger gebeten, keine Masken zu kaufen, da das die Ausbreitung der Krankheit nicht verhindern, aber den Mitarbeitern des Gesundheitssystems wichtige Ressourcen nehmen würde. Als es später genug Masken gab, galt die Empfehlung meist für alle Personen.

Gegen Ende April 2020 wurden vermehrt Warnungen in den sozialen Medien geteilt, in denen behauptet wurde, man nehme durch das lange Tragen einer Maske übermäßige Mengen von Kohlendioxid aus der Ausatemluft auf, was zur Hyperkapnie führe. Hyperkapnie ist die für Krankheiten wie COPD typische erhöhte Konzentration von CO_2 im Blut. Sie kann Schwindelgefühle, Abgeschlagenheit, Kopfschmerzen, Atemnot, Benommenheit und Verwirrtheit hervorrufen. Im schwerwiegenderen Fällen kommt es zu Bewusstlosigkeit, Krämpfen und Koma. Diese Behauptung in Bezug auf die Masken ist falsch: Zwar kann es gefährlich sein, zu viel CO_2 einzuatmen. Und es stimmt, dass medizinische Masken bei zu langer Tragedauer bei Mitarbeitern im Gesundheitswesen Kopfschmerzen verursachen. Aber es gibt keine Hinweise darauf, dass die Masken gefährlich sind.

In einer Meldung der Nachrichtenagentur Reuters wird folgende Erklärung eines Vertreters der für Krankheits- und Seuchenbekämpfung zuständigen US-Gesundheitsbehörde CDC zitiert: »Das CO_2 baut sich im Laufe der Zeit unter der Maske langsam auf. Allerdings ist die CO_2-Konzentration, die sich unter der Maske entwickeln kann, für den Träger in der Regel tolerierbar. Vielleicht bekommen Sie Kopfschmerzen, aber aller Wahrscheinlichkeit nach entwickeln Sie nicht die Symptome, die bei viel höheren CO_2-Konzentrationen auftreten. Die Maske kann aus verschiedenen Gründen unangenehm werden, etwa aufgrund einer hohen CO_2-Empfindlichkeit, was Betroffene dazu bewegen kann, die Maske abzunehmen. Es ist unwahrscheinlich, dass sich durch das Tragen einer Maske eine Hyperkapnie entwickelt.«

Zusammenfassung

- Die Krankheitsmechanismen von COVID-19 sind trotz inzwischen enorm zahlreicher Studien und sehr vieler neuer Erkenntnisse noch nicht ganz vollständig geklärt und es ist nicht bestätigt, ob das Atmen über die Nase das Virus hemmen kann.
- Angesichts der Tatsache, dass sich die erste Verteidigungslinie gegen über die Luft übertragene Viren in der Nase befindet und nicht im Mund, ist es folgerichtig, nur durch die Nase zu atmen. Nasale Atmung unterstützt die natürliche Abwehr des Körpers gegen Infektionen.
- Atmen Sie insbesondere im öffentlichen Raum durch die Nase – in öffentlichen Verkehrsmitteln, beim Training im Fitnesscenter etc.
- Verlangsamen sie in der Öffentlichkeit Ihre Atmung und reduzieren Sie das Luftvolumen, das Sie in Ihre Lunge aufnehmen.
- Achten Sie auf Ihre Atemanhaltezeit im Ruhezustand. Bei Erkältungen, Infektionen der unteren Atemwege oder Atemwegssymptomen ist die Atemanhaltezeit im Ruhezustand verkürzt. Atmen Sie zur Kontrolle durch die Nase aus, halten Sie die Luft an und messen Sie, wie lange es dauert, bis Sie den ersten deutlichen Drang zu atmen spüren. Wenn der Wert unter zehn Sekunden liegt, ist die Atmung nicht optimal.
- In Kapitel 2 (Seite 80) finden Sie einen Vorschlag für ein Atemtraining zur COVID-19-Nachsorge.

Quellen

1 Hough, Alexandra. Physiotherapy in respiratory care: a problem-solving approach to respiratory and cardiac management. Springer, 2013

2 Timmons, Beverly H. und Ronald Ley. Behavioral and Psychological Approaches to Breathing. Springer, 1994

3 Boiten, Frans A., Nico H. Frijda und Cornelis J.E. Wientjes. Emotions and respiratory patterns: review and critical analysis. International Journal of Psychophysiology 17/2 (1994): 103–128

4 »Dysfunktional« wird hier im medizinischen Sinne gebraucht und steht für eine Störung der Funktion. »Funktional« ist im Gegenteil eine gute Funktion, die also die Gesundheit unterstützt.

5 Im Gegensatz zu dysfunktional steht funktional für (gut) funktionierend, hier also auch die Gesundheit fördernd.

6 Singh, I., I. S. Chohan, M. Lal, P. K. Khanna, M. C. Srivastava, R. B. Nanda, J. S. Lamba und M. S. Malhotra. Effects of high altitude stay on the incidence of common diseases in man. International journal of biometeorology 21/2 (1977): 93–122

7 ebendort

8 Jones, Mandy, Alex Harvey, Louise Marston und Neil E. O'Connell. Breathing exercises for dysfunctional breathing/hyperventilation syndrome in adults. Cochrane Database of Systematic Reviews 5 (2013)

9 Thomas, Mike, Robert K. McKinley, Elaine Freeman und Chris Foy. Prevalence of dysfunctional breathing in patients treated for asthma in primary care: cross sectional survey. Bmj 322/7294 (2001): 1098–1100

10 Agache, Ioana, Cristina Ciobanu, Gabriela Paul und Liliana Rogozea. Dysfunctional breathing phenotype in adults with asthma-incidence and risk factors. Clinical and translational allergy 2/1 (2012): 18

11 Kerr, William J., Paul A. Gliebe und James W. Dalton. Physical phenomena associated with anxiety states: the hyperventilation syndrome. California and western medicine 48/1 (1938): 12

12 Courtney, Rosalba, Kenneth Mark Greenwood und Marc Cohen. Relationships between measures of dysfunctional breathing in a population with concerns about their breathing. Journal of bodywork and movement therapies 15/1 (2011): 24–34

13 Hymes, Alan und Phil Nuernberger. Breathing patterns found in heart attack patients. International Journal of Yoga Therapy 2/1 (1991): 25–27

14 Katon, Wayne J. und Edward A. Walker. Medically unexplained symptoms in primary care. The Journal of clinical psychiatry (1998)

15 Timmons, Beverly H. und Ronald Ley. Behavioral and Psychological Approaches to Breathing. Springer, 1994

16 Gardner, William N. The pathophysiology of hyperventilation. Chest 109 (1996): 516–534

17 Church, Timothy S., Diana M. Thomas, Catrine Tudor-Locke, Peter T. Katzmarzyk, Conrad P. Earnest, Ruben Q. Rodarte, Corby K. Martin, Steven N. Blair und Claude Bouchard. Trends over 5 decades in uS occupation-related physical activity and their associations with obesity. PloS One 6/5 (2011): e19657

18 Facts & Statistics, Physical Activity. HHS.Gov. www.hhs.gov/ftness/resource-center/facts-and-statistics/index.html (abgerufen am 06.01.2020)

19 Boulding, Richard, Rebecca Stacey, Rob Niven und Stephen J. Fowler. Dysfunctional breathing: a review of the literature and proposal for classifcation. European Respiratory Review 25/141 (2016): 287–294

20 Hodges, Paul W. und Simon C. Gandevia. Activation of the human diaphragm during a repetitive postural task. The Journal of physiology 522/1 (2000): 165–175

21 Courtney, Rosalba, Kenneth Mark Greenwood und Marc Cohen. Relationships between measures of dysfunctional breathing in a population with concerns about their breathing. Journal of bodywork and movement therapies 15/1 (2011): 24–34

22 Singh, U. P. Evidence-Based Role of Hypercapnia and Exhalation Phase in Vagus Nerve Stimulation: Insights into Hypercapnic Yoga Breathing Exercises. J Yoga Phys Ther 7/276 (2017): 2

23 Almqvist, Ebbe. History of industrial gases. Springer, 2003

24 Auf Deutsch 2021 im Piper Verlag unter dem Titel »Breath - Atem: Neues Wissen über die vergessene Kunst des Atmens« erschienen.

25 Termalfurdok. Mátraderecske Mofetta, East Hungary. Termalfurdok.com. termalfurdok.com/en/matraderecske-mofetta/ (abgerufen am 10.12.2020)

26 Wikipedia: Mofetta

27 Henderson, Yandell. The prevention and treatment of asphyxia in the new-born. Journal of the American Medical Association 90/ 8 (1928): 583–586

28 Henderson, Yandell, Howard W. Haggard und Stuart Scott. The treatment of carbon monoxid asphyxia by means of oxygen + CO_2 inhalation: A method for the rapid elimination of carbon monoxid from the blood. Journal of the American Medical Association 79/14 (1922): 1137–1145

29 Wikipedia. Pneumatic Institution. https://en.wikipedia.org/w/index.php?title=Pneumatic_Institution&oldid=944494509 (abgerufen am 06.07.2020)

30 Wikipedia. Ralph M. Waters. https://en.wikipedia.org/w/index.php?title=Ralph_M._Waters&oldid=925524562 (abgerufen am 06.07.2020)

31 Coleman, Lewis. Four Forgotten Giants of Anesthesia History. Journal of Anesthesia and Surgery, 2016

32 Singh, U. P. Evidence-Based Role of Hypercapnia and Exhalation Phase in Vagus Nerve Stimulation: Insights into Hypercapnic Yoga Breathing Exercises. J Yoga Phys Ther 7/276 (2017): 2

33 ebendort

34 ebendort

35 Schaefer, Karl E. Respiratory adaptation to chronic hypercapnia. Annals of the New York Academy of Sciences109/2 (1963): 772–782

36 McGurk, S. P., B. A. Blanksby und M. J. Anderson. The relationship of hypercapnic ventilatory responses to age, gender and athleticism. Sports medicine 19/3 (1995): 173–183

37 Martin, Bruce J., Kenneth E. Sparks, Clifford W. Zwillich und John V. Weil. Low exercise ventilation in endurance athletes. Medicine and science in sports 11/2 (1979): 181–185

38 Woorons, X., P. Mollard, A. Pichon, C. Lamberto, A. Duvallet und J.-P. Richalet. Moderate exercise in hypoxia induces a greater arterial desaturation in trained than untrained men. Scandinavian journal of medicine & science in sports 17/4 (2007): 431–436

39 Scoggin, C. H., R. D. Doekel, M. H. Kryger, C. W. Zwillich und J. V. Weil. Familial aspects of decreased hypoxic drive in endurance athletes. Journal of Applied Physiology 44/ 3 (1978): 464–468

40 McGurk, S. P., B. A. Blanksby und M. J. Anderson. The relationship of hypercapnic ventilatory responses to age, gender and athleticism. Sports medicine 19/3 (1995): 173–183

41 Klabunde, Richard E. Metabolic Mechanisms of Vasodilation. Cardiovascular Physiology Concepts. Veröffentlicht 2007. www.cvphysiology.com/Blood Prozent20Flow/BF008 (abgerufen am 06.01.2020)

42 Key, Josephine. 'The core': understanding it und retraining its dysfunction. Journal of bodywork and movement therapies 17/4 (2013): 541–559

43 Bernardi, Luciano, Giammario Spadacini, Jerzy Bellwon, Ramiz Hajric, Helmut Roskamm und Axel W. Frey. Effect of breathing rate on oxygen saturation and exercise performance in chronic heart failure. The Lancet 351/9112 (1998): 1308–1311

44 Kuschel, Karl. The Low Minute Ventilation Alarm. ADHB. Veröffentlicht im März 2002. www.adhb.govt.nz/newborn/TeachingResources/Ventilation/LowMinuteVentilation.htm (abgerufen am 06.01.2020)

45 Wikipedia. Tidal volume. https://en.wikipedia.org/w/index.php?title=Tidal_volume&oldid=930447263 (abgerufen am 06.01.2020)

46 Bilo, Grzegorz, Miriam Revera, Maurizio Bussotti, Daniele Bonacina, Katarzyna Styczkiewicz, Gianluca Caldara, Alessia Giglio et al. Effects of slow deep breathing at high altitude on oxygen saturation, pulmonary and systemic hemodynamics. PloS One 7/11 (2012): e49074

47 Cretikos, Michelle A., Rinaldo Bellomo, Ken Hillman, Jack Chen, Simon Finfer und Arthas Flabouris. Respiratory rate: the neglected vital sign. Medical Journal of Australia 188/11 (2008): 657–659

48 ebendort

49 Goldhill, D. R., A. F. McNarry, G. Mandersloot und A. McGinley. A physiologically-based early warning score for ward patients: the association between score and outcome. Anaesthesia 60/6 (2005): 547–553

50 Cretikos, Michelle A., Rinaldo Bellomo, Ken Hillman, Jack Chen, Simon Finfer und Arthas Flabouris. Respiratory rate: the neglected vital sign. Medical Journal of Australia 188/11 (2008): 657–659

51 Lehrer, Paul M. und Richard Gevirtz. Heart rate variability biofeedback: how and why does it work? Frontiers in psychology 5 (2014): 756

52 Nishino, Takashi. Pathophysiology of dyspnea evaluated by breath-holding test: studies of furosemide treatment" Respiratory physiology & neurobiology 167/1 (2009): 20–25

53 Stanley, N. N., E. L. Cunningham, M. D. Altose, S. G. Kelsen, R. S. Levinson und N. S. Cherniack. Evaluation of breath holding in hypercapnia as a simple clinical test of respiratory chemosensitivity. Thorax 30/3 (1975): 337–343

54 McArdle, William D., Frank I. Katch und Victor L. Katch. Exercise physiology: nutrition, energy und human performance. Lippincott Williams & Wilkins, 2010

55 Courtney, Rosalba. Strengths, Weaknesses und Possibilities of the Buteyko Breathing Method. Biofeedback. 36/2 (Sommer 2008): 59–63

56 Mladina, Ranko, Emil Čujić, Marin Šubarić und Katarina Vuković. Nasal septal deformities in ear, nose und throat patients: an international study. American journal of otolaryngology 29/2 (2008): 75–82

57 Reitzen, Shari D., Wayne Chung und Anil R. Shah. Nasal septal deviation in the pediatric and adult populations. Ear, Nose & Throat Journal 90/3 (2011): 112–115

58 Ethanol Leaves the Lungs in the Air. DukeUniversity. https://sites.duke.edu/apep/module-4-alcohol-and-the-breathalyzer-test/content-ethanol-leaves-the-lungs-in-the-air/ (abgerufen am 14.12.2020)

59 Leung, Wency. Toronto researchers have found a new way to speed up the body's ability to rid itself of alcohol. Veröffentlicht am 12.11.2020. www.theglobeandmail.com/canada/article-toronto-researchers-have-found-a-new-wayto-speed-up-the-bodys/?utm_source=Shared+Article+Sent+to+user&utm_medium=E-mail:+Newsletters+/+E-Blasts+/+etc.&utm_campaign=Shared+Web+Article+Links (abgerufen am 14.12.2020)

60 Kiesel, Kyle, Madison Burklow, Mary Beth Garner, Josh Hayden, A. J. Hermann, Elizabeth Kingshott, Greg McCullough et al. Exercise intervention for indicividuals with dysfunctional breathing: a matched controlled trial. International Journal of Sports Physical Therapy 15/1 (2020): 114

61 Saoji, Apar Avinash, B. R. Raghavendra und N. K. Manjunath. Effects of yogic breath regulation: A narrative review of scientifc evidence. Journal of Ayurveda and Integrative Medicine 30 (2017): 1e9

62 Van Lysbeth, A. Pranayma. Mandala Books, 1971
63 Benson, Herbert, John W. Lehmann, M. S. Malhotra, Ralph F. Goldman, Jeffrey Hopkins und Mark D. Epstein. Body temperature changes during the practice of g Tum-mo yoga. Nature 295/5846 (1982): 234–236
64 Kozhevnikov, Maria, James Elliott, Jennifer Shephard und Klaus Gramann. Neurocognitive and somatic components of temperature increases during g-tummo meditation: legend and reality. PloS One 8,/3 (2013): e58244
65 Kox, Matthijs, Lucas T. van Eijk, Jelle zwaag, Joanne van den Wildenberg, Fred C. G. J. Sweep, Johannes G. van der Hoeven und Peter Pickkers. Voluntary activation of the sympathetic nervous system and attenuation of the innate immune response in humans. Proceedings of the National Academy of Sciences 111/20 (2014): 7379–7384
66 Bush, Jessica. Explained: How Tibetan Monks use Meditation To Raise Their Body Temperature. www.buzzworthy.com/monks-raise-body-temperature/ (abgerufen am 24.11.2020)
67 Lama Yeshe. The Bliss of Inner Fire. Simon and Schuster, 1998
68 Saoji, Apar Avinash, B. R. Raghavendra und N. K. Manjunath. Effects of yogic breath regulation: A narrative review of scientifc evidence. Journal of Ayurveda and Integrative Medicine 30 (2017): 1e9
69 Epel, Elissa S. und Gordon J. Lithgow. Stress biology and aging mechanisms: toward understanding the deep connection between adaptation to stress and longevity. Journals of Gerontology Series A: Biomedical Sciences and Medical Sciences 69, Suppl. 1 (2014): S10–S16
70 Gautier-Sauvigné, Sabine, Damien Colas, Pierre Parmantier, Pierre Clement, Abdallah Gharib, Nicole Sarda und Raymond Cespuglio. Nitric oxide and sleep. Sleep medicine reviews 9/2 (2005): 101–113
71 Zaghi, Soroush, Cynthia Peterson, Shayan Shamtoob, Brigitte Fung, Daniel Kwok-Keung Ng, Triin Jagomagi, Nicole Archambault et al. Assessment of Nasal Breathing using Lip Taping: A Simple and Effective Screening Tool. International Journal of Otorhinolaryngology 6/1 (2020): 10
72 Zaghi, Soroush, Cynthia Peterson, Shayan Shamtoob, Brigitte Fung, Daniel Kwok-Keung Ng, Triin Jagomagi, Nicole Archambault et al. Assessment of Nasal Breathing using Lip Taping: A Simple and Effective Screening Tool. International Journal of Otorhinolaryngology 6/1 (2020): 10
73 Frothingham, Scott und Timothy J. Legg. How Long Does It Take for a New Behavior to Become Automatic? Healthline. Veröfentlicht am 24.10.2019. www.healthline.com/health/how-long-does-it-take-to-form-a-habit (abgerufen am 18.12.2020)
74 Abreu, Rubens Rafael, Regina Lunardi Rocha, Joel Alves Lamounier und Ângela Francisca Marques Guerra. Prevalence of mouth breathing among children. Jornal de pediatria 84/5 (2008): 467–470
75 Felcar, Josiane Marques, Izabele Rafael Bueno, Ana Carolina Silva Massan, Roberta Pereira Torezan und Jefferson Rosa Cardoso. Prevalence of mouth breathing in children from an elementary school. Ciencia & saude coletiva 15,/2 (2010): 427
76 Izuhara, Y., Hisako Matsumoto, T. Nagasaki, Y. Kanemitsu, K. Murase, I. Ito, T. Oguma et al. Mouth breathing, another risk factor for asthma: the Nagahama Study. Allergy 71/7 (2016): 1031–1036
77 Kim, Eun Joong, Ji Ho Choi, Kang Woo Kim, Tae Hoon Kim, Sang Hag Lee, Heung Man Lee, Chol Shin, Ki Yeol Lee und Seung Hoon Lee. The impacts of open-mouth breathing on upper airway space in obstructive sleep apnea: 3-D MDCT analysis. European Archives of Oto-Rhino-Laryngology 268/4 (2011): 533–539
78 Ohki, M., N. usui, H. Kanazawa, I. Hara und K. Kawano. Relationship between oral breathing and nasal obstruction in patients with obstructive sleep apnea. Acta oto-laryngologica. Supplementum 523 (1996): 228–230

79 Lee, Seung Hoon, Ji Ho Choi, Chol Shin, Heung Man Lee, Soon Young Kwon und Sang Hag Lee. How does open-mouth breathing influence upper airway anatomy?. The Laryngoscope 117/6 (2007): 1102–1106
80 Scharf, Martin B. und Aliza Pollack Cohen. Diagnostic and treatment implications of nasal obstruction in snoring and obstructive sleep apnea. Annals of Allergy, Asthma & Immunology 81/4 (1998): 279–290
81 Wasilewska, J. und M. Kaczmarski. Obstructive sleep apnea-hypopnea syndrome in children. Wiadomosci lekarskie 63/3 (2010): 201–212
82 Rappai, Maria, Nancy Collop, Stephen Kemp und Richard deShazo. The nose and sleep-disordered breathing: what we know and what we do not know. Chest 124/6 (2003): 2309–2323
83 Timmons, Beverly und Ronald Ley. Behavioral and Psychological Approaches to Breathing Disorders. Psyccritiques 40/4 (1995)
84 Cottle, M. H. The work, ways, positions and patterns of nasal breathing (relevance in heart and lung illness). 1987. Nachgedruckt in: Barelli, P., Loch, W. E. E., Kern, E. R., Steiner, A. (Hg.). Rhinology. The collected writings of Maurice H. Cottle, MD. American Rhinologic Society, 1994
85 Gilbert, Chris. Interaction of psychological and emotional variables with breathing dysfunction. In: Recognizing and Treating Breathing Disorders. Churchill Livingstone, 2014: 79–91
86 Bartley, Jim. Nasal congestion and hyperventilation syndrome. American journal of rhinology 19/6 (2005): 607–611
87 Strohl, Kingman P., Jean L. Arnold, Michael J. Decker, Peter L. Hoekje und E. R. McFadden. Nasal flow-resistive responses to challenge with cold dry air. Journal of Applied Physiology 72/4 (1992): 1243–1246
88 Svensson, Sophie, Anna Carin Olin und Johan Hellgren. Increased net water loss by oral compared to nasal expiration in healthy subjects. Rhinology 44/1 (2006): 74
89 Swift, A. C., I. T. Campbell und Tessa M. Mckown. Oronasal obstruction, lung volumes und arterial oxygenation. The Lancet 331/8577 (1988): 73–5
90 Hopkins, Erin und Sandeep Sharma. Physiology, Functional Residual Capacity. (2019)
91 Wolfson, Marla R. und Thomas H. Shaffer. Respiratory physiology: structure, function und integrative responses to intervention with special emphasis on the ventilatory pump. In: Cardiopulmonary Physical Therapy. Mosby, 2004: 39–81
92 ebendort
93 McCrimmon, Donald R., G. S. Mitchell, J. L. Feldman und G. F. Alheid. Network control. In: Encyclopedia of neuroscience. Elsevier, 2009: 79–89
94 Perlman, Jason. Does Mouth Breathing Actually Matter That Much? Spanaway Dental Wellness. Veröffentlicht am 09.07.2020. spanawaydentalwellness.com/blog/mouthbreathing/ (abgerufen am 09.12.2020)
95 Ricciardolo, Fabio Luigi Massimo. Multiple roles of nitric oxide in the airways. Thorax 58/2 (2003): 175-182
96 Antosova, M., D. Mokra, L. Pepucha, J. Plevkova, T. Buday, M. Sterusky und A. Bencova. Physiology of nitric oxide in the respiratory system. Physiological research 66 (2017)
97 Selimoglu, Erol. Nitric oxide in health and disease from the point of view of the otorhinolaryngologist. Current pharmaceutical design 11/23 (2005): 3051–3060
98 Barbato, Joel E. und Edith Tzeng. Nitric oxide and arterial disease. Journal of vascular surgery 40/1 (2004): 187–193
99 Gut, Guy, Riva Tauman, Michal Greenfeld, Keren Armoni-Domany und Yakov Sivan. Nasal nitric oxide in sleep-disordered breathing in children. Sleep and Breathing 20/1 (2016): 303–308
100 Lundberg, J. O. N., G. Settergren, S. Gelinder, J. M. Lundberg, K. Alving und E. Weitzberg. Inhalation of nasally derived nitric oxide modulates pulmonary function in humans. Acta physiologica scandinavica 158/4 (1996): 343–347

101 Lundberg, J. O. N. und E. Weitzberg. Nasal nitric oxide in man. Thorax 54/10 (1999): 947–952
102 Lundberg, Jon O. Nitric oxide and the paranasal sinuses. The Anatomical Record: Advances in Integrative Anatomy and Evolutionary Biology. 291/11 (2008): 1479–1484
103 . Sánchez Crespo, Alejandro, Jenny Hallberg, Jon O. Lundberg, Sten G. E. Lindahl, Hans Jacobsson, Eddie Weitzberg und Sven Nyrén. Nasal nitric oxide and regulation of human pulmonary blood flow in the upright position. Journal of applied physiology 108/1 (2009): 181–188
104 Antosova, M., D. Mokra, L. Pepucha, J. Plevkova, T. Buday, M. Sterusky und A. Bencova. Physiology of nitric oxide in the respiratory system. Physiological research 66 (2017)
105 ebendort
106 Sun, Peng, Jin Wang, Pragna Mehta, David L. Beckman und Lin Liu. Effect of nitric oxide on lung surfactant secretion. Experimental lung research 29/5 (2003): 303-314
107 Lakshminrusimha, Satyanarayana, G. G. Konduri und Robin H. Steinhorn. Considerations in the management of hypoxemic respiratory failure and persistent pulmonary hypertension in term and late preterm neonates. Journal of Perinatology 36/2 (2016): S12–S19
108 Lundberg, J. O. N. und E. Weitzberg. Nasal nitric oxide in man. Thorax 54/10 (1999): 947–952
109 Åkerström, Sara, Vithiagaran Gunalan, Choong Tat Keng, Yee-Joo Tan und Ali Mirazimi. Dual effect of nitric oxide on SARS-CoV replication: viral RNA production and palmitoylation of the S protein are affected. Virology 395/1 (2009): 1–9
110 Jamshaid, Sana. Evidence for cure of flu through nose breathing. International Journal of Advance Research. 1/3, März 2013. IJOAR .org
111 Akaike, T. und H. Maeda. Nitric oxide and virus infection. Immunology 101/3 (2000): 300–308
112 Saura, Marta, Carlos zaragoza, Audrey McMillan, Richard A. Quick, Christine Hohenadl, John M. Lowenstein und Charles J. Lowenstein. An antiviral mechanism of nitric oxide: inhibition of a viral protease. Immunity 10/1 (1999): 21–28
113 Sanders, Scherer P., David Proud, Solbert Permutt, Edward S. Siekierski, Robin Yachechko und Mark C. Liu. Role of nasal nitric oxide in the resolution of experimental rhinovirus infection. Journal of allergy and clinical immunology 113/4 (2004): 697–702
114 Nitric Oxide Inhalation Therapy for COVID-19 Infections in the ED (NO COV-ED). Clinicaltrials.gov. Veröffenltiche am 18.04.2020. https://clinicaltrials.gov/ct2/show/NCT04338828 (abgerufen am 07.07.2020)
115 Lei, Chong, Binxiao Su, Hailong Dong, Andrea Bellavia, Raffaele Di Fenza, Bijan Safaee Fakhr, Stefano Gianni et al. Protocol of a randomized controlled trial testing inhaled Nitric Oxide in mechanically ventilated patients with severe acute respiratory syndrome in COVID-19 (SARS-CoV-2). medRxiv (2020)
116 Martel, Jan, Yun-Fei Ko, John D. Young und David M. Ojcius. »Could nasal nitric oxide help to mitigate the severity of COVID-19?." (2020)
117 BioSpace. SaNOtize Phase II COVID Prevention and Treatment Trial underway in BC, Quebec Enrolment to Begin June 1. BioSpace.com. Veröffentlicht am 25.05.2020. www.biospace.com/article/releases/sanotize-phase-ii-covid-prevention-and-treatment-trialunderway-in-bc-quebec-enrolment-to-begin-june-1/ (abgerufen am 11.12.2020)
118 Semeniuk, Ivan. Canadian company SaNOtize Research aims to limit COVID-19 spread with nasal spray. The Globe and Mail. Veröffentlicht am 22.04.2020. www.theglobeandmail.com/canada/article-canadian-company-sanotize-research-aims-to-limit-covid-19-spread-with/ (abgerufen am 11.12.2020)
119 . Martel, Jan, Yun-Fei Ko, John D. Young und David M. Ojcius. »Could nasal nitric oxide help to mitigate the severity of COVID-19?." (2020)
120 ebendort

121 Zou, Xin, Ke Chen, Jiawei Zou, Peiyi Han, Jie Hao und Zeguang Han. Single-cell RNAseq data analysis on the receptor ACE2 expression reveals the potential risk of different human organs vulnerable to 2019-nCoV infection. Frontiers of medicine (2020): 1–8
122 Maniscalco, M., E. Weitzberg, J. Sundberg, M. Sofa und J. O. Lundberg. Assessment of nasal and sinus nitric oxide output using single-breath humming exhalations. European Respiratory Journal 22/2 (2003): 323–329
123 Weitzberg, Eddie and Jon O. N. Lundberg. Humming greatly increases nasal nitric oxide. American journal of respiratory and critical care medicine 166/2 (2002): 144–145
124 Selimoglu, Erol. Nitric oxide in health and disease from the point of view of the otorhinolaryngologist. Current pharmaceutical design 11/23 (2005): 3051–3060
125 Eby, George A. Strong humming for one hour daily to terminate chronic rhinosinusitis in four days: A case report and hypothesis for action by stimulation of endogenous nasal nitric oxide production. Medical hypotheses 66/4 (2006): 851–854
126 Theunissen, Sigrid, François Guerrero, Nicola Sponsiello, Danilo Cialoni, M. Pieri, Peter Germonpré, G. Obeid et al. Nitric oxide-related endothelial changes in breath-hold and scuba divers. Undersea Hyperb Med 40/2 (2013): 135–44
127 Leung, Nancy HL, Daniel KW Chu, Eunice YC Shiu, Kwok-Hung Chan, James J. McDevitt, Benien JP Hau, Hui-Ling Yen et al. Respiratory virus shedding in exhaled breath and efficacy of face masks. Nature medicine 26/5 (2020): 676–680
128 Dhillon. Ranu S, Abraar Karan, David Beier und Devabhaktuni Srikrishna. We Need Better Masks. Harvard Business Review. Veröffentlicht am 18.06.2020. hbr.org/2020/06/we-need-better-masks (abgerufen am 16.12.2020)
129 Huang, J. T. Nasal plugs for preventing respiratory infections. Journal of international medical research 32/1 (2004): 53–56
130 Martel, Jan, Yun-Fei Ko, John D. Young und David M. Ojcius. »Could nasal nitric oxide help to mitigate the severity of COVID-19?.« (2020)
131 Brody, Jane E. Learning how to breathe again in the new normal. Independent. Veröffentlicht am 22.06.2020. www.independent.co.uk/news/science/how-to-breathe-face-mask-stress-exercise-anxiety-a9574936.html (abgerufen am 22.07.22, 2020)
132 ebendort
133 . Mertz, Janet S., Thomas V. Mccaffrey und Eugene B. Kern. Role of the Nasal Airway in Regulation of Airway Resistance During Hypercapnia and Exercise Second-Place Resident Award at 1982 Research Forum. Otolaryngology—Head and Neck Surgery 92/3 (1984): 302–307
134 Singh, U. P. Evidence-Based Role of Hypercapnia and Exhalation Phase in Vagus Nerve Stimulation: Insights into Hypercapnic Yoga Breathing Exercises. J Yoga Phys Ther 7/276 (2017): 2
135 Kenney, M. J. und C. K. Ganta. Autonomic nervous system and immune system interactions. Comprehensive physiology 4/3 (2011): 1177–1200
136 Pongratz, Georg und Rainer H. Straub. The sympathetic nervous response in inflammation. Arthritis research & therapy 16/6 (2014): 504
137 Tatum, Arthur L. The effect of defcient and excessive pulmonary ventilation on nasal volume. American Journal of Physiology-Legacy Content 65/2 (1923): 229–233
138 Hasegawa, M. und E. B. Kern. The effect of breath holding, hyperventilation und exercise on nasal resistance. Rhinology 16/4 (1978): 243–249
139 Lung, M. A. und J. C. Wang. Effects of hypercapnia and hypoxia on nasal vasculature and airflow resistance in the anaesthetized dog. The Journal of physiology 373/1 (1986): 261–275
140 Bartley J., Wong C. Nasal Pulmonary Interactions. In: Önerci T. (Hg.). Nasal Physiology and Pathophysiology of Nasal Disorders. Springer, 2013
141 Propert, David. Recognizing and Treating Breathing Disorders – A Multidisciplinary Approach. International Journal of Osteopathic Medicine 17/3 (2014): 216–217

142 Wikipedia. Empty nose syndrome. https://en.wikipedia.org/w/index.php?title=Empty_nose_syndrome&oldid=962649384 (abgerufen am 14.07. 2020)
143 ebendort
144 Bartley, Jim. Nasal congestion and hyperventilation syndrome. American journal of rhinology 19/6 (2005): 607–611
145 ebendort
146 ebendort
147 Strider, J. W., C. G. Masterson und P. L. Durham. Treatment of mast cells with carbon dioxide suppresses degranulation via a novel mechanism involving repression of increased intracellular calcium levels. Allergy 66/3 (2011): 341–350
148 Saibene, Franco, Piero Mognoni, Claudio L. Lafortuna und Richard Mostardi. Oronasal breathing during exercise. Pflügers Archiv 378/1 (1978): 65–69
149 Niinimaa, V. P. S. R. J., P. Cole, S. Mintz und R. J. Shephard. The switching point from nasal to oronasal breathing. Respiration physiology 42/1 (1980): 61–71
150 Dallam, George M., Steve R. McClaran, Daniel G. Cox und Carol P. Foust. Effect of Nasal Versus Oral Breathing on VO_2max and Physiological Economy in Recreational Runners Following an Extended Period Spent using Nasally Restricted Breathing. International Journal of Kinesiology and Sports Science 6/2 (2018): 22–29
151 Morton, A. R., K. King, S. Papalia, Carmel Goodman, K. R. Turley und J. H. Wilmore. Comparison of maximal oxygen consumption with oral and nasal breathing. Australian journal of science and medicine in sport 27/3 (1995): 51–55
152 Joyner, Michael J. und Edward F. Coyle. Endurance exercise performance: the physiology of champions. The Journal of physiology 586/1 (2008): 35–44
153 Dallam, George M., Steve R. McClaran, Daniel G. Cox und Carol P. Foust. Effect of Nasal Versus Oral Breathing on VO_2max and Physiological Economy in Recreational Runners Following an Extended Period Spent using Nasally Restricted Breathing. International Journal of Kinesiology and Sports Science 6/2 (2018): 22–29
154 ebendort
155 Thomas, S. A., V. Phillips, C. Mock, M. Lock, G. Cox und J. Baxter. The effects of nasal breathing on exercise tolerance. (2009)
156 Bergland, Christopher. Breathe In! Nasal Inhalations Are Linked to Laser-Like Focus. Weizmann Institute of Science. Veröffentlicht am 17.03.2019. www.weizmann-usa.org/news-media/in-the-news/breathe-in-nasal-inhalations-are-linked-to-laser-like-focus (abgerufen am 07.01.2020)
157 Perl, Ofer, Aharon Ravia, Mica Rubinson, Ami Eisen, Timna Soroka, Nofar Mor, Lavi Secundo und Noam Sobel. Human non-olfactory cognition phase-locked with inhalation. Nature human behaviour 3/5 (2019): 501
158 Kim, Helyn und Claire E. Cameron. Implications of visuospatial skills and executive functions for learning mathematics: Evidence from children with autism and Williams syndrome. AERA open 2/4 (2016): 2332858416675124
159 Miyake, Akira, Naomi P. Friedman, David A. Rettinger, Priti Shah und Mary Hegarty. How are visuospatial working memory, executive functioning und spatial abilities related? A latent-variable analysis. Journal of experimental psychology: General 130/4 (2001): 621
160 Ogawa, Kenji, Chiyoko Nagai und Toshio Inui. Brain mechanisms of visuomotor transformation based on defcits in tracing and copying. Japanese Psychological Research 52/2 (2010): 91–106
161 Kim, Helyn und Claire E. Cameron. Implications of visuospatial skills and executive functions for learning mathematics: Evidence from children with autism and Williams syndrome. AERA open 2/4 (2016): 2332858416675124
162 Korkman, Marit. NEPSY. A developmental neurop-sychological assessment. Test materials and manual (1998)

163 Mervis, Carolyn B. und Bonita P. Klein-Tasman. Williams syndrome: cognition, personality und adaptive behavior. Mental retardation and developmental disabilities research reviews 6/2 (2000): 148–158

164 Newcombe, Nora S. und Andrea Frick. Early education for spatial intelligence: Why, what und how. Mind, Brain und Education 4/3 (2010): 102–111

165 Miyake, Akira, Naomi P. Friedman, David A. Rettinger, Priti Shah und Mary Hegarty. How are visuospatial working memory, executive functioning und spatial abilities related? A latent-variable analysis. Journal of experimental psychology: General 130/4 (2001): 621

166 Kim, Helyn und Claire E. Cameron. Implications of visuospatial skills and executive functions for learning mathematics: Evidence from children with autism and Williams syndrome. AERA open 2/4 (2016): 2332858416675124

167 Furley, Philip, Daniel Memmert und Christian Heller. The dark side of visual awareness in sport: Inattentional blindness in a real-world basketball task. Attention, Perception, & Psychophysics 72/5 (2010): 1327–1337

168 ebendort

169 Pietsch, Stefanie, Petra Jansen und Jennifer Lehmann. The choice of sports affects mental rotation performance in adolescents. Frontiers in neuroscience 13 (2019): 224

170 Pietsch, Stefanie und Petra Jansen. Different mental rotation performance in students of music, sport and education. Learning and Individual Differences 22/1 (2012): 159-163

171 Voyer, Daniel und Petra Jansen. Motor expertise and performance in spatial tasks: A meta-analysis. Human Movement Science 54 (2017): 110–124

172 Fragala, Maren S., Kyle S. Beyer, Adam R. Jajtner, Jeremy R. Townsend, Gabriel J. Pruna, Carleigh H. Boone, Johnathan D. Bohner, David H. Fukuda, Jeffrey R. Stout und Jay R. Hoffman. Resistance exercise may improve spatial awareness and visual reaction in older adults. The Journal of Strength & Conditioning Research 28/8 (2014): 2079–2087

173 Tlauka, Michael, Jennifer Williams und Paul Williamson. Spatial ability in secondary school students: Intra-sex differences based on self-selection for physical education. British Journal of Psychology 99/3 (2008): 427–440

174 Steggemann, Yvonne, Kai Engbert und Matthias Weigelt. Selective effects of motor expertise in mental body rotation tasks: comparing object-based and perspective transformations. Brain and Cognition 76/1 (2011): 97–105

175 Voyer, Daniel, Petra Jansen und Sandra Kaltner. Mental rotation with egocentric and object-based transformations. Quarterly Journal of Experimental Psychology 70/11 (2017): 2319–2330

176 Saj, Arnaud und Koviljka Barisnikov. Influence of spatial perception abilities on reading in school-age children. Cogent Psychology 2/1 (2015): 1049736

177 Kim, Helyn und Claire E. Cameron. Implications of visuospatial skills and executive functions for learning mathematics: Evidence from children with autism and Williams syndrome. AERA open 2/4 (2016): 2332858416675124

178 Bergland, Christopher. A Vagus Nerve Survival Guide to Combat Fight-or-Flight urges. Psychology Today. Veröffentlicht am May 15, 2017. www.psychologytoday.com/us/blog/the-athletes-way/201705/vagus-nerve-survival-guide-combat-fght-or-flight-urges (abgerufen am 12.11.2019)

179 Wikipedia. Vagus nerve.https://en.wikipedia.org/w/index.php?title=Vagus_nerve&oldid=933413510 (abgerufen am 06.01.2020)

180 Bergland, Christopher. Vagus Nerve Stimulation Dramatically Reduces Inflammation. Psychology Today. Veröffentlicht am 16.072016. www.psychologytoday.com/gb/blog/theathletes-way/201607/vagus-nerve-stimulation-dramatically-reduces-inflammation (abgerufen am 12.11.2019)

181 Behar, Michael. Can the Nervous System be Hacked? The New York Times Magazine, 23.05.2014. www.nytimes.com/2014/05/25/magazine/can-the-nervous-system-behacked.html?_r=0 (abgerufen am 12.11.2019)

182 Wikipedia. Vagus nerve.https://en.wikipedia.org/w/index.php?title=Vagus_nerve&oldid=933413510 (abgerufen am 06.01.2020)

183 Gendry, Sebastian. On the Vagus nerve and the body-mind connection. Laughter Online University. www.laughteronlineuniversity.com/vagus-nerve/ (abgerufen am 12.11.2019)

184 Breit, Sigrid, Aleksandra Kupferberg, Gerhard Rogler und Gregor Hasler. Vagus nerve as modulator of the brain-gut axis in psychiatric and inflammatory disorders. Frontiers in psychiatry 9 (2018): 44

185 Bergland, Christopher. A Vagus Nerve Survival Guide to Combat Fight-or-Flight urges. Psychology Today. Veröffentlicht am May 15, 2017. www.psychologytoday.com/us/blog/the-athletes-way/201705/vagus-nerve-survival-guide-combat-fght-or-flight-urges (abgerufen am 12.11.2019)

186 Homeostasis. Khan Academy. www.khanacademy.org/science/high-school-biology/hs-human-body-systems/hs-body-structure-and-homeostasis/a/homeostasis (abgerufen am 12.11.2019)

187 Ernst, Gernot. Heart-Rate variability—More than Heart Beats? Frontiers in public health 5 (2017): 240

188 Porges, Stephen W. Vagal tone: a physiologic marker of stress vulnerability. Pediatrics 90/3 Pt 2 (1992): 498–504

189 Chovatiya, Raj und Ruslan Medzhitov. Stress, inflammation und defense of homeostasis. Molecular cell 54/2 (2014): 281–288

190 Chronic stress puts your health at risk. www.mayoclinic.org/healthy-lifestyle/stress-management/in-depth/stress/art-20046037 (abgerufen am 12.11.2019)

191 Encyclopaedia Britannica. Acetylcholine. Veröffentlicht am 26.12.2019. www.britannica.com/science/acetylcholine (abgerufen am November 12, 2019)

192 Bergland, Christopher. A Vagus Nerve Survival Guide to Combat Fight-or-Flight urges. Psychology Today. Veröffentlicht am May 15, 2017. www.psychologytoday.com/us/blog/the-athletes-way/201705/vagus-nerve-survival-guide-combat-fght-or-flight-urges (abgerufen am 12.11.2019)

193 Encyclopaedia Britannica. Acetylcholine. Veröffentlicht am 26.12.2019. www.britannica.com/science/acetylcholine (abgerufen am November 12, 2019)

194 Chovatiya, Raj und Ruslan Medzhitov. Stress, inflammation und defense of homeostasis. Molecular cell 54/2 (2014): 281–288

195 ebendort

196 Liu, Yun-zi, Yun-Xia Wang und Chun-Lei Jiang. Inflammation: the common pathway of stress-related diseases. Frontiers in Human Neuroscience 11 (2017): 316

197 ebendort

198 Carnegie Mellon university. How stress influences disease: Study reveals inflammation as the culprit. ScienceDaily. Veröffentlicht am 02.04.2012. www.sciencedaily.com/releases/2012/04/120402162546.htm (abgerufen am 12.11.2019)

199 Behar, Michael. Can the Nervous System be Hacked? The New York Times Magazine, 23.05.2014. www.nytimes.com/2014/05/25/magazine/can-the-nervous-system-behacked.html?_r=0 (abgerufen am 12.11.2019)

200 ebendort

201 Rosenfeld, Jordan. 9 Fascinating Facts About the Vagus Nerve. Mental Floss. Veröffentlicht am 13.11.2018. www.mentalfloss.com/article/65710/9-nervy-facts-about-vagusnerve (abgerufen am 12.11.2019)

202 Ernst, Gernot. Heart-Rate variability—More than Heart Beats? Frontiers in public health 5 (2017): 240

203 Chovatiya, Raj und Ruslan Medzhitov. Stress, inflammation und defense of homeostasis. Molecular cell 54/2 (2014): 281–288

204 Lehrer, Paul M. und Richard Gevirtz. Heart rate variability biofeedback: how and why does it work?. Frontiers in psychology 5 (2014): 756
205 Perri, Maria A. und Elizabeth Halford. Pain and faulty breathing: a pilot study. Journal of Bodywork and Movement Therapies 8/4 (2004): 297–306
206 ebendort
207 Singh, U. P. Evidence-Based Role of Hypercapnia and Exhalation Phase in Vagus Nerve Stimulation: Insights into Hypercapnic Yoga Breathing Exercises. J Yoga Phys Ther 7/276 (2017): 2
208 Tsarfis, P. G. Nature and health: Treatment and rehabilitation by natural factors. Mir Publishers, 1985
209 Singh, U. P. Evidence-Based Role of Hypercapnia and Exhalation Phase in Vagus Nerve Stimulation: Insights into Hypercapnic Yoga Breathing Exercises. J Yoga Phys Ther 7/276 (2017): 2
210 Porges, Stephen W. Vagal tone: a physiologic marker of stress vulnerability. Pediatrics 90/3 Pt 2 (1992): 498–504
211 Lehrer, Paul M. und Richard Gevirtz. Heart rate variability biofeedback: how and why does it work?. Frontiers in psychology 5 (2014): 756
212 Chovatiya, Raj und Ruslan Medzhitov. Stress, inflammation und defense of homeostasis. Molecular cell 54/2 (2014): 281–288
213 Moore, Jason. HRV Demographics, Part 3 – Health, Medication & Guidelines. www.hrvcourse.com/hrv-demographics-health-medication-guidelines/ (abgerufen am 12.11.2019)
214 Yun, Joon. Heart Rate variability as a Biomarker of Longevity. The Quantifed Body. thequantifedbody.net/hrv-biomarker-longevity-dr-joon-yun/ (abgerufen am 12.11.2019)
215 Lehrer, Paul M. und Richard Gevirtz. Heart rate variability biofeedback: how and why does it work?. Frontiers in psychology 5 (2014): 756
216 Ernst, Gernot. Heart-Rate variability—More than Heart Beats? Frontiers in public health 5 (2017): 240
217 ebendort
218 Bourassa, Kyle J., John J. B. Allen, Matthias R. Mehl und David A. Sbarra. The Impact of Narrative Expressive Writing on Heart Rate, Heart Rate Variability und Blood Pressure Following Marital Separation. Psychosomatic medicine 79/6 (2017): 697
219 Ising, Marcus und Florian Holsboer. Genetics of stress response and stress-related disorders. Dialogues in clinical neuroscience 8/4 (2006): 433
220 Henton, Lee. The Secrets of Vagus Nerve Stimulation: 18 Proven, Science-Backed Exercises and Methods to Activate Your Vagal Tone and Heal from Inflammation, Chronic Stress, Anxiety, Epilepsy und Depression. (2020)
221 Gerritsen, Roderik Jan Sebastiaan und Guido PH Band. Breath of life: the respiratory vagal stimulation model of contemplative activity. Frontiers in human neuroscience 12 (2018): 397
222 Le Meur, Yann, Aurélien Pichon, Karine Schaal, Laurent Schmitt, Julien Louis, Jacques Gueneron, Pierre Paul Vidal und Christophe Hausswirth. Evidence of parasympathetic hyperactivity in functionally overreached athletes. Med Sci Sports Exerc 45/11 (2013): 2061–2071
223 Russo, Marc A., Danielle M. Santarelli und Dean O'Rourke. The physiological effects of slow breathing in the healthy human. Breathe 13/4 (2017): 298–309
224 Ma, Xiao, Zi-Qi Yue, Zhu-Qing Gong, Hong Zhang, Nai-Yue Duan, Yu-Tong Shi, GaoXia Wei und You-Fa Li. The effect of diaphragmatic breathing on attention, negative affect and stress in healthy adults. Frontiers in psychology 8 (2017): 874
225 Lehrer, Paul M. und Richard Gevirtz. Heart rate variability biofeedback: how and why does it work?. Frontiers in psychology 5 (2014): 756
226 ebendort
227 ebendort

228 Porges, Stephen W. Respiratory sinus arrhythmia: Physiological basis, quantitative methods und clinical implications. In: Cardiorespiratory and cardiosomatic psychophysiology, Springer, 1986: 101–115
229 Russo, Marc A., Danielle M. Santarelli und Dean O'Rourke. The physiological effects of slow breathing in the healthy human. Breathe 13/4 (2017): 298–309
230 ebendort
231 Lehrer, Paul M. und Richard Gevirtz. Heart rate variability biofeedback: how and why does it work?. Frontiers in psychology 5 (2014): 756
232 ebendort
233 Lehrer, Paul, Maria Katsamanis Karavidas, Shou-En Lu, Susette M. Coyle, Leo O. Oikawa, Marie Macor, Steve E. Calvano und Stephen F. Lowry. Voluntarily produced increases in heart rate variability modulate autonomic effects of endotoxin induced systemic inflammation: an exploratory study. Applied psychophysiology and biofeedback 35/4 (2010): 303–315
234 Vaschillo, Evgeny, Paul Lehrer, Naphtali Rishe und Mikhail Konstantinov. Heart rate variability biofeedback as a method for assessing baroreflex function: a preliminary study of resonance in the cardiovascular system. Applied Psychophysiology and Biofeedback 27/1 (2002): 1–27
235 Deschodt-Arsac, Veronique, Romain Lalanne, Beatrice Spiluttini, Claire Bertin und Laurent M. Arsac. Effects of heart rate variability biofeedback training in athletes exposed to stress of university examinations. PloS One 13/7 (2018): e0201388
236 Hassett, Afton L., Diane C. Radvanski, Evgeny G. Vaschillo, Bronya Vaschillo, Leonard H. Sigal, Maria Katsamanis Karavidas, Steven Buyske und Paul M. Lehrer. A pilot study of the efficacy of heart rate variability (HRV) biofeedback in patients with fbromyalgia. Applied psychophysiology and biofeedback 32/1 (2007): 1–10
237 Swenne, C. A. Baroreflex sensitivity: mechanisms and measurement. Netherlands Heart Journal 21/2 (2013): 58–60
238 Lehrer, Paul M. und Richard Gevirtz. Heart rate variability biofeedback: how and why does it work?. Frontiers in psychology 5 (2014): 756
239 ebendort
240 Swenne, C. A. Baroreflex sensitivity: mechanisms and measurement. Netherlands Heart Journal 21/2 (2013): 58–60
241 Trembach, Nikita und Igor Zabolotskikh. Breath-holding test in evaluation of peripheral chemoreflex sensitivity in healthy subjects. Respiratory physiology & neurobiology 235 (2017): 79–82
242 Ernst, Gernot. Heart-Rate variability—More than Heart Beats? Frontiers in public health 5 (2017): 240
243 Joseph, Chacko N., Cesare Porta, Gaia Casucci, Nadia Casiraghi, Mara Maffeis, Marco Rossi und Luciano Bernardi. Slow breathing improves arterial baroreflex sensitivity and decreases blood pressure in essential hypertension. Hypertension 46/4 (2005): 714–718
244 Vaschillo, Evgeny, Paul Lehrer, Naphtali Rishe und Mikhail Konstantinov. Heart rate variability biofeedback as a method for assessing baroreflex function: a preliminary study of resonance in the cardiovascular system. Applied Psychophysiology and Biofeedback 27/1 (2002): 1–27
245 Ernst, Gernot. Heart-Rate variability—More than Heart Beats? Frontiers in public health 5 (2017): 240
246 Boon, Paul, Ine Moors, Veerle De Herdt und Kristl Vonck. Vagus nerve stimulation and cognition. Seizure 15/4 (2006): 259–263
247 De Couck, Marijke, Ralf Caers, Liza Musch, Johanna Fliegauf, Antonio Giangreco und Yori Gidron. How breathing can help you make better decisions: Two studies on the effects of breathing patterns on heart rate variability and decision-making in business cases. International Journal of Psychophysiology 139 (2019): 1–9

248 Cao, Bing, Jun Wang, Mahadi Shahed, Beth Jelfs, Rosa H. M. Chan und Ying Li. Vagus nerve stimulation alters phase synchrony of the anterior cingulate cortex and facilitates decision making in rats. Scientifc reports 6 (2016): 35135
249 Porges, Stephen W. Vagal tone: a physiologic marker of stress vulnerability. Pediatrics 90/3 Pt 2 (1992): 498–504
250 Zelano, Christina, Heidi Jiang, Guangyu zhou, Nikita Arora, Stephan Schuele, Joshua Rosenow und Jay A. Gottfried. Nasal respiration entrains human limbic oscillations and modulates cognitive function. Journal of Neuroscience 36/49 (2016): 12448–12467
251 Wikipedia. Limbic system. https://en.wikipedia.org/w/index.php?title=Limbic_system&oldid=931823143 (abgerufen am 06.01.2020)
252 Hoffmann, Erik. Nadi Shodanas influence on the brain. Bhindu 13 (2009): 11–13
253 De, Anup, Samiran Mondal. Improvement of Brain Function through Combined Yogic Intervention, Meditation and Pranayama: A Critical Analysis. Researchgate (2016)
254 ebendort
255 Liu, Yun-zi, Yun-Xia Wang und Chun-Lei Jiang. Inflammation: the common pathway of stress-related diseases. Frontiers in Human Neuroscience 11 (2017): 316
256 Ma, Xiao, Zi-Qi Yue, Zhu-Qing Gong, Hong Zhang, Nai-Yue Duan, Yu-Tong Shi, GaoXia Wei und You-Fa Li. The effect of diaphragmatic breathing on attention, negative affect and stress in healthy adults. Frontiers in psychology 8 (2017): 874
257 Seymour, Tom. Stacey Sampson. Everything you need to know about the vagus nerve. Medical News Today, 28.06.2017. www.medicalnewstoday.com/articles/318128.php (abgerufen am 12.11.2019)
258 Gerritsen, Roderik Jan Sebastiaan und Guido PH Band. Breath of life: the respiratory vagal stimulation model of contemplative activity. Frontiers in human neuroscience 12 (2018): 397
259 Schwartz, Arielle. Natural Vagus Nerve Stimulation. Arielle Schwartz. Veröffentlicht am 19.07.2015. drarielleschwartz.com/natural-vagus-nerve-stimulation-dr-arielle-schwartz/#.XhMjeC2ca8p (abgerufen am 12.11. 2019)
260 Bergland, Christoper. Longer Exhalations Are an Easy Way to Hack Your Vagus Nerve. Psychology Today. Veröffentlicht am 09.05.2019. www.psychologytoday.com/us/blog/the-athletes-way/201905/longer-exhalations-are-easy-way-hack-your-vagus-nerve?fclid=IwAR1ozFQRsixTqPQ9sxAAuIdzB9bXtnY4ANT3LsixBvVPo1KWgHsQEkOpuO9F7kY (abgerufen am 12.11. 2019)
261 Chang, Rui B., David E. Strochlic, Erika K. Williams, Benjamin D. Umans und Stephen D. Liberles. Vagal sensory neuron subtypes that differentially control breathing. Cell 161/3 (2015): 622–633
262 Eckberg, Dwain L. und Marya J. Eckberg. Human sinus node responses to repetitive, ramped carotid baroreceptor stimuli. American Journal of Physiology – Heart and Circulatory Physiology 242/4 (1982): H638–H644
263 Canning, Brendan J. Reflex regulation of airway smooth muscle tone. Journal of applied physiology 101/3 (2006): 971–985
264 Russo, Marc A., Danielle M. Santarelli und Dean O'Rourke. The physiological effects of slow breathing in the healthy human. Breathe 13/4 (2017): 298–309
265 Farrow, John T. und Russell J. Hebert. Breath suspension during the transcendental meditation technique. Psychosomatic medicine 44/2 (1982): 133–153
266 Ma, Xiao, Zi-Qi Yue, Zhu-Qing Gong, Hong Zhang, Nai-Yue Duan, Yu-Tong Shi, GaoXia Wei und You-Fa Li. The effect of diaphragmatic breathing on attention, negative affect and stress in healthy adults. Frontiers in psychology 8 (2017): 874
267 Singh, U. P. Evidence-Based Role of Hypercapnia and Exhalation Phase in Vagus Nerve Stimulation: Insights into Hypercapnic Yoga Breathing Exercises. J Yoga Phys Ther 7/276 (2017): 2

268 Bhargava, R., M. G. Gogate und J. F. Mascarenhas. Autonomic responses to breath holding and its variations following pranayama. Indian J Physiol Pharmacol 32/4 (1988): 257–64
269 Al Haddad, Hani, Paul B. Laursen, Said Ahmaidi und Martin Buchheit. Influence of cold water face immersion on post-exercise parasympathetic reactivation. European journal of applied physiology 108/3 (2010): 599–606
270 Jungmann, Manuela, Shervin Vencatachellum, Dimitri Van Ryckeghem und Claus Vögele. Effects of Cold Stimulation on Cardiac-Vagal Activation in Healthy Participants: Randomized Controlled Trial. JMIR Formative Research 2/2 (2018): e10257
271 Al Haddad, Hani, Paul B. Laursen, Said Ahmaidi und Martin Buchheit. Influence of cold water face immersion on post–exercise parasympathetic reactivation. European journal of applied physiology 108/3 (2010): 599–606
272 Shattock, Michael J. und Michael J. Tipton. »Autonomic conflict«: a different way to die during cold water immersion. The Journal of physiology 590/14 (2012): 3219–3230
273 Porges, Stephen W. The polyvagal theory: new insights into adaptive reactions of the autonomic nervous system. Cleveland Clinic journal of medicine 76/Suppl 2 (2009): S86
274 Field, Tiffany und Miguel Diego. Vagal activity, early growth and emotional development. Infant Behavior and Development 31/3 (2008): 361–373
275 Peck, Sharik. An understanding Of The Trigeminal/Vagus Nerve Relationship Can Help One Tune Out Pain And Fear Part 1: Changing the Face of Pain. 01.03.2018. www.oralhealthgroup.com/features/understanding-trigeminalvagus-nerve-relationship-can-help-one-tune-pain-fear-part-1-changing-face-pain/ (abgerufen am 08.07.2020)
276 Bordoni, Bruno, Fabiola Marelli und Giovannni Bordoni. A review of analgesic and emotive breathing: a multidisciplinary approach. Journal of multidisciplinary healthcare 9 (2016): 97
277 Ma, Xiao, Zi-Qi Yue, Zhu-Qing Gong, Hong Zhang, Nai-Yue Duan, Yu-Tong Shi, GaoXia Wei und You-Fa Li. The effect of diaphragmatic breathing on attention, negative affect and stress in healthy adults. Frontiers in psychology 8 (2017): 874
278 ebendort
279 Russo, Marc A., Danielle M. Santarelli und Dean O'Rourke. The physiological effects of slow breathing in the healthy human. Breathe 13/4 (2017): 298–309
280 Russo, Marc A., Danielle M. Santarelli und Dean O'Rourke. The physiological effects of slow breathing in the healthy human. Breathe 13/4 (2017): 298–309
281 Bernardi, Luciano, Alessandra Gabutti, Cesare Porta und Lucia Spicuzza. Slow breathing reduces chemoreflex response to hypoxia and hypercapnia und increases baroreflex sensitivity. Journal of hypertension 19/12 (2001): 2221–2229
282 Dick, Thomas E., Joseph R. Mims, Yee-Hsee Hsieh, Kendall F. Morris und Erica A. Wehrwein. Increased cardio-respiratory coupling evoked by slow deep breathing can persist in normal humans. Respiratory physiology & neurobiology 204 (2014): 99–111
283 Keen, Cynthia E. Can decelerated breathing confer health benefits. Physics World. Veröffentlicht am 26.08.2019. physicsworld.com/a/can-decelerated-breathing-confer-health-benefits/ (abgerufen am 12.11. 2019)
284 Ma, Xiao, Zi-Qi Yue, Zhu-Qing Gong, Hong Zhang, Nai-Yue Duan, Yu-Tong Shi, GaoXia Wei und You-Fa Li. The effect of diaphragmatic breathing on attention, negative affect and stress in healthy adults. Frontiers in psychology 8 (2017): 874
285 Bordoni, Bruno, Fabiola Marelli und Giovannni Bordoni. A review of analgesic and emotive breathing: a multidisciplinary approach. Journal of multidisciplinary healthcare 9 (2016): 97
286 ebendort
287 Russo, Marc A., Danielle M. Santarelli und Dean O'Rourke. The physiological effects of slow breathing in the healthy human. Breathe 13/4 (2017): 298–309
288 Bernardi, Luciano. Slow breathing, so simple – so complex. Folkhalsan Research Center, university of Helsinki, Finland
289 Russo, Marc A., Danielle M. Santarelli und Dean O'Rourke. The physiological effects of slow breathing in the healthy human. Breathe 13/4 (2017): 298–309

290 ebendort
291 Gerritsen, Roderik Jan Sebastiaan und Guido PH Band. Breath of life: the respiratory vagal stimulation model of contemplative activity. Frontiers in human neuroscience 12 (2018): 397
292 Singh, U. P. Evidence-Based Role of Hypercapnia and Exhalation Phase in Vagus Nerve Stimulation: Insights into Hypercapnic Yoga Breathing Exercises. J Yoga Phys Ther 7/276 (2017): 2
293 ebendort
294 Lin, I. M., L. Y. Tai und Sheng-Yu Fan. Breathing at a rate of 5.5 breaths per minute with equal inhalation–to–exhalation ratio increases heart rate variability. International Journal of Psychophysiology 91/3 (2014): 206–211
295 ebendort
296 Clarke, John. Soothe Your Nervous System with 2-to-1 Breathing. Yoga International. yoga-international.com/article/view/soothe-your-nervous-system-with-2-to-1-breathing (abgerufen am 12.11. 2019)
297 Lin, I. M., L. Y. Tai und Sheng-Yu Fan. Breathing at a rate of 5.5 breaths per minute with equal inhalation–to–exhalation ratio increases heart rate variability. International Journal of Psychophysiology 91/3 (2014): 206–211
298 Bernardi, Luciano, Peter Sleight, Gabriele Bandinelli, Simone Cencetti, Lamberto Fattorini, Johanna Wdowczyc–Szulc und Alfonso Lagi. Effect of rosary prayer and yoga mantras on autonomic cardiovascular rhythms: comparative study. Bmj 323/7327 (2001): 1446–1449
299 ebendort
300 Lehmann, J. Die Kreuzfahrer. C. Bertelsmann Verlag, 1976
301 Hyde, Ida Henrietta und W. Scalapino. The influence of music upon electrocardiograms and blood pressure. American Journal of Physiology–Legacy Content 46/1 (1918): 35–38
302 ebendort
303 Vagus Nerve Stimulation. www.wimhofmethod.com/vagus-nerve-stimulation (abgerufen am 12.11. 2019)
304 Bernardi, Luciano, Cesare Porta und Peter Sleight. Cardiovascular, cerebrovascular, and respiratory changes induced by different types of music in musicians and non-musicians: the importance of silence. Heart 92/4 (2006): 445–452
305 ebendort
306 Okada, Kaoru, Akira Kurita, Bonpei Takase, Toshiaki Otsuka, Eitaro Kodani, Yoshiki Kusama, Hirotsugu Atarashi und Kyoichi Mizuno. Effects of music therapy on autonomic nervous system activity, incidence of heart failure events und plasma cytokine and catecholamine levels in elderly patients with cerebrovascular disease and dementia. International heart journal 50/1 (2009): 95–110
307 Lee, Yaw-Chern, Chun-Yang Lei, Yi-Sen Shih, Wen-Chih Zhang, Hui-Min Wang, Cheng-Lung Tseng, Mark C. Hou, Hui-Ya Chiang und Sheng-Chieh Huang. HRV response of vegetative state patient with music therapy. In 2011 Annual International Conference of the IEEE Engineering in Medicine and Biology Society, pp. 1701–1704. IEEE, 2011
308 Riganello, Francesco, Maria D. Cortese, Francesco Arcuri, Maria Quintieri und Giuliano Dolce. How can music influence the autonomic nervous system response in patients with severe disorder of consciousness? Frontiers in neuroscience 9 (2015): 461
309 Pöyhönen, M., S. Syväoja, J. Hartikainen, E. Ruokonen und J. Takala. The effect of carbon dioxide, respiratory rate and tidal volume on human heart rate variability. Acta Anaesthesiologica Scandinavica 48/1 (2004): 93–101
310 Key, Josephine. »The core«: understanding it und retraining its dysfunction. Journal of bodywork and movement therapies 17/4 (2013): 541–559
311 Kiesel, Kyle, Tonya Rhodes, Jacob Mueller, Alyssa Waninger und Robert Butler. Development of a screening protocol to identify individuals with dysfunctional breathing. International journal of sports physical therapy 12/5 (2017): 774

312 Chaitow, Leon, Dinah Bradley und Christopher Gilbert. Multidisciplinary approaches to breathing pattern disorders. Elsevier Health Sciences, 2002
313 Kovar, Elizabeth. Core–strengthening Exercises That Help With Back Injury Rehab. AceFitness.org. Veröffentlicht am 30.10.2014. www.aceftness.org/education-and-resources/lifestyle/blog/5131/core-strengthening-exercises-that-help-with-back-injury-rehab/ (abgerufen am 11.08.2020)
314 Kiesel, Kyle, Tonya Rhodes, Jacob Mueller, Alyssa Waninger und Robert Butler. Development of a screening protocol to identify individuals with dysfunctional breathing. International journal of sports physical therapy 12/5 (2017): 774
315 Lum, L. C. Hyperventilation syndromes in medicine and psychiatry: a review. Journal of the Royal Society of Medicine 80/4 (1987): 229–231
316 Thomas, Mike, Robert K. McKinley, Elaine Freeman, Chris Foy und David Price. The prevalence of dysfunctional breathing in adults in the community with and without asthma. Primary Care Respiratory Journal 14/2 (2005): 78–82
317 Katon, Wayne J. und Edward A. Walker. Medically unexplained symptoms in primary care. The Journal of clinical psychiatry (1998)
318 . Chaitow, L. Breathing pattern disorders and lumbopelvic pain and dysfunction. An update. (2012)
319 Key, Josephine. »The core«: understanding it und retraining its dysfunction. Journal of bodywork and movement therapies 17/4 (2013): 541–559
320 McGill, S.M., 2009. Zitiert nach: Reynolds G. Is Your Ab Workout Hurting You Back? New York Times, 17.06.2009
321 Cavaggioni, Luca, Lucio Ongaro, Emanuela Zannin, F. Marcello Iaia und Giampietro Alberti. Effects of different core exercises on respiratory parameters and abdominal strength. Journal of physical therapy science 27/10 (2015): 3249–3253
322 Stephens, Rylee J., Mitchell Haas, William L. Moore III, Jordan R. Emmil, Jayson A. Sipress und Alex Williams. Effects of diaphragmatic breathing patterns on balance: a preliminary clinical trial. Journal of manipulative and physiological therapeutics 40/3 (2017): 169–175
323 Bundy, Mike und Andy Leaver. Injury prevention. A Guide to Sports and Injury Management, 2010
324 ebendort
325 Radebold, Andrea, Jacek Cholewicki, Gert K. Polzhofer und Hunter S. Greene. Impaired postural control of the lumbar spine is associated with delayed muscle response times in patients with chronic idiopathic low back pain. Spine 26/7 (2001): 724–730
326 O'Sullivan, Peter B. und Darren J. Beales. Changes in pelvic floor and diaphragm kinematics and respiratory patterns in subjects with sacroiliac joint pain following a motor learning intervention: a case series. Manual therapy 12/3 (2007): 209–218
327 Fatoye, Francis, Tadesse Gebrye und Isaac Odeyemi. Real-world incidence and prevalence of low back pain using routinely collected data. Rheumatology international 39/4 (2019): 619–626
328 Hodges, Paul W., A. E. Martin Eriksson, Debra Shirley und Simon C. Gandevia. Intraabdominal pressure increases stiffness of the lumbar spine. Journal of biomechanics 38/9 (2005): 1873–1880
329 Key, Josephine. »The core«: understanding it und retraining its dysfunction. Journal of bodywork and movement therapies 17/4 (2013): 541–559
330 Kocjan, Janusz, Bożena Gzik-Zroska, Katarzyna Nowakowska, Michał Burkacki, Sławomir Suchoń, Robert Michnik, Damian Czyżewski und Mariusz Adamek. Impact of diaphragm function parameters on balance maintenance. PloS One 13/12 (2018)
331 ebendort
332 ebendort
333 Watson, Alan. Breathing in singing. In The Oxford Handbook of Singing. 2014

334 Spiesshoefer, Jens, Simon Herkenrath, Carolin Henke, Lisa Langenbruch, Marike Schneppe, Winfried Randerath, Peter Young, Tobias Brix und Matthias Boentert. Evaluation of Respiratory Muscle Strength and Diaphragm ultrasound: Normative Values, Theoretical Considerations und Practical Recommendations. Respiration 99/5 (2020): 369–381

335 Kocjan, Janusz, Bożena Gzik-Zroska, Katarzyna Nowakowska, Michał Burkacki, Sławomir Suchoń, Robert Michnik, Damian Czyżewski und Mariusz Adamek. Impact of diaphragm function parameters on balance maintenance. PloS One 13/12 (2018)

336 Singh, U. P. Evidence-Based Role of Hypercapnia and Exhalation Phase in Vagus Nerve Stimulation: Insights into Hypercapnic Yoga Breathing Exercises. J Yoga Phys Ther 7/276 (2017): 2

337 Bradley, Helen und Joseph Dr Esformes. Breathing pattern disorders and functional movement. International journal of sports physical therapy 9/1 (2014): 28

338 O'Sullivan, Peter B., Kirsty M. Grahamslaw, Michelle Kendell, Shaun C. Lapenskie, Nina E. Möller und Karen V. Richards. The effect of different standing and sitting postures on trunk muscle activity in a pain-free population. Spine 27/11 (2002): 1238–1244

339 Chapman, Erin B., Jena Hansen-Honeycutt, Alan Nasypany, Russell T. Baker und Jim May. A clinical guide to the assessment and treatment of breathing pattern disorders in the physically active: Part 1. International journal of sports physical therapy 11/5 (2016): 803

340 Bradley, Helen und Joseph Dr Esformes. Breathing pattern disorders and functional movement. International journal of sports physical therapy 9/1 (2014): 28

341 Travis, Frederick, Karen Blasdell, Robert Liptak, Stuart zisman, Ken Daley und John Douillard. Invincible Athletics program: Aerobic exercise and performance without strain. International Journal of Neuroscience 85/3–4 (1996): 301–308

342 ebendort

343 Hootman, Jennifer M., Randall Dick und Julie Agel. Epidemiology of collegiate injuries for 15 sports: summary and recommendations for injury prevention initiatives. Journal of athletic training 42/2 (2007): 311

344 Litchfeld, Peter, Sandra Reamer. Learn to Screen Clients for Dysfunctional Breathing Habits – Are breathing mechanics aligned with respiratory chemistry. Professional School of Behavioral Health Sciences, July 2019. betterphysiology.com/wp-content/uploads/2019/07/Screen-for-Habits.pdf (abgerufen am 13.07.2020)

345 Perri, Maria A. und Elizabeth Halford. Pain and faulty breathing: a pilot study. Journal of Bodywork and Movement Therapies 8/4 (2004): 297–306

346 Bradley, Helen und Joseph Dr Esformes. Breathing pattern disorders and functional movement. International journal of sports physical therapy 9/1 (2014): 28

347 ebendort

348 Chapman, Erin B., Jena Hansen-Honeycutt, Alan Nasypany, Russell T. Baker und Jim May. A clinical guide to the assessment and treatment of breathing pattern disorders in the physically active: Part 1. International journal of sports physical therapy 11/5 (2016): 803

349 Joyner, Michael J. und Darren P. Casey. Regulation of increased blood flow (hyperemia) to muscles during exercise: a hierarchy of competing physiological needs. Physiological reviews 95/2 (2015): 549–601

350 Lee, Jane. How Diving Mammals Stay underwater for So Long. National Geographic. Veröffentlicht am 15.06.2013. www.nationalgeographic.com/news/2013/6/130614-diving-mammal-myoglobin-oxygen-ocean-science/ (abgerufen am 24.04.2020)

351 Joyner, Michael J. und Darren P. Casey. Regulation of increased blood flow (hyperemia) to muscles during exercise: a hierarchy of competing physiological needs. Physiological reviews 95/2 (2015): 549–601

352 ebendort

353 ebendort

354 ebendort

355 ebendort

356 Jash, Sukanta und Samit Adhya. Effects of transient hypoxia versus prolonged hypoxia on satellite cell proliferation and differentiation in vivo. Stem cells international (2015)

357 Wikipedia. Myosatellite cell. https://en.wikipedia.org/w/index.php?title=Myosatellite_cell&oldid=950395924 (abgerufen 2020)

358 Ferreira, Inês Raquel Antunes. Effect of intermittent hypobaric hypoxia on induced muscle injury repair in laboratory rats. Master's thesis, 2012

359 Sakai, Yoshitada, Masahiko Miwa, Keisuke Oe, Takeshi Ueha, Akihiro Koh, Takahiro Niikura, Takashi Iwakura, Sang Yang Lee, Masaya Tanaka und Masahiro Kurosaka. A novel system for transcutaneous application of carbon dioxide causing an artifcial Bohr effect in the human body. PLoS One 6/9 (2011): e24137

360 Akahane, Shiho, Yoshitada Sakai, Takeshi ueha, Hanako Nishimoto, Miho Inoue, Takahiro Niikura und Ryosuke Kuroda. Transcutaneous carbon dioxide application accelerates muscle injury repair in rat models. International orthopaedics 41/5 (2017): 1007–1015

361 McConnell, Alison und Alison McConnell. Breathe strong, perform better. United States of America: Human Kinetics, 2011

362 ebendort

363 Wagner, Wendi, Andrew P. Breksa, Arthur F. Monzingo, Dean R. Appling und Jon D. Robertus. Kinetic and structural analysis of active site mutants of monofunctional NAD-dependent 5, 10-methylenetetrahydrofolate dehydrogenase from Saccharomyces cerevisiae. Biochemistry 44/39 (2005): 13163–13171

364 Pedersen, Bente Klarlund und Bengt Saltin. Exercise as medicine–evidence for prescribing exercise as therapy in 26 different chronic diseases. Scandinavian journal of medicine & science in sports 25 (2015): 1–72

365 Bye, P. T. P., G. A. Farkas und C. H. Roussos. Respiratory factors limiting exercise. Annual review of physiology 45/1 (1983): 439–451

366 McConnell, Alison und Alison McConnell. Breathe strong, perform better. United States of America: Human Kinetics, 2011

367 Noakes, T. Lore of running. Champaign, IL. (1991)

368 Amann, Markus. Pulmonary system limitations to endurance exercise performance in humans. Experimental physiology 97/3 (2012): 311–318

369 Ramsook, Andrew H., Ryan Koo, Yannick Molgat-Seon, Paolo B. Dominelli, Nafeez Syed, Christopher J. Ryerson, Andrew W. Sheel und Jordan A. Guenette. Diaphragm Recruitment Increases during a Bout of Targeted Inspiratory Muscle Training. Medicine and science in sports and exercise 48/6 (2016): 1179–1186

370 Cross, Troy J., Toni Breskovic, Surendran Sabapathy, P. Maslov zubin, Bruce D. Johnson und Zeljko Dujic. Respiratory muscle pressure development during breath holding in apnea divers. Medicine and science in sports and exercise 45/1 (2013): 93–101

371 Karaula, Dajana, Jan Homolak und Goran Leko. Effects of hypercapnic-hypoxic training on respiratory muscle strength and front crawl stroke performance among elite swimmers. Turkish Journal of Sport and Exercise 18/1 (2016): 17–24

372 McConnell, A. K. und L. M. Romer. Respiratory muscle training in healthy humans: resolving the controversy. International journal of sports medicine 25/04 (2004): 284–293

373 Grifths, Lisa A. und Alison K. McConnell. The influence of inspiratory and expiratory muscle training upon rowing performance. European journal of applied physiology 99/5 (2007): 457–466

374 Romer, Lee M., Alison K. McConnell und David A. Jones. Inspiratory muscle fatigue in trained cyclists: effects of inspiratory muscle training. Medicine & Science in Sports & Exercise 34/5 (2002): 785–792

375 Johnson, Michael A., Graham R. Sharpe und Peter I. Brown. Inspiratory muscle training improves cycling time-trial performance and anaerobic work capacity but not critical power. European journal of applied physiology 101/6 (2007): 761–770

376 Kiesel, Kyle, Tonya Rhodes, Jacob Mueller, Alyssa Waninger und Robert Butler. Development of a screening protocol to identify individuals with dysfunctional breathing. International journal of sports physical therapy 12/5 (2017): 774
377 ebendort
378 Bradley, Helen und Joseph Dr Esformes. Breathing pattern disorders and functional movement. International journal of sports physical therapy 9/1 (2014): 28
379 NHS. Nijmegen Questionnaire. HeartofEngland.nhs.uk www.heartofengland.nhs.uk/wp-content/uploads/Nijmegen_Questionnaire.pdf (abgerufen am 13.08.2020)
380 Kiesel, Kyle, Tonya Rhodes, Jacob Mueller, Alyssa Waninger und Robert Butler. Development of a screening protocol to identify individuals with dysfunctional breathing. International journal of sports physical therapy 12/5 (2017): 774
381 ebendort
382 ebendort
383 ACL Tears and Knee Pain More Common for Women with Activity. ATI Physical Therapy. Veröffentlicht am 08.05.2014. www.atipt.com/blog/acl-tears-and-knee-pain-morecommon-for-women-with-activity (abgerufen am 11.08.2020)
384 Willson, John D., Christopher P. Dougherty, Mary Lloyd Ireland und Irene McClay Davis. Core stability and its relationship to lower extremity function and injury. Journal of the American Academy of Orthopaedic Surgeons 13/5 (2005): 316–325
385 Chaitow, Leon. Breathing Pattern Disorders (BPD), motor control und Low Back Pain
386 Ingraham, Paul. How dysfunctional breathing might be a root cause of a variety of common upper body pain problems and injuries. Update: 13.09.2016. www.painscience.com/articles/respiration–connection.php (abgerufen am 11.08.2020)
387 Hoff, J. I., B. R. Bloem, M. D. Ferrari und G. J. Lammers. A breathtaking headache. Journal of Neurology, Neurosurgery & Psychiatry 75/3 (2004): 509–509
388 Hallman, David M. und Eugene Lyskov. Autonomic regulation, physical activity and perceived stress in subjects with musculoskeletal pain: 24–hour ambulatory monitoring. International Journal of Psychophysiology 86/3 (2012): 276–282
389 Davies, Clair und Amber Davies. The trigger point therapy workbook: Your self-treatment guide for pain relief. New Harbinger Publications, 2013
390 McNulty, Walter H., Richard N. Gevirtz, David R. Hubbard und Gregory M. Berkoff. Needle electromyographic evaluation of trigger point response to a psychological stressor. Psychophysiology 31/3 (1994): 313–316
391 . Jafari, Hassan, Ali Gholamrezaei, Mathijs Franssen, Lukas Van Oudenhove, Qasim Aziz, Omer Van den Bergh, Johan WS Vlaeyen und Ilse Van Diest. Can slow deep breathing reduce pain? An experimental study exploring mechanisms. The Journal of Pain (2020)
392 Hansen–Honeycutt, Jena, Erin B. Chapman, Alan Nasypany, Russell T. Baker und Jim May. A clinical guide to the assessment and treatment of breathing pattern disorders in the physically active: part 2, a case series. International journal of sports physical therapy 11/6 (2016): 971
393 ebendort
394 Mehling, Wolf E., Kathryn A. Hamel, Michael Acree, Nancy Byl und Frederick M. Hecht. Randomized controlled trial of breath therapy for patients with chronic low-back pain. Alternative therapies in health and medicine 11/4 (2005): 44–53
395 Hruska Jr, Ronald J. Dysfunctional Respiratory Mechanics on Orofacial Pain. Dental Clinics of North America 41/2 (1997): 211
396 De Troyer André und Marc Estenne. Coordination between rib cage muscles and diaphragm during quiet breathing in humans. Journal of Applied Physiology 57/3 (1984): 899–906
397 ebendort

398 Jalil, Nizar Abd, Mohammad Sauf Awang und Mahamarowi Omar. Scalene myofascial pain syndrome mimicking cervical disc prolapse: a report of two cases. The Malaysian journal of medical sciences: MJMS 17/1 (2010): 60
399 Schleifer, Lawrence M., Ronald Ley und Thomas W. Spalding. A hyperventilation theory of job stress and musculoskeletal disorders. American journal of industrial medicine 41/5 (2002): 420–432
400 Terekhin, Pavel und Clemens Forster. Hypocapnia related changes in pain-induced brain activation as measured by functional MRI. Neuroscience letters 400/1-2 (2006): 110–114
401 Clausen, Tobias, Alexander Scharf, Matthias Menzel, Jens Soukup, Carsten Holz, Andreas Rieger, Frank Hanisch et al. Influence of moderate and profound hyperventilation on cerebral blood flow, oxygenation and metabolism. Brain research 1019/1-2 (2004): 113–123
402 Peripheral Nerve Injuries. www.mayoclinic.org/diseases-conditions/peripheral-nerve-injuries/symptoms-causes/syc-20355631 (abgerufen am 22.07.2020)
403 Perri, Maria A. und Elizabeth Halford. Pain and faulty breathing: a pilot study. Journal of Bodywork and Movement Therapies 8/4 (2004): 297–306
404 Macefeld, Gary und David Burke. Paraesthesiae and tetany induced by voluntary hyperventilation: increased excitability of human cutaneous and motor axons. Brain 114/1 (1991): 527–540
405 ebendort
406 Perri, Maria A. und Elizabeth Halford. Pain and faulty breathing: a pilot study. Journal of Bodywork and Movement Therapies 8/4 (2004): 297–306
407 Bordoni, Bruno und Fabiola Marelli. Failed back surgery syndrome: review and new hypotheses. Journal of pain research 9 (2016): 17
408 Chaitow, Leon. Breathing Pattern Disorders (BPD), motor control und Low Back Pain
409 Kang, Jim-Yi, Dong–Kwon Seo, Ju–Chul Cho und Byoung–Kwon Lee. Effectiveness of Breathing Exercises on Spinal Posture, Mobility and Stabilization in Patients with Lumbar Instability. Korean Society of Physical Medicine 13/3 (2018): 81–89
410 ebendort
411 ebendort
412 Clifton-Smith, T. (2017) Breathing Pattern Disorders and the Athlete. (Bradcliff Breathing Method)
413 Chaitow, Leon. Breathing Pattern Disorders (BPD), motor control und Low Back Pain
414 McLaughlin, Laurie, Charlie H. Goldsmith und Kimberly Coleman. Breathing evaluation and retraining as an adjunct to manual therapy. Manual therapy 16/1 (2011): 51–52
415 ebendort
416 Perri, Maria A. und Elizabeth Halford. Pain and faulty breathing: a pilot study. Journal of Bodywork and Movement Therapies 8/4 (2004): 297–306
417 Stanton, Tasha R., Hayley B. Leake, K. Jane Chalmers und G. Lorimer Moseley. Evidence of impaired proprioception in chronic, idiopathic neck pain: systematic review and meta-analysis. Physical therapy 96/6 (2016): 876–887
418 Lewit, Karel. Manipulative therapy in rehabilitation of the locomotor system. Butterworth-Heinemann Medical, 1999
419 Yeampattanaporn, Orawan, Keerin Mekhora, Wattana Jalayondeja und Jatuporn Wongsathikun. Immediate effects of breathing re-education on respiratory function and range of motion in chronic neck pain. Journal of the Medical Association of Thailand Chotmaihet thangphaet 97 (2014): S55–9
420 Hruska Jr, Ronald J. Dysfunctional Respiratory Mechanics on Orofacial Pain. Dental Clinics of North America 41/2 (1997): 211
421 Schleifer, Lawrence M., Ronald Ley und Thomas W. Spalding. A hyperventilation theory of job stress and musculoskeletal disorders. American journal of industrial medicine 41/5 (2002): 420–432

422 ebendort
423 ebendort
424 Gonzalez, Humberto E. und Arturo Manns. Forward head posture: its structural and functional influence on the stomatognathic system, a conceptual study. CRANIO® 14/1 (1996): 71–80
425 Neiva, Patricia Dayrell, Renata Noce Kirkwood, Polyana Leite Mendes, Karl Zabjek, Helena Gonçalves Becker und Sunita Mathur. Postural disorders in mouth breathing children: a systematic review. Brazilian journal of physical therapy 22/1 (2018): 7–19
426 da Silveira, Waleska, Fernanda Carvalho de Queiroz Mello, Fernando Silva Guimarães, and Sara Lucia Siveira de Menezes. Postural alterations and pulmonary function of mouth-breathing children. Brazilian journal of otorhinolaryngology 76/6 (2010): 683–686
427 Lundberg, Ulf, Roland Kadefors, Bo Melin, Gunnar Palmerud, Peter Hassmén, Margareta Engström und Ingela Elfsberg Dohns. Psychophysiological stress and EMG activity of the trapezius muscle. International journal of behavioral medicine 1/4 (1994): 354–370
428 Jones, Frank Pierce und John L. Kennedy. An electromyographic technique for recording the startle pattern. The Journal of Psychology 32/1 (1951): 63–68
429 Brown, P., J. C. Rothwell, P. D. Thompson, T. C. Britton, B. L. Day und C. D. Marsden. New observations on the normal auditory startle reflex in man. Brain 114/4 (1991): 1891–1902
430 Perri, Maria A. und Elizabeth Halford. Pain and faulty breathing: a pilot study. Journal of Bodywork and Movement Therapies 8/4 (2004): 297–306
431 ebendort
432
433 Bartley, Jim. Breathing and temporomandibular joint disease. Journal of Bodywork and movement therapies 15/3 (2011): 291–297
434 ebendort
435 ebendort
436 Hruska Jr, Ronald J. Dysfunctional Respiratory Mechanics on Orofacial Pain. Dental Clinics of North America 41/2 (1997): 211
437 Winocur, Ephraim, Anat Gavish, Michal Voikovitch, Alona Emodi–Perlman und Ilana Eli. Drugs and bruxism: a critical review. Journal of orofacial pain 17/2 (2003)
438 Lareb. SSRIs and venlafaxine in association with bruxism. Databanksws.lareb.nl. Veröffentlicht 2007. https://databankws.lareb.nl/Downloads/kwb_2006_2_ssri.pdf (abgerufen am 22.07.2020)
439 Godoy, Daniel Agustín, Ali Seif, David Garza, Santiago Lubillo-Montenegro und Francisco Murillo-Cabezas. Hyperventilation therapy for control of posttraumatic intracranial hypertension. Frontiers in neurology 8 (2017): 250
440 Kato, Takafumi. Sleep bruxism and its relation to obstructive sleep apnea-hypopnea syndrome. Sleep and Biological Rhythms 2/1 (2004): 1–15
441 ebendort
442 Hosoya, Hisashi, Hideki Kitaura, Takashi Hashimoto, Mau Ito, Masayuki Kinbara, Toru Deguchi, Toshiya Irokawa, Noriko Ohisa, Hiromasa Ogawa und Teruko Takano-Yamamoto. Relationship between sleep bruxism and sleep respiratory events in patients with obstructive sleep apnea syndrome. Sleep and Breathing 18/4 (2014): 837–844
443 Olmos, Steven R., Franklin Garcia–Godoy, Timothy L. Hottel und N. Q. Tran. Headache and jaw locking comorbidity with daytime sleepiness. American journal of dentistry 29/3 (2016): 161–165
444 Maixner, William, Joel D. Greenspan, Ronald Dubner, Eric Bair, Flora Mulkey, Vanessa Miller, Charles Knott et al. Potential autonomic risk factors for chronic TMD: descriptive data and empirically identifed domains from the OPPERA case–control study. The Journal of Pain 12/11 (2011): T75–T91

445 Chinthakanan, Suruedee, Kittipong Laosuwan, Pattriyaporn Boonyawong, Sirinart Kumfu, Nipon Chattipakorn und Siriporn C. Chattipakorn. Reduced heart rate variability and increased saliva cortisol in patients with TMD. Archives of oral biology 90 (2018): 125–129
446 Chaitow, Leon. How Breath Can Impact Fibromyalgia Pain. Associated Bodywork & Massage Professionals, Jan/Feb 2017
447 ebendort
448 ebendort
449 ebendort
450 Cho, Byungyun und Junggyu Yoon. Relationship between Breathing Pattern Disorder and Joint Position Sense in Patients with Chronic Low Back Pain. Journal of The Korean Society of Integrative Medicine 7/2 (2019): 1–10
451 de Vries, Jurryt, B. K. Ischebeck, L. P. Voogt, J. N. Van Der Geest, Malou Janssen, M. A. Frens und Gert Jan Kleinrensink. Joint position sense error in people with neck pain: a systematic review. Manual therapy 20/6 (2015): 736–744
452 Grifn Occupational Therapy. Let's talk about Proprioception – our hidden sixth sense! www.grifnot.com/what-is-proprioception/ (abgerufen am 23.07.2020)
453 ebendort
454 Wikipedia. Muscle spindle. https://en.wikipedia.org/w/index.php?title=Muscle_spindle&oldid=939086497 (abgerufen am 04.05.2020)
455 de Vries, Jurryt, B. K. Ischebeck, L. P. Voogt, J. N. Van Der Geest, Malou Janssen, M. A. Frens und Gert Jan Kleinrensink. Joint position sense error in people with neck pain: a systematic review. Manual therapy 20/6 (2015): 736–744
456 Stanton, Tasha R., Hayley B. Leake, K. Jane Chalmers und G. Lorimer Moseley. Evidence of impaired proprioception in chronic, idiopathic neck pain: systematic review and meta-analysis. Physical therapy 96/6 (2016): 876–887
457 Dinkins, Eric M. Joint Positional Error. Seeing the World Normal Again: an investigation into joint positional error. Motion Guidance. Veröffentlicht am 10.04.2016. www.motion-guidance.com/blogs/motion-guidance-blog/seeing-the-world-normal-again-an-investigation-into-joint-positional-error (abgerufen am 04.05.2020)
458 Cho, Byungyun und Junggyu Yoon. Relationship between Breathing Pattern Disorder and Joint Position Sense in Patients with Chronic Low Back Pain. Journal of The Korean Society of Integrative Medicine 7/2 (2019): 1–10
459 ebendort
460 Panjabi, Manohar M. The stabilizing system of the spine. Part I. Function, dysfunction, adaptation und enhancement. Journal of spinal disorders 5 (1992): 383–383
461 ebendort
462 ebendort
463 Sakellari, V., A. M. Bronstein, S. Corna, C. A. Hammon, S. Jones und C. J. Wolsley. The effects of hyperventilation on postural control mechanisms. Brain: a journal of neurology 120/9 (1997): 1659–1673
464 Janssens, Lotte, Simon Brumagne, Kathelijn Polspoel, Thierry Troosters und Alison McConnell. The effect of inspiratory muscles fatigue on postural control in people with and without recurrent low back pain. Spine 35/10 (2010): 1088–1094
465 Jafari, Hassan, Ali Gholamrezaei, Mathijs Franssen, Lukas Van Oudenhove, Qasim Aziz, Omer Van den Bergh, Johan W. S. Vlaeyen und Ilse Van Diest. Can slow deep breathing reduce pain? An experimental study exploring mechanisms. The Journal of Pain (2020)
466 Simons, David G., Janet G. Travell und Lois S. Simons. Myofascial pain and dysfunction: upper half of body. Williams & Wilkins, 1999
467 Musnick D. Pain sensitization and chronic musculoskeletal pain. 15. International Functional Medicine Symposium (2008)

468 Jerath, Ravinder, Connor Beveridge und Vernon A. Barnes. Self-regulation of breathing as an adjunctive treatment of insomnia. Frontiers in psychiatry 9 (2019): 780

469 Kim, Sang Hag Lee, Heung Man Lee, Chol Shin, Ki Yeol Lee und Seung Hoon Lee. The impacts of open-mouth breathing on upper airway space in obstructive sleep apnea: 3-D MDCT analysis. European Archives of Oto-Rhino-Laryngology 268/4 (2011): 533–539

470 Kreivi, Hanna-Riikka, Paula Virkkula, Juho Lehto und Pirkko Brander. Frequency of upper airway symptoms before and during continuous positive airway pressure treatment in patients with obstructive sleep apnea syndrome. Respiration 80/6 (2010): 488–494

471 Ohki, M., N. Usui, H. Kanazawa, I. Hara und K. Kawano. Relationship between ora breathing and nasal obstruction in patients with obstructive sleep apnea. Acta otolaryngologica. Supplementum 523 (1996): 228–230

472 Šimiü, Josip und Mladenka Vukojeviü. Study of depression and anxiety in patients with asthma and chronic obstructive pulmonary disease. Psychiatria Danubina 31/1 (2019): S112–S117

473 Lavie, P. Rediscovering the importance of nasal breathing in sleep or, shut your mouth and save your sleep. The Journal of Laryngology & Otology 101/6 (1987): 558–563

474 Madronio, M. R., Emily Di Somma, Rosie Stavrinou, J. P. Kirkness, Erica Goldfnch, J. R. Wheatley und Terence C. Amis. Older individuals have increased oro-nasal breathing during sleep. European Respiratory Journal 24/1 (2004): 71–77

475 Warren, Donald W., W. Michael Hairfeld, Debra Seaton, Kathleen E. Morr und Lynn R. Smith. The relationship between nasal airway size and nasal-oral breathing. American Journal of Orthodontics and Dentofacial Orthopedics 93/4 (1988): 289–293

476 ebendort

477 Basta, Maria, George P. Chrousos, Antonio Vela-Bueno und Alexandros N. Vgontzas. Chronic insomnia and the stress system. Sleep medicine clinics 2/2 (2007): 279–291

478 ebendort

479 Jerath, Ravinder, Connor Beveridge und Vernon A. Barnes. Self-regulation of breathing as an adjunctive treatment of insomnia. Frontiers in psychiatry 9 (2019): 780

480 Tsai, H. J., Terry B. J. Kuo, Guo-She Lee und Cheryl C. H. Yang. Efcacy of paced breathing for insomnia: enhances vagal activity and improves sleep quality. Psychophysiology 52/3 (2015): 388–396

481 Hargens, Trent A., Anthony S. Kaleth, Elizabeth S. Edwards und Katrina L. Butner. Association between sleep disorders, obesity, and exercise: a review. Nature and science of sleep 5 (2013): 27

482 Westerlund, Anna, Rino Bellocco, Johan Sundström, Hans-Olov Adami, Torbjörn Åkerstedt und Ylva Trolle Lagerros. Sleep characteristics and cardiovascular events in a large Swedish cohort. European journal of epidemiology 28/6 (2013): 463–473

483 CDC. Short Sleep Duration Among US Adults – Data and Statistics. Sleep and Sleep Disorders. Veröffentlicht 2017, www.cdc.gov/sleep/data_statistics.html (abgerufen am 27.02.2020)

484 CDC. 1 in 3 Adults Don't Get Enough Sleep. Veröffentlicht am 18.02.2016. www.cdc.gov/media/releases/2016/p0215-enough-sleep.html

485 Walsh, James K., Catherine Coulouvrat, Goeran Hajak, Matthew D. Lakoma, Maria Petukhova, Thomas Roth, Nancy A. Sampson et al. Nighttime insomnia symptoms and perceived health in the America Insomnia Survey (AIS). Sleep 34/8 (2011): 997–1011

486 Riemann, Dieter, Kai Spiegelhalder, Bernd Feige, Ulrich Voderholzer, Mathias Berger, Michael Perlis und Christoph Nissen. The hyperarousal model of insomnia: a review of the concept and its evidence. Sleep medicine reviews 14/1 (2010): 19–31

487 Tefft, Brian C. Prevalence of motor vehicle crashes involving drowsy drivers, United States, 2009–2013. AAA Foundation for Traffic Safety, 2014

488 Hafner, Marco, Martin Stepanek, Jirka Taylor, Wendy M. Troxel und Christian Van Stolk. Why sleep matters – the economic costs of insufcient sleep: a cross-country comparative analysis. Rand health quarterly 6/4 (2017)

489 Daugherty, J., L. Hendricks und Chris Simpson. Sleep aids: sedative-hypnotic drugs in america. In Natl Forum J Counsel Addict 3. 2014
490 Mendels, Joseph. Criteria for selection of appropriate benzodiazepine hypnotic therapy. The Journal of clinical psychiatry (1991)
491 Jerath, Ravinder, Connor Beveridge und Vernon A. Barnes. Self-regulation of breathing as an adjunctive treatment of insomnia. Frontiers in psychiatry 9 (2019): 780
492 Harinath, Kasiganesan, Anand Sawarup Malhotra, Karan Pal, Rajendra Prasad, Rajesh Kumar, Trilok Chand Kain, Lajpat Rai und Ramesh Chand Sawhney. Effects of Hatha yoga and Omkar meditation on cardiorespiratory performance, psychologic profile, and melatonin secretion. The Journal of Alternative & Complementary Medicine 10/2 (2004): 261–268
493 Nishiyama, Koichi, Hirofumi Yasue, Yasushi Moriyama, Ryusuke Tsunoda, Hisao Ogawa, Michihiro Yoshimura und Kiyotaka Kugiyama. Acute effects of melatonin administration on cardiovascular autonomic regulation in healthy men. American heart journal 141/5 (2001): 13A–17A
494 Hajak, Göran, Andrea Rodenbeck, Jürgen Staedt, Borwin Bandelow, Gerald Huether und Eckart Rüther. Nocturnal plasma melatonin levels in patients suffering from chronic primary insomnia. Journal of pineal research 19/3 (1995): 116–122
495 Jerath, Ravinder, Connor Beveridge und Vernon A. Barnes. Self-regulation of breathing as an adjunctive treatment of insomnia. Frontiers in psychiatry 9 (2019): 780
496 Grandner, Michael A. und Atul Malhotra. Connecting insomnia, sleep apnoea and depression. Respirology (Carlton, Vic.) 22/7 (2017): 1249
497 Lichstein, Kenneth L., S. Justin Thomas, Julie A. Woosley und James D. Geyer. Co-occurring insomnia and obstructive sleep apnea. Sleep medicine 14/9 (2013): 824–829
498 Ebendort und Grandner und Malhotra 2017
499 Grandner, Michael A. und Atul Malhotra. Connecting insomnia, sleep apnoea and depression. Respirology (Carlton, Vic.) 22/7 (2017): 1249
500 Yackle, Kevin, Lindsay A. Schwarz, Kaiwen Kam, Jordan M. Sorokin, John R. Huguenard, Jack L. Feldman, Liqun Luo und Mark A. Krasnow. Breathing control center neurons that promote arousal in mice. Science 355/6332 (2017): 1411–1415
501 Smith, Jeffrey C., Howard H. Ellenberger, Klaus Ballanyi, Diethelm W. Richter und Jack L. Feldman. Pre-Botzinger complex: a brainstem region that may generate respiratory rhythm in mammals. Science 254/5032 (1991): 726–729
502 Yackle, Kevin, Lindsay A. Schwarz, Kaiwen Kam, Jordan M. Sorokin, John R. Huguenard, Jack L. Feldman, Liqun Luo und Mark A. Krasnow. Breathing control center neurons that promote arousal in mice. Science 355/6332 (2017): 1411–1415
503 ebendort
504 ebendort
505 Gleeson, Kevin und Clifford W. Zwillich. Adenosine stimulation, ventilation und arousal from sleep. American Review of Respiratory Disease 145/2_pt_1 (1992): 453–457
506 Simon, Gregory E. und Michael VonKorff. Prevalence, burden und treatment of insomnia in primary care. American Journal of Psychiatry 154/10 (1997): 1417–1423
507 Sheps, Sheldon G. Sleep deprivation: A cause of high blood pressure. www.mayoclinic.org/diseases-conditions/high-blood-pressure/expert-answers/sleep-deprivation/faq-20057959 (abgerufen am 08.01.2020)
508 Wikipedia. Counting sheep. https://en.wikipedia.org/w/index.php?title=Counting_sheep&oldid=988075802 (abgerufen am 08.12.2020)
509 Harvey, Allison G. und Suzanna Payne. The management of unwanted pre-sleep thoughts in insomnia: distraction with imagery versus general distraction. Behaviour research and therapy 40/3 (2002): 267–277
510 Salkovskis, Paul M. und Patricia Campbell. Thought suppression induces intrusion in naturally occurring negative intrusive thoughts. Behaviour research and therapy 32/ 1 (1994): 1–8

511 Subramani, Yamini, Mandeep Singh, Jean Wong, Clete A. Kushida, Atul Malhotra und Frances Chung. understanding phenotypes of obstructive sleep apnea: applications in anesthesia, surgery und perioperative medicine. Anesthesia and analgesia 124/1 (2017): 179
512 Obstructive sleep apnea: Overview. InformedHealth.org. Institute for Quality and Efficiency in Health Care (IQWiG); 2006. Veröffentlicht am 22.07.2011 [Update 02.01.2019] www.ncbi.nlm.nih.gov/books/NBK279274/ (abgerufen am 29.02.2020)
513 ebendort
514 Hirotsu, Camila, Sergio Tufk und Monica Levy Andersen. Sleep apnea as a potential threat to reproduction. (2014): 1731–1732
515 Jordan, Amy S., David G. McSharry und Atul Malhotra. Adult obstructive sleep apnoea. The Lancet 383/9918 (2014): 736–747
516 Osman, Amal M., Sophie G. Carter, Jayne C. Carberry und Danny J. Eckert. Obstructive sleep apnea: current perspectives. Nature and science of sleep 10 (2018): 21
517 Obstructive sleep apnea: Overview. InformedHealth.org. Institute for Quality and Efficiency in Health Care (IQWiG); 2006-. Veröffentlicht am 22.07.2011 [Update 02.01.2019] www.ncbi.nlm.nih.gov/books/NBK279274/ (abgerufen am 29.02.2020)
518 ebendort
519 Appleton, Sarah L., Andrew Vakulin, R. Douglas McEvoy, Andrew Vincent, Sean A. Martin, Janet F. Grant, Anne W. Taylor et al. Undiagnosed obstructive sleep apnea is independently associated with reductions in quality of life in middle-aged, but not elderly men of a population cohort. Sleep and Breathing 19/4 (2015): 1309–1316
520 Simpson, Laila, David R. Hillman, Matthew N. Cooper, Kim L. Ward, Michael Hunter, Stewart Cullen, Alan James, Lyle J. Palmer, Sutapa Mukherjee und Peter Eastwood. High prevalence of undiagnosed obstructive sleep apnoea in the general population and methods for screening for representative controls. Sleep and Breathing 17/3 (2013): 967–973
521 Kapur, Vishesh, Kingman P. Strohl, Susan Redline, Conrad Iber, George O'Connor und Javier Nieto. Underdiagnosis of sleep apnea syndrome in US communities. Sleep and Breathing 6/02 (2002): 049–054
522 Purtle, Mark W., Catherine Hackett Renner, Dustin A. McCann, James C. Mallen, Sarah K. Spilman und Sheryl M. Sahr. Driving with undiagnosed obstructive sleep apnea (OSA): High prevalence of OSA risk in drivers who experienced a motor vehicle crash. Trafc Injury Prevention (2020): 1–4
523 More than half' of pilots have slept while flying. BBC News. Veröffentlicht am September 27, 2013. www.bbc.co.uk/news/uk–24296544 (abgerufen am 08.01.2020)
524 Mansukhani, Meghna P., Shihan Wang und Virend K. Somers. Sleep, death, and the heart. American Journal of Physiology – Heart and Circulatory Physiology 309/5 (2015): H739–H749
525 ebendort
526 ebendort
527 ebendort
528 Butler, Matthew P., Jeffery T. Emch, Michael Rueschman, Scott A. Sands, Steven A. Shea, Andrew Wellman und Susan Redline. Apnea-hypopnea event duration predicts mortality in men and women in the Sleep Heart Health Study. American journal of respiratory and critical care medicine 99/7 (2019): 903–912
529 ebendort
530 Brzecka, Anna. Role of hypercapnia in brain oxygenation in sleep-disordered breathing. Acta neurobiologiae experimentalis 67/2 (2007): 197
531 Osman, Amal M., Sophie G. Carter, Jayne C. Carberry und Danny J. Eckert. Obstructive sleep apnea: current perspectives. Nature and science of sleep 10 (2018): 21
532 Punjabi, Naresh M. Counterpoint: is the apnea-hypopnea index the best way to quantify the severity of sleep-disordered breathing? No. Chest 149/1 (2016): 16–19

533 ebendort
534 Weaver, Edward M., B. Tucker Woodson und David L. Steward. Polysomnography indexes are discordant with quality of life, symptoms und reaction times in sleep apnea patients. Otolaryngology – Head and Neck Surgery 132/2 (2005): 255–262
535 Eckert, Danny J., David P. White, Amy S. Jordan, Atul Malhotra und Andrew Wellman. Defining phenotypic causes of obstructive sleep apnea. Identifcation of novel therapeutic targets. American journal of respiratory and critical care medicine 188/8 (2013): 996–1004
536 Foldvary-Schaefer, Nancy R. und Tina E. Waters. Sleep-disordered breathing. Continuum: Lifelong Learning in Neurology 23/4 (2017): 1093–1116
537 Nice, National Institute for Health and Care Excellence. Hypoglossal nerve stimulation for moderate to severe obstructive sleep apnoea. Veröffentlicht im November 2017. www.nice.org.uk/guidance/IPG598/InformationForPublic (abgerufen am 29.02.2020)
538 Shah, Janki, Jonathon O. Russell, Tina Waters, Alan H. Kominsky und Douglas Trask. Uvulopalatopharyngoplasty vs CN XII stimulation for treatment of obstructive sleep apnea: a single institution experience. American journal of otolaryngology 39/3 (2018): 266–270
539 Koutsourelakis, I., E. Vagiakis, C. Roussos und S. Zakynthinos. Obstructive sleep apnoea and oral breathing in patients free of nasal obstruction. European Respiratory Journal 28/6 (2006): 1222–1228
540 Hsu, Yen-Bin, Ming-Ying Lan, Yun-Chen Huang, Ming-Chang Kao und Ming-Chin Lan. Association Between Breathing Route, Oxygen Desaturation und upper Airway Morphology. The Laryngoscope (2020)
541 Michels, Daniel de Sousa, Amanda da Mota Silveira Rodrigues, Márcio Nakanishi, André Luiz Lopes Sampaio und Alessandra Ramos Venosa. Nasal involvement in obstructive sleep apnea syndrome. International journal of otolaryngology (2014)
542 ebendort
543 Deacon, Naomi L., Rachel Jen, Yanru Li und Atul Malhotra. Treatment of obstructive sleep apnea. Prospects for personalized combined modality therapy. Annals of the American Thoracic Society 13/1 (2016): 101–108
544 Bartley, James und Conroy Wong. Nasal Pulmonary Interactions. In: Nasal Physiology and Pathophysiology of Nasal Disorders. Springer, 2013: 559–566
545 Kolár, Pavel, J. Neuwirth, J. Šanda, V. Suchanek, Z. Svata, J. Volejnik und M. Pivec. Analysis of diaphragm movement during tidal breathing and during its activation while breath holding using MRI synchronized with spirometry. Physiological research 58/3 (2009)
546 Jordan, Amy S., David G. McSharry und Atul Malhotra. Adult obstructive sleep apnoea. The Lancet 383/9918 (2014): 736–747
547 Hang, William M. und Michael Gelb. Airway Centric® TMJ philosophy/Airway Centric® orthodontics ushers in the post-retraction world of orthodontics. CRANIO® 35/2 (2017): 68–78
548 Bartley, James und Conroy Wong. Nasal Pulmonary Interactions. In: Nasal Physiology and Pathophysiology of Nasal Disorders. Springer, 2013: 559–566
549 Cukic, Vesna, Vladimir Lovre und Dejan Dragisic. Sleep disorders in patients with bronchial asthma. Materia socio-medica 23/4 (2011): 235
550 Prasad, Bharati, Sharmilee M. Nyenhuis und Terri E. Weaver. Obstructive sleep apnea and asthma: associations and treatment implications. Sleep medicine reviews 18/2 (2014): 165–171
551 Bonekat, H. Wiliam und Kimberly A. Hardin. Severe upper airway obstruction during sleep. Clinical reviews in allergy & immunology 25/2 (2003): 191–210
552 Prasad, Bharati, Sharmilee M. Nyenhuis und Terri E. Weaver. Obstructive sleep apnea and asthma: associations and treatment implications. Sleep medicine reviews 18/2 (2014): 165–171

553 Oksenberg, Arie, Elena Arons, Henryk Radwan und Donald S. Silverberg. Positional vs non-positional obstructive sleep apnea patients: anthropomorphic, nocturnal polysomnographic and multiple sleep latency test data. Chest 112/3 (1997): 629–639

554 Motta, Lara Jansiski, Joanna Carolina Bachiega, Carolina Cardoso Guedes, Lorena Tristao Laranja und Sandra Kalil Bussadori. Association between halitosis and mouth breathing in children. Clinics 66/6 (2011): 939–942

555 Zaghi, Soroush, Cynthia Peterson, Shayan Shamtoob, Brigitte Fung, Daniel Kwok-Leung Ng, Triin Jagomagi, Nicole Archambault et al. Assessment of Nasal Breathing using Lip Taping: A Simple and Effective Screening Tool. International Journal of Otorhinolaryngology 6/1 (2020): 10

556 Bachour, Adel und Paula Maasilta. Mouth breathing compromises adherence to nasal continuous positive airway pressure therapy. Chest 126/4 (2004): 1248–1254

557 Masa, Juan F. und Jaime Corral-Peñafel. Should use of 4 hours continuous positive airway pressure per night be considered acceptable compliance (2014): 1119–1120

558 Repasky, David. Why CPAP Compliance is Important & Tips on Improving Your Therapy. Veröffentlicht am 11.03.2019. www.cpap.com/blog/cpap–compliance/ (abgerufen am 24.07.2020)

559 Masa, Juan F. und Jaime Corral-Peñafel. Should use of 4 hours continuous positive airway pressure per night be considered acceptable compliance (2014): 1119–1120

560 Repasky, David. Why CPAP Compliance is Important & Tips on Improving Your Therapy. Veröffentlicht am 11.03.2019. www.cpap.com/blog/cpap–compliance/ (abgerufen am 24.07.2020)

561 Bachour, Adel und Paula Maasilta. Mouth breathing compromises adherence to nasal continuous positive airway pressure therapy. Chest 126/4 (2004): 1248–1254

562 American Optometric Association. Sleep apnea's effect on the eyes. Veröffentlicht am 07.08.2015. www.aoa.org/news/clinical-eye-care/sleep-apneas-effect-onthe-eyes (abgerufen am 24.07.2020)

563 Celmer, Lynne. Sleep apnea may increase risk of blindness. Veröffentlicht am 09.08.2013. http://sleepeducation.org/news/2013/08/09/sleep-apnea-mayincrease-risk-of-blindness (abgerufen am 24.07.2020)

564 McNab, Alan A. Floppy eyelid syndrome and obstructive sleep apnea. Ophthalmic Plastic & Reconstructive Surgery 13/2 (1997): 98–114

565 Harvard Health Letter Contributors. Blue light has a dark side. Harvard Health Publishing. Veröffentlicht im Mai 2012, Update: 13.08.2018. www.health.harvard.edu/staying-healthy/blue-light-has-a-dark-side (abgerufen am 08.01.2020)

566 DeLong, G. F. Smith, John. Habitual Mouth-Breathing and Consequent Malocclusion of the teeth. The Dental cosmos; a monthly record of dental science 51/2, Februar 1909, 200–204

567 ebendort

568 Alqutami, J., W. Elger, N. Grafe, A. Hiemisch, W. Kiess und C. Hirsch. Dental health, halitosis and mouth breathing in 10-to-15 year old children: A potential connection. European journal of paediatric dentistry 20/4 (2019): 274

569 Triana, Bárbara Elena García, Ahlam Hibatulla Ali und Ileana Bárbara Grau León. Mouth breathing and its relationship to some oral and medical conditions: physiopathological mechanisms involved. Revista Habanera de Ciencias Médicas 15/2 (2016): 200–212

570 Warren, Donald W., W. Michael Hairfeld, Debra Seaton, Kathleen E. Morr und Lynn R. Smith. The relationship between nasal airway size and nasal-oral breathing. American Journal of Orthodontics and Dentofacial Orthopedics 93/4 (1988): 289–293

571 Milanesi, Jovana de Moura, Luana Cristina Berwig, Mariana Marquezan, Luiz Henrique Schuch, Anaelena Bragança de Moraes, Ana Maria Toniolo da Silva und Eliane Castilhos Rodrigues Corrêa. Variables associated with mouth breathing diagnosis in children based on a multidisciplinary assessment. CoDAS 30/4 (2018)

572 ebendort
573 Fields, Henry W., Donald W. Warren, Keith Black und Ceib L. Phillips. Relationship between vertical dentofacial morphology and respiration in adolescents. American Journal of Orthodontics and Dentofacial Orthopedics 99/2 (1991): 147–154
574 ebendort
575 Brawley, Ashley, Bernard Silverman, Shannon Kearney, Denise Guanzon, Mark Owens, Harvey Bennett und Arlene Schneider. Allergic rhinitis in children with attention-defcit/hyperactivity disorder. Annals of Allergy, Asthma & Immunology 92/6 (2004): 663–667
576 Goyal, Abhishek, Abhijit P. Pakhare, Girish C. Bhatt, Bharat Choudhary und Rajesh Patil. Association of pediatric obstructive sleep apnea with poor academic performance: A school-based study from India. Lung India: Ofcial Organ of Indian Chest Society 35/2 (2018): 132
577 Catalano, Peter. Understanding nasal breathing the key to evaluating and treating sleep disordered breathing in adults and children. Current Trends in Otolaryngology and Rhinology (ISSN: 2689-7385) (2018)
578 Bonuck, Karen, Katherine Freeman, Ronald D. Chervin und Linzhi Xu. Sleep-disordered breathing in a population-based cohort: behavioral outcomes at 4 and 7 years. Pediatrics 129/4 (2012): e857–e865
579 Won, Dana C., Christian Guilleminault, Peter J. Koltai, Stacey D. Quo, Martin T. Stein und Irene M. Loe. It Is Just Attention-Defcit Hyperactivity Disorder… or Is It. Journal of developmental and behavioral pediatrics: JDBP 38/2 (2017): 169
580 ebendort
581 Lee, Seo-Young, Christian Guilleminault, Hsiao-Yean Chiu und Shannon S. Sullivan. Mouth breathing, nasal disuse, and pediatric sleep-disordered breathing. Sleep and Breathing 19/4 (2015): 1257–1264
582 Catalano, Peter. Understanding nasal breathing the key to evaluating and treating sleep disordered breathing in adults and children. Current Trends in Otolaryngology and Rhinology (ISSN: 2689-7385) (2018)
583 ebendort
584 Boyd, Andy, Jean Golding, John Macleod, Debbie A. Lawlor, Abigail Fraser, John Henderson, Lynn Molloy, Andy Ness, Susan Ring und George Davey Smith. Cohort profle: the 'children of the 90s' — the index offspring of the Avon Longitudinal Study of Parents and Children. International journal of epidemiology 42/1 (2013): 111–127
585 ebendort
586 Fensterseifer, Giovana Serrão, Oswaldo Carpes, Luc Louis Maurice Weckx und Viviane Feller Martha. Mouth breathing in children with learning disorders. Brazilian journal of otorhinolaryngology 79/5 (2013): 620–624
587 Triana, Bárbara Elena García, Ahlam Hibatulla Ali und Ileana Bárbara Grau León. Mouth breathing and its relationship to some oral and medical conditions: physiopathological mechanisms involved. Revista Habanera de Ciencias Médicas 15/2 (2016): 200–212
588 Boyd, K. L. und S. H. Sheldon. Childhood sleep-disorder breathing: a dental perspective. Principles and practice of pediatric sleep medicine (2014): 273–279
589 Gozal, David. Sleep-disordered breathing and school performance in children. Pediatrics 102/3 (1998): 616–620
590 Lin, Cheng-Hui und Christian Guilleminault. Current hypopnea scoring criteria underscore pediatric sleep disordered breathing. Sleep medicine 12/7 (2011): 720–729
591 Tilkian, Ara G., Christian Guilleminault, John S. Schroeder, Kenneth L. Lehrman, F. Blair Simmons und William C. Dement. Hemodynamics in sleep-induced apnea: studies during wakefulness and sleep. Annals of Internal Medicine 85/6 (1976): 714–719
592 Lee, Seo-Young, Christian Guilleminault, Hsiao-Yean Chiu und Shannon S. Sullivan. Mouth breathing, nasal disuse, and pediatric sleep-disordered breathing. Sleep and Breathing 19/4 (2015): 1257–1264

593 World Sleep Society. The World Says Good-bye to Christian Guilleminault, Sleep Pioneer. worldsleepsociety.org/cg/ (abgerufen am July 27, 2020)
594 Guilleminault, C. und S. S. Sullivan. Towards restoration of continuous nasal breathing as the ultimate treatment goal in pediatric obstructive sleep apnea. Enliven: PediatrNeonatol Biol 1/1 (2014): 001
595 Lee, Seo-Young, Christian Guilleminault, Hsiao-Yean Chiu und Shannon S. Sullivan. Mouth breathing, nasal disuse, and pediatric sleep-disordered breathing. Sleep and Breathing 19/4 (2015): 1257–1264
596 Fonseca, Jéssica Danielle Medeiros da, Kadja Franciely Gomes Benício, Vanessa Regiane Resqueti, Guilherme Augusto de Freitas Fregonezi und Andrea Aliverti. Acute effects of inspiratory loads and interfaces on breathing pattern and activity of respiratory muscles in healthy subjects. Frontiers in physiology 10 (2019): 993
597 de Held, Priscila Antonichelli, Wagner de Mello, Tatiane Lopes Patrocínio da Silva, Karina Rabelo da Silva und Valéria Amorim Pires Di Lorenzo. Treinamento muscular e da respiração nasal em crianças respiradoras orais. Fisioterapia em Movimento 21/4 (2017)
598 Babacan, Hasan, Oral Sokucu, Cenk Doruk und Sinan Ay. Rapid maxillary expansion and surgically assisted rapid maxillary expansion effects on nasal volume. The Angle Orthodontist 76/1 (2006): 66–71
599 Basciftci, F. A., N. Mutlu, A. I. Karaman, S. Malkoc und H. Küçükkolbasi. Does the timing and method of rapid maxillary expansion have an effect on the changes in nasal dimensions. The Angle orthodontist 72/2 (2002): 118–123
600 Haas, Andrew J. Rapid expansion of the maxillary dental arch and nasal cavity by opening the midpalatal suture. The Angle Orthodontist 31/2 (1961): 73–90
601 Haas, Andrew J. The treatment of maxillary deficiency by opening the midpalatal suture. The Angle Orthodontist 35/3 (1965): 200–217
602 Hang, William M. und Michael Gelb. Airway Centric® TMJ philosophy/Airway Centric® orthodontics ushers in the post-retraction world of orthodontics. CRANIO® 35/2 (2017): 68–78
603 Catalano, Peter. Understanding nasal breathing the key to evaluating and treating sleep disordered breathing in adults and children. Current Trends in Otolaryngology and Rhinology (ISSN: 2689-7385) (2018)
604 Boyd, K. L. und S. H. Sheldon. Childhood sleep-disorder breathing: a dental perspective. Principles and practice of pediatric sleep medicine (2014): 273–279
605 Costa, Julia Garcia, Genilza Silva Costa, Carolina Costa, Oswaldo de Vasconcellos Vilella, Claudia Trindade Mattos und Adriana de Alcantara Cury-Saramago. Clinical recognition of mouth breathers by orthodontists: A preliminary study. American Journal of Orthodontics and Dentofacial Orthopedics 152/5 (2017): 646–653
606 Harvold, Egil P., Britta S. Tomer, Karin Vargervik und George Chierici. Primate experiments on oral respiration. American Journal of Orthodontics and Dentofacial Orthopedics 79/4 (1981): 359–372
607 ebendort
608 Vig, Katherine W.L. Nasal obstruction and facial growth: the strength of evidence for clinical assumptions. American journal of orthodontics and dentofacial orthopedics 113/6 (1998): 603–611
609 Milanesi, Jovana de Moura, Luana Cristina Berwig, Mariana Marquezan, Luiz Henrique Schuch, Anaelena Bragança de Moraes, Ana Maria Toniolo da Silva und Eliane Castilhos Rodrigues Corrêa. Variables associated with mouth breathing diagnosis in children based on a multidisciplinary assessment. CoDAS 30/4 (2018)
610 Yamada, Tetsuro, Kazuo Tanne, Keisuke Miyamoto und Kazuo Yamauchi. Influences of nasal respiratory obstruction on craniofacial growth in young Macaca fuscata monkeys. American journal of orthodontics and dentofacial orthopedics 111/1 (1997): 38–43
611 ebendort

612 Padzys, Guy Stéphane, Jean–Marc Martrette, Christiane Tankosic, Simon Nigel Thornton und Marie Trabalon. Effects of short term forced oral breathing: physiological changes and structural adaptation of diaphragm and orofacial muscles in rats. Archives of oral biology 56/12 (2011): 1646–1654

613 Paolantonio, E. G., N. Ludovici, S. Saccomanno, G. Torre La und C. Grippaudo. Association between oral habits, mouth breathing and malocclusion in Italian preschoolers. European journal of paediatric dentistry 20/3 (2019): 204–208

614 ebendort

615 Alqutami, J., W. Elger, N. Grafe, A. Hiemisch, W. Kiess und C. Hirsch. Dental health, halitosis and mouth breathing in 10-to-15 year old children: A potential connection. European journal of paediatric dentistry 20/4 (2019): 274

616 Costa, Julia Garcia, Genilza Silva Costa, Carolina Costa, Oswaldo de Vasconcellos Vilella, Claudia Trindade Mattos und Adriana de Alcantara Cury-Saramago. Clinical recognition of mouth breathers by orthodontists: A preliminary study. American Journal of Orthodontics and Dentofacial Orthopedics 152/5 (2017): 646–653

617 Paolantonio, E. G., N. Ludovici, S. Saccomanno, G. Torre La und C. Grippaudo. Association between oral habits, mouth breathing and malocclusion in Italian preschoolers. European journal of paediatric dentistry 20/3 (2019): 204–208

618 Masoud, Ahmed I., Gregory W. Jackson und David W. Carley. Sleep and airway assessment: a review for dentists. Cranio® 35/4 (2017): 206–222

619 Durdik, Peter, Anna Sujanska, Stanislava Suroviakova, Melania Evangelisti, Peter Banovcin und Maria Pia Villa. Sleep architecture in children with common phenotype of obstructive sleep apnea. Journal of Clinical Sleep Medicine 14/01 (2018): 9–14

620 ebendort

621 American Dental Association. Airway conference gives dentists tools that can make difference in children's lives. Veröffentlicht am 07.09.2018. www.ada.org/en/publications/ada–news/2018–archive/september/airway-conference-gives-dentiststools-that-can-make-difference-in-childrens-lives (abgerufen am 27.07.2020)

622 Brennan, William. How Two British Orthodontists Became Celebrities to Incels. New York Times. Veröffentlicht am 20.08.2020. www.nytimes.com/2020/08/20/magazine/teeth-mewing-incels.html (abgerufen am 01.09.2020)

623 IATA. 2012 Best in History of Continuous Safety Improvements. IATA.org. Veröffentlicht am 28.02.2013. www.iata.org/en/pressroom/pr/2013–02–28–01/ (abgerufen am 01.09.2020)

624 Liu, Yi-Ping, Rolf G. Behrents und Peter H. Buschang. Mandibular growth, remodeling und maturation during infancy and early childhood. The Angle Orthodontist 80/1 (2010): 97–105

625 Catalano, Peter J. und John Walker. ADD & ADHD in Children: The Answer is Right in Their Nose. American Journal of Otolaryngology and Head and Neck Surgery1/5, Article 1025 (2018): 1–2

626 Cohen, Samuel Adams. Malocclusion and its farreaching effects. Journal of the American Medical Association 79/23 (1922): 1895–1897

627 ebendort

628 ebendort

629 ebendort

630 Mewinglifestyle. Looks Theory – Importance of Forward Facial Growth. Instagram. Veröffentlicht am 14.06.2020. www.instagram.com/tv/CBbMDTrBJAn/?igshid=163vyjf9yhvvk (abgerufen am 27.07.2020)

631 Rambaud, Caroline und Christian Guilleminault. Death, nasomaxillary complex, and sleep in young children. European journal of pediatrics 171/9 (2012): 1349–1358

632 ebendort

633 ebendort

634 Boyd, K. L. und S. H. Sheldon. Childhood sleep-disorder breathing: a dental perspective. Principles and practice of pediatric sleep medicine (2014): 273–279
635 ebendort
636 ebendort
637 ebendort
638 Hang, William M. und Michael Gelb. Airway Centric® TMJ philosophy/Airway Centric® orthodontics ushers in the post-retraction world of orthodontics. CRANIO® 35/2 (2017): 68–78
639 Tan, Hui-Leng, David Gozal und Leila Kheirandish-Gozal. Obstructive sleep apnea in children: a critical update. Nature and science of sleep 5 (2013): 109
640 ebendort
641 Arens, Raanan, Joseph M. McDonough, Aaron M. Corbin, Nathania K. Rubin, Mary Ellen Carroll, Allan I. Pack, Jianguo Liu und Jayaram K. Udupa. Upper airway size analysis by magnetic resonance imaging of children with obstructive sleep apnea syndrome. American journal of respiratory and critical care medicine 167/1 (2003): 65–70
642 Boyd, K. L. und S. H. Sheldon. Childhood sleep-disorder breathing: a dental perspective. Principles and practice of pediatric sleep medicine (2014): 273–279
643 Rambaud, Caroline und Christian Guilleminault. Death, nasomaxillary complex, and sleep in young children. European journal of pediatrics 171/9 (2012): 1349–1358
644 Bhattacharjee, Rakesh, Leila Kheirandish-Gozal, Karen Spruyt, Ron B. Mitchell, Jungrak Promchiarak, Narong Simakajornboon, Athanasios G. Kaditis et al. Adenotonsillectomy outcomes in treatment of obstructive sleep apnea in children: a multicenter retrospective study. American journal of respiratory and critical care medicine 182/5 (2010): 676–683
645 ebendort
646 Tan, Hui-Leng, David Gozal und Leila Kheirandish-Gozal. Obstructive sleep apnea in children: a critical update. Nature and science of sleep 5 (2013): 109
647 Warren, Donald W., Garland Hershey, Timothy A. Turvey, Virginia A. Hinton und W. Michael Hairfeld. The nasal airway following maxillary expansion. American Journal of Orthodontics and Dentofacial Orthopedics 91/2 (1987): 111–116
648 Kushida, C. A., C. Guilleminault, E. Mignot, O. Amhed, C. Won, B. O'Hara und A. A. Clerk. Genetics and craniofacial dysmorphism in family studies of obstructive sleep apnea. Sleep Res 25 (1996): 275
649 Guilleminault, Christian, Shehlanoor Huseni und Lauren Lo. A frequent phenotype for paediatric sleep apnoea: short lingual frenulum. ERJ open research 2/3 (2016): 00043–2016
650 ebendort
651 Ricke, Lori A., Nancy J. Baker, Diane J. Madlon-Kay und Terese A. DeFor. Newborn tongue-tie: prevalence and effect on breast–feeding. The Journal of the American Board of Family Practice 18/1 (2005): 1–7
652 Whitworth, Sue Bobbie. Identifying and Treating a Lip Tie in Babies and Toddlers. Healthline. Veröffentlicht am 18.12.2018. www.healthline.com/health/lip–tie#takeaway (abgerufen am 08.01.2020)
653 Palmer, Brian G. Prevention – The Key to Treating OSA/SDB – Part II
654 ebendort
655 Fabbie, Paula, Leonard Kundel und Peter Vitruk. Tongue-tie functional release. Dental Sleep Practice (2016): 40–45
656 de Lábio, Roberto Badra, Elaine Lara Mendes Tavares, Rafael Ceranto Alvarado und Regina Helen Garcia Martins. Consequences of chronic nasal obstruction on the laryngeal mucosa and voice quality of 4- to 12-year-old children. Journal of Voice 26/4 (2012): 488–492
657 Hitos, Silvia F., Renata Arakaki, Dirceu Solé und Luc LM Weckx. Oral breathing and speech disorders in children. Jornal de Pediatria (Versão em Português) 89/4 (2013): 361–365

658 Eom, Tae-Hoon, Eun-Sil Jang, Young-Hoon Kim, Seung-Yun Chung und In-Goo Lee. Articulation error of children with adenoid hypertrophy. Korean journal of pediatrics 57/7 (2014): 323
659 Auditory Processing Disorder. NHS. Veröffentlicht am 20.07.2017. www.nhs.uk/conditions/auditory-processing-disorder/ (abgerufen am 27.02.2020)
660 Ziliotto, Karin Neves, Maria Francisca Colella dos Santos, Valeria G. Monteiro, Márcia Pradella-Hallinan, Gustavo A. Moreira, Liliane Desgualdo Pereira, Luc LM Weckx, Reginaldo Raimundo Fujita und Gilberto Ulson Pizarro. Auditory processing assessment in children with obstructive sleep apnea syndrome. Brazilian journal of otorhinolaryngology 72/3 (2006): 321–327
661 Neiva, Patricia Dayrell, Letícia Paiva Franco, Renata Noce Kirkwood und Helena Gonçalves Becker. The effect of adenotonsillectomy on the position of head, cervical and thoracic spine and scapular girdle of mouth breathing children. International journal of pediatric otorhinolaryngology 107 (2018): 101–106
662 ebendort
663 Triana, Bárbara Elena García, Ahlam Hibatulla Ali und Ileana Bárbara Grau León. Mouth breathing and its relationship to some oral and medical conditions: physiopathological mechanisms involved. Revista Habanera de Ciencias Médicas 15/2 (2016): 200–212
664 Motta, Lara Jansiski, Joanna Carolina Bachiega, Carolina Cardoso Guedes, Lorena Tristao Laranja und Sandra Kalil Bussadori. Association between halitosis and mouth breathing in children. Clinics 66/6 (2011): 939–942
665 Triana, Bárbara Elena García, Ahlam Hibatulla Ali und Ileana Bárbara Grau León. Mouth breathing and its relationship to some oral and medical conditions: physiopathological mechanisms involved. Revista Habanera de Ciencias Médicas 15/2 (2016): 200–212
666 Canuto, Marisa Siqueira Brandão, Jaciane Batista de Moura und César Antônio Lira dos Anjos. Feeding preference of mouth breathers of an elementary school. Revista CEFAC 18/4 (2016): 811–817
667 Million Hearts. Estimated Hypertension Prevalence, Treatment und Control Among U.S. Adults Tables. Reviewed am 21.01.2020 https://millionhearts.hhs.gov/data-reports/hypertension-prevalence-tables.html#Table1 (abgerufen am 29.08.2020)
668 WHO. Hypertension. Veröffentlicht am 13.09.2019. www.who.int/news-room/fact-sheets/detail/hypertension (abgerufen am 08.03.2020)
669 Post acute advisor. Under New Guidelines, 80 Prozent of Adults 65 and Older Will Qualify for High Blood Pressure. Health Leaders. Veröffentlicht am 17.11.2017. www.healthleadersmedia.com/strategy/under-new-guidelines-80-adults-65-and-older-will-qualifyhigh-blood-pressure (abgerufen am 29.08.2020)
670 Age UK. High blood pressure. One of the simplest health checks, but also one of the most important, is your blood pressure level. Find out why you should get checked regularly for high blood pressure. AgeUK.org.uk, Update: 1908.2020. www.ageuk.org.uk/information-advice/health-wellbeing/conditions-illnesses/high-blood-pressure/ (abgerufen am 29.08.2020)
671 Soma Technology Blog. Fun Fact Friday: How Many Times Does Your Heart Beat in a Day. Veröffentlicht am 09.10.2020. www.somatechnology.com/blog/fun-fact-friday/how-many-times-does-your-heart-beat-in-a-day/ (abgerufen am 10.12.2020)
672 U.S. Department of Health & Human Services. High Blood Pressure. National Heart, Lung and Blood Institute. www.nhlbi.nih.gov/health-topics/high-blood-pressure (abgerufen am 08.03.2020)
673 Clark, Christopher E., Rod S. Taylor, Angela C. Shore, Obioha C. Ukoumunne und John L. Campbell. Association of a difference in systolic blood pressure between arms with vascular disease and mortality: a systematic review and meta-analysis. The Lancet 379/9819 (2012): 905–914
674 Gottlieb Tirala, L. The cure of high blood pressure by respiratory exercises. Westerman Inc. Co (1936)

675 Kaushik, Rajeev Mohan, Reshma Kaushik, Sukhdev Krishan Mahajan und Vemreddi Rajesh. Effects of mental relaxation and slow breathing in essential hypertension. Complementary Therapies in Medicine 14/2 (2006): 120–126
676 Mourya, Monika, Aarti Sood Mahajan, Narinder Pal Singh und Ajay K. Jain. Effect of slow- and fast-breathing exercises on autonomic functions in patients with essential hypertension. The journal of alternative and complementary medicine 15/7 (2009): 711–717
677 ebendort
678 Kaushik, Rajeev Mohan, Reshma Kaushik, Sukhdev Krishan Mahajan und Vemreddi Rajesh. Effects of mental relaxation and slow breathing in essential hypertension. Complementary Therapies in Medicine 14/2 (2006): 120–126
679 Venkataraman, Shreyas, Soumya Vungarala, Naima Covassin und Virend K. Somers. Sleep Apnea, Hypertension and the Sympathetic Nervous System in the Adult Population. Journal of Clinical Medicine 9/2 (2020): 591
680 Xie, Ailiang, James B. Skatrud, Dominic S. Puleo und Barbara J. Morgan. Exposure to hypoxia produces long-lasting sympathetic activation in humans. Journal of Applied Physiology 91/4 (2001): 1555–1562
681 Silvani, Alessandro. Physiological sleep-dependent changes in arterial blood pressure: central autonomic commands and baroreflex control. Clinical and Experimental Pharmacology and Physiology 35/9 (2008): 987–994
682 Jones, Chulee U., Benjarat Sangthong und Orathai Pachirat. An inspiratory load enhances the antihypertensive effects of home-based training with slow deep breathing: a randomised trial. Journal of physiotherapy 56/3 (2010): 179–186
683 Ubolsakka-Jones, Chulee, Phailin Tongdee und David A. Jones. The effects of slow loaded breathing training on exercise blood pressure in isolated systolic hypertension. Physiotherapy Research International 24/4 (2019): e1785
684 Pessoa, Isabela, M. B. Sclauser, Verônica Franco Parreira, Guilherme A. F. Fregonezi, A. William Sheel, Frank Chung und W. Darlene Reid. Reference values for maximal inspiratory pressure: a systematic review. Canadian respiratory journal 21/1 (2014): 43–50
685 Ubolsakka-Jones, Chulee, Phailin Tongdee und David A. Jones. The effects of slow loaded breathing training on exercise blood pressure in isolated systolic hypertension. Physiotherapy Research International 24/4 (2019): e1785
686 Fonseca, Jéssica Danielle Medeiros da, Kadja Franciely Gomes Benício, Vanessa Regiane Resqueti, Guilherme Augusto de Freitas Fregonezi und Andrea Aliverti. Acute effects of inspiratory loads and interfaces on breathing pattern and activity of respiratory muscles in healthy subjects. Frontiers in physiology 10 (2019): 993
687 ebendort
688 Petruson, Bjorn und Thorvald Bjurö. The importance of nose-breathing for the systolic blood pressure rise during exercise. Acta oto-laryngologica 109/5–6 (1990): 461–466
689 ebendort
690 Trembach, Nikita und Igor zabolotskikh. Breath-holding test in evaluation of peripheral chemoreflex sensitivity in healthy subjects. Respiratory physiology & neurobiology 235 (2017): 79–82
691 Singh, Jagmeet P., Martin G. Larson, Hisako Tsuji, Jane C. Evans, Christopher J. O'Donnell und Daniel Levy. Reduced heart rate variability and new-onset hypertension: insights into pathogenesis of hypertension: the Framingham Heart Study. Hypertension 32/2 (1998): 293–297
692 Xie, Gui-Ling, Jing-Hua Wang, Yan Zhou, Hui Xu, Jing-Hui Sun und Si-Rui Yang. Association of high blood pressure with heart rate variability in children. Iranian journal of pediatrics 23/1 (2013): 37
693 Singh, Jagmeet P., Martin G. Larson, Hisako Tsuji, Jane C. Evans, Christopher J. O'Donnell und Daniel Levy. Reduced heart rate variability and new-onset hypertension: insights

into pathogenesis of hypertension: the Framingham Heart Study. Hypertension 32/2 (1998): 293–297
694 Hu, Kai, Chengxing Shen und Qin Yu. Prevalence and Challenges of Hypertensive Heart Diseases in the Real World. (2019)
695 Gevirtz, Richard. The promise of heart rate variability biofeedback: Evidence-based applications. Biofeedback 41/3 (2013): 110–120
696 Wiktionary. Asthma. https://en.wiktionary.org/w/index.php?title=asthma&oldid=59397188 (abgerufen am 16.07.2020)
697 Holgate, Stephen T. A brief history of asthma and its mechanisms to modern concepts of disease pathogenesis. Allergy, asthma & immunology research 2/3 (2010): 165–171
698 Global Asthma Network. About Asthma. www.globalasthmanetwork.org/patients/asthma.php (abgerufen am 16.07.2020)
699 Holgate, Stephen T. A brief history of asthma and its mechanisms to modern concepts of disease pathogenesis. Allergy, asthma & immunology research 2/3 (2010): 165–171
700 Sakula, A. (1985). Henry Hyde Salter (1823–71): a biographical sketch. Thorax 40/12: 887
701 Osler, William. The Principles and practice of medicine c. 2. D. Appleton, 1892
702 Holgate, Stephen T. A brief history of asthma and its mechanisms to modern concepts of disease pathogenesis. Allergy, asthma & immunology research 2/3 (2010): 165–171
703 Hayes, Kristin, Daniel More, M. D., understanding E-Asthma: An Asthma Subtype. Very Well Health. Veröffentlicht am 05.02.2020. www.verywellhealth.com/what-is-eosinophilic-asthma-4156744 (abgerufen am 14.03.2020)
704 Michel Alkhalil, M.D., Edward Schulman, M.D. und Joanne Getsy, M.D. Obstructive Sleep Apnea Syndrome and Asthma: What Are the Links. J Clin Sleep Med. 2009 5/1: 71–78
705 Levitan, Richard M. Avoid Airway Catastrophes on the Extremes of Minute Ventilation. Veröffentlicht am 20.01.2015. www.acepnow.com/article/avoid airway catastrophes extremes minute ventilation/ (abgerufen am 14.03.2020.)
706 Johnson, Bruce D., PauL D. Scanlon und Kenneth C. Beck. Regulation of ventilatory capacity during exercise in asthmatics. Journal of Applied Physiology 79/3 (1995): 892–901
707 Chalupa, David C., Paul E. Morrow, Günter Oberdörster, Mark J. Utell und Mark W. Frampton. Ultrafine particle deposition in subjects with asthma. Environmental health perspectives 112/8 (2004): 879–882
708 Bowler, Simon D., Amanda Green und Charles A. Mitchell. Buteyko breathing techniques in asthma: a blinded randomised controlled trial. Medical journal of Australia 169/11–12 (1998): 575–578
709 Worsham, Christopher M., Robert B. Banzett und Richard M. Schwartzstein. Air Hunger and Psychological Trauma in Ventilated Patients with COVID-19. An urgent Problem. Annals of the American Thoracic Society 17/8 (2020): 926
710 Diaz-Macinnis, Lynsey and Beth Israel Deaconess. Relief for Air Hunger. Harvard Medical School News. Veröffentlicht am 12.06.2020. https://hms.harvard.edu/news/relief-air-hunger-0 (abgerufen am 10.08.2020)
711 https://hms.harvard.edu/news/relief-air-hunger-0 (abgerufen am 10.08.2020)
712 Izuhara, Y., Hisako Matsumoto, T. Nagasaki, Y. Kanemitsu, K. Murase, I. Ito, T. Oguma et al. Mouth breathing, another risk factor for asthma: the Nagahama Study. Allergy 71/7 (2016): 1031–1036
713 Hallani, M., J. R. Wheatley und T. C. Amis. Initiating oral breathing in response to nasal loading: asthmatics versus healthy subjects. European Respiratory Journal 31/4 (2008): 800–806
714 Holger, J., Joan Dorn Schunemann, J. B. Drydon, Warren Winkelstein Grant Jr und T. Maurizio. Pulmonary function is the long term predictor of mortality in the general population: 29 years follow-up of the buffalo health study. Chest 118/3 (2000): 656–664

715 Science News. Lung Function May Predict Long Life Or Early Death. Veröffentlicht am 13.09.2000. https://www.sciencedaily.com/releases/2000/09/000913082603.htm (abgerufen am 16.07.2020)
716 Veidal, Sandra, Maria Jeppegaard, Asger Sverrild, Vibeke Backer und Celeste Porsbjerg. The impact of dysfunctional breathing on the assessment of asthma control. Respiratory Medicine 123 (2017): 42–47
717 Bowler, Simon D., Amanda Green und Charles A. Mitchell. Buteyko breathing techniques in asthma: a blinded randomised controlled trial. Medical journal of Australia 169/11–12 (1998): 575–578
718 Bott, Julia, Sharron Blumenthal, Maria Buxton, Sheric Ellum, Caroline Falconer, Rachel Garrod, Alex Harvey et al. Guidelines for the physiotherapy management of the adult, medical, spontaneously breathing patient. Thorax 64/Suppl 1 (2009): i1–i52
719 Kucharski, Marcin A. Influence of chlorinated water on the development of allergic diseases – An overview. Annals of Agricultural and Environmental Medicine 25/4 (2018): 651–655
720 ebendort
721 Uyan, Z. S., S. Carraro, G. Piacentini und E. Baraldi. Swimming pool, respiratory health und childhood asthma: should we change our beliefs. Pediatric pulmonology 44/1 (2009): 31–37
722 Fjellbirkeland, L., A. Gulsvik und A. Walløe. Swimming-induced asthma. Tidsskrift for den Norske laegeforening: tidsskrift for praktisk medicin, ny raekke 115/17 (1995): 2051–2053
723 Bernard, Alfred, Sylviane Carbonnelle, Olivier Michel, Sandra Higuet, Claire De Burbure, Jean-Pierre Buchet, Cédric Hermans, Xavier Dumont und Ian Doyle. Lung hyperpermeability and asthma prevalence in schoolchildren: unexpected associations with the attendance at indoor chlorinated swimming pools. Occupational and environmental medicine 60/6 (2003): 385–394
724 Nickmilder, Marc und Alfred Bernard. Ecological association between childhood asthma and availability of indoor chlorinated swimming pools in Europe. Occupational and environmental medicine 64/1 (2007): 37–46
725 Andersson, Martin, Helena Backman, Gunnar Nordberg, Annika Hagenbjörk, Linnea Hedman, Kåre Eriksson, Bertil Forsberg und Eva Rönmark. Early life swimming pool exposure and asthma onset in children – a case-control study. Environmental Health 17/1 (2018): 34
726 Näsman, Amanda, Tommie Irewall, Ulf Hållmarker, Anne Lindberg und Nikolai Stenfors. Asthma and Asthma medication are common among recreational athletes participating in endurance sport competitions. Canadian respiratory journal (2018)
727 ebendort
728 Carlsen, K. H., S. D. Anderson, Leif Bjermer, Sergio Bonini, V. Brusasco, W. Canonica, J. Cummiskey et al. Exercise-induced asthma, respiratory and allergic disorders in elite athletes: epidemiology, mechanisms and diagnosis: Part I of the report from the Joint Task Force of the European Respiratory Society (ERS) and the European Academy of Allergy and Clinical Immunology (EAACI) in cooperation with GA2LEN. Allergy 63/4 (2008): 387–403
729 Durrington, Hannah J., Stuart N. Farrow, Andrew S. Loudon und David W. Ray. The circadian clock and asthma. Thorax 69/1 (2014): 90–92
730 Kavanagh, Joanne, David J. Jackson und Brian D. Kent. Sleep and asthma. Current opinion in pulmonary medicine 24/6 (2018): 569–573
731 ebendort
732 Durrington, Hannah J., Stuart N. Farrow, Andrew S. Loudon und David W. Ray. The circadian clock and asthma. Thorax 69/1 (2014): 90–92
733 ebendort
734 Kavanagh, Joanne, David J. Jackson und Brian D. Kent. Sleep and asthma. Current opinion in pulmonary medicine 24/6 (2018): 569–573

735 Durrington, Hannah J., Stuart N. Farrow, Andrew S. Loudon und David W. Ray. The circadian clock and asthma. Thorax 69/1 (2014): 90–92
736 ebendort
737 Litinski, Mikhail, Frank A. J. L. Scheer und Steven A. Shea. Influence of the circadian system on disease severity. Sleep medicine clinics 4/2 (2009): 143–163
738 Walter, Helen, Fatema Sadeque-Iqbal, Rose Ulysse, Doreen Castillo, Aileen Fitzpatrick und Joanne Singleton. The effectiveness of school-based family asthma educational programs on the quality of life and number of asthma exacerbations of children aged five to 18 years diagnosed with asthma: a systematic review protocol. JBI database of systematic reviews and implementation reports 13/10 (2015): 69–81
739 Corrao, William M. Pearls and pitfalls in the diagnosis of cough variant asthma. Allergy & Asthma Proceedings 39/6 (2018)
740 Sterk, P. J. und E. H. Bel. Bronchial hyperresponsiveness: the need for a distinction between hypersensitivity and excessive airway narrowing. European Respiratory Journal 2/3 (1989): 267–274
741 Rogliani, Paola, Maurizia Sforza und Luigino Calzetta. The impact of comorbidities on severe asthma. Current opinion in pulmonary medicine 26/1 (2020): 47–55
742 Aw, Michael, Jeremy Penn, Gail M. Gauvreau, Hermenio Lima und Roma Sehmi. Atopic March: Collegium Internationale Allergologicum Update 2020. International archives of allergy and immunology 181/1 (2020): 1–10
743 ebendort
744 Pakkasela, Johanna, Pinja Ilmarinen, Jasmin Honkamäki, Leena E. Tuomisto, Heidi Andersén, Päivi Piirilä, Hanna Hisinger-Mölkänen et al. Age-specifc incidence of allergic and non-allergic asthma. BMC pulmonary medicine 20/1 (2020): 1–9
745 Shoormasti, Raheleh Shokouhi, Zahra Pourpak, Mohammad Reza Fazlollahi, Anoshirvan Kazemnejad, Fatemeh Nadali, Zahra Ebadi, Behnoosh Tayebi et al. The prevalence of allergic rhinitis, allergic conjunctivitis, atopic dermatitis and asthma among adults of Tehran. Iranian journal of public health 47/11 (2018): 1749
746 Pawankar, Ruby, G. W. Canonica, S. T. Holgate, R. F. Lockey und M. Blaiss. World Allergy Organization (WAO) white book on allergy. World Allergy Organisation (2011)
747 Vo-Thi-Kim, Anh, Tan Van-Quang, Binh Nguyen-Thanh, Dung Dao-Van und Sy Duong-Quy. The effect of medical treatment on nasal exhaled nitric oxide (NO) in patients with persistent allergic rhinitis: A randomized control study. Advances in Medical Sciences 65/1 (2020): 182–188
748 ebendort
749 Bresolin, Dante, Peter A. Shapiro, Gail G. Shapiro, Michael K. Chapko und Steven Dassel. Mouth breathing in allergic children: its relationship to dentofacial development. American Journal of Orthodontics 83/4 (1983): 334–340
750 Young, Terry, Larel Finn und Hyon Kim. Nasal obstruction as a risk factor for sleep-disordered breathing. Journal of Allergy and Clinical Immunology 99/2 (1997): S757–S762
751 Liu, Jiaomei, Xinge Zhang, Yingying Zhao und Yujiao Wang. The association between allergic rhinitis and sleep: A systematic review and meta-analysis of observational studies. PloS One 15/2 (2020): e0228533
752 Wikipedia. Trigeminal nerve. https://en.wikipedia.org/w/index.php?title=Trigeminal_nerve&oldid=941755859 (abgerufen am 15.03.2020)
753 Chowdhury, Tumul, Barkha Bindu, Gyaninder Pal Singh und Bernhard Schaller. Sleep disorders: Is the trigemino-cardiac reflex a missing link. Frontiers in neurology 8 (2017): 63
754 ebendort
755 Bindu, Barkha, Gyaninder Pal Singh, Tumul Chowdhury und Bernhard Schaller. Rhinitis and sleep disorders: The trigeminocardiac reflex link. Medical hypotheses 103 (2017): 96–99
756 Tonelli, Leonardo H., Morgan Katz, Colleen E. Kovacsics, Todd D. Gould, Belzora Joppy, Akina Hoshino, Gloria Hoffman, Hirsh Komarow und Teodor T. Postolache. Allergic rhi-

nitis induces anxiety-like behavior and altered social interaction in rodents. Brain, behavior und immunity 23/6 (2009): 784–793
757 Liu, Jiaomei, Xinge Zhang, Yingying Zhao und Yujiao Wang. The association between allergic rhinitis and sleep: A systematic review and meta-analysis of observational studies. PloS One 15/2 (2020): e0228533
758 Sikorska-Szaflik, Hanna und Barbara Sozańska. Quality of life in allergic rhinitis-children's and their parents' perspective in polish urban and rural population. Health and Quality of Life Outcomes 18/1 (2020): 1–8
759 Serrano, C., A. Valero und C. Picado. Nasal nitric oxide. Archivos de Bronconeumología (English Edition) 40/5 (2004): 222–230
760 Vural, C. und Anıl Güngör. Nitric oxide and the upper airways: recent discoveries. Kulak burun bogaz ihtisas dergisi: KBB = Journal of ear, nose und throat 10/1 (2003): 39–44
761 Törnberg, D. C. F., H. Marteus, u. Schedin, K. Alving, J. O. N. Lundberg und E. Weitzberg. Nasal and oral contribution to inhaled and exhaled nitric oxide: a study in tracheotomized patients. European Respiratory Journal 19/5 (2002): 859–864
762 Kharitonov, Sergei A., Karalasingam Rajakulasingam, Brian O'Connor, Stephen R. Durham und Peter J. Barnes. Nasal nitric oxide is increased in patientswith asthma and allergic rhinitis and may be modulated by nasal glucocorticoids. Journal of allergy and clinical immunology 99/1 (1997): 58–64
763 Duong-Quy, Sy. Clinical Utility Of The Exhaled Nitric Oxide (NO) Measurement With Portable Devices In The Management Of Allergic Airway Inflammation And Asthma. Journal of Asthma and Allergy 12 (2019): 331
764 Dillon, William C., Václav Hampl, Pamela J. Shultz, Jeffrey B. Rubins und Stephen L. Archer. Origins of breath nitric oxide in humans. Chest 110/4 (1996): 930–938
765 Casale, Thomas B., Francisco A. Romero und Egilius L. H. Spierings. Intranasal noninhaled carbon dioxide for the symptomatic treatment of seasonal allergic rhinitis. Journal of allergy and clinical immunology 121/1 (2008): 105–109
766 Baroody, Fuad M., Laura Gavanescu, Jiang Hong Wang, Marcy DeTineo und Robert M. Naclerio. The effect of intranasal carbon dioxide on the acute response to nasal challenge with allergen. In Allergy and asthma proceedings 32/3. OceanSide Publications, 2011: 206
767 ebendort
768 Casale, Thomas B., Francisco A. Romero und Egilius L. H. Spierings. Intranasal noninhaled carbon dioxide for the symptomatic treatment of seasonal allergic rhinitis. Journal of allergy and clinical immunology 121/1 (2008): 105–109
769 . Joseph, Deepak, Raju K. Puttaswamy und Hari Krovvidi. Non-respiratory functions of the lung. Continuing Education in Anaesthesia, Critical Care & Pain 13/3 (2013): 98–102
770 How does coronavirus spread and how can you protect yourself. Aljazeera News. Veröffentlicht am 15.03.2020. www.aljazeera.com/news/2020/01/coronavirus-spread-protect-200130115539072.html (abgerufen am 17.03.2020)
771 Wardzyńska, Aleksandra, Małgorzata Pawełczyk, Anna Głobińska, Joanna S. Makowska und Marek L. Kowalski. The profile of respiratory pathogens in induced sputum of elderly and non-elderly asthmatics. Central-European Journal of Immunology 44/4 (2019): 384
772 ebendort
773 Dinwiddie, Darrell L., Jesse L. Denson und Joshua L. Kennedy. Role of the airway microbiome in respiratory infections and asthma in children. Pediatric allergy, immunology, and pulmonology 31/4 (2018): 236–240
774 Wardzyńska, Aleksandra, Małgorzata Pawełczyk, Anna Głobińska, Joanna S. Makowska und Marek L. Kowalski. The profle of respiratory pathogens in induced sputum of elderly and non-elderly asthmatics. Central-European Journal of Immunology 44/4 (2019): 384
775 Chang, Jolan, The Tao of Love and Sex. Wildwood Press, 1977: 102–103

776 Prateek. Satyarthi. Tantric breathing exercises and its types. Veröffentlicht am 12.01.2018. https://tantranectar.com/tantric-breathing-exercises-and-its-types/ (abgerufen am 26.06.2020)
777 Alwaal, Amjad, Benjamin N. Breyer und Tom F. Lue. Normal male sexual function: emphasis on orgasm and ejaculation. Fertility and sterility 104/5 (2015): 1051–1060
778 What is Erectile Dysfunction? www.viagra.com/learning/ what-is-ed (abgerufen am 23.06.2020)
779 Gunhan, Kivanc, Fatih Zeren, Uzdan Uz, Bilal Gumus und Halis Unlu. Impact of nasal polyposis on erectile dysfunction. American journal of rhinology & allergy 25/2 (2011): 112–115
780 Meldrum, David R., Arthur L. Burnett, Grace Dorey, Katherine Esposito und Louis J. Ignarro. Erectile hydraulics: maximizing inflow while minimizing outflow. The journal of sexual medicine 11/5 (2014): 1208–1220
781 Graber, B. und G. Kline-Graber. Female orgasm: role of pubococcygeus muscle. The Journal of clinical psychiatry 40/8 (1979): 348–351
782 Zachovajeviene, B., L. Siupsinskas, Pavelas zachovajevas, Z. Venclovas und Daimantas Milonas. Effect of diaphragm and abdominal muscle training on pelvic floor strength and endurance: results of a prospective randomized trial. Scientifc reports 9/1 (2019): 1–9
783 ebendort
784 Dorey, Grace, Mark Speakman, Roger Feneley, Annette Swinkels, Christopher Dunn und Paul Ewings. Randomised controlled trial of pelvic floor muscle exercises and manometric biofeedback for erectile dysfunction. British Journal of General Practice 54/508 (2004): 819–825
785 Meldrum, David R., Arthur L. Burnett, Grace Dorey, Katherine Esposito und Louis J. Ignarro. Erectile hydraulics: maximizing inflow while minimizing outflow. The journal of sexual medicine 11/5 (2014): 1208–1220
786 Zahariou, Athanasios, Maria Karamouti, Eleni Tyligada und Polyanthi Papaioannou. Sexual function in women with overactive bladder. Female pelvic medicine & reconstructive surgery 16/1 (2010): 31–36
787 de Carufel, François und Gilles Trudel. Effects of a new functional-sexological treatment for premature ejaculation. Journal of Sex & Marital Therapy 32/2 (2006): 97–114
788 Potts, Annie, Nicola Gavey, Victoria M. Grace und Tiina Vares. The downside of Viagra: women's experiences and concerns. Sociology of Health & Illness 25/7 (2003): 697–719
789 Tiefer, L. und Arnold Melman. Interview of wives: a necessary adjunct in the evaluation of impotence. Sexuality and Disability 6/3–4 (1983): 167–175
790 Potts, Annie, Nicola Gavey, Victoria M. Grace und Tiina Vares. The downside of Viagra: women's experiences and concerns. Sociology of Health & Illness 25/7 (2003): 697–719
791 Sherr, Lorraine, Graham Bolding, Mark Maguire und Jonathan Elford. Viagra use and sexual risk behaviour among gay men in London. Aids 14/13 (2000): 2051
792 Bendas, Johanna, Thomas Hummel und Ilona Croy. Olfactory function relates to sexual experience in adults. Archives of Sexual Behavior 47/5 (2018): 1333–1339
793 ebendort
794 Gaby, Jessica M. und Vivian Zayas. Smelling is telling: human olfactory cues influence social judgments in semi-realistic interactions. Chemical senses 42/5 (2017): 405–418
795 Wu, Ruiqi, Yue Liu, Li Wang, Bo Li und Fuqiang Xu. Activity patterns elicited by airflow in the olfactory bulb and their possible functions. Journal of Neuroscience 37/44 (2017): 10700–10711
796 Bollen, Curd M. L. und Thomas Beikler. Halitosis: the multidisciplinary approach. International journal of oral science 4/2 (2012): 55–63
797 Davies, Kelvin P. Development and therapeutic applications of nitric oxide releasing materials to treat erectile dysfunction. Future science OA 1/1 (2015)

798 Hamilton, Lisa Dawn und Cindy M. Meston. Chronic stress and sexual function in women. The journal of sexual medicine 10/10 (2013): 2443–2454

799 Esfahani, Saeideh Botlani und Sebely Pal. Obesity, mental health und sexual dysfunction: A critical review. Health psychology open 5/2 (2018): 2055102918786867

800 Purves, Dale, G. J. Augustine und D. Fitzpatrick. Autonomic regulation of sexual function. Neuroscience. 2. Aufl. Sunderland: Sinauer Associates (2001)

801 ebendort

802 Dart, Anthony M., Xiao-Jun Du und Bronwyn A. Kingwell. Gender, sex hormones and autonomic nervous control of the cardiovascular system. Cardiovascular research 53/3 (2002): 678–687

803 Allahdadi, Kyan J., Rita CA Tostes und R. Clinton Webb. Female sexual dysfunction: therapeutic options and experimental challenges. Cardiovascular & Hematological Agents in Medicinal Chemistry (Formerly Current Medicinal Chemistry-Cardiovascular & Hematological Agents) 7/4 (2009): 260–269

804 Hamilton, Lisa Dawn und Cindy M. Meston. Chronic stress and sexual function in women. The journal of sexual medicine 10/10 (2013): 2443–2454

805 Dickenson, Janna A., Jenna Alley und Lisa M. Diamond. Subjective and oxytocinergic responses to mindfulness are associated with subjective and oxytocinergic responses to sexual arousal. Frontiers in psychology 10 (2019): 1101

806 American Physiological Association. Stress Effects on the Body. Veröffentlicht im November 2018. www.apa.org/helpcenter/stress/effects-male-reproductive (abgerufen am 26.06.2020)

807 Wheeler, G., D. Cumming, R. Burnham, I. Maclean, B. D. Sloley, Y. Bhambhani und R. D. Steadward. Testosterone, cortisol and catecholamine responses to exercise stress and autonomic dysreflexia in elite quadriplegic athletes. Spinal Cord 32/5 (1994): 292–299

808 American Physiological Association. Stress Effects on the Body. Veröffentlicht im November 2018. www.apa.org/helpcenter/stress/effects-male-reproductive (abgerufen am 26.06.2020)

809 Marson, Lesley. Autonomic regulation of sexual function. New York, Oxford University Press, 2011

810 Lorenz, Tierney Ahrold, Christopher B. Harte, Lisa Dawn Hamilton und Cindy M. Meston. Evidence for a curvilinear relationship between sympathetic nervous system activation and women's physiological sexual arousal. Psychophysiology 49/1 (2012): 111–117

811 Keast, Janet R. und Peregrine B. Osborne. Autonomic Nervous System and Male Reproduction. (2018): 429–435

812 Goldstein, Irwin. The Central Mechanisms of Sexual Function. Boston University School of Medicine. Veröffentlicht am 07.02.2003. www.bumc.bu.edu/sexualmedicine/publications/the-central-mechanisms-of-sexual-function/ (abgerufen am 28.062020)

813 Dart, Anthony M., Xiao-Jun Du und Bronwyn A. Kingwell. Gender, sex hormones and autonomic nervous control of the cardiovascular system. Cardiovascular research 53/3 (2002): 678–687

814 Harte, Christopher B. The relationship between resting heart rate variability and erectile tumescence among men with normal erectile function. The journal of sexual medicine 10/8 (2013): 1961–1968

815 Stanton, Amelia M., Carey S. Pulverman und Cindy M. Meston. Vagal activity during physiological sexual arousal in women with and without sexual dysfunction. Journal of sex & marital therapy 43/1 (2017): 78–89

816 Lorenz, Tierney K., Christopher B. Harte und Cindy M. Meston. Changes in autonomic nervous system activity are associated with changes in sexual function in women with a history of childhood sexual abuse. The journal of sexual medicine 12/7 (2015): 1545–1554

817 Nicholas, Aurelie, Stuart Brody, Pascal De Sutter und François De Carufel. A woman's history of vaginal orgasm is discernible from her walk. The journal of sexual medicine 5/ 9 (2008): 2119–2124

818 ebendort

819 Komisaruk, Barry R., Beverly Whipple, Audrita Crawford, Sherry Grimes, WenChing Liu, Andrew Kalnin und Kristine Mosier. Brain activation during vaginocervical self-stimulation and orgasm in women with complete spinal cord injury: fMRI evidence of mediation by the vagus nerves. Brain research1024/1–2 (2004): 77–88

820 Nicholas, Aurelie, Stuart Brody, Pascal De Sutter und François De Carufel. A woman's history of vaginal orgasm is discernible from her walk. The journal of sexual medicine 5/ 9 (2008): 2119–2124

821 Holland, Kimberly. What Is Clitoral Atrophy and How's It Treated. Veröffentlicht am 01.07.2019. www.healthline.com/health/womens-health/clitoral-atrophy (abgerufen am 03.07.2020)

822 The clitoris has 8,000 nerve endings (and nine other things we learned from a new artwork) Irish Times. Veröffentlicht am 23.01.2017. www.irishtimes.com/life-and-style/health-family/the-clitoris-has-8-000-nerve-endings-and-nine-otherthings-we-learned-from-a-new-artwork-1.2947694 (abgerufen am 03.07.2020)

823 Wurn, Lawrence J., Belinda F. Wurn, Amanda S. Roscow, C. Richard King, Eugenia S. Scharf und Jonathan J. Shuster. Increasing orgasm and decreasing dyspareunia by a manual physical therapy technique. Medscape General Medicine 6/4 (2004)

824 Yehuda, I. Pelvic floor involvement in male and female sexual dysfunction and the role of pelvic. Floor rehabilitation treatment: a literature review. J Sex Med 4/1 (2007): 4–13)

825 Nicholas, Aurelie, Stuart Brody, Pascal De Sutter und François De Carufel. A woman's history of vaginal orgasm is discernible from her walk. The journal of sexual medicine 5/9 (2008): 2119–2124

826 Collins, J. J., C. E. Lin, H. R. Berthoud und R. E. Papka. Vagal afferents from the uterus and cervix provide direct connections to the brainstem. Cell and tissue research 295/1 (1999): 43–54

827 Passie, Torsten, Uwe Hartmann, Udo Schneider und Hinderk M. Emrich. On the function of groaning and hyperventilation during sexual intercourse: intensifcation of sexual experience by altering brain metabolism through hypocapnia. Medical hypotheses 60/5 (2003): 660–663

828 ebendort

829 Chia, Mantak und Rachel Carlton Abrams. The Multi-orgasmic Woman: Discover Your Full Desire, Pleasure und Vitality. Rodale Books, 2006

830 ebendort

831 Chia, Mantak Chia und Douglas Abrams Arava. The multi-orgasmic man. HarperCollins, 2002

832 Passie, Torsten, Uwe Hartmann, Udo Schneider und Hinderk M. Emrich. On the function of groaning and hyperventilation during sexual intercourse: intensifcation of sexual experience by altering brain metabolism through hypocapnia. Medical hypotheses 60/5 (2003): 660–663

833 ebendort

834 ebendort

835 Heumann, Suzie. What Do Singing, Throats And The Vagus Nerve Have To Do With Orgasm? Huff Post. Veröffentlicht am 25.09.2009. www.huffpost.com/entry/what-do-singing-throats-a_b_268642?guce_referrer=aHR0cHM6Ly93d-3cuz29vz2xlLmNvbS8&guce_referrer_sig=AQAAAKrcO0Gm43KVe4TAlg_p2w9g jxoMOPmSchTyKD8Hn-4R9zCz6mpku3wIFAW8Fcp3mIoOFxWp-6WNTQXX2k8COE9VSfq21LlKoYi-8RA0bHGC1l5dFwFVauC_eE5wP7xWW3QpNQun9i6povLX7uWlg4wsuND6ITLM-uIS-f3Kz88-W2Ay&guccounter=2 (abgerufen am 26.06.2020)

836 ebendort

837 Debenedittis, Giuseppe, Mario Cigada, Anna Bianchi, Maria Gabriella Signorini und Sergio Cerutti. Autonomic changes during hypnosis: a heart rate variability power spectrum analysis

as a marker of sympatho-vagal balance. International Journal of Clinical and Experimental Hypnosis 42/2 (1994): 140–152
838 Esfahani, Saeideh Botlani und Sebely Pal. Obesity, mental health und sexual dysfunction: A critical review. Health psychology open 5/2 (2018): 2055102918786867
839 Alwaal, Amjad, Benjamin N. Breyer und Tom F. Lue. Normal male sexual function: emphasis on orgasm and ejaculation. Fertility and sterility 104/5 (2015): 1051–1060
840 Allahdadi, Kyan J., Rita CA Tostes und R. Clinton Webb. Female sexual dysfunction: therapeutic options and experimental challenges. Cardiovascular & Hematological Agents in Medicinal Chemistry (Formerly Current Medicinal Chemistry-Cardiovascular & Hematological Agents) 7/4 (2009): 260–269
841 ebendort
842 ebendort
843 Mobley, David F., Mohit Khera und Neil Baum. Recent advances in the treatment of erectile dysfunction. Postgraduate medical journal 93/1105 (2017): 679–685
844 Schwarz, E. R., V. Kapur, S. Bionat, S. Rastogi, R. Gupta und S. Rosanio. The prevalence and clinical relevance of sexual dysfunction in women and men with chronic heart failure. International Journal of Impotence Research 20/1 (2008): 85–91
845 Masters, William H. und Virginia E. Johnson. Human sexual response. (1966)
846 Bartlett Jr, R. G. Physiologic responses during coitus. Journal of Applied Physiology 9/3 (1956): 469–472
847 Hellerstein, Herman K. und Ernest H. Friedman. Sexual activity and the postcoronary patient. Archives of Internal Medicine 125/6 (1970): 987–999
848 Allahdadi, Kyan J., Rita CA Tostes und R. Clinton Webb. Female sexual dysfunction: therapeutic options and experimental challenges. Cardiovascular & Hematological Agents in Medicinal Chemistry (Formerly Current Medicinal Chemistry-Cardiovascular & Hematological Agents) 7/4 (2009): 260–269
849 Fatemi, Seyedeh Seddigeh und Seyed Morteza Taghavi. Evaluation of sexual function in women with type 2 diabetes mellitus. Diabetes and Vascular Disease Research 6/1 (2009): 38–39
850 Purves, Dale, G. J. Augustine und D. Fitzpatrick. Autonomic regulation of sexual function. Neuroscience. 2. Aufl. Sunderland: Sinauer Associates (2001)
851 Allahdadi, Kyan J., Rita CA Tostes und R. Clinton Webb. Female sexual dysfunction: therapeutic options and experimental challenges. Cardiovascular & Hematological Agents in Medicinal Chemistry (Formerly Current Medicinal Chemistry-Cardiovascular & Hematological Agents) 7/4 (2009): 260–269
852 Sadeghi-Nejad, Hossein, Daniel Brison und Vikram Dogra. Male erectile dysfunction. Ultrasound Clinics 2/1 (2007): 57–71
853 Kingsberg, Sheryl A. The impact of aging on sexual function in women and their partners. Archives of sexual behavior 31/5 (2002): 431–437
854 Mobley, David F., Mohit Khera und Neil Baum. Recent advances in the treatment of erectile dysfunction. Postgraduate medical journal 93/1105 (2017): 679–685
855 Montejo-Gonzalez, Angel L., G. Llorca, J. A. Izquierdo, A. Ledesma, M. Bouso o, A. Calcedo, J. L. Carrasco, J. Ciudad, E. Daniel und J. De la Gandara. SSRI-induced sexual dysfunction: fluoxetine, paroxetine, sertraline und fluvoxamine in a prospective, multicenter und descriptive clinical study of 344 patients. Journal of Sex and Marital Therapy 23 (1997): 176–194
856 , Mantak und Rachel Carlton Abrams. The Multi-orgasmic Woman: Discover Your Full Desire, Pleasure und Vitality. Rodale Books, 2006
857 Holmes, Leanne Jo, Janelle A. Yorke, Caroline Dutton, Stephen J. Fowler und Dorothy Ryan. Sex and intimacy in people with severe asthma: a qualitative study. BMJ open respiratory research 6/1 (2019).

858 Shah, Ashok und Mrinal Sircar. Postcoital asthma and rhinitis. Chest 100/4 (1991): 1039–1041

859 Polverino, Francesca, Carlo Santoriello, Vittorio De Sio, Filippo Andò, Francesco de Blasio und Mario Polverino. Sexual intercourse and respiratory failure. Respiratory medicine 102/6 (2008): 927–931

860 Karadag, Fisun, Hatice Ozcan, Aslihan B. Karul, Emel Ceylan und Orhan Cildag. Correlates of erectile dysfunction in moderate-to-severe chronic obstructive pulmonary disease patients. Respirology 12/2 (2007): 248–253

861 Schönhofer, Bernd. Sexuality in patients with restricted breathing. Medizinische Klinik 97/6 (2002): 344–349

862 Kirmaz, Cengiz, Omer Aydemir, Papatya Bayrak, Hasan Yuksel, Ozlem Ozenturk und Sedat Degirmenci. Sexual dysfunction in patients with allergic rhinoconjunctivitis. Annals of Allergy, Asthma & Immunology 95/6 (2005): 525–529

863 Holmes, Leanne Jo, Janelle A. Yorke, Caroline Dutton, Stephen J. Fowler und Dorothy Ryan. Sex and intimacy in people with severe asthma: a qualitative study. BMJ open respiratory research 6/1 (2019)

864 ebendort

865 Basson, Rosemary. Rethinking low sexual desire in women. BJOG: An International Journal of Obstetrics & Gynaecology109/4 (2002): 357–363

866 Kalmbach, David A., J. Todd Arnedt, Vivek Pillai und Jeffrey A. Ciesla. The impact of sleep on female sexual response and behavior: a pilot study. The Journal of Sexual Medicine12/5 (2015): 1221–1232

867 Pascual, Mercè, Jordi de Batlle, Ferran Barbé, Anabel L. Castro-Grattoni, Josep M. Auguet, Lydia Pascual, Manel Vilà, Anunciación Cortijo und Manuel Sánchez-de-laTorre. Erectile dysfunction in obstructive sleep apnea patients: A randomized trial on the effects of Continuous Positive Airway Pressure (CPAP). PloS One 13/8 (2018): e0201930

868 Budweiser, Stephan, Stefan Enderlein, Rudolf A. Jörres, Andre P. Hitzl, Wolf F. Wieland, Michael Pfeifer und Michael Arzt. Sleep apnea is an independent correlate of erectile and sexual dysfunction. The journal of sexual medicine 6/11 (2009): 3147–3157

869 Pascual, Mercè, Jordi de Batlle, Ferran Barbé, Anabel L. Castro-Grattoni, Josep M. Auguet, Lydia Pascual, Manel Vilà, Anunciación Cortijo und Manuel Sánchez-de-laTorre. Erectile dysfunction in obstructive sleep apnea patients: A randomized trial on the effects of Continuous Positive Airway Pressure (CPAP). PloS One 13/8 (2018): e0201930

870 Araujo, Andre B., Susan A. Hall, Peter Ganz, Gretchen R. Chiu, Raymond C. Rosen, Varant Kupelian, Thomas G. Travison und John B. McKinlay. Does erectile dysfunction contribute to cardiovascular disease risk prediction beyond the Framingham risk score. Journal of the American College of Cardiology 55/4 (2010): 350–356

871 Rastogi, S., J. J. Rodriguez, V. Kapur und E. R. Schwarz. Why do patients with heart failure suffer from erectile dysfunction? A critical review and suggestions on how to approach this problem. International journal of impotence research 17/1 (2005): S25–S36

872 Cleveland Clinic. Why Do Men Get Morning Erections? 5 Answers to Your Questions. Veröffentlicht am 22.06.2016. https://health.clevelandclinic.org/men-getmorning-erections-5-answers-questions/ (abgerufen am 27.06.2020)

873 Qin, Feng, Liang Gao, Shengqiang Qian, Fudong Fu, Yang Yang und Jiuhong Yuan. Advantages and limitations of sleep-related erection and rigidity monitoring: a review. International Journal of Impotence Research 30/4 (2018): 192–201

874 Li, Chi-Ying, Stephen Larsen und Tet Yap. Nocturnal penile tumescence study. Male Sexual Dysfunction: A Clinical Guide (2017): 129–132

875 Vreugdenhil, Sanne, Alida Cornelia Weidenaar, Igle Jan de Jong und Mels Frank van Driel. Sleep-related painful erections – a case series of 24 patients regarding diagnostics and treatment options. Sexual medicine 5/4 (2017): e237–e243

876 NHS, Guy's and St. Thomas'. Nocturnal penile tumescence (NPT) testing. NHS. Juni 2019. www.guysandstthomas.nhs.uk/resources/patient-information/urology/procedures/nocturnal-penile-tumescence-testing.pdf (abgerufen am 30.06.2020)
877 Canguven, Onder, Raidh A. Talib, Walid El-Ansari, Ahmed Shamsoddini, Mahmoud Salman und Abdulla Al-Ansari. RigiScan data under long-term testosterone therapy: improving long-term blood circulation of penile arteries, penile length and girth, erectile function und nocturnal penile tumescence and duration. The Aging Male 19, no. 4 (2016): 215–220
878 Zhang, Y., S. Chen, G. Ma, Y. Lai, X. Yang, J. Feng, Z. Zang, T. Qi, B. Wang und L. Ye. 632 Consecutive nightly recordings are required for the accurate monitoring of nocturnal erections. The Journal of Sexual Medicine 15/7 (2018): S367
879 Melehan, Kerri L., Camilla M. Hoyos, Garun S. Hamilton, Keith K. Wong, Brendon J. Yee, Robert I. McLachlan, Shamus O'Meagher et al. Randomized trial of CPAP and vardenafil on erectile and arterial function in men with obstructive sleep apnea and erectile dysfunction. The Journal of Clinical Endocrinology & Metabolism 103/4 (2018): 1601–1611
880 Hsu, Yen-Bin, Ming-Ying Lan, Yun-Chen Huang, Ming-Chang Kao und Ming-Chin Lan. Association Between Breathing Route, Oxygen Desaturation und upper Airway Morphology. The Laryngoscope (2020)
881 Verratti, V., C. Di Giulio, F. Berardinelli, M. Pellicciotta, S. Di Francesco, R. Iantorno, M. Nicolai, S. Gidaro und R. Tenaglia. The role of hypoxia in erectile dysfunction mechanisms. International journal of impotence research 19/5 (2007): 496–500
882 ebendort
883 Meldrum, David R., Arthur L. Burnett, Grace Dorey, Katherine Esposito und Louis J. Ignarro. Erectile hydraulics: maximizing inflow while minimizing outflow. The journal of sexual medicine 11/5 (2014): 1208–1220
884 ebendort
885 Kling, Juliana M., JoAnn E. Manson, Michelle J. Naughton, M'hamed Temkit, Shannon D. Sullivan, Emily W. Gower, Lauren Hale, Julie C. Weitlauf, Sara Nowakowski und Carolyn J. Crandall. Association of sleep disturbance and sexual function in postmenopausal women. Menopause 24/6 (2017): 604
886 Kloss, Jacqueline D., Michael L. Perlis, Jessica A. Zamzow, Elizabeth J. Culnan und Clarisa R. Gracia. Sleep, sleep disturbance und fertility in women. Sleep medicine reviews 22 (2015): 78–87
887 Afsahri, Poorandokht, Zahra Salehnejad, Khadijeh Hekmat, Parvin Abedi, Ahmad Fakhri und Mohammadhossein Haghighizadeh. Do sleeping disorders impair sexual function in married Iranian women of reproductive age? Results from a cross–sectional study. Psychiatry journal 2018
888 Goksever Celik, Hale. The predictors for sexual dysfunction in infertile women with endometriosis. Endonews.com. Veröffentlicht am 04.06.2020. www.endonews.com/the-predictors-for-sexual-dysfunction-in-infertile-women-with-endometriosis (abgerufen am 28.06.2020)
889 Alwaal, Amjad, Benjamin N. Breyer und Tom F. Lue. Normal male sexual function: emphasis on orgasm and ejaculation. Fertility and sterility 104/5 (2015): 1051–1060
890 Joshi, Anjali Mangesh, Arkiath Veettil Raveendran und Sanjay Deshpande. Role of Yoga in the Management of Premature Ejaculation. The world journal of men's health 37 (2019)
891 ebendort
892 Lousada, Mike und Elena Angel. Tantric orgasm: beyond Masters and Johnson. Sexual and Relationship Therapy 26/4 (2011): 389–402
893 Francoeur, Robert T. Sexuality and spirituality: the relevance of eastern traditions. Siecus Report 20/4 (1992): 1
894 Muktibodhananda, Swami. Hatha yoga pradipika. Sri Satguru Publications, 2012
895 Giles, Jeff. Sting explains that whole tantric sex thing. Veröffentlicht am 13.10.2014. https://ultimateclassicrock.com/sting-tantric-sex/ (abgerufen am 11.07.2020)

896 Pelling, Rowan. What's so scary about Tantric sex. IOL. Veröffentlicht am 01.11.2011. www.iol.co.za/lifestyle/love-sex/sex/whats-so-scary-about-tantric-sex-1168771 (abgerufen am 11.07.2020)
897 The Good Body. Yoga Statistics: Staggering Growth Shows Ever-increasing Popularity. The Good Body. Update: 16.11.2018. www.thegoodbody.com/yoga-statistics/ (abgerufen am 11.07.2020)
898 Prohom Olson, Danielle. Did Women Invent Yoga? Body Divine Yoga. Veröffentlicht am 25.02.2011. https://bodydivineyoga.wordpress.com/2011/02/25/did-women-inventyoga/ (abgerufen am 11.07.2020)
899 Wellness Living. Five 2020 Yoga Trends to Add to Your Studio. Veröffentlicht am 15.11.2019. www.wellnessliving.com/blog/fve-2020-yoga-trendsstudio/ (abgerufen am 11.07.2020)
900 Dhikav, Vikas, Girish Karmarkar, Mallika Gupta und Kuljeet Singh Anand. Ejaculatory disorders: Yoga in Premature Ejaculation: A Comparative Trial with Fluoxetine. The Journal of Sexual Medicine 4/6 (2007): 1726–1732
901 Giuliano, Francois. 5-Hydroxytryptamine in premature ejaculation: opportunities for therapeutic intervention. Trends in neurosciences 30/2 (2007): 79–84
902 Joshi, Anjali Mangesh, Arkiath Veettil Raveendran und Sanjay Deshpande. Role of Yoga in the Management of Premature Ejaculation. The world journal of men's health 37 (2019).
903 ebendort
904 Alwaal, Amjad, Benjamin N. Breyer und Tom F. Lue. Normal male sexual function: emphasis on orgasm and ejaculation. Fertility and sterility 104/5 (2015): 1051–1060
905 Safron, Adam. What is orgasm? A model of sexual trance and climax via rhythmic entrainment. Socioaffective Neuroscience & Psychology 6/1 (2016): 31763
906 Nielsen, Janina, Tillmann H. C. Krüger, Uwe Hartmann, Torsten Passie, Thorsten Fehr und Markus Zedler. Synaesthesia and sexuality: the influence of synaesthetic perceptions on sexual experience. Frontiers in Psychology 4 (2013): 751
907 Prateek, Satyarthi. Tantric breathing exercises and its types. Veröffentlicht am 12.01.2018. https://tantranectar.com/tantric-breathing-exercises-and-its-types/ (abgerufen am 02.07.2020)
908 Urmila Neff, Dio. The Divine Embrace. Yoga Journal (März–April 1981: 10–20). https://books.google.co.uk/books?id=j-sDAAAAMBAJ&pg=PA19&lpg=PA19&dq=tantric+ravens+beak+exercise&source=bl&ots=i7ipgopVYl&sig=ACfu3u2A3PCOrVCh4HxpI-38IzhBVJhwElg&hl=en&sa=X&ved=2ahuKEwjAze3txrHqAhXIgVwKHcFpBB8Q6A-EwDnoECAoQAQ#v=onepage&q=tantricpercent20ravenspercent20beakpercent20exercise&f=false (abgerufen am 03.07.2020)
909 ebendort
910 Watts, Alan. Nature, man and woman. Vintage, 1991
911 Urmila Neff, Dio. The Divine Embrace. Yoga Journal (März–April 1981: 10–20). https://books.google.co.uk/books?id=j-sDAAAAMBAJ&pg=PA19&lpg=PA19&dq=tantric+ravens+beak+exercise&source=bl&ots=i7ipgopVYl&sig=ACfu3u2A3PCOrVCh4HxpI-38IzhBVJhwElg&hl=en&sa=X&ved=2ahuKEwjAze3txrHqAhXIgVwKHcFpBB8Q6A-EwDnoECAoQAQ#v=onepage&q=tantricpercent20ravenspercent20beakpercent20exercise&f=false (abgerufen am 03.07.2020)
912 Mallinson, James. The Shiva samhita: a critical edition and an English translation. YogaVidya.com, 2007
913 Samhita, Charaka. The Subtle Breathing. All About Tantra, www.allabouttantra.info/en/english/162-the-subtle-breathing (abgerufen am 02.07.2020)
914 Turner, Donna. In & Out: Breathing Exercises For Better Sex. Lelo.com. Veröffentlicht am 19.05.2020. www.lelo.com/blog/breathing-exercises-better-sex/ (abgerufen am 03.07.2020)
915 Safron, Adam. What is orgasm? A model of sexual trance and climax via rhythmic entrainment. Socioaffective Neuroscience & Psychology 6/1 (2016): 31763

916 Breath Control – The Basics In Sexual Continence. www.sivasakti.com/tantra/sexuality-advice-practice/sexual-continence/breath-control-the-basics-in-sexual-continence-2/ (abgerufen am 02.07.2020)
917 Chia, Mantak Chia und Douglas Abrams Arava. The multi-orgasmic man. HarperCollins, 2002
918 Hellmis, Eva. Sexual problems in males with epilepsy – An interdisciplinary challenge. Seizure 17/2 (2008): 136–140
919 Inoue, Hiromasa, Motonori Yoshida, Hitoshi Nishio und Shinji Tatsumi. Can hypoxia enhance sexual arousal? – Molecular-biological analysis of the hypothalamus in male rats placed with oestrous female rats under hypoxic conditions. International Journal of Clinical and Experimental Medicine 9/10 (2016): 19512–19520
920 ebendort
921 Samhita, Charaka. The Subtle Breathing. All About Tantra, www.allabouttantra.info/en/english/162-the-subtle-breathing (abgerufen am 02.07.2020)
922 Avery, Courtney. Orgasmic Breathing. Veröffentlicht am 03.10.2018. www.thesexed.com/blog/2018/10/3/orgasmic-breath (abgerufen am 03.07.2020)
923 Gargaglioni, Luciane H., Danuzia A. Marques und Luis Gustavo A. Patrone. Sex differences in breathing. Comparative Biochemistry and Physiology Part A: Molecular & Integrative Physiology (2019): 110543
924 Holdcroft, Anita. Gender bias in research: how does it affect evidence based medicine? (2007): 2–3
925 Wald, Chelsea und Corinna Wu. Of mice and women: the bias in animal models. (2010): 1571–1572
926 Beery, Annaliese K. und Irving Zucker. Sex bias in neuroscience and biomedical research. Neuroscience & Biobehavioral Reviews 35/3 (2011): 565–572
927 Liu, Katherine A. und Natalie A. Dipietro Mager. Women's involvement in clinical trials: historical perspective and future implications. Pharmacy Practice (Granada) 14/1 (2016): 708
928 Gargaglioni, Luciane H., Danuzia A. Marques und Luis Gustavo A. Patrone. Sex differences in breathing. Comparative Biochemistry and Physiology Part A: Molecular & Integrative Physiology (2019): 110543
929 Koenig, Julian und Julian F. Thayer. Sex differences in healthy human heart rate variability: a meta-analysis. Neuroscience & Biobehavioral Reviews 64 (2016): 288–310
930 Cahill, Larry. Why sex matters for neuroscience. Nature reviews neuroscience 7/6 (2006): 477–484
931 Gargaglioni, Luciane H., Danuzia A. Marques und Luis Gustavo A. Patrone. Sex differences in breathing. Comparative Biochemistry and Physiology Part A: Molecular & Integrative Physiology (2019): 110543
932 Schisterman, Enrique F., Sunni L. Mumford und Lindsey A. Sjaarda. Failure to consider the menstrual cycle phase may cause misinterpretation of clinical and research findings of cardiometabolic biomarkers in premenopausal women. Epidemiologic reviews 36/1 (2014): 71–82
933 Farha, Samar, Kewal Asosingh, Daniel Laskowski, Jeffrey Hammel, Raed A. Dweik, Herbert P. Wiedemann und Serpil C. Erzurum. Effects of the menstrual cycle on lung function variables in women with asthma. American journal of respiratory and critical care medicine 180/4 (2009): 304–310
934 Ray, Laurie. The menstrual cycle: more than just your period. Clue. Veröffentlicht am 11.12.2018. https://helloclue.com/articles/cycle-a-z/the-menstrual-cycle-more-thanjust-the-period (abgerufen am 30.05.2020)
935 LoMauro, Antonella und Andrea Aliverti. Sex differences in respiratory function. Breathe 14/2 (2018): 131–140
936 Gargaglioni, Luciane H., Danuzia A. Marques und Luis Gustavo A. Patrone. Sex differences in breathing. Comparative Biochemistry and Physiology Part A: Molecular & Integrative Physiology (2019): 110543

937 ebendort
938 Slatkovska, Lubomira, Dennis Jensen, Gregory AL Davies und Larry A. Wolfe. Phasic menstrual cycle effects on the control of breathing in healthy women. Respiratory physiology & neurobiology 154/3 (2006): 379–388
939 LoMauro, Antonella und Andrea Aliverti. Sex differences in respiratory function. Breathe 14/2 (2018): 131–140
940 ebendort
941 Macsali, Ferenc, Cecilie Svanes, Line Bjørge, Ernst R. Omenaas, Francisco Gómez Real, Hutchinson, Mathers u. a. Respiratory health in women: from menarche to menopause. Expert review of respiratory medicine 6/2 (2012): 187–202
942 ebendort
943 ebendort
944 ebendort
945 Hayatbakhsh, Mohammad Reza, Suresh Sadasivam, Abdullah A. Mamun, Jake M. Najman, G. M. Williams und M. J. O'Callaghan. Maternal smoking during and after pregnancy and lung function in early adulthood: a prospective study. Thorax 64/9 (2009): 810–814
946 Leon Chaitow, ND, DO. How Breath Can Impact Fibromyalgia Pain. Associated Bodywork & Massage Professionals (Januar 2017)
947 Ghildiyal, A., B. Iqbal, S. Singh, D. Verma und S. Singh. Changes in sympathovagal balance during menstural cycle. Current Neurobiology 2/1 (2011): 49–52
948 Cimino, Roberta, Mauro Farella, Ambra Michelotti, Roberta Pugliese und Roberto Martina. Does the ovarian cycle influence the pressure-pain threshold of the masticatory muscles in symptom-free women? Journal of Orofacial pain 14/2 (2000)
949 Arout, Caroline A., Mehmet Sofuoglu, Lori A. Bastian und Robert A. Rosenheck. Gender differences in the prevalence of fibromyalgia and in concomitant medical and psychiatric disorders: A National Veterans Health Administration Study. Journal of Women's Health 27/8 (2018): 1035–1044
950 Tomas-Carus, Pablo, Jaime C. Branco, Armando Raimundo, Jose A. Parraca, Nuno Batalha und Clarissa Biehl-Printes. Breathing exercises must be a real and effective intervention to consider in women with fibromyalgia: a pilot randomized controlled trial. The Journal of Alternative and Complementary Medicine 24/8 (2018): 825–832
951 Garrido, M., M. Y. Castaño, C. Biehl-Printes, M. A. Gomez, J. C. Branco, P. Tomas-Carus und A. B. Rodriguez. Effects of a respiratory functional training program on pain and sleep quality in patients with fibromyalgia: a pilot study. Complementary therapies in clinical practice 28 (2017): 116–121
952 Tomas-Carus, Pablo, Jaime C. Branco, Armando Raimundo, Jose A. Parraca, Nuno Batalha und Clarissa Biehl-Printes. Breathing exercises must be a real and effective intervention to consider in women with fibromyalgia: a pilot randomized controlled trial. The Journal of Alternative and Complementary Medicine 24/8 (2018): 825–832
953 Tomas-Carus, Pablo, María Garrido, Jaime C Branco, María Yolanda Castaño, María Ángeles Gómez, Clarissa Biehl-Printes. Non-supervised breathing exercise regimen in women with fibromyalgia: A quasi-experimental exploratory study. Complement Ther Clin Pract 35 (2019): 170-176
954 Leon Chaitow, ND, DO. How Breath Can Impact Fibromyalgia Pain. Associated Bodywork & Massage Professionals (Januar 2017)
955 Chaitow, Leon. Breathing pattern disorders, motor control, and low back pain. Journal of osteopathic medicine 7/1 (2004): 33–40
956 Bradley, Dinah. Hyperventilation Syndrome (Rev Ed): Breathing Pattern Disorders and How to Overcome Them. Penguin Random House New Zealand Limited, 2012
957 Naschitz, Jochanan E., Renata Mussafia-Priselac, Yulia Kovalev, Natalia Zaigraykin, Nizar Elias, Itzhak Rosner und Gleb Slobodin. Patterns of hypocapnia on tilt in patients with fi-

bromyalgia, chronic fatigue syndrome, nonspecific dizziness, and neurally mediated syncope. The American journal of the medical sciences 331/6 (2006): 295–303
958 Çetin, Alp und Ayşen Sivri. Respiratory function and dyspnea in fibromyalgia syndrome. Journal of Musculoskeletal Pain 9/1 (2001): 7–15
959 Chaitow, Leon. Breathing pattern disorders, motor control, and low back pain. Journal of osteopathic medicine 7/1 (2004): 33–40
960 Nduka, Jude Chiedu und Anthony Kodzo-Grey Venyo. Chronic Pelvic Pain in Women: A Review of the Literature. Hamdan Medical Journal 212/1506 (2014): 1–13
961 Haugstad, Gro K., Tor S. Haugstad, Unni M. Kirste, Siv Leganger, Slawomir Wojniusz, Inger Klemmetsen und Ulrik F. Malt. Continuing improvement of chronic pelvic pain in women after short-term Mensendieck somatocognitive therapy: results of a 1-year follow-up study. American journal of obstetrics and gynecology 199/6 (2008): 615–e1
962 Fink, Per und Andreas Schröder. One single diagnosis, bodily distress syndrome, succeeded to capture 10 diagnostic categories of functional somatic syndromes and somatoform disorders. Journal of psychosomatic research 68/5 (2010): 415–426
963 Knockaert, D. C., Frank Buntinx, N. Stoens, Rudi Bruyninckx und Herman Delooz. Chest pain in the emergency department: the broad spectrum of causes. European Journal of Emergency Medicine 9/1 (2002): 25–30
964 Çetin, Alp und Ayşen Sivri. Respiratory function and dyspnea in fibromyalgia syndrome. Journal of Musculoskeletal Pain 9/1 (2001): 7–15
965 Leon Chaitow, ND, DO. How Breath Can Impact Fibromyalgia Pain. Associated Bodywork & Massage Professionals (Januar 2017)
966 ebendort
967 Bartley, Jim. Breathing and temporomandibular joint disease. Journal of Bodywork and movement therapies 15/3 (2011): 291–297
968 Craft, Rebecca M., Jeffrey S. Mogil und Anna Maria Aloisi. Sex differences in pain and analgesia: the role of gonadal hormones. European journal of pain 8/5 (2004): 397–411
969 Wiesenfeld-Hallin, Zsuzsanna. Sex differences in pain perception. Gender medicine 2/3 (2005): 137–145
970 Warren, Michelle P. und Joanna L. Fried. Temporomandibular disorders and hormones in women. Cells Tissues Organs 169/3 (2001): 187–192
971 Nitzan, Dorrit W. The process of lubrication impairment and its involvement in temporomandibular joint disc displacement: a theoretical concept. Journal of oral and maxillofacial surgery 59/1 (2001): 36–45
972 Wikipedia. Estradiol. https://en.wikipedia.org/w/index.php?title=Estradiol&oldid=954929458 (abgerufen am 30.05.2020)
973 Tashiro, A., Keiichiro Okamoto und David A. Bereiter. NMDA receptor blockade reduces temporomandibular joint-evoked activity of trigeminal subnucleus caudalis neurons in an estrogen-dependent manner. Neuroscience 164/4 (2009): 1805–1812
974 LeResche, Linda, Lloyd Mancl, Jeffrey J. Sherman, Beatrice Gandara und Samuel F. Dworkin. Changes in temporomandibular pain and other symptoms across the menstrual cycle. Pain 106/3 (2003): 253–261
975 Malanga, Gerard. Sitting Disease and Its Impact on Your Spine. Spineuniverse.com. Aktualisiert am 14.03.2019. https://www.spineuniverse.com/wellness/ergonomics/sittingdisease-its-impact-your-spine (abgerufen am 10.07.2020)
976 ebendort
977 Bartley, Jim. Breathing and temporomandibular joint disease. Journal of Bodywork and movement therapies 15/3 (2011): 291–297
978 Hadžiomerović, Dijana, Kay Thomas Moeller, Peter Licht, Achim Hein, Stephan Veitenhansel, Martina Kusmitsch und Ludwig Wildt. The biphasic pattern of end-expiratory carbon dioxide pressure: a method for identification of the fertile phase of the menstrual cycle. Fertility and sterility 90/3 (2008): 731–736

979 Slatkovska, Lubomira, Dennis Jensen, Gregory AL Davies und Larry A. Wolfe. Phasic menstrual cycle effects on the control of breathing in healthy women. Respiratory physiology & neurobiology 154/3 (2006): 379–388
980 LeResche, Linda, Lloyd Mancl, Jeffrey J. Sherman, Beatrice Gandara und Samuel F. Dworkin. Changes in temporomandibular pain and other symptoms across the menstrual cycle. Pain 106/3 (2003): 253–261
981 ebendort
982 Grossi, Debora Bevilaqua, Richard B. Lipton und Marcelo E. Bigal. Temporomandibular disorders and migraine chronification. Current pain and headache reports 13/4 (2009): 314–318
983 Lupoli, Thomas A. und Richard F. Lockey. Temporomandibular dysfunction: an often overlooked cause of chronic headaches. Annals of Allergy, Asthma & Immunology 99/4 (2007): 314–318
984 Mongini, Franco. Temporomandibular disorders and tension-type headache. Current pain and headache reports 11/6 (2007): 465–470
985 Grossi, Debora Bevilaqua, Richard B. Lipton und Marcelo E. Bigal. Temporomandibular disorders and migraine chronification. Current pain and headache reports 13/4 (2009): 314–318
986 Campbell, J. Keith, Donald B. Penzien und Eric M. Wall. Evidence-based guidelines for migraine headache: behavioral and physical treatments. US Headache Consortium 1/1 (2000): 1–29
987 Smitherman, Todd A., Donald B. Penzien und Jeanetta C. Rains. Challenges of nonpharmacologic interventions in chronic tension-type headache. Current pain and headache reports 116 (2007): 471–477
988 Hoff, J. I., B. R. Bloem, M. D. Ferrari und G. J. Lammers. A breathtaking headache. Journal of Neurology, Neurosurgery & Psychiatry 75/3 (2004): 509–509
989 Fuglsang, Cecilia H., Troels Johansen, Kai Kaila, Helge Kasch und Flemming W. Bach. Treatment of acute migraine by a partial rebreathing device: A randomized controlled pilot study. Cephalalgia 38/10 (2018): 1632–1643
990 Blau, J. N. und S. L. Dexter. Hyperventilation during migraine attacks. British medical journal 280/6226 (1980): 1254
991 Harnod, Tomor, Yu-Chiao Wang und Chia-Hung Kao. Association of migraine and sleep-related breathing disorder: a population-based cohort study. Medicine 94/36 (2015)
992 MacGregor, E. Anne. Menstrual migraine: therapeutic approaches. Therapeutic advances in neurological disorders 2/5 (2009): 327–336
993 ebendort
994 ebendort
995 Wöber, Ch., W. Brannath, K. Schmidt, M. Kapitan, E. Rudel, P. Wessely, Ç. Wöber-Bingöl und PAMINA Study Group. Prospective analysis of factors related to migraine attacks: the PAMINA study. Cephalalgia 27/4 (2007): 304–314
996 Harnod, Tomor, Yu-Chiao Wang und Chia-Hung Kao. Association of migraine and sleep-related breathing disorder: a population-based cohort study. Medicine 94/36 (2015).
48. MacGregor, E. Anne. Menstrual migraine: therapeutic approaches. Therapeutic advances in neurological disorders 2/5 (2009): 327–336
997 ebendort
998 MacGregor, E. A., A. Frith, J. Ellis, L. Aspinall und A. Hackshaw. Prevention of menstrual attacks of migraine: a double-blind placebo-controlled crossover study. Neurology 67/12 (2006): 2159–2163
999 ebendort

1000 Calhoun, Anne und Sutapa Ford. Elimination of menstrual-related migraine beneficially impacts chronification and medication overuse. Headache: The Journal of Head and Face Pain 48/8 (2008): 1186–1193
1001 MacGregor, E. Anne. Menstrual migraine: a clinical review. BMJ Sexual & Reproductive Health 33/1 (2007): 36–47
1002 LaGuardia, Katherine D., Alan C. Fisher, James D. Bainbridge, John M. LoCoco und Andrew J. Friedman. Suppression of estrogen-withdrawal headache with extended transdermal contraception. Fertility and sterility 83/6 (2005): 1875–1877
1003 MacGregor, E. A. und J. Guillebaud. Combined oral contraceptives, migraine and ischaemic stroke. Clinical and Scientific Committee of the Faculty of Family Planning and Reproductive Health Care and the Family Planning Association. The British journal of family planning 24/2 (1998): 55–60
1004 Hodges, P. W., R. Sapsford und L. H. M. Pengel. Postural and respiratory functions of the pelvic floor muscles. Neurourology and urodynamics 26/3 (2007): 362–371
1005 Lee, Diane G., Linda-Joy Lee und L. McLaughlin. Stability, continence and breathing: the role of fascia following pregnancy and delivery. Journal of bodywork and movement therapies 12/4 (2008): 333–348
1006 Gibbons, S. G. T. The model of psoas major stability function. In Proceedings of 1st International Conference on Movement Dysfunction. Edinburgh, Schottland. 2001
1007 Jones, R. Pelvic floor muscle, rehabilitation. Urol. News 5/5 (2001): 2–4
1008 Chaitow, Leon und Ruth Jones. Chronic Pelvic Pain and Dysfunction-E-Book: Practical Physical Medicine. Elsevier Health Sciences, 2012
1009 Smith, Michelle D., Michel W. Coppieters und Paul W. Hodges. Postural response of the pelvic floor and abdominal muscles in women with and without incontinence. Neurourology and Urodynamics 26/3 (2007): 377–385
1010 ebendort
1011 . Leon, Chaitow. Interview with Tracy McLoughlin. Women's health, the Pelvic Floor Paradox and a Naturopathic approach. Cam. Veröffentlicht im September 2007: 46–48. http://blog.polestarpilates.com/hq/wp-content/uploads/2019/04/womens_health_the_pelvic_floor.pdf (abgerufen am 16.05.2020)
1012 Park, Hankyu und Dongwook Han. The effect of the correlation between the contraction of the pelvic floor muscles and diaphragmatic motion during breathing. Journal of physical therapy science 27/7 (2015): 2113–2115
1013 Leon, Chaitow. Interview with Tracy McLoughlin. Women's health, the Pelvic Floor Paradox and a Naturopathic approach. Cam. Veröffentlicht im September 2007: 46–48. http://blog.polestarpilates.com/hq/wp-content/uploads/2019/04/womens_health_the_pelvic_floor.pdf (abgerufen am 16.05.2020)
1014 ebendort
1015 LoMauro, Antonella und Andrea Aliverti. Sex differences in respiratory function. Breathe 14/2 (2018): 131–140
1016 ebendort
1017 Lieberoth, Sofie, Elisabeth Juul Gade, Jesper Brok, Vibeke Backer und Simon Francis Thomsen. Age at menarche and risk of asthma: systematic review and meta-analysis. Journal of Asthma 51/6 (2014): 559–565
1018 Gargaglioni, Luciane H., Danuzia A. Marques und Luis Gustavo A. Patrone. Sex differences in breathing. Comparative Biochemistry and Physiology Part A: Molecular & Integrative Physiology (2019): 110543
1019 Cephus, Jacqueline-Yvonne, Matthew T. Stier, Hubaida Fuseini, Jeffrey A. Yung, Shinji Toki, Melissa H. Bloodworth, Weisong Zhou u. a. Testosterone attenuates group 2 innate lymphoid cell-mediated airway inflammation. Cell reports 21/9 (2017): 2487–2499
1020 LoMauro, Antonella und Andrea Aliverti. Sex differences in respiratory function. Breathe 14/2 (2018): 131–140

1021 Newcomb, Dawn C., Jacqueline Yvonne Cephus, Madison G. Boswell, John M. Fahrenholz, Emily W. Langley, Amy S. Feldman, Weisong Zhou u. a. Estrogen and progesterone decrease let-7f microRNA expression and increase IL-23/IL-23 receptor signaling and IL-17A production in patients with severe asthma. Journal of Allergy and Clinical Immunology 136/4 (2015): 1025–1034

1022 Farha, Samar, Kewal Asosingh, Daniel Laskowski, Jeffrey Hammel, Raed A. Dweik, Herbert P. Wiedemann und Serpil C. Erzurum. Effects of the menstrual cycle on lung function variables in women with asthma. American journal of respiratory and critical care medicine 180/4 (2009): 304–310

1023 Carlson, Matthew J. Catch it before it kills: progesterone, obesity, and the prevention of endometrial cancer. Discovery medicine 14/76 (2012): 215

1024 Cohen, J., W. R. Douma, N. H. T. Ten Hacken, M. Oudkerk und D. S. Postma. Physiology of the small airways: A gender difference? Respiratory medicine 102/9 (2008): 1264–1271

1025 Romieu, Isabelle, Alban Fabre, Agnes Fournier, Francine Kauffmann, Raphaëlle Varraso, Sylvie Mesrine, Benedicte Leynaert und Francoise Clavel-Chapelon. Postmenopausal hormone therapy and asthma onset in the E3N cohort. Thorax 65/4 (2010): 292–297

1026 Triebner, Kai, Ane Johannessen, Luca Puggini, Bryndís Benediktsdóttir, Randi J. Bertelsen, Ersilia Bifulco, Shyamali C. Dharmage u. a. Menopause as a predictor of new-onset asthma: a longitudinal Northern European population study. Journal of Allergy and Clinical Immunology 137/1 (2016): 50–57

1027 Troisi, Rebecca J., Frank E. Speizer, Walter C. Willett, D. Trichopoulos und Bernard Rosner. Menopause, postmenopausal estrogen preparations, and the risk of adult-onset asthma. A prospective cohort study. American journal of respiratory and critical care medicine 152/4 (1995): 1183–1188

1028 Carlson, Catherine L., Mary Cushman, Paul L. Enright, Jane A. Cauley und Anne B. Newman. Hormone replacement therapy is associated with higher FEV1 in elderly women. American journal of respiratory and critical care medicine 163/2 (2001): 423–428

1029 Farha, Samar, Kewal Asosingh, Daniel Laskowski, Jeffrey Hammel, Raed A. Dweik, Herbert P. Wiedemann und Serpil C. Erzurum. Effects of the menstrual cycle on lung function variables in women with asthma. American journal of respiratory and critical care medicine 180/4 (2009): 304–310

1030 Mador, M. Jeffery und Erkan Bozkanat. Skeletal muscle dysfunction in chronic obstructive pulmonary disease. Respiratory research 2/4 (2001): 216

1031 Wedzicha, Jadwiga A., Dave Singh, Ioanna Tsiligianni, Christine Jenkins, Sebastian Fucile, Robert Fogel, Steven Shen, Pankaj Goyal, Karen Mezzi und Konstantinos Kostikas. Treatment response to indacaterol/glycopyrronium versus salmeterol/fluticasone in exacerbating COPD patients by gender: a post-hoc analysis in the FLAME study. Respiratory research 20/1 (2019): 4

1032 Yang, Jilan, David Hammond, Pete Driezen, Geoffrey T. Fong und Yuan Jiang. Health knowledge and perception of risks among Chinese smokers and non-smokers: findings from the Wave 1 ITC China Survey. Tobacco Control 19/Erg-Bd. 2 (2010): i18–i23

1033 LoMauro, Antonella und Andrea Aliverti. Sex differences in respiratory function. Breathe 14/2 (2018): 131–140

1034 ebendort

1035 Gut-Gobert, Christophe, Arnaud Cavaillès, Adrien Dixmier, Stéphanie Guillot, Stéphane Jouneau, Christophe Leroyer, Sylvain Marchand-Adam u. a. Women and COPD: do we need more evidence? European Respiratory Review 28/151 (2019)

1036 Gut-Gobert, Christophe, Arnaud Cavaillès, Adrien Dixmier, Stéphanie Guillot, Stéphane Jouneau, Christophe Leroyer, Sylvain Marchand-Adam u. a. Women and COPD: do we need more evidence? European Respiratory Review 28/151 (2019)

1037 Gut-Gobert, Christophe, Arnaud Cavaillès, Adrien Dixmier, Stéphanie Guillot, Stéphane Jouneau, Christophe Leroyer, Sylvain Marchand-Adam u. a. Women and COPD: do we need more evidence? European Respiratory Review 28/151 (2019)
1038 Key, T. J. A., M. C. Pike, J. B. Brown, C. Hermon, D. S. Allen und D. Y. Wang. Cigarette smoking and urinary oestrogen excretion in premenopausal and post-menopausal women. British journal of cancer 74/8 (1996): 1313–1316
1039 Tang, Rosalind, Abigail Fraser und Maria Christine Magnus. Female reproductive history in relation to chronic obstructive pulmonary disease and lung function in UK biobank: a prospective population-based cohort study. BMJ open 9/10 (2019)
1040 Lieberoth, Sofie, Elisabeth Juul Gade, Jesper Brok, Vibeke Backer und Simon Francis Thomsen. Age at menarche and risk of asthma: systematic review and meta-analysis. Journal of Asthma 51/6 (2014): 559–565
1041 LoMauro, Antonella und Andrea Aliverti. Sex differences in respiratory function. Breathe 14/2 (2018): 131–140
1042 Tang, Rosalind, Abigail Fraser und Maria Christine Magnus. Female reproductive history in relation to chronic obstructive pulmonary disease and lung function in UK biobank: a prospective population-based cohort study. BMJ open 9/10 (2019)
1043 LoMauro, Antonella und Andrea Aliverti. Sex differences in respiratory function. Breathe 14/2 (2018): 131–140
1044 ebendort
1045 ebendort
1046 Carey, Michelle A., Jeffrey W. Card, James W. Voltz, Samuel J. Arbes Jr, Dori R. Germolec, Kenneth S. Korach und Darryl C. Zeldin. It's all about sex: gender, lung development and lung disease. Trends in Endocrinology & Metabolism 18/8 (2007): 308–313
1047 LoMauro, Antonella und Andrea Aliverti. Sex differences in respiratory function. Breathe 14/2 (2018): 131–140
1048 Gargaglioni, Luciane H., Danuzia A. Marques und Luis Gustavo A. Patrone. Sex differences in breathing. Comparative Biochemistry and Physiology Part A: Molecular & Integrative Physiology (2019): 110543
1049 LoMauro, Antonella und Andrea Aliverti. Sex differences in respiratory function. Breathe 14/2 (2018): 131–140
1050 Netzer, Nikolaus C., Arn H. Eliasson und Kingman P. Strohl. Women with sleep apnea have lower levels of sex hormones. Sleep and Breathing 7/01 (2003): 025–030
1051 Shahar, Eyal, Susan Redline, Terry Young, Lori L. Boland, Carol M. Baldwin, F. Javier Nieto, George T. O'Connor, David M. Rapoport und John A. Robbins. Hormone replacement therapy and sleep-disordered breathing. American journal of respiratory and critical care medicine 167/9 (2003): 1186–1192
1052 Stavaras, C., C. Pastaka, M. Papala, S. Gravas, V. Tzortzis, M. Melekos, G. Seitanidis und K. I. Gourgoulianis. Sexual function in pre-and post-menopausal women with obstructive sleep apnea syndrome. International journal of impotence research 24/6 (2012): 228–233
1053 LoMauro, Antonella und Andrea Aliverti. Sex differences in respiratory function. Breathe 14/2 (2018): 131–140
1054 Bairam, Aida, NaggaPraveena Uppari, Sébastien Mubayed und Vincent Joseph. An overview on the respiratory stimulant effects of caffeine and progesterone on response to hypoxia and apnea frequency in developing rats. in: Arterial Chemoreceptors in Physiology and Pathophysiology. Springer, Cham, 2015: 211–220
1055 Kunitomo, Fumio, Hiroshi Kimura, Koichiro Tatsumi, Takayuki Kuriyama, Shohei Watanabe und Yoshiyuki Honda. Sex differences in awake ventilatory drive and abnormal breathing during sleep in eucapnic obesity. Chest 93/5 (1988): 968–976
1056 Wimms, Alison, Holger Woehrle, Sahisha Ketheeswaran, Dinesh Ramanan und Jeffery Armitstead. Obstructive sleep apnea in women: specific issues and interventions. BioMed research international 2016 (2016)

1057 Gargaglioni, Luciane H., Danuzia A. Marques und Luis Gustavo A. Patrone. Sex differences in breathing. Comparative Biochemistry and Physiology Part A: Molecular & Integrative Physiology (2019): 110543
1058 Nillni, Yael I., Kelly J. Rohan und Michael J. Zvolensky. The role of menstrual cycle phase and anxiety sensitivity in catastrophic misinterpretation of physical symptoms during a CO2 challenge. Archives of women's mental health 15/6 (2012): 413–422
1059 Sigmon, Sandra T., Diana M. Dorhofer, Kelly J. Rohan, Lisa A. Hotovy, Nina E. Boulard und Christine M. Fink. Psychophysiological, somatic, and affective changes across the menstrual cycle in women with panic disorder. Journal of consulting and clinical psychology 68/3 (2000): 425
1060 Doornbos, Bennard, Dirk S. Fokkema, Margo Molhoek, Marit AC Tanke, Folkert Postema und Jakob Korf. Abrupt rather than gradual hormonal changes induce postpartum blues-like behavior in rats. Life sciences 84/3–4 (2009): 69–74
1061 Nillni, Yael I., Kelly J. Rohan und Michael J. Zvolensky. The role of menstrual cycle phase and anxiety sensitivity in catastrophic misinterpretation of physical symptoms during a CO2 challenge. Archives of women's mental health 15/6 (2012): 413–422
1062 Hayen, Anja, Mari Herigstad und Kyle TS Pattinson. Understanding dyspnea as a complex individual experience. Maturitas 76/1 (2013): 45–50
1063 Marques, Alessandra Aparecida, Mário Cesar do Nascimento Bevilaqua, Alberto Morais Pinto da Fonseca, Antonio Egidio Nardi, Sandrine Thuret und Gisele Pereira Dias. Gender differences in the neurobiology of anxiety: focus on adult hippocampal neurogenesis. Neural Plasticity 2016 (2016)
1064 Bromberger, Joyce T., Howard M. Kravitz, Yuefang Chang, John F. Randolph Jr, Nancy E. Avis, Ellen B. Gold und Karen A. Matthews. Does risk for anxiety increase during the menopausal transition? Study of Women's Health Across the Nation (SWAN). Menopause (New York, NY) 20/5 (2013): 488
1065 Marques, Alessandra Aparecida, Mário Cesar do Nascimento Bevilaqua, Alberto Morais Pinto da Fonseca, Antonio Egidio Nardi, Sandrine Thuret und Gisele Pereira Dias. Gender differences in the neurobiology of anxiety: focus on adult hippocampal neurogenesis. Neural Plasticity 2016 (2016)
1066 Neuroscience News. Breathing during exercise is harder for women than men. Neuroscience News. Veröffentlicht am 20.04.2020. https://neurosciencenews.com/women-breathing-exercise-16257/?fbclid=IwAR04xbxveuaX5hTzqASfJ5AIufa4ppBHDmxfTM45Othk3VAtOujV4wO0yO4 (abgerufen am 13.05.2020)
1067 Granger, Emily A., Leah M. Mann, Jason S. Chan, Annie Yu und Paolo Dominelli. Reducing Turbulent Airflow Lowers Healthy Females Work Of Breathing During Exercise To A Level Similar To Males. The FASEB Journal 34/S1 (2020): 1–1
1068 ebendort
1069 ebendort
1070 ebendort
1071 Neuroscience News. Breathing during exercise is harder for women than men. Neuroscience News. Veröffentlicht am 20.04.2020. https://neurosciencenews.com/women-breathing-exercise-16257/?fbclid=IwAR04xbxveuaX5hTzqASfJ5AIufa4ppBHDmxfTM45Othk3VAtOujV4wO0yO4 (abgerufen am 13.05.2020)
1072 ebendort
1073 Lebrun, Constance M. Effect of the different phases of the menstrual cycle and oral contraceptives on athletic performance. Sports medicine 16/6 (1993): 400–430
1074 ebendort
1075 Gargaglioni, Luciane H., Danuzia A. Marques und Luis Gustavo A. Patrone. Sex differences in breathing. Comparative Biochemistry and Physiology Part A: Molecular & Integrative Physiology (2019): 110543

1076 Lebrun, Constance M. Effect of the different phases of the menstrual cycle and oral contraceptives on athletic performance. Sports medicine 16/6 (1993): 400–430

1077 Dokumacı, Bircan und Tahir Hazır. Effects of the Menstrual Cycle on Running Economy: Oxygen Cost Versus Caloric Cost. Research quarterly for exercise and sport 90/3 (2019): 318–326

1078 ebendort

1079 Cannarella, Rossella, Federica Barbagallo, Rosita A. Condorelli, Antonio Aversa, Sandro La Vignera und Aldo E. Calogero. Osteoporosis from an Endocrine Perspective: The Role of Hormonal Changes in the Elderly. Journal of clinical medicine 8/10 (2019): 1564

1080 Khosla, Sundeep, Merry Jo Oursler und David G. Monroe. Estrogen and the skeleton. Trends in Endocrinology & Metabolism 23/11 (2012): 576–581

1081 Wood, Katherine. REDS- a sufferer's view. Momentumsports.co.uk. www.momentumsports.co.uk/TtGuestArticleREDS.asp (abgerufen am 10.07.2020)

1082 ebendort

1083 Chaitow, L. Breathing pattern disorders and lumbopelvic pain and dysfunction. An Update. leonchaitow.com. 2012. (Aufgerufen am 14. Januar 2022)

1084 Ott, Helmut W., Verena Mattle, Ulrich S. Zimmermann, Peter Licht, Kay Moeller und Ludwig Wildt. Symptoms of premenstrual syndrome may be caused by hyperventilation. Fertility and sterility 86/4 (2006): 1001–e17

1085 Mournian, Ada. Nasal Breathing Boosts Your Sex Life. Adamournian.com. Veröffentlicht am 30.03.2015. https://adamournian.com/2015/03/nasal-breathing-boosts-your-sexlife/ (abgerufen am 10.07.2020)

1086 Ott, Helmut W., Verena Mattle, Ulrich S. Zimmermann, Peter Licht, Kay Moeller und Ludwig Wildt. Symptoms of premenstrual syndrome may be caused by hyperventilation. Fertility and sterility 86/4 (2006): 1001–e17

1087 Michopoulos, Vasiliki, Sarah L. Berga und Mark E. Wilson. Estradiol and progesterone modify the effects of the serotonin reuptake transporter polymorphism on serotonergic responsivity to citalopram. Experimental and clinical psychopharmacology 19/6 (2011): 401

1088 Yonkers, Kimberly A., Robert F. Casper und William F. Crowley Jr. Epidemiology and pathogenesis of premenstrual syndrome and premenstrual dysphoric disorder. Current Psychiatry Reports 17/87 (2015)

1089 Hilaire, Gérard, Nicolas Voituron, Clément Menuet, Ronaldo M. Ichiyama, Hari H. Subramanian und Mathias Dutschmann. The role of serotonin in respiratory function and dysfunction. Respiratory physiology & neurobiology 174/1–2 (2010): 76–88

1090 Toward, Marie A., Ana P. Abdala, Sharon J. Knopp, Julian FR Paton und John M. Bissonnette. Increasing brain serotonin corrects CO2 chemosensitivity in methyl-CpGbinding protein 2 (Mecp2)-deficient mice. Experimental physiology 98/3 (2013): 842–849

1091 Vickers, Kristin und Richard J. McNally. Is premenstrual dysphoria a variant of panic disorder?: A review. Clinical Psychology Review 24/8 (2004): 933–956

1092 Medsafe Pharmacovigilance Team. Medsafe Pharmacovigilance Team. Veröffentlicht am 14.09.2017. www.medsafe.govt.nz/committees/marc/reports/171-Riskspercent20ofpercent20severepercent20depressionpercent20etc.percent20withpercent20hormonalpercent20contraceptives.pdf (abgerufen am 23.05.2020)

1093 ebendort

1094 Webb, J. L. Nutritional effects of oral contraceptive use: a review. The Journal of reproductive medicine 25/4 (1980): 150–156

1095 Soma-Pillay, Priya, Nelson-Piercy Catherine, Heli Tolppanen, Alexandre Mebazaa, Heli Tolppanen und Alexandre Mebazaa. Physiological changes in pregnancy. Cardiovascular journal of Africa 2722 (2016): 89

1096 Jensen, Dennis, James Duffin, Yuk-Miu Lam, Katherine A. Webb, Jeremy A. Simpson, Gregory AL Davies, Larry A. Wolfe und Denis E. O'Donnell. Physiological mechanisms of

hyperventilation during human pregnancy. Respiratory physiology & neurobiology 161/1 (2008): 76–86
1097 Soma-Pillay, Priya, Nelson-Piercy Catherine, Heli Tolppanen, Alexandre Mebazaa, Heli Tolppanen und Alexandre Mebazaa. Physiological changes in pregnancy. Cardiovascular journal of Africa 2722 (2016): 89
1098 Behan, Mary und Richard Kinkead. Neuronal control of breathing: sex and stress hormones. Comprehensive Physiology 1/4 (2011): 2101–2139
1099 Tal, Reshef, Hugh S. Taylor, Richard O. Burney, Stephen B. Mooney und Linda C. Giudice. Endocrinology of pregnancy. In: Endotext. MDText. com, Inc., 2015
1100 Jeong, Hyunyoung. Altered drug metabolism during pregnancy: hormonal regulation of drug-metabolizing enzymes. Expert opinion on drug metabolism & toxicology 6/6 (2010): 689–699
1101 Milne, J. A. The respiratory response to pregnancy. Postgraduate medical journal 55/643 (1979): 318–324
1102 Behan, Mary und Richard Kinkead. Neuronal control of breathing: sex and stress hormones. Comprehensive Physiology 1/4 (2011): 2101–2139
1103 Milne, J. A. The respiratory response to pregnancy. Postgraduate medical journal 55/643 (1979): 318–324
1104 Gargaglioni, Luciane H., Danuzia A. Marques und Luis Gustavo A. Patrone. Sex differences in breathing. Comparative Biochemistry and Physiology Part A: Molecular & Integrative Physiology (2019): 110543
1105 Knuttgen, Howard G. und K. Emerson Jr. Physiological response to pregnancy at rest and during exercise. Journal of Applied Physiology 36/5 (1974): 549–553
1106 Jensen, Dennis, James Duffin, Yuk-Miu Lam, Katherine A. Webb, Jeremy A. Simpson, Gregory AL Davies, Larry A. Wolfe und Denis E. O'Donnell. Physiological mechanisms of hyperventilation during human pregnancy. Respiratory physiology & neurobiology 161/1 (2008): 76–86
1107 LoMauro, Antonella und Andrea Aliverti. Respiratory physiology of pregnancy: physiology masterclass. Breathe 11/4 (2015): 297–301
1108 Hollingsworth, H. M. und R. S. Irwin. Acute respiratory failure in pregnancy. Clinics in chest medicine 13/4 (1992): 723–740
1109 LoMauro, Antonella und Andrea Aliverti. Respiratory physiology of pregnancy: physiology masterclass. Breathe 11/4 (2015): 297–301
1110 Truong, Kimberly Kay und Christian Guilleminault. Sleep disordered breathing in pregnant women: maternal and fetal risk, treatment considerations, and future perspectives. Expert review of respiratory medicine 12/3 (2018): 177–189
1111 Blais, Lucie, Fatima-Zohra Kettani und Amelie Forget. Relationship between maternal asthma, its severity and control and abortion. Human Reproduction 28/4 (2013): 908–915
1112 Truong, Kimberly Kay und Christian Guilleminault. Sleep disordered breathing in pregnant women: maternal and fetal risk, treatment considerations, and future perspectives. Expert review of respiratory medicine 12/3 (2018): 177–189
1113 Karan, Suzanne und Yehuda Ginosar. Gestational sleep apnea: have we been caught napping? International Journal of Obstetric Anesthesia 26 (2016): 1–3
1114 Chen, Yi-Hua, Jiunn-Horng Kang, Ching-Chun Lin, I-Te Wang, Joseph J. Keller und Herng-Ching Lin. Obstructive sleep apnea and the risk of adverse pregnancy outcomes. American journal of obstetrics and gynecology 206/2 (2012): 136–e1
1115 Karan, Suzanne und Yehuda Ginosar. Gestational sleep apnea: have we been caught napping? International Journal of Obstetric Anesthesia 26 (2016): 1–3
1116 Mhyre, Jill M., Monica N. Riesner, Linda S. Polley und Norah N. Naughton. A series of anesthesia-related maternal deaths in Michigan, 1985–2003. Anesthesiology: The Journal of the American Society of Anesthesiologists 106/6 (2007): 1096–1104

1117 Karan, Suzanne und Yehuda Ginosar. Gestational sleep apnea: have we been caught napping? International Journal of Obstetric Anesthesia 26 (2016): 1–3
1118 Kapsimalis, Fotis und Meir Kryger. Sleep breathing disorders in the US female population. Journal of women's health 18/8 (2009): 1211–1219
1119 Karan, Suzanne und Yehuda Ginosar. Gestational sleep apnea: have we been caught napping? International Journal of Obstetric Anesthesia 26 (2016): 1–3
1120 Sagheer, Farah, Chakradhar Venkata und Saiprakash B. Venkateshiah. A 26-yearold pregnant woman with fatigue and excessive daytime sleepiness. Chest 134/3 (2008): 637–639
1121 Venkata, Chakradhar und Saiprakash B. Venkateshiah. Sleep-disordered breathing during pregnancy. The Journal of the American Board of Family Medicine 22/2 (2009): 158–168
1122 Chen, Yi-Hua, Jiunn-Horng Kang, Ching-Chun Lin, I-Te Wang, Joseph J. Keller und Herng-Ching Lin. Obstructive sleep apnea and the risk of adverse pregnancy outcomes. American journal of obstetrics and gynecology 206/2 (2012): 136–e1
1123 Gavin, Mary L. What Is the Apgar Score? Kidshealth.org. Veröffentlicht im Februar 2018. https://kidshealth.org/en/parents/apgar.html (abgerufen am 14.07.2020).
1124 Chen, Yi-Hua, Jiunn-Horng Kang, Ching-Chun Lin, I-Te Wang, Joseph J. Keller und Herng-Ching Lin. Obstructive sleep apnea and the risk of adverse pregnancy outcomes. American journal of obstetrics and gynecology 206/2 (2012): 136–e1
1125 Rythén, Marianne, Birgit Thilander und Agneta Robertson. Dento-alveolar characteristics in adolescents born extremely preterm. The European Journal of Orthodontics 35/4 (2013): 475–482
1126 ebendort
1127 Sacchi, Chiara, Claudia Marino, Chiara Nosarti, Alessio Vieno, Silvia Visentin und Alessandra Simonelli. Association of Intrauterine Growth Restriction and Small for Gestational Age Status With Childhood Cognitive Outcomes: A Systematic Review and Meta-analysis. JAMA Pediatrics (2020)
1128 ebendort
1129 Thornburg, Kent L. und Nicole Marshall. The placenta is the center of the chronic disease universe. American Journal of Obstetrics & Gynecology 213/4 (2015): S14–S20
1130 Anniverno, Roberta, Alessandra Bramante, Claudio Mencacci und Federico Durbano. Anxiety disorders in pregnancy and the postpartum period. New insights into anxiety disorders. Rijeka: InTech (2013): 259–285
1131 ebendort
1132 McMahon, C. A., Jacky Boivin, F. L. Gibson, Karin Hammarberg, K. Wynter, Douglas Saunders und J. Fisher. Pregnancy-specific anxiety, ART conception and infant temperament at 4 months post-partum. Human Reproduction 28/4 (2013): 997–1005
1133 Anniverno, Roberta, Alessandra Bramante, Claudio Mencacci und Federico Durbano. Anxiety disorders in pregnancy and the postpartum period. New iInsights into anxiety disorders. Rijeka: InTech (2013): 259–285
1134 ebendort
1135 Wenzel, Amy, Erin N. Haugen, Lydia C. Jackson und Jennifer R. Brendle. Anxiety symptoms and disorders at eight weeks postpartum. Journal of anxiety disorders 19/3 (2005): 295–311
1136 Anniverno, Roberta, Alessandra Bramante, Claudio Mencacci und Federico Durbano. Anxiety disorders in pregnancy and the postpartum period. New insights into anxiety disorders. Rijeka: InTech (2013): 259–285
1137 Wenzel, Amy, Erin N. Haugen, Lydia C. Jackson und Jennifer R. Brendle. Anxiety symptoms and disorders at eight weeks postpartum. Journal of anxiety disorders 19/3 (2005): 295–311
1138 Beck, Cheryl Tatano und Jeanne Driscoll. Postpartum mood and anxiety disorders: A clinician's guide. Jones & Bartlett Learning, 2006
1139 ebendort

1140 Altshuler, Lori L., Victoria Hendrick und Lee S. Cohen. An update on mood and anxiety disorders during pregnancy and the postpartum period. Primary care companion to the Journal of clinical psychiatry 2/6 (2000): 217
1141 ebendort
1142 Sardinha, Aline, Rafael Christophe da Rocha Freire, Walter Araújo Zin und Antonio Egidio Nardi. Respiratory manifestations of panic disorder: causes, consequences and therapeutic implications. Jornal Brasileiro de Pneumologia 35/7 (2009): 698–708
1143 Anniverno, Roberta, Alessandra Bramante, Claudio Mencacci und Federico Durbano. Anxiety disorders in pregnancy and the postpartum period. New iInsights into anxiety disorders. Rijeka: InTech (2013): 259–285
1144 McMahon, C. A., Jacky Boivin, F. L. Gibson, Karin Hammarberg, K. Wynter, Douglas Saunders und J. Fisher. Pregnancy-specific anxiety, ART conception and infant temperament at 4 months post-partum. Human Reproduction 28/4 (2013): 997–1005
1145 Anniverno, Roberta, Alessandra Bramante, Claudio Mencacci und Federico Durbano. Anxiety disorders in pregnancy and the postpartum period. New iInsights into anxiety disorders. Rijeka: InTech (2013): 259–285
1146 Z. Jukic, Anne Marie, Clarice R. Weinberg, Allen J. Wilcox und Donna D. Baird. Effects of early pregnancy loss on hormone levels in the subsequent menstrual cycle." Gynecological Endocrinology 26/12 (2010): 897–901
1147 Santilli, Mara. What Happens to Your Body After A Miscarriage and How to Heal. Parsley Health Articles. Veröffentlicht am 19.02.2020. https://www.parsleyhealth.com/blog/what-happens-to-your-body-after-a-miscarriage/ (abgerufen am 30.05.2020)
1148 Macsali, Ferenc, Cecilie Svanes, Line Bjørge, Ernst R. Omenaas, Francisco Gómez Real, Hutchinson, Mathers u. a. Respiratory health in women: from menarche to menopause. Expert review of respiratory medicine 6/2 (2012): 187–202
1149 Milne, J. A. The respiratory response to pregnancy. Postgraduate medical journal 55/643 (1979): 318–324
1150 Forbes, L., D. Jarvis und P. Burney. Do hormonal contraceptives influence asthma severity? European Respiratory Journal 14/5 (1999): 1028–1033
1151 Lange, P., J. Parner, E. Prescott, C. Suppli Ulrik und J. Vestbo. Exogenous female sex steroid hormones and risk of asthma and asthma-like symptoms: a cross sectional study of the general population. Thorax 56/8 (2001): 613–616
1152 Troisi, Rebecca J., Frank E. Speizer, Walter C. Willett, D. Trichopoulos und Bernard Rosner. Menopause, postmenopausal estrogen preparations, and the risk of adult-onset asthma. A prospective cohort study. American journal of respiratory and critical care medicine 152/4 (1995): 1183–1188
1153 Jenkins, Mark A., Shyamali C. Dharmage, L. B. Flander, Jo A. Douglass, A. M. Ugoni, John B. Carlin, S. M. Sawyer, Graham G. Giles und John L. Hopper. Parity and decreased use of oral contraceptives as predictors of asthma in young women. Clinical & Experimental Allergy 36/5 (2006): 609–613
1154 Macsali, Ferenc, Cecilie Svanes, Line Bjørge, Ernst R. Omenaas, Francisco Gómez Real, Hutchinson, Mathers u. a. Respiratory health in women: from menarche to menopause. Expert review of respiratory medicine 6/2 (2012): 187–202
1155 Nwaru, Bright I. und Aziz Sheikh. Hormonal contraceptives and asthma in women of reproductive age: analysis of data from serial national Scottish Health Surveys. Journal of the Royal Society of Medicine 108/9 (2015): 358–371
1156 Matheson, Melanie C., John A. Burgess, Melisa Y. Z. Lau, Adrian J. Lowe, Lyle C. Gurrin, John L. Hopper, Graham G. Giles u. a. Hormonal contraception increases risk of asthma among obese but decreases it among nonobese subjects: a prospective, population-based cohort study. ERJ open research 1/2 (2015): 00026–2015

1157 Macsali, Ferenc, Cecilie Svanes, Line Bjørge, Ernst R. Omenaas, Francisco Gómez Real, Hutchinson, Mathers u. a. Respiratory health in women: from menarche to menopause. Expert review of respiratory medicine 6/2 (2012): 187–202
1158 ebendort
1159 Family Planning Association. Contraception: Past, present, and future factsheet. Family Planning Association (FPA). Veröffentlicht/aktualisiert im November 2010. www.fpa.org.uk/factsheets/contraception-past-present-future (abgerufen am 31.05.2020)
1160 Rehman, Shahnaz, Thomas P. Vacek, Nada S. Khan, Abdulmonam Ali, Mohammad Taleb, Hani Badi, Aahd Kubbara, Ragheb Assaly und Jefffery Hammersley. Chest Pain And Shortness Of Breath, In: A Young Lady, Don't Forget To Ask About Contraception. In C52. CRITICAL CARE CASE REPORTS: UNUSUAL GI CAUSES OF CRITICAL ILLNESS. American Thoracic Society, 2017: A5800– A5800
1161 Choi, Ji Hui, Ha-Yeon Kim, Sung Soo Lee und SiHyun Cho. Migration of a contraceptive subdermal device into the lung. Obstetrics & gynecology science 60/3 (2017): 314–317
1162 Hadžiomerović, Dijana, Kay Thomas Moeller, Peter Licht, Achim Hein, Stephan Veitenhansel, Martina Kusmitsch und Ludwig Wildt. The biphasic pattern of end-expiratory carbon dioxide pressure: a method for identification of the fertile phase of the menstrual cycle. Fertility and sterility 90/3 (2008): 731–736
1163 ebendort
1164 Rooney, Kristin L. und Alice D. Domar. The relationship between stress and infertility. Dialogues in clinical neuroscience 20/1 (2018): 41
1165 Meuret, Alicia E., David Rosenfield, Anke Seidel, Lavanya Bhaskara und Stefan G. Hofmann. Respiratory and cognitive mediators of treatment change in panic disorder: Evidence for intervention specificity. Journal of consulting and clinical psychology 78/5 (2010): 691
1166 Kloss, Jacqueline D., Michael L. Perlis, Jessica A. Zamzow, Elizabeth J. Culnan und Clarisa R. Gracia. Sleep, sleep disturbance, and fertility in women. Sleep medicine reviews 22 (2015): 78–87
1167 ebendort
1168 ebendort
1169 Wang, I-Duo, Yung-Liang Liu, Chung-Kan Peng, Chi-Hsiang Chung, Shan-Yueh Chang, Chang-Huei Tsao und Wu-Chien Chien PhD. Non-apnea sleep disorder increases the risk of subsequent female infertility – a nationwide population-based cohort study. Sleep 41/1 (2018): DOI: 10.1093/sleep/zsx186
1170 Macsali, Ferenc, Cecilie Svanes, Line Bjørge, Ernst R. Omenaas, Francisco Gómez Real, Hutchinson, Mathers u. a. Respiratory health in women: from menarche to menopause. Expert review of respiratory medicine 6/2 (2012): 187–202
1171 Dratva, Julia, Francisco Gómez Real, Christian Schindler, Ursula Ackermann-Liebrich, Margaret W. Gerbase, Nicole M. Probst-Hensch, Cecilie Svanes u. a. Is age at menopause increasing across Europe? Results on age at menopause and determinants from two population-based studies. Menopause 16/2 (2009): 385–394
1172 Macsali, Ferenc, Cecilie Svanes, Line Bjørge, Ernst R. Omenaas, Francisco Gómez Real, Hutchinson, Mathers u. a. Respiratory health in women: from menarche to menopause. Expert review of respiratory medicine 6/2 (2012): 187–202
1173 ebendort
1174 ebendort
1175 Chotirmall, Sanjay H. When Epidemiology Meets Physiology: Early Menopause and Associated Respiratory Risk. Annals of the American Thoracic Society 17/4 (2020): 419–420
1176 ebendort
1177 ebendort
1178 Preston, Megan E., Dennis Jensen, Ian Janssen und John T. Fisher. Effect of menopause on the chemical control of breathing and its relationship with acid-base status. American Jour-

nal of Physiology-Regulatory, Integrative and Comparative Physiology 296/3 (2009): R722–R727
1179 ebendort
1180 Campbell, Brittany, Dinh S. Bui, Julie A. Simpson, Caroline J. Lodge, Adrian J. Lowe, Gayan Bowatte, Bénédicte Leynaert u. a. Early Age at Natural Menopause Is Related to Lower Post-Bronchodilator Lung Function. A Longitudinal Population-based Study. Annals of the American Thoracic Society 17/4 (2020): 429–437
1181 ebendort
1182 British Menopause Society. HRT Womens Health Initiative: the final outcome. British Menopause Society. Veröffentlicht am 24.04.2006. https://thebms.org.uk/2006/04/hrtwomens-health-initiative-the-final-outcome/ (abgerufen am 26.05.2020)
1183 British Menopause Society. HRT Womens Health Initiative: the final outcome. British Menopause Society. Veröffentlicht am 23.08.2016. https://thebms.org.uk/2016/08/breast-cancer-now-study-finds-effect-combined-hrt-breastcancer-risk-likely-underestimated/ (abgerufen am 11.12.2020)
1184 ebendort
1185 British Menopause Society. HRT Womens Health Initiative: the final outcome. British Menopause Society. Veröffentlicht am 24.04.2006. https://thebms.org.uk/2006/04/hrtwomens-health-initiative-the-final-outcome/ (abgerufen am 26.05.2020)
1186 Macsali, Ferenc, Cecilie Svanes, Line Bjørge, Ernst R. Omenaas, Francisco Gómez Real, Hutchinson, Mathers u. a. Respiratory health in women: from menarche to menopause. Expert review of respiratory medicine 6/2 (2012): 187–202
1187 European Respiratory Society (ERS). Hormone replacement therapy can slow decline in lung function for middle-aged women. ScienceDaily. www.sciencedaily.com/releases/2017/09/170915170517.htm (abgerufen am 26.05.2020)
1188 ebendort
1189 Polverino, F., J. P. de Torres, C. Santoriello, A. Capuozzo, I. Mauro, Joselyn Rojas-Quintero, B. D'Agostino u. a. Gas exchange and breathing pattern in women with postmenopausal bone fragility. Respiratory medicine 137 (2018): 141–146
1190 Mollard, Elizabeth, Laura Bilek und Nancy Waltman. Emerging evidence on the link between depressive symptoms and bone loss in postmenopausal women. International journal of women's health 10 (2018): 1
1191 Polverino, F., J. P. de Torres, C. Santoriello, A. Capuozzo, I. Mauro, Joselyn Rojas-Quintero, B. D'Agostino u. a. Gas exchange and breathing pattern in women with postmenopausal bone fragility. Respiratory medicine 137 (2018): 141–146
1192 Mollard, Elizabeth, Laura Bilek und Nancy Waltman. Emerging evidence on the link between depressive symptoms and bone loss in postmenopausal women. International journal of women's health 10 (2018): 1
1193 ebendort
1194 Kelly, Ryan R., Lindsay T. McDonald, Nathaniel R. Jensen, Sara J. Sidles und Amanda C. LaRue. Impacts of psychological stress on osteoporosis: clinical implications and treatment Interactions. Frontiers in psychiatry 10 (2019): 200
1195 Catalano, Antonino, Gabriella Martino, Federica Bellone, Agostino Gaudio, Carmen Lasco, Viviana Langher, Antonino Lasco und Nunziata Morabito. Anxiety levels predict fracture risk in postmenopausal women assessed for osteoporosis. Menopause 25/10 (2018): 1110–1115
1196 Sood, Richa, Amit Sood, Sherry L. Wolf, Breanna M. Linquist, Heshan Liu, Jeff A. Sloan, Daniel V. Satele, Charles L. Loprinzi und Debra L. Barton. Paced breathing compared with usual breathing for hot flashes. Menopause 20/2 (2013): 179–184
1197 Chaitow, Leon, Dinah Bradley und Christopher Gilbert. Recognizing and Treating Breathing Disorders E-Book. Elsevier Health Sciences, 2014

1198 Freedman, Robert R. und Suzanne Woodward. Behavioral treatment of menopausal hot flushes: evaluation by ambulatory monitoring. American journal of obstetrics and gynecology 167/2 (1992): 436–439

1199 Arnardottir, Erna Sif, Christer Janson, Erla Bjornsdottir, Bryndis Benediktsdottir, Sigurdur Juliusson, Samuel T. Kuna, Allan I. Pack and Thorarinn Gislason. Nocturnal sweating – a common symptom of obstructive sleep apnoea: the Icelandic sleep apnoea cohort. BMJ open 3/5 (2013)

1200 Macsali, Ferenc, Cecilie Svanes, Line Bjørge, Ernst R. Omenaas, Francisco Gómez Real, Hutchinson, Mathers u. a. Respiratory health in women: from menarche to menopause. Expert review of respiratory medicine 6/2 (2012): 187–202

1201 ebendort

1202 Wu, Brian und Deborah Weatherspoon. The link between hyperglycemia and diabetes. Medical News Today. Veröffentlicht am 26.02.2019. www.medicalnewstoday.com/articles/311204.php (abgerufen am 10.01.2020)

1203 TrialNet. T1 Diabetes Facts. Trialnet.org. Veröffentlicht 2018. www.trialnet.org (abgerufen am 18.07.2020)

1204 What is Diabetes? NIH National Institute of Diabetes and Digestive and Kidney Diseases. Veröffentlicht im Dezember 2016. www.niddk.nih.gov/health-information/diabetes/overview/what-is-diabetes (abgerufen am 10.01.2020)

1205 What is Diabetes? International Diabetes Federation. www.idf.org/aboutdiabetes/what-is-diabetes.html?gclid=CjwKCAjwxaXtBRBbEiwAPqPxcPquJ5OfV3GOFkXxsin38jXt8Oq9z-CLMH9H333GVuzpjGuH-0OuhBoCqwEQAvD_BwE (abgerufen am 10.01.2020)

1206 The National Institute of Diabetes and Digestive and Kidney Diseases. Symptoms and Causes of Diabetes. Niddk.nih.gov. Veröffentlicht Dezember 2016. www.niddk.nih.gov/health-information/diabetes/overview/symptoms-causes#causes (abgerufen am 18.07.2020)

1207 TrialNet. T1 Diabetes Facts. Trialnet.org. Veröffentlicht 2018. www.trialnet.org (abgerufen am 18.07.2020)

1208 Maahs, D. M., Nancy West, Jean Lawrence und Elizabeth Mayer-Davis. Epidemiology of type 1 diabetes. Endocrinology and metabolism clinics of North America 39/3 (2010): 481–497

1209 Streisand, Randi und Maureen Monaghan. Young children with type 1 diabetes: challenges, research, and future directions. Current diabetes reports 14/9 (2014): 520

1210 What is Diabetes? NIH National Institute of Diabetes and Digestive and Kidney Diseases. Veröffentlicht im Dezember 2016. www.niddk.nih.gov/health-information/diabetes/overview/what-is-diabetes (abgerufen am 10.01.2020)

1211 What is Diabetes? International Diabetes Federation. www.idf.org/aboutdiabetes/what-is-diabetes.html?gclid=CjwKCAjwxaXtBRBbEiwAPqPxcPquJ5OfV3GOFkXxsin38jXt8Oq9z-CLMH9H333GVuzpjGuH-0OuhBoCqwEQAvD_BwE (abgerufen am 10.01.2020)

1212 Barroso, I. Genetics of type 2 diabetes. Diabetic Medicine 22/5 (2005): 517–535

1213 Diabetes UK. Diabetes in the UK 2010. Key Statistic on Diabetes. Diabetes.org.uk. Veröffentlicht 2010. www.diabetes.org.uk/resources-s3/2017-11/diabetes_in_the_uk_2010. pdf (abgerufen am 18.07.2020)

1214 Pampel, Fred C., Patrick M. Krueger und Justin T. Denney. Socioeconomic disparities in health behaviors. Annual review of sociology 36 (2010): 349–370

1215 Forouhi, Nita Gandhi und Nicholas J. Wareham. Epidemiology of diabetes. Medicine 38/11 (2010): 602–606

1216 ebendort

1217 Pitocco, Dario, Leonello Fuso, Emanuele G. Conte, Francesco Zaccardi, Carola Condoluci, Giuseppe Scavone, Raffaele Antonelli Incalzi und Giovanni Ghirlanda. The diabetic lung-a new target organ? The review of diabetic studies: RDS 9/1 (2012): 23

1218 Lecube, Albert, Rafael Simó, Maria Pallayova, Naresh M. Punjabi, Carolina López-Cano, Cecilia Turino, Cristina Hernández und Ferran Barbé. Pulmonary function and sleep breathing: two new targets for type 2 diabetes care. Endocrine reviews 38/6 (2017): 550–573
1219 ebendort
1220 ebendort
1221 ebendort
1222 ebendort
1223 Yeh, Fawn, Anne E. Dixon, Susan Marion, Carl Schaefer, Ying zhang, Lyle G. Best, Darren Calhoun, Everett R. Rhoades und Elisa T. Lee. Obesity in adults is associated with reduced lung function in metabolic syndrome and diabetes: the Strong Heart Study. Diabetes care 34/10 (2011): 2306–2313
1224 Da Costa, Robert, Pezad Doctor, Kaustubh Mahajan und Vidyadhara G. Lakkappan. Bilateral phrenic nerve palsy in a diabetic causing respiratory failure. Indian Journal of Critical Care Medicine: Peer-reviewed, Official Publication of Indian Society of Critical Care Medicine 22/10 (2018): 737
1225 Chapman, Adam. Type 2 diabetes symptoms: The change in your breathing pattern to watch out for. Express. Veröffentlicht am 10. 03. 2020. www.express.co.uk/life-style/health/1253499/type-2-diabetes-symptoms-signs-shortness-of-breath-diet-exercise-lower-blood-sugar (abgerufen am 18.07.2020)
1226 ebendort
1227 Maji D. Prevention of microvascular and macrovascular complications in diabetes mellitus. J Indian Med Assoc. 102/8 (2004): 426, 428, 430
1228 Pitocco, Dario, Leonello Fuso, Emanuele G. Conte, Francesco Zaccardi, Carola Condoluci, Giuseppe Scavone, Raffaele Antonelli Incalzi und Giovanni Ghirlanda. The diabetic lung-a new target organ? The review of diabetic studies: RDS 9/1 (2012): 23
1229 National Kidney Foundation. Diabetes - A Major Risk Factor for Kidney Disease. Kidney.org. Veröffentlicht 2015. www.kidney.org/atoz/content/diabetes (abgerufen am 18.07.2020)
1230 de Moraes, Alice Gallo und Salim Surani. Effects of diabetic ketoacidosis in the respiratory system. World Journal of Diabetes 10/1 (2019): 16
1231 ebendort
1232 ebendort
1233 Yousefinezhadi, Bahar, Majid Ravanbakhsh, Maryam Saadat, Mehrnoosh Zakerkish und Shahin Goharpey. The Impact of Type 2 Diabetes Mellitus on Respiratory System. Journal of Modern Rehabilitation 12/3 (2018): 157–162
1234 Goldman, Michael David. Lung dysfunction in diabetes. Diabetes care 26/6 (2003): 1915–1918
1235 Zineldin, Mokhles Abdel Fadil, Kamel Abdel Ghaffar Hasan und Ahmed Salama Al-Adl. Respiratory function in type II diabetes mellitus. Egyptian Journal of Chest Diseases and Tuberculosis 64/1 (2015): 219–223
1236 Litonjua, Augusto A., Ross Lazarus, David Sparrow, Debbie DeMolles und Scott T. Weiss. Lung function in type 2 diabetes: the Normative Aging Study. Respiratory medicine 99/12 (2005): 1583–1590
1237 Ford, Earl S. und David M. Mannino. Prospective association between lung function and the incidence of diabetes: findings from the National Health and Nutrition Examination Survey Epidemiologic Follow-up Study. Diabetes Care 27/12 (2004): 2966–2970
1238 Wanke, Theodor, Dieter Formanek, Martin Auinger, Wolfgang Popp, Hartmut Zwick und Karl Irsigler. Inspiratory muscle performance and pulmonary function changes in insulin-dependent diabetes mellitus. Am Rev Respir Dis 143/1 (1991): 97–100
1239 Kılıçlı, Fatih, Sebila Dökmetaş, Ferhan Candan, Sefa Özşahin, Serdal Korkmaz, Elvan Amasyalı, Koray Fakıoğlu, Kürşat Dal, Fettah Acıbucu und İlkay Çakır. Inspiratory muscle strength is correlated with carnitine levels in type 2 diabetes. Endocrine research 35/2 (2010): 51–58

1240 Saler, Tayyibe, Gulfidan Cakmak, Zuhal Aydan Saglam, Esra Ataoglu, Tijen Yesim Erdem und Mustafa Yenigun. The assessment of pulmonary diffusing capacity in diabetes mellitus with regard to microalbuminuria. Internal Medicine 48/22 (2009): 1939–1943

1241 Balaji, Rajasekar, Meena Ramanathan, Ananda Balayogi Bhavanani, Pajanivel Ranganadin und Karthik Balachandran. Effectiveness of adjuvant yoga therapy in diabetic lung: A randomized control trial. International journal of yoga 12/2 (2019): 96

1242 ebendort

1243 ebendort

1244 Tuttolomondo, Antonino, Carlo Maida und Antonio Pinto. Diabetic foot syndrome: Immune-inflammatory features as possible cardiovascular markers in diabetes. World journal of orthopedics 6/1 (2015): 62

1245 Shalan, Naeem, Abdulrahman Al-Bazzaz, Israa Al-Ani, Fadi Najem und Mohammad Al-Masri. Effect of Carbon Dioxide Therapy on Diabetic Foot ulcer. Journal of Diabetes Mellitus 5/04 (2015): 284

1246 Bernardi, Luciano, Daniel Gordin, Marco Bordino, Milla Rosengård-Bärlund, Anna Sandelin, Carol Forsblom und Per-Henrik Groop. Oxygen-induced impairment in arterial function is corrected by slow breathing in patients with type 1 diabetes. Scientific reports 7/1 (2017): 6001

1247 Hegde, Shreelaxmi V., Prabha Adhikari, N. K. Subbalakshmi, M. Nandini, Gayathri M. Rao und Vivian D'Souza. Diaphragmatic breathing exercise as a therapeutic intervention for control of oxidative stress in type 2 diabetes mellitus. Complementary therapies in clinical practice 18/3 (2012): 151–153

1248 Eske, Jamie und Stacey Sampson. How does oxidative stress affect the body? Medical News Today. Veröffentlicht am 02.04.2019. www.medicalnewstoday.com/articles/324863. php (abgerufen am 08.01.2020)

1249 LaFee, Scott. The Connection Between Oxygen and Diabetes - A lack of O_2 in fat cells triggers inflammation and insulin resistance in obesity. US San Diego Health, Newsroom. Veröffentlicht am 05.06.2014. https://health.ucsd.edu/news/releases/Pages/2014-06-05-connection-between-oxygen-and-diabetes.aspx (abgerufen am 18.07.2019)

1250 Wilson, Ted, Sarah E. Baker, Michelle R. Freeman, Mark R. Garbrecht, Frances R. Ragsdale, Daniel A. Wilson und Christopher Malone. Relaxation breathing improves human glycemic response. The Journal of Alternative and Complementary Medicine 19/7 (2013): 633–636

1251 Bernardi, Luciano, Daniel Gordin, Marco Bordino, Milla Rosengård-Bärlund, Anna Sandelin, Carol Forsblom und Per-Henrik Groop. Oxygen-induced impairment in arterial function is corrected by slow breathing in patients with type 1 diabetes. Scientific reports 7/1 (2017): 6001

1252 Bernardi, L., M. Rosengård-Bärlund, A. Sandelin, V. P. Mäkinen, C. Forsblom, P-H. Groop und FinnDiane Study Group. Short-term oxygen administration restores blunted baroreflex sensitivity in patients with type 1 diabetes. Diabetologia 54/8 (2011): 2164–2173

1253 Bianchi, L., C. Porta, A. Rinaldi, C. Gazzaruso, P. Fratino, P. DeCata, P. Protti, R. Paltro und L. Bernardi. Integrated cardiovascular/respiratory control in type 1 diabetes evidences functional imbalance: Possible role of hypoxia. International journal of cardiology 244 (2017): 254–259

1254 Chen, Yu-Fen, Xuan-Yi Huang, Ching-Hui Chien und Jui-Fen Cheng. The effectiveness of diaphragmatic breathing relaxation training for reducing anxiety. Perspectives in psychiatric care 53/4 (2017): 329–336

1255 Zaccaro, Andrea, Andrea Piarulli, Marco Laurino, Erika Garbella, Danilo Menicucci, Bruno Neri und Angelo Gemignani. How breath-control can change your life: a systematic review on psycho-physiological correlates of slow breathing. Frontiers in human neuroscience 12 (2018): 353

1256 Mitra, Analava. Diabetes and stress: A review. Studies on Ethno-Medicine 2/2 (2008): 131–135

1257 Wilson, T., K. L. Kelly und S. E. Baker. Review: Can yoga breathing exercises improve glycemic response and insulin sensitivity. A Clinical Commentary. J Yoga Phys Ther 7/270 (2017): 2

1258 Greco, Carla und Vincenza Spallone. Obstructive sleep apnoea syndrome and diabetes. Fortuitous association or interaction? Current diabetes reviews 12/2 (2016): 129–155

1259 Farabi, Sarah S. Type 1 diabetes and sleep. Diabetes Spectrum 29/1 (2016): 10–13

1260 Bernardi, Luciano, Luigi Ricordi, Pierangelo Lazzari, P. Solda, Alessandro Calciati, Maria Rosa Ferrari, Ignazio Vandea, Giorgio Finardi und Pietro Fratino. Impaired circadian modulation of sympathovagal activity in diabetes. A possible explanation for altered temporal onset of cardiovascular disease. Circulation 86/5 (1992): 1443–1452

1261 Azevedo, John L., Julie O. Carey, Walter J. Pories, Patricia G. Morris und G. Lynis Dohm. Hypoxia stimulates glucose transport in insulin-resistant human skeletal muscle. Diabetes 44/6 (1995): 695–698

1262 Serebrovskaya, Tatiana V., Igor S. Nikolsky, Valentyna V. Nikolska, Robert T. Mallet und Vadim A. Ishchuk. Intermittent hypoxia mobilizes hematopoietic progenitors and augments cellular and humoral elements of innate immunity in adult men. High altitude medicine & biology 12/3 (2011): 243–252

1263 Mackenzie, Richard, Neil Maxwell, Paul Castle, Gary Brickley and Peter Watt. Acute hypoxia and exercise improve insulin sensitivity (SI2*) in individuals with type 2 diabetes. Diabetes/metabolism research and reviews 27/1 (2011): 94–101

1264 Simple, scientifically-based breathing principles for optimal health and well-being. The Breathing Diabetic. Veröffentlicht 2019. www.thebreathingdiabetic.com/ (abgerufen am 13.01.2020)

1265 Laursen, J. C., C. S. Hansen, M. Bordino, D. Vistisen, E. H. Zobel, S. A. Winther, P-H. Groop, M. Frimodt-Møller, L. Bernardi und P. Rossing. Hyperoxia improves autonomic function in individuals with long-duration type 1 diabetes and macroalbuminuria. Diabetic Medicine (2020)

1266 Tsiouli, Eleni, Vassilis Pavlopoulos, Evangelos C. Alexopoulos, George Chrousos und Christina Darviri. Short-term impact of a stress management and health promotion program on perceived stress, parental stress, health locus of control, and cortisol levels in parents of children and adolescents with diabetes type 1: a pilot randomized controlled trial. Explore 10/2 (2014): 88–98

1267 Mackenzie, Richard, Neil Maxwell, Paul Castle, Gary Brickley and Peter Watt. Acute hypoxia and exercise improve insulin sensitivity (SI2*) in individuals with type 2 diabetes. Diabetes/metabolism research and reviews 27/1 (2011): 94–101

1268 Duennwald, Tobias, Hannes Gatterer, Per-Henrik Groop, Martin Burtscher und Luciano Bernardi. Effects of a single bout of interval hypoxia on cardiorespiratory control and blood glucose in patients with type 2 diabetes. Diabetes Care 36/8 (2013): 2183–2189

1269 Khanum, Asiya, Shaier Khan, Samina Kausar, Farhan Mukhtar und Saima Kausar. Effects of Diaphragmatic Breathing Exercises on Blood Sugar Levels in Working Class Females with Type-2 Diabetes Mellitus. International Journal of Medical Research & Health Sciences 8/11 (2019): 34–42

1270 Grandner, Michael A., Azizi Seixas, Safal Shetty und Sundeep Shenoy. Sleep duration and diabetes risk: population trends and potential mechanisms. Current diabetes reports 16/11 (2016): 106

1271 George, Chelsey, Alan M. Ducatman und Baqiyyah N. Conway. Increased risk of respiratory diseases in adults with Type 1 and Type 2 diabetes. Diabetes research and clinical practice 142 (2018): 46–55

1272 Morse, Sarah. The Link Between Diabetes and Respiratory Conditions. MedPage Today. Veröffentlicht am 25.09.2018. www.medpagetoday.com/resource-centers/contemporary-concepts-asthma/link-between-diabetes-and-respiratory-conditions/2215 (abgerufen am 13.01.2020)

1273 ebendort
1274 George, Chelsey, Alan M. Ducatman und Baqiyyah N. Conway. Increased risk of respiratory diseases in adults with Type 1 and Type 2 diabetes. Diabetes research and clinical practice 142 (2018): 46–55
1275 ebendort
1276 Morse, Sarah. The Link Between Diabetes and Respiratory Conditions. MedPage Today. Veröffentlicht am 25.09.2018. www.medpagetoday.com/resource-centers/contemporary-concepts-asthma/link-between-diabetes-and-respiratory-conditions/2215 (abgerufen am 13.01.2020)
1277 Graves, Dana T. und Rayyan A. Kayal. Diabetic complications and dysregulated innate immunity. Frontiers in bioscience: a journal and virtual library 13 (2008): 1227
1278 Pitocco, Dario, Leonello Fuso, Emanuele G. Conte, Francesco Zaccardi, Carola Condoluci, Giuseppe Scavone, Raffaele Antonelli Incalzi und Giovanni Ghirlanda. The diabetic lung-a new target organ? The review of diabetic studies: RDS 9/1 (2012): 23
1279 ebendort
1280 ebendort
1281 Wikipedia. Systemic inflammation. https://en.wikipedia.org/w/index.php?title=Systemic_inflammation&oldid=961310306 (abgerufen am 20.07.2020)
1282 Fabbri, L. M., Fabrizio Luppi, Bianca Beghé und K. F. Rabe. Complex chronic comorbidities of COPD. European Respiratory Journal 31/1 (2008): 204–212
1283 Pitocco, Dario, Leonello Fuso, Emanuele G. Conte, Francesco Zaccardi, Carola Condoluci, Giuseppe Scavone, Raffaele Antonelli Incalzi und Giovanni Ghirlanda. The diabetic lung-a new target organ? The review of diabetic studies: RDS 9/1 (2012): 23
1284 Giannini, Cosimo, Angelika Mohn und Francesco Chiarelli. Growth abnormalities in children with type 1 diabetes, juvenile chronic arthritis, and asthma. International journal of endocrinology 2014 (2014)
1285 Suresh, Vaikkakara, A. Reddy, Alladi Mohan, Gadekal Rajgopal, Potham Satish, C. Harinarayan und A. Sachan. High prevalence of spirometric abnormalities in patients with type 1 diabetes mellitus. Pediatr Endocrinol Diabetes Metab 17/2 (2011): 71–75
1286 Van Gent, R., H. J. L. Brackel, M. De Vroede und C. K. Van Der Ent. Lung function abnormalities in children with type 1 diabetes. Respiratory medicine 96/12 (2002): 976–978
1287 Smew, Awad I., Cecilia Lundholm, Lars Sävendahl, Paul Lichtenstein und Catarina Almqvist. Familial Coaggregation of Asthma and Type 1 Diabetes in Children. JAMA network open 3/3 (2020): e200834–e200834
1288 Hlavinka, Elizabeth. Asthma and T1D in Kids: It's Complicated. Medpage Today. Veröffentlicht am 12.03.2020. www.medpagetoday.com/pediatrics/asthma/85385 (abgerufen am 20.07.2020)
1289 Watanabe, K., S. Senju, H. Toyoshima und M. Yoshida. Thickness of the basement membrane of bronchial epithelial cells in lung diseases as determined by transbronchial biopsy. Respiratory medicine 91/7 (1997): 406–410
1290 Simple Steps to Preventing Diabetes. Harvard School of Public Health. www.hsph.harvard.edu/nutritionsource/disease-prevention/diabetes-prevention/preventing-diabetes-full-story/#activity (abgerufen am 13.02.2020)
1291 What is Diabetes? International Diabetes Federation. www.idf.org/aboutdiabetes/what-is-diabetes.html?gclid=CjwKCAjwxaXtBRBbEiwAPqPxcPquJ5OfV3GOFkXxsin38jXt8Oq9z-CLMH9H333GVuzpjGuH-0OuhBoCqwEQAvD_BwE (abgerufen am 10.01.2020)
1292 Simple Steps to Preventing Diabetes. Harvard School of Public Health. www.hsph.harvard.edu/nutritionsource/disease-prevention/diabetes-prevention/preventing-diabetes-full-story/#activity (abgerufen am 13.02.2020)
1293 ebendort
1294 ebendort

1295 Meerman, Ruben und Andrew J. Brown. When somebody loses weight, where does the fat go? Bmj 349 (2014): g7257
1296 MacDonald, Fiona. This Is Where Body Fat Actually Goes When You Lose Weight. Science Alert. Veröffentlicht am 17.02.2018. www.sciencealert.com/where-body-fat-ends-up-when-you-lose-weight (abgerufen am 20.07.2020)
1297 Meerman, Ruben und Andrew J. Brown. When somebody loses weight, where does the fat go? Bmj 349 (2014): g7257
1298 Simple Steps to Preventing Diabetes. Harvard School of Public Health. www.hsph.harvard.edu/nutritionsource/disease-prevention/diabetes-prevention/preventing-diabetes-full-story/#activity (abgerufen am 13.02.2020)
1299 Mansor, Latt S., Keshavi Mehta, Dunja Aksentijevic, Carolyn A. Carr, Trine Lund, Mark A. Cole, Lydia Le Page u. a. Increased oxidative metabolism following hypoxia in the type 2 diabetic heart, despite normal hypoxia signalling and metabolic adaptation. The Journal of physiology 594/2 (2016): 307–320
1300 Duennwald, Tobias, Hannes Gatterer, Per-Henrik Groop, Martin Burtscher und Luciano Bernardi. Effects of a single bout of interval hypoxia on cardiorespiratory control and blood glucose in patients with type 2 diabetes. Diabetes Care 36/8 (2013): 2183–2189
1301 ebendort
1302 ebendort
1303 Simple, scientifically-based breathing principles for optimal health and well-being. The Breathing Diabetic. Veröffentlicht 2019. www.thebreathingdiabetic.com/ (abgerufen am 13.01.2020)
1304 ebendort
1305 Azevedo, John L., Julie O. Carey, Walter J. Pories, Patricia G. Morris und G. Lynis Dohm. Hypoxia stimulates glucose transport in insulin-resistant human skeletal muscle. Diabetes 44/6 (1995): 695–698
1306 ebendort
1307 Simple, scientifically-based breathing principles for optimal health and well-being. The Breathing Diabetic. Veröffentlicht 2019. www.thebreathingdiabetic.com/ (abgerufen am 13.01.2020)
1308 ebendort
1309 Azevedo, John L., Julie O. Carey, Walter J. Pories, Patricia G. Morris und G. Lynis Dohm. Hypoxia stimulates glucose transport in insulin-resistant human skeletal muscle. Diabetes 44/6 (1995): 695–698
1310 ebendort
1311 Simple, scientifically-based breathing principles for optimal health and well-being. The Breathing Diabetic. Veröffentlicht 2019. www.thebreathingdiabetic.com/ (abgerufen am 13.01.2020)
1312 ebendort
1313 Liu, Xiaoli, Diqun Xu, James R. Hall, Sarah Ross, Shande Chen, Howe Liu, Robert T. Mallet und Xiangrong Shi. Enhanced cerebral perfusion during brief exposures to cyclic intermittent hypoxemia. Journal of Applied Physiology 123/6 (2017): 1689–1697
1314 ebendort
1315 Simple, scientifically-based breathing principles for optimal health and well-being. The Breathing Diabetic. Veröffentlicht 2019. www.thebreathingdiabetic.com/ (abgerufen am 13.01.2020)
1316 ebendort
1317 Liu, Xiaoli, Diqun Xu, James R. Hall, Sarah Ross, Shande Chen, Howe Liu, Robert T. Mallet und Xiangrong Shi. Enhanced cerebral perfusion during brief exposures to cyclic intermittent hypoxemia. Journal of Applied Physiology 123/6 (2017): 1689–1697
1318 ebendort

1319 Study Reveals Brain's Finely Tuned System of Energy Supply. University of Rochester Medical Center. Veröffentlicht am 08.08.2016. www.urmc.rochester.edu/news/story/4619/study-reveals-brains-finely-tuned-system-of-energy-supply.aspx (abgerufen am 12.01.2020)
1320 Simple, scientifically-based breathing principles for optimal health and well-being. The Breathing Diabetic. Veröffentlicht 2019. www.thebreathingdiabetic.com/ (abgerufen am 13.01.2020)
1321 Principle 3: Hold Your Breath. The Breathing Diabetic.com. www.thebreathingdiabetic.com/principle-3/ (abgerufen am 11.12.2020)
1322 Navarrete-Opazo, Angela und Gordon S. Mitchell. Therapeutic potential of intermittent hypoxia: a matter of dose. American Journal of Physiology-Regulatory, Integrative and Comparative Physiology 307/10 (2014): R1181–R1197
1323 Therapeutic potential of intermittent hypoxia: a matter of dose - Navarrete-Opazo and Mitchell (2014). The Breathing Diabetic.com. www.thebreathingdiabetic.com/navarrete-opazo-and-mitchell-2014 (abgerufen am 11.12.2020)
1324 Horowitz, Michael, Yu-Chung Su, Christopher K. Rayner und Karen L. Jones. Gastroparesis: prevalence, clinical significance and treatment. Canadian Journal of Gastroenterology and Hepatology 15/12 (2001): 805–813
1325 Fletcher, Jenna. What to know about diabetic gastroparesis? Medical News Today. Veröffentlicht am 12.04.2019. www.medicalnewstoday.com/articles/324964.php (abgerufen am 13.01.2020)
1326 Yoshimoto, Misa, Mitsuko Sasaki, Nobuo Naraki, Motohiko Mohri und Kenju Miki. Regulation of gastric motility at simulated high altitude in conscious rats. Journal of Applied Physiology 97/2 (2004): 599–604
1327 Gidron, Yori, Reginald Deschepper, Marijke De Couck, Julian Thayer und Brigitte Velkeniers. The vagus nerve can predict and possibly modulate non-communicable chronic diseases: introducing a neuroimmunological paradigm to public health. Journal of clinical medicine 7/10 (2018): 371
1328 Simple, scientifically-based breathing principles for optimal health and well-being. The Breathing Diabetic. Veröffentlicht 2019. www.thebreathingdiabetic.com/ (abgerufen am 13.01.2020)
1329 Nonogaki, K. New insights into sympathetic regulation of glucose and fat metabolism. Diabetologia 43/5 (2000): 533–549
1330 ebendort
1331 Simple, scientifically-based breathing principles for optimal health and well-being. The Breathing Diabetic. Veröffentlicht 2019. www.thebreathingdiabetic.com/ (abgerufen am 13.01.2020)
1332 ebendort
1333 ebendort
1334 Bernardi, Luciano, Daniel Gordin, Marco Bordino, Milla Rosengård-Bärlund, Anna Sandelin, Carol Forsblom und Per-Henrik Groop. Oxygen-induced impairment in arterial function is corrected by slow breathing in patients with type 1 diabetes. Scientific reports 7/1 (2017): 6001
1335 ebendort
1336 Simple, scientifically-based breathing principles for optimal health and well-being. The Breathing Diabetic. Veröffentlicht 2019. www.thebreathingdiabetic.com/ (abgerufen am 13.01.2020)
1337 ebendort
1338 Kuijpers, Myrthe, Jacqueline Limberg, Simmi Dube, Kathryn Farni, Ananda Basu, Timothy Curry, Rita Basu und Michael Joyner. Effect of Hypoxia on Baroreflex Control of Blood Pressure During Hypoglycemia in Type 1 Diabetes Mellitus. The FASEB Journal 29/1 Erg.-Bd. (2015): 806-3

1339 Bernardi, Luciano, Daniel Gordin, Marco Bordino, Milla Rosengård-Bärlund, Anna Sandelin, Carol Forsblom und Per-Henrik Groop. Oxygen-induced impairment in arterial function is corrected by slow breathing in patients with type 1 diabetes. Scientific reports 7/1 (2017): 6001

1340 Khanum, Asiya, Shaier Khan, Samina Kausar, Farhan Mukhtar und Saima Kausar. Effects of Diaphragmatic Breathing Exercises on Blood Sugar Levels in Working Class Females with Type-2 Diabetes Mellitus. International Journal of Medical Research & Health Sciences 8/1 (2019): 34–42

1341 . Hegde, Shreelaxmi V., Prabha Adhikari, N. K. Subbalakshmi, M. Nandini, Gayathri M. Rao und Vivian D'Souza. Diaphragmatic breathing exercise as a therapeutic intervention for control of oxidative stress in type 2 diabetes mellitus. Complementary therapies in clinical practice 18/3 (2012): 151–153

1342 Epilepsy and Seizures. Columbia University Department of Neurology. www.columbianeurology.org/neurology/staywell/document.php?id=33912 (abgerufen am 24.03.2020)

1343 World Health Organization. Epilepsy. WHO.int.news fact sheet. Veröffentlicht am 20.06.2019. www.who.int/news-room/fact-sheets/detail/epilepsy (abgerufen am 02.08.2020)

1344 Epilepsy. World Health Organization. Veröffentlicht am 20.06.2019. www.who.int/news-room/fact-sheets/detail/epilepsy (abgerufen am 24.03.2020)

1345 ebendort

1346 Fried, Robert, Mary C. Fox und Richard M. Carlton. Effect of diaphragmatic respiration with end-tidal CO_2 biofeedback on respiration, EEG, and seizure frequency in idiopathic epilepsy. Annals of the New York Academy of Sciences (1990)

1347 Goldenberg, Marvin M. Overview of drugs used for epilepsy and seizures: etiology, diagnosis, and treatment. Pharmacy and Therapeutics 35/7 (2010): 392

1348 Epilepsy. World Health Organization. Veröffentlicht am 20.06.2019. www.who.int/news-room/fact-sheets/detail/epilepsy (abgerufen am 24.03.2020)

1349 Columbia University Department of Neurology. Epilepsy and Seizures. Columbia University Department of Neurology. www.columbianeurology.org/neurology/staywell/epilepsy-and-seizures (abgerufen am 29.08.2020)

1350 Stafstrom, Carl E. und Lionel Carmant. Seizures and epilepsy: an overview for neuroscientists. Cold Spring Harbor perspectives in medicine 5/6 (2015): a022426

1351 Columbia University Department of Neurology. Epilepsy and Seizures. Columbia University Department of Neurology. www.columbianeurology.org/neurology/staywell/epilepsy-and-seizures (abgerufen am 29.08.2020)

1352 Kerr, Shana. Biology 1520, Neurons, Learning Objectives. Georgia Tech Biological Science. aktualisiert 10.03.2018. http://organismalbio.biosci.gatech.edu/chemical-and-electrical-signals/neurons/ (abgerufen am 29.08.2020)

1353 Rakhimov, Artour. Post auf der Epilepsy Foundation Website, Landover, USA, www.epilepsy.com/connect/forums/products-resources-helpful-links/seizure-threshold-controlled-breathing-pattern-and (Website nicht mehr verfügbar)

1354 Scharfman, Helen E. The neurobiology of epilepsy. Current neurology and neuroscience reports 7/4 (2007): 348–354

1355 Leeman-Markowski, Beth A. und Steven C. Schachter. Cognitive and behavioral interventions in epilepsy. Current neurology and neuroscience reports 17/5 (2017): 42

1356 Devinsky, Orrin. Effects of seizures on autonomic and cardiovascular function. Epilepsy currents 4/2 (2004): 43–46

1357 Davison, Danielle L., Megan Terek und Lakhmir S. Chawla. Neurogenic pulmonary edema. Critical care 16/2 (2012): 212

1358 Devinsky, Orrin. Effects of seizures on autonomic and cardiovascular function. Epilepsy currents 4/2 (2004): 43–46

1359 Wahab, Abdul. Difficulties in treatment and management of epilepsy and challenges in new drug development. Pharmaceuticals 3/7 (2010): 2090–2110

1360 3 Ways Epilepsy Symptoms Can Affect Your Body. Seton.net. Veröffentlicht am 28.06.2017. www.seton.net/brain-and-spine-care/2017/06/28/3-ways-epilepsy-symptomscan-affect-body/ (abgerufen am 01.04.2020)

1361 Azar, Nabil J., Tania F. Tayah, Lily Wang, Yanna Song und Bassel W. Abou-Khalil. Postictal breathing pattern distinguishes epileptic from nonepileptic convulsive seizures. Epilepsia 49/1 (2008): 132–137

1362 Rakhimov, Artour. CO2: Key Nutrient for Mental Health - Sedative and Tranquilizer. Normalbreathing.org. Aktualisiert am 02.08.2019. www.normalbreathing.org/co2-stabilizer/ (abgerufen am 25.03.2020)

1363 Rakhimov, Artour. Threshold for a Seizure Is Controlled by Brain CO2 and O2. Normalbreathing.org. Aktualisiert am 13.08.2020. www.normalbreathing.com/seizure-threshold/ (abgerufen am 29.08.2020)

1364 Salvati, Kathryn A. und Mark P. Beenhakker. Out of thin air: Hyperventilation-triggered seizures. Brain research 1703 (2019): 41–52

1365 Rakhimov, Artour. What Causes Seizures? Low Brain CO2 and Oxygen Levels and Epilepsy. Normalbreathing.org. Aktualisiert am 13.08.2020. https://www.normalbreathing.com/seizures-cause/ (abgerufen am 29.08.2020)

1366 Lennox, W. G. The effect on epileptic seizures of varying the composition of the respired air. J Clin Invest 6 (1928): 23–24

1367 Mitchell, Walter G. und Robert C. Grubbs. Inhibition of audiogenic seizures by carbon dioxide. Science 123/3189 (1956): 223–224

1368 Huttunen, Juha, H. Tolvanen, E. Heinonen, Juha Voipio, Heidi Wikström, R. J. Ilmoniemi, Riitta Hari und Kai Kaila. Effects of voluntary hyperventilation on cortical sensory responses Electroencephalographic and magnetoencephalographic studies. Experimental brain research 125/3 (1999): 248–254

1369 Dulla, Chris G., Peter Dobelis, Tim Pearson, Bruno G. Frenguelli, Kevin J. Staley und Susan A. Masino. Adenosine and ATP link PCO2 to cortical excitability via pH. Neuron 48/6 (2005): 1011–1023

1370 Abdelmalik, Peter A., Patrick Shannon, Adelaide Yiu, Philip Liang, Yana Adamchik, Michael Weisspapir, Marina Samoilova, W. McIntyre Burnham und Peter L. Carlen. Hypoglycemic seizures during transient hypoglycemia exacerbate hippocampal dysfunction. Neurobiology of disease 26/3 (2007): 646–660

1371 Läderach, Hektor und Werner Straub. Effects of voluntary hyperventilation on glucose, free fatty acids and several glucostatic hormones. Swiss medical weekly 131/0102 (2001)

1372 Rakhimov, Artour. Post auf der Epilepsy Foundation Website, Landover, USA, www.epilepsy.com/connect/forums/products-resources-helpful-links/seizure-threshold-controlled-breathing-pattern-and (Website nicht mehr verfügbar)

1373 Schuchmann, Sebastian, Dietmar Schmitz, Claudio Rivera, Sampsa Vanhatalo, Benedikt Salmen, Ken Mackie, Sampsa T. Sipilä, Juha Voipio und Kai Kaila. Experimental febrile seizures are precipitated by a hyperthermia-induced respiratory alkalosis. Nature medicine 12/7 (2006): 817–823

1374 Herbertson, Gemma, Justin Liu und Claire McDonnell Liu. The Effect of Exchange Breathing Method First Aid on Status Epilepticus Seizures. Front. Neurol. Conference Abstract: International Symposium on Clinical Neuroscience (2019)

1375 Fried, Robert, Mary C. Fox und Richard M. Carlton. Effect of diaphragmatic respiration with end-tidal CO_2 biofeedback on respiration, EEG, and seizure frequency in idiopathic epilepsy. Annals of the New York Academy of Sciences (1990)

1376 Lennox, W. G., F. A. Gibbs und E. I. Gibbs. The relationship in man of cerebral activity to blood flow and to blood constituents. Journal of neurology and psychiatry 1/3 (1938): 211

1377 Wikipedia. Hyperpnea. https://en.wikipedia.org/w/index.php?title=Hyperpnea&oldid=884678741 (abgerufen am 29.03.2020)

1378 Fried, Robert. Breathe Well, be Well: A Program to Relieve Stress, Anxiety, Hypertension, Migraine, and Other Disorders for Better Health. John Wiley, 1999

1379 Penfield, W. und H. Jasper. Epilepsy and the Functional Anatomy of the Brain. London: Churchill (1954): 468–469

1380 Lum, L. C. Hyperventilation: the tip and the iceberg. J Psychosom Res 19/5–6 (1975): 375–383

1381 Mattson, R. H., G. R. Heninger, B. B. Gallagher und G. H. Glaser. Psychophysiologic precipitants of seizures in epileptics. Neurology 20/4 (1970): 407

1382 Hellmis, Eva. Sexual problems in males with epilepsy – An interdisciplinary challenge!. Seizure 17/2 (2008): 136–140

1383 Stalmatski, Alexander und Brigid McConville. Freedom from asthma: Buteyko's revolutionary treatment. Kyle Cathie, 1997

1384 Fried, Robert, Mary C. Fox und Richard M. Carlton. Effect of diaphragmatic respiration with end-tidal CO_2 biofeedback on respiration, EEG, and seizure frequency in idiopathic epilepsy. Annals of the New York Academy of Sciences (1990)

1385 Horyd, W., J. Gryziak, K. Niedzielska und J. J. Zieliński. Effect of physical exertion on seizure discharges in the EEG of epilepsy patients. Neurologia i neurochirurgia polska 15/5–6 (1981): 545–552

1386 ebendort

1387 Bergsholm, P., L. Gran und H. Bleie. Seizure duration in unilateral electroconvulsive therapy: the effect of hypocapnia induced by hyperventilation and the effect of ventilation with oxygen. Acta Psychiatrica Scandinavica 69/2 (1984): 121–128

1388 Sawayama, Enami, Megumi Takahashi, Aya Inoue, Keisuke Nakajima, Akiko Kano, Toru Sawayama, Toshiyuki Okutomi und Hitoshi Miyaoka. Moderate hyperventilation prolongs electroencephalogram seizure duration of the first electroconvulsive therapy. The journal of ECT 24/3 (2008): 195–198

1389 Steinhoff, Bernhard J., Stefan RG Stodieck, Zdravko Zivcec, Ralph Schreiner, Christian von Maffei, Helmut Plendl und Walter Paulus. Transcranial magnetic stimulation (TMS) of the brain in patients with mesiotemporal epileptic foci. Clinical Electroencephalography 24/1 (1993): 1–5

1390 Wirrell, Elaine C., Peter R. Camfield, Kevin E. Gordon, Carol S. Camfield, Joseph M. Dooley und Brian D. Hanna. Will a critical level of hyperventilation-induced hypocapnia always induce an absence seizure? Epilepsia 37/5 (1996): 459–462

1391 Silva, W., B. Giagante, R. Saizar, L. D⊠ Alessio, S. Oddo, D. Consalvo, P. Saidon und S. Kochen. Clinical features and prognosis of nonepileptic seizures in a developing country. Epilepsia 42/3 (2001): 398–401

1392 Yang, Z. X., X. Y. Liu, Jiong Qin, Y. H. Zhang, Y. Wu und Y. W. Jiang. Clinical and electroencephalographic characteristics of epilepsy with myoclonic absences. Zhonghua er ke za zhi = Chinese journal of pediatrics 47/11 (2009): 862–866

1393 ebendort

1394 Arain, Amir M., Patrick G. Arbogast und Bassel W. Abou-Khalil. Utility of daily supervised hyperventilation during long-term video-EEG monitoring. Journal of Clinical Neurophysiology 26/1 (2009): 17–20

1395 Jonas, Jacques, Jean-Pierre Vignal, Cédric Baumann, Jean-François Anxionnat, Mirela Muresan, Hervé Vespignani und Louis Maillard. Effect of hyperventilation on seizure activation: potentiation by antiepileptic drug tapering. Journal of Neurology, Neurosurgery & Psychiatry 82/8 (2011): 928–930

1396 Ma, Xiuwei, Yuehua Zhang, Zhixian Yang, Xiaoyan Liu, Huihui Sun, Jiong Qin, Xiru Wu und Jianmin Liang. Childhood absence epilepsy: Elctroclinical features and diagnostic criteria. Brain and Development 33/2 (2011): 114–119

1397 John Hopkins Medicine. Absence Seizures. HopkinsMedicine.org. www.hopkinsmedicine.org/health/conditions-and-diseases/epilepsy/absence-seizures (abgerufen am 29.08.2020)

1398 Posner, Ewa. Absence seizures in children. BMJ clinical evidence 2013 (2013)

1399 Miller, John W. Stopping Seizures with Carbon Dioxide: Carbon Dioxide. Epilepsy currents 11/4 (2011): 114–115

1400 News Staff. A Good use For Carbon Dioxide – Epilepsy. Science 2.0. Veröffentlicht am 05.06.2007. www.science20.com/news/a_good_use_for_carbon_dioxide_epilepsy (abgerufen am 03.08.2020.)

1401 ebendort

1402 Tolner, Else A., Daryl W. Hochman, Pekka Hassinen, Jakub Otáhal, Eija Gaily, Michael M. Haglund, Hana Kubová, Sebastian Schuchmann, Sampsa Vanhatalo und Kai Kaila. Five Prozent CO2 is a potent, fast-acting inhalation anticonvulsant. Epilepsia 52/1 (2011): 104–114

1403 ebendort

1404 Miller, John W. Stopping Seizures with Carbon Dioxide: Carbon Dioxide. Epilepsy currents 11/4 (2011): 114–115

1405 Yang, Xiao-Fan, Xiu-Yu Shi, Jun Ju, Wei-Na zhang, Yu-Jie Liu, Xiao-Yan Li und Li-Ping Zou. 5 Prozent CO_2 inhalation suppresses hyperventilation-induced absence seizures in children. Epilepsy research 108/2 (2014): 345–348

1406 Salvati, Kathryn A. und Mark P. Beenhakker. Out of thin air: Hyperventilation-trig gered seizures. Brain research 1703 (2019): 41–52

1407 Yang, Xiao-Fan, Xiu-Yu Shi, Jun Ju, Wei-Na zhang, Yu-Jie Liu, Xiao-Yan Li und Li-Ping Zou. 5 Prozent CO2 inhalation suppresses hyperventilation-induced absence seizures in children. Epilepsy research 108/2 (2014): 345–348

1408 Stafstrom, Carl E. und Lionel Carmant. Seizures and epilepsy: an overview for neuroscientists. Cold Spring Harbor perspectives in medicine 5/6 (2015): a022426

1409 Brooks-Kayal, Amy R., Kevin G. Bath, Anne T. Berg, Aristea S. Galanopoulou, Gregory L. Holmes, Frances E. Jensen, Andres M. Kanner u. a. Issues related to symptomatic and disease-modifying treatments affecting cognitive and neuropsychiatric comorbidities of epilepsy. Epilepsia 54 (2013): 44–60

1410 Cornejo, Brandon J., Michael H. Mesches, Steven Coultrap, Michael D. Browning und Timothy A. Benke. A single episode of neonatal seizures permanently alters glutamatergic synapses. Annals of Neurology: Official Journal of the American Neurological Association and the Child Neurology Society 61/5 (2007): 411–426

1411 Kanner, Andres M. The treatment of depressive disorders in epilepsy: what all neurologists should know. Epilepsia 54 (2013): 3–12

1412 ebendort

1413 Strine, Tara W., Rosemarie Kobau, Daniel P. Chapman, David J. Thurman, Patricia Price und Lina S. Balluz. Psychological distress, comorbidities, and health behaviors among US adults with seizures: results from the 2002 National Health Interview Survey. Epilepsia 46/7 (2005): 1133–1139

1414 Hellmis, Eva. Sexual problems in males with epilepsy – An interdisciplinary challenge!. Seizure 17/2 (2008): 136–140

1415 Surges, Rainer und Josemir W. Sander. Sudden unexpected death in epilepsy: mechanisms, prevalence, and prevention. Current opinion in neurology 25/2 (2012): 201–207

1416 Beerhorst, Kim, Sylvie JM van der Kruijs, Pauline Verschuure, IY Francis Tan und Albert P. Aldenkamp. Bone disease during chronic antiepileptic drug therapy: general versus specific risk factors. Journal of the neurological sciences 331/1–2 (2013): 19–25

1417 Chiron, Catherine. SPECT (single photon emission computed tomography) in pediatrics. In Handbook of clinical neurology. Bd. 111.. Elsevier, 2013: 759–765

1418 Leal-Campanario, Rocio, Luis Alarcon-Martinez, Hector Rieiro, Susana Martinez-Conde, Tugba Alarcon-Martinez, Xiuli Zhao, Jonathan LaMee u. a. Abnormal capillary vasodynamics contribute to ictal neurodegeneration in epilepsy. Scientific reports 7 (2017): 43276

1419 Gersten, Alexander, Jacqueline Perle, Amir Raz und Robert Fried. Simple exercises that significantly increase cerebral blood flow and cerebral Oxygenation. arXiv preprint arXiv:1103.5494 (2011)

1420 Singh, U. P. Evidence-Based Role of Hypercapnia and Exhalation Phase in Vagus Nerve Stimulation: Insights into Hypercapnic Yoga Breathing Exercises. J Yoga Phys Ther 7/276 (2017): 2

1421 Gersten, Alexander, Jacqueline Perle, Amir Raz und Robert Fried. Simple exercises that significantly increase cerebral blood flow and cerebral Oxygenation. arXiv preprint arXiv:1103.5494 (2011)

1422 Hallett, Sasha und John V. Ashurst. Physiology, Tidal Volume. In StatPearls [Internet]. StatPearls Publishing, 2019

1423 Gersten, Alexander, Dov Heimer und Amir Raz. Oxygenation and Blood Volume Periodic Waveforms in the Brain. arXiv preprint arXiv: 1103.5493 (2011)

1424 Gersten, Alexander, Jacqueline Perle, Dov Heimer, Amir Raz und Robert Fried. Probing Brain Oxygenation Wave-forms with Near Infrared Spectroscopy (NIRS). arXiv preprint arXiv: 1612.08743 (2016)

1425 Haba-Rubio, José und Andrea O. Rossetti. Epilepsy and Sleep Disordered Breathing. Epileptologie (2012)

1426 Taplinger, David. Relationship Between Sleep Apnea and Seizures. Epilepsy Foundation. Veröffentlicht am 10.03.2018. www.epilepsy.com/article/2018/3/relationship-between-sleep-apnea-and-seizures (abgerufen am 28.03.2020)

1427 Kaleyias, Joseph, Marcos Cruz, Jatinder S. Goraya, Ignacio Valencia, Divya S. Khurana, Agustin Legido und Sanjeev V. Kothare. Spectrum of polysomnographic abnormalities in children with epilepsy. Pediatric neurology 39/3 (2008): 170–176

1428 ebendort

1429 May, Brandon. Risk Factors for Sleep-Disordered Breathing in Epilepsy, Psychogenic Nonepileptic Seizures Identified. Neurology Advisor. Veröffentlicht am 13.02.2019. www.neurologyadvisor.com/topics/epilepsy/risk-factors-for-sleep-disordered-breathing-in-epilepsy-psychogenic-nonepileptic-seizures-identified/ (abgerufen am 28.03.2020)

1430 Sivathamboo, Shobi, Sarah Farrand, Zhibin Chen, Elise J. White, Andrew Andreas Pattichis, Callum Hollis, John Carino u. a. Sleep-disordered breathing among patients admitted for inpatient video-EEG monitoring. Neurology 92/3 (2019): e194-e204

1431 Somboon, Thapanee, Madeleine M. Grigg-Damberger und Nancy Foldvary-Schaefer. Epilepsy and sleep-related breathing disturbances. Chest 156/1 (2019): 172–181

1432 Kaleyias, Joseph, Marcos Cruz, Jatinder S. Goraya, Ignacio Valencia, Divya S. Khurana, Agustin Legido und Sanjeev V. Kothare. Spectrum of polysomnographic abnormalities in children with epilepsy. Pediatric neurology 39/3 (2008): 170–176

1433 ebendort

1434 ebendort

1435 Deane, S. und A. Thomson. Obesity and the pulmonologist. Archives of disease in childhood 91/2 (2006): 188–191

1436 Somboon, Thapanee, Madeleine M. Grigg-Damberger und Nancy Foldvary-Schaefer. Epilepsy and sleep-related breathing disturbances. Chest 156/1 (2019): 172–181

1437 Taplinger, David. Relationship Between Sleep Apnea and Seizures. Epilepsy Foundation. Veröffentlicht am 10.03.2018. www.epilepsy.com/article/2018/3/relationship-between-sleep-apnea-and-seizures (abgerufen am 28.03.2020)

1438 Somboon, Thapanee, Madeleine M. Grigg-Damberger und Nancy Foldvary-Schaefer. Epilepsy and sleep-related breathing disturbances. Chest 156/1 (2019): 172–181

1439 Sklerov, Miriam, Eran Dayan und Nina Browner. Functional neuroimaging of the central autonomic network: recent developments and clinical implications. Clinical Autonomic Research (2018): 1–12

1440 Billakota, Santoshi, Nicole Odom, Andrew J. Westwood, Eric Hanna, Alison M. Pack und Lisa M. Bateman. Sleep-disordered breathing, neuroendocrine function, and clinical SuDEP risk in patients with epilepsy. Epilepsy & Behavior 87 (2018): 78–82
1441 Sklerov, Miriam, Eran Dayan und Nina Browner. Functional neuroimaging of the central autonomic network: recent developments and clinical implications. Clinical Autonomic Research (2018): 1–12
1442 Billakota, Santoshi, Nicole Odom, Andrew J. Westwood, Eric Hanna, Alison M. Pack und Lisa M. Bateman. Sleep-disordered breathing, neuroendocrine function, and clinical SuDEP risk in patients with epilepsy. Epilepsy & Behavior 87 (2018): 78–82
1443 ebendort
1444 Vitelli, Ottavio, Silvia Miano, Alessandra Tabarrini, Anna Rita Mazzotta, Maria Chiara Supino, Martina Forlani und Maria Pia Villa. Epilepsy and sleep-disordered breathing as false friends: a case report. Journal of child neurology 29/10 (2014): NP114–NP117
1445 Maganti, Rama, Nancy Hausman, Monica Koehn, Evan Sandok, Ingrid Glurich und Bickol N. Mukesh. Excessive daytime sleepiness and sleep complaints among children with epilepsy. Epilepsy & Behavior 8/1 (2006): 272–277
1446 Kaleyias, Joseph, Marcos Cruz, Jatinder S. Goraya, Ignacio Valencia, Divya S. Khurana, Agustin Legido und Sanjeev V. Kothare. Spectrum of polysomnographic abnormalities in children with epilepsy. Pediatric neurology 39/3 (2008): 170–176
1447 ebendort
1448 ebendort
1449 Yuen, Alan WC und Josemir W. Sander. Can natural ways to stimulate the vagus nerve improve seizure control? Epilepsy & Behavior 67 (2017): 105–110
1450 ebendort
1451 ebendort
1452 Rodriguez, Tori. Addressing the Association Between Stress and Seizure Frequency. Neurology Advisor. Veröffentlicht am 14.04.2015. www.neurologyadvisor.com/topics/epilepsy/addressing-the-association-between-stress-and-seizure-frequency/ (abgerufen am 02.08.2020)
1453 Yuen, Alan WC und Josemir W. Sander. Can natural ways to stimulate the vagus nerve improve seizure control? Epilepsy & Behavior 67 (2017): 105–110
1454 Khurana, Divya S., Marko Reumann, Elizabeth F. Hobdell, Samuel Neff, Ignacio Valencia, Agustin Legido und Sanjeev V. Kothare. Vagus nerve stimulation in children with refractory epilepsy: unusual complications and relationship to sleep-disordered breathing. Child's Nervous System 23/11 (2007): 1309–1312
1455 ebendort
1456 ebendort
1457 Perez-Carbonell, Laura, Sean Higgins, Michalis Koutroumanidis und Guy Leschziner. Sleep-disordered breathing as a consequence of vagus nerve stimulation. Revista de neurologia 70/5 (2020): 179–182
1458 Liu, Hongyun, Zhao Yang, Lei Huang, Wei Qu, Hongwei Hao und Luming Li. Heartrate variability indices as predictors of the response to vagus nerve stimulation in patients with drug-resistant epilepsy. Epilepsia 58/6 (2017): 1015–1022
1459 ebendort
1460 Hirfanoglu, Tugba, Ayse Serdaroglu, Ilker Cetin, Gokhan Kurt, Irem Y. Capraz, Filiz Ekici, Ebru Arhan und Erhan Bilir. Effects of vagus nerve stimulation on heart rate variability in children with epilepsy. Epilepsy & Behavior 81 (2018): 33–40
1461 ebendort
1462 Fried, Robert. Breathe Well, be Well: A Program to Relieve Stress, Anxiety, Hypertension, Migraine, and Other Disorders for Better Health. John Wiley, 1999
1463 ebendort
1464 ebendort

1465 Rodriguez, Tori. Epilepsy and Migraine: A Common Ground? Neurology Advisor. Veröffentlicht am 05.10.2015. www.neurologyadvisor.com/topics/epilepsy/epilepsy-and-migraine-a-common-ground/ (abgerufen am 02.08.2020)
1466 Fried, Robert. Breathe Well, be Well: A Program to Relieve Stress, Anxiety, Hypertension, Migraine, and Other Disorders for Better Health. John Wiley, 1999
1467 ebendort
1468 Gowers, William Richard. The Border-land of Epilepsy: Faints, Vagal Attacks, Vertigo, Migraine, Sleep Symptons, and Their Treatment. P. Blakiston's son & Company, 1907
1469 ebendort
1470 Beh, Shin C., Shamin Masrour, Stacy V. Smith und Deborah I. Friedman. The spectrum of vestibular migraine: clinical features, triggers, and examination findings. Headache: The Journal of Head and Face Pain 59/5 (2019): 727–740
1471 ebendort
1472 Huxley, Aldous. The Art of Seeing (1942). Berkeley, Creative Art Book Company, 1982
1473 Chang, Jolan. The Tao of love and sex: The ancient Chinese way to ecstasy. Penguin Books, 1977
1474 Cheung, C. M. G., O. M. Durrani und G. R. Kirkby. Sudden visual loss in asthma. Journal of the Royal Society of Medicine 95/7 (2002): 359–359
1475 Fried, Robert. Breathe Well, be Well: A Program to Relieve Stress, Anxiety, Hypertension, Migraine, and Other Disorders for Better Health. John Wiley, 1999
1476 Fried, Robert, Mary C. Fox und Richard M. Carlton. Effect of diaphragmatic respiration with end-tidal CO_2 biofeedback on respiration, EEG, and seizure frequency in idiopathic epilepsy. Annals of the New York Academy of Sciences (1990)
1477 ebendort
1478 ebendort
1479 ebendort
1480 ebendort
1481 Fried, Robert, Sherry R. Rubin, Richard M. Carlton und Mary C. Fox. Behavioral control of intractable idiopathic seizures: I. Self-regulation of end-tidal carbon dioxide. Psychosomatic Medicine (1984)
1482 Fried, R. The use of end-tidal carbon-dioxide biofeedback in the treatment of idiopathic epilepsy. In Biofeedback and Self-Regulation. Bb. 9, Nr. 1. Plenum Publ Corp, 1984: 111-111
1483 Fried, Robert, Mary C. Fox und Richard M. Carlton. Effect of diaphragmatic respiration with end-tidal CO_2 biofeedback on respiration, EEG, and seizure frequency in idiopathic epilepsy. Annals of the New York Academy of Sciences (1990)
1484 ebendort
1485 ebendort
1486 Servit, Z., M. Krištof und A. Strejčková. Activating effect of nasal and oral hyperventilation on epileptic electrographic phenomena: reflex mechanisms of nasal origin. Epilepsia 22/3 (1981): 321–329
1487 Servit, Z., M. Krištof und M. Kolinova. Activation of epileptic electrographic phenomena in the human EEG by nasal air flow. Physiologia Bohemoslovaca (1977)
1488 ebendort
1489 Servit, Z., M. Krištof und A. Strejčková. Activating effect of nasal and oral hyperventilation on epileptic electrographic phenomena: reflex mechanisms of nasal origin. Epilepsia 22/3 (1981): 321–329
1490 ebendort
1491 Kristof, M., Z. Servit und K. Manas. Activating effect of nasal air flow on epileptic electrographic abnormalities in the human EEG. Evidence for the reflect origin of the phenomenon. Physiologia Bohemoslovaca 30/1 (1981): 73–77

1492 Price, Annie und Ronald Eccles. Nasal airflow and brain activity: is there a link? The Journal of laryngology and otology 130/9 (2016): 794
1493 ebendort
1494 Fried, Robert, Sherry R. Rubin, Richard M. Carlton und Mary C. Fox. Behavioral control of intractable idiopathic seizures: I. Self-regulation of end-tidal carbon dioxide. Psychosomatic Medicine (1984)
1495 Bruno-Golden, Barbara und Gregory L. Holmes. Hyperventilation-induced seizures in mentally impaired children. Seizure-European Journal of Epilepsy 2/3 (1993): 229–233
1496 Yuen, Alan W. C. und Josemir W. Sander. Can slow breathing exercises improve seizure control in people with refractory epilepsy? A hypothesis. Epilepsy & Behavior 18/4 (2010): 331–334
1497 Graham, Tess. Relief from Snoring and Sleep Apnoea: A Step-by-step Guide to Restful Sleep and Better Health Through Changing the Way You Breathe. Penguin Viking, 2012
1498 Rakhimov, Artour. Normal breathing: the key to vital health. CreateSpace, 2014 (»wieder natürlich atmen: Schlüssel zu vitaler Gesundheit«, erschienen 2013; herausgegeben und übersetzt von Gisea Plugge)
1499 Phenotypes Of Sleep Apnea and Four Key Traits. YouTube-Video, 2:10, Buteyko Clinic International, 08.10.2018. www.youtube.com/watch?v=GBMX_auCo2w
1500 Eckert, Danny J., David P. White, Amy S. Jordan, Atul Malhotra und Andrew Wellman. Defining phenotypic causes of obstructive sleep apnea. Identifcation of novel therapeutic targets. American journal of respiratory and critical care medicine 188/8 (2013): 996–1004
1501 Masse, J. F. The Buteyko technique: fake news or no news. Journal of Dental Sleep Medicine 5/3 (2018): 53–54
1502 Upper Airway Collapsibility Pcrit & Breathing Re-Education. YouTube-Video, 10:30, Buteyko Clinic International, 08.10.2018. www.youtube.com/watch?v=nNBnunkuoJA&t=313s
1503 Osman, Amal M., Sophie G. Carter, Jayne C. Carberry und Danny J. Eckert. Obstructive sleep apnea: current perspectives. Nature and science of sleep 10 (2018): 21
1504 Trevisan, Maria Elaine, Jalusa Boufleur, Juliana Corrêa Soares, Carlos Jesus Pereira Haygert, Lilian Gerdi Kittel Ries und Eliane Castilhos Rodrigues Corrêa. Diaphragmatic amplitude and accessory inspiratory muscle activity in nasal and mouth-breathing adults: a cross-sectional study. Journal of Electromyography and Kinesiology 25/3 (2015): 463–468
1505 Deacon, Naomi L., Rachel Jen, Yanru Li und Atul Malhotra. Treatment of obstructive sleep apnea. Prospects for personalized combined modality therapy. Annals of the American Thoracic Society 13/1 (2016): 101–108
1506 ebendort
1507 Michels, Daniel de Sousa, Amanda da Mota Silveira Rodrigues, Márcio Nakanishi, André Luiz Lopes Sampaio und Alessandra Ramos Venosa. Nasal involvement in obstructive sleep apnea syndrome. International journal of otolaryngology 2014 (2014)
1508 Wang, Qingzhu, Peizeng Jia, Nina K. Anderson, Lin Wang und Jiuxiang Lin. Changes of pharyngeal airway size and hyoid bone position following orthodontic treatment of Class I bimaxillary protrusion. The Angle orthodontist 82/1 (2011): 115–121
1509 Hang, William M. und Michael Gelb. Airway Centric® TMJ philosophy/Airway Centric® orthodontics ushers in the post–retraction world of orthodontics. CRANIO® 35/2 (2017): 68–78
1510 Trevisan, Maria Elaine, Jalusa Boufleur, Juliana Corrêa Soares, Carlos Jesus Pereira Haygert, Lilian Gerdi Kittel Ries und Eliane Castilhos Rodrigues Corrêa. Diaphragmatic amplitude and accessory inspiratory muscle activity in nasal and mouth-breathing adults: a cross-sectional study. Journal of Electromyography and Kinesiology 25/3 (2015): 463–468
1511 Deacon, Naomi L., Rachel Jen, Yanru Li und Atul Malhotra. Treatment of obstructive sleep apnea. Prospects for personalized combined modality therapy. Annals of the American Thoracic Society 13/1 (2016): 101–108

1512 Hsu Y. B., Lan M. Y., Huang Y. C., Kao M. C. , Lan M. C. Association Between Breathing Route, Oxygen Desaturation und upper Airway Morphology. Laryngoscope. 30.05.2020. doi: 10.1002/lary.28774
1513 Swift, A. C., I. T. Campbell und TessaM Mckown. Oronasal obstruction, lung volumes, and arterial oxygenation. The Lancet 331/8577 (1988): 73–75
1514 Bartley, James und Conroy Wong. Nasal Pulmonary Interactions. In Nasal Physiology and Pathophysiology of Nasal Disorders. Springer, Berlin, Heidelberg, 2013: 559–566
1515 Loop Gain in Sleep Apnea – What Is Loop Gain? Explained. YouTube-Video, 25:33, Buteyko Clinic International, 08.10.2018. www.youtube.com/watch?v=y9LcHm–bqVc&t=142s
1516 Eckert, Danny J., David P. White, Amy S. Jordan, Atul Malhotra und Andrew Wellman. Defning phenotypic causes of obstructive sleep apnea. Identifcation of novel therapeutic targets. American journal of respiratory and critical care medicine 188/8 (2013): 996–1004
1517 Jordan, Amy S., David G. McSharry und Atul Malhotra. Adult obstructive sleep apnoea. The Lancet 383/9918 (2014): 736–747
1518 Deacon, Naomi L., Rachel Jen, Yanru Li und Atul Malhotra. Treatment of obstructive sleep apnea. Prospects for personalized combined modality therapy. Annals of the American Thoracic Society 13/1 (2016): 101–108
1519 Michels, Daniel de Sousa, Amanda da Mota Silveira Rodrigues, Márcio Nakanishi, André Luiz Lopes Sampaio und Alessandra Ramos Venosa. Nasal involvement in obstructive sleep apnea syndrome. International journal of otolaryngology 2014 (2014)
1520 Messineo, Ludovico, Luigi Taranto-Montemurro, Ali Azarbarzin, Melania D. Oliveira Marques, Nicole Calianese, David P. White, Andrew Wellman und Scott A. Sands. Breath-holding as a means to estimate the loop gain contribution to obstructive sleep apnoea. The Journal of physiology 596/17 (2018): 4043–4056
1521 Bernardi, Luciano, Alessandra Gabutti, Cesare Porta und Lucia Spicuzza. Slow breathing reduces chemoreflex response to hypoxia and hypercapnia und increases baroreflex sensitivity. Journal of hypertension 19/12 (2001): 2221–2229
1522 Messineo, Ludovico, Luigi Taranto-Montemurro, Ali Azarbarzin, Melania D. Oliveira Marques, Nicole Calianese, David P. White, Andrew Wellman und Scott A. Sands. Breath-holding as a means to estimate the loop gain contribution to obstructive sleep apnoea. The Journal of physiology 596/17 (2018): 4043–4056
1523 Arousal Threshold In Sleep Apnea. YouTube-Video, 2:33, Buteyko Clinic International, 08.10.2018. www.youtube.com/watch?v=MPdf8Cn1RHA
1524 Jordan, Amy S., David G. McSharry und Atul Malhotra. Adult obstructive sleep apnoea. The Lancet 383/9918 (2014): 736–747
1525 Osman, Amal M., Sophie G. Carter, Jayne C. Carberry und Danny J. Eckert. Obstructive sleep apnea: current perspectives. Nature and science of sleep 10 (2018): 21
1526 Jordan, Amy S., David G. McSharry und Atul Malhotra. Adult obstructive sleep apnoea. The Lancet 383/9918 (2014): 736–747
1527 Wikipedia. Locus coeruleus. https://en.wikipedia.org/w/index.php?title=Locus_coeruleus&oldid=951712619 (abgerufen am 14.08.2020)
1528 Yackle et al. Breathing control center neurons that promote arousal in mice. Science. 355/6332. (2017):1411-1415
1529 Olsen, Kerry D., Eugene B. Kern und Philip R. Westbrook. Sleep and breathing disturbance secondary to nasal obstruction. Otolaryngology – Head and Neck Surgery 89/5 (1981): 804–810
1530 Zwillich, Clifford W., Cheryl Pickett, Fredrick N. Hanson und John V. Weil. Disturbed sleep and prolonged apnea during nasal obstruction in normal men. American Review of Respiratory Disease 124/2 (1981): 158–160
1531 Butler, Matthew P., Jeffery T. Emch, Michael Rueschman, Scott A. Sands, Steven A. Shea, Andrew Wellman und Susan Redline. Apnea-hypopnea event duration predicts mortality in

men and women in the Sleep Heart Health Study. American journal of respiratory and critical care medicine 199/7 (2019): 903–912
1532 Gerritsen, Roderik J. S. und Guido P. H. Band. Breath of life: The respiratory vagal stimulation model of contemplative activity. Frontiers in human neuroscience 12 (2018): 397
1533 Narkiewicz, Krzysztof, Philippe Van De Borne, Nicola Montano, Dagmara Hering, Tomas Kara und Virend K. Somers. Sympathetic neural outflow and chemoreflex sensitivity are related to spontaneous breathing rate in normal men. Hypertension 47/1 (2006): 51–55
1534 Watson, Christopher J., Helen A. Baghdoyan und Ralph Lydic. Neuropharmacology of sleep and wakefulness. Sleep medicine clinics 5/4 (2010): 513–528
1535 Osman, Amal M., Sophie G. Carter, Jayne C. Carberry und Danny J. Eckert. Obstructive sleep apnea: current perspectives. Nature and science of sleep 10 (2018): 21
1536 Breathing and Sleep Apnea – Breathing Pattern Disorders & Normalizing Breathing Volume. YouTube-Video, 15:41, Buteyko Clinic International, 08.10.2018. www.youtube.com/watch?v=-KtzYJPBOKo&t=43s
1537 Deacon, Naomi L., Rachel Jen, Yanru Li und Atul Malhotra. Treatment of obstructive sleep apnea. Prospects for personalized combined modality therapy. Annals of the American Thoracic Society 13/1 (2016): 101–108
1538 ebendort
1539 Osman, Amal M., Sophie G. Carter, Jayne C. Carberry und Danny J. Eckert. Obstructive sleep apnea: current perspectives. Nature and science of sleep 10 (2018): 21
1540 McNicholas, W. T. The nose and OSA: variable nasal obstruction may be more important in pathophysiology than fxed obstruction. (2008): 3–8
1541 ebendort
1542 Courtney, Rosalba, Kenneth Mark Greenwood und Marc Cohen. Relationships between measures of dysfunctional breathing in a population with concerns about their breathing. Journal of bodywork and movement therapies 15/1 (2011): 24–34
1543 Courtney, Rosalba und Marc Cohen. Investigating the claims of Konstantin Buteyko, MD, Ph. D.: the relationship of breath holding time to end tidal CO2 and other proposed measures of dysfunctional breathing. The Journal of Alternative and Complementary Medicine 14/2 (2008): 115–123
1544 Michels, Daniel de Sousa, Amanda da Mota Silveira Rodrigues, Márcio Nakanishi, André Luiz Lopes Sampaio und Alessandra Ramos Venosa. Nasal involvement in obstructive sleep apnea syndrome. International journal of otolaryngology 2014 (2014)
1545 Watson, Alan. Breathing in singing. In The Oxford Handbook of Singing. 2014
1546 ebendort
1547 ebendort
1548 Sundberg, Johan, Rolf Leanderson und Curt von Euler. Voice source effects of diaphragmatic activity in singing. Journal of phonetics 14/3–4 (1986): 351–357
1549 Watson, Alan HD, Caitlin Williams und Buddug V. James. Activity patterns in latissimus dorsi and sternocleidomastoid in classical singers. Journal of voice 26/3 (2012): e95–e105
1550 Davids, Julia und Stephen LaTour. Vocal technique: A guide for conductors, teachers und singers. Waveland Press, 2012
1551 Cleveland, Thomas F. Comparison of breath managment strategies in classical and nonclassical singers: part 3. Journal of Singing 54/1 (1998): 47–48
1552 ebendort
1553 Salomoni, Sauro, Wolbert Van Den Hoorn und Paul Hodges. Breathing and singing: objective characterization of breathing patterns in classical singers. PloS One 11/5 (2016): e0155084
1554 ebendort
1555 Collyer, Sally. Breathing in classical singing: Linking science and teaching. In Proceedings of the International Symposium on Performance Science. 2009: 153–164

1556 Lokenbaha, Mara, Asja Eglite und Dzintra Vavere. Speech Disorders and Modern Breathing Techniques. International Journal of Rehabilitation Research 32 (2009): S113–S114
1557 Conelea, Christine A., Kevin A. Rice und Douglas W. Woods. Regulated breathing as a treatment for stuttering: A review of the empirical evidence. The Journal of Speech and Language Pathology-Applied Behavior Analysis 1/2 (2006): 94
1558 Leanderson, Rolf und Johan Sundberg. Breathing for singing. Journal of Voice 2/1 (1988): 2–12
1559 Drake, Jennifer. Music Therapy and Communication Disabilities: Singing, Speech, and the Brain. (2014)
1560 Collyer, Sally. Breathing in classical singing: Linking science and teaching. In Proceedings of the International Symposium on Performance Science. 2009: 153–164
1561 Guyon, Amélie JAA, Rosamaria Cannavò, Regina K. Studer, Horst Hildebrandt, Brigitta Danuser, Elke Vlemincx und Patrick Gomez. Respiratory Variability, Sighing, Anxiety, and Breathing Symptoms in Low- and High-Anxious Music Students Before and After Performing. Frontiers in Psychology 11 (2020)
1562 Studer, Regina, Brigitta Danuser, Horst Hildebrandt, Marc Arial und Patrick Gomez. Hyperventilation complaints in music performance anxiety among classical music students. Journal of Psychosomatic Research 70/6 (2011): 557–564
1563 ebendort
1564 Swift, A. C., I. T. Campbell und Tessa M. McKown. Oronasal obstruction, lung volumes, and arterial oxygenation. The Lancet 331/8577 (1988): 73–75
1565 Nierenberg, Amelia und Tim Herrera. How to Protect Yourself and Prepare for the Coronavirus. New York Times. Veröffentlicht am 06.04.2020. www.nytimes.com/article/prepare-for-coronavirus.html Prozent20- Prozent20link-31d0f886 (abgerufen am 17.12.2020)
1566 Zou, Xin, Ke Chen, Jiawei Zou, Peiyi Han, Jie Hao und Zeguang Han. Single-cell RNAseq data analysis on the receptor ACE2 expression reveals the potential risk of different human organs vulnerable to 2019-nCoV infection. Frontiers of medicine (2020): 1–8
1567 Attia, Peter. #covid Q&A video. Instagram.com. Veröffentlicht am 12.05.2020. www.instagram.com/tv/B9nlVtHgGE0/?igshid=aa2xq92xd24i (abgerufen am 17.12.2020)
1568 Åkerström, Sara, Mehrdad Mousavi-Jazi, Jonas Klingström, Mikael Leijon, Åke Lundkvist und Ali Mirazimi. Nitric oxide inhibits the replication cycle of severe acute respiratory syndrome coronavirus. Journal of virology 79/3 (2005): 1966–1969
1569 Lundberg, J. O. N. und E. Weitzberg. Nasal nitric oxide in man. Thorax 54/10 (1999): 947–952
1570 ebendort
1571 Antosova, M., D. Mokra, L. Pepucha, J. Plevkova, T. Buday, M. Sterusky und A. Bencova. Physiology of nitric oxide in the respiratory system. Physiological Research 66 (2017)
1572 Sun, Peng, Jin Wang, Pragna Mehta, David L. Beckman und Lin Liu. Effect of nitric oxide on lung surfactant secretion. Experimental lung research 29/5 (2003): 303–314
1573 Åkerström, Sara, Vithiagaran Gunalan, Choong Tat Keng, Yee-Joo Tan und Ali Mirazimi. Dual effect of nitric oxide on SARS-CoV replication: viral RNA production and palmitoylation of the S protein are affected. Virology 395/1 (2009): 1–9
1574 ebendort
1575 Maniscalco, M., E. Weitzberg, J. Sundberg, M. Sofa und J. O. Lundberg. Assessment of nasal and sinus nitric oxide output using single-breath humming exhalations. European Respiratory Journal 22/2 (2003): 323–329
1576 Belluz, Julia. China's cases of Covid-19 are finally declining. A WHO expert explains why. Vox.com. Veröffentlicht am 03.05.2020. www.vox.com/2020/3/2/21161067/coronavirus-covid19-china (abgerufen am 17.12.2020)

Empfehlenswerte Hilfsmittel

Um sich die Umsetzung der in diesem Buch vorgeschlagenen Maßnahmen zu erleichtern, sind folgende Hilfsmittel sinnvoll. Sie sind im Gesundheitsfachhandel oder über das Internet erhältlich:

- Das MyoTape-Lippenpflaster für den Schlaf können Sie unter MyoTape.com beziehen.
- Nasendilatatoren sind bei NasalDilator.com erhältlich.
- Die Trainingsmaske zur Steigerung der sportlichen Leistung (SportsMask) finden Sie unter SportsMask.com.

Eine Liste mit autorisierten Oxygen-Advantage®-Trainern auf der ganzen Welt finden Sie unter OxygenAdvantage.com/instructors.

Eine App zur Steigerung der sportlichen Leistung finden Sie unter OxygenAdvantage.com.

Eine englischsprachige App mit Übungen für Kinder und Erwachsene steht unter buteykoclinic.com zum Download.

Kostenlose Anleitungen für Atemübungen mit Kindern (ebenfalls auf Englisch) finden Sie, wenn Sie bei YouTube »Patrick McKeown, children« eingeben.

Zur Beobachtung der Herzfrequenzvariabilität (HRV) eignen sich folgende Geräte (nach Empfehlung von Dr. Jay Wiles):

- Lief Therapeutics EKG-Patch
- Oura Ring
- WHOOP Strap
- BioStrap
- HeartMath Inner Balance™ oder emWave2®
- Polar H10-Herzfrequenz-Sensor mit Brustgurt und EliteHRV-App

Spezialisten für myofunktionelle Therapie können Sie in Ihrer Region finden. Unter myofunktionellen Störungen werden Störungen der muskulären Bewegung im Bereich des Mundes, Lippen, Zunge etc. verstanden. In der Therapie dieser Störungen sind viele Logopäden, Sprachheilpädagogen oder auch Kieferorthopäden ausgebildet.

Danksagung

Als ich 2002 meine beruflichen Pläne geändert habe und Atemlehrer wurde, hat das natürlich in meinem Umfeld für Stirnrunzeln gesorgt. Einigen Familienmitgliedern machte es Angst, andere reagierten mit einem herzhaften Lachen.

Spulen wir ins Jahr 2021 vor: Ich bin immer noch auf diesem Feld aktiv, was ich der Hilfe und Unterstützung vieler Menschen zu verdanken habe. Ich habe zwei Dinge gelernt, die man als meine Leitprinzipien bezeichnen könnte. Erstens: Das Beste, was man tun kann, ist, der eigenen Intuition zu folgen. Zweitens: Wenn wir uns einer Sache mit Leidenschaft und Einsatz widmen, ziehen wir mit hoher Wahrscheinlichkeit zur richtigen Zeit die richtigen Menschen an.

Ohne diese richtigen Menschen würde es dieses Buch nicht geben. Auch nicht ohne die mediale Initialzündung: Ich danke dem *Galway Advertiser* und Mary O'Connor für den allerersten, im April 2002 erschienenen Beitrag über die Anwendung der Buteyko-Methode bei Asthma; er hat mir zu meinen ersten drei Klienten verholfen. Dann danke ich den Journalisten, die die Technik zur Asthmabehandlung an sich selbst ausprobiert und darüber geschrieben haben: Kevin Murphy vom *Irish Independent* und Sylvia Thompson von *The Irish Times*. Beide haben sich sehr interessiert mit der Buteyko-Methode befasst und im Laufe der Jahre zahlreiche Artikel darüber geschrieben.

Ohne die Hilfe von Johanna McWeeney wäre dieses Buch nicht möglich gewesen: Sie ist eine wirklich großartige Autorin, Lektorin und Recherche-Expertin, die weiß, wie man aus medizinischem Fachjargon einen leserfreundlichen Text macht.

Vielen Dank an Laird Hamilton für sein Vorwort; ebenso an das Team von XPT: Pj Nestler, Gabby Reece und Jennifer Meredith.

Den Atemtrainern Yasin Seiwasser, Robin Rothenberg, Nick Heath, Dr. Jonathan Herron, Lisa Seaman, Georgi Rose Lawlor, Dr. Jay Wiles, Kathleen Dixon, Alessandro Romagnoli, Leonardo Pelagotti, Dr. Paul Sly, Tim Anderson und Magnus Appelberg danke ich dafür, dass sie bereit waren, ihre Erfahrungen zu teilen. Soprano Claire Wild danke ich für die Durchsicht des Kapitels über das Singen im Anhang.

Darüber hinaus geht mein Dank an James Nestor, der mit seinem Buch *Breath – Atem* den besten Beitrag der letzten 20 Jahre zum Thema Atmen geleistet hat. Es ist eines der besten Bücher über das Atmen, die ich je gelesen habe.

Die Praxisbeispiele geben diesem Buch seine menschliche Note. Einige der Schilderungen stammen von Klienten, mit denen ich gearbeitet habe, und andere von Lesern, die mir geschrieben haben. Dieses persönliche Element ist mir sehr wichtig: Zu wissen, dass diese Übungen bereits Menschen geholfen haben, zeigt mir, dass diese Arbeit lohnenswert ist, und motiviert mich dazu, sie weiter voranzutreiben.

Dr. Joseph Mercola danke ich dafür, dass er die zwei Millionen Leser seiner Website über die Bedeutung der Nasenatmung und funktionaler Atemmuster informiert hat. Danke an Joy, Marc und Samantha Moeller für ihren unermüdlichen Einsatz, um die Forschung zur Atmung und zur myofunktionellen Therapie voranzubringen.

Den Zahnmedizinern und Kieferorthopäden Dr. John Mew and Mike Mew, Dr. William Hang, Dr. Kevin Boyd, Dr. Marinela Banica, Dr. James Bronson, Dr. Douglas Knight, Dr. Lynn und Dr. Ed Lipskis, Dr. Yue Weng Cheu, Dr. Louisa Lee, Dr. Frank Seaman, Dr. James Metz, Dr. Derek Mahony und Dr. Tony O' Connor danke ich dafür, dass sie sich einem Problem widmen, das so wichtig für die Entwicklung unserer Kinder ist. Zweifellos fühlen wir uns alle häufig, als würden wir gegen den Strom schwimmen. Jetzt ist es an der Zeit, in ein ruhigeres Fahrwasser zu kommen.

Für ihre Podcasts danke ich Brian Rose, Dr. Rangan Chatterjee, Brian Johnson, Ben Greenfeld, XPT Performance, Dave Asprey, Darin Olien, Ben Pakulski, Robin Rothenberg und Pat Divily.

Aktuell sind wir 290 Oxygen-Advantage®-Anleiter und 400 Buteyko-Anleiter aus 50 Ländern, die sich zusammengeschlossen haben. Ich hätte nicht gedacht, dass wir eines Tages eine solche Reichweite haben würden, um so vielen Menschen das funktionale Atmen nahezubringen.

Ganz herzlichen Dank, Ana Mahe – du leistest großartige Arbeit für Oxygen Advantage® und Buteyko Clinic International – und unserem Team: meiner Frau Sinead, Ana Tina, Mladen, Vesna, Lucas, Matias, Johanna, Daniel und Ronan. Vielen Dank an Bex Burgess für ihre jahrelange Unterstützung bei den Illustrationen und Diagrammen, von denen Sie einige auch in diesem Buch finden. Und wie immer danke ich Jana Antonova für das Buchcover und das Website-Design.

Und schließlich und endlich danke ich Ihnen, meinen Lesern. Danke, dass Sie etwas von Ihrem hart verdienten Geld für dieses Buch ausgegeben haben und mir Ihr Vertrauen schenken. Ich hoffe, das Buch hatte einen Nutzen für Sie und ist Ihnen weiterhin über viele Jahre eine Hilfe.

Patrick McKeown, Galway, Irland

Über den Autor

Da er selbst über 20 Jahre lang an Asthma und anderen Atemstörungen litt, ist Patrick McKeown das Thema Atmen ein großes persönliches Anliegen. 2002 schloss er seine Ausbildung in der Buteyko-Methode, einem Verfahren der Komplementärmedizin zur Behandlung von obstruktiven Atemwegserkrankungen, an der Buteyko-Klinik in Moskau ab. Heute ist er Leiter der Buteyko Clinic International und Mitglied mehrerer medizinischer Gremien und Gesellschaften. Er gibt weltweit Workshops und Vorträge zum Thema Atemstörungen und Kurse in der Buteyko-Methode. Als Autor hat er bereits mehrere Bücher geschrieben, die in über zehn Sprachen übersetzt wurden.

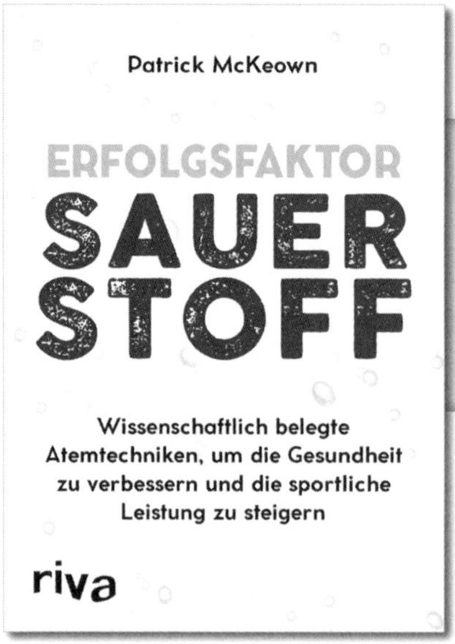

Auch als **E-Book** erhältlich

384 Seiten
19,99 € (D) | 20,60 € (A)
ISBN 978-3-7423-0468-1

Patrick McKeown

Erfolgsfaktor Sauerstoff

Wissenschaftlich belegte Atemtechniken, um die Gesundheit zu verbessern und die sportliche Leistung zu steigern

Ohne es wahrzunehmen, atmen die meisten Menschen viel zu viel, was zu verminderter Leistungsfähigkeit und Gesundheitsproblemen führen kann. Kontrolliertes Atmen versorgt Muskeln und Organe mit der genau richtigen Menge an Sauerstoff. Das erhöht Fitness und Wohlbefinden und hilft sogar beim Abnehmen. Patrick McKeowns wissenschaftlich belegte Techniken zeigen, wie richtiges Atmen geht. Anhand eines Selbsttests kann bestimmt werden, wie effizient der Körper Sauerstoff nutzt und wie einfache Atemübungen diesen Wert verbessern. Eine Vielzahl an Trainingsplänen hilft zusätzlich, die perfekten Übungen den individuellen Bedürfnissen entsprechend auszuwählen. Egal, ob Übergewicht und Atemwegserkrankungen bekämpft, die aerobe und anaerobe Ausdauer durch simuliertes Höhentraining gesteigert oder mehr Energie, Fitness und Konzentration im Alltag erlagt werden sollen – mit McKeowns Programm atmet sich jeder ganz einfach zu mehr Lebensqualität.

riva

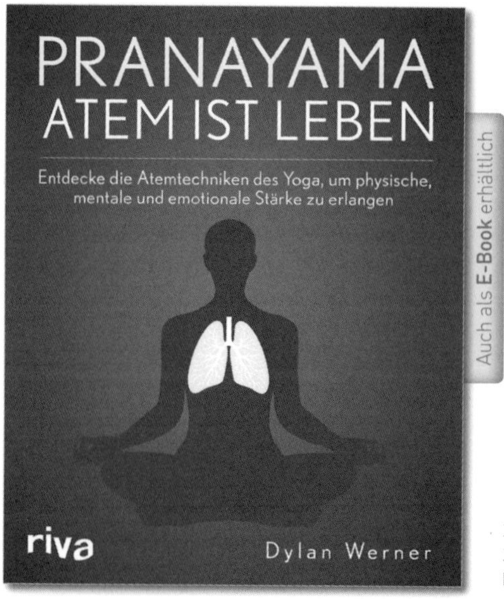

304 Seiten
25,00 € (D) | 25,80 € (A)
ISBN 978-3-7423-2046-9

Dylan Werner

**Pranayama –
Atem ist Leben**

Entdecke die Atemtechniken des Yoga, um physische, mentale und emotionale Stärke zu erlangen

Alle Menschen atmen. Doch welche Bedeutung Atmen für die Gesundheit hat und wie es uns emotional, energetisch, physisch und spirituell beeinflusst, ist nur wenigen bewusst. Yogalehrer Dylan Werner beleuchtet in diesem Standardwerk die Atmung von allen Seiten. Er erklärt die physiologischen Zusammenhänge und körperlichen Effekte, stellt stets einen wissenschaftlichen Bezug her und verknüpft die Erklärungen mit praktischen Atemübungen. Anhand von Beispielen aus dem Alltag zeigt er, wie Energie durch den Körper fließt und wie der Atemfluss reguliert und kontrolliert werden kann. Der Fokus liegt dabei auf dem Pranayama, der ältesten traditionellen Yogaatmung und deren Anwendung. Praktische Beispiele veranschaulichen, wie Atmung genutzt werden kann, um die sportliche Leistung zu verbessern, kognitive Fähigkeiten zu fördern, den Schlaf zu verbessern oder auch Ängste abzubauen. So kann jeder lernen seinen Atem optimal einzusetzen und so sein Leben mehr in Balance zu bringen.

riva